普通高等教育中医药类"十三五"规划教材

全国普通高等教育中医药类精编教材

诊断学基础

（第 3 版）

供中医学、针灸推拿学、中西医临床医学等专业用

U0188197

主　编

詹华奎

副主编

丁　雷　王　玫　古　联

张凤华　金　涛　姜智慧

主　审

孙颖立

上海科学技术出版社

图书在版编目(CIP)数据

诊断学基础/詹华奎主编. —3 版. —上海:上海科学技术出版社,2019.1(2024.1重印)

普通高等教育中医药类"十三五"规划教材

全国普通高等教育中医药类精编教材

ISBN 978－7－5478－4250－8

Ⅰ. ①诊⋯　Ⅱ. ①詹⋯　Ⅲ. ①诊断学－高等学校－教材　Ⅳ. ①R44

中国版本图书馆 CIP 数据核字(2018)第 248447 号

诊断学基础(第 3 版)

主编　詹华奎

上海世纪出版(集团)有限公司

上 海 科 学 技 术 出 版 社　出版、发行

(上海市闵行区号景路159弄 A座 9F–10F)

邮政编码 201101　www.sstp.cn

常熟市华顺印刷有限公司印刷

开本 787×1092　1/16　印张 36.25　插页 4

字数 800 千字

2006 年 8 月第 1 版

2019 年 1 月第 3 版　2024 年 1 月第 27 次印刷

ISBN 978－7－5478－4250－8/R·1743

定价:58.00 元

普通高等教育中医药类"十三五"规划教材
全国普通高等教育中医药类精编教材

普通高等教育中医药类"十三五"规划教材
全国普通高等教育中医药类精编教材

普通高等教育中医药类"十三五"规划教材
全国普通高等教育中医药类精编教材

新中国高等中医药教育开创至今历六十年。一甲子朝花夕拾,六十年砥砺前行,实现了长足发展,不仅健全了中医药高等教育体系,创新了中医药高等教育模式,也培养了一大批中医药人才,履行了人才培养、科技创新、社会服务、文化传承的职能和使命。高等中医药院校的教材作为中医药知识传播的重要载体,也伴随着中医药高等教育改革发展的进程,从少到多,从粗到精,一纲多本,形式多样,始终发挥着至关重要的作用。

上海科学技术出版社于1964年受国家卫生部委托出版全国中医院校试用教材迄今,肩负了半个多世纪的中医院校教材建设和出版的重任,产生了一大批学术深厚、内涵丰富、文辞隽永、具有重要影响力的优秀教材。尤其是1985年出版的全国统编高等医学院校中医教材(第五版),至今仍被誉为中医教材之经典而蜚声海内外。

2006年,上海科学技术出版社在全国中医药高等教育学会教学管理研究会的精心指导下,在全国各中医药院校的积极参与下,组织出版了供中医药院校本科生使用的"全国普通高等教育中医药类精编教材"(以下简称"精编教材"),并于2011年进行了修订和完善。这套教材融汇了历版优秀教材之精华,遵循"三基""五性""三特定"的教材编写原则,同时高度契合国家执业医师考核制度改革和国家创新型人才培养战略的要求,在组织策划、编写和出版过程中,反复论证,层层把关,使"精编教材"在内容编写、版式设计和质量控制等方面均达到了预期的要求,凸显了"精炼、创新、适用"的编写初衷,获得了全国中医药院校师生的一致好评。

2016年8月,党中央、国务院召开了新世纪以来第一次全国卫生与健康大会,印发实施《"健康中国2030"规划纲要》,并颁布了《中医药法》和《〈中国的中医药〉白皮书》,把发展中医药事业作为打造健康中国的重要内容。实施创新驱动发展、文化强国、"走出去"战略以及"一带一路"倡议,推动经济转型升级,都需要中医药发挥资源优势和核心作用。面对新时期中医药"创造性转化,创新性发展"的总体要求,中医药高等教育必须牢牢把握经济社会发展的大势,更加主动地服务和融入国家发展战略。为此,精编教材的编写将继续秉持"为院校提供服务、为行业打造精品"的工作要旨,在全国中医院校中广泛征求意见,多方听取要求,全面汲取经验,经过近一年的精心准备工作,在"十三五"开局之年启动了第三版的修订工作。

本次修订和完善将在保持"精编教材"原有特色和优势的基础上,进一步突出"经典、精炼、新颖、实用"的特点,并将贯彻习近平总书记在全国卫生与健康大会、全国高校思想政治工作会议等系列讲话精神,以及《国家中长期教育改革和发展规划纲要(2010—2020)》《中医药发展战略规划纲要(2016—2030年)》和《关于医教协同深化中医药教育改革与发展的指导意见》等文件要求,坚持高等教育立德树人这一根本任务,立足中医药教育改革发展要求,遵循我国中医药事业发展规律和中医药教育规律,深化中医药特色的人文素养和思想情操教育,从而达到以文化人、以文育人的效果。

同时,全国中医药高等教育学会教学管理研究会和上海科学技术出版社将不断深化高等中医药教材研究,在新版精编教材的编写组织中,努力将教材的编写出版工作与中医药发展的现实目标及未来方向紧密联系在一起,促进中医药人才培养与"健康中国"战略紧密结合起来,实现全程育人、全方位育人,不断完善高等中医药教材体系和丰富教材品种,创新、拓展相关课程教材,以更好地适应"十三五"时期及今后高等中医药院校的教学实践要求,从而进一步地提高我国高等中医药人才的培养能力,为建设健康中国贡献力量!

教材的编写出版需要在实践检验中不断完善,诚恳地希望广大中医药院校师生和读者在教学实践或使用中对本套教材提出宝贵意见,以敦促我们不断提高。

全国中医药高等教育学会常务理事、教学管理研究会理事长

胡鸿毅

2016 年 12 月

诊断学基础是高等医药院校所有医学临床类专业本科生的主干课、必修课，是基础医学过渡到临床医学的"桥梁"和"纽带"，是把基础学科的基本理论、基本知识和基本技能具体地应用到临床实践的课程。本教材包括症状诊断、检体诊断、实验诊断、器械检查、影像诊断、病历与诊断方法六部分内容。

在全国中医药高等教育学会教学管理研究会和上海科学技术出版社共同组织下，由北京、成都、上海等近20所高等中医药院校诊断学教授参加编写，全国普通高等教育中医药类精编教材《诊断学基础》分别于2006年、2014年出版了第1版和第2版，在全国20余所高等中医药院校本科生、研究生及临床医师广泛使用。由于教材内容精炼，重点突出，编写层次清楚，便于学习和临床应用，深受广大师生好评。然而，随着时代进步、科技不断发展、医学领域知识的不断更新，诊断疾病的标准与方法不断改进，教材内容也应随之更新、修订。为此，在上海科学技术出版社的组织下，由成都中医药大学主持，组织了由19所全国高等中医药院校诊断学专家参加的编委会，广泛征求意见，充分讨论，提出修改意见，进而分工编写，共同完成了《诊断学基础》的第3版的编写。

编写过程中，编委会除按照全国中医药高等教育学会教学管理研究会和上海科学技术出版社统一要求外，还采纳了许多师生的建议，认真制定编写大纲、教学大纲。在上两版《诊断学基础》的基础上，以学生为中心，突出学生必须掌握的基础理论、基本知识和基本技能，精简不必要的重复和已经陈旧的内容，注重更新内容，及时反映新理论、新知识、新技术，力求体现科学性、先进性、启发性、简明性和实用性，编写出"经典、精炼、新颖、实用"的精品教材，力求更利于学习和临床应用，为学生知识、能力、素质的协调发展创造条件。

由于编者水平有限，《诊断学基础》的内容涉及知识面广泛，加上本次增删的内容较多、变动较大，书中出现缺点甚至错误是完全可能的，恳请使用本书的读者给我们提出宝贵意见，以便今后进一步修改、完善。

《诊断学基础》编委会

2018年8月

编写说明

绪 论 ·· 1

第一篇 症状诊断

第一章 问诊 ·· 7

第二章 常见症状 ·· 12

  第一节 发热 / 12

  第二节 咳嗽与咳痰 / 17

  第三节 咯血 / 19

  第四节 疼痛 / 21

  第五节 呼吸困难 / 30

  第六节 发绀 / 33

  第七节 心悸 / 34

  第八节 水肿 / 36

  第九节 恶心与呕吐 / 38

  第十节 呕血与黑便 / 41

  第十一节 腹泻 / 43

  第十二节 黄疸 / 46

  第十三节 尿频、尿急、尿痛 / 50

  第十四节 血尿 / 52

  第十五节 皮肤黏膜出血 / 53

  第十六节 眩晕 / 55

  第十七节 晕厥 / 57

  第十八节 意识障碍 / 58

  第十九节 抽搐 / 60

第二篇 检 体 诊 断

第三章 基本检查法 ·· 65

第四章 一般检查 ·· 71
    第一节 全身状态检查／71
    第二节 皮肤检查／79
    第三节 淋巴结检查／82

第五章 头部检查 ·· 85

第六章 颈部检查 ·· 94

第七章 胸部检查 ·· 97
    第一节 胸部体表标志及分区／97
    第二节 胸廓、胸壁与乳房检查／99
    第三节 肺和胸膜检查／102
    第四节 心脏检查／114
    第五节 血管检查／132
    第六节 循环系统常见病变的主要体征／134

第八章 腹部检查 ·· 137

第九章 肛门、直肠及外生殖器检查 ···················· 155

第十章 脊柱与四肢检查 ·· 161

第十一章 神经系统检查 ·· 166
    第一节 脑神经检查／166
    第二节 感觉功能检查／177
    第三节 运动功能检查／180
    第四节 神经反射检查／184

第五节　自主神经功能检查 / 191

第十二章　全身体格检查 ………………………………………………… 193

第三篇　实　验　诊　断

第十三章　血液学检查 …………………………………………………… 199

第一节　血液一般检测 / 199
第二节　溶血性贫血的实验室检测 / 209
第三节　出血、血栓与止血检测 / 212
第四节　血型鉴定与交叉配血试验 / 219

第十四章　骨髓细胞学检测 ……………………………………………… 222

第十五章　排泄物、分泌物及体液检查 ………………………………… 231

第一节　尿液检查 / 231
第二节　粪便检查 / 241
第三节　痰液检查 / 245
第四节　浆膜腔穿刺液检查 / 247
第五节　脑脊液检查 / 249
第六节　生殖系统体液检查 / 254

第十六章　肝脏病常用实验室检查 ……………………………………… 259

第十七章　肾功能检查 …………………………………………………… 272

第十八章　临床常用生化检查 …………………………………………… 278

第一节　血糖及其代谢产物检测 / 278
第二节　血清脂质和脂蛋白检测 / 282
第三节　无机离子检测 / 285
第四节　维生素及微量元素检测 / 288
第五节　心脏病生物标志物检测 / 293
第六节　常用血清酶检测 / 296
第七节　动脉血气分析与酸碱度测定 / 298

第十九章　内分泌激素检测 ·· 302

第二十章　临床常用免疫学检查 ·· 309

第二十一章　临床常用病原体检查 ·· 324

第一节　概述 / 324
第二节　临床常见感染性疾病病原体检查 / 326
第三节　性传播疾病病原体检查 / 329
第四节　医院感染常见病病原体检查 / 330
第五节　病原体耐药性检测 / 332

第四篇　器械检查

第二十二章　心电图诊断 ·· 337

第一节　心电图基本知识 / 337
第二节　心电图测量及各波段变化的临床意义 / 346
第三节　心房异常及心室肥大 / 354
第四节　心肌缺血与心肌梗死 / 358
第五节　心律失常 / 363
第六节　电解质紊乱及药物所致心电图改变 / 382
第七节　动态心电图与心电图运动负荷试验 / 384
第八节　心电图分析方法及临床应用价值 / 386

第二十三章　肺功能检查 ·· 389

第二十四章　内镜检查 ·· 395

第二十五章　脑电图及脑电地形图检查 ·· 399

第五篇　影像诊断

第二十六章　超声诊断 ·· 413

第一节　超声成像的基本知识 / 413
第二节　超声心动图 / 417

第三节　肝脏、胆道、胰腺超声诊断 / 421
第四节　泌尿系统超声诊断 / 424
第五节　妇产科超声诊断 / 426
第六节　其他部位的超声诊断 / 428

第二十七章　放射诊断 ……………………………………………… 433

第一节　总论 / 433
第二节　肺与纵隔 / 442
第三节　心脏与大血管 / 459
第四节　消化系统 / 468
第五节　泌尿系统 / 482
第六节　骨关节系统 / 487
第七节　中枢神经系统 / 502
第八节　眼、耳、鼻、喉 / 509
第九节　介入放射学 / 511

第二十八章　放射性核素诊断 …………………………………… 513

第一节　脏器功能检查 / 513
第二节　脏器显像 / 516
第三节　体外竞争性放射分析 / 519

第六篇　病历与诊断方法

第二十九章　病历 …………………………………………………… 523

第三十章　诊断步骤和临床思维 ………………………………… 537

附录一　临床常用诊断技术 ……………………………………… 544

附录二　临床心电图常用表 ……………………………………… 555

主要参考文献 ………………………………………………………… 558

绪　论

　　诊断学基础是研究诊断疾病的基本理论、基本技能和临床思维方法的课程。诊断是医生根据对就医者的病情了解和各种医学检验结果,进而判断就医者的健康状况或所患疾病的原因、部位、性质和功能损害程度所做出的结论。正确诊断疾病是临床医学的最基本任务之一,是预防和治疗疾病的前提。《诊断学基础》课程的基本任务是研究症状、体征、实验室、影像学及其他检查异常的发生发展规律、机制及建立诊断的思维程序,从而以科学的态度在各种情况下去认识疾病,正确地诊断疾病。

一、诊断学基础的内容

　　1. **症状诊断**(symptomatic diagnosis)　包括问诊的内容、方法、技巧和常见症状。问诊是诊断疾病的第一步,或为进一步诊断提供重要的线索。"常见症状"或"症状学"主要论述症状的病因、发生机制、临床表现及诊断要点,可以帮助我们对疾病进行分析和判断,对形成初步诊断或印象起着主导作用。

　　2. **检体诊断**(physical diagnosis)　医师运用自己的感官或简单的检查工具对患者进行体格检查,通过体格检查来搜集资料、认识疾病的诊断方法,称为检体诊断。检体诊断的方法包括视诊、触诊、叩诊、听诊、嗅诊等,是最基本的诊断方法,也是临床医师必须熟练掌握的基本功。

　　3. **实验诊断**(laboratory diagnosis)　是在认真询问患者病史、体格检查的基础上,从患者的实际出发,针对性地选用检验项目;临床实验室运用生物学、免疫学、化学、血液学、细胞学、病理学或其他技术,对患者的血液、体液、分泌物、排泄物或组织细胞等进行检验,以获得病原体、病理变化及脏器功能状态等资料;医生通过对临床实验室分析所得到的信息与临床医学的理论和实践相结合,进行综合分析,从而协助临床进行诊断、观察病情、制定防治措施和判断预后的方法。由于仪器、标本和操作技术方面的因素,难免出现差异,因此当检查结果与临床表现不符时,必须结合病史和体格检查做系统、全面的考虑,不可片面地依据实验结果诊断疾病。

　　4. **器械检查**(instrument examination)　包括心电图、肺功能、脑电图、脑电地形图和各种内镜检查等。心电图主要用于诊断各种心律失常、心脏病变尤其是急性冠脉综合征及危重患者的监护等。肺功能检查可对呼吸功能作出评价,明确肺功能障碍的类型和程度,对明确诊断、指导治疗、判断疗效、评估胸腹大手术的耐受性等,都有重要意义。内镜主要包括支气管内镜、上消化道内镜、下消化道内镜、腹腔镜、膀胱镜等,不仅能观察内部情况,还能取活检或摄像,必要时配合各种治疗附件还可进行治疗。脑电图和脑电地形图既可了解脑生理功能,又能反映脑病理变化,并可帮助筛选颅内病变,了解脑部疾病和其他疾病引起的脑功能改变。应重点掌握各项器械检查的应用范围及临床意义。

　　5. **影像诊断**(imaging diagnosis)　包括超声诊断、放射诊断、放射性核素显像诊断等,随着新技术、新设备的快速发展与临床应用,影像诊断的价值越来越突出,已成为一门专门学科——影像学。本书重点介绍影像诊断的常用检查手段及临床意义,简要介绍某些新技术、新设备的临床应用。

6. **病历和诊断方法**　病历(medical record, clinical record)是医务人员在医疗活动过程中形成的文字、符号、图表、影像、切片等医疗资料总和。书写病历是临床医师的一项基本功。诊断的过程就是认识疾病的过程,也是透过现象看本质的过程。临床思维方法是医师认识疾病和判断疾病过程中的推理和逻辑思维方法,也就是临床医师将疾病的一般规律运用到判断特定个体所患疾病的思维过程。临床思维方法的训练需要长期的临床实践,经过多年实践逐渐领悟其真谛,方能在临床实践中得心应手。

二、学习诊断学基础的重要性

正确诊断疾病是临床医学的最基本任务,是预防、治疗疾病并判断预后的前提。临床诊断的确定,无论对患者还是对医师都是十分重要和严肃的。确切的早期诊断能使患者及时得到正确治疗,从而达到中断自然病程、早日康复的目的;相反,诊断不清或不及时诊断甚至诊断错误,势必使病情由轻到重、由简单到复杂,进而危及患者生命。因此,学习《诊断学基础》课程对每个医务工作者都是十分重要的。

在医学教学过程中,学习过医学基础课程后,必须经过《诊断学基础》课程的学习才能过渡到临床课程的学习。因此,《诊断学基础》被认为是学习各种临床课程的"纽带"或"桥梁",是把基础学科的基本理论和知识具体地应用到临床实践的课程。医学生经过基础理论课程学习、诊断学学习、临床课程学习后,还要经过临床实习及多方面的临床实践,才能逐步成为一名合格的临床医师。

三、学习方法

多动手、勤动脑、反复实践是学习诊断学基础的重要方法。合格的临床医生,必须首先具备为患者解除疾苦、搜寻致病原因的意识和愿望,必须具备深厚的基础医学与临床医学知识,必须具备良好的临床技能与丰富的临床经验。

1. **善于同患者交往**　重视社会、心理因素和精神状态对患者的影响,重视患者的期望与要求,重视家庭和社会对患者及疾病的态度等。耐心倾听患者的叙述,细心观察患者的病情变化,关心体贴患者。各种辅助检查的必要性和重要操作的注意事项都应事先向患者交代清楚并取得患者的理解和同意,把对患者的关心落实到临床实践工作中去。

2. **温故而知新**　课后应对有关内容进行复习,医学基础课知识与诊断学知识联系起来,加深对诊断学内容的理解记忆、融会贯通,以达到基本理论与临床实践相结合的目的。

3. **重视临床实践,提高动手能力**　在自己身上、同学之间或仿真模拟仪上反复练习正规、系统的检查法,再到临床工作中反复实践、不断训练,逐步达到熟能生巧、学有所成。体格检查要按一定的顺序进行;注意规范的体格检查,注重细节;清楚、明白检查的内容、项目,做到心中有数,避免遗漏;手脑并用,体格检查不仅是动手的能力,也是动眼、动耳,更是动脑的能力;体格检查实训过程中,避免粗糙,扩展、深化和细化教学内容;改变只看不练、多看少练的不良情况。临床上的众多体征可从录音、录像、多媒体等多种医学模拟方式中得到印象、初步感受,但更应从患者身上真切地认识到和体会到,因而必须在多次的临床实践中,反复领会,逐步掌握。

4. **反复实践,精益求精,逐步提高**　医学生需要在临床实践中不断学习,吸取自己和他人的经验和教训,不断总结、思考,理解其中的真谛。还需要经过反复实践、连续培训的过程,才能逐步学会病史采集、体格检查、实验室及其他检查的选择和结果解释、病历书写和临床思维方法,逐步提高诊断水平。

5. **建立、逐步完善正确的临床思维**　加强临床思维训练是培养医学生临床思维能力的关键环节,也是实现医学知识向临床实践能力转化必不可少的过程。医学生应当具备流行病学、循证医学、系统评价、随机对照试验、荟萃分析等的理念与意识。临床会诊、咨询、讨论等方式,有利于互相启发、诱导良好的临床思维。在日常临床医疗实践工作中,医生应不断总结经验和吸取教训,不断纠正错误的临床思维,并促进正确临床思维的形成和发展。只有把在临床实践中的感性认识上升为理性认识,然后再指导于临床实践,这样反复循环、周而复始,才能把诊断的失误减少到最小的限度,才能建立正确的诊断思维,并不断完善。

四、学习要求

(1)学会与患者接触与交流。关心体贴患者,一切从患者的利益出发,取得患者的信任与配合。

(2)能独立进行系统问诊,掌握常见症状的病因、问诊要点、检查要点和临床意义。

(3)能以规范化的手法系统、全面、有序地进行体格检查,掌握常见体征及其临床意义。

(4)掌握血、尿、粪常规检查及其他临床常用检验的目的、参考值和临床意义。

(5)掌握心电图检查的适应证及操作,熟悉正常心电图及常见异常心电图的特点及临床意义。掌握肺功能检查、内镜检查、脑电图和脑电地形图检查的适应证。

(6)掌握影像诊断的适应证,熟悉或了解其正常表现和异常表现的临床意义。

(7)能书写出符合患者客观实际的规范的完整住院病历,并能作清楚、流畅的口头报告。

(8)根据病史、体格检查、必要的实验室及其他检查的资料,进行分析、综合、推理、归纳,提出初步诊断。

(詹华奎)

第一篇

症 状 诊 断

第一章 问 诊

导学

1. 掌握问诊内容和顺序。
2. 熟悉问诊的重要性、问诊方法、技巧及注意事项。

问诊(inquiry)是医生通过对患者或相关人员的系统询问获取病史资料,经过综合分析作出临床判断的一种诊法。获取病史资料的过程又称病史采集(taking the medical history)。准确、完整、系统的病史对正确诊断疾病极其重要。

一、问诊的重要性

1. **诊断疾病最基本的方法** 诊断疾病的重要依据之一是症状,而症状的获取是通过系统问诊实现的,故问诊是采集病史的重要手段,是诊断疾病最基本的方法。临床许多疾病通过问诊方可作出初步诊断,如慢性支气管炎、心绞痛、溃疡病等。某些疾病尤其是疾病早期,往往仅有自觉症状,其他检查均无阳性发现,问诊就成为唯一的诊断方法。

2. **选择其他检查手段的依据** 通过问诊可以了解疾病的发生、发展全过程,并为下一步选择针对性强、诊断价值大的辅助检测手段提供重要的依据和线索。否则易造成人、财、物的极大浪费,并因盲目选择各种检查而延误诊断,造成漏诊或误诊。

3. **建立良好医患关系的时机** 问诊是医患接触的第一步,是医生和患者沟通的重要手段。医生耐心细致的问诊,可使患者感到温暖亲切。这样,有利于取得患者的信任,拉近彼此之间的距离,进而建立良好的医患关系,顺利展开诊治工作,避免医疗纠纷。

二、问诊的方法及注意事项

1. **问诊主诉开始,逐步由浅入深** 主诉(chief complaints)是迫使患者就诊最主要、最痛苦的症状(或体征)及持续时间。对患者而言,主诉是疾病存在的早期信号,对医生而言,主诉是诊断疾病的重要依据和线索,故学会问诊主诉非常重要。开始可进行一般性询问,例如"你今天来,哪儿不舒服?""怎么不舒服?"等一些问题,待患者陈述,获得一些信息后,则由浅入深进一步询问。例如,患者述说腹痛,一定询问怎么出现的? 什么原因、诱因? 以及疼痛部位、性质、程度、持续时间、伴随表现、缓解和加剧的因素等。

2. **明确症状时间,了解病情演变** 要确认首发症状开始时间,了解当前病情演变的因果关系。

例如高血压、水肿、蛋白尿等几个表现同时存在,一定要明确其先后顺序、出现的时间,以确认是高血压病导致了肾脏损伤,还是肾脏病变引起了高血压？时间顺序反映了疾病的演变过程,对正确诊断很有意义。

3. **直接询问患者,避免暗示提问** 关于病情,只有患者本人最清楚,所以要询问其本人。注意,遇到特殊情况要特殊处理,比如面对没有语言或丧失语言功能的患者要询问其知情人,有些危重患者待病情稳定后可以做补充问诊。患者陈述病史时,尽可能让其充分陈述他认为重要的情况和感受,尽量不要打断,以保证问诊的连贯性与真实性。但当话题偏离主题太远,医师可根据需要加以启发、引导,但要避免暗示性提问,防止主观臆断。例如,患者胸痛时应提问"胸痛怎样引起""持续多长时间""胸痛时有何感觉"等,不应提一些带倾向性的问题,如"胸痛时肩部及手臂也痛吗""胸痛持续时间很短吧",此类暗示性提问往往先入为主,易造成误诊。

4. **耐心倾听陈述,避免责难提问** 问诊中要耐心倾听患者陈述,不要责难询问。无耐心、责难问诊常使患者产生不愉快心理或抵制情绪,从而降低医生在患者心目中的威信并疏远医生。例如"怎么这么久才来看病？""那么脏的食物你也吃？"等,这些问题在患者看来很可能是一种责难。此外,问诊要耐心分层次询问,不恰当连续提问常致患者对要回答的问题混淆不清,例如"饭后痛得怎么样？和饭前不同吗？是锐痛,还是钝痛？"等。

5. **及时核定信息,正确辨认病史** 既往病史对当前疾病诊断很重要。例如,患者陈述中说自己患过"肾炎",一定询问患者当时的临床表现,包括当时血压情况、有无发热、水肿、腰痛以及全身表现和尿液的改变。确认是血尿、蛋白尿还是脓尿、菌尿等,以明确患者所说的"肾炎"是"肾小球肾炎"还是"肾盂肾炎",因为这是截然不同的两种疾病,但是患者往往认同为是一种疾病。

6. **边询问边思考,综合分析判断** 问诊过程中,医师要随时分析、综合、归纳患者所陈述的各种症状之间的内在联系,做到分清主次,去伪存真。对诊断有重要价值的资料要仔细询问,力求全面、翔实;对干扰诊断或不真实的内容可以从略。问诊结束,医生应有初步的诊断意向,能准确选择下一步的体格检查内容及相关的辅助检查项目。

三、问诊的内容

1. **一般项目(general data)** 包括姓名、性别、年龄(实足年龄)、籍贯、民族、婚姻、住址、工作单位、职业、入院日期、记录日期、病史陈述者及可靠性。若病史陈述者不是患者本人,需注明与患者的关系。记录年龄时应填写具体年龄,不能用"儿"或"成"代替,因年龄本身也具有诊断参考意义。

2. **主诉(chief complains)** 主诉是患者感受最主要的、最痛苦或最明显的症状或体征,也就是本次就诊最主要的原因及持续的时间。主诉要简明扼要,用1～2句话加以概括。尽可能用患者自己的语言,不用诊断用语。如"反复上腹隐痛5年,大便色黑1日""多饮、多食、多尿、消瘦1年""发热、咳嗽3日,加重伴右胸痛2日"。

主诉一般代表诊断疾病的主要症状,如肺炎的主诉常为发热、咳嗽,心绞痛的主诉常为发作性心前区痛。病情简单者,主诉容易确定;病情复杂、症状和体征变化多者,确定主诉较困难。另外,有时患者诉说的主要症状并非所患疾病的主要表现,此时医师需综合分析,选择作出贴切的主诉。

对无明显症状,诊断资料和入院目的又很明确的患者,也可用以下方式记录主诉,如"血糖升高1个月,入院进一步检查""发现胆道结石2个月,入院接受治疗"。

3. **现病史(history of present illness)** 现病史是病史中最重要的部分,也是诊断疾病的主要依据,需详细询问及记录。采集及记录现病史按下列顺序进行。

(1)起病情况与患病时间:起病情况包括可能的原因及诱因、起病急缓、当时表现等,如"元旦聚餐时突然晕倒""近2年来经常于夜间感上腹痛"。患病时间指起病到就诊的时间。如先后出现几个症状或体征,需按时间顺序分别记录,例如"活动后心慌气短5年,加重伴双下肢水肿3周,不能平卧2日"。从以上症状及其发生的时间顺序可以看出是心脏病患者逐渐出现心力衰竭的发展过程。慢性病症状时间长短可按数年、数月、数日计算,发病急骤者可按小时、分钟为计时单位。

(2)主要症状特点:应包括主要症状发生的部位、性质、程度、持续时间、缓解或加重的因素等。这是疾病诊断与鉴别诊断的主要依据,应详细询问。

同一种症状可由不同疾病引起,但其特点不同。如"腹痛",十二指肠溃疡常表现为慢性周期性节律性疼痛,部位上腹部,呈灼痛,夜间或饥饿时发作,进食后缓解;急性阑尾炎表现为转移性右下腹剧痛,持续性,不易缓解;右上腹剧烈绞痛为胆石症的特点;急性肝炎为肝区隐痛或胀痛。

(3)伴随症状:不同疾病可有相同的主要症状,但伴随症状不同,这是鉴别诊断的重要依据。如咳嗽为主要症状,肺结核常伴有消瘦、低热、盗汗;慢性支气管炎常伴有咯痰、气喘;肺炎伴发热、胸痛;肺淤血伴心悸、气短、咳泡沫样痰。询问伴随症状时还应注意"阴性表现",即按一般规律某些疾病应出现的伴随症状而患者没有出现,也应询问并记录。

(4)病情发展与演变:根据疾病的发展与演变情况可确定病情程度及有无并发症等。如慢性支气管炎,开始表现为咳嗽、咳痰,可伴气喘,如果出现呼吸困难、活动受限制,应考虑已发展为肺气肿,若进一步出现心悸、尿少、下肢水肿则提示肺源性心脏病、右心功能不全。故对患者症状的变化及新症状的出现均应仔细问诊。

(5)诊治经过:询问患者已接受过的诊断及治疗措施,但只需记录对诊断有价值的检查及结果,对治疗有参考价值的主要措施,包括药物、剂量及疗效等。切忌照抄其他医疗单位的全部检查结果及治疗措施,更应避免用以往的诊断代替自己的诊断。

(6)一般情况:询问患者的精神、体力状态、食欲、食量变化、睡眠、大小便等,这对全面了解病情、确定治疗措施等有重要参考意义。

4. 既往史(past history) 患者既往的健康情况及患过的疾病、外伤手术、预防接种、对药物及食物的过敏史等。询问有无传染病及地方病史。注意与目前所患疾病有密切关系的病史,如风湿性心脏瓣膜病患者应询问有无关节痛、风湿热病史;脑血管意外患者应询问有无高血压病史等。

5. 系统回顾(view of systems) 为避免患者或医师在问诊过程中忽略或遗漏,应进行系统回顾,即每个系统询问2~4个症状,帮助患者回忆病史。

(1)呼吸系统:咳嗽、咳痰、咯血、呼吸困难等。

(2)循环系统:心悸、气短、心前区痛、下肢水肿等。

(3)消化系统:食欲减退、呕吐、腹痛、腹泻、便秘等。

(4)泌尿系统:尿频、尿痛、血尿、排尿困难等。

(5)造血系统:面色苍白、头晕、乏力、皮肤黏膜出血等。

(6)内分泌及代谢:多食、多饮、多尿、多汗、消瘦等。

(7)神经精神系统:头痛、眩晕、失眠、意识障碍、语言及运动障碍等。

(8)肌肉骨骼系统:关节红肿、肌肉痛、活动障碍等。

6. **个人史**(personal history)

(1) 社会经历：包括出生地、居住地和居留时间(尤其是传染病疫源地和地方病流行区)，受教育程度，经济生活和业余爱好等。

(2) 职业及工作条件：包括工种、劳动环境、对工业毒物的接触情况及时间。

(3) 习惯与嗜好：起居与卫生习惯，饮食的规律与质量。烟酒嗜好时间与摄入量，以及其他异嗜物和麻醉药品、毒品等。

(4) 冶游史及性病史：是否患过淋病性尿道炎、尖锐湿疣、下疳等。

7. **婚姻史**(marital history)　婚姻情况、配偶健康情况、夫妻关系等。

8. **月经史及生育史**　月经史(menstrual history)包括月经初潮年龄、月经周期和经期日数，经血的量和颜色，经期症状，有无痛经与白带，末次月经日期，闭经日期，绝经年龄。记录格式如下。

$$初潮年龄 \frac{行经期(日)}{月经周期(日)} 末次月经时间(闭经年龄)$$

$$例：14 \frac{3\sim6 日}{28\sim30 日} 2015 年 3 月 7 日(或 52 岁)$$

生育史(childbearing history)包括妊娠与生育次数和年龄，人工或自然流产的次数，有无死产、剖宫产、产褥热，计划生育等。

9. **家族史**(family history)　询问双亲、兄弟姐妹及子女的健康与疾病情况，特别应询问是否有与患者同样的疾病，有无与遗传有关的疾病，如血友病、白化病、遗传性球形红细胞增多症、糖尿病、精神病等。对已死亡的直系亲属要问明死因与年龄。某些遗传性疾病还涉及父母双方亲属(如血友病)，也应了解清楚。

四、问诊的技巧

1. **交谈注意礼节，拉近医患距离**　礼貌待人、细心呵护是取得患者信任的前提。故问诊开始时应注意仪表、礼节和举止，例如，面带微笑向患者作自我介绍，请其坐下或肢体搀扶等，为患者营造宽松和谐的气氛，消除其紧张与不安，而后耐心细致地与患者交谈，使其说出自己的全部真实病情，甚至某些隐私(医生要为之保密)。

2. **语言通俗简洁，勿用医学术语**　问诊时语言应通俗易懂，避免用医学术语，以免引起患者误解，如"血尿""端坐呼吸""柏油样便"等，问诊时可改为"您的尿液什么颜色啊?""晚上能躺平睡觉吗?""您的粪便是什么颜色?"等。

3. **转换询问内容，运用过度语言**　问诊过程切换"两个内容"时要用好过渡语言，即向患者说明将要询问的内容及其理由，使患者不会困惑你为什么要改变话题以及为什么要询问这些情况。例如询问个人史后要问家族史，在问之前，向患者说明一些疾病具有遗传倾向，或在一个家庭中更容易集中患病，因此，我们需要了解这些情况。过渡到系统回顾前，说明除已经谈到的内容外，还需了解全身各系统情况，然后再开始系统回顾。

4. **询问目的明确，切忌杂乱无章**　问诊目的不明确，杂乱无章的重复提问，会降低患者对医生的信心和期望。如果为了核实资料，需要再次确认，可用反问及解释等技巧询问，例如："前面您说过大便带血，这很重要，请再给我详细谈一下您大便的情况。"用这样的方式问诊效果很好。

5. **恰当赞扬鼓励，增强患者信心**　问诊过程中恰当地运用一些评价、赞扬与鼓励语言，常使患者备受鼓舞,无疑增强了其战胜疾病的信心,并与医生积极配合,早日康复。如高脂血症患者,坚持低脂饮食和运动,就可以夸奖说:"做得很好,一定坚持!"长期吸烟者因支气管肺癌戒掉了,那就可以赞美患者:"你已经戒烟了？有毅力。"注意,对精神障碍的患者,不可随便用赞扬或鼓励的语言。

6. **采集病史结束,感谢患者合作** 问诊结束时要感谢患者的积极配合,嘱咐患者面对疾病应如何去做,下一步还需做什么检查,可行的诊治方案以及下次就诊时间或随访计划等。

问诊是医生基本功之一,反复练习方可熟练。

（张凤华）

第二章 常见症状

导学

　　1. 掌握发热、咳嗽与咯痰、咯血、疼痛(胸痛、腹痛)、呼吸困难、呕血与黑粪、黄疸、晕厥、抽搐、意识障碍的病因、临床表现及特点、伴随表现及问诊要点。

　　2. 熟悉疼痛(头痛、关节痛)、发绀、心悸、水肿、恶心与呕吐、腹泻、尿频、尿急、尿痛、血尿、皮肤黏膜出血、眩晕的病因、临床表现及特点、伴随表现及问诊要点。

　　3. 了解常见症状的发病机制及诊断思路。

　　症状(symptom)是指患者主观体验到的不适或痛苦的异常感觉或某些客观存在的病态表现。它是疾病存在的早期信号,其表现特点常为诊断、鉴别诊断提供重要的依据和线索。症状表现形式多样,有些是主观感觉,如心悸、恶心、眩晕等;有些只有客观表现,如腹部包块等;也有些既有主观感觉,也有客观表现,如发热、黄疸、水肿等。广义的症状,包括一些体征(sign),即客观存在的异常表现,医师进行体格检查常可发现。临床症状很多,本章仅介绍临床常见症状的病因、发生机制、临床表现、问诊要点和诊断思路。

第一节 发 热

　　正常人在体温调节中枢调控下,通过神经、体液因素使产热和散热过程维持动态平衡,使体温保持在相对恒定的范围内。正常成人腋下温度一般为36~37℃,24 h内体温波动范围不超过1℃。当机体在致热原或各种原因作用下引起体温调节中枢的功能障碍,致产热过多和(或)散热减少,使体温升高超出正常范围,称为发热(fever)。

　　【病因】 引起发热的病因甚多,临床上可分为感染性与非感染性两大类,前者多见。

　　1. **感染性发热** 各种病原体感染人体所致。常见的病原体有细菌、病毒、支原体、立克次体、螺旋体、真菌、寄生虫等。不论急性或慢性感染,局部或全身性感染,均可出现发热。

　　2. **非感染性发热**

　　(1)无菌性坏死物质的吸收:由于组织损伤或坏死、组织蛋白分解和坏死组织吸收导致无菌性炎症反应,而引起发热,亦称为吸收热。① 物理性、机械性或化学性损害:如大面积烧伤、大手术后组织损伤、内出血等。② 血管栓塞或血栓形成引起的内脏梗死或肢体坏死:如急性心肌梗死、肺梗死、脾梗死等。③ 组织坏死与细胞破坏：如恶性肿瘤、溶血反应、白血病、淋巴瘤等。

（2）抗原-抗体反应：如结缔组织病、风湿热、血清病、药物热等。

（3）内分泌与代谢疾病：如甲状腺功能亢进症、重度脱水等。

（4）皮肤散热减少：如广泛性皮炎、银屑病及慢性心力衰竭等。

（5）体温调节中枢功能失常：以下各种原因直接损害体温调节中枢,使其功能失常而引起发热,高热无汗是这类发热的特点,又称为中枢性发热。临床上常见于中暑、重度安眠药中毒、脑出血、脑挫伤、颅骨骨折等。

（6）自主神经功能紊乱：由于自主神经功能紊乱,影响正常的体温调节过程,使产热大于散热,体温升高,多为低热,常伴有自主神经功能紊乱的其他表现,属功能性发热。如幼儿夏季低热、月经前低热、妊娠初期低热。

【发生机制】　根据发生机制不同,可将发热分为致热原性发热和非致热原性发热两大类,前者多见。

1. 致热原性发热　多数患者的发热是由于致热原所致。发热激活物作用于机体,产生内生致热原,后者作用于下丘脑体温调节中枢引起发热(图2-1)。

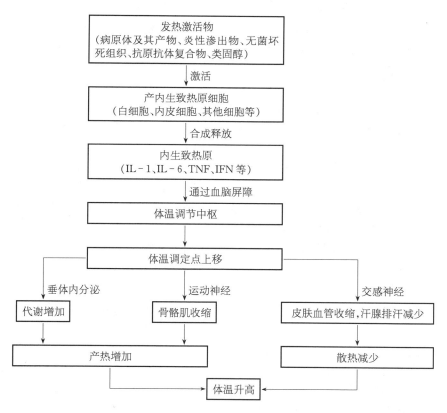

图2-1　致热原性发热示意图

（1）发热激活物：包括来自体外的各种微生物病原体及其产物,也包括某些体内产物,如炎性渗出物、无菌性坏死组织、抗原抗体复合物、某些类固醇产物等。发热激活物多为大分子物质,不能直接通过血脑屏障作用于体温调节中枢,需通过激活血液中的白细胞,使其产生并释放内源性致热原作用于体温调节中枢,引起发热。

(2) 内生致热原:由于其主要来自白细胞,又称白细胞致热原,主要有白细胞介素-1(IL-1)、白细胞介素-6(IL-6)、肿瘤坏死因子(TNF)和干扰素(IFN)等。内源性致热原为小分子物质,可通过血脑屏障作用于下丘脑体温调节中枢,使体温调定点上升,一方面通过垂体内分泌因素增加代谢或通过运动神经使骨骼肌收缩,使产热增多;另一方面通过交感神经使皮肤血管及竖毛肌收缩,停止排汗,散热减少。通过以上调节,机体产热大于散热,体温升高引起发热。

2. 非致热原性发热　常见于以下情况:① 体温调节中枢直接受损:如脑出血、颅脑外伤等。② 引起产热过多的疾病:如甲状腺功能亢进症、癫痫持续状态等。③ 引起散热减少的疾病:如广泛性皮肤病、心力衰竭等。

【临床表现】

1. 发热的临床分度　正常人口腔温度为36.3~37.2℃,高于37.3℃为发热。按发热的高低(以口测法为准)可分为:① 低热:37.3~38.0℃。② 中等度热:38.1~39.0℃。③ 高热:39.1~41.0℃。④ 超高热:41.0℃以上。

2. 发热的临床过程及特点　急性发热的临床经过一般可分为三个阶段。

(1) 体温上升期:此期体温调定点上移,体温调节中枢发出冲动,使交感神经兴奋引起皮肤血管收缩,皮肤散热减少;中枢发出的冲动还可经运动神经传至运动终板,引起骨骼肌不随意的周期性收缩,发生寒战,使产热增加。产热大于散热使体温上升。此期常有畏寒、寒战、皮肤苍白、肌肉酸痛、疲乏无力等现象。

体温上升有两种形式:① 骤升型:体温在数小时内达39~40℃或以上,常伴有寒战。常见于肺炎链球菌肺炎、流行性感冒、败血症、疟疾、急性肾盂肾炎、输液或某些药物反应等。② 缓升型:体温逐渐上升在数日内达高峰,多不伴寒战。如伤寒、结核病、布氏菌病等所致的发热。

(2) 高热持续期:体温上升达高峰之后(已达调定点水平),产热与散热在较高水平保持相对平衡,体温不再上升,其持续时间的长短可因病因不同而有差异。如疟疾可持续数小时,肺炎链球菌肺炎、流行性感冒可持续数日,伤寒则可为数周。此期体温已达调定点水平,体温调节中枢不再发出寒战冲动,故寒战消失;皮肤血管由收缩转为舒张,使皮肤发红、灼热,并开始出汗;呼吸、心率加快以代偿高代谢造成的高氧耗。

(3) 体温下降期:由于病因的清除,致热原作用逐渐减弱或消失,体温中枢的体温调定点逐渐降至正常水平,产热减少,散热增多,使体温下降。此期表现为出汗多,皮肤潮湿。若大量出汗,可致脱水,出现血压下降,甚至休克。

体温下降有两种形式:① 骤降型:指体温于数小时内迅速下降至正常,常伴有大汗。常见于疟疾、急性肾盂肾炎、肺炎链球菌肺炎及输液反应等。② 缓降型:指体温在数日内逐渐降至正常,如伤寒、风湿热等。

3. 热型及临床意义　将发热患者在不同时间的体温检测结果记录在体温单上,各次体温数值点连接成体温曲线,该曲线的不同形态,称为热型。不同的疾病所致发热的热型常不同。热型有助于发热病因的诊断和鉴别诊断。临床上常见的热型有:

(1) 稽留热:体温持续在39~40℃以上的高水平,达数日或数周。24 h内体温波动范围不超过1℃,常见于肺炎链球菌肺炎、伤寒及斑疹伤寒高热期(图2-2)。

(2) 弛张热:又称败血症热型。体温持续在39℃以上,24 h内波动范围达2℃以上,但均高于正常体温。常见于败血症、风湿热、重症肺结核及化脓性炎症等(图2-3)。

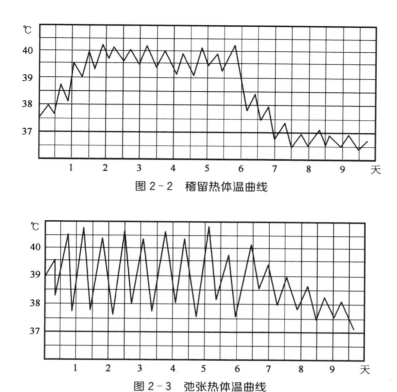

图2-2 稽留热体温曲线

图2-3 弛张热体温曲线

（3）间歇热：高热期与无热期交替出现，体温骤升达高峰后持续数小时，又迅速降至正常水平，无热期（间歇期）可持续1日至数日，如此反复交替。见于疟疾、急性肾盂肾炎等（图2-4）。

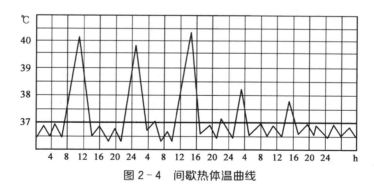

图2-4 间歇热体温曲线

（4）波状热：体温逐渐上升达39℃或以上，数日后又逐渐下降至正常水平，持续数日后又逐渐升高，高热期与无热期如此反复交替出现。常见于布氏菌病等（图2-5）。

（5）回归热：体温急骤上升至39℃或以上，持续数日后又骤然下降至正常水平，高热期与无热期各持续若干日后规律性交替一次。可见于回归热、霍奇金病等（图2-6）。

（6）不规则热：发热的体温曲线无一定规律。可见于风湿热、结核病、支气管肺炎等（图2-7）。

必须注意的是，由于解热药、抗生素或糖皮质激素的应用，使某些疾病的特征性热型变得不典型或成为不规则热型；另外，热型也与个体反应性有关，如老年人患休克型肺炎时可仅有低热或无

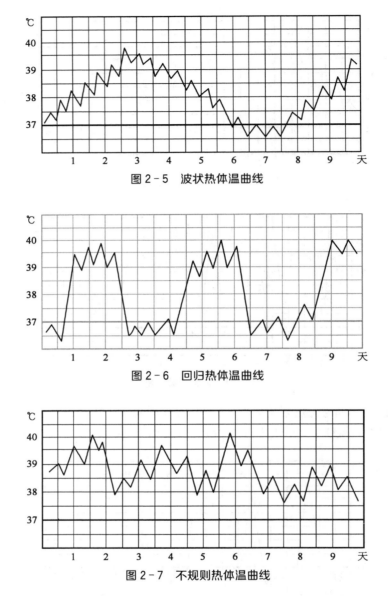

图 2-5　波状热体温曲线

图 2-6　回归热体温曲线

图 2-7　不规则热体温曲线

发热,而不具备肺炎的典型热型。

【问诊要点】

1. 起病情况　起病时间、季节、原因、诱因等。

2. 发热的临床特点　发热程度(热度高低)、频度(间歇性或持续性)、体温变化规律、病程。有无畏寒、寒战、大汗或盗汗。

3. 伴随症状及体征　① 伴寒战:常见于肺炎链球菌肺炎、败血症、急性胆囊炎、急性肾盂肾炎、流行性脑脊髓膜炎、疟疾、钩端螺旋体病、药物热、急性溶血或输血反应等。② 伴皮疹:见于麻疹、猩红热、风疹、水痘、斑疹伤寒、风湿热、结缔组织病、药物热等。③ 伴结膜充血:常见于麻疹、流行性出血热、斑疹伤寒等。④ 伴皮肤黏膜出血:见于重症感染及某些急性传染病,如流行性出血热、败血症等;也可见于某些血液病,如急性白血病、再生障碍性贫血等。⑤ 伴口唇单纯疱疹:常见于肺炎链球菌肺炎、流行性脑脊髓膜炎、流行性感冒等。⑥ 伴淋巴结肿大:常见于传染性单核细胞增多症、风疹、淋巴结结核、局灶性化脓性感染、白血病、淋巴瘤、转移癌等。⑦ 伴肝脾肿大:常见于传染性单核细胞增多症、病毒性肝炎、布氏菌病、疟疾、结缔组织病、白血病、淋巴瘤等。⑧ 伴昏迷:先发热后昏迷者常见于流行性乙型脑炎、流行性脑脊髓膜炎、中毒性菌痢等;先昏迷后发热者见于脑出血、巴比妥类中毒等。⑨ 伴各系统症状:伴咳嗽、咳痰见于呼吸系统炎症等;伴腹泻见于肠炎、痢疾等;伴尿频、尿急、尿痛见于尿路感染等。

4. **诊治经过** 包括用药、用量、疗效等,特别是对抗生素、退热药、糖皮质激素、抗结核药等进行合理药效评估。

5. **患病以来一般情况** 如精神状态、食欲、体重改变、睡眠及大小便情况。

6. **既往史、个人史及其他相关病史** 传染病接触史、疫水接触史、预防接种史、过敏史、手术史、流产或分娩史、服药史、职业特点等可对相关疾病的诊断提供重要线索。

【诊断思路】 发热是临床最常见的症状之一,很多疾病的主要症状或起始表现均是发热,所以发热的病因诊断很重要,可考虑以下思路。

第一步 详细询问病史,确认热度、热型和热程,明确患者是急性发热还是长期发热,是高热还是低热。

第二步 根据患者病史特点分析可能的病因。

(1)急性发热:热程≤2周者为急性发热。其最常见病因是各种病原体感染。非感染性病因可见于药物热、坏死组织吸收等。

(2)长期不明原因发热:发热持续3周以上,体温≥38.5℃,经完整病史询问、体格检查及实验室检查仍不能明确诊断者。常见于感染性疾病、恶性肿瘤、结缔组织病等。可进行血常规、肿瘤标志物、血液相关抗体检查等,以明确诊断。

(3)慢性低热:口温在37.3~38.0℃,持续1个月以上者。可见于结核等慢性感染、恶性肿瘤、内分泌疾病、结缔组织病等器质性疾病,也可见于自主神经功能紊乱引起的功能性发热。

第三步 根据体格检查和有针对性的辅助检查(血常规、结核菌素试验、肿瘤标志物、内分泌激素检测、血液相关抗体检查、影像学检查等)结果,综合分析作出诊断。

(贲　莹)

第二节 ｜ 咳 嗽 与 咳 痰

咳嗽(cough)与咳痰(expectoration)是临床常见症状。咳嗽是机体的保护性反射动作,有利于清除呼吸道分泌物及异物;但频繁、剧烈咳嗽常影响休息和工作,并加重心肺负担,导致呼吸道出血,甚至诱发自发性气胸等,故为病理状态。咳嗽通常按病程长短分为急性咳嗽、亚急性咳嗽和慢性咳嗽三类。急性咳嗽,病程<3周,亚急性咳嗽,病程为3~8周,慢性咳嗽,病程>8周。

【发生机制】 咳嗽是因延髓咳嗽中枢受刺激而引起。来自呼吸系统以外器官及呼吸道黏膜

(大部分)的刺激,经迷走神经、舌咽神经、三叉神经的感觉纤维传入咳嗽中枢,再通过喉下神经、膈神经和脊神经,分别将冲动传至咽肌、声门、膈肌和其他呼吸肌,引起咳嗽动作。具体表现:首先快速短促吸气,随即声门关闭、膈下降,继而呼吸肌、膈、腹肌快速收缩,肺内压迅速上升,声门突然开放,肺内高压气流经狭窄的声门裂隙喷射而出引起咳嗽并发出声音。

咳痰是借助咳嗽动作将呼吸道内分泌物排出体外的病态现象。正常支气管黏膜腺体和杯状细胞分泌少量黏液,使呼吸道黏膜保持湿润。当呼吸道发生炎症时,黏膜充血、水肿,黏液分泌增多,毛细血管壁通透性增加。炎性渗出物与黏液、吸入的尘埃及组织坏死物等混合而成痰液,随咳嗽动作排出体外。另外,在肺淤血和肺水肿时肺泡和小支气管内有浆液漏出,也可引起咳痰。

【病因】

1. **呼吸道疾病** 从咽至小支气管呼吸道黏膜各部位受刺激时均可引起咳嗽。肺泡内分泌物进入小支气管内也会引起咳嗽。吸入刺激性气体、异物以及炎症、肿瘤、出血等都是诱发咳嗽的原因,其中呼吸道感染是引起咳嗽、咳痰最常见的病因。

2. **胸膜疾病** 胸膜炎或胸膜受刺激(如气胸、胸膜穿刺)可引起咳嗽。

3. **心血管疾病** 二尖瓣狭窄或其他原因所致的肺淤血或肺水肿时,因肺泡及支气管内有浆液性或血性漏出液,可引起咳嗽。另外,右心或体循环静脉栓子脱落引起肺栓塞时也可发生咳嗽。

4. **中枢神经因素** 从大脑皮质发出冲动传至延髓咳嗽中枢,引起咳嗽动作。人体可自主地引起咳嗽反射或抑制咳嗽反射。

5. **其他因素** 某些患者服用血管紧张素转化酶抑制剂(angiotensin converting enzyme inhibitor,ACEI)后常出现咳嗽,胃食管反流、习惯性及心理性因素也可引起咳嗽。

【问诊要点】

1. **发病年龄及有关病史** 儿童呛咳常见于异物吸入;青壮年长期咳嗽应首先考虑肺结核;中年以上男性吸烟者咳嗽以慢性支气管炎、支气管肺癌多见;有过敏性疾病史和家族史者应注意排除过敏性鼻炎和哮喘相关的咳嗽;大量吸烟和职业性接触粉尘、化工物质也是导致慢性咳嗽的重要原因;有消化道疾病病史的患者需排除胃食管反流性咳嗽;有心血管疾病史者要注意慢性心功能不全等引起的咳嗽;高血压病患者服用血管紧张素转化酶抑制剂期间,有些患者常出现咳嗽,故要询问咳嗽时间与服药的关系。

2. **咳嗽特点**

(1)咳嗽的性质:咳嗽可分为干性咳嗽和湿性咳嗽。前者咳嗽无痰或痰量少。常见于咽喉炎、急性支气管炎初期、胸膜炎、支气管异物及肿瘤等。后者咳嗽伴有咳痰,常见于慢性支气管炎、支气管扩张症、肺炎、肺脓肿和空洞性肺结核等。

(2)咳嗽的时间与规律:突发性咳嗽常见于吸入刺激性气体或异物。阵发性咳嗽见于百日咳、支气管内膜结核等。长期慢性咳嗽常见于慢性支气管炎、支气管扩张症、肺结核、肺脓肿等。夜间咳嗽常见于左心衰竭及肺结核,可能与夜间肺淤血加重及迷走神经兴奋性增高有关。

(3)音色:咳嗽声音嘶哑,多见于声带炎、喉炎及喉癌,或者肿瘤等压迫喉返神经;犬吠样咳嗽,多见于喉部疾患或气管异物;阵发性痉咳伴鸡鸣样回声,见于百日咳;金属声调咳嗽可因纵隔肿瘤或支气管癌等直接压迫气管所致;咳嗽声音低微或无力见于极度衰竭或声带麻痹患者。

(4)痰的性质与痰量:痰可分为黏液性、浆液性、脓性和血性等。黏液性痰多见于急性或慢性支气管炎、支气管哮喘、肺炎初期等。浆液性痰见于肺淤血、肺水肿。脓性痰见于支气管扩张症、肺脓肿等。血性痰常见于支气管扩张症、肺结核、支气管肺癌等。铁锈色痰见于肺炎链球菌肺炎;粉红色泡沫样痰是肺水肿的特征。痰量增多常见于慢性支气管炎、支气管扩张症及肺脓肿等。大量黏液脓性痰静止后可分为三层:上层为泡沫,中层为黏液或脓性痰,下层为坏死组织。

3. **伴随症状** ① 伴发热:见于呼吸道感染、胸膜炎、肺炎及肺结核等。② 伴胸痛:见于累及胸膜的疾病如肺炎、胸膜炎、支气管肺癌、气胸等。③ 伴呼吸困难:见于喉水肿及喉肿瘤、气管异物、支气管哮喘、慢性阻塞性肺疾病、重症肺炎及肺结核、大量胸腔积液、气胸、肺淤血及肺水肿等。④ 伴咯血:见于支气管扩张症、肺结核、支气管肺癌、二尖瓣狭窄等。⑤ 伴有杵状指:常见于支气管扩张、慢性肺脓肿、支气管肺癌和脓胸等。

【诊断思路】

第一步 明确咳嗽发生的缓急因素。通过询问病史了解患者近期是否有呼吸道感染,有无特殊药物服用史(如 ACEI),既往是否有过敏性哮喘、肺结核等病史,是否吸烟,个人职业,工作生活环境等情况。急性咳嗽常见于普通感冒、急性气管支气管炎等。亚急性咳嗽最常见于感染后咳嗽,其次是上气道咳嗽综合征(upper airway cough syndrome, UACS)。慢性咳嗽以咳嗽变异性哮喘(cough variant asthma, CVA)、慢性支气管炎、嗜酸粒细胞性支气管炎(eosinophilic bronchitis, EB)以及长期吸烟者多见。

第二步 从咳嗽的临床特点进行诊断。如咳嗽发作时间、持续时间、发作频率、相关症状、加重和(或)减轻因素等。运动后咳嗽常见于运动性哮喘,夜间咳嗽多见于咳嗽变异性哮喘和心脏疾病。突发咳嗽可能因吸入刺激性气体及异物等引起。痰量较多、咳脓性痰,应考虑呼吸道感染性疾病。以冬、春季咳嗽为主,常咳白色黏液痰,应考虑慢性支气管炎。慢性咳嗽伴咯血应考虑肺结核、支气管扩张和肺癌的可能。因口服 ACEI 类药物引起的咳嗽,停药后可消失。

第三步 进行体格检查及相关的实验室(如血细胞、痰细胞学及细菌学检查)、影像学(如胸部 X 线摄片、胸部 CT)等检查,根据检查结果,结合患者症状、体征,明确诊断。

(陈锦团)

第三节 | 咯 血

咯血(hemoptysis)是指喉及喉部以下呼吸道出血,经咳嗽由口腔咯出。咯血量的多少随病因、病变性质及损伤血管的情况不同而异。每日咯血量在 100 ml 内者属于小量咯血;咯血量在 100～500 ml 者,属于中等量咯血;咯血量超过 500 ml 或单次咯血量达超过 100 ml 者属大量咯血。大量咯血如阻塞呼吸道,常可造成窒息而危及生命,应及时诊治。

【病因与发生机制】 引起咯血的原因很多,但以呼吸系统和心血管系统疾病为主。

1. **气管、支气管疾病** 常见于支气管扩张症、支气管肺癌、支气管内膜结核和慢性支气管炎等。其发生机制主要是炎症、肿瘤等损害支气管黏膜,毛细血管通透性增加,或黏膜下血管破裂出血。

2. **肺部疾病** 常见于肺结核、肺炎、肺脓肿等,较少见于肺淤血、肺梗死、肺寄生虫病等。肺结核仍为我国最常见的咯血原因,其发生机制是结核病变使毛细血管通透性增加,导致痰中带血或小血块;如病变侵蚀小血管,可造成中等量咯血;如空洞壁小动脉瘤破裂或继发支气管扩张,则引起大咯血,甚至危及生命。

3. **心血管疾病** 较常见于二尖瓣狭窄,其次为先天性心脏病所致肺动脉高压、急性左心衰竭等。其发生机制多因肺淤血造成肺泡壁或支气管内膜毛细血管破裂,或肺静脉与支气管静脉建立侧支循环后,支气管静脉曲张破裂出血。

4. **其他** 血液系统疾病,如白血病、血小板减少性紫癜、再生障碍性贫血、血友病等;急性传染病,如流行性出血热、肺出血型钩端螺旋体病等,均可引起咯血。

【问诊要点】

1. **年龄及有关病史** 青壮年咯血多考虑肺结核、支气管扩张症、二尖瓣狭窄等;中年以上咯血者应警惕支气管肺癌。询问居住地及传染病接触史,吸烟及接触粉尘史,有无心、肺、血液系统疾病等病史。

2. **咯血的量及性状** 大量咯血常见于空洞性肺结核、支气管扩张症和肺脓肿;支气管肺癌主要为痰中带血;铁锈色血痰见于肺炎链球菌肺炎;粉红色泡沫样痰是肺水肿的特征。

3. **伴随症状** ① 伴发热:见于肺结核、肺炎、肺脓肿、流行性出血热、肺出血型钩端螺旋体病等。② 伴胸痛:见于肺炎链球菌肺炎、肺结核、肺梗死、支气管肺癌等。③ 伴脓痰:见于支气管扩张症、肺脓肿等。④ 伴呛咳:见于支气管肺癌、支原体肺炎等。⑤ 伴皮肤黏膜出血:见于血液病、流行性出血热、钩端螺旋体病等。⑥ 伴消瘦:见于活动性肺结核及支气管肺癌等。

【诊断思路】

第一步 询问病史,初步评估患者的失血量,对于大量失血患者,把握生命征尤为重要,当危及生命时,需立即建立安全气道,或血管栓塞术、外科手术等。

第二步 体格检查,或借助鼻咽镜等辅助检查,排除口、鼻、咽出血病灶。并注意咯血与呕血的鉴别。鉴别见表2-1。

表2-1 咯血与呕血的鉴别要点

鉴 别 要 点	咯 血	呕 血
病因	肺结核、支气管扩张症、肺癌、心脏病等	消化性溃疡、肝硬化、急性胃黏膜病变等
出血前症状	喉部痒感、胸闷、咳嗽等	上腹不适、恶心、呕吐等
出血方式	咯出	呕出
血液颜色	鲜红色	咖啡色,有时为鲜红色
血内混有物	痰液、泡沫	食物残渣、胃液
酸碱反应	碱性	酸性
黑便	无(如咽下血液时有)	有

第三步 根据病史、出血量及症状特点明确引起咯血的可能原因。同时进行胸部X线、CT、支气管镜以及相关血液、痰液检查等,综合分析,作出诊断。

(陈锦团)

第四节 疼 痛

一、概述

疼痛(pain)是与现存的或潜在的组织损伤有关联的一种不愉快的感觉和情绪上的体验。疼痛是一种生理与心理的综合现象,也是个体防御功能遭破坏时机体避开或除去损伤的一种信号,是一种保护性防御反应,常可提示疾病的存在,是促使患者就医的主要原因。各种损害均可导致机体产生痛觉,强烈或持久的疼痛又会造成生理功能紊乱甚至休克,因此必须了解病因,明确诊断,及时处理。

【病因】 疼痛是由有害因素损伤组织后引起的,包括:

1. **外部因素** 刀割、挤压等机械性刺激,电流、高温和强酸、强碱等理化因素均可成为伤害性刺激。

2. **内部因素** 如疾病导致组织细胞炎性反应或损伤时,释入细胞外液中的钾离子、5-羟色胺、乙酰胆碱、缓激肽、组胺等生物活性物质亦可引起疼痛。

【发生机制】 疼痛形成的神经传导基本过程分为 4 个阶段。

1. **伤害感受器的痛觉传感** 伤害性刺激促使受损部位释放致痛物质,作用于皮肤、躯体(肌肉、肌腱、关节、骨膜和骨骼)、小血管和毛细血管旁结缔组织和内脏神经末梢的外周伤害感受器(痛觉感受器),将痛觉信号上传。

2. **上行束的痛觉传递** 脊髓是疼痛信号处理的初级中枢。来自外界的疼痛信号经初级感觉传入神经进入脊髓后角,经过初步整合后,一方面作用于前角运动细胞,引起局部防御性反射,另一方面经躯干和四肢的痛觉通路(如新脊-丘束,其传导具有精确的定位分析能力;旧脊-丘束或脊-网-丘束,其传导与疼痛伴随的强烈情绪反应和内脏活动密切相关)、头面部的痛觉通路(三叉神经脊束)、内脏痛觉通路(一个脏器的传入纤维可经几个脊髓节段传入中枢,而一条脊神经又可含几个脏器的传入纤维,因此内脏痛多弥散,定位不准确)等继续向上传至中枢。

3. **中枢的痛觉整合** 丘脑既是各种躯体感觉信息进入大脑皮质之前最重要的传递中枢,也是重要的整合中枢。痛觉定位、呼吸和循环的调节、情绪的变化、内分泌的改变、注意力和警觉力的调节均与其有关。边缘系统与疼痛伴随的情绪改变有关。大脑皮质在痛觉的整合过程中的主要作用是对痛觉进行分辨。

4. **下行控制和神经介质的痛觉调控** 在神经系统中不仅存在痛觉信号传递系统,而且存在痛觉信号调控系统。

(1)抑制调节:中脑导水管周围灰质是内源性痛觉调制下行镇痛系统中起核心作用的重要结构。另外,在脊髓后角胶质区存在大量内源性阿片肽(脑啡肽和强啡肽)、中间神经元及各类阿片受体,均可抑制痛觉信号传递,起到镇痛作用。

(2)易化调节:通过降低痛阈值提高机体对伤害性刺激的反应能力,也使患者表现出对疼痛高度敏感。

【疼痛分类】

1. 按疼痛的程度 ① 微弱疼痛：似痛非痛，常与其他感觉复合出现，如酸、麻、沉重、不适感等。② 轻度疼痛：疼痛局限，程度很轻或仅有隐痛。③ 中度疼痛：较为剧烈，但尚能忍受。④ 剧烈疼痛：难以忍受，偶有自伤、自杀行为。

2. 按发病部位

(1) 浅表躯体痛：刺激来源于皮肤、皮下组织、黏膜，定位精确。多由机械、化学、温度刺激或皮肤疾病等引发，常表现为锐痛、刺痛、灼痛等。

(2) 深部躯体痛：刺激来源于肌肉、肌腱、关节、韧带、筋膜、骨膜等部位，定位弥散或放射，可有体表牵涉痛。由过度牵拉、机械损伤、压迫、缺血、炎症等引发，多表现为钝痛或抽痛。

(3) 内脏痛：刺激来源于内脏，定位模糊，可有体表牵涉痛。由脏器牵张、平滑肌痉挛、缺血、炎症等引发，常表现为深部痛或锐刺痛，可牵涉到体表一定区域，多伴有恶心、呕吐、出汗、反射性肌痉挛等现象。

3. 按疼痛的表现形式

(1) 局部痛：指病变部位的局限性疼痛，多为感受器或神经末梢受到刺激而引起。

(2) 放射痛：指神经干、神经丛、神经根或中枢神经受到病变的刺激，疼痛不仅发生于局部，并可沿受累的神经向末梢方向传导，使其分布区内也出现疼痛。如椎间盘突出压迫脊神经根时可出现向相应皮节放射的疼痛。

(3) 扩散痛：指一个神经分支受到刺激时，疼痛除向该分支远端分布区放射外，尚可扩散至同一神经的近端部分，甚至邻近的其他周围神经或相距较远的脊髓节段的感觉分布区域。如上肢的正中神经或尺神经于腕管内受压时，临床上常表现出影响整个上肢的臂丛神经痛。

(4) 牵涉痛：指深部疼痛（尤其是内脏痛）扩散到远离脏器的体表而出现的一种特殊的扩散痛。其发生机制可能是内脏和相应区域体表的传入神经进入脊髓同一节段并在后角发生联系，使来自内脏的痛觉冲动可直接激发脊髓体表感觉神经元，引起相应体表区域的痛感。如心绞痛除心前区及胸骨后疼痛外，可出现左肩及左臂内侧等部位疼痛。

二、头痛

头痛(headache)是临床常见症状，可见于多种疾病，大部分预后良好，也有部分是一些严重器质性疾病的信号，应认真检查，避免误诊。根据其病因可分为：① 原发性头痛，如偏头痛、丛集性头痛、紧张性头痛、三叉神经自主性头痛等，基本上均为良性疾病。② 继发性头痛，如发热性疾病、脑血管病、代谢性疾病、颅内占位性疾病等所致头痛。临床应注意头痛的剧烈程度与病情轻重并不一致。

【病因】

1. 颅内病变 ① 感染：如脑膜炎、脑炎、脑脓肿等。② 血管病变：如蛛网膜下腔出血、脑出血、脑血栓形成及脑栓塞、高血压脑病、脑血管畸形等。③ 占位性病变：如脑肿瘤、颅内转移瘤、脑囊虫病等。④ 颅脑外伤：如脑震荡、脑挫伤、硬膜下或颅内血肿等。⑤ 血管性头痛：如偏头痛、丛集性头痛(组胺性头痛)等。

2. 头颈部颅外病变 ① 眼、耳、鼻和牙齿疾病所致头痛：如青光眼、中耳炎、鼻窦炎、龋齿等。② 神经痛：如三叉神经痛、枕神经痛、舌咽神经痛。③ 颈椎病及其他颈部疾病。

3. 全身性疾病 ① 感染：如流行性感冒、伤寒、肺炎等发热性疾病。② 中毒：如乙醇、一氧化碳、有机磷农药、铅、某些药物中毒等。③ 其他疾病：如尿毒症、贫血、高血压病、心力衰竭、肺性脑病、月经期头痛等。

4. **神经症** 如神经衰弱、癔症等。

【**发生机制**】 头痛的发生机制比较复杂，一般是由各种有害因素刺激头部痛敏结构（颅内痛敏结构：静脉窦、动脉、颅底硬脑膜、颅神经、脑干中脑导水管周围灰质和丘脑感觉核等；颅外痛敏结构：颅骨骨膜、头皮、皮下组织、颅外动脉、颈部肌肉以及眼、耳、鼻窦、口咽、鼻腔黏膜等）引发。脑实质、大部分软脑膜、蛛网膜、室管膜、脉络丛、软脑膜静脉、颅内小血管和颅骨等对疼痛不敏感。临床常见头痛的发生机制如下。

1. **颅内外血管的收缩、扩张、移位** 如颅内感染、中毒性疾病引起的血管扩张或收缩，颅内占位引起的血管移位等。

2. **脑膜受刺激或牵拉** 如脑膜炎、脑膜肿瘤等刺激或牵拉脑膜。

3. **具有痛觉纤维的脑神经和颈神经受到刺激** 如三叉神经痛、枕神经痛等。

4. **头、颈部肌肉的收缩** 如紧张性头痛。

5. **五官和颈椎病变** 如青光眼、鼻窦炎、牙髓炎等所致头痛。

6. **生化及内分泌因素** 如月经期头痛、部分偏头痛等。

7. **精神疾患** 如抑郁、焦虑，与创伤、应激相关的精神障碍等。

【**问诊要点**】

1. **相关病史** 详细询问患者有无外伤、手术史，用药史，毒物接触史，有无高血压病、肿瘤及眼、耳、鼻、牙齿等疾病史；以及患者情绪、睡眠、职业状况、家族史等。

2. **头痛特点**

(1) 起病情况：急性剧烈头痛而无发热者提示颅内血管病变，如蛛网膜下腔出血；急性起病并伴有发热者常为感染性疾病，如脑炎、脑膜炎。慢性反复发作的头痛多见于紧张性头痛、偏头痛、丛集性头痛等；慢性进行性加重的头痛并伴呕吐等颅内压增高的表现，应警惕颅内占位性病变。

(2) 头痛部位：一侧头痛是偏头痛和神经痛的特点。颅内病变的头痛，其疼痛部位与病变部位不一定符合，但疼痛多向病灶同侧放射，额颞部疼痛提示幕上病变，枕颈背部疼痛提示颅后窝病变。高血压引起的头痛多在额部或整个头部。感染性疾病引起的头痛多为全头痛。蛛网膜下腔出血或脑膜炎常伴有颈痛。眼、耳、鼻、齿源性头痛多为局部浅表性疼痛。

(3) 头痛的性质与程度：典型三叉神经痛为阵发性电击样剧痛。蛛网膜下腔出血呈突发的爆裂样头痛。搏动性头痛见于高血压病、血管性头痛及急性发热性疾病等。头颈部肌肉收缩引起的头痛多为重压感或紧箍感。

头痛的程度可分为轻、中、重度，但与病情轻重无平行关系。一般以三叉神经痛、偏头痛及脑膜刺激性头痛最为剧烈。多数头痛为轻、中度头痛。

(4) 头痛发生的时间与持续时间：晨起头痛加剧见于颅内占位性病变。丛集性头痛常在夜间发作。有规律的晨间或午后头痛多见于鼻窦炎。原发性三叉神经痛多在上午发作，持续时间仅数十秒。女性偏头痛常在月经期发作。颅内肿瘤的头痛常为持续性、进行性加重，早期可有长短不等的缓解期。

(5) 头痛的影响因素：头痛可由某些因素而诱发、加重或缓解。如咳嗽、转头、俯首等使颅内压增高的动作，常使脑肿瘤、脑膜炎及血管性头痛加剧。神经性头痛因精神紧张、失眠等诱发。丛集性头痛在站位可缓解；腰椎穿刺后的头痛在直立位时加重。轻触鼻翼、颊部和舌可诱发三叉神经痛。

3. 伴随症状 ① 伴发热：见于颅内或全身感染性疾病。② 伴剧烈呕吐：提示颅内压增高,见于颅内感染、出血、肿瘤等。头痛在呕吐后减轻可见于偏头痛。③ 伴眩晕：见于小脑肿瘤、椎基底动脉供血不足等。④ 慢性头痛突然加剧并伴意识障碍,提示可能发生脑疝。⑤ 伴脑膜刺激征：见于脑膜炎、蛛网膜下腔出血。⑥ 伴癫痫发作：见于脑血管畸形、脑寄生虫病或脑肿瘤。⑦ 伴视力障碍：见于青光眼或脑肿瘤等。

【诊断思路】

第一步 详细询问病史并进行体格体检,初步判断是继发性头痛还是原发性头痛。如头痛进行性加重、发热、高血压、意识改变、瞳孔变化、神经系统体征(脑膜刺激征、瘫痪、感觉减退等)、五官科相关症状或体征,多为继发性头痛的线索。

第二步 如有继发性头痛线索,可做相关辅助检查(如头部 CT 检查等)以明确诊断。

第三步 若已排除继发性头痛,可根据其头痛特点,判断是否为原发性头痛并明确类型(偏头痛、紧张性头痛、三叉神经自主性头痛等)。有些头痛属功能性的,但一定要除外器质性病变,方可作出诊断。

三、胸痛

胸痛(chest pain)是临床常见的症状,主要由胸部疾病所致,其剧烈程度与病情轻重不完全一致。一般来说,胸壁局部病变引起的胸痛,病情较轻,预后良好;而内脏疾病引起的胸痛,病情较重,部分可造成突然死亡,临床上应认真分析胸痛特点,结合体格检查及辅助检查作出正确诊断。

【病因】

1. 胸壁病变 ① 皮肤及皮下组织病变：局部蜂窝织炎、软组织外伤等。② 肌肉病变：肌炎、流行性胸痛等。③ 肋骨病变：肋软骨炎、肋骨骨折等。④ 肋间神经病变：带状疱疹、肋间神经痛等。

2. 心血管疾病 ① 冠状动脉粥样硬化性心脏病(简称"冠心病")：心绞痛、心肌梗死。② 心脏瓣膜及心肌病变：如二尖瓣或主动脉瓣病变、肥厚性心肌病等。③ 心包病变：急性心包炎。④ 血管病变：主动脉瘤、主动脉夹层、肺栓塞、肺动脉高压等。⑤ 心脏神经症。

3. 呼吸系统疾病 ① 胸膜病变：胸膜炎、气胸、胸膜肿瘤等。② 支气管、肺部病变累及胸膜：支气管炎、支气管肺癌、肺炎等。

4. 其他 如纵隔肿瘤、食管炎、食管癌、膈下脓肿、肝胆疾病等。

【发生机制】 胸部感觉神经纤维有：① 肋间神经感觉纤维。② 支配主动脉的交感神经纤维。③ 支配气管、支气管的迷走神经纤维。④ 膈神经的感觉纤维。各种刺激因子如缺氧、炎症、肌张力改变、内脏受牵涉、组织坏死等均可刺激胸部的感觉神经纤维产生痛觉冲动,并传至大脑皮层的痛觉中枢引起胸痛。另外,除病变器官的局部疼痛外,还可发生远离该器官的某体表部位疼痛,即牵涉痛。如心绞痛时除发生心前区及胸骨后疼痛外,还可牵涉至左肩及左臂内侧等部位。

【问诊要点】

1. 发病年龄与相关病史 青壮年胸痛,应注意结核性胸膜炎、自发性气胸、心肌炎等。中老年人多考虑心肌梗死、心绞痛等。应询问有无外伤及手术史,既往心血管及呼吸系统疾病史等。

2. 胸痛特点

(1) 起病情况：询问有无诱因、起病急缓等。

（2）胸痛的部位：胸壁疾病所致胸痛常固定于病变部位，且局部有压痛。带状疱疹患者可见成簇的水疱伴胸痛，沿一侧肋间神经分布，一般不超过体表正中线。肋软骨炎引起的胸痛常发生在第1、第2肋软骨处，局部隆起，有压痛。心绞痛及心肌梗死引起的胸痛多在胸骨后或心前区，可牵涉至左肩、左臂内侧，可达环指及小指。主动脉夹层引起的胸痛多在前胸近胸骨处及背部肩胛间区，疼痛可随夹层的扩展而发生移动。急性胸膜炎、自发性气胸引起的胸痛多在胸侧部。食管及纵隔病变所致胸痛多在胸骨后。

（3）胸痛的性质：胸痛的性质多种多样，如带状疱疹呈刀割样或烧灼样剧痛；肋间神经痛为阵发性刺痛；心绞痛常呈压榨样痛并有窒息感，心肌梗死疼痛更剧烈并有濒死感；主动脉夹层呈搏动样、撕裂样、刀割样剧烈疼痛；胸膜炎胸痛可呈隐痛或刺痛；食管炎常呈灼痛。

（4）胸痛持续时间：平滑肌痉挛或血管狭窄导致的脏器缺血多呈阵发性胸痛；炎症、肿瘤、栓塞或梗死多呈持续性胸痛。如心绞痛发作时间短暂，持续数分钟，而心肌梗死疼痛可持续数小时以上。

（5）胸痛的影响因素：心绞痛常因运动、劳累或情绪激动而诱发，休息或含服硝酸甘油可迅速缓解，而心肌梗死所致胸痛，上述方法无效。心脏神经症的胸痛，体力活动后反而减轻；自发性气胸、胸膜炎的胸痛可因咳嗽或深呼吸而加重，屏气时胸痛缓解；胸壁病变引起的胸痛常于胸廓活动或局部压迫时加剧；食管疾病所致胸骨后疼痛常于吞咽食物时诱发或加重。

3. **伴随症状**　① 伴咳嗽、咳痰及发热：常见于气管、支气管和肺部疾病。② 伴咯血：常见于肺栓塞、肺结核、支气管肺癌等。③ 伴呼吸困难：常见于各种肺炎、气胸、渗出性胸膜炎、肺栓塞等。④ 伴面色苍白、大汗、血压下降：多见于心肌梗死、主动脉夹层、肺栓塞等。⑤ 伴吞咽困难：提示食管疾病，如反流性食管炎等。

【诊断思路】　胸痛是一种常见症状，其原因较为复杂，临床思路可分为三步。

第一步　首先询问病史、体格检查，排除致命性胸痛。如急性心肌梗死、主动脉夹层、肺栓塞、气胸等疾病。力争在最短的时间内做出准确的诊断，以免延误病情。

（1）急性心肌梗死常因劳累、体力活动、情绪激动而诱发，胸骨后或心前区呈剧烈压榨性疼痛，可放射至左肩、左上肢、颈部或后背等部位。伴有冷汗、胸闷、气短、窒息感、濒死感。休息或舌下含硝酸甘油无效，部分患者有恶心、呕吐或血压下降、心律失常、心力衰竭等。

（2）主动脉夹层典型表现为骤然发生的胸背部刀割样、撕裂样持续性剧烈胸痛，并可向头颈、腹部、腰部或下肢迁移扩展。其疼痛程度患者一般难以忍受，可伴休克表现，但一般血压并无明显降低。

（3）肺栓塞典型症状为呼吸困难、胸痛及咯血（三联征），严重者可出现烦躁不安、惊恐甚至濒死感。患者呼吸频率增快是最常见的体征，可伴有口唇发绀。

（4）自发性气胸多在剧烈运动、咳嗽或用力排便后突发针刺样或刀割样胸痛，继而出现胸闷、呼吸困难。严重气胸时病变侧胸廓饱满，气管向健侧移位，叩诊呈鼓音，听诊呼吸音减弱或消失。

第二步　"由表及里"逐步分析诊断。

（1）胸壁疾病所致胸痛其共同特点是：胸痛常固定于病变所在部位，患处有明显压痛；胸廓活动时（如深呼吸、咳嗽、举臂等）可使胸痛加剧。

（2）呼吸系统疾病所致胸痛，以胸膜炎、肺炎、支气管肺癌等最常见，其共同特点是：胸痛常因咳嗽或深呼吸而加剧，常伴有咳嗽、咳痰、咯血、呼吸困难等症状。

（3）心血管系统疾病以心绞痛、急性心肌梗死、心肌炎、心包炎最常见，其所致胸痛的部位及牵涉痛区域与急性心肌梗死所述基本一致。心绞痛、急性心肌梗死表现为压榨样疼痛,心包炎多表现为锐痛。

第三步　进行必要的辅助检查。怀疑是心血管系统疾病选择心电图、超声心动图,怀疑是呼吸系统疾病,选择胸部 X 线摄片或者胸部 CT 等检查。综合分析,作出诊断。

四、腹痛

腹痛(abdominal pain)是临床常见症状,多数由腹部脏器病变引起,但腹腔外组织器官病变及全身性疾病也可引起。病变的性质可为器质性,也可为功能性。临床上一般将腹痛按起病缓急、病程长短分为急性腹痛和慢性腹痛。需紧急处理的急性腹痛,称为"急腹症"。其特点起病急、病情重、变化快,延误治疗常危及生命,需及时诊治。

【病因】

1. **急性腹痛**　① 腹腔器官急性炎症:如急性胃炎、急性肠炎、急性胰腺炎、急性胆囊炎、急性阑尾炎、急性腹膜炎等。② 急性胃肠穿孔:如消化性溃疡、胃肠道肿瘤坏死、坏死性肠炎等可引起胃肠穿孔,常伴有急性弥漫性腹膜炎。③ 空腔脏器阻塞或扩张:如肠梗阻、肠套叠、胆道结石、泌尿系统结石等。④ 脏器扭转或破裂:如肠系膜或大网膜扭转、卵巢囊肿扭转、肝破裂、脾破裂、异位妊娠破裂等。⑤ 腹腔内血管阻塞或破裂:如缺血性肠病、门静脉血栓形成、夹层腹主动脉瘤等。⑥ 腹壁疾病:如腹壁外伤、脓肿及腹壁皮肤带状疱疹。⑦ 胸腔疾病:如肺炎、肺梗死、心绞痛、心肌梗死、急性心包炎、胸膜炎、食管裂孔疝、胸椎结核等可有腹部牵涉痛。⑧ 全身性疾病:如腹型过敏性紫癜、糖尿病酮症酸中毒、尿毒症、铅中毒、血卟啉病等都可以引起腹痛。

2. **慢性腹痛**　① 腹腔脏器慢性炎症:如慢性胃炎、十二指肠炎、慢性胆囊炎及胆道感染、慢性胰腺炎、结核性腹膜炎、溃疡性结肠炎、克罗恩病、慢性盆腔炎等。② 消化道运动障碍:如功能性消化不良、肠易激综合征及胆道运动功能障碍等。③ 消化性溃疡:如胃、十二指肠溃疡。④ 脏器包膜的牵张:实质性器官因病变肿胀,导致包膜张力增加而发生的腹痛,如肝淤血、肝炎、肝脓肿、肝癌等。⑤ 肠寄生虫病:如蛔虫病、钩虫病、绦虫病等。⑥ 肿瘤压迫及浸润:以恶性肿瘤居多,与肿瘤不断生长、压迫和侵犯感觉神经有关。⑦ 中毒与代谢障碍:如铅中毒、尿毒症等。⑧ 胃肠神经功能紊乱:如胃肠神经症。

【发生机制】　腹痛的机制可分为三种,即内脏性腹痛、躯体性腹痛和牵涉痛。

1. **内脏性腹痛**　腹内脏器的痛觉信号由交感神经传入脊髓。其疼痛特点为:① 疼痛部位不确切,接近腹正中线。② 疼痛感觉模糊,多为痉挛、不适、钝痛、灼痛。③ 常伴恶心、呕吐、出汗等其他自主神经兴奋症状。

2. **躯体性腹痛**　来自腹膜壁层及腹壁的痛觉信号,经体神经传至脊神经根,反映到相应脊髓节段所支配的皮肤所引起疼痛。疼痛的特点是:① 定位准确,可在腹部一侧。② 程度剧烈而持续。③ 可有局部腹肌紧张度增高。④ 腹痛可因咳嗽、体位变化而加重。

3. **牵涉痛**　腹内脏器的痛觉信号由内脏神经传至相应脊髓节段,影响该节段所支配皮肤。疼痛的特点是:① 定位明确。② 疼痛剧烈。③ 有压痛、肌紧张及感觉过敏等。

临床上不少疾病的腹痛涉及多种发生机制,如阑尾炎早期,疼痛多在脐周,痛觉模糊,常有恶心、呕吐,为内脏性疼痛。随着病情的发展,持续而强烈的炎症刺激影响着相应脊髓节段的躯体传入纤维,出现牵涉痛,疼痛转移至右下腹麦氏(McBurney)点;炎症继续发展波及腹膜壁层,则出现躯体性疼痛,程度剧烈,且有腹肌紧张、压痛、反跳痛。

【问诊要点】

1. **起病情况**　询问有无诱因、起病急缓等。

2. **腹痛特点**

(1)腹痛的部位：一般来说腹痛部位多为病变器官所在部位，如胃、十二指肠、胰腺疾病所致疼痛多在中上腹部；肝、胆疾病所致疼痛多在右上腹部；急性阑尾炎早期常出现脐周或上腹部疼痛，数小时后疼痛转移至右下腹；小肠疾病所致疼痛多在脐周；结肠疾病所致疼痛多在下腹或左下腹部；膀胱及盆腔炎症、异位妊娠破裂所致疼痛位于下腹部；肾及输尿管疾病引起的腹痛位于腰腹部。弥漫性或部位不定的腹痛常见于弥漫性腹膜炎、机械性肠梗阻、铅中毒、腹型过敏性紫癜等。

(2)腹痛的性质与程度：消化性溃疡常呈慢性、周期性、节律性上腹部隐痛或灼痛，如突然出现刀割样、烧灼样持续性剧烈疼痛，可能并发急性穿孔。尿路结石、胆结石常为阵发性剧烈绞痛，患者常辗转不安。剑突下阵发性钻顶样疼痛是胆道蛔虫症的特征表现。持续性、广泛性剧烈腹痛伴腹肌紧张，见于急性弥漫性腹膜炎。隐痛或钝痛多为内脏性疼痛，多由胃肠张力变化或轻度炎症引起；胀痛多见于胃肠梗阻及实质性脏器的包膜牵张，如慢性肝炎、肝淤血、肝癌等。

(3)腹痛的影响因素：如胆囊炎或胆石症疼痛可由进食油腻食物诱发；急性胰腺炎可由暴饮暴食或酗酒诱发；肝、脾破裂多由腹部受暴力作用诱发。胃溃疡多表现为进食后疼痛，饥饿时缓解；十二指肠溃疡常于饥饿时疼痛，进食或服碱性药物可缓解。肠炎引起的腹痛于排便后减轻；胃肠梗阻腹痛于呕吐或排气后减轻。胃黏膜脱垂患者左侧卧位可使疼痛减轻；反流性食管炎患者烧灼痛在躯体前倾时明显，而直立位则减轻。

3. **伴随症状**　① 伴发热：多见于急性炎症，如急性阑尾炎、急性胆道感染、肝脓肿、急性胰腺炎等，亦可见于腹部恶性肿瘤。② 伴黄疸：可见于肝、胆、胰腺疾病，如肝炎、肝癌、胆结石、胰头癌等。③ 伴休克：常见于腹腔脏器破裂（如肝、脾或异位妊娠破裂）、胃肠穿孔、绞窄性肠梗阻、肠扭转、急性出血坏死性胰腺炎等，也可见于严重腹外疾病，如急性心肌梗死、重症肺炎等。④ 伴血便：鲜血便见于下消化道病变，如痢疾、结肠癌、溃疡性结肠炎、肠套叠等；柏油样便见于上消化道出血，如消化性溃疡病、胃癌。⑤ 伴呕吐：见于食管及胃肠病变，大量呕吐常提示胃肠道梗阻。⑥ 伴反酸、嗳气：见于消化性溃疡、胃炎等。⑦ 伴腹泻：见于肠道炎症、溃疡或肿瘤，也见于消化吸收障碍，如慢性胰腺疾病、肝脏疾病等。⑧ 伴血尿：见于泌尿系结石、肿瘤等。

4. **相关病史**　既往史、个人史、月经生育史等相关病史常可为腹痛的诊断提供重要线索。如既往溃疡病史患者，突发上腹部刀割样剧痛，常提示溃疡穿孔；有长期铅接触史者要考虑铅中毒；孕龄期女性有停经史，突发下腹部剧痛伴休克者，常提示异位妊娠破裂。

【诊断思路】　引起腹痛的疾病非常广泛，可涉及临床各科。病因诊断需根据病史，结合体格检查、必要的辅助检查结果全面分析。诊断可考虑以下思路。

第一步　详细询问病史，了解起病情况、病程长短及临床特征，辨别急性腹痛和慢性腹痛。急性腹痛的原因以腹内脏器的器质性病变最常见。尤其是急腹症，若延误治疗常危及生命，必须及时作出准确诊断。

第二步　进行体格检查，根据患者表现进行分析判断。如急性腹痛患者，检查发现有急性腹膜炎体征，结合病史可考虑空腔脏器穿孔、脏器扭转、内脏破裂等；如果腹膜刺激征阴性，腹部有压痛，可考虑腹壁病变或深部炎症或肿块；若按压腹部疼痛缓解，多见于一般性胃肠痉挛、肠寄生虫病、慢性胃病急性发作等。慢性腹痛患者，腹痛时轻时重，反复发作，多见于慢性炎症、结石、溃疡病等;腹痛进行性加重,常见于恶性肿瘤等。

第三步　根据病史和体格检查结果,选择必要的辅助检查,如血、尿、粪常规和胸、腹部X线、B超、CT以及胃镜等检查。

五、关节痛

关节痛(arthralgia)指患者自述关节部位的疼痛感觉,是关节病变的最常见症状。关节面、关节软骨、关节囊、关节腔、滑液、韧带等任何关节组成部分发生病变均可导致关节痛。根据不同病因及病程,关节痛可分急性和慢性。急性关节痛是关节及其周围组织急性炎症的突出表现。慢性关节痛常迁延数月、数年,甚至数十年,病理表现为关节囊增殖肥厚、软骨和骨质破坏、关节间隙变窄及骨质增生。

【病因及发病机制】　引起关节疼痛的原因是多方面的,不仅可以是关节局部的病变,也可能是全身疾病的局部表现。常见病因有:

1. **外伤**　外力碰撞关节或使关节过度伸展扭曲,关节内及其周围肌肉、韧带等结构损伤,造成脱位或骨折,血管破裂出血,组织液渗出,关节肿胀疼痛。持续的慢性机械损伤,关节长期负重导致的关节软骨及关节面破坏;急性外伤后关节面破损形成的粗糙瘢痕,长期摩擦关节面,或外伤后因处理不当造成的关节畸形愈合导致负重不平衡,以及关节活动过度,造成关节软骨的慢性磨损等均可引起关节慢性损伤并刺激受损部位神经而引起疼痛。

2. **感染**　细菌侵入关节造成感染,引起炎性损伤。如关节外伤或关节穿刺时未严格消毒,细菌侵入关节;外伤后细菌侵入关节;败血症时细菌经血液侵入关节;邻近的骨髓炎、软组织炎症时细菌扩散蔓延至关节内等。常见的细菌包括金黄色葡萄球菌、肺炎链球菌、结核杆菌、脑膜炎球菌和梅毒螺旋体等。

3. **变态反应和自身免疫**　一些病原体或其代谢产物、某些药物、异种血清等,与血液中的抗体形成免疫复合物,沉积在关节腔引起变态反应性关节损伤。也有一些外来抗原或理化因素使宿主组织成分改变,形成自身抗原刺激机体产生自身抗体,引起自身免疫性关节损伤。临床中常见的包括关节型过敏性紫癜、药物变态反应性关节炎、风湿性关节炎、结缔组织病(类风湿关节炎、系统性红斑狼疮、干燥综合征、硬皮病、多发性肌炎)、强直性脊柱炎等。

4. **退行性关节疾病**　主要是增生性关节炎或肥大性关节炎,又称骨性关节炎或骨关节病,是由于关节软骨退化变性、软骨下骨质增生硬化、关节边缘骨刺形成、滑膜充血水肿等导致关节疼痛。分原发性和继发性两种,原发性骨关节病为作为一种老年病,病因尚不明确,关节的老化可能是其重要因素;继发性骨关节病则为关节外伤、感染、先天畸形等明确病因引起的继发性病变。

5. **代谢性骨病**　是指各种原因引起的骨矿物质或骨基质代谢紊乱,以及由代谢紊乱所引起的骨组织生物化学、形态学变化及伴随出现的一系列症状体征。包括:① 各种病因所致的骨质疏松性关节病(如老年性骨质疏松、失用性骨质疏松等)。② 维生素D代谢障碍(如阳光照射不足、消化不良、维生素D缺乏和磷摄入不足等)所致的骨质软化性骨关节病。③ 嘌呤代谢障碍所致的痛风性关节炎。④ 脂质代谢障碍所致的高脂血症性关节病。⑤ 骨膜和关节腔组织脂蛋白转运代谢障碍性关节炎。⑥ 某些代谢内分泌疾病如糖尿病性骨病、皮质醇增多症性骨病、甲状腺或甲状旁腺疾病引起的骨关节病等。

6. **骨关节肿瘤**　恶性肿瘤如骨肉瘤、软骨肉瘤、骨纤维肉瘤、滑膜肉瘤和转移性骨肿瘤等,都可引起关节疼痛。疼痛原因可能与恶性肿瘤的急剧生长、阻塞骨髓腔、动静脉血运障碍等因素有关。良性肿瘤如骨样骨瘤、骨软骨瘤、骨巨细胞瘤和骨纤维异常增殖症等,也可引起关节疼痛。

7. 血液系统疾病 白血病可引起骨骼、关节疼痛。原因可能是:① 白血病细胞增殖浸润骨膜。② 不明原因的骨梗死和骨髓坏死。③ 高尿酸血症致痛风发作。④ 溶骨性粒细胞肉瘤。

【问诊要点】

1. 发病年龄及性别 结核性关节炎、风湿性关节炎、关节型过敏性紫癜、白血病好发于儿童和青少年。结缔组织病常见于女性。强直性脊柱炎好发于 20～30 岁男性。骨关节炎多发生于 50 岁以上中老年人。痛风性关节炎好发于中老年男性等。

2. 关节痛的特点

(1) 关节痛的部位:化脓性关节炎多发于大关节和单关节。结核性关节炎最常发生于脊柱,其次为髋、膝关节。风湿性关节炎常累及膝、踝、肩和髋等四肢大关节,呈游走性疼痛。类风湿关节炎常累及双手腕关节、掌指关节、近端指间关节,呈对称性疼痛,也可累及踝、膝、肘等关节。强直性脊柱炎常首发于骶髂、腰椎、髋和肩关节,逐渐出现胸肋或颈椎疼痛。骨性关节炎多累及负重关节或活动频繁的关节,如手指远端和近端指间关节、膝、足、脊柱及髋关节。痛风性关节炎则多引起第一跖趾关节红、肿、热、痛。

(2) 关节痛的性质与程度:急性外伤、化脓性关节炎及痛风起病急骤,疼痛剧烈,呈烧灼切割样疼痛或跳痛。骨关节恶性肿瘤者,初发病时为间歇性轻痛,继而呈持续性剧痛;良性肿瘤则多表现为间歇性隐痛。类风湿关节炎、系统性红斑狼疮等结缔组织病的关节痛程度较轻,呈酸痛胀痛。

(3) 关节痛的持续时间:急性外伤性关节痛、化脓性关节炎发病急,病程较短。反复发作的慢性关节痛,常难以陈述确切的起病时间,病程较长。

(4) 诱因、加重与缓解因素:急性外伤性关节痛和慢性外伤性关节炎均有明确的外伤史。慢性外伤性关节炎常反复发作,常因活动过多、过度负重和天气寒冷等刺激诱发,药物及物理治疗后缓解。风湿性关节炎常在链球菌感染后出现。骨关节炎常在关节过度负重、活动过多以及天气湿冷时疼痛;夜间卧床休息后因静脉回流不畅、骨内压力增高而发生晨间疼痛,起床活动后静脉回流改善,疼痛缓解,但如活动过多,疼痛又会加重。自身免疫介导的关节病变,则休息不好转,活动后症状改善。痛风性关节炎常在饮酒、劳累或高嘌呤饮食后急发。

3. 伴随症状及体征 ① 伴高热畏寒、局部红肿灼热:见于化脓性关节炎。② 伴低热、乏力、盗汗、消瘦、纳差:见于结核性关节炎。③ 伴皮肤红斑、丘疹等皮损,其上覆盖鳞屑,脱落后可见红色发亮薄膜:见于银屑病性关节炎。④ 伴心脏炎、舞蹈病:见于风湿性关节炎。⑤ 伴皮肤紫癜、腹痛腹泻、血尿、蛋白尿:见于关节型过敏性紫癜。⑥ 伴晨僵和关节畸形:见于类风湿关节炎。⑦ 伴皮肤红斑、光过敏、口腔溃疡、脱发和多器官损害:见于系统性红斑狼疮。⑧ 伴骶髂关节、髂嵴、耻骨联合等部位及肌腱、韧带附着点压痛,"4"字试验、骶髂关节压迫等试验阳性:见于强直性脊柱炎。⑨ 伴关节摩擦感或"咔哒"声、赫伯登(Heberden)结节和布夏尔(Bouchard)结节:见于骨关节炎。

4. 职业及居住环境 长期负重、剧烈运动的职业易患关节病,如搬运工、运动员等。工作和居住在潮湿寒冷环境中的人员,关节病的患病率也明显升高。

【诊断思路】

第一步 询问病史,明确病变是在关节本身还是其他系统病变累及关节。关节本身病变所致疼痛多表现为关节肿胀,关节腔常有积液,关节向各方向的活动均有不同程度的受限,可有异常摩擦感。全身疾病所致关节疼痛常同时或相继累及多个关节,多有较明显的全身症状,如风湿热、白血病可见发热等全身症状。

第二步 根据临床表现明确病变的性质。如急性外伤所致关节疼痛,有明确外伤史,关节肿胀、活动障碍,可有皮下瘀斑;退行性关节病变多表现为活动多时疼痛加重,减少活动疼痛减轻;急性感染者发病较急,关节红、肿、热、痛,可有关节腔积液,并有全身急性感染的症状;关节非特异性炎症多无明确致病原因,病情时轻时重,常反复发作,常合并其他部位或全身症状,成为全身性疾病的局部表现,如风湿病、关节型过敏性紫癜等。

第三步 选择适合的实验室检查和 X 线、超声影像学检查。辅助检查对关节痛诊断有重要意义。如红细胞沉降率、C 反应蛋白、血清类风湿因子、抗链球菌溶血素"O"(ASO)、抗核抗体等实验室检查对关节痛病因诊断有重要意义。X 线检查能发现关节面、关节腔、关节周围软骨组织和骨质的变化,超声检查可发现关节腔有无积液,从而提示诊断。

(贲　莹)

第五节　呼　吸　困　难

呼吸困难(dyspnea)是指患者主观上感到空气不足,呼吸费力;客观上有呼吸频率、节律和深度的变化。严重时出现张口呼吸、鼻翼扇动、端坐呼吸,甚至发生紫绀以及辅助呼吸肌参与呼吸过程。

【病因与发生机制】 引起呼吸困难的原因很多,以呼吸系统疾病和心血管系统疾病多见。

1. 呼吸系统疾病

(1)呼吸道疾病:呼吸道病变主要影响通气过程。喉头水肿、气管异物、支气管炎、支气管哮喘、支气管肿瘤及慢性阻塞性肺疾病等均可导致气道狭窄、梗阻,气道阻力增大,出现阻塞性通气不足。

(2)肺脏疾病:肺脏疾病主要影响换气过程。重症肺炎、肺水肿、肺淤血、肺不张、肺纤维化等疾病可引起呼吸面积减少,气体弥散障碍,通气/血流比例失调,导致缺氧和(或)二氧化碳潴留。

(3)胸廓及胸膜腔疾病:大量胸腔积液、严重气胸、胸外伤、胸廓畸形等可致肺组织受压、肺扩张受限,胸廓顺应性降低,引起限制性通气不足。

(4)呼吸肌活动受限:神经肌肉疾病可致呼吸肌活动受限,如脊髓灰质炎、急性多发性神经根神经炎、重症肌无力、低钾血症等。此外,腹腔内巨大肿瘤、大量腹水及高度鼓肠、胃扩张等可限制膈肌的运动,造成呼吸困难。

2. 心血管系统疾病

(1)左心衰竭:左心衰竭引起的肺淤血、肺水肿常导致肺泡弹性减弱、肺泡顺应性降低、气体弥散速度减慢、肺活量减少。此外,肺泡张力增高可刺激牵张感受器,通过迷走神经兴奋呼吸中枢;肺循环阻力增大可反射性地刺激呼吸中枢。常见于高血压心脏病、冠心病、心肌炎、心肌病等。

(2)右心衰竭:右心衰竭时因体循环淤血,有时也会出现呼吸困难,常见于肺源性心脏病。主要机制是右心房压、上腔静脉压力增高,通过压力感受器反射性兴奋呼吸中枢;同时,血氧含量下降、代谢性酸性物质潴留也可刺激呼吸中枢。

(3)其他疾病:渗出性心包炎、缩窄性心包炎时常因心包大量积液、心包填塞或心包增厚、纤维化而使心脏舒张受限,导致体循环淤血而引起呼吸困难。大出血、休克时,因有效循环血容量减少、血压下降,组织缺血、缺氧刺激呼吸中枢,发生呼吸困难。

3. 中毒

(1) 代谢性酸中毒:临床上以尿毒症、糖尿病酮症酸中毒较常见。主要是酸性物质潴留,刺激颈动脉窦、主动脉体化学感受器或直接兴奋呼吸中枢引起呼吸困难。

(2) 其他中毒:如吗啡类、巴比妥类、有机磷农药中毒等,常因呼吸中枢受抑制或呼吸道平滑肌痉挛、分泌物增加使呼吸道阻力增大而引起呼吸困难。一氧化碳、亚硝酸盐、氰化物等中毒也常导致呼吸困难。一氧化碳可与血红蛋白结合形成碳氧血红蛋白,使其失去运氧功能;亚硝酸盐可形成高铁血红蛋白而失去携氧的功能;氰化物中的氰离子能抑制细胞色素氧化酶的活性,影响细胞的呼吸作用,从而导致组织缺氧,引起呼吸困难。

4. 神经精神因素

(1) 重症颅脑疾病:如脑血管病、脑外伤、脑肿瘤、脑炎、脑膜炎、脑脓肿等可致颅内压增高,脑组织血液循环障碍,引起呼吸中枢功能低下而出现呼吸困难。

(2) 精神障碍:癔症常出现精神性通气过度;神经症也常因精神或心理因素的影响而出现呼吸频率或深度的变化。

5. 血液系统疾病 血液系统疾病可引起血红蛋白减少或变性,使红细胞携氧能力下降,血氧含量减少而导致组织缺氧,如重度贫血、高铁血红蛋白血症、硫化血红蛋白血症等。

【临床表现】

1. 肺源性呼吸困难 由呼吸系统疾病引起的呼吸困难。

(1) 吸气性呼吸困难:吸气困难而费力,有吸气性三凹征(three depressions sign),即胸骨上窝、锁骨上窝、肋间隙在吸气时明显凹陷,常伴有高调的吸气性喉鸣。多见于喉、气管、大支气管的炎症、水肿、肿瘤或异物等造成的气道狭窄与阻塞。

(2) 呼气性呼吸困难:呼气时间长而缓慢,呼气费力并伴有呼气性哮鸣音。可见于慢性支气管炎、慢性阻塞性肺气肿、支气管哮喘等。

(3) 混合性呼吸困难:吸气、呼气均困难,呼吸浅而快。多见于重症肺炎、重症肺结核、大面积肺不张、弥漫性肺纤维化、大量胸腔积液及气胸等。

2. 心源性呼吸困难 主要是左心功能不全引起的呼吸困难。

(1) 劳力性呼吸困难:呼吸困难体力活动时出现或加重,休息时减轻或缓解。

(2) 端坐呼吸:患者仰卧位时呼吸困难加重,端坐位时减轻。因仰卧位时回心血量增多,加重肺淤血、肺水肿;端坐位时回心血量因重力作用而减少。同时,坐位时膈肌下降,胸腔容积增大,肺活量增加,改善缺氧状态。

(3) 夜间阵发性呼吸困难:患者于夜晚睡眠中突然憋醒而被迫坐起,轻者常在数分钟至数十分钟后症状缓解;重者可出现恐惧、面色青紫、严重气喘、大汗、哮鸣音,并咳出浆液性粉红色泡沫样痰。体格检查发现心率增快、双肺湿啰音。夜间阵发性呼吸困难又称为心源性哮喘(cardiac asthma)。其发生机制:① 睡眠时因仰卧位使膈肌上升,肺活量减少。② 回心血量增多,加重了肺淤血、肺水肿。③ 睡眠时迷走神经张力增加,引起冠状动脉痉挛、支气管平滑肌痉挛,导致心肌血供减少、气道阻力增大。④ 睡眠时中枢神经系统兴奋性下降,对轻度缺氧的刺激敏感性较低,故当缺氧达到一定程度时呼吸中枢才出现反应,使患者在熟睡中突然憋醒。

3. 中毒性呼吸困难 代谢性酸中毒常出现酸中毒大呼吸。特点是:呼吸深大而规则,可伴有鼾音,即库斯莫尔(Kussmaul)呼吸。吗啡类、巴比妥类、有机磷农药中毒时主要表现是呼吸缓慢,重者呼吸节律发生变化,如出现潮式呼吸、间停呼吸等。化学毒物中毒主要表现为呼吸缓慢,严重时有呼吸节律的变化。

4. 神经精神性呼吸困难　重症颅脑疾病引起的呼吸困难,呼吸深而慢,并常伴有呼吸节律的异常变化,如出现潮式呼吸、间停呼吸、吸气突然停止、抽泣样呼吸等。癔症性呼吸困难表现为呼吸浅表、频数。由于过快呼吸,二氧化碳排出过多,引起呼吸性碱中毒,可出现手足搐搦、肢体麻木等;经暗示治疗,呼吸困难减轻或消失。神经症呼吸困难者自觉胸闷、憋气,主观感到空气不足,而客观上未见呼吸困难的表现。患者常有叹气样呼吸,多在一次深大呼吸后感到舒适、轻松。

5. 血液系统疾病所致呼吸困难　因缺氧常有呼吸频率、心率加快,伴心悸、气短等。

【问诊要点】

1. 发病缓急及诱因　急性发病多见于急性中毒、气管异物、自发性气胸、支气管哮喘、急性左心衰竭、肺梗死及呼吸器官急性感染性疾病等;慢性发病多见于肺结核、慢性支气管炎、肺气肿、支气管扩张症等疾病。询问诱发因素,有无药物、毒物摄入史,以及外伤、感染等病史。

2. 既往史　急性左心衰竭常有心脏病病史;支气管哮喘有反复发作史;自发性气胸常有慢性阻塞性肺气肿、慢性支气管炎等病史;糖尿病酮症酸中毒、尿毒症等相关病史也应该询问。

3. 伴随症状　① 发作性呼吸困难伴有哮鸣音、窒息感:见于支气管哮喘、心源性哮喘等。② 突发性重度呼吸困难伴发绀、窒息:见于急性喉水肿、气管异物、大面积肺栓塞、自发性气胸等。③ 伴发热:多见于肺炎、肺结核、肺脓肿、胸膜炎、急性心包炎等。④ 伴胸痛:可见于肺炎链球菌肺炎、胸膜炎、气胸、支气管肺癌、急性心肌梗死、肺梗死等。⑤ 伴咳嗽、咳痰:铁锈色痰见于肺炎链球菌肺炎;脓痰见于肺脓肿、支气管扩张症、慢性支气管炎、慢性阻塞性肺气肿继发感染等;粉红色泡沫样痰见于急性肺水肿;血痰见于肺结核、肺癌、支气管扩张症等。⑥ 伴昏迷:见于脑出血、脑膜炎、肺性脑病、尿毒症、糖尿病酮症酸中毒、急性中毒等。

【诊断思路】

第一步　询问病史,了解发病情况,辨别呼吸困难发生的缓急。突发的严重呼吸困难常见于支气管哮喘和心源性哮喘(表2-2)。严重心脏病、下肢骨折等长久卧床者,突发呼吸困难,应想到肺栓塞。小儿突发呼吸困难要注意气管异物。对于突发的情况需迅速处理,稳定生命征。缓慢发生的呼吸困难病因很多,但最常见的是呼吸系统疾病和心血管系统疾病。

表2-2　支气管哮喘和心源性哮喘鉴别要点

鉴别要点	支气管哮喘	心源性哮喘
病史	反复发作史	心血管病病史
年龄	青少年多见	中老年多见
临床表现	严重呼气性呼吸困难,双肺满布哮鸣音	频繁的刺激性咳嗽,咳白色或粉红色泡沫样痰,双肺湿啰音;心率快,可有奔马律
胸部X线检查	双肺透亮度增强,横膈降低;发作缓解后胸部X线检查正常	心脏增大,肺门阴影增大;发作缓解后胸部X线检查仍显示大心脏
发作时间	接触变应原后发生	心脏负担加重时发生,夜间多见

第二步　体格检查,重点检查心肺,根据体征进一步明确呼吸困难的类型。

第三步　进行胸部X线、心脏超声、心电图、心肺功能等辅助检查,以明确诊断。其他疾病如尿毒症、糖尿病酮症酸中毒、严重贫血等可结合患者病史和辅助检查,如血常规、尿常规、血气分析、血尿素氮、血糖、酮体检查等进行综合分析,作出诊断。

(陈锦团)

第六节　发　绀

发绀(cyanosis)又称紫绀,指血液中脱氧血红蛋白增多或异常血红蛋白衍生物(高铁血红蛋白、硫化血红蛋白)增多而引起的皮肤、黏膜呈青紫色改变的一种表现。一般在皮肤薄、色素少、毛细血管丰富的部位易观察,如口唇、舌、口腔黏膜、鼻尖、颊部、耳郭、耳垂及指(趾)末端等处。

【病因与分类】

1. 血液中脱氧血红蛋白增加

(1)中心性发绀:因心肺疾病所致的动脉血氧饱和度不足引起。发绀呈全身性,除四肢、颜面外,可累及躯干和皮肤黏膜,发绀部位皮肤温暖。包括:①肺性发绀:常见于严重呼吸系统疾病,如呼吸道阻塞、肺脏疾病、胸膜疾病等。由于上述病因的作用,机体出现呼吸功能不全、肺氧合作用低下,致使体循环血液中脱氧血红蛋白增多而出现发绀。②心性混合性发绀,常见于发绀型先天性心脏病,如法洛四联症。由于心血管异常通道出现的分流,使部分静脉血未经肺脏氧合而直接进入体循环动脉内,如分流量超过心排血量的1/3,即可出现发绀。

(2)周围性发绀:因周围循环血流障碍引起。发绀常出现于肢体末端及下垂部位,发绀局部皮肤冰凉,按摩、加温可使皮肤转暖,发绀消退。包括:①淤血性周围性发绀:常见于右心衰竭、缩窄性心包炎、血栓性静脉炎、下肢静脉曲张等。因体循环静脉淤血、周围静脉血流缓慢,氧于组织中消耗过多,导致发绀。②缺血性周围性发绀:常见于严重休克、血栓闭塞性脉管炎、雷诺病等。由于心排血量减少和局部血流障碍,致使周围组织缺血缺氧,引起发绀。

(3)混合性发绀:中心性发绀与周围性发绀同时存在,可见于心力衰竭等。

2. 血液中存在异常血红蛋白衍生物

(1)高铁血红蛋白血症:发绀出现急骤,静脉血呈深棕色,经氧疗发绀仍不能改善。静脉注射亚甲蓝、硫代硫酸钠、大量维生素C,可使发绀消退。用分光镜检查,发现血液中存在着高铁血红蛋白。常见于苯胺、伯氨喹、亚硝酸盐、磺胺类药物等中毒。这是由于上述化学物质、药物的中毒,使血红蛋白分子中的二价铁被氧化为三价铁,从而失去与氧结合的能力。大量进食含硝酸盐的变质蔬菜引起的高铁血红蛋白血症,称为肠源性发绀,患者皮肤黏膜可呈咖啡色,很像发绀的颜色。

(2)先天性高铁血红蛋白血症:常有家族史,患者自幼有发绀,无心、肺疾病及引起异常血红蛋白的其他原因。分光镜检查,血液中存在着高铁血红蛋白。

(3)硫化血红蛋白血症:发绀持续时间长,可达数月以上,静脉血呈蓝褐色。分光镜检查可证实硫化血红蛋白的存在。一般见于某些服用了含硫药物、同时又有便秘的患者。由于含硫药物在肠内形成大量硫化氢,促使硫化血红蛋白形成而引起组织缺氧。

【问诊要点】

1. **发病年龄** 幼年出现发绀,常见于发绀型先天性心脏病,或先天性高铁血红蛋白血症。成年人发绀,多见于严重的心肺疾病。

2. **病史** 急性起病,无心肺疾病表现的发绀,需询问有无摄入相关药物、化学物品、变质蔬菜以及有无便秘情况下,服用含硫化物病史。如进食大量变质蔬菜后出现发绀的,见于高铁血红蛋白血症;有便秘史,同时服用了含硫药物、化学物品后出现发绀的,可见于硫化血红蛋白血症。

3. **发绀部位及特点** 注意区分全身性或周围性发绀,以及局部皮肤温度、颜色、血管搏动情况等(表2-3)。

表2-3 中心性发绀与周围性发绀的鉴别要点

鉴别要点	中心性发绀	周围性发绀
常见病因	发绀型先天性心脏病、慢性阻塞性肺气肿等严重呼吸系统疾病	右心衰、缩窄性心包炎、重症休克、血栓闭塞性脉管炎、雷诺病等
发生机制	血氧饱和度降低所致	周围血液循环障碍所致
发绀部位	全身性(皮肤、黏膜)	部位局限,趾(指)端常见
皮肤温度	发绀部位皮肤温暖	发绀局部皮肤冰冷
按摩或加温	发绀皮肤无变化	发绀消失
杵状指	常有	少见
动脉血氧饱和度	降低	正常

4. **伴随症状** ① 伴呼吸困难:常见于重症心肺疾病、大量气胸及急性呼吸道阻塞。② 伴杵状指(趾):见于发绀型先天性心脏病及某些慢性阻塞性肺疾病。③ 伴意识障碍及心肺衰竭表现:见于药物或化学物质中毒、休克、急性肺部感染及急性心功能不全等。

【诊断思路】

第一步 询问病史,对急性发绀如窒息、气管异物患者须紧急抢救,稳定生命征。

第二步 进行体格检查,并辨别发绀类型(表2-3)。

第三步 选择相关的辅助检查,如血常规、血气分析等血液学检查以及胸片、心脏超声的检查等,根据检查结果全面分析,明确诊断。

(陈锦团)

第七节 心 悸

心悸(palpitation)是患者自觉心脏跳动的不适感或心慌感。发作时心率可快、可慢、可正常,心律可齐、可不齐。既可以见于健康人,也可以见于心脏病或全身疾病患者。

【病因与发生机制】 心悸发生的机制目前尚未完全清楚。一般与心脏搏动增强,心脏跳动的频率、节律的改变以及神经精神因素对心脏影响等有关。

1. **心脏搏动增强**　可以是生理性的,也可以是病理性的。

(1)生理性:多见于健康人剧烈运动或精神过度紧张时或饮用酒、浓茶、咖啡后。应用某些药物,如肾上腺素、麻黄素、咖啡因、阿托品等也可引起。

(2)病理性:常见于心血管疾病,如高血压心脏病、心脏瓣膜病、心肌病、先天性心脏病等。由于血流动力学的变化引起心室增大,心脏收缩力增强,心排血量增多,有力地冲击心前区胸壁而使患者感到心前区不适。此外,非心血管疾病如甲状腺功能亢进症(以下简称"甲亢")以及各种原因引起的发热等,由于基础代谢率高、交感神经兴奋性增强,使心率加快、心搏增强;贫血及急性失血,因血液携氧量减少,组织缺氧,通过加快心率、增加心排血量来代偿,致使患者出现心悸的感觉。此外,低血糖症、嗜铬细胞瘤、严重维生素 B_1 缺乏症,也会出现心悸。

2. **心律失常**　各种原因引起心跳过快、过慢或节律的紊乱均可导致心悸。

(1)快速型心律失常:如窦性心动过速、阵发性室上性心动过速、室性心动过速等常因心率过快而导致心悸。

(2)缓慢型心律失常:有二度或三度房室传导阻滞、二度窦房传导阻滞、窦性停搏、窦性心动过缓、病态窦房结综合征等。因心率减慢、心室舒张期长,使心室充盈血量增加,导致心搏强而有力,出现心悸。

(3)心律不齐型心律失常:房性或室性期前收缩、心房颤动、心房扑动等。因心跳节律不规则,常出现间歇,故患者有心悸感。

3. **神经精神因素**　主要见于心脏神经症。常由自主神经功能紊乱引起,心脏本身并无器质性病变。青壮年女性多见,常于情绪激动、精神紧张时出现。临床除心悸外,多伴有其他神经症状,如心前区隐痛、头晕、失眠、焦虑等。β-受体亢进综合征在精神紧张时也常出现心悸,同时可有心电图改变(轻度 ST 段下移及 T 波改变),容易与器质性心脏病相混淆。借助普奈洛尔试验可以鉴别,β-受体亢进综合征,应用普奈洛尔后心电图恢复正常,说明其为功能性改变。女性绝经期后,因神经内分泌紊乱,也常出现心悸。

【问诊要点】

1. **相关病史及发作诱因**　有无心脏病、内分泌疾病、血液病、神经精神障碍等病史。有无饮咖啡、浓茶习惯;有无烟酒嗜好;是否有过精神创伤、精神刺激等。

2. **发作特点**

(1)发作频率:是偶发还是频发,偶发多是功能性,而频发则多为器质性病变。

(2)持续时间:持续时间短多是功能性的,持续时间长则以器质性多见。

(3)发作形式:阵发性心动过速常是突然发作、突然停止,而窦性心动过速往往是逐渐加快、逐渐减慢。

3. **伴随症状**　① 伴胸闷、心前区疼痛:可见于冠心病如心绞痛、心肌梗死、心肌炎、心包炎,也可见于心脏神经症等。② 伴消瘦、多食、多汗、易怒等:见于甲亢。③ 伴呼吸困难:见于急性心肌梗死、心肌炎、心包炎、心功能不全等。④ 伴面色苍白、乏力、头晕:见于严重贫血。⑤ 伴发热:可见于急性传染病、风湿热、心肌炎、心包炎、感染性心内膜炎等。⑥ 伴晕厥或抽搐:可见于严重房室传导阻滞、心室颤动或室性心动过速、病态窦房结综合征等。⑦ 伴失眠、多梦、头晕等:见于心脏神经症。

【诊断思路】　心悸是非特异性症状,涉及的相关因素较多,可以是功能性的,也可以是器质性的;可以是心脏本身的原因,也可以是心外全身疾病的表现。诊断时可考虑以下思路。

第一步　询问病史、诱因、发作特点和伴随表现,初步诊断心悸是功能性的,还是器质性的(两者鉴别见表2-4)。除外药物及精神因素影响。

第二步　体格检查,如高血压病、心律失常,通过血压测量和心脏听诊即可诊断。

第三步　选择心电图检查,有ST-T改变者,可以考虑检查心肌酶,进行运动实验、冠状动脉造影;对心律失常者可选择进行动态心电图(Holter)、甲状腺功能、血常规、血生化、血气、电解质、胸片、心脏超声等检查,借此可以做出心律失常(偶发、频发)、甲状腺功能亢进症、糖尿病、肺源性心脏病等疾病的诊断。

表2-4　功能性与器质性心悸鉴别要点

鉴别要点	功能性心悸	器质性心悸
年龄及性别	青壮年,女性多见	不明确
病史及发作诱因	与精神因素有关	有心脏病、甲状腺功能亢进症、贫血等病史,劳累可诱发
临床表现	心悸伴神经精神症状,体格检查无异常	因病而异,体格检查有异常体征
辅助检查	常无异常发现	心脏超声、心电图、Holter、心肌酶、甲状腺功能测定以及血常规检查常有异常改变(因病因而异)
治疗	心理治疗可改善病情	必须药物治疗方可改善病情

(张凤华)

第八节　水　　肿

水肿(edema)是指人体组织间隙或体腔内有过多的液体积聚引起的组织肿胀。发生于体腔内者称为积液,如心包积液、胸腔积液、腹腔积液。水肿按其性质可分为凹陷性与非凹陷性两种,按其发生的部位可分为全身性与局部性两类。一般情况下,水肿这一术语不包括内脏器官局部的水肿,如脑水肿、肺水肿等。

【发生机制】　人体体液容量和组织液容量相对稳定。当体内外液体交换失衡和(或)血管内外液体交换失衡,过量的液体在组织间隙或体腔内积聚,即引起水肿。

1. 体内外液体交换失衡——致水钠潴留　某些疾病可引起肾小球滤过率下降和(或)肾小管对钠、水重吸收增多,即球-管平衡失调,导致水钠潴留,引起水肿。

2. 血管内外液体交换失衡——致组织液增多　常见的有:① 毛细血管流体静压增高,如右心衰竭。② 血浆胶体渗透压降低,如低蛋白血症。③ 毛细血管通透性增高,如炎症。④ 淋巴回流受阻,如丝虫病。

【病因与临床表现】

1. 全身性水肿

(1) 心源性水肿(cardiac edema):常见病因是右心衰竭、缩窄性心包炎。水肿与下列因素有关：① 有效循环血量减少,肾血流量减少,继发性醛固酮增多、抗利尿激素分泌增多,使机体水钠潴留。② 体循环回心血流受阻,静脉淤血,毛细血管流体静压增高,组织液生成增多,出现水肿。特点：水肿首发于身体低垂部位。能起床活动者,最早出现于踝内侧,行走活动后明显,休息后减轻或消失;经常卧床者以腰骶部为明显。心源性水肿常伴有右心功能衰竭的临床表现,如颈静脉怒张、肝肿大、肝颈静脉反流征阳性,严重时还出现胸腔积液、腹腔积液、心包积液等。

(2) 肾源性水肿(renal edema)：见于各型肾炎、肾病综合征及慢性肾盂肾炎。钠、水潴留是肾性水肿的基本机制,主要包括：① 肾小球滤过率下降,而肾小管重吸收钠、水增多,即球-管失衡,水钠潴留。② 大量蛋白尿导致低蛋白血症,使血浆胶体渗透压下降。③ 肾实质缺血,激活肾素-血管紧张素-醛固酮系统。④ 肾内前列腺素(PGI$_2$、PGE$_2$ 等)产生减少,使肾排钠减少,导致水钠潴留。特点：水肿首发于颜面眼睑,晨起明显,以后发展为全身水肿(肾病综合征时出现中度或重度水肿)。临床上常有高血压、蛋白尿、血尿、管型尿等肾脏受损的表现。

(3) 肝源性水肿(hepatic edema)：常见于各种病因引起的肝硬化失代偿期,腹水最明显。形成因素：① 门静脉高压。② 低蛋白血症。③ 肝淋巴液回流障碍。④ 继发性醛固酮增多。⑤ 肾小球滤过率下降。特点：首先是腹水,这是突出的表现。随着腹水形成,腹压增高,阻碍下肢静脉血液回流,引起下肢水肿,先出现踝部水肿,逐渐向上蔓延,但头面部及上肢一般无水肿。肝源性水肿常伴有肝功能受损及门静脉高压的临床表现。

(4) 营养不良性水肿(nutritional edema)：见于营养物质缺乏或慢性消耗性疾病引起的低蛋白血症和维生素 B$_1$ 缺乏症。特点：水肿常从足部开始逐渐蔓延至全身。其发生前常有消瘦、体重减轻等表现。补足蛋白质和维生素 B$_1$ 后,水肿消退。

(5) 内分泌性水肿(edema of endocrinopathy)：① 黏液性水肿：特点为非凹陷性,颜面及下肢较明显。常见于甲状腺功能减退症(以下简称"甲减")、腺垂体功能减退症等疾病。② 其他内分泌性水肿：见于库欣综合征、原发性醛固酮增多症、经前期紧张综合征、糖尿病等。

(6) 其他全身性水肿：某些结缔组织疾病(如系统性红斑狼疮、硬皮病、皮肌炎)、变态反应性水肿(如血清病)、药物所致水肿(如解药镇痛药、磺胺类、性激素等)、特发性水肿及老年性水肿等。

2. 局部性水肿

(1) 各种组织炎症：如丹毒、蜂窝织炎、蛇咬伤等,常表现为红、肿、热、痛的炎性水肿。

(2) 静脉阻塞：如静脉炎、静脉血栓形成、上腔静脉阻塞综合征等。

(3) 淋巴回流受阻：如丝虫病、淋巴管炎、淋巴结切除后、肿瘤压迫等。表现为非凹陷性水肿,丝虫病可致象皮腿。

(4) 血管神经性水肿：常由变态反应所致,见于对各种药物、食物过敏。水肿部位多见于眼睑、口唇、外生殖器。其特点是非凹陷性水肿,发生快,消退快。

【问诊要点】

(1) 水肿情况：水肿出现的时间,发展的速度,蔓延的情况,全身性或局部性,是凹陷性还是非凹陷性,与体位及活动关系等。

(2) 既往疾病史：主要是心、肾、肝、内分泌及结缔组织疾病史等。

(3) 伴随症状：① 伴颈静脉怒张、肝颈静脉反流阳性：见于心源性水肿。② 伴高血压、蛋白尿、血尿、管型：见于肾源性水肿。③ 伴肝掌、蜘蛛痣、黄疸、腹壁静脉曲张、脾肿大：见于肝源性水肿。④ 伴乏力、怕冷、毛发脱落、反应迟钝：见于黏液性水肿。⑤ 伴消瘦、贫血：见于营养不良性水肿。

（4）其他情况：询问水肿与药物、饮食、月经及妊娠的关系。如经前期紧张综合征,常于月经前7～14日出现眼睑、踝部及手部轻度水肿,可伴乳房胀痛及盆腔沉重感,月经后水肿逐渐消退。

【诊断思路】

第一步　询问病史、体格检查,初步确定有无水肿。明显水肿识别不难,但全身性水肿早期仅表现为体重增加及皮肤绷紧感。

第二步　水肿确定后,区分是全身性水肿,还是局部性水肿。

第三步　根据病史、临床特点、伴随表现以及相关辅助检查做出病因诊断。

1. 全身性水肿　心脏病、肾脏病、肝脏病、营养不良等病因均可引起全身水肿,其鉴别要点见表2-5。此外,老年人常见老年性水肿,妇女常见经前水肿和特发性水肿。

表2-5　常见全身水肿鉴别要点

类　型	病　　史	水 肿 特 点	伴 随 症 状	相 关 检 查
心源性	心脏病史	下垂部位水肿,从下肢开始而遍及全身,水肿较坚实,移动性小	呼吸困难、心脏杂音、心脏扩大、颈静脉怒张、肝肿大、肝颈静脉反流征阳性	X线及超声检查可见心脏扩大或心包病变,下腔静脉增宽
肾源性	肾脏病史	眼睑、颜面开始,蔓延全身,水肿质软而移动性大	少尿、血尿、贫血、高血压	实验室检查常有血尿、蛋白尿、管型及肾功能受损;超声检查可见肾脏大小改变及肾实质弥漫性病变
肝源性	肝脏病史	主要为腹水,可有轻度下肢水肿	乏力、食欲下降、黄疸、皮肤色素沉着及蜘蛛痣、肝掌、肝脾肿大、腹壁静脉曲张	实验室检查示肝功能严重受损;超声检查可见肝脏大小改变,肝实质病变及脾肿大
营养不良性	营养不良、慢性消耗性疾病或严重贫血史	全身性、凹陷性,随营养改善,水肿迅速消退	贫血、消瘦、乏力	实验室检查示贫血、低蛋白血症
黏液性	甲状腺功能减退症	非凹陷性,下肢胫骨前区,颜面眼眶周围较明显	伴乏力、怕冷、毛发脱落、反应迟钝	实验室检查示甲状腺功能减退

2. 局部水肿　常见于局部炎症、静脉及淋巴回流受阻、血管神经性水肿。

（张凤华）

第九节　恶心与呕吐

恶心(nausea)、呕吐(vomiting)既是一种临床常见症状,也是一种保护性反应。恶心为上腹部不适和紧迫欲吐的感觉,可伴有迷走神经兴奋的症状,如皮肤苍白、出汗、流涎、血压降低及心动过缓等,常为呕吐的前兆。一般恶心后随之呕吐,但也可仅有恶心而无呕吐,或仅有呕吐而无恶心。

呕吐是通过胃的强烈收缩迫使胃或部分小肠内容物经食管、口腔而排出体外的现象,呕吐可将食入胃内的有害物质吐出,从而起到保护作用。但频繁而剧烈的呕吐,可妨碍饮食,导致失水、电解质紊乱(如低钠、低钾血症)、酸碱平衡失调,幽门梗阻时常致代谢性碱中毒、营养障碍,有时甚至发生食管贲门黏膜撕裂伤(Mallory Weiss 综合征)等并发症,对机体引起更多的有害后果。两者均为复杂的反射动作,可由多种原因引起。

【发病机制】　呕吐是一个复杂的反射动作,其过程为内脏与躯体的协调反射运动,可分为三个阶段,即恶心、干呕与呕吐。恶心时胃张力和蠕动减弱,十二指肠张力增强,可伴或不伴有十二指肠液反流;干呕时胃上部放松而胃窦部短暂收缩;呕吐时胃窦部持续收缩、贲门开放、腹肌收缩,腹压增加,迫使胃内容物急速而猛烈地向上反流,经食管、口腔而排出体外。呕吐与反食不同,后者指无恶心呕吐动作而胃内容物经食管、口腔溢出体外。

呕吐由延髓的两个位置相邻而功能不同的中枢控制。

1. **神经反射中枢-呕吐中枢**　位于延髓外侧网状结构的背部,负责呕吐的实际动作,接受自消化道和其他躯体部分、大脑皮质、前庭器官以及化学感受器触发区的传入冲动,引起呕吐的大多数冲动,直接经由内脏传入神经至呕吐中枢,而非经由化学感受器触发区。在传入通路中,迷走神经纤维较交感神经纤维所起的作用更大,例如腹部的膨胀性冲动便可引起呕吐。主要传出通路为迷走神经(支配咽肌)、膈神经(支配膈肌)、脊神经(支配肋间肌、腹肌)以及迷走神经与交感神经的内脏传出神经(支配胃与食管),通过一系列复杂而协调的神经肌肉活动而引起呕吐。

2. **化学感受器触发区**　位于延髓第四脑室的底面,本身不能直接引起呕吐的动作,接受各种外来的化学物质或多种药物、化学物、内生代谢物(如吗啡、洋地黄、雌激素、氮芥、酮体、氮质血症)的刺激,产生神经冲动,传到中枢,再引起呕吐。

【病因】

1. **反射性呕吐**

(1)消化系统疾病:食管疾病,如食管黏膜剥脱症、自发性食管破裂等;胃、十二指肠疾病,如胃黏膜刺激或炎症,各种原因导致的幽门梗阻、功能性消化不良、肠系膜上动脉综合征、输出襻综合征、其他原因的十二指肠梗阻;其他消化系统疾病,如腹腔脏器急性炎症、急性病毒性肝炎、结肠梗阻、假性肠梗阻等。

(2)急性中毒:植物类急性中毒、动物类急性中毒、化学毒剂急性中毒、药物刺激及毒性反应。

(3)呼吸系统疾病:急性肺炎发病早期、百日咳的痉挛期、急性扁桃体炎等。

(4)泌尿系统疾病:急性肾盂肾炎、肾结石、肾绞痛等。

(5)循环系统疾病:急性心肌梗死早期、心力衰竭、休克初期、主动脉夹层动脉瘤破裂等。

(6)其他疾病:妇科疾病(急性盆腔炎、异位妊娠破裂等)、青光眼等。

2. **中枢性呕吐**

(1)中枢神经疾病:中枢神经感染,如各种脑炎、脑膜炎、脑脓肿、脑寄生虫等;脑血管疾病,如脑出血、脑栓塞、脑血栓形成、基底动脉供血不足、高血压脑病、蛛网膜下腔出血等;颅脑损伤,如脑挫裂伤、颅内血肿等;癫痫,特别是持续状态;其他疾病,脑畸形性疾病、脑肿瘤、偏头痛等。

(2)药物毒性作用:乙醇、重金属、一氧化碳、有机磷农药、鼠药、某些抗生素、抗癌药、洋地黄、吗啡等中毒可引起呕吐。

(3)代谢障碍、内分泌疾病、放射性损伤:低钠血症、尿毒症、糖尿病酮症酸中毒、糖尿病胃轻瘫、甲状腺功能亢进、甲状腺危象、甲状旁腺危象、甲状旁腺功能亢进、肾上腺危象、腺垂体功能减退、妊娠呕吐、放射性损伤、急性全身性感染。

3. **前庭障碍性呕吐**　凡呕吐伴有听力障碍、眩晕等症状者,需考虑前庭障碍性呕吐,常见眩晕及皮肤苍白、血压下降、心动过缓等迷走神经兴奋症状。如有眩晕、恶心、眼球震颤等症状,应考虑为迷路炎(化脓性中耳炎常见并发症);突发性旋转性眩晕、耳聋、耳鸣伴恶心呕吐,要考虑耳性眩晕病(如梅尼埃病);发生在航空、乘船、乘汽车时,出现面色苍白、出汗、流涎、恶心、呕吐等,多为晕动病。

4. **神经性呕吐**　神经性呕吐发作与精神刺激有关,食物后可立即发生,呕吐不费力,每日吐量不多,吐毕又可再食。长期反复发作而营养状态受影响甚小,常伴失眠、焦虑、抑郁等神经症状,应考虑为神经症或癔症。如伴上腹痛、胀、早饱、嗳气、食欲不振等症状,排除器质性疾病,多考虑功能性消化不良。

【问诊要点】

1. **呕吐发生时间**　晨间呕吐常见于尿毒症、慢性乙醇中毒、鼻窦炎、慢性咽炎等,如发生在育龄女性,要考虑早孕反应;晚上或夜间呕吐可见于幽门梗阻;服药后出现呕吐应考虑药物反应;乘飞机、车、船时发生呕吐常提示晕动病;如在反射性呕吐停止后隔一段时间出现反流性呕吐伴肠绞痛与停止排气排便、呕吐剧烈,需考虑肠梗阻,梗阻部位越高,两次呕吐间隔时间愈短。

2. **呕吐与进食的关系**　进食后出现呕吐多见于胃源性呕吐,抑或是神经性呕吐;如餐后骤起而集体发生呕吐或有不洁食物史、误服毒物史,应考虑食物中毒,可通过呕吐物的细菌学或毒理学检查而确定;餐后 1 h 以上呕吐称延迟性呕吐,提示胃张力下降或胃排空延迟;如在食后几小时出现喷射性呕吐,呕吐物量大、呕吐呈周期性发作,在阿托品注射后缓解,见于溃疡的活动期与慢性胃炎的急性发作;幽门梗阻发生的呕吐多在餐后 6 h 以后,呕吐物可有隔夜宿食;如呕吐患者为体型瘦长,表现为逐渐发生上腹胀痛、恶心和呕吐,于食后数小时发作,采取俯卧位可使症状缓解,应考虑肠系膜上动脉综合征。

3. **呕吐特点**　有恶心先兆、呕吐后感轻松者多见于胃源性呕吐;喷射状呕吐多见于颅内高压;进食后立刻呕吐,恶心很轻或缺如,吐后又可进食,长期反复发作而营养状态不受影响,全身状态较好者多见于神经性呕吐。

4. **呕吐物性质**　含有大量酸性液体者多有胃泌素瘤或十二指肠溃疡,无酸味者可能为贲门狭窄或贲门失弛缓症。呕吐物性质呕吐物呈咖啡色,见于上消化道出血;呕吐隔餐或隔日食物,并含腐酵气味,见于幽门梗阻;呕吐物含胆汁者多见于十二指肠乳头以下的十二指肠或空肠梗阻,不含胆汁说明梗阻平面多在十二指肠乳头以上;呕吐物有粪臭者提示低位肠梗阻;呕吐物中有蛔虫者见于胆道蛔虫、肠道蛔虫。

5. **伴随症状**　包括① 伴发热:见于全身或中枢神经系统感染、急性细菌性食物中毒。② 伴剧烈头痛及喷射性呕吐:见于颅内高压、偏头痛、青光眼。③ 伴眩晕及眼球震颤:见于前庭器官疾病。④ 伴腹痛腹泻:见于急性胃肠炎、急性中毒、霍乱等。⑤ 伴腹痛:见于急性胰腺炎、急性阑尾炎、空腔脏器梗阻等。若右上腹痛及发热、寒战或有黄疸:应考虑急性胆囊炎或胆石症。⑥ 伴有黄疸见于急性肝炎、胆道梗阻。⑦ 伴贫血、水肿、蛋白尿:见于慢性肾功能不全。⑧ 应用阿司匹林、某些抗生素及抗癌药物,呕吐可能与药物副作用有关。⑨ 已婚育龄妇女早晨呕吐,应注意早孕。

【诊断思路】

第一步　询问病史、病程、诱因、恶心呕吐情况及伴随症状。呕吐如有明确病因和诱因,诊断一般不难。如脑外伤后出现呕吐,高热、右上腹绞痛、黄疸所伴的呕吐,肾绞痛所伴的呕吐。如只有呕吐症状,或以呕吐为主要症状时,则诊断有时较困难。因为几乎全身各系统疾病都可以引起呕吐,所以必须认真、系统、全面调查研究,最后才能做出诊断。

第二步　鉴别是消化道系统疾病、神经系统、泌尿系统、妇科早孕呕吐或耳鼻喉科疾病,并完善相关检查,如颅脑 CT 或 MRI、肝肾功能、尿常规、血人绒毛膜促性腺素(HCG)等。进行呕吐的鉴别诊断时,应注意:① 病史:包括既往史及呕吐发生情况,呕吐与进食的关系,呕吐发生的时间,呕吐的特点,呕吐物的性质。② 伴随症状。③ 全面、系统的体格检查。④ 必要的实验室及辅助检查:如血常规、尿常规、粪常规检查,肝、肾功能检查,头颅 CT,消化道内镜,腹部超声检查。常见的以呕吐为主要症状的疾病鉴别见表 2-6。

表 2-6　常见的以呕吐为主要症状的疾病鉴别要点

鉴别要点	病史	有无恶心	呕吐特点	伴随症状	相关检查
早孕反应	停经史	常无	早晨呕吐	常无	尿妊娠试验阳性
急性胃肠炎	不洁饮食史	常伴	呕吐后感轻松	腹痛、腹泻	大便检查及培养可发现异常
幽门梗阻	消化性溃疡或胃癌病史	可伴	餐后 6 h 以后呕吐,量多,有宿食	腹痛、腹胀、嗳气、泛酸	X 线及内镜检查可发现幽门梗阻及胃扩张
中毒	服药或服毒史	常伴	服药或服化学物、毒物后不久	相应中毒的伴随症状	呕吐物毒理学试验
神经性呕吐	有精神因素,减肥或节食史	常无	食后即吐,量不多	神经症症状	各种检查结果均阴性
结核性脑膜炎	结核病史	无	喷射性	发热、盗汗、乏力、消瘦	脑脊液有改变,可找到结核分歧杆菌
脑肿瘤	慢性进行性头痛史	无	喷射性	颅内高压症状	头颅 CT、MRI 可发现病灶
慢性肾功能衰竭	慢性肾脏疾病史	可伴	无明显特点	贫血、高血压、皮肤瘙痒	尿液及肾功能检查异常

(周　毅)

第十节　呕血与黑便

呕血(hematemesis)是上消化道疾病(指屈氏韧带以上的消化道,包括食管、胃、十二指肠、胆管、胰管等)或全身性疾病所致的急性上消化道出血,血液经口腔呕出。呕血时血液经肠道排出,血红蛋白中的铁与肠道内硫化物结合生成硫化亚铁而使粪便呈黑色,表现为黑便(melena),由于附有肠黏膜分泌的黏液,使粪便黑而发亮,类似柏油,称为柏油便(tarry stool);下消化道出血,若位置较高如高位小肠出血,停留时间较长,也可出现黑便。呕血常伴黑便,是上消化道出血的主要表现,严重时可出现急性周围循环衰竭。

【病因】

1. 消化系统疾病

（1）食管疾病：食管静脉曲张破裂、食管炎、食管癌、食管外伤、食管异物、食管贲门黏膜撕裂、食管裂孔疝、反流性食管炎、食管憩室炎等。大出血者常见于门静脉高压所致的食管静脉曲张破裂及食管异物刺穿主动脉。

（2）胃及十二指肠疾病：最常见的是消化性溃疡，其次是应激及非甾体消炎药引起的急性胃黏膜病变，也见于胃癌、胃泌素瘤、胃血管异常，如恒径动脉综合征（Dieulafoy病）、息肉、胃黏膜脱垂、急性胃扩张、胃扭转、憩室、结核等。

（3）肝、胆、胰腺疾病：肝硬化门脉高压引起的食管及胃底静脉曲张破裂、门脉高压性胃病出血、肝癌或肝动脉破裂、胆结石、胆道蛔虫、胆道感染及胆道肿瘤、胰腺癌、重症胰腺炎都可以引起上消化道出血。

2. 全身性疾病

（1）血液疾病：血小板减少性紫癜、过敏性紫癜、白血病、血友病、再生障碍性贫血、遗传性毛细血管扩张症、弥散性血管内凝血（DIC）及其他凝血机制障碍（如应用抗凝药过量）等。

（2）感染性疾病：肾综合征出血热、钩端螺旋体病、登革热、急性重症型肝炎、败血症等。

（3）结缔组织病：系统性红斑狼疮、皮肌炎、结节性多动脉炎累及上消化道。

（4）其他：尿毒症、肺源性心脏病、呼吸衰竭等。

引起消化道出血的疾病很多，前三位病因分别是消化性溃疡、食管与胃底静脉曲张破裂、急性胃黏膜病变。

【临床表现】

1. 呕血与黑便　呕血与黑便是上消化道出血的主要表现，但临床表现的差异取决于出血的部位、出血量及出血速度。一般来说，呕血常常伴有黑便，而黑便不一定伴有呕血。幽门以下的出血常无呕血，幽门以上的出血常伴呕血。但是幽门以下的出血，如果量大且速度快，可反流入胃引起呕血，幽门以上出血量少也可无呕血。出血量多、在胃内停留时间短、出血位于食管则血色鲜红或混有凝血块，当出血量较少或在胃内停留时间长，因血红蛋白与胃酸作用形成酸化正铁血红蛋白（hematin），呕吐物可呈咖啡渣样或棕褐色。

2. 失血性周围循环衰竭　因出血量不同而临床表现不同，出血量为全身循环血容量10％以下时，患者一般无明显症状；出血量占全身循环血容量10％~20％时，可有头晕、乏力等症状，多无血压、脉搏等变化；出血量超过全身循环血容量20％时，则有冷汗、四肢厥冷、心慌、脉搏增快等急性失血症状等；出血量超过全身循环血容量30％时可出现神志不清、面色苍白、心率加快、脉搏微弱、血压下降、呼吸急促等急性周围循环衰竭的表现。尤其值得注意的是少数急性上消化道大出血的患者，早期无呕血及黑便，而表现为急性周围循环衰竭，应引起重视，有利于早期诊断。

【问诊要点】

1. 性别与年龄　呕血与黑便可见于多种疾病。消化性溃疡男性多于女性，十二指肠溃疡多见于青年，胃溃疡多见于中老年；食管癌、胃癌常见于50岁以上人群，且男性发病率高。

2. 诱因　如饮食不节、饮酒及服用某些药物、严重创伤等。

3. 既往病史　重点询问有无消化性溃疡、肝炎、肝硬化及长期服用某些损害消化道黏膜的药物史。

4. 粪便的颜色 上消化道出血一般表现为黑便,但出血量大时可表现为红色血便。下消化道出血常表现为鲜血便,但高位小肠出血也可为黑便。

5. 伴随症状 ① 伴慢性、周期性、节律性上腹痛:见于消化性溃疡。② 伴蜘蛛痣、肝掌、黄疸、腹壁静脉曲张、腹水、脾肿大:见于肝硬化门静脉高压。③ 伴皮肤黏膜出血:多与血液系统疾病有关,如同时伴有发热、黄疸应考虑败血症及感染性疾病。④ 伴右上腹痛、黄疸、寒战与高热者:见于急性梗阻性化脓性胆管炎等胆道出血。⑤ 伴无规律性上腹痛及消瘦、贫血:应警惕胃癌。

【诊断思路】

第一步 确定是否是上消化道出血:呕血与黑便是上消化道出血的主要表现,常伴有血红蛋白、红细胞计数等指标降低,但必须与消化道以外的出血疾病相鉴别。呕血需与咯血及口、鼻、咽喉部位出血鉴别,黑便应与食动物血、动物肝脏、铁剂、铋剂、炭粉、某些中药等造成的黑粪相鉴别。

第二步 评估出血量:上消化道出血诊断确立后应评估出血量。出血量达5 ml以上可出现粪便隐血试验阳性。达60 ml以上可出现黑粪。胃内积血量达300 ml以上可出现呕血。出血量一次达400 ml以上可出现全身失血症状。出血量达800~1 000 ml以上可出现周围循环衰竭。评估出血量还应参考呕血量、血压及脉搏情况、贫血程度、尿量等。

第三步 评估出血是否停止:从呕血与黑便、血压、脉搏、肠鸣音、血红蛋白测定、全身失血症状等方面进行判断。

第四步 病因诊断和鉴别诊断:包括① 重点询问既往病史及伴随症状,有无诱因。② 全面体格检查及有选择的实验室检查。③ 进一步进行上消化道内镜、消化道X线钡餐、腹部超声、胶囊内镜及选择性动脉造影。④ 鉴别诊断,主要是消化性溃疡、门静脉高压食管及胃底静脉曲张破裂、急性胃黏膜病变及胃癌。当常见病无法解释时,也应考虑其他少见疾病。

(周　毅)

第十一节 | 腹　泻

腹泻(diarrhea)是指排便习惯和粪便性状发生变化,排便次数增多(每日3次以上),伴有粪质稀薄,或带有黏液、脓血或未消化的食物。确定是否有腹泻应根据个体的大便习惯而异,腹泻可根据病程分为急性腹泻和慢性腹泻。前者病急骤、病程短于4周者,后者病程至少在4周以上或长期反复发作。腹泻有时是一种保护性症状,它可将肠道内有毒和有刺激性物质排出体外,但持续或剧烈的腹泻可使机体丧失大量营养物质、水分及电解质,引起水电解质及酸碱平衡紊乱、营养不良、脱水,甚至危及生命。

【病因】

1. 急性腹泻 急性腹泻(acute diarrhea)发病因素大多为感染性,如病毒、细菌及其毒素、寄生虫等,非感染性因素包括药物、化学品、缺血性肠病、过敏等。

(1) 肠道疾病:常见的是由各种病原体(病毒、细菌、霉菌、原虫、蠕虫等)感染所引起的急性肠道感染,如病毒性肠炎、急性出血性坏死性肠炎、霍乱、急性细菌性痢疾、急性阿米巴痢疾、白念珠菌肠炎、假膜性肠炎等,常伴呕吐、腹部绞痛、水样便及发热。此外,还有克罗恩(Crohn)病或溃疡性结肠炎急性发作、急性缺血性肠病等。旅行者腹泻多为旅途中或旅行后发生的腹泻,多为肠毒性大肠埃希菌感染所致。

(2)急性中毒:如摄入毒蕈、桐油、河豚、鱼胆和化学药物如砷、磷、铅、汞等引起的腹泻。海鲜类中毒除了呕吐腹泻等消化道症状,常伴有口周发麻烧灼感,以及面色潮红、头痛、心悸等。

(3)药物:如泻药(包括硫酸镁、聚乙二醇、磷酸钠盐、乳果糖)、细胞毒性药物(如奥沙利铂等)、非甾体抗炎药、质子泵抑制剂,亦可因抗生素的使用导致抗生素相关性小肠、结肠炎。

(4)全身性感染:败血症、伤寒或副伤寒、钩端螺旋体病等。

(5)其他:如粪块堵塞、盆腔炎症、过敏、急性缺血性肠病、放疗等均能引起腹泻;某些内分泌疾病,如肾上腺皮质功能减退危象、甲状腺危象。

2. 慢性腹泻

(1)消化系统疾病:胃部疾病,如慢性萎缩性胃炎、胃大部切除术后胃酸缺乏;肠道感染,如肠结核、慢性细菌性痢疾、慢性阿米巴痢疾、血吸虫病、肠鞭毛原虫病、钩虫病、绦虫病等;肠道非感染性疾病,如克罗恩病、溃疡性结肠炎、放射性肠炎、缺血性肠炎、尿毒症性肠炎、结肠息肉、憩室炎等;胃肠道肿瘤,如胃泌素瘤、肠道恶性肿瘤等;吸收不良性腹泻,吸收不良综合征、短肠综合征等;胰腺疾病,如慢性胰腺炎、胰腺癌、胰腺切除术后等;肝胆疾病,如肝硬化、胆汁淤积性黄疸、慢性胆囊炎与胆石症。

(2)全身性疾病:内分泌及代谢障碍疾病,如甲状腺髓样瘤、甲状腺功能亢进、肾上腺皮质功能减退、血管活性肠肽(VIP)瘤、类癌综合征等;其他系统疾病,如系统性红斑狼疮、硬皮病、尿毒症等;药物副作用,利血平、甲状腺素、洋地黄类、考来烯胺等药物。某些抗肿瘤药物和抗生素亦可导致腹泻;神经功能紊乱,如肠易激综合征等。

【发生机制】 腹泻发生的机制主要与肠蠕动过快、肠黏膜分泌亢进、肠黏膜炎症渗出及肠吸收不良有关。一般从生理及病理角度可归纳为以下几类。

1. 分泌性腹泻(secretory diarrhea) 因胃肠黏膜分泌大量液体超过黏膜吸收能力所致。如霍乱弧菌肠毒素引起的大量水样腹泻即属于典型的分泌性腹泻,其产生的机制为霍乱弧菌肠毒素激活肠黏膜细胞内的腺苷酸环化酶,促使环磷酸腺苷(cAMP)含量增加,使水与电解质分泌到肠腔增多,从而导致腹泻。某些胃肠道内分泌肿瘤如胃泌素瘤、VIP瘤所致的腹泻也属于分泌性腹泻。

2. 渗透性腹泻(osmotic diarrhea) 肠内容物渗透压增高,影响肠腔内水与电解质的吸收而致腹泻。典型的如口服盐类泻药或甘露醇所致腹泻,乳糖酶缺乏症因乳糖不能水解而形成肠内高渗状态所致腹泻也属此类。

3. 吸收不良性腹泻(malabsorption diarrhea) 由于肠黏膜的吸收面积减少或者吸收障碍所致。如小肠大部分切除术后所致短肠综合征、吸收不良综合征、小儿乳糜尿、热带口炎性腹泻、成人乳糜泻及消化酶分泌减少如慢性胰腺炎引起的腹泻等。

4. 渗出性腹泻(exudative diarrhea) 肠道非感染或感染性炎症,如阿米巴痢疾、细菌性痢疾、溃疡性结肠炎、克罗恩病、肠结核、放射性肠炎以及肿瘤溃烂等均可使炎性渗出物增多而致腹泻。

5. 动力性腹泻(motility diarrhea) 由肠蠕动亢进引起食物在肠道中停留时间过短,未被充分吸收所致,见于急性肠炎、甲状腺功能亢进、类癌综合征、肠易激综合征等。

必须指出,腹泻发生的机制相当复杂,每一具体病例所致腹泻往往并非单一机制所致,可能有多种机制共同参与,而且它们之间常可互为因果。

【问诊要点】

1. **病史及病程**　急性腹泻起病急骤,病程较短,多见于急性肠道感染和细菌性食物中毒;而慢性腹泻起病缓慢,病程较长,常见于慢性肠道感染、非特异性炎症、吸收不良、消化功能障碍、神经功能紊乱及消化道肿瘤。同餐后集体爆发者要考虑食物中毒。

2. **发病季节**　急性腹泻发生于夏秋季者,多见于急性肠道感染及细菌性食物中毒。

3. **发病诱因及缓解因素**　有不洁饮食史见于急性肠炎。进食虾、螃蟹、菠萝后发生腹泻见于胃肠道过敏性病变。长期服用广谱抗生素者要考虑霉菌性肠炎及伪膜性肠炎。渗透性腹泻禁食后,腹泻可停止或显著减轻。高脂肪饮食、紧张、焦虑等也可引起腹泻。

4. **粪便情况**　水样便见于急性肠炎。米泔样便见于霍乱。黏液脓血便见于细菌性痢疾、结肠癌、直肠癌。果酱样便见于阿米巴痢疾。粪便恶臭呈洗肉水样血便见于急性出血性坏死性小肠炎。粪便带黏液而无肠道病理改变可见于肠易激综合征。

5. **既往史**　有无慢性肝病、慢性胆囊炎、慢性胰腺炎、慢性肾病史、内分泌疾病及腹部手术史等。

6. **伴随症状**　① 伴发热:见于急性肠道感染、细菌性食物中毒、全身感染性疾病及炎症性肠病。② 伴腹痛:以感染性腹泻明显。小肠病变腹痛部位常在脐周,结肠病变腹痛部位多在下腹部。③ 伴里急后重:提示病变以直肠、乙状结肠为主,常见于细菌性痢疾、直肠癌、左半结肠癌、溃疡性结肠炎等。④ 伴腹泻与便秘交替:见于肠道过敏、肠结核、结肠癌等。⑤ 伴腹部肿块:见于胃肠道肿瘤、增殖性肠结核、血吸虫性肉芽肿、克罗恩病等。⑥ 伴关节肿痛:见于溃疡性结肠炎、肠结核、结缔组织病、惠普尔(Whipple)病(即肠源性脂肪代谢障碍)等。⑦ 伴明显消瘦:见于恶性肿瘤、肠结核、吸收不良综合征等。⑧ 伴皮疹和皮下出血:见于伤寒、副伤寒、败血症、过敏性紫癜、糙皮病等。⑨ 伴重度失水征:常见于分泌性腹泻,如霍乱、细菌性食物中毒或尿毒症等。

【诊断思路】

第一步　询问病史、病程、诱因、粪便情况及伴随症状,可初步诊断是急性腹泻或者慢性腹泻。

第二步　应区分是消化系统疾病或全身性疾病。

(1)急性腹泻的诊断一般不难,如为消化系统疾病,大多为肠道感染性疾病与细菌性食物中毒,应重点检查便常规、便培养等。

(2)慢性腹泻如为消化系统疾病,则大多为肠道感染性疾病与肠道肿瘤。中老年人尤其应警惕肠道肿瘤。进一步做粪便检查、消化道内镜、腹部超声、X线胃肠检查,如无异常发现,可能为功能性腹泻。水样便量多者多为小肠源性腹泻;黏液脓血便多为结肠源性腹泻;脂性腹泻多为胰源性腹泻。

第三步　进行相关的病原学检查,如大便常规检查、隐血实验、大便致病菌培养等,区分是感染性腹泻还是非感染性腹泻。

第四步　鉴别是功能性腹泻还是器质性疾病引起的腹泻。应根据临床表现选择粪便检查、消化道内镜、腹部超声、X线胃肠检查等明确诊断。

(周　毅)

第十二节 　 黄 　 疸

血清总胆红素(total bilirubin,TB)浓度升高,导致皮肤、黏膜及巩膜黄染,称为黄疸(jaundice)。TB 浓度在 17.1~34.2 μmol/L,但无黄染出现,称为隐性黄疸;TB 浓度>34.2 μmol/L,则可以出现皮肤、黏膜及巩膜黄染,称为显性黄疸。

黄疸不是一个独立的疾病,是许多疾病的一种症状和体征,尤多见于肝、胆、胰腺疾病。

【胆红素的正常代谢】 生成胆红素的原料主要是血红蛋白中的血红素。代谢过程包括非结合胆红素的形成及运输,肝细胞对非结合胆红素的摄取、结合及排泄,胆红素的"肠-肝循环"及排泄(图 2-8)。

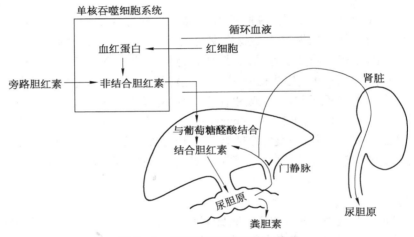

图 2-8 　 胆红素的正常代谢示意图

1. **胆红素的来源与形成** 正常人血胆红素 80%~85%来自血循环中衰老的红细胞,另外 15%~20%的血胆红素来源于"旁路性胆红素",如骨髓幼红细胞的血红蛋白以及来自肝脏内含有亚铁血红素的蛋白质。在血液循环中,衰老的红细胞经单核巨噬细胞系统吞噬、破坏释放出来的血红蛋白,在组织蛋白酶作用下,分解成珠蛋白和血红素。血红素在催化酶作用下转变为胆绿素,胆绿素再由还原酶作用转化为胆红素。

2. **胆红素的运输** 上述形成的胆红素为游离胆红素,因未经肝细胞摄取、转化(未与葡萄糖醛酸结合),称为非结合胆红素(unconjugated bilirubin,UCB)。UCB 系脂溶性,能透过细胞膜,对组织细胞特别是脑细胞有毒性作用,但不溶于水,不能从肾小球滤出,故不出现于尿中。UCB 与血浆白蛋白结合后,经血液循环到达肝脏。

3. **肝脏对胆红素的摄取、转化、排泄** 随血液循环到达肝脏的 UCB 可被肝细胞摄取。通过 Y 与 Z 两种载体蛋白携带并转运到肝细胞光面内质网的微粒体,与葡萄糖醛酸相结合形成结合胆红素(conjugated bilirubin,CB)。CB 从肝细胞的毛细胆管排出,随胆汁进入胆道,最后排入肠道。CB

为水溶性,能被肾小球滤过,但不能透过细胞膜,一般认为对神经系统无毒性。

4. 胆红素的肠肝循环及排除　CB 进入肠道后,由肠道细菌脱氢后还原为尿胆原。大部分尿胆原被氧化为尿胆素随粪便排出,称为粪胆素。小部分尿胆原在肠内重吸收,通过门静脉血回到肝脏,这其中大部分又转变为 CB,再随胆汁排入肠内,形成胆红素的"肠-肝循环";被吸收回肝脏的小部分尿胆原进入体循环由肾脏排出体外。

【黄疸的类型】　黄疸的发生是由于胆红素代谢紊乱所致,分类方法也有多种。目前多主张按病因学和胆红素的性质分类。根据胆红素的性质可分为以 UCB 增高为主的黄疸和以 CB 增高为主的黄疸。临床上最常用的分类方法是按黄疸病因分类,分为溶血性黄疸、肝细胞性黄疸、胆汁淤积性黄疸和先天性非溶血性黄疸,临床上又以前三类为常见。

1. 溶血性黄疸

(1)病因:凡能引起红细胞破坏而产生溶血的疾病,均可引起黄疸。① 先天性溶血性贫血:如遗传性球形红细胞增多症、蚕豆病、珠蛋白生成障碍性贫血等。② 后天获得性溶血性贫血:如自身免疫性溶血性贫血、误输异型血、新生儿溶血、败血症、疟疾、毒蛇咬伤、毒蕈中毒、阵发性睡眠性血红蛋白尿等,药物及机械因素引起的溶血。

(2)发生机制:由于大量红细胞破坏,使 UCB 生成增多,超出了肝细胞摄取、转化与排泄能力,导致 UCB 潴留。同时,肝细胞转化形成的 CB 增多,排入肠道的 CB 增加,从而引起尿胆原增多(图 2-9)。

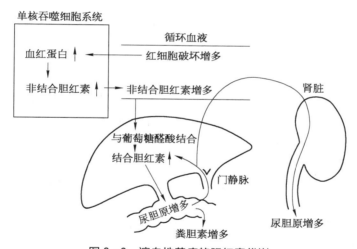

图 2-9　溶血性黄疸的胆红素代谢

(3)临床表现:① 皮肤颜色呈浅柠檬色。② 急性溶血时症状较重,可表现为寒战、高热、头痛、呕吐、腰背酸痛、全身不适等。严重者有周围循环衰竭及肾衰竭。慢性溶血主要表现有贫血、黄疸及脾肿大三大特征,先天性溶血性贫血常有家族史。③ 皮肤无瘙痒。④ 长期或反复发作溶血可并发胆管结石和肝功能损害。

2. 肝细胞性黄疸

(1)病因:各种疾病引起的肝细胞广泛损害,均可发生黄疸,如病毒性肝炎、中毒性肝炎、肝硬化、脂肪肝、钩端螺旋体病、肝癌、败血症及伤寒等。

(2)发生机制:由于肝脏病变,对胆红素的摄取、转化和排泄功能减弱,血中 UCB 潴留,而未受

损的肝细胞仍能将 UCB 转变为 CB。已经形成的 CB,一部分经毛细胆管从胆道排泄,一部分经已
受损或坏死的肝细胞反流入血;此外,CB 也可因肝内小胆管胆栓形成使胆汁排泄受阻而反流进入
血液循环,致血中 CB 增加而出现黄疸。从肠道吸收的尿胆原,因肝脏损伤致"肠-肝循环"减弱,使
其经肝脏直接进入体循环,从肾脏排泄,故尿中尿胆原常增多(图 2 - 10)。

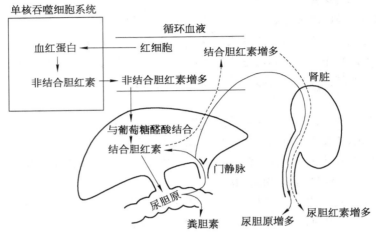

图 2 - 10　肝细胞性黄疸的胆红素代谢

(3) 临床表现:① 皮肤颜色呈浅黄至深黄,部分患者有皮肤瘙痒。② 肝病本身表现:如急性
肝炎者有发热、乏力、纳差、恶心、呕吐、肝区疼痛等表现;慢性肝病者可有蜘蛛痣、肝掌、脾肿大或腹
水等。

3. 胆汁淤积性黄疸

(1) 病因:根据引起胆汁淤积的解剖部位,可分为肝外梗阻、肝内梗阻和肝内胆汁淤积三种。
① 肝外梗阻性黄疸:多见于胆道结石、胆管癌、胰头癌、胆道炎症水肿、胆道蛔虫症、胆管狭窄等。
② 肝内梗阻性黄疸:见于肝内泥沙样结石、原发性肝癌侵犯肝内胆管形成的癌栓、原发性硬化性
胆管炎等。③ 肝内胆汁淤积:多为胆汁排泄障碍所致,如无机械性梗阻,则多见于内科疾病,如毛
细胆管型病毒性肝炎、药物性黄疸、原发性胆汁性肝硬化、妊娠特发性黄疸等。

(2) 发生机制:由于胆道梗阻,梗阻以上的胆管压力增高,胆管扩张,最终肝内小胆管及毛细
胆管破裂,胆红素随胆汁直接进入血液循环,故血中 CB 增高。由于胆红素"肠-肝循环"被阻断,故
尿胆原减少甚至消失(图 2 - 11)。

(3) 临床表现:① 皮肤颜色晦暗,呈黄绿或绿褐色。② 皮肤瘙痒及心动过缓。③ 尿液深黄,
粪便颜色变浅或呈白陶土色。

【问诊要点】

1. 年龄　新生儿黄疸,常见于生理性黄疸、新生儿溶血性黄疸、新生儿败血症及先天性胆道闭
锁等。病毒性肝炎多见于儿童及青年人。中年以后胆道结石、肝硬化、原发性肝癌常见。老年人应
多考虑肿瘤。胆石症、原发性胆汁性肝硬化多见于女性;原发性肝癌、胰腺癌多见于男性。

2. 诱因与接触史　有无输血史,输血后早期出现黄疸见于误输异型血,晚期出现的则见于输
血引起的病毒性肝炎。有无食鲜蚕豆及毒蕈史。有无服氯丙嗪、甲基睾酮等药物及接触锑剂、氟烷
等毒物。

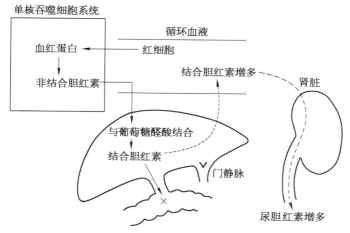

图 2－11 胆汁淤积性黄疸的胆红素代谢

3. **既往史及家族史** 有无溶血性贫血家族史,有无病毒性肝炎及肝硬化病史,有无胆道结石史、酗酒史、胰腺病史、血吸虫病史等。

4. **病程** 黄疸急起者常见于急性病毒性肝炎、急性中毒性肝炎、胆石症、急性溶血。黄疸病程长者见于慢性溶血、肝硬化、肿瘤等。黄疸进行性加深者,见于胆管癌、肝癌、胰头癌。黄疸波动较大者常见于胆总管结石及壶腹癌等。

5. **伴随症状** ① 伴发热:见于急性胆管炎、肝脓肿、钩端螺旋体病、败血症、大叶性肺炎及病毒性肝炎。急性溶血可先有发热而后出现黄疸。② 伴上腹剧烈疼痛:见于胆道结石、肝脓肿或胆道蛔虫症;右上腹剧痛、寒战高热和黄疸为夏科(Charcot)三联征,提示化脓性胆管炎;持续性右上腹钝痛或胀痛见于病毒性肝炎、肝脓肿或原发性肝癌。③ 伴肝肿大:若轻度至中度肝肿大,质地软或中等硬度且表面光滑,见于病毒性肝炎、急性胆道感染或胆道梗阻;明显肝肿大,质地坚硬,表面凹凸不平有结节者见于原发或继发性肝癌;肝大不明显,质地较硬边缘不整齐,表面有小结节者见于肝硬化。④ 伴胆囊肿大:提示胆总管有梗阻,常见于胰头癌、壶腹癌、胆总管癌、胆总管结石等。⑤ 伴贫血及脾肿大:见于病毒性肝炎、钩端螺旋体病、败血症、疟疾、肝硬化、各种原因引起的溶血性贫血及淋巴瘤。⑥ 伴腹水:见于重症肝炎、失代偿肝硬化、肝癌等。⑦ 伴腰痛、血红蛋白尿:见于急性溶血性黄疸。⑧ 伴乏力、恶心呕吐、食欲下降:多见于肝细胞性黄疸。⑨ 伴皮肤瘙痒、心动过缓:多见于梗阻性黄疸。

【诊断思路】

第一步 明确真假黄疸。需确定是真性黄疸还是由服药及食物水果引起的皮肤黄染。

第二步 鉴别黄疸类型。根据病史、症状、体征,再结合胆红素代谢的实验室检查结果来判断。三种黄疸的鉴别要点见表 2－7。

表 2－7 三种黄疸鉴别要点

鉴 别 要 点	溶血性黄疸	肝细胞性黄疸	胆汁淤积性黄疸
病史	有溶血因素可查,有类似病史	肝炎或肝硬化病史,肝炎接触史,输血、服药史	结石者反复腹痛伴黄疸,肿瘤者常伴有消瘦

续　表

鉴别要点	溶血性黄疸	肝细胞性黄疸	胆汁淤积性黄疸
症状与体征	贫血、血红蛋白尿	肝区胀痛或不适,消化道症状明显,肝脾肿大	黄疸波动或进行性加深,胆囊肿大,皮肤瘙痒
胆红素测定	UCB↑	UCB↑,CB↑	CB↑
CB/TB	<20%	>30%	>60%
尿胆红素	(－)	(＋)	(＋＋)
尿胆原	增加	轻度增加	减少或消失
ALT、AST	正常	明显增高	可增高
ALP	正常	可增高	明显增高
其他	溶血的实验室表现如网织红细胞增加	肝功能检查结果异常	影像学发现胆道梗阻病变

　　第三步　确定病变部位及病因。除常规病史询问及体格检查外,溶血性黄疸应进行相应的溶血性贫血的实验室检查;肝细胞性黄疸应重点注意检查肝脏和脾脏情况、肝功能、肝炎病毒检查、甲胎蛋白(AFP)及肝脏超声、CT检查;阻塞性黄疸应注意胆囊有无肿大,胰腺有无肿大,血清碱性磷酸酶(ALP)有无升高,确定梗阻部位及可能的原因需选择腹部肝、胆、胰超声,X线,内镜逆行胰胆管造影(ERCP)、经皮经肝胆管造影、CT等检查。

(周　毅)

第十三节　尿频、尿急、尿痛

　　正常成人白天平均排尿3～5次,夜间0～2次,排尿次数超过正常,即为尿频(frequent micturition);有尿意后需立即排出而不能控制者为尿急(urgent micturition);排尿时耻骨上区、会阴部和尿道内出现疼痛或烧灼感为尿痛(odynuria)。尿频、尿急和尿痛同时并存,称为膀胱刺激征(irritation symptoms of bladder)。

　　【病因和发生机制】

　　1. 炎性刺激　膀胱、尿道的感染性炎性刺激是引起膀胱刺激征最常见的原因。如肾盂肾炎、肾积脓、输尿管炎等引起的下尿路感染,结核分枝杆菌、真菌、淋球菌等引起的尿道炎、膀胱炎以及其邻近部位的感染(如阴道炎、前列腺炎、尖锐湿疣)等。

　　2. 膀胱容量减少　膀胱肿瘤、巨大结石、膀胱结核晚期引起的膀胱挛缩等均可使膀胱容量减少;此外,子宫、前列腺、结肠、直肠等器官的占位病变以及妊娠晚期对膀胱的挤压,因其容量减少,常引起尿频。

　　3. 神经因素　某些神经系统疾病或损伤导致膀胱排空或储存功能紊乱引起排尿异常或出现膀胱高反应性(神经源性膀胱),导致尿频、尿急。

　　4. 其他因素　糖尿病、尿崩症、癔症、恐惧、精神紧张以及下尿路梗阻等均可引起尿频。

【临床表现】

1. 尿频

(1) 生理性尿频：由饮水过多,精神紧张等引起。特点：排尿次数增多,且每次尿量不少,没有尿频、尿急等症状,尿液检查结果为阴性。

(2) 病理性尿频：① 多尿性尿频：特点是排尿次数多、每次尿量不少,24 h 总尿量增多。见于糖尿病、尿崩症、精神性多尿和急性肾衰竭的多尿期。② 少尿性尿频：特点是尿频,而每次尿量少。见于：a. 炎症性尿频：尿频,每次尿量少,伴尿急、尿痛,尿检有白细胞,如膀胱炎、尿道炎、前列腺炎等。b. 神经性尿频：尿频,每次尿量少,无尿急、尿痛,尿检无白细胞,由于神经病变所致,如神经源性膀胱。c. 膀胱容量减少性尿频：表现为持续性尿频,每次尿量少,药物治疗不易缓解,因膀胱占位病变、膀胱结核引起的膀胱纤维性缩窄以及膀胱受压(如妊娠子宫)等引起。d. 尿道口受刺激性尿频：尿道口息肉、处女膜伞、尿道旁腺囊肿等刺激尿道口,导致尿频。

2. 尿急、尿痛　尿急、尿痛常同时存在。仅有尿急而无尿痛者常为精神因素所致。尿痛部位多在耻骨上区、会阴部和尿道内,尿痛性质可为灼痛或刺痛。急性膀胱炎、尿道炎,特别是膀胱三角区和后尿道炎症,尿急、尿痛症状尤为明显。尿道炎疼痛常在排尿开始时出现,膀胱炎一般是终末性尿痛,前列腺炎疼痛出现在耻骨上、腰骶部及会阴部。此外,膀胱、尿道结石、肿瘤或异物等也可出现尿急、尿痛。

【问诊要点】

1. 排尿情况　排尿次数,每次排尿量,24 h 尿量,尿频是否伴有尿急、尿痛及排尿困难,尿液的性状及颜色。如排尿时耻骨上区痛多为膀胱炎;排尿完毕时尿道内或尿道口痛多为尿道炎。

2. 既往病史　重点询问结核、尿路感染、尿路结石、盆腔炎、糖尿病、神经系统受损等。

3. 伴随症状　① 伴发热：见于尿路感染、结核、急性盆腔炎、阑尾炎。② 尿频伴多饮、多尿：见于糖尿病、尿崩症、精神性多尿等。③ 伴脓尿：见于尿路感染、结核。④ 伴血尿：见于尿路结石、泌尿系统肿瘤(无痛性血尿)、结核等。⑤ 伴排尿困难：见于前列腺增生症。

【诊断思路】

第一步　询问病史,明确尿频、尿急、尿痛是独立存在还是同时并存,尿频尿急情况、尿痛部位、伴随表现和既往病史等。

第二步　根据患者表现具体分析如下。

(1) 仅有尿频不伴尿急、尿痛,且尿检阴性,为生理性尿频。

(2) 尿频、尿量多,无尿急、尿痛,可见于糖尿病、尿崩症、精神性多尿等,结合病史、其他症状及相关检查,如尿(血)糖、尿比重等可以确诊。

(3) 尿频、尿急、尿痛伴有尿流突然中断,多由于膀胱结石堵住出口所致。

(4) 尿频、尿急、尿痛三者均有,尿液镜检可见炎性细胞。见于膀胱炎、尿道炎、前列腺炎和尿道旁腺炎等。具体病因鉴别要点见表 2 - 8。

表 2 - 8　膀胱刺激征的常见病因鉴别

疾　病	病 史 特 点	实验室检查	其他辅助检查
尿路感染	女性多见,可有畏寒、发热、腰痛等症	血常规可提示白细胞总数及中性粒细胞比例增高,尿中白细胞增多,尿培养可找到致病菌	

疾　病	病史特点	实验室检查	其他辅助检查
尿路结石	肾绞痛病史	血尿	B超、X线可发现结石
尿路结核	有结核病史或结核中毒症状	血尿,尿中可有结核杆菌	静脉肾盂照影可发现典型的尿路结核的征象
尿路肿瘤	老年人多见,无痛性血尿	血尿	B超、X线及膀胱镜检查可发现肿块
前列腺增生症	见于老年男性,有排尿困难,直肠指检可发现前列腺肿大	可无异常	前列腺B超、膀胱镜检查可发现前列腺肥大
尿道综合征	多见于女性,常无其他症状,因尿道外口解剖异常等引起	尿液检查无异常	膀胱和尿道检查无异常

（张凤华）

第十四节　血　尿

血尿(hematuria)即尿中带血,包括肉眼血尿和镜下血尿。前者尿液外观呈洗肉水样或血色;后者尿色正常,离心沉淀尿中每高倍镜视野≥3 个红细胞。这是泌尿系统疾病最常见的症状之一。

【病因和发生机制】　血尿原因很多,但大多数是由泌尿系统疾病引起,某些全身疾病或泌尿系统邻近器官病变也可出现血尿。

1. 病理性免疫反应　肾小球肾炎、结缔组织病致肾脏损害引起的血尿就是基于这个机制。机体受致病因素作用发生自身免疫反应,抗原抗体复合物沉积于肾小球基底膜或一些自身抗体以肾小球基底膜为靶抗原,与其直接发生免疫反应,导致肾小球滤过膜损伤,使红细胞漏出形成血尿。风湿性疾病,如系统性红斑狼疮(狼疮肾炎)、变应性血管炎等也会因病理免疫反应出现血尿。

2. 炎症反应　主要是泌尿系感染,如尿路炎症,病灶处黏膜常出现充血水肿,小血管破坏,导致血尿。其次,全身感染性疾病,如流行性出血热、钩端螺旋体病以及抗癌药物膀胱灌注引起的出血性膀胱炎、放疗引起的放射性膀胱炎均可导致血尿。

3. 凝血障碍　血液病常因凝血功能障碍引起全身出血,包括血尿。如白血病、血友病、再生障碍性贫血等;服用抗凝药物有时也可引起血尿。

4. 其他因素　泌尿系肿瘤、结石侵袭破坏组织造成出血;外伤、剧烈运动引起泌尿系组织损伤;中毒、血管畸形等因素引起的肾实质缺血坏死等;药物与化学物对尿路的损害如磺胺类药、非甾体消炎药、甘露醇等也常出现血尿。

【临床表现】

1. 血尿形式　① 可以间歇出现(血尿可不经治疗自行消失),也可以持续存在。② 可出现在排尿过程的不同阶段,排尿开始为血尿,后段尿液正常,一般多为尿道疾病;排尿开始正常,快结束时出现血尿,多为膀胱炎和前列腺病;血尿伴随排尿的全过程,一般多由肾脏疾病引起。③ 可以是肉眼血尿,也可以是镜下血尿,前者可以鲜红,也可暗红,甚至尿中有血丝或血凝块。肾脏出血时,尿与血混合均匀,尿呈暗红色;膀胱或前列腺出血,尿色鲜红,有时有血凝块。

2. **血尿颜色**　肉眼血尿的颜色与尿中含血量、尿 pH 值有关。尿液为酸性时,血尿呈棕色或黑色;尿液为碱性时,则呈红色。镜下血尿尿液颜色正常,尿显微镜检查发现尿红细胞增多。

3. **症状性血尿**　血尿的同时伴有全身或局部症状。如伴有肾区绞痛提示肾脏病变,伴尿频、尿急、排尿困难提示膀胱、尿道病变等。

4. **无症状性血尿**　部分患者血尿,既无泌尿道症状也无全身症状,见于某些疾病的早期,如老年人膀胱癌、肾癌。

【问诊要点】

1. **患者年龄性别**　儿童血尿,肾小球肾炎多见,肾母细胞瘤也可出现血尿;青年血尿,女性以尿路感染多见,男性以结石、前列腺炎、尿道炎多见;中老年患者出现血尿,多见于肿瘤,男性可见于前列腺增生。

2. **饮食、用药和既往史**　服用引起红色尿的药物、食物如利福平、大黄以及某些红色蔬菜(辣椒、甜菜)等可致假性血尿,注意排除。既往有肾炎、肾结核、尿路结石、心血管疾病、血液病、免疫性疾病病史有助于血尿的诊断。此外,注意最近有无腰部外伤或泌尿系统器械检查史。女性注意月经史。

3. **伴随症状**　① 伴膀胱刺激征:以急性膀胱炎最多见,也可见于急性肾盂肾炎、膀胱结核、肿瘤以及急性前列腺炎等。② 伴疼痛:泌尿系结石的典型表现。肾结石以腰部胀痛为主,输尿管结石常有绞痛,并向下腹部、会阴部放射。③ 伴发热:见于尿路感染、结核及全身感染性疾病。④ 伴皮肤黏膜出血:多见于血液病及感染性疾病。⑤ 伴高血压、水肿、蛋白尿:常见于肾小球肾炎。⑥ 伴尿液变细和排尿困难:见于前列腺炎及前列腺癌。

【诊断思路】

第一步　识别真假血尿。① 不应将药物、食物导致的尿色改变误为血尿。② 要与血红蛋白尿鉴别。③ 需排除假性血尿(阴道、直肠、肛门血污染)。④ 剧烈运动后出现的一过性血尿,常为功能性,无临床意义。

第二步　如果确是血尿,则根据血尿形式、血尿颜色、伴随表现并结合既往病史分析可能的病因,确定下一步的实验室检查项目。

第三步　进行实验室检查:① 离心尿显微镜检查:相差显微镜可发现尿红细胞形态异常,区别肾小球源性血尿和非肾小球源性血尿(前者红细胞大小、形态不一,后者为均一型血尿)。②"尿三杯"检查:明确出血部位。③ 其他检查:根据情况进一步进行尿液检查、肾功能检查、泌尿系统影像学(超声、CT、造影)检查、膀胱镜检查及肾活检等。

(张凤华)

第十五节　皮肤黏膜出血

皮肤黏膜出血(mucocutaneous hemorrhage)是指皮肤黏膜自发性出血或损伤后难以止血的病

理表现。此概念不含外伤、手术、肿瘤、溃疡、曲张静脉以及血管瘤破裂等所致的局部严重出血。

【病因与发生机制】 主要包括以下三个方面。

1. 血管壁结构与功能异常 正常情况下,血管破损后局部小血管首先收缩,使血流变慢,随之损伤血管壁内皮下的胶原纤维暴露,启动内源性凝血系统,发挥止血作用。当血管壁结构与功能异常时可致皮肤黏膜出血。

(1)遗传性:遗传性出血性毛细血管扩张症、血管性血友病、家族性单纯性紫癜等。

(2)继发性:如严重感染、中毒、过敏性紫癜、维生素 C 缺乏症、单纯性紫癜、老年性紫癜等。

2. 血小板数量或功能异常 血小板在血管损伤处常相互黏附、聚集成白色血栓阻塞伤口。同时产生血栓烷 A_2(TXA$_2$),释放血小板第三因子(PF$_3$)参与凝血。当血小板数量或功能异常时,均可引起皮肤黏膜出血。

(1)血小板减少:① 生成少:如再生障碍性贫血、白血病、感染、药物性抑制等。② 破坏多:如特发性血小板减少性紫癜、脾功能亢进、溶血尿毒症综合征等。③ 消耗大:如血栓性血小板减少性紫癜、DIC 等。

(2)血小板增多:① 原发性:如原发性血小板增多症。② 继发性:继发于慢性粒细胞白血病、脾切除后等。

(3)血小板功能异常:① 遗传性:如血小板无力症(主要为聚集功能异常)、血小板病(主要为 PF$_3$ 异常)等。② 继发性:继发于药物、尿毒症、肝病等。

3. 凝血功能障碍 凝血过程有多个凝血因子参与,任何一个因子缺乏或功能不足均可引起凝血障碍,导致皮肤黏膜出血。

(1)遗传性:如血友病、遗传性凝血酶原缺乏症、遗传性纤维蛋白原缺乏症等。

(2)继发性:如严重肝功能不全、尿毒症、维生素 K 缺乏症等。

4. 抗凝物质增多或纤溶亢进 常见于某些中毒及抗凝药物过量,如毒蛇咬伤、肝素、双香豆素溶栓药过量以及原发性纤溶或 DIC 所致的继发性纤溶亢进等。

【临床表现】 皮肤黏膜出血主要表现为皮肤黏膜的瘀点、紫癜、瘀斑及血肿;如果血小板减少,还可出现牙龈出血、鼻出血、血尿、便血、关节腔出血、月经过多等症状;凝血功能障碍常引起内脏出血、肌肉出血或软组织血肿、关节腔出血等,如血友病。

【问诊要点】

(1)初发年龄、性别:自幼出血者,先天性出血性疾病多见;成年后发病的以获得性病因多见;单纯性紫癜,年轻女性多见;血友病则以男性多见。

(2)出血特点:出血时间、缓急,有无诱因,出血的部位,有无鼻出血、牙龈出血、关节腔出血、内脏出血等。

(3)病程经过:短暂和慢性反复发作。

(4)伴随症状:① 四肢对称性紫癜伴有关节痛及腹痛、血尿:见于过敏性紫癜。② 伴广泛性出血如鼻出血、牙龈出血、血尿、便血:见于血小板减少性紫癜、DIC 等。③ 伴血肿、关节腔出血或关节畸形:见于血友病。④ 伴发热:见于急性白血病、急性再生障碍性贫血、急性传染病、重症感染性疾病。⑤ 伴贫血:常见于白血病、再生障碍性贫血等。⑥ 伴有黄疸:见于肝脏疾病。

(5)既往病史:如药物过敏史、外伤史、感染及中毒史、肝肾疾病史。

(6)职业特点、个人史及家族史:有无化学药物及放射性物质接触史、服药史。个人饮食习惯、居住环境。家族中有无类似出血患者等。

【诊断思路】　皮肤黏膜出血病因复杂,诊断时可考虑以下思路。

第一步　询问病史、查看皮肤黏膜出血表现进行初步诊断,如自幼轻伤后出血不止,且有关节肿痛或畸形者,可考虑血友病。如紫癜为手、足的伸侧瘀斑者,多见于老年性紫癜;单纯性紫癜为慢性四肢偶发瘀斑,常见于女性患者月经期等。

第二步　根据病史及临床表现进行三类出血性疾病的鉴别(表2-9)。

表2-9　出血性疾病的临床鉴别要点

病史及临床表现	血管疾病	血小板疾病	凝血功能异常
家族史	少见	罕见	常见
性别	女性多见	女性多见	男性多见
皮肤紫癜	常见	多见	罕见
血肿	罕见	可见	常见
关节腔出血	罕见	罕见	常见
内脏出血	罕见	可见	常见
月经过多	少见	常见	少见

第三步　根据临床表现及进一步的血液学检查和骨髓穿刺检查确诊病因。如实验室血小板检查结果显示血小板显著减少,应考虑血小板减少性紫癜。是原发还是继发则要依据病史和骨髓象等实验室检查结果进一步明确诊断。发病急,有病毒感染史可考虑是原发,如果骨髓象显示全血细胞均减少应考虑是继发于血液系统疾病等。

(张凤华)

第十六节　眩　晕

眩晕(vertigo)是由于空间定位障碍所产生的一种运动性幻觉或错觉,患者感到自身或周围景物出现旋转、移动、摇晃、起伏等,常伴有平衡障碍、站立不稳、眼球震颤、倾倒等,一般无意识障碍。主要由维持空间平衡和定位相关的前庭系统、深感觉系统、视觉系统、脑干、小脑、脊髓等部位受损或功能不协调引起,其他系统病变或全身性疾病也可出现类似眩晕的临床表现。

【病因与发病机制】　根据病变发生的解剖部位不同,将眩晕分为前庭系统性眩晕和非前庭系统性眩晕,前者由前庭系统病变引起,后者由前庭系统以外病变引起。

1. 前庭系统性眩晕　可分为前庭周围性眩晕和前庭中枢性眩晕。

(1)周围性眩晕:前庭感受器至前庭神经颅外段之间的病变所引起的眩晕。如良性阵发性位置性眩晕、梅尼埃病、前庭神经元炎、晕动病、内耳药物中毒等。

(2)中枢性眩晕:前庭神经颅内段、前庭神经核、核上纤维、内侧纵束、小脑、大脑皮质等处的病变所引起的眩晕。如颅内血管性疾病、颅内肿瘤、颅内感染等,病变累及上述部位。

2. 非前庭系统性眩晕　由于其他系统或全身性疾病造成视力障碍、脑部血流灌注异常、内环境紊乱、心理因素等导致出现类似眩晕的临床表现,又称为假性眩晕。

(1) 眼部疾病:先天性视力障碍、眼外肌麻痹、屈光不正、青光眼等。

(2) 心血管疾病:高血压、低血压、心律不齐、心力衰竭、房室传导阻滞等。

(3) 内分泌代谢疾病:低血糖、严重糖尿病、尿毒症等。

(4) 其他原因:中毒、感染、贫血、神经症等。

【临床表现】 前庭系统性眩晕主要表现为自身或周围环境在空间旋转的错觉、倾倒或平衡障碍。发作过程中常有不同程度的恶心、呕吐、汗出、面色苍白等自主神经功能症状,可以出现耳鸣、听力减退等听觉受损症状。而非前庭系统性眩晕主要表现为头昏眼花或程度较轻的站立不稳,通常无外界环境或自身的旋转、摇摆感,很少出现恶心、呕吐等症状。

【问诊要点】

1. **起病表现**

(1) 发病情况:急性起病伴有发热常为感染性疾病,如脑干脑炎、小脑炎;急性剧烈眩晕伴偏侧肢体活动障碍、恶心、呕吐等常提示颅内血管病变,如延髓背外侧综合征、脑干出血、小脑出血。慢性进行性加重的眩晕伴头痛等表现,应警惕颅内肿瘤等病变。慢性持续性眩晕,与情绪波动相关,多为精神因素引起。

(2) 诱发因素:眩晕发作与头位变化相关,常见良性阵发性位置性眩晕和后颅窝肿瘤。眩晕出现多在体位变化时如卧立位转化时出现,多见体位性低血压。眩晕在乘坐交通工具时出现,多为前庭功能障碍引起的晕动病。

(3) 持续时间:良性阵发性位置性眩晕和癫痫性眩晕持续时间短,仅数秒至数十秒。梅尼埃病、椎-基底动脉系统短暂性脑缺血发作、偏头痛性眩晕、上半规管裂引起的眩晕可持续数分钟至数十分钟。脑血管病、前庭神经元炎引起的眩晕可持续数日。而双侧前庭功能低下和精神疾患可引起持续性眩晕。

2. **伴随症状** 包括:① 伴发热,见于颅内或全身感染性疾病。② 伴颅神经损害或肢体瘫痪,见于后颅窝或颅底病变。③ 伴听力下降、耳鸣,见于梅尼埃病、听神经瘤、迷路感染。④ 伴头痛、剧烈呕吐,见于颅内压增高、颅内感染、脑血管病、肿瘤等。⑤ 畏光、头痛或视觉先兆,见于偏头痛性眩晕等。

3. **既往病史** 有无外伤、手术史,有无高血压病、糖尿病、心脏疾病、血液系统疾病等病史。有无环境毒物接触史、长期药物服用史。长期接触汞、铅、砷等重金属、有机溶剂等可以损害耳蜗、前庭器和小脑。氨基糖苷类、万古霉素、磺胺类等抗生素,顺铂、氯芥和长春新碱等抗肿瘤药,奎宁,大剂量水杨酸盐,呋塞米和依他尼酸等利尿剂可以损害耳蜗、前庭器造成前庭功能障碍。

【诊断思路】

第一步 详细询问病史,确定是否为前庭系统性眩晕。仅有头晕眼花或头重脚轻感,无倾倒、眼震等归于非前庭系统性眩晕的范畴。

第二步 分析前庭系统性眩晕的临床特征。根据发病特点如平衡障碍的性质、持续时间、程度、倾倒方向、伴随症状等区分前庭周围性眩晕或前庭中枢性眩晕。前庭周围性眩晕存在旋转感或上下左右摇晃运动感,常有倾倒,并与头位相关,持续时间多在数分钟至数日,程度较重,有明显的自主神经症状和听觉障碍。前庭中枢性眩晕有旋转感或多有向一侧运动感,倾倒方向不定,与头位无关,持续时间较久,眩晕程度较轻,自主神经症状较少,听觉障碍不明显,常有脑干损害症状。

第三步 进行全面体格检查和必要的实验室及辅助检查,尤其是前庭功能检测、听力学评价、影像学检查;必要时配合脑电图、心理评价、心电图及其他检查方法,明确病变的外周或中枢性质,病变的侧别(单侧病变、双侧病变)及功能损伤的范围和程度。

(方 向)

第十七节 | 晕 厥

晕厥(syncope)是由于全脑血液供应突然减少,导致短暂的意识丧失,同时伴有自主肌张力丧失而倒地的综合征。特点是发生迅速、一过性、自限性并能够完全恢复。

【病因与发病机制】 晕厥是由多种病因引起的综合征,其发病机制为大脑和脑干的低灌注导致的网状激活系统一过性缺血,根据发病机制不同,晕厥可分为以下四类。

1. 神经介导的反射性晕厥 以神经精神性因素为主的刺激通过迷走神经反射造成血管床扩张,回心血量减少、心输出血量减少、血压急剧下降,导致脑灌注不足出现晕厥。包括:① 血管迷走性晕厥:如疼痛、恐惧、晕血等引起的晕厥。② 情景性晕厥:如排尿、咳嗽、运动、饱餐、大笑等引起的晕厥。③ 颈动脉窦性晕厥:如颈动脉窦附近有肿瘤、炎症、外伤、受到牵拉或外力的压迫等导致晕厥。

2. 直立性低血压性晕厥 患者从卧位或久蹲位突然转为直立位时所发生的晕厥。包括:① 原发性自主神经功能异常:如多系统萎缩、帕金森病合并自主神经功能衰竭等。② 继发性自主神经功能异常:如糖尿病、尿毒症等。③ 药物导致体位性低血压:如利血平、氯丙嗪、左旋多巴、利尿剂、吩噻嗪类药物等。④ 低血容量致心排出量减少:如失血、利尿、肾上腺皮质功能不全、重度下肢静脉曲张、应用血管扩张药等。

3. 心源性晕厥 包括心律失常性晕厥和器质性心血管疾病性晕厥。由于心脏疾病导致心搏出量明显减少,使脑灌注不足而产生晕厥。如窦房结功能异常、房室交界区功能异常、药物引起的心动过缓和心动过速、心脏瓣膜病、急性心肌梗死、心包填塞、人工瓣膜异常、发绀性先天性心脏病、肺栓塞、肺动脉高压等。

4. 脑源性晕厥 由于脑部血管或其他部位病变引起脑组织血供的低灌注导致晕厥发生。如各种严重脑血管病引起脑局部供血不足、短暂性脑缺血发作、高血压脑病、脑干病变(肿瘤、炎症、血管病)等。

【临床表现】 晕厥发作突然,持续时间短,典型的晕厥发作可分为 3 期。

1. 晕厥前期 晕厥发生前数分钟常有先兆症状出现,主要为明显的自主神经症状,如突然面色苍白,出冷汗,恶心,上腹不适,瞳孔扩大,疲乏,头晕,耳鸣,打哈欠和视物模糊等,因肌张力减低而身体摇摆。如此时患者立即坐下或躺下,取头低位,症状可逐渐消退。

2. 晕厥期 患者出现意识丧失及全身肌张力消失而倾倒。患者脉搏细微,血压常降低,出现心率减慢、呼吸变浅,腱反射消失,肢端冷,可有尿失禁,此期经时数秒至几分钟,意识逐渐恢复而进入下一期。如意识丧失时间长达数十秒,可发生小的面部及肢体肌阵挛性抽动、双拳紧握、瞳孔散大等。

3. **晕厥后期** 患者意识逐渐恢复,能正确理解周围环境,仍有面色苍白,出汗,全身软弱。可有恶心,过度换气,但无意识模糊及头痛。休息数十分钟可完全恢复,不会留下神经及躯体的后遗症。

【问诊要点】

1. **发病情况**

(1) 性别年龄:青年体弱女性、儿童和老年患者神经反射性晕厥的发生率较高。

(2) 诱发因素:① 晕厥发作前有情绪异常或强烈刺激,如情绪波动、剧烈咳嗽、打喷嚏、排尿、快速转头等可导致神经反射性晕厥的发生。② 晕厥发作前有出血、腹泻、呕吐等病变,有血容量不足诱发直立性低血压性晕厥可能。③ 晕厥发作前快速的体位变动,如卧位、久坐后突然站起后出现晕厥,应考虑直立性低血压性晕厥。

2. **伴随症状**

(1) 伴有明显的自主神经功能障碍:如面色苍白、出冷汗、恶心、乏力等,多见于神经介导的反射性晕厥。

(2) 伴面色苍白、发绀、呼吸困难、心率和心律明显改变:可见于心源性晕厥。

(3) 发病过程中伴有头痛、呕吐、视听障碍、肢体无力者:提示中枢神经系统疾病导致的脑源性晕厥。

3. **既往病史** ① 特殊病史:有帕金森病、多系统萎缩、路易体痴呆、糖尿病、尿毒症、脊髓损伤等病史可能存在原发性或继发性自主神经功能异常导致直立性低血压性晕厥。② 用药史:有长期利血平、氯丙嗪、左旋多巴、吩噻嗪类等药物服用史,有药物导致体位性低血压可能。

【诊断思路】

第一步 询问发病经过,确定是否为晕厥。晕厥存在意识丧失,但历时短暂,意识恢复后神志清楚且无记忆障碍,不遗留有意识、感觉、运动功能后遗症。

第二步 询问晕厥发生的诱发因素、既往病史、伴随症状、用药情况等,进一步分析晕厥发生的临床特征,区分晕厥类型。

第三步 全面体格检查和必要的实验室及辅助检查,尤其是自主神经功能检测、心功能评价、影像学检查;必要时配合脑电图、心电图、心脏彩超及其他检查方法。根据检查结果,结合详细病史资料,综合分析,确定晕厥准确的病因。

(方　向)

第十八节 ┃ 意 识 障 碍

意识是指个体对周围环境及自身状态的识别和感知能力。正常意识状况的维持必须建立在大脑皮质和脑干上行网状激活系统之间完善的相互作用的基础上,当各种原因损伤了大脑皮质和脑干上行网状激活系统或两者之间的联系结构,则出现对周围环境及自身状态的识别和感知能力的障碍,即意识障碍(disorders of consciousness)。意识障碍包括意识水平下降和意识内容改变两方面,前者表现为嗜睡、昏睡、昏迷;后者表现为意识模糊、谵妄等。

【病因和发病机制】　意识的产生必须依赖正常的大脑皮质和脑干网状结构上行激活系统,脑干网状结构上行激活系统能激活并维持大脑皮质的兴奋性,而大脑皮质又可调节脑干网状结构的功能,两者相互作用才能维持清醒的意识。当不同病因影响脑干网状结构上行激活系统,不能维持大脑皮质的兴奋性,或大脑皮质遭到广泛的损害,都会引起意识障碍。常见颅脑疾病和全身性疾病两大类。

1. **颅脑疾病**　常见于各种颅内感染及非感染性病变。

(1)感染性:如各种脑炎、脑膜炎、脑脓肿、脑寄生虫感染等。

(2)非感染性:① 占位性病变:如脑肿瘤、颅内血肿、囊肿等。② 脑血管疾病:如脑出血、蛛网膜下腔出血、脑栓塞、脑血栓形成、高血压脑病等。③ 颅脑外伤:如颅骨骨折、脑震荡、脑挫伤等。④ 癫痫。

2. **全身性疾病**　可分为感染性及非感染性两类。

(1)感染性:见于全身各种严重感染性疾病,如伤寒、中毒型细菌性痢疾、重症肝炎、肾综合征出血热、钩端螺旋体病、中毒性肺炎、败血症等。

(2)非感染性:① 心血管疾病:如阿-斯综合征、重度休克等。② 内分泌与代谢障碍:如甲状腺危象、黏液性水肿、肾上腺皮质功能亢进或减退、糖尿病昏迷(酮症酸中毒昏迷及高渗性昏迷)、低血糖症、尿毒症、肝性脑病、肺性脑病,以及严重水、电解质及酸碱平衡紊乱等。③ 中毒:如有机磷、安眠药、乙醇、毒蕈、鱼胆、一氧化碳、海洛因等中毒。④ 物理性损伤:如中暑、触电、淹溺、高山病、冻伤等。

【临床表现】

1. **以意识水平改变为主的意识障碍**

(1)嗜睡(somnolence):是最轻的意识障碍,患者处于病理性持续睡眠状态。轻刺激如推动或呼唤患者,可被唤醒,醒后能回答简单的问题或做一些简单的活动,但反应迟钝。刺激停止后又迅速入睡。

(2)昏睡(stupor):患者几乎不省人事,不易唤醒。虽在强刺激下(如压迫眶上神经)可被唤醒,但不能回答问题或答非所问,且很快又再入睡。

(3)昏迷(coma):患者意识完全丧失,各种强烈刺激都不能唤醒,按严重程度可分为以下三类:① 浅昏迷:对强烈疼痛刺激有痛苦表情及躲避反应,但不能觉醒。角膜反射、瞳孔对光反射、吞咽反射、眼球运动等仍然存在。生命体征稳定。② 中度昏迷:对外界的强烈刺激偶有无意识的反应,自发动作极少,对强烈刺激的防御反射、角膜反射、瞳孔对光反射等减弱,生命体征可有改变(呼吸减慢或增快、脉搏、血压波动较大)。③ 深昏迷:对各种刺激均无反应,自主动作完全消失,全身肌肉松弛,角膜反射、瞳孔对光反射均消失,眼球固定,生命体征不稳定(呼吸不规则,血压可有下降)。

2. **以意识内容改变为主的意识障碍**

(1)意识模糊(confusion):突出表现是嗜睡和淡漠,具有简单的精神活动,但出现注意力减退,活动减少,情感淡漠,定向力障碍明显,表现为对时间、空间、人物失去正确的判断力。

(2)谵妄(delirium):是一种以兴奋性增高为主的急性高级神经功能障碍,较意识模糊严重,定向力和自知力均障碍,不能与外界正常接触,常有丰富的错觉、幻觉,形象生动逼真的错觉可引起恐惧、外逃或伤人行为。急性谵妄状态常见于高热或药物中毒,慢性谵妄状态可见于慢性乙醇中毒等疾病。引起谵妄的原因包括颅脑疾病及全身性疾病、中毒等。

【问诊要点】

1. **发病情况**　突然出现的意识障碍多为急性中毒、颅脑外伤、急性感染、急性脑血管疾病等，也可见于某些慢性疾病的急性并发症。渐进性加重的意识障碍多见于中毒、代谢性脑病、中枢神经系统感染等。

2. **有无发病诱因**　如饮酒、情绪激动、中毒、外伤、中暑、传染病接触史。

3. **伴随症状**　① 伴体温异常：先发热后出现意识障碍，见于严重感染性疾病；先出现意识障碍后发热，见于体温调节中枢功能失常引起发热的疾病。低体温见于低血糖昏迷、休克、甲状腺功能减退、肾上腺功能减退、某些特殊中毒等。② 伴呼吸异常：呼吸过缓见于呼吸中枢兴奋性下降，如吗啡或巴比妥类中毒、颅内高压等；呼吸深大见于尿毒症、糖尿病酮症酸中毒等。③ 伴瞳孔异常：瞳孔散大见于乙醇中毒、癫痫、低血糖昏迷等；瞳孔缩小见于海洛因、吗啡、巴比妥类、有机磷等中毒；瞳孔大小不等见于脑疝。④ 伴血压异常：高血压见于脑出血、高血压脑病、肾炎、颅内高压等；低血压见于各种类型的休克、脱水等。⑤ 伴脑膜刺激征：见于各种脑膜炎及蛛网膜下腔出血等。

4. **既往史**　如高血压病、肺源性心脏病、肝硬化、慢性肾炎、糖尿病、癫痫等病史及有无类似意识障碍发作史。

5. **用药史**　如有无长期镇静、安眠药物服用史，有无长期胰岛素注射等。

【诊断思路】

第一步　确定是否是意识障碍。短暂的意识丧失-晕厥一般不归于意识障碍的范畴，也不应将眩晕诊断为意识障碍。昏迷应与精神抑制状态、木僵、闭锁综合征鉴别。

第二步　判定意识障碍的类型及程度。确定是哪种意识障碍及其程度，对意识障碍诊断和预后判断有帮助。

第三步　确定可能的病因。病因常从颅脑疾病及全身疾病两大类考虑，每大类疾病又可从感染及非感染性疾病考虑。因为几乎每种严重疾病都可引起意识障碍，故有时鉴别诊断较困难。意识障碍的鉴别诊断除需详细地询问病史及体格检查外，还应借助于实验室（血液、体液）、心电图、影像学等辅助检查。初学者遇到意识障碍的患者，诊断常无从下手，可从伤（外伤）、管（心脑血管疾病）、炎（感染）、毒（中毒）、代（内分泌及代谢疾病）、占（颅内占位病变）、暑（中暑）、癫（癫痫）等几个方面考虑。

（方　向）

第十九节 | 抽　搐

抽搐（tic）指全身或局部骨骼肌阵发性的非自主地强烈不自主收缩，常可引起关节运动和强直。当抽搐表现为肌群强直性或阵挛性或两者兼有时称惊厥（convulsion），可伴或不伴有意识丧失。惊厥与癫痫发作时出现的抽搐并非同一症状，癫痫中强直-阵挛发作的临床表现为惊厥，而有些类型的癫痫发作如局部肌肉的抽搐等则不应称为惊厥。

【病因和发病机制】　引起抽搐的发生的原因很多，具体机制尚不完全清楚，但依据引起肌肉异常收缩的电信号来源不同,可能与下述机制有关:① 颅脑功能障碍性抽搐:颅脑或全身性疾病引起大脑皮质运动神经元过度同步化放电,导致肌群收缩,典型的如癫痫全面性发作中的强直-阵挛发作。② 非颅脑功能障碍性抽搐:有些引起肌肉收缩的电兴奋信号来自下运动神经元,主要是脊髓前角的运动神经元,如破伤风杆菌外毒素选择性地作用于脊髓、脑干下运动神经元的突触引起抽搐。各种原因引起的低钙血症(缺钙、甲状旁腺功能减退、碱中毒等)可以通过增加神经元膜、下运动神经元轴突及肌膜通透性而导致神经肌肉兴奋性增高。③ 其他因素包括感染、中毒、代谢障碍、神经症等。

1. 颅脑疾病

(1)感染性:各种脑炎及脑膜炎、脑脓肿、脑寄生虫病等。

(2)非感染性:① 颅脑外伤:如产伤、脑挫裂伤、颅内血肿等。② 脑肿瘤:如原发性(如脑膜瘤、神经胶质瘤等)及转移性脑肿瘤。③ 脑血管疾病:如脑血管畸形、高血压脑病、脑梗死、脑出血等。④ 癫痫:如各种类型的以抽搐为主要表现的癫痫发作。⑤ 先天性异常及变性疾病:如脑发育不全、小头畸形、脑积水、结节性硬化、多发性硬化等。

2. 全身性疾病

(1)感染性:全身严重感染性疾病都可引起抽搐,如中毒性肺炎、中毒性菌痢、败血症、狂犬病、破伤风、小儿高热惊厥等。

(2)非感染性:① 中毒:外源性中毒如药物(山梗菜碱、尼可刹米、阿托品)及毒物(乙醇、苯、铅、砷、有机磷)等中毒;内源性中毒如尿毒症、肝性脑病等。② 代谢障碍:如低血糖、低血钙等。③ 心、肺疾病:如阿-斯综合征、肺源性心脏病等。④ 其他:如系统性红斑狼疮、中暑、窒息、触电等。

(3)神经症、癔症性抽搐:各种类型神经症、精神疾病等导致的以抽搐为主要表现的临床症状。

【临床表现】

1. 全身性抽搐 以全身骨骼肌痉挛为主要表现,可伴有意识丧失。

(1)癫痫全面性强直-阵挛发作:表现为突然尖叫、倒地,意识丧失,全身骨骼肌强直,呼吸暂停,瞳孔散大、对光反射消失;继而发生全身性阵挛性抽搐,常伴大小便失禁。一般数分钟后发作停止,也有反复发作或呈持续状态者。

(2)抽动-秽语综合征:早期表现为频繁地眨眼、缩鼻、努嘴,逐渐可以出现摆头、耸肩、四肢抽动,可累及多组肌肉,可伴有发作时喉中异响或秽语等。

2. 局限性抽搐 表现为手足、某一肢体或一侧口角和眼睑的局限性抽搐,常无意识障碍。低钙所致手足搐搦症为间歇性双侧强直性肌痉挛,上肢可呈"助产士手"表现。

3. 癔症性抽搐 发作时形式多样,可有全身性抽搐和局限性抽搐,但发作形式不固定,持续时间长,具有表演色彩,发作前可能存在一定诱因。

【问诊要点】

1. 发作的诱因 抽搐发作前有无饮酒、情绪激动、外伤、疲劳等。

2. 发作时表现 具体的发作形式,包括有无先兆、发作时是否有意识丧失及大小便失禁,发作时肢体抽动次序及分布、发作后情况(意识、肢体活动、对发作过程是否能回忆、是否遗留有头痛、失语等)。

3. 既往史及家族史 包括出生史、发育史、颅脑疾病史、长期服药史;有无心、肺、肝、肾及内分泌疾病史;家族中是否有类似发作史。

4. 伴随症状 ① 伴高热:见于颅内与全身感染性疾病、小儿高热惊厥等。注意抽搐本身也可引起高热。② 伴高血压:见于高血压脑病、高血压脑出血、妊娠高血压综合征、颅内高压等。③ 伴脑膜刺激征:见于各种脑膜炎及蛛网膜下腔出血等。④ 伴瞳孔散大、意识丧失、大小便失禁:见于癫痫强直-阵挛发作。⑤ 不伴意识丧失:见于破伤风、低钙抽搐、癔症性抽搐。⑥ 伴肢体偏瘫者:见于脑血管疾病及颅内占位性病变。

【诊断思路】

第一步 详细询问病史及发病经过,判断患者表现是否为抽搐或惊厥(注意与肌束颤动、痉挛、震颤、舞蹈样运动、手足徐动症等相鉴别)。如果是抽搐,要判断是原发性抽搐还是继发性抽搐。可从颅脑疾病及全身性疾病两个方面着手分析。颅脑疾病如伴发热,可考虑感染性疾病;无发热,可考虑非感染性疾病。全身疾病也可根据有无发热分为感染性及非感染性两大类。需注意抽搐本身可致发热,常表现为先抽搐后发热,与感染性疾病的先发热后抽搐不同。

第二步 判断抽搐可能的病因。① 全身抽搐或局部抽搐:癫痫大发作,抽搐大多是全身性的,局部抽搐常见于癫痫单纯部分发作及低钙抽搐。② 是否伴意识障碍:大多数抽搐伴意识障碍,不伴意识障碍常见于破伤风、低钙抽搐、癔症等。③ 发作持续时间及诱因:癔症性抽搐多因精神刺激诱发,持续时间较长;癫痫在任何场合均可出现,发作时间较短。④ 不同年龄组患者病因常不同:婴幼儿多由产伤、感染及高热惊厥引起;儿童与青少年多由感染、外伤、癫痫引起;成人以外伤、脑肿瘤多见;老年人多由脑血管疾病、脑肿瘤引起。

第三步 进行全面体格检查,完善必要的实验室及辅助检查,尤其是脑脊液、脑电图、颅脑 CT 及 MRI 检查。综合全面分析,作出诊断。

(方 向)

第二篇

检 体 诊 断

检体诊断(physical diagnosis)是医师对患者进行全面的体格检查后对其健康状况和疾病状态提出临床判断的一种诊断方法。检体诊断的基础是体格检查,体格检查(physical examination)是医师运用自己的眼、耳、鼻、手等感觉器官,或借助于听诊器、叩诊锤、血压计等简便的诊断工具来客观地了解和评估患者身体状况和认识疾病的一系列最基本的检查方法。体格检查时,医师检查到的异常征象称为体征(sign)。

体格检查有视诊、触诊、叩诊、听诊和嗅诊五种基本的检查方法。要想熟练、正确地运用这些方法,必须掌握扎实的医学知识和进行反复的临床实践,才能准确无误地发现体征,帮助临床医师得出正确的临床诊断。目前临床诊断的检查项目日渐增多,检查手段不断进步,但这些检查手段并不能完全取代传统的体格检查,体格检查仍是诊断疾病的必要环节,是每一位临床医师必须熟练掌握的最常用、最基本的诊断方法。

体格检查时应注意:① 检查者要仪表端庄,举止大方,态度和蔼,要关心、爱护患者,体现高度的责任感和良好的医德修养。检查时和患者进行适当的交流,关心其病情,回答其问题,对患者在体格检查中给予良好配合表示谢意等。这样有助于消除患者的紧张情绪、建立良好的医患关系。② 检查前医师应剪短指甲并清洗双手,向患者自我介绍,说明检查的目的及要求,以便取得患者的配合。检查时光线要适当、温度要适宜和环境要安静,应充分暴露被检查的部位。③ 如患者为卧位,检查者应站在患者的右侧,一般用右手进行检查。④ 检查要力求系统、全面、重点、规范、正确,且按一定的顺序进行。通常先观察一般情况,然后依次检查头、颈、胸、腹、外生殖器、肛门与直肠、脊柱、四肢和神经系统。检查中应注意上下、左右、相邻部位对比,同时应避免反复翻动患者,注意保护患者隐私。可依次暴露被检查的部位,该部位检查完毕后应立即遮蔽,在一个体位做尽可能多的检查。如病情严重不允许做详细检查时,应根据病情,做重点检查后立即进行抢救,待病情好转后再做必要的补充检查。⑤ 注意避免交叉感染。对某些急、慢性传染病患者进行体格检查时,应穿隔离衣,戴口罩和手套,并做好隔离、消毒工作。⑥ 根据病情变化,及时复查,以便发现新的体征,补充或修正诊断,并采取相应的治疗措施。

第三章 基本检查法

一、视诊

视诊(inspection)是医师用眼睛来观察患者全身或局部表现的诊断方法。

(一)视诊内容

视诊的适用范围很广,既能观察到全身的一般状态,如发育、营养、意识状态、面容与表情、体位、步态等;又能观察到局部的变化,如皮肤、黏膜、毛发、五官、头颈、胸部、腹部、脊柱、四肢、肌肉、骨骼关节等的改变。特殊部位的视诊如鼓膜、眼底、支气管等需要用检耳镜、检眼镜、内镜等仪器协助检查。

视诊简便易行,不同部位的视诊内容和方法不同,所见体征常为临床诊断提供重要依据,有时仅用视诊就能明确一些疾病的诊断,所以必须重视视诊提供的诊断资料和线索。然而视诊又是一种容易被忽视的诊断方法,只有在掌握丰富的医学知识的基础上,反复临床实践,深入、细致地观察,才能不断积累经验,形成敏锐的观察能力,发现并确定具有重要诊断意义的临床征象。

(二)视诊注意事项

1. **光线适宜** 一般在自然光线下进行,也可以借助于灯光。但是观察黄疸和某些皮疹要求必须在自然光线下进行,而观察搏动、肿物和某些器官的轮廓则以侧面光线为宜。

2. **温度适宜** 检查室的温度要适宜,根据检查需要充分暴露检查部位,采取适当的体位,并配合做相应的动作。

3. **方法正确** 视诊检查的顺序应先全身再局部,要全面、系统、细致的对比观察,如使用检眼镜、检耳镜、内镜等检查工具时,方法要正确,操作要熟练。

二、触诊

触诊(palpation)是医师通过手触摸被检查部位的感觉进行判断的一种诊断方法。触诊的适用范围很广,身体各部位均可通过触诊进行检查,但以腹部的触诊更为重要。触诊可以进一步明确视诊发现的体征,也可以发现视诊所不能确定的体征,如温度、湿度、震颤、波动、摩擦感、移动度、压痛,以及包块的位置、大小、轮廓、表面性质、硬度等。

(一) 触诊方法

手的感觉以指腹及掌指关节掌面皮肤最为敏感,手背的皮肤次之,临床触诊时一般多用指腹及掌指关节掌面皮肤这两个部位。另外手背皮肤对温度比较敏感,故可用于检查皮肤温度。由于检查目的不同,可根据触诊施加压力的轻重,分为浅部触诊法和深部触诊法。

1. 浅部触诊法(light palpation) 将一手轻轻放在被检查部位,利用掌指关节和腕关节的协同配合,轻柔地进行滑动触摸,一般浅部触诊法可触及的深度为1～2 cm。主要用于检查体表浅在的病变,如关节、软组织、浅部的动脉、静脉、神经,以及阴囊、精索等部位的检查。浅部触诊不会引起肌肉紧张,患者无痛苦,对腹部有无压痛、抵抗感、搏动、包块和某些肿大脏器的检查尤为有利。

2. 深部触诊法(deep palpation) 主要用于检查腹腔内的病变和脏器的情况。检查时嘱患者平卧,屈膝,张口平静呼吸,并与其交谈,转移其注意力,帮助患者松弛腹肌。然后,用一手或两手重叠,由浅入深,逐渐加压以达到深部触诊的目的,深部触诊法一般触诊的深度多在2 cm以上,可达4～5 cm。根据检查目的和手法的不同可分为以下几种。

(1) 深部滑行触诊法(deep slipping palpation):常用于腹腔深部包块和胃肠病变的检查。医师用右手并拢的示指、中指、环指三指平放在患者腹壁上,以手指末端逐渐加压到腹腔的脏器或包块上,做上下、左右的滑动触摸,如为肠管或索条状包块,应做与包块长轴相垂直方向的滑动触诊。

(2) 双手触诊法(bimanual palpation):左手掌置于被检查脏器或包块的后部,将被检查部位推向右手方向,使被检查脏器或包块位于双手之间,并进一步接近体表,用右手进行触诊。适用于肝、脾、肾、子宫和腹腔肿物的检查。

(3) 深压触诊法(deep press palpation):以一个或两个并拢的手指逐渐深压腹部被检查部位,用于探测腹部深在病变的部位或确定腹腔压痛点,如阑尾压痛点、胆囊压痛点、输尿管压痛点等。检查反跳痛时,在深压的基础上迅速将手抬起,并询问患者疼痛是否加重或观察患者面部是否出现痛苦表情。

(4) 冲击触诊法:又称浮沉触诊法。以右手并拢的示指、中指、环指三个手指取70°～90°角,放置于腹壁相应的检查部位,做数次迅速、较有力地冲击动作,在冲击时,指端会有腹腔内脏器或包块浮沉的感觉。适用于因大量腹水导致肝、脾及腹腔包块难以触及时的腹部触诊。由于急速冲击可使腹水在脏器表面暂时移去,脏器随之浮起,故指端易于触及肿大的肝、脾或腹腔内包块。该触诊法会使患者感到不适,操作时应尽量避免用力过大(图3-1)。

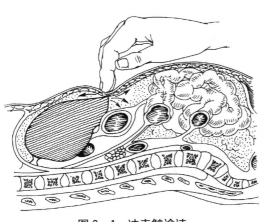

图3-1 冲击触诊法

(二) 触诊注意事项

1. 准备充分 检查前医师应向患者说明检查目的和检查过程,消除患者的紧张情绪,以取得患者密切配合。下腹部的检查应嘱患者先排尿,以免将充盈的膀胱误认为腹腔包块,有时还须排便后检查。

2. **体位合理**　患者应采取适宜的体位,才能达到检查目的。通常取仰卧位,双腿稍屈曲,腹肌放松,双手置于体侧。检查肝脏、脾脏或肾脏时,有时也可取侧卧位。

3. **方法正确**　检查时医师的手要温暖、轻柔,避免患者肌肉紧张,影响检查结果,检查过程中应随时观察患者的表情,及时询问患者的感觉。触诊检查的顺序应先从"健康"部位逐渐移向病变部位。触诊时要边触摸、边思索。通过分析病变的部位、特点、毗邻关系,以明确病变的性质和来源。

三、叩诊

叩诊(percussion)是用手指叩击身体表面某一部位,使之振动而产生音响,根据振动和声响的特点来判断被检查部位脏器有无异常的诊断方法。叩诊多用于确定肺尖宽度、肺下界、胸膜的病变、胸膜腔中液体或气体的多少、肺部病变的范围与性质,心界的大小与形状,肝、脾的边界、腹水的有无及多少,以及子宫、卵巢、膀胱有无异常情况等。

(一)叩诊方法

根据叩诊的手法和目的不同,可分为间接叩诊法与直接叩诊法。

1. **间接叩诊法**(indirect percussion)　叩诊时医师左手中指(板指)第2指节紧贴于叩诊部位,其余手指稍微抬起,勿与体表接触;右手各指自然弯曲,用右手中指指端叩击左手中指第2指骨的远端。叩击方向应与叩诊部位的体表相垂直,以活动腕关节与掌指关节为主进行叩诊,避免肘关节及肩关节参与运动(图3-2、图3-3)。叩击动作要灵活、短促、富有弹性。叩击后右手中指应立即抬起,以免影响对叩诊音的判断。

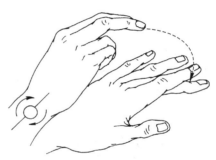

图 3-2　间接叩诊的技巧

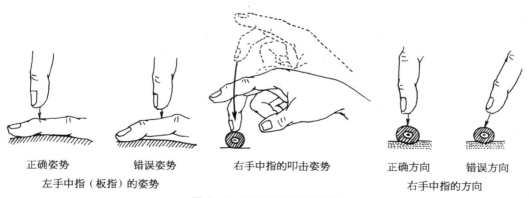

正确姿势　　　错误姿势　　　右手中指的叩击姿势　　　正确方向　　　错误方向

左手中指(板指)的姿势　　　　　　　　　　　右手中指的方向

图 3-3　间接叩诊法正误图

在同一部位每次只需连续叩击2~3下,如印象不深,可再连续叩击2~3下,切勿不间断地连续叩击,因为多次连续叩击会影响音响的振幅与节律,反而不利于对叩诊音的分辨。

2. **直接叩诊法**(direct percussion)　医师用右手拇指以外的四指掌面直接拍击被检查部位,借助于拍击的音响和指下振动的感觉来判断病变情况的方法称为直接叩诊法。适用于胸部或腹部面积较广泛病变的检查,如胸膜粘连或增厚、气胸、大量胸腔积液等。

(二)叩诊音

被叩击部位产生的音响称为叩诊音(percussion sound)。由于被叩击部位的组织或器官致密度、弹性、含气量以及与体表间的距离不同,叩击时可产生不同的叩诊音,根据叩诊音的频率(高者音调高,低者音调低)、振幅(大者音响强,小者音响弱)和是否乐音(有规律的振动、音律和谐),临床上分为清音、浊音、实音、鼓音和过清音五种。

1. **清音**(resonance) 为一种频率为100~128次/s、振动持续时间较长、音响不甚一致的非乐性叩诊音。清音是正常肺部的叩诊音。提示肺组织的弹性、含气量和致密度正常。

2. **浊音**(dullness) 为一种音调较高、音响较弱、振动持续时间较短的非乐性叩诊音。正常情况下见于被肺所覆盖的心脏或肝脏部分。病理状态下可见于含气量减少的肺组织(如肺炎)。

3. **实音**(flatness) 为音调较浊音更高、音响更弱、振动时间更短的非乐性叩诊音,亦称重浊音或绝对浊音。正常情况下见于心脏、肝脏等实质脏器不被肺组织覆盖的区域,病理状态下可见于大量胸腔积液或肺实变。

4. **鼓音**(tympany) 为音响比清音强,振动持续时间也较长的一种和谐的乐音,如同击鼓声。叩击含有大量气体的空腔器官时出现。正常情况下为左下胸的胃泡区及腹部的叩诊音,病理情况下可见于肺空洞、气胸或气腹等。

5. **过清音**(hyperresonance) 是鼓音范畴的一种变音,介于鼓音与清音之间,音调较清音低,音响较清音强,为一种类乐音。过清音的出现提示肺组织含气量增多、弹性减弱,常见于肺气肿。

(三)叩诊注意事项

1. **环境要求** 叩诊时环境要安静,以免影响对叩诊音的判断。

2. **体位变化** 叩诊的部位不同,患者采取的体位亦不相同,如叩诊胸部时,可取坐位和卧位;叩诊腹部时,可取仰卧位;叩诊移动性浊音时,患者应配合医师变换体位。

3. **叩诊要求** 叩诊时还应注意对称部位的比较与鉴别。除注意音响的变化外,还应注意不同病灶振动所引起的指下感觉的差异,两者互相配合,以便获得比较满意的叩诊效果。

4. **方法正确** 叩击力要均匀适当,应根据检查部位、病变性质、范围大小及位置深浅等具体情况而定。病灶或被检查部位范围小或位置表浅,宜采取轻(弱)叩诊法,如确定心、肝的相对浊音界;当被检查部位范围比较大或位置比较深时,则需使用中度叩诊法,如确定心或肝的绝对浊音界;若病灶距体表较深(7 cm左右),则需使用重(强)叩诊法。

四、听诊

听诊(auscultation)是指医师直接用耳或借助听诊器听取被检查者体内各部分活动时发出的声音,以判断人体组织器官是否处于正常状态的一种检查方法。广义的听诊包括听取患者身体各部分所发出的声音,包括语声、呼吸声、咳嗽声和呃逆、嗳气、呻吟、啼哭、呼(尖)叫发出的声音以及关节活动音和骨擦音等。这些声音有时会对临床诊断提供有用的线索。

听诊是体格检查的基本技能和重要手段,对心、肺疾病的诊断尤为重要。

(一)听诊方法

听诊分为直接听诊法和间接听诊法:

1. **直接听诊法**（direct auscultation）　是医师将耳郭直接贴附在被检查者的体表进行听诊的一种检查法。由于这种方法所能听到的体内声音很微弱，只有在某些特殊或紧急情况下才采用。是听诊器发明以前的常用的听诊方法。

2. **间接听诊法**（indirect auscultation）　是借助听诊器进行听诊的一种检查方法。这种方法不受被检查者体位的影响，而且对器官运动的声音还能起放大作用，使用范围很广，除用于听诊心、肺、腹部外，还可听取身体其他部分的声音如血管杂音、皮下捻发音、肌束颤动音、关节活动音、骨折面摩擦音等。

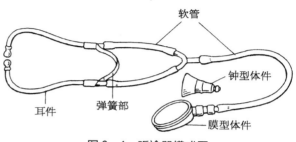

听诊器由耳件、体件（胸件）及软管三部分组成（图3-4）。体件分为两种类型：一种是钟型体件，适用于听取低调音，如二尖瓣狭窄产生的隆隆样舒张期杂音；一种是膜型体件，适用于听高调音，如主动脉瓣关闭不全产生的舒张期杂音。听诊是体格检查中的重点和难点，是临床医师必须掌握的基本功，需要勤学苦练、反复实践，才能熟练掌握和应用。

图3-4　听诊器模式图

（二）听诊注意事项

1. **检查要求**　环境要安静，温度要适宜，患者要放松。寒冷天气，为防止体件过凉，检查时听诊器体件接触皮肤前要先用手暖热。

2. **体位适当**　患者体位要适当，一般取坐位或卧位，必要时需更换体位。

3. **听诊准备**　选择合适的听诊器。被检查部位要充分暴露，为避免缝隙或摩擦产生附加音，听诊时听诊器体件应直接置于检查部位的皮肤表面以获取准确的听诊结果，切勿隔着衣服听诊。但也不要用力过度，使患者感到不适。

4. **听诊要求**　听诊时要细致、耐心，并要把注意力集中于被检查部位和器官所发出的声音。如肺部听诊要与对侧比较且排除心音的干扰，心脏听诊则要排除呼吸音的干扰。听诊肺部时，需与对侧对称部位比较。

五、嗅诊

嗅诊（smelling）是医师用嗅觉通过来自患者的异常气味，对患者的身体状态进行判断的一种诊断方法。异常气味通常来自患者的皮肤、黏膜、呼吸道、胃肠道、呕吐物、排泄物、脓液与血液等。常见异常气味的临床意义如下。

1. **汗液味**　正常汗液无强烈刺激性气味。酸性汗味见于风湿热或长期服用水杨酸、阿司匹林等解热镇痛药物者；狐臭味见于臭汗症；脚臭味见于多汗症或脚癣合并感染。

2. **痰液味**　正常痰液无特殊气味。痰液呈血腥味见于大咯血的患者；恶臭味提示支气管扩张症或肺脓肿。

3. **脓液味**　脓液有恶臭味应考虑气性坏疽的可能。

4. **呕吐物味**　胃内容物略带酸味。呕吐物有粪臭味见于肠梗阻；有烂苹果味并混有脓液可见于胃坏疽；有酒味见于饮酒和醉酒等；有浓烈的酸味见于幽门梗阻或狭窄的患者。

5. **粪便味** 粪便有腐败性臭味见于消化不良或胰腺功能不全;有腥臭味见于细菌性痢疾;肝腥味见于阿米巴痢疾。

6. **尿液味** 尿液有浓烈的氨味,见于膀胱炎。

7. **呼气味** 呼气中有浓烈的酒味见于酒后或醉酒;有刺激性蒜味见于有机磷农药中毒;有烂苹果味见于糖尿病酮症酸中毒;有氨味见于尿毒症;有腥臭味见于肝性脑病。

8. **口腔气味** 口臭见于口鼻部病变、肺脓肿、支气管扩张症、肺坏疽、消化不良、肝病、吸烟等;口腔中有苦杏仁味见于苦杏仁、桃仁、氰化物等含氰苷及氰酸的食物、药物中毒等;有血腥味见于体内大出血、维生素 C 缺乏等。

（周艳丽）

第四章 一般检查

导学

1. 掌握体温的测量方法、各测量法的正常值；掌握血压的测量方法及注意事项、正常值、高血压的定义；掌握常见典型面容的特点及临床意义；掌握常见异常步态的特点及临床意义；掌握蜘蛛痣、肝掌、水肿的检查法及临床意义；掌握浅表淋巴结的检查顺序、检查方法及局部和全身浅表淋巴结肿大的临床意义。

2. 熟悉体温各测量方法的优缺点、体温异常的临床意义；脉搏的检查法；血压异常的临床意义；被动体位、强迫体位的判断及临床意义。

3. 了解意识状态的检查法；发育与体型的检查法及异常的临床意义；营养状况的确定、营养不良及肥胖的常见原因；皮肤弹性、颜色、湿度异常的临床意义；皮疹、紫癜、皮下结节的检查法及临床意义；毛发分布异常的临床意义。

一般检查是对被检查者全身状态的概括性观察。检查方法以视诊为主，有时需配合触诊进行。一般检查的内容包括：全身状态(生命体征、发育与营养、意识状态、面容表情、体位、步态与姿势等)、全身皮肤和浅表淋巴结的检查。

第一节 | 全身状态检查

一、生命体征

生命体征(vital sign)是评价被检查者生命活动的重要指标，包括体温、脉搏、呼吸和血压。

(一)体温(body temperature,T)

1. 体温测量方法及正常范围

(1)口测法：将消毒后的体温计置于被检查者舌下，让其紧闭口唇，测量5 min后读数。正常值为36.3～37.2℃。为使结果较为准确，注意事项：被检查者不用口腔呼吸、测量前避免喝热水或冷水。口测法易发生交叉感染，且不能用于婴幼儿、精神病患者及意识障碍者。

(2)肛测法：被检查者取侧卧位，将肛门体温计的头端涂以润滑剂、徐徐插入肛门深达体温计的一半，测量5 min后读数。肛测法一般较口测法高0.3～0.5℃，正常值为36.5～37.7℃。肛测法结果较稳定,受外界环境影响小,适合婴幼儿及意识障碍者。

(3)腋测法:将体温计水银端放入被检查者腋窝深处,嘱其用上臂将体温计夹紧,测量 10 min 后读数。正常值 36.0～37.0℃。腋测法简便、安全,不易发生交叉感染,是最常用的体温测定方法,但易受外界条件影响发生误差。

生理情况下,体温可因年龄、性别、昼夜等因素而有一定的波动,但 24 h 波动幅度一般不超过 1℃。早晨体温略低,下午略高;运动、餐后、月经期前及妊娠期妇女体温略高;老年人体温略低。

2. **体温测量误差的常见原因**

(1)测量前未将体温计的水银甩至 35℃ 以下,使测量结果高于实际体温。

(2)明显消瘦、病情危重或意识障碍的患者,不能将体温计夹紧,使测量结果低于实际体温。

(3)检测前温水漱口或局部(如腋窝)放置冰袋、热水袋时,影响测量结果。

3. **体温异常的临床意义**

(1)体温高于正常参考值的上限 0.5℃ 称为发热,临床意义见第二章第一节。

(2)体温低于正常称体温过低,见于休克、慢性消耗性疾病、严重营养不良、甲状腺功能低下、在低温环境中暴露过久等。

(二)脉搏

脉搏(pulse,P)是指随着心脏节律性的收缩和舒张,主动脉内的压力(血液)节律性变化,引起主动脉壁相应地扩张与回缩,并沿着血管壁传到周围,表现为周围动脉的节律性搏动。在一定程度上能反映心脏的频率、节律、收缩力及动脉血管壁的状态。

检查脉搏时,一般选择桡动脉,通常检查者以右手的示指、中指、环指并拢,指端平放在桡动脉近手腕处,进行细致的触诊。检查内容包括脉搏的频率、节律、紧张度、强弱或大小及动脉管壁的弹性等。

1. **脉率** 脉率的检查至少计数 30 s。正常成人安静状态下脉率为 60～100 次/min。生理性波动:儿童较快,婴幼儿可达 130 次/min;女性较男性快;老年人较慢;白天、餐后、体力活动或情绪激动时增快,睡眠时减慢。病理性增快见于发热、疼痛、贫血、甲状腺功能亢进症、心力衰竭、休克、心肌炎等;病理性脉率减慢见于颅内高压、病态窦房结综合征、完全性房室传导阻滞、甲状腺功能减退症或服用 β 受体阻滞剂等。此外,还应注意脉率与心率是否一致,心房颤动、频发期前收缩等心律失常时脉率少于心率(同时计数),称为脉搏短绌(pulse deficit)。

2. **节律** 正常人脉搏节律基本规整。脉搏快慢不一为脉律不齐。部分正常儿童、青少年可随呼吸周期而出现脉搏的周期性变化即吸气时脉搏增快,呼气时减慢,屏气时变整齐,为呼吸性窦性心律不齐。病理情况下脉律不齐见于心律失常如期前收缩、心房颤动、二度房室传导阻滞等。

3. **紧张度** 以近端的手指按压桡动脉,并逐渐用力使远端手指触不到脉搏搏动(近端手指阻断了血流),近端手指完全阻断血流所需的压力,为脉搏的紧张度,能大致反映动脉收缩压的高低。

4. **强弱** 脉搏的强弱取决于心输出量和周围血管阻力。心输出量大、周围血管阻力较小或正常时,脉搏强而大,称为洪脉,见于高热、贫血、甲状腺功能亢进症、主动脉瓣关闭不全等。反之,脉搏细弱,称为细脉或丝脉,见于心功能不全、休克、主动脉瓣狭窄等。脉搏强弱不一见于心房颤动和频发期前收缩等。

5. **动脉壁的弹性** 正常人动脉管壁光滑并具有一定弹性。检查时若用力压迫动脉近心端,其远心端仍能触及搏动,提示动脉硬化。严重动脉硬化者因缺乏弹性呈条索状或结节状。

(三) 呼吸

观察记录被检查者呼吸(respiration,R)的频率、节律、深度等。检查方法及临床意义见第七章第三节。

(四) 血压

动脉血压简称血压(blood pressure,BP),是指血液在血管里流动对血管壁产生的压力,是重要的生命体征。

1. **检查方法**　直接测量法:经皮穿刺将特制的导管置入需要测定压力的动脉内,导管尾部与多导电生理记录仪的压力换能器连接,即可描记该动脉内的压力曲线,并读出血压值。测量结果精确,但属有创检查,需要一定的实验室条件(心脏导管室)。间接测量法:目前常用袖带加压法,简便易行,但影响因素较多。血压计有水银柱式血压计和符合国际标准[英国高血压学会(BHS)、美国医检协会(AAMI)、欧洲高血压学会(ESH)]的电子血压计。

(1) 诊室血压:目前常用袖带加压法测量上臂肱动脉的压力。① 测压前30 min 内被测者应避免剧烈运动、进食、咖啡、茶、吸烟,精神放松,排空膀胱,至少休息5 min。② 被测者裸露上臂,上臂与心脏处在同一水平(坐位平第4肋软骨、仰卧位平腋中线)。③ 将袖带平展、紧贴缚于右上臂,袖带下缘在肘弯横纹上2.5 cm,袖带的中央位于肱动脉处。④ 将听诊器体件置于搏动的肱动脉上,旋紧气囊按钮边充气边听诊,待动脉音消失,再使汞柱升高20~30 mmHg(1 kPa≈7.5 mmHg),然后反向旋开气囊按钮开始缓慢放气(以汞柱缓慢下降2~6 mmHg/s为宜)。放气过程中双眼平视下降的水银柱凸面,同时仔细听取柯氏(Korotkoff)音:听到的第1个响亮拍击声为第Ⅰ期,随后声音逐渐增强为第Ⅱ期,继而出现柔和吹风样杂音为第Ⅲ期,再后音调突然变低钝为第Ⅳ期,最终声音消失为第Ⅴ期。以柯氏音第Ⅰ时相(第1音)和第Ⅴ时相(消失音)水银柱凸面的垂直高度分别记为收缩压和舒张压读数。柯氏音不消失者,以柯氏音第Ⅳ时相(变音)为舒张压。⑤ 快速放气至0。间隔1~2 min重复测量,取2次读数的平均值记录。若收缩压或舒张压的两次读数相差5 mmHg以上,应再次测量,以3次读数的平均值作为测量结果。收缩压与舒张压之差值为脉压,舒张压加1/3脉压为平均动脉压。正常人两上肢血压可有5~10 mmHg的差别,下肢血压较上肢高20~40 mmHg。

某些情况下(如多发性大动脉炎、动脉缩窄等)需测下肢血压,被检查者取俯卧位,袖带束于腘窝上部3~4 cm处,听诊器体件放在腘窝的腘动脉搏动处。

(2) 家庭自测血压:由被测者自己或者家庭成员完成,可使用水银柱式血压计或者电子血压计。

(3) 动态血压监测(ambulatory blood pressure monitoring,ABPM):一般监测24 h,测压间隔时间可选择15、20、30 min,夜间测压间隔时间可延长至30 min。

2. **记录方式**　以收缩压/舒张压 mmHg方式记录,水银柱血压计读取血压数值时,末位数值只能为0、2、4、6、8,不能出现1、3、5、7、9。应避免全部粗略读为尾数0或5的血压值。

3. **血压水平的判断**

(1) 诊室血压的水平判断根据《中国高血压防治指南》(2010年修订版)的血压水平分类和定义(表4-1)。

表 4 - 1　血压水平分类和定义

分　　类	收缩压(mmHg)		舒张压(mmHg)
理想血压	<120	和	<80
正常高值血压	120～139	和(或)	80～89
高血压	≥140	和(或)	≥90
1 级高血压(轻度)	140～159	和(或)	90～99
2 级高血压(中度)	160～179	和(或)	100～109
3 级高血压(重度)	≥180	和(或)	≥110
单纯收缩期高血压	≥140	和	<90

注：当收缩压和舒张压分属于不同级别时，以较高的分级为准

　　(2)诊室、家庭自测及动态血压监测的高血压标准见《国家基层高血压防治管理指南》(2017 版)(表 4 - 2)。

表 4 - 2　诊室及诊室外高血压诊断标准

分　　类	收缩压(mmHg)		舒张压(mmHg)
诊室	≥140	和(或)	≥90
动态血压监测			
白天平均值	≥135	和(或)	≥85
夜间平均值	≥120	和(或)	≥70
24 h 平均值	≥130	和(或)	≥80
家庭自测血压	≥135	和(或)	≥85

　　4. 血压变异的临床意义　收缩压主要与心肌收缩力和心搏出量成正相关,舒张压主要与外周血管阻力的高低有关,外周阻力大则舒张压高,外周阻力小则舒张压低。

　　(1)高血压：诊室血压要求至少 3 次非同日的血压测定,收缩压≥140 mmHg 和(或)舒张压≥90 mmHg;其他的测量方式达表 4 - 2 水平即为高血压。绝大多数见于原发性高血压(高血压病);5%～10%为继发性高血压,见于肾实质、内分泌、肾血管等疾病引起的血压升高。

　　(2)低血压：血压低于 90/60 mmHg 时,称为低血压。常见于休克、急性心肌梗死、心力衰竭、心包填塞等,也可见于极度衰弱的患者。由仰卧位变为直立位的 3 min 内,收缩压下降≥20 mmHg 和(或)舒张压下降≥10 mmHg,同时伴有低灌注的症状如头晕或晕厥,称为直立性低血压(orthostatic hypotension),多见于老年人群的高血压。

　　(3)脉压改变：脉压>40 mmHg 为脉压增大,见于主动脉瓣关闭不全、甲状腺功能亢进症、老年主动脉硬化等。脉压<30 mmHg 为脉压减小,见于主动脉瓣狭窄、心力衰竭、低血压或休克、心包积液、缩窄性心包炎等。

　　(4)上下肢血压差异常：双上肢血压差>10 mmHg 见于多发性大动脉炎、血栓闭塞性脉管炎、先天性动脉畸形等。下肢血压<上肢血压,提示相应部位动脉狭窄或闭塞,见于主动脉缩窄、闭塞性动脉硬化、胸腹主动脉型大动脉炎等。

二、发育与体型

(一) 发育

1. **发育正常** 人体在生命过程的发展变化,总称发育(development)。发育正常与否应通过年龄、智力和体格成长状态(身高、体重及第二性征)等指标进行综合评价。发育正常与否与遗传、内分泌、营养代谢、生活条件及体育锻炼等多种因素有关。

一般成人发育正常的指标包括:头部的长度为身高的$1/7 \sim 1/8$;胸围为身高的$1/2$;双上肢展开后,左右指端的距离与身高基本一致;坐高等于下肢的长度。正常人各年龄组的身高与体重之间存在一定的对应关系。

2. **异常发育的特点及临床意义**

(1) 临床上的发育异常与内分泌的改变密切相关。在发育成熟前如发生垂体前叶功能亢进,可致体格异常高大,称为巨人症(gigantism);如发生垂体功能减退,可致体格异常矮小(身体各部位比例正常),称为垂体性侏儒症(pituitary dwarfism)。新生儿期如发生甲状腺功能减退,可出现体格矮小(坐高明显大于下肢的长度)和智力低下,称为呆小病(cretinism)。

(2) 性激素的水平可影响第二性征的发育。如结核病、肿瘤影响性腺功能时,或者性染色体异常时,可导致第二性征的改变。男性出现"阉人"征(eunuchism),表现为上、下肢过长,骨盆宽大,无胡须、毛发稀少,皮下脂肪丰满,外生殖器发育不良,发音女声;女性出现乳房发育不良,闭经,体格男性化,多毛,皮下脂肪减少,发音男声。

(3) 婴幼儿时期营养不良亦可影响发育,如维生素 D 缺乏时可致佝偻病。

(二) 体型

临床上根据身体各部发育的外观表现,包括骨骼、肌肉的生长与脂肪分布的状态等,把成年人的体型分为以下三种。

1. **正力型(匀称型)** 体格的各个部分结构比例匀称适中,腹上角90°左右,见于多数正常成人。

2. **无力型(瘦长型)** 体高肌瘦、颈细长、肩窄下垂、胸廓扁平、腹上角小于90°。

3. **超力型(矮胖型)** 体格粗壮、颈粗短、肩宽平、胸围大、腹上角大于90°。

体型对某些疾病的诊断提示线索:如超力型与高血压病、2 型糖尿病等关系密切;一些慢性消耗性疾病如结核、恶性肿瘤等无力型多见。

三、营养状态

营养状态(state of nutrition)与食物的摄入、消化、吸收和代谢等多种因素有关。

(一) 检查方法

1. **综合判断** 通常根据皮肤及其附属结构(毛发、指甲等)、皮下脂肪、肌肉的发育情况进行综合判断。最简便而迅速的方法是观察皮下脂肪充实的程度,常用的观察部位是前臂屈侧或上臂背侧下 1/3 处。常见营养状态分级如下。

(1) 良好:皮肤有光泽、弹性良好,皮下脂肪丰满而有弹性,肌肉结实,指甲、毛发润泽,肋间隙及锁骨上窝深浅适中。

(2) 不良:皮肤黏膜干燥、弹性降低,皮下脂肪菲薄,肌肉松弛无力,指甲粗糙无光泽,毛发稀疏,肋间隙及锁骨上窝凹陷,肩胛骨和髂骨棱角突出。

（3）中等：介于上述两者之间。

2. **其他** 在一定时间内监测体重及体重指数（body mass index，BMI）的变化也可反映机体的营养状态：

标准体重（kg）＝身高（cm）－105，标准体重在±10%范围内为正常。

体重指数（BMI）＝体重（kg）／身高^2（m^2），BMI 18.5～23.9 kg/m^{2}为正常。

（二）常见的营养异常及临床意义

1. **营养不良** 当体重减轻至不足标准体重的90%或体重指数（BMI）<18.5 kg/m^2，称为消瘦,极度消瘦者称为恶病质。引起营养不良的常见原因有以下几个方面。

（1）摄食与消化障碍：多见于消化系统疾病,如食管、胃肠道、胰腺、肝脏及胆道疾病引起的严重恶心、呕吐、消化液或酶的合成和分泌减少,影响消化和吸收。

（2）消耗增多：常见于糖、脂肪和蛋白质的消耗过多导致负氮平衡的慢性消耗性疾病和内分泌代谢性疾病,如慢性活动性肺结核、恶性肿瘤晚期、溃疡性结肠炎等。

2. **肥胖** 体内中性脂肪积聚过多、摄入热量过多或某些内分泌疾病,使体重增加,超过标准体重的20%以上者称为肥胖。目前诊断肥胖的标准有：BMI≥24 kg/m^{2}为超重,BMI≥28 kg/m^{2}为肥胖;男性腰围≥90 cm、女性腰围≥85 cm为中心型肥胖。肥胖分为单纯性和继发性两种：

（1）单纯性肥胖：全身脂肪分布均匀、身体各系统无功能性或器质性异常,常有一定的遗传倾向。

（2）继发性肥胖：主要为某些内分泌疾病所致。如弗勒赫利希综合征（Frohlich syndrome,又称肥胖生殖无能综合征）、库欣综合征（Cushing syndrome,又称皮质醇增多综合征）、甲状腺功能减退症等。

四、意识状态

判断患者意识状态多采用问诊,通过交谈了解患者的思维、反应、情感、计算及定向力等方面的情况。根据具体情况可依次选择痛觉试验、基本反射（角膜反射、瞳孔对光反射等）及生命体征的检查,以确定患者意识障碍的程度。

意识障碍的临床意义见第二章第十八节。

五、面容与表情

面容（facial feature）是指与面部的面貌和气色;表情（expression）是指表现在人面部或姿态上的思想感情。健康人表情自然,神态安怡。某些疾病会出现典型的面容,对临床诊断有重要价值。常见的典型面容如下。

1. **急性病容** 面色潮红,兴奋不安,鼻翼扇动,口唇疱疹,表情痛苦。多见于肺炎链球菌肺炎、疟疾、流行性脑脊髓膜炎等。

2. **慢性病容** 面容憔悴,面色晦暗或苍白无华,目光暗淡。见于慢性消耗性疾病,如恶性肿瘤、肝硬化、严重结核病等。

3. **贫血面容** 面色苍白,唇舌色淡,表情疲惫。见于各种原因所致的贫血。

4. **肝病面容** 面色晦暗,额部、鼻背、双颊有褐色色素沉着。见于慢性肝脏疾病。

5. **肾病面容** 面色苍白,眼睑、颜面水肿,舌色淡、舌缘有齿痕。见于慢性肾脏疾病。

6. **甲状腺功能亢进面容**　眼裂增宽,眼球凸出,目光炯炯有神,兴奋不安,烦躁易怒。见于甲状腺功能亢进症(图4-1)。

7. **黏液性水肿面容**　面色苍黄,颜面水肿,睑厚面宽,目光呆滞,反应迟钝,眉毛、头发稀疏,舌胖色淡。见于甲状腺功能减退症(图4-2)。

8. **二尖瓣面容**　双颊暗红,口唇轻度发绀,舌色晦暗。见于风湿性心瓣膜病二尖瓣狭窄(图4-3)。

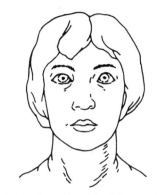 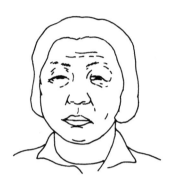 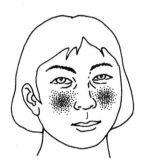

图4-1　甲状腺功能亢进面容　　　图4-2　黏液性水肿面容　　　图4-3　二尖瓣面容

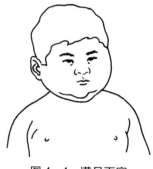 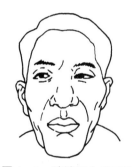

图4-4　满月面容　　　　　图4-5　肢端肥大症面容

9. **满月面容**　面如满月,皮肤发红,常伴痤疮和胡须。见于库欣综合征及长期应用糖皮质激素者(图4-4)。

10. **伤寒面容**　表情淡漠,反应迟钝呈无欲状态。见于伤寒、脑脊髓膜炎、脑炎等高热衰竭者。

11. **苦笑面容**　牙关紧闭,面肌痉挛,呈苦笑状。见于破伤风。

12. **肢端肥大症面容**　头颅增大,面部变长,下颌增大、向前突出,眉弓及两颧隆起,唇舌肥厚,耳鼻增大。见于肢端肥大症(图4-5)。

13. **面具面容**　面部呆板,无表情,似面具样。见于帕金森病、脑炎等。

14. **病危面容**　面色苍白,眼窝凹陷,表情淡漠,目光晦暗,皮肤干燥无光泽。见于休克、大出血、脱水及急性腹膜炎。

六、体位

体位(position)是指身体所处的位置。体位对某些疾病的诊断具有一定的意义。常见的体位有以下几种。

1. **自动体位**(active position)　身体活动自如,不受限制。见于正常人、病情轻或疾病早期。

2. **被动体位**(passive position)　患者不能自己调整或变换身体的位置。见于极度衰竭或意识丧失者。

3. **强迫体位**(compulsive position)　为减缓疾病的痛苦,患者被迫采取某种特殊的体位。临床上常见的强迫体位可见以下几种。

(1) 强迫仰卧位:患者仰卧,双腿蜷曲,借以减轻腹部肌肉的紧张程度。见于急性腹膜炎等。

(2) 强迫俯卧位:俯卧位可减轻脊背肌肉的紧张程度。见于脊柱疾病。

(3) 强迫侧卧位:多采取患侧卧位,常见于一侧胸膜炎和大量胸腔积液的患者,因限制了患侧胸廓活动而减轻疼痛,并有利于健侧代偿呼吸。

(4) 强迫坐位:又称端坐呼吸,患者坐于床沿上,两手置于膝盖或扶持床边,双腿下垂。目的是便于辅助呼吸肌参与呼吸运动、加大膈肌活动度、增加肺通气量,减少回心血量。见于心、肺功能不全者。

(5) 强迫蹲位:患者在活动时因呼吸困难和心悸而被迫停止活动并采用蹲踞位或膝胸位以缓解症状。见于先天性发绀型心脏病。

(6) 强迫停立位:患者在活动时突发心前区疼痛,被迫立刻停止活动、站住,并以右手按抚心前部位,待症状稍缓解后,才继续行走。见于心绞痛发作。

(7) 辗转体位:因腹痛发作时,患者辗转反侧,坐卧不安。见于胆石症、胆道蛔虫症、肾绞痛、肠绞痛等。

(8) 角弓反张位:颈部及脊背肌肉强直,患者出现头向后仰,胸腹前凸,背过伸,躯干呈弓形。见于破伤风及小儿脑膜炎。

七、步态

步态(gait)指走动时的频率、节律、方式和姿态。正常成人步态稳健,可因年龄、机体状态和职业不同有所不同,如儿童喜急行或小跑,青壮年矫健快速,老年人常为小步慢行。某些疾病可导致特征性的步态,有助于疾病的诊断。常见的典型异常步态如下。

1. **痉挛性偏瘫步态**　瘫痪侧肢体肌张力增高,行走时患侧上肢屈曲、内收、前旋,无正常摆动,下肢伸直并外旋,脚尖拖地,向外划半圈跨前一步,故又称划圈样步态。常见于急性脑血管疾病的后遗症(图4-6-a)。

2. **小脑共济失调步态**　行走时双脚分开较宽(阔基底),步态不规则、笨拙,身体左右摇晃、常向侧方倾斜,走直线困难。常见于小脑病变如小脑肿瘤、卒中、遗传性小脑疾病及多发性硬化。

3. **醉酒步态**　行走时重心不稳,身体左右摇晃、前后倾斜,随时有可能失去平衡而跌倒,如醉酒状。见于乙醇中毒或巴比妥中毒。

4. **慌张步态**　起步困难,起步后小步急速趋行,身体前倾,双脚擦地,越来越快,有难以止步之势,同时双上肢缺乏连带性摆动动作。见于帕金森病(图4-6-b)。

5. **跨阈步态**　由于踝部肌腱、肌肉弛缓,患足下垂,行走时患侧下肢必须比健侧下肢抬起更高(以弥补患侧足下垂的高度),才能起步,状如跨越门槛。见于腓总神经麻痹(图4-6-c)。

6. **蹒跚步态**　走路时身体左右摇摆似鸭行。见于佝偻病、大骨节病、进行性肌营养不良、先天性双侧髋关节脱位等。

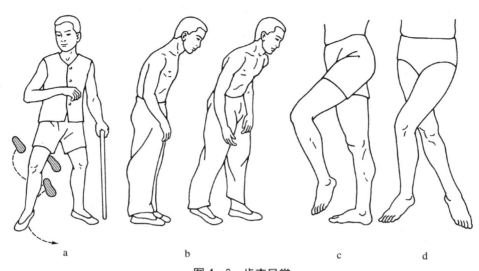

图 4 - 6 步态异常

a. 偏瘫步态　b. 慌张步态　c. 跨阈步态　d. 剪刀步态

7. **剪刀步态** 由于双下肢肌张力增高,尤以伸肌和内收肌张力增高明显,移步时下肢内收过度,两腿交叉呈剪刀状。见于脑性瘫痪与截瘫(双侧锥体束损伤)(图4-6-d)。

8. **间歇性跛行** 行走中,因下肢突发性疼痛而被迫停止行进,需稍休息后方能继续行进。见于各种原因引起的下肢动脉硬化。

9. **感觉性共济失调步态** 步态不稳,两脚间距很宽,起步时一脚高抬,骤然垂落,双目向下注视,以防身体倾斜,闭目时则不能保持平衡。见于脊髓痨、脊髓亚急性联合变性、多发性硬化、感觉神经病等脊髓后索病变。

(徐红娟)

第二节 ｜ 皮 肤 检 查

检查皮肤应在自然光线下进行、以视诊为主,有时需配合触诊才能获得更加详尽的征象。

一、颜色

皮肤的颜色与毛细血管的分布、血液的充盈度、色素的多少及皮下脂肪的厚薄有关。常见的皮肤颜色变化有以下几种。

1. **苍白(pallor)** 各种病因所致的贫血是皮肤苍白最常见的原因,此外末梢毛细血管痉挛或充盈不足,如寒冷、惊恐、休克、虚脱以及主动脉瓣关闭不全等也可引起;局部皮肤苍白主要见于四肢末端的动脉痉挛或阻塞性疾病如雷诺病(Raynaud disease)或雷诺现象(Raynaud phenomenon)、血栓闭塞性脉管炎等。

2. **发红（redness）**　皮肤发红与毛细血管扩张充血、血流加速、血量增加及血红蛋白、红细胞量增多有关。生理情况下见于运动、饮酒、情绪激动等。病理情况下见于各种发热性疾病如肺炎链球菌肺炎、肺结核、猩红热；某些中毒如阿托品和一氧化碳中毒；还可见于真性红细胞增多症。

3. **发绀（cyanosis）**　是指皮肤黏膜呈青紫色。主要由毛细血管内血液中还原血红蛋白或含有异常血红蛋白所致（详见第二章第六节）。

4. **黄染（stained yellow）**　皮肤黏膜发黄称为黄染。常见的原因有：① 血液中胆红素增多引起的黄疸。见于溶血性贫血、肝细胞损害、充血性心力衰竭、胆道疾病、胰头癌、先天性胆红素代谢和排泌障碍等。黄疸首先出现于巩膜、黏膜，严重时才会出现皮肤黄染（详见第二章第十二节）。② 血液中 β 胡萝卜素含量增多引起的黄染。与过多食用胡萝卜、南瓜、橘子等食物有关。黄染首先出现于手掌、足底、前额皮肤，一般不引起巩膜和口腔黏膜黄染。③ 长期服用带有黄色的药物，如阿的平等可使皮肤黄染，严重者可出现巩膜黄染，以角膜缘周围最明显，离角膜边缘愈远黄染愈浅为其特点，借此与黄疸鉴别。

5. **色素沉着（pigmentation）**　表皮基底的黑色素增多使皮肤的色泽加深，称为色素沉着。分为生理性和病理性两种。生理情况下见于身体的外露部分以及乳头、腋窝、生殖器官、关节、肛门周围等处。如果这些部位的色素明显加深，或其他部位出现色素沉着，提示为病理征象。常见于慢性肾上腺皮质功能减退、肝硬化、肝癌晚期、肢端肥大症、黑热病、疟疾以及使用某些药物如砷剂和抗肿瘤药物等。此外，妊娠期妇女在面部、额部可出现棕褐色对称性的色素斑，为妊娠斑；老年人全身或面部也可发生散在的色素斑片，为老年斑。

6. **色素脱失（depigmentation）**　体内酪氨酸酶缺乏时，酪氨酸在体内不能转化为多巴而生成黑色素，皮肤丧失原有的色素形成脱失斑片，称为色素脱失。

（1）白化症（albinism）：为全身皮肤和毛发色素脱失，属常染色体隐性遗传性疾病，先天性酪氨酸酶缺乏所致。

（2）白癜风（vitiligo）：为多形性、大小不等的色素脱失斑片。临床特点为进展缓慢，多无症状且不引起生理功能改变。

（3）黏膜白斑（leukoplakia）：常发生于口腔黏膜与女性外阴部的圆形或椭圆形色素脱失斑片，面积一般不大，因可继发癌变，通常认为是一种癌前病变。

二、湿度

皮肤湿度（moisture）与汗腺分泌功能有关。生理情况下汗液分泌的多少与机体所处的外部环境（如温度、湿度等）有关。病理情况下，出汗过多见于风湿病、结核病活动期及甲状腺功能亢进症、佝偻病、脑炎后遗症等。夜间睡后出汗，称为盗汗，多见于结核病。皮肤冰冷而潮湿者见于周围循环衰竭。阵发性出汗见于自主神经功能紊乱如糖尿病、脑血管后遗症、更年期综合征等。皮肤异常干燥见于维生素 A 缺乏症、严重脱水、硬皮病及黏液性水肿等。

三、弹性

皮肤的弹性（elasticity）与年龄、营养状态、皮下脂肪及组织间隙液体量多少有关。儿童、青年人皮肤紧张富有弹性，中年以后弹性逐渐减弱，老年人皮肤组织萎缩、皮下脂肪减少，弹性较差。

检查皮肤弹性的方法是用示指和拇指将手背或前臂内侧皮肤提起后放松，正常人皮肤富有弹性，松手后皮肤皱褶迅速展平，恢复原状。当皮肤弹性减弱时，皱褶展平缓慢，常见于重度营养不良、慢性消耗疾病、严重脱水。

四、皮疹

皮疹(rash)多为全身性疾病的表现之一,是诊断某些疾病的重要依据。多见于传染病、皮肤病、药物及其他物质所致的过敏反应。不同疾病的皮疹形态及出现规律具有一定的特异性,所以发现皮疹时应注意其分布的部位、形态、大小、颜色、压之是否褪色、平坦或隆起,有无瘙痒及脱屑、出现的先后顺序与消退的时间。常见的皮疹有下列几种。

1. **斑疹(maculae)** 局部皮肤发红,一般不隆起皮肤表面,见于麻疹初起、斑疹伤寒、丹毒、风湿性多形红斑等。

2. **丘疹(papule)** 除局部颜色改变外,病灶还隆起于皮肤表面,见于药物疹、麻疹、猩红热、湿疹等。

3. **斑丘疹(maculopapule)** 隆起的丘疹伴有周围皮肤发红的底盘,可见于风疹、猩红热、药疹。

4. **荨麻疹(urticaria)** 又称风疹块,皮肤暂时性的水肿隆起,呈苍白色或红色,属速发型变态反应,见于多种过敏反应。

5. **玫瑰疹(roseola)** 一种直径2~3 mm的鲜红色圆形斑疹,为病灶周围血管扩张所致。检查时拉紧附近皮肤或手指按压可使皮疹消退,松开时又复现,多出现于胸腹部,是伤寒和副伤寒具有诊断意义的特征性皮疹。

五、皮下出血

皮下出血(subcutaneous hemorrhage)是指皮肤或黏膜下出血。根据出血的大小分为:出血面直径<2 mm为瘀点(petechia);直径3~5 mm为紫癜(purpura);直径>5 mm为瘀斑(ecchymosis);片状出血伴有皮肤显著隆起者为血肿(hematoma)。皮下出血见于血液病(如特发性血小板减少性紫癜、血友病、白血病、再生障碍性贫血等)、重症感染(如败血症)、某些血管损害性疾病(如过敏性紫癜)以及毒物或药物中毒等。

小的出血点应与皮肤上红色的皮疹或小红痣进行鉴别:皮疹加压时一般可褪色或消失,出血点和小红痣加压后不褪色;小红痣加压时不褪色但触诊时可感到稍突出皮面,借此与出血点鉴别。

六、蜘蛛痣与肝掌

蜘蛛痣(spider angioma)是由皮肤小动脉分支末段扩张而形成的血管痣,中心稍隆起,周围呈辐射形的小血管分支,形如蜘蛛而得名(图4-7)。大小不一,大者直径可达数厘米以上,小的如大头针帽。常出现于上腔静脉分布的区域,如面部、颈部、前胸、肩部、上臂部、手背等处。检查方法:用棉签压迫蜘蛛痣中心,则周围辐射状的血管消失,移去压力后即复原。一般认为蜘蛛痣与体内雌激素水平增高有关。常见于慢性肝炎或肝硬化(体内雌激素灭活减少)。有时也见于妊娠期妇女。

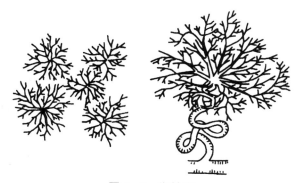

图4-7 蜘蛛痣

慢性肝病患者手掌的大、小鱼际处常发红,加压后褪色,称为肝掌(liver palm),发生机制与蜘蛛痣相同。

七、水肿

皮肤水肿(edema)是指皮下组织的细胞内及组织间隙内有过量的液体集聚。水肿的检查方法为触诊结合视诊进行。如用手指加压受压局部出现凹陷,称为凹陷性水肿(pitting edema)。黏液性水肿虽也表现组织明显肿胀,但指压后并无凹陷。

全身性水肿见于失代偿性肝硬化、充血性心力衰竭、慢性肾脏疾病、重度营养不良等。局部性水肿见于外伤、过敏、血栓、局部炎症等原因所致的毛细血管通透性增加、静脉及淋巴回流障碍(详见第二章第八节)。

八、皮下结节

皮下结节(subcutaneous nodule)检查时常通过视诊与触诊相结合,以明确其部位、大小、硬度、压痛及移动度等。肘、膝、踝关节附近的圆形、质硬的无痛性小结节,多为风湿小结,见于风湿热;指尖、足趾、大小鱼际肌部位的红色或紫色、豌豆大小的痛性结节,多为 Osler 小结,见于亚急性感染性心内膜炎;耳轮、跖趾关节、指间关节、掌指关节等部位,大小不一的结节,多为痛风石,是痛风的特征性表现;眼睑或内眦附近及手背的皮肤黄色瘤与家族性高胆固醇血症有关。此外,还可有皮下脂肪瘤、神经纤维瘤、恶性肿瘤皮下转移,皮下寄生虫结节(猪带绦虫囊尾蚴结节、并殖吸虫病)等。

九、毛发

毛发(hair)的分布、颜色及曲直与遗传、年龄、营养等有关,对临床诊断有辅助意义。正常人的头发分布均匀有光泽。男性一般体毛较多,阴毛呈菱形分布,以耻骨部最宽,上方尖端可达脐部,下方尖端可延至肛门前方;女性体毛较少,阴毛多呈倒三角形分布。

1. **毛发脱落** 弥漫性脱发常见于甲状腺功能减退症、应用抗肿瘤药物(如环磷酰胺等)、接触放射线等;局限性脱发见于脂溢性皮炎(头顶部)、神经营养障碍所致的斑秃。眉毛与头发同时脱落见于麻风、梅毒。

2. **毛发增多** 见于库欣综合征和长期使用肾上腺皮质激素者,女性患者出现类似男性毛发的分布,可有胡须生长。

(徐红娟)

第三节 ｜ 淋巴结检查

淋巴结分布于全身,体格检查只能检查到身体各部的表浅淋巴结。正常情况下,表浅淋巴结很小,直径不超过 0.2～0.5 cm,质地柔软,表面光滑,无压痛,与周围组织无粘连,不易触及。

一、浅表淋巴结的分布及收纳区域(表4-3)

表4-3　浅表淋巴结的位置及收纳范围

淋巴结	位　置	收　纳　范　围
耳前淋巴结	耳屏前方	唇、眼睑、耳郭、外耳道、鼻根部,头皮额、顶、颞区
乳突(耳后)淋巴结	耳后,胸锁乳突肌上端浅面	颞、顶、乳突区、耳郭
枕淋巴结	枕部皮下,斜方肌起点的浅面	项部、枕部
颌下淋巴结	下颌下腺附近,下颌角与颏部的中间部位	眼、鼻、唇、牙、舌及口底
颏下淋巴结	颏下三角内	颏部、下唇中部、口底、舌尖
颈前淋巴结	胸锁乳突肌表面及下颌角处	舌骨下区
颈后淋巴结	斜方肌前缘	腮腺、枕部、耳后
锁骨上淋巴结	锁骨与胸锁乳突肌所处的夹角	乳房上部、左侧食管、胃等;右侧气管、胸膜、肺等
腋窝淋巴结	腋血管及其分支	上肢、胸壁、脐以上腹壁、乳房、肩胛区、背部
滑车上淋巴结	肱骨内上髁上方3~4cm处,肱二头肌与肱三头肌的肌间沟	手、前臂尺侧半
腹股沟淋巴结	股前内侧区上部(腹股沟韧带下方及大隐静脉末段)	腹前外侧壁下部、会阴、外生殖器、臀部、肛管、子宫、下肢
腘窝淋巴结	小隐静脉及腘静脉的汇合处	小腿、足

二、检查方法及顺序

1. **检查方法**　触诊结合视诊是检查淋巴结的主要方法。检查者将2~4指并拢,指腹平放于被检查部位的皮肤上进行滑动触诊,所谓滑动是指腹按压下的皮肤与皮下之间的滑动(指腹与皮肤之间不能滑动),滑动的方式采用多个方向或者旋转式滑动。同时结合视诊观察相应的淋巴结表面皮肤有无红肿或瘘管。触诊不同部位的淋巴结时应使该部皮肤和肌肉松弛,以便于触诊。

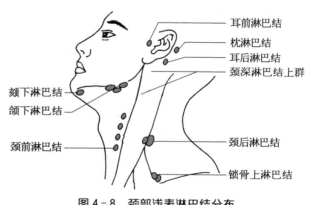

图4-8　颈部浅表淋巴结分布

检查颌下淋巴结时(图4-9),检查者一手置于被检查者头顶部,使头稍向检查侧前倾;检查颈部淋巴结时,嘱被检查者稍低头或头偏向检查侧;检查锁骨上淋巴结时,让被检查者取坐位或卧位,检查者用左手触诊右侧,右手触诊左侧,由浅部逐渐触至锁骨后深部;检查腋窝淋巴结时(图4-10),一手抬起被检查者前臂使其屈肘外展约45°,另一手手指并拢、掌面朝向胸壁方向、向上逐渐到达并触诊腋窝顶部,依次检查前壁、内侧壁、后壁、外侧壁(右手触诊左侧,左手触诊右侧);检查滑车上淋巴结时,一手托起被检查者前臂、屈肘90°,另一手在肱骨内上髁上方的肱二头肌与肱三头肌之间的肌间沟内由浅及深进行触诊(右手触诊左侧、左手触诊右侧)。检查腹股沟淋巴结时,双手指腹沿腹股沟进行触诊。

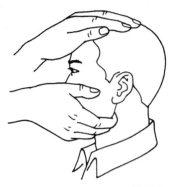 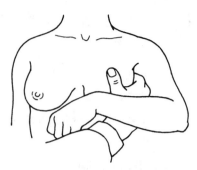

图4-9　左下颌下淋巴结检查　　　图4-10　左腋窝淋巴结检查

发现肿大的淋巴结时,应描述其部位、大小、数目、硬度、压痛、活动度、与周围组织有无粘连,局部皮肤有无红肿、瘢痕、瘘管等。同时注意寻找引起淋巴结肿大的原发病灶。

2. 检查顺序　全身表浅淋巴结的检查要按一定顺序进行,避免遗漏,顺序如下:耳前、乳突(耳后)、枕骨下区、颌下、颏下、颈后三角、颈前三角、锁骨上窝、腋窝、滑车上、腹股沟、腘窝淋巴结。

三、浅表淋巴结肿大的临床意义

淋巴结肿大分为全身性和局限性淋巴结肿大两种。局限性淋巴结肿大是指某一组淋巴结肿大;全身性淋巴结肿大是全身有两组以上淋巴结同时肿大。

(一)局限性淋巴结肿大

1. 非特异性淋巴结炎　由相应收纳部位组织器官的炎症引起的淋巴结炎(表4-3),如化脓性扁桃体炎、齿龈炎可引起颌下或颈部淋巴结肿大等。一般情况下,急性炎症时肿大的淋巴结质地柔软、有压痛、表面光滑、无粘连;慢性炎症时淋巴结一般质地较硬、触痛轻微。

2. 淋巴结结核　淋巴结结核时,肿大的淋巴结常发生在颈部血管周围,大小不等、质地稍硬、可有粘连;如发生干酪样坏死可触及波动感;晚期破溃后形成瘘管,愈合后遗留瘢痕。

3. 恶性肿瘤淋巴结转移　转移的淋巴结质地坚硬、无压痛、因粘连而固定。如出现左锁骨上淋巴结肿大,称为 Virchow 淋巴结,常为胃癌、食管癌转移的标志;胸部肿瘤如肺癌可转移至右锁骨上或腋窝淋巴结群;鼻咽癌易转移到颈部淋巴结;乳腺癌常引起腋窝淋巴结肿大。

(二)全身性淋巴结肿大

常见于血液病如急、慢性白血病、淋巴瘤等;感染性疾病如传染性单核细胞增多症、艾滋病、布氏菌病、梅毒、丝虫病等;自身免疫性疾病如系统性红斑狼疮等。

(徐红娟)

第五章 头部检查

导学

　　1. 掌握瞳孔大小及形态改变的临床意义；掌握瞳孔对光反射及调节反射的检查方法；掌握麻疹黏膜斑、铅线的识别；掌握扁桃体及腮腺的检查方法及异常的临床意义。

　　2. 熟悉头颅畸形的临床意义；熟悉眼、耳、鼻、口腔检查的主要内容及异常改变的临床意义。

　　3. 了解眼功能及听力检查。

　　头部及其器官是人体最重要的外形特征之一，是检查者最先和最容易见到的部分，仔细检查常能提供很多有价值的诊断资料，应进行全面的视诊和触诊。

一、头发

检查头发要注意颜色、疏密度、脱发的类型与特点（详见第四章第二节）。

二、头颅

　　注意观察头颅大小、形状和有无运动异常。头颅的大小以头围来衡量，测定方法是以软尺自眉间绕到颅后通过枕骨粗隆。正常成人头围为 53～58 cm。新生儿约 34 cm，出生后前半年增加 8 cm，后半年增加 3 cm，第 2 年增加 2 cm，第 3、第 4 年内约增加 1.5 cm，4～10 岁共增加约 1.5 cm，到 18 岁可以达 53 cm 或以上，以后基本无变化。头颅的大小异常或畸形可成为一些疾病的典型体征。

　　1. **大小及形状**

　　(1) 小颅(microcephalia)：小儿前囟一般在 1 岁半内闭合。囟门早闭可引起小头畸形，同时伴有智力发育障碍。

　　(2) 方颅(squared skull)：前额左右突出，头顶平坦呈方形，见于小儿佝偻病或先天性梅毒(图 5-1)。

　　(3) 巨颅(large skull)：额、顶、颞及枕部突出膨大呈圆形，额、颞部头皮绷紧而薄，静脉显著扩张，颜面相对很小。由于颅内压增高，压迫眼球，形成双目下视、巩膜外露的特殊表情，称落日现象(setting sun phenomenon)，见于脑积水(图 5-2)。

　　2. **头部运动**　头部运动受限，常见于颈椎疾病。头部不随意颤动，见于帕金森病。与颈动脉搏动一致的点头运动称 Musset 征，见于严重主动脉瓣关闭不全。

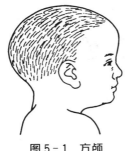

图 5-1 方颅

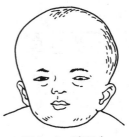

图 5-2 脑积水

3. **颜面** 颜面为头颅前面未被头发遮盖的部分。颜面的外观特征可概括为三个类型:椭圆形、方形和三角形。检查时注意观察面容、表情(临床意义见第四章第一节)及面部肌肉的运动功能(详见第十一章第一节)。

三、头部器官

(一)眼

1. **眼睑**(eyelids)

(1) 眼睑水肿(palpebral edema):见于急性或慢性肾炎、慢性肝病、贫血、营养不良、血管神经性水肿及眼睑附近皮肤炎症等。眼睑组织疏松,轻度或初发水肿常先表现为眼睑水肿。

(2) 睑内翻(entropion):由于瘢痕形成使眼睑缘向内翻转,见于沙眼。

(3) 上睑下垂(ptosis):双侧上睑下垂见于先天性上睑下垂、重症肌无力;单侧上睑下垂见于蛛网膜下腔出血、脑炎、脑脓肿、外伤等引起的动眼神经损伤。

(4) 眼睑闭合不全(hypophasis):单眼闭合不全见于面神经麻痹;双眼闭合不全见于甲亢。

此外,检查时还应注意眼睑有无肿块、压痛、倒睫及睑外翻等。

2. **泪囊** 检查时,嘱被检查者向上看,检查者用双手拇指压被检查者双眼内眦下方,即骨性眶缘下内侧,挤压泪囊同时观察有无分泌物或泪液自上、下泪点溢出(图 5-3、图 5-4)。若有黏液脓性分泌物流出,应考虑慢性泪囊炎。有急性炎症时应避免做此检查。

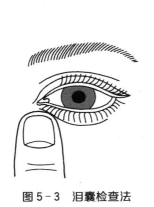

图 5-3 泪囊检查法

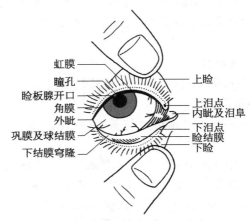

虹膜
瞳孔
睑板腺开口
角膜
外眦
巩膜及球结膜
下结膜穹隆
上睑
上泪点
内眦及泪阜
下泪点
睑结膜
下睑

图 5-4 眼的外部结构

3. 结膜(conjunctiva)　结膜分为睑结膜、穹隆部结膜与球结膜三部分(图5-4、图5-5)。观察结膜有无充血、出血、苍白、颗粒、滤泡及水肿等。检查时需翻转眼睑(图5-6、图5-7)。检查方法：检查者用右手检查受检者左眼，左手检查右眼；翻转时用示指和拇指捏住上睑中部的边缘，嘱受检者向下看，此时轻轻向前下方牵拉上睑，然后示指向下压迫睑板上缘，并与拇指配合将睑缘向上捻转即可将眼睑翻开。翻眼睑时动作要轻巧、柔和，以免引起受检者的痛苦和流泪。

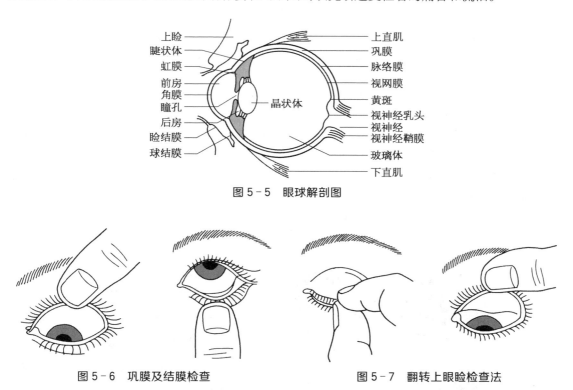

图5-5　眼球解剖图

图5-6　巩膜及结膜检查　　　　图5-7　翻转上眼睑检查法

结膜常见的病变有：结膜充血及红肿见于急性或慢性结膜炎、角膜炎；结膜颗粒与滤泡见于沙眼；结膜苍白见于各种原因的贫血；结膜散在出血点见于亚急性感染性心内膜炎；片状出血见于外伤、出血性疾病及高血压病。

4. 角膜(cornea)　正常角膜透明清澈，表面有丰富的感觉神经末梢，感觉十分灵敏。检查时要观察有无角膜混浊、云翳、白斑、溃疡及新生血管等。维生素A缺乏、婴幼儿营养不良、角膜炎及外伤时可发生角膜软化、溃疡或混浊。老年人角膜周围可出现灰白色混浊环，称为老年环，是类脂质沉着所致，不影响视力。肝豆状核变性(Wilson病)时角膜边缘可出现黄色或棕褐色色素环，称为Kayser Fleischer环(简称K-F环)，是铜代谢障碍的结果。

5. 巩膜(sclera)　正常巩膜为瓷白色或青白色，不透明。多种病变引起的显性黄疸常先在巩膜出现均匀黄染；长期服用阿的平和大量胡萝卜素所致的巩膜黄染仅在角膜周围。中年以后内眦部的结膜下可有淡黄色脂肪积聚，分布不均匀，常呈块状。

6. 虹膜(iris)　虹膜是眼球葡萄膜的最前部分，中央有圆形孔洞即瞳孔，虹膜内有瞳孔括约肌与瞳孔扩大肌，共同调节瞳孔的大小。正常虹膜纹理近瞳孔部分呈放射状排列，周边呈环形排列。纹理模糊或消失见于虹膜炎症、水肿和萎缩；形态异常或有裂孔见于虹膜后粘连、外伤、先天性虹膜缺损等。

7. **瞳孔**（pupil）　正常瞳孔两侧等大、等圆，直径为2～5 mm。检查瞳孔时应注意瞳孔大小、形状，双侧是否等大、等圆，对光反射及调节反射等。

（1）瞳孔大小：生理情况下，婴幼儿及老年人瞳孔较小，青少年瞳孔较大。在光亮处瞳孔较小，精神兴奋或在暗处瞳孔扩大。病理性瞳孔缩小见于有机磷农药中毒及吗啡、氯丙嗪、毛果芸香碱、毒扁豆碱等药物反应或中毒；瞳孔扩大见于阿托品、可卡因等药物反应或中毒及外伤、青光眼绝对期、视神经萎缩、颈交感神经刺激等。濒死状态表现为双侧瞳孔扩大伴瞳孔对光反射消失。一侧瞳孔缩小伴眼睑下垂、眼球内陷、面部少汗或无汗，称为霍纳综合征（Horner syndrome），是同侧眼交感神经麻痹的表现。

（2）瞳孔大小不等：常提示有颅内病变，如脑外伤、脑肿瘤、中枢神经梅毒、脑疝等。双侧瞳孔不等大且变化不定可能为中枢神经和虹膜的神经支配障碍。

（3）对光反射（图5-8）：用电筒光源照射瞳孔，观察其照射前后的变化。正常人受光刺激后，双侧瞳孔立即缩小，移开光源后双侧瞳孔随即复原。瞳孔对光反射包括直接对光反射和间接对光反射。检查者嘱被检查者向远方平视，用电筒光源直接照射一侧瞳孔，被照射侧瞳孔立即缩小，移开光源后瞳孔迅速复原，此为瞳孔直接对光反射存在。以一手置于双眼之间挡住光线，嘱被检查者向远方平视，用电筒光源直接照射一侧瞳孔，另一侧瞳孔立即缩小，移开光线后瞳孔复原，此为瞳孔间接对光反射存在。以同样方法检查另一侧。深度昏迷患者瞳孔对光反射迟钝或消失。

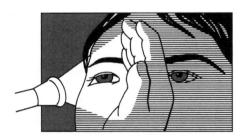

图5-8　瞳孔对光反射检查法

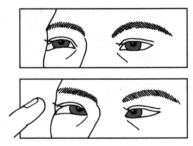

图5-9　集合反射检查法

（4）调节反射与集合反射（又称聚合反射）：嘱受检者保持头部不动，双眼注视1 m以外的目标（如检查者的示指尖，与双眼同一高度），然后将目标迅速移近距眼球约为10 cm处，观察受检者的瞳孔变化。正常人此时双侧瞳孔逐渐缩小称为调节反射（accommodation reflex）。同时双侧眼球向内聚合称为集合反射（convergence reflex）（图5-9）。动眼神经功能损害时，虹膜、睫状肌、内直肌麻痹，调节反射和集合反射均消失。

8. **眼球**（eyeball）

（1）眼球突出（exophthalmos）：双侧眼球突出见于甲状腺功能亢进症。患者除突眼外还有以下眼征：① Graefe征：眼球下转时上睑不能相应下垂。② Stellwag征：瞬目减少。③ Mobius征：集合运动减弱，即目标由远处逐渐移近眼球时，两侧眼球不能适度内聚。④ Joffroy征：上视时无额纹出现。

单侧眼球突出多由于局部炎症或眶内占位性疾病所致，偶见于颅内病变。

（2）眼球下陷（enophthalmos）：双侧凹陷见于严重脱水，单侧凹陷见于霍纳综合征。

（3）眼球运动：检查时嘱受检者头部不动，眼球随医师手指移动方向运动。按左→左上→左下→右→右上→右下六个方向进行,观察眼球运动是否正常。眼球运动受动眼神经、滑车神经、展神经的支配,当这3对神经受损时可产生斜视及复视,见于脑炎、脑膜炎、脑出血、脑脓肿、脑肿瘤等。

双侧眼球发生一系列有节律的快速往返运动称为眼球震颤。检查方法:嘱受检者保持头部不动,眼球随医师手指所示方向(水平和垂直)运动数次,观察是否出现震颤。眼球震颤常见于耳源性眩晕、小脑疾病及视力严重低下等。

(4)眼压:精确测量眼压可用眼压计。简便方法可用指压法,此法简单易行,即嘱受检者向下看(不能闭眼),检查者分别用两手示指指腹交替轻压(禁止同时按压)眼球的赤道部,根据眼球的软硬度粗略判断眼压。眼压明显降低见于严重脱水及眼球萎缩;青光眼时眼压明显增高。

9. 视力与色觉

(1)视力(visual acuity):视力检查采用标准对数视力表进行,两眼分别检测。视力分为远视力和近视力。① 远距离视力表:被检查者距远视力表5 m,用遮眼板挡住一侧眼睛,嘱另一侧眼睛从上至下看出"E"字视标开口的方向,能够看清最小一行的视力读数即为该眼的远视力。正常视力能看清"1.0"行视标。② 近距离视力表:被检查者距近视力表33 cm,能看清"1.0"行视标者为近视力正常。近视力一般指阅读视力。近视力检查可了解眼的调节能力,与远视力检查配合可判断有无屈光不正(包括散光、近视、远视)、老光及眼底病变等。

(2)色觉(colour sensation):色觉的异常可分为色弱和色盲两种。色弱是对颜色的识别能力减低;色盲是对颜色的识别能力丧失。色盲又分先天性与后天性两种,先天性色盲是遗传性疾病,以红绿色盲最常见;后天性色盲多由视网膜病变、视神经萎缩和球后视神经炎引起。

色觉检查要在适宜的光线下进行,让受检者在50 cm距离处读出色盲表上的数字或图像,如在5～10 s内不能读出,则可按色盲表的说明判断为色盲或色弱。

10. 视野及眼底检查　详见第十一章第一节。

(二) 耳

1. 外耳

(1)耳郭(auricle):注意耳郭的外形、大小、位置和对称性,是否有畸形、外伤、瘢痕、红肿、瘘道、结节等。痛风患者可在耳郭上触及痛性小结节,为尿酸盐沉积的结果。耳郭红肿并有局部发热和疼痛,见于感染。牵拉和触诊耳郭引起疼痛常提示有炎症。

(2)外耳道(external auditory canal):如有黄色液体流出并有痒痛者见于外耳道炎。外耳道内有局部红肿、疼痛并有耳郭牵拉痛,见于疖肿。有脓液流出并有全身症状,多见于急性中耳炎。有血液或脑脊液流出则应考虑颅底骨折。对耳鸣患者要观察是否存在外耳道瘢痕狭窄、耵聍或异物堵塞。

2. 中耳　观察鼓膜是否穿孔,注意穿孔位置。胆脂瘤时常伴有恶臭的脓性分泌物。

3. 乳突(mastoid)　乳突内腔与中耳道相连,化脓性中耳炎引流不畅时,可蔓延至乳突形成乳突炎,表现为乳突明显压痛,并伴有耳郭后方皮肤红肿,有时可见瘘管。严重时可继发耳源性脑脓肿或脑膜炎。

4. 听力(auditory acuity)　粗略的听力检测方法为:在安静的环境内,嘱被检查者闭目坐好,用手指堵塞一侧耳道,检查者一手握表或用手指互相摩擦,自1 m以外逐渐移至被检查者耳部,正常人在约1 m处可闻及机械表声或捻指声。同样方法检查另一侧,比较两侧的检查结果,并与正常人进行对照。听力减退见于耳道有耵聍或异物、听神经损害、局部或全身血管硬化及中耳炎等。

(三) 鼻

1. **鼻的外形**　观察鼻部皮肤颜色和鼻外形的改变。鼻梁皮肤出现黑褐色斑点或斑片见于日晒后、黑热病、慢性肝病等。鼻梁部皮肤出现红色斑块,病损处高起皮面并向两侧面颊部扩展为蝶形红斑,见于系统性红斑狼疮。发红的皮肤损害主要在鼻尖和鼻翼,并有毛细血管扩张和组织肥厚,见于酒渣鼻(rosacea)。鼻腔完全堵塞,鼻梁宽平如蛙状,称蛙状鼻,见于肥大鼻息肉患者。鞍鼻(saddle nose)见于鼻骨折、鼻骨发育不良、先天性梅毒和麻风病。

2. **鼻翼扇动**(nasal alae flap)　是呼吸困难的表现。见于高热性疾病(如大叶性肺炎)、支气管哮喘和心源性哮喘发作时。

3. **鼻中隔**　正常成人鼻中隔很少完全居于正中。鼻中隔明显偏曲时可产生呼吸障碍。严重的高位偏曲可压迫鼻甲,引起神经性头痛,也可因偏曲部骨质刺激黏膜而引起出血。鼻中隔出现孔洞称为鼻中隔穿孔,患者可听到鼻腔中有哨声,检查时用小型手电筒照射一侧鼻孔,可见对侧有亮光透出,多为慢性鼻炎、外伤等引起。

4. **鼻出血**(epistaxis)　单侧鼻出血见于外伤、鼻腔感染、局部血管损伤、鼻咽癌、鼻中隔偏曲等。双侧鼻出血见于发热性传染病(如流行性出血热、伤寒等)、血液系统疾病(如血小板减少性紫癜、再生障碍性贫血、白血病)、高血压病、肝脏疾病、维生素 C 或维生素 D 缺乏等。女性发生周期性鼻出血应考虑子宫内膜异位症。

5. **鼻黏膜与鼻腔分泌物**　急性鼻黏膜肿胀见于急性鼻炎,伴有鼻塞和流涕;慢性鼻黏膜肿胀见于慢性鼻炎,黏膜组织肥厚伴鼻腔分泌物减少;慢性萎缩性鼻炎鼻腔分泌物减少、鼻甲缩小、鼻腔宽大、嗅觉减退或丧失;鼻或鼻窦化脓性炎症时伴黏稠发黄或发绿的分泌物。

6. **鼻窦**(nasal sinus)　鼻窦为鼻腔周围含气的骨质空腔,共 4 对(图 5-10),各有窦口与鼻腔相通。如果这些部位有压痛,表示有鼻窦炎可能。鼻窦炎时可出现鼻塞、流脓涕、头痛及鼻窦区压痛。各鼻窦压痛检查方法如下。

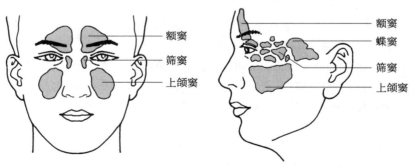

图 5-10　鼻窦的正、侧面图

(1) 额窦:一手扶持被检查者枕部,用另一手拇指或示指置于眼眶上缘内侧用力向后向上按压,或两手固定头部,两手拇指置于眼眶上缘内侧向后、向上按压。

(2) 筛窦:两手固定被检查者两侧耳后,两手拇指分别置于鼻根部与眼内眦之间向后方按压。

(3) 上颌窦:两手固定于被检查者两侧耳后,将两手拇指分别置于左、右颧部向后按压。

（4）蝶窦：因解剖部位较深,不能进行体表检查。

（四）口腔

1. **口唇** 健康人口唇红润光泽。口唇苍白见于虚脱、主动脉瓣关闭不全和贫血。发绀表示缺氧,见于心、肺疾病。严重脱水时可出现皲裂。维生素 B_2 缺乏可引起口角糜烂。口唇疱疹为口唇黏膜与皮肤交界处出现的成簇半透明的小水泡,可伴有瘙痒或者疼痛,1 周左右结痂愈合,多为单纯疱疹病毒感染所致,常伴发于肺炎链球菌肺炎、流行性感冒、流行性脑脊髓膜炎和疟疾等。口唇肥厚增大见于黏液性水肿及肢端肥大症等。

2. **口腔黏膜** 正常口腔黏膜光洁,呈粉红色。检查时需注意观察有无溃疡、出血、充血及黄染。麻疹患者发病后 2～3 日,在相当于第 2 磨牙的颊部黏膜处,可出现小米粒大的白色斑点,周围有红晕,称为麻疹黏膜斑(Koplik 斑),为麻疹的早期特征。肾上腺皮质功能减退症的患者,口腔黏膜及舌上可有蓝黑色色素沉着。黏膜充血、肿胀并伴有小出血点称为黏膜疹,多为对称性,见于猩红热、风疹及某些药物中毒。黏膜溃疡可见于慢性复发性口疮。鹅口疮为白念珠菌感染,多见于衰弱患儿或老年患者,也可出现于长期使用广谱抗生素和抗癌药之后。

3. **牙齿** 应注意有无龋齿、残根及义齿,并记录其名称及部位。记录牙齿部位的方法按下列格式(图 5-11)。

如 ⌐3 为左下尖牙;⌐5 示左上第 2 前磨牙。

牙齿的色泽与形状也具有临床诊断意义。如牙齿呈黄褐色称斑釉牙,为长期饮用含氟量高的水所引起。如发现中切牙切缘呈月牙形凹陷且牙间隙分离过宽,为先天性梅毒的重要体征之一。单纯牙间隙过宽见于肢端肥大症。

```
            上
右 87654321·|12345678 左
  ─────────────────────
   87654321 |12345678
            下
```

图 5-11 牙齿记录格式
1. 中切牙;2. 侧切牙;3. 尖牙;4. 第 1 前磨牙;5. 第 2 前磨牙;6. 第 1 磨牙;7. 第 2 磨牙;8. 第 3 磨牙

4. **牙龈(gum)** 正常牙龈为粉红色,检查时不易出血。牙龈红肿易出血多见于牙龈炎、维生素 C 缺乏症、急性白血病等。牙龈溢脓见于慢性牙周炎、牙龈瘘管等。在牙龈游离缘出现灰黑色点线是铅中毒特征,称为铅线;出现黑褐色点线状色素沉着见于慢性铋、汞、砷等重金属中毒。

5. **舌**

（1）干燥舌：大量吸烟、鼻部疾病张口呼吸、阿托品作用及放射治疗后,舌明显干燥;严重脱水时可见舌体缩小,舌体有纵沟,并伴有皮肤弹性减退。

（2）舌体增大：暂时性肿大见于舌炎、口腔炎、舌蜂窝织炎、血肿及血管神经性水肿等。长期增大见于黏液性水肿、呆小病、唐氏综合征(又称先天愚型)及舌肿瘤等。

（3）地图舌(geographic tongue)：舌面出现黄色不规则的隆起如地图状,数日后剥脱消退。如重新出现,称移行性舌炎。这种舌炎多不伴随其他病变,发生原因尚不明确,也可由维生素 B_2 缺乏引起。

（4）裂纹舌(wrinkled tongue)：舌面上出现横向裂纹,见于唐氏综合征、维生素 B_2 缺乏(伴有舌痛);纵向裂纹见于梅毒性舌炎。

（5）草莓舌(strawberry tongue)：舌乳头肿胀、发红类似草莓,见于长期发热或猩红热。

（6）镜面舌：亦称光滑舌(smooth tongue)。表现为舌体较小,舌面光滑呈粉红色或红色,无苔,常见于恶性贫血及萎缩性胃炎。

（7）牛肉舌(beefy tongue)：舌面绛红如生牛肉状,见于糙皮病(烟酸缺乏)。

（8）毛舌（hairy tongue）：舌面呈黑色或黄褐色毛，也称黑毛舌。由丝状乳头缠绕了真菌丝以及其上皮细胞角化所形成。见于久病衰弱或长期使用广谱抗生素的患者。

（9）舌的运动异常：甲状腺功能亢进症时舌体震颤，伸舌偏斜见于舌下神经麻痹。

6. **咽部及扁桃体**　咽部分为3个部分：鼻咽、口咽、喉咽（图5-12）。

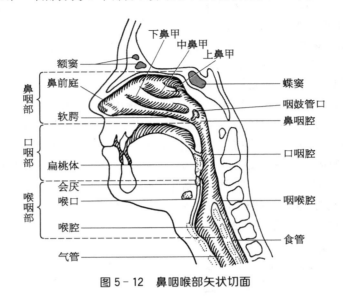

图5-12　鼻咽喉部矢状切面

（1）鼻咽部（nasopharynx）：位于软腭平面之上、鼻腔的后方，在儿童时期这个部位淋巴组织丰富，称为腺状体或增殖体，青春期前后逐渐萎缩。如果腺体过度肥大，可发生鼻塞、张口呼吸和语音单调。如一侧有血性分泌物伴耳鸣、耳聋，应考虑早期鼻咽癌。

（2）口咽部（oropharynx）：口咽位于软腭平面之下、会厌上缘的上方，前方直对口腔，软腭向下延续形成前、后两层黏膜皱襞，前面的黏膜皱襞称为舌腭弓，后面的黏膜皱襞称为咽腭弓。扁桃体位于舌腭弓和咽腭弓之间的扁桃体窝中，正常人不易看见。咽腭弓的后方称咽后壁，一般咽部检查即指这个范围。

检查方法：被检查者取坐位，头略后仰，让患者张口发"啊"音，以压舌板在舌的前2/3与后1/3交界处迅速下压，此时软腭上抬，在照明的配合下可见硬腭、软腭、腭垂、软腭弓、扁桃体及咽后壁的情况，注意观察有无充血、溃疡、分泌物或假膜。

急性咽炎时，咽后壁黏膜充血、红肿，分泌物增多；慢性咽炎时咽部黏膜充血、表面粗糙，并可见滤泡簇状增生。扁桃体炎时腺体红肿，表面有黄白色渗出物或假膜，容易剥离；咽白喉时假膜呈灰白色，称为白喉假膜，其膜不易剥离，若强行剥离则引起出血。

扁桃体肿大可分为三度：Ⅰ度肿大为扁桃体不超过咽腭弓；Ⅱ度肿大为扁桃体超过咽腭弓；Ⅲ度肿大为扁桃体达到或超过咽后壁中线（图5-13）。

（3）喉咽部（laryngopharynx）：位于口咽与喉腔之间，也称下咽部（图5-14）。其前方通喉腔，下端通食管。喉咽的检查需用间接或直接喉镜才能进行。

7. **喉（larynx）**　位于喉咽之下，喉下为气管。喉为软骨、肌肉韧带、纤维组织及黏膜组成的管腔结构，是发音的主要器官。急性声音嘶哑或失音见于急性喉炎；慢性失音见于喉癌、喉结核。喉返神经受损时可出现声音嘶哑或失音。

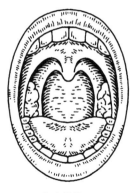 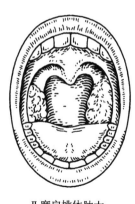 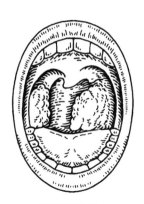

Ⅰ度扁桃体肿大　　　　　　Ⅱ度扁桃体肿大　　　　　　Ⅲ度扁桃体肿大

图5-13　扁桃体肿大的分度

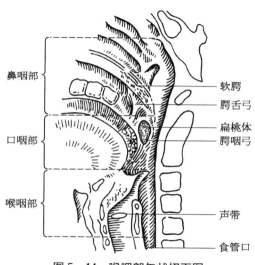

图5-14　喉咽部矢状切面图

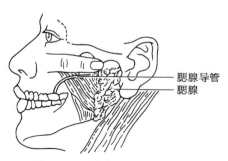

图5-15　腮腺和腮腺导管位置

8. 口腔气味　健康人口腔无特殊气味,饮酒、吸烟的人可有烟酒味。疾病引起的口腔特殊气味称为口臭,可由口腔局部疾病、胃肠道及全身性疾病引起。口腔局部疾病如牙龈炎、龋齿、牙周炎、牙槽脓肿等;全身性疾病如肝坏死患者口腔中有肝臭味,尿毒症患者有尿味,糖尿病酮症酸中毒患者有烂苹果味,有机磷农药中毒患者有蒜味。

(五) 腮腺

腮腺(parotid gland)位于耳屏、下颌角、颧弓所构成的三角区内。正常腮腺体薄而软,不易触及。腮腺导管开口于上颌第2磨牙相对的颊黏膜上(图5-15)。

急性流行性腮腺炎时一侧或双侧腮腺肿大(以耳垂为中心的隆起),有压痛,腮腺导管口红肿;急性化脓性腮腺炎多为单侧性,腮腺导管口有脓性分泌物;腮腺混合瘤质韧,呈结节状,边界清楚,可以移动;腮腺恶性肿瘤质硬、固定,有痛感,可伴有面瘫。

(丁　雷)

第六章　颈部检查

　　检查颈部以视诊和触诊为主。被检查者一般取坐位，充分暴露颈部和肩部。检查手法应轻柔。

一、颈部外形与分区

　　正常颈部直立、左右对称。矮胖者颈较粗短，瘦长者较细长。男性喉结较突出，女性则不显著。正常人坐位时颈部血管不明显。根据解剖结构将两侧颈部各分为两个大三角区域，即：颈前三角区，为胸锁乳突肌内缘、下颌骨下缘与前正中线之间的区域；颈后三角区，为胸锁乳突肌外缘、锁骨上缘与斜方肌前缘之间的区域。

二、颈部姿势与运动

　　正常颈部转动自如。如头不能抬起，见于严重消耗性疾病的晚期、重症肌无力、脊髓前角细胞炎、进行性肌萎缩。头部向一侧偏斜称为斜颈（torticollis），见于颈肌外伤瘢痕收缩、先天性颈肌挛缩和斜颈。检查先天性斜颈时，检查者将患者头位复正，因患侧胸锁乳突肌粗短，可见患侧胸锁乳突肌的胸骨端隆起，此为先天性斜颈的特征性表现。颈部强直（颈抵抗）为脑膜刺激征之一，见于脑膜炎、蛛网膜下腔出血等。颈部活动受限伴有疼痛，见于颈部肌肉扭伤、劳损，颈部软组织炎症，颈椎炎症、结核、肿瘤等。

三、颈部皮肤及包块

　　颈部皮肤检查注意有无蜘蛛痣、疖、痈、瘘管、皮炎等。
　　检查颈部包块时应注意观察包块大小、位置、质地、活动度、与邻近组织器官的关系和有无压痛等。颈部包块常为肿大的淋巴结，如非特异性淋巴结炎时淋巴结肿大，质地不硬，有轻度压痛；恶性肿瘤的淋巴结转移，淋巴结质地较硬且伴有纵隔、胸腔或腹腔病变的症状或体征；血液系统疾病常伴有全身性无痛性淋巴结肿大。囊状瘤的包块多呈圆形，表面光滑，有囊样感，压迫能使之缩小。甲状腺和甲状腺来源的包块在做吞咽动作时可随吞咽向上移动，以此可与颈前其他包块相鉴别。

四、颈部血管

检查颈静脉时,被检查者取坐位或半卧位(身体呈 45°),观察颈静脉有无充盈或怒张。正常人安静坐位或立位时颈外静脉常不显露,平卧时颈外静脉可稍充盈,充盈水平仅限于锁骨上缘至下颌角的下 2/3 以内。若坐位或半卧位时颈静脉明显充盈、怒张,或卧位时颈静脉充盈过度,超过正常水平称为颈静脉怒张,提示颈静脉压增高,见于右心衰竭、缩窄性心包炎、心包积液及上腔静脉阻塞综合征。其他如情绪激动、用力等导致胸腔或腹腔压力增高时也可见颈静脉怒张。

检查颈动脉时,被检查者取坐位或仰卧位。先视诊有无颈动脉搏动。正常人在安静状态下不易看到颈动脉搏动,只有在剧烈活动后心排血量增加时可见搏动。若在安静状态下观察到明显的颈动脉搏动,可见于高血压、主动脉瓣关闭不全、甲状腺功能亢进症及严重贫血等。

听诊颈部血管时,一般让患者取坐位。如发现异常杂音,应注意其部位、性质、强度、出现时间、传播方向以及患者的姿势改变和呼吸等对杂音的影响。如在颈部大血管区听到血管性杂音,且出现于收缩期,应考虑颈动脉或椎动脉狭窄。若在锁骨上窝听到低调、柔和、连续性的营营样杂音,则可能为颈静脉流入上腔静脉口径较宽的球部所产生,这种静脉音是生理性的,用手指压迫颈静脉后即可消失。

五、甲状腺

甲状腺(thyroid)呈"H"形,位于甲状软骨的下方和两侧,由中央的峡部和两个侧叶构成,表面光滑、柔软,不易触及,可随吞咽动作向上移动。

1. 视诊　观察甲状腺的大小和对称性。正常甲状腺观察不到,女性在青春发育期甲状腺可略增大。检查时嘱被检查者做吞咽动作,可见肿大的甲状腺随吞咽动作向上移动,而后复位。如不易辨认时,可让被检查者两手放于枕后,头向后仰,再进行观察。颈前的其他包块不随吞咽动作移动,据此可与肿大的甲状腺相鉴别。

2. 触诊　被检查者取坐位,让被检查者颈部肌肉松弛,以利于触摸。

(1) 从前面检查甲状腺:医师面对被检查者。检查峡部时,用拇指从胸骨上切迹向上触摸位于气管环前面的甲状腺峡部。触摸甲状腺侧叶时,一手拇指施压于一侧甲状软骨,将气管推向对侧,另一手示指、中指在对侧胸锁乳突肌后缘向前推挤甲状腺侧叶,拇指在胸锁乳突肌前缘触诊,配合吞咽动作,重复检查,可触及被推挤的甲状腺。同样的方法可检查另一侧甲状腺(图 6-1)。

(2) 从后面检查甲状腺:医师站在被检查者身后,检查峡部时,用示指从胸骨上切迹向上触摸

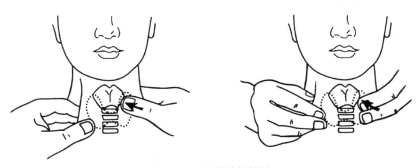

图 6-1　甲状腺触诊法

位于气管环前面的甲状腺峡部,可感到气管前软组织,判断有无增厚。触摸甲状腺侧叶时,一手示指、中指施压于一侧甲状软骨,将气管推向对侧,另一手拇指在对侧胸锁乳突肌后缘向前推挤甲状腺,示指、中指在其前缘触诊甲状腺。配合吞咽动作,重复检查,可触及被推挤的甲状腺。同样的方法可检查另一侧甲状腺(图6-1)。

检查时应注意甲状腺的大小、硬度、表面是否光滑或有无结节、压痛、两侧是否对称、有无细震颤及对气管的影响等。

3. 听诊 用钟型听诊器直接放在肿大的甲状腺上,甲状腺功能亢进症时常可听到低调的连续性血管杂音或吹风样收缩期杂音。

4. 甲状腺肿大的分度 可分为三度:Ⅰ度,不能看出肿大,但能触及;Ⅱ度,能看到肿大,又能触及,但在胸锁乳突肌以内;Ⅲ度,超过胸锁乳突肌外缘。

5. 甲状腺肿大的临床意义 ① 甲状腺功能亢进症时,肿大的甲状腺质地多较柔软,可触及细震颤。由于血管增多、增粗,血流增速,常可听到连续性血管杂音。② 单纯性甲状腺肿时,腺体肿大呈对称性,质软,可为弥漫性或结节性。③ 甲状腺腺瘤多为单发,质中、无压痛、表面光滑。④ 甲状腺癌的包块有结节感、不规则、质硬,需与甲状腺腺瘤、颈前淋巴结肿大相鉴别。⑤ 慢性淋巴细胞性甲状腺炎(桥本甲状腺炎)时,甲状腺呈弥漫性或结节性肿大,易与甲状腺癌相混淆。由于肿大的炎性腺体可将颈总动脉向后方推移,因而在腺体后缘可以摸到颈总动脉搏动,而甲状腺癌则往往将颈总动脉包绕在癌组织内,触诊时摸不到颈总动脉搏动,可借此作为鉴别。⑥ 甲状旁腺肿大,甲状旁腺位于甲状腺侧叶的背面,肿大时会导致甲状腺突出,需结合甲状腺超声加以鉴别。

六、气管

正常气管位于颈前正中部。

1. 检查方法 让被检查者取坐位或仰卧位,头颈处于自然直立状态。医师右手中指置于胸骨上切迹气管正中,示指与环指分别放在左、右两侧胸锁关节处,观察中指是否与其他两指等距离;或将中指置于气管与两侧胸锁乳突肌所构成的间隙内,根据两侧间隙是否等宽来判断气管有无偏移(图6-2)。

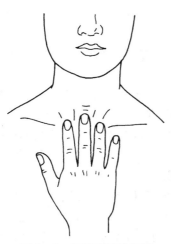

图6-2 气管移位检查法

2. 气管移位的临床意义 当一侧大量胸腔积液、气胸、纵隔肿瘤或有不匀称的甲状腺肿大时,可将气管推向健侧;当一侧肺不张、胸膜增厚及粘连、肺硬化时,可将气管牵拉向患侧。此外,主动脉弓动脉瘤时,由于心脏收缩时瘤体膨大,将气管压向后下,因而每随心脏搏动可以触到气管的向下拽动,称为Oliver征。

(丁 雷)

第七章　胸部检查

导学

1. 掌握乳房视诊和触诊的方法,急性乳腺炎、乳腺癌的体格检查特点;异常胸廓的类型、特点及临床意义;触觉语颤的检查方法、发生机制,触觉语颤增强、减弱或消失的临床意义;胸部叩诊方法,正常胸部叩诊音及胸部异常叩诊音的发生机制和临床意义;3种呼吸音(支气管呼吸音、肺泡呼吸音、支气管肺泡呼吸音)的发生机制、听诊特点及部位;异常肺泡呼吸音、支气管呼吸音、支气管肺泡呼吸音的发生机制和临床意义;干啰音、湿啰音、捻发音和胸膜摩擦音的发生机制、听诊特点及临床意义;听觉语音的检查法、发生机制及其异常的临床意义;肺与胸膜常见病变的体征。掌握正常心尖搏动及其改变的临床意义;震颤的产生机制及临床意义;心界叩诊方法,正常心浊音界及改变的临床意义;心脏瓣膜听诊区;正常心率、心律及异常改变的临床意义;第1、第2心音的产生机制、听诊特点及第1、第2心音的鉴别;舒张早期奔马律、开瓣音的临床意义;心脏杂音的产生机制、特性及各瓣膜区杂音的临床意义;生理性与器质性收缩期杂音的鉴别;心包摩擦音的发生机制、听诊特点及临床意义;周围血管征;二尖瓣、主动脉瓣狭窄及关闭不全的体征。

2. 熟悉胸部骨骼标志、人工划定的垂直线及分区;胸壁检查的临床意义;呼吸类型、频率、节律、深度及呼吸运动异常改变的临床意义;肺下界、肺下界移动度的检查方法及其异常的临床意义。熟悉心前区隆起;心浊音界各部组成;第3、第4心音的产生机制、听诊特点;心音的改变及临床意义(心音强度改变、心音性质改变、心音分裂);舒张晚期奔马律的临床意义;异常脉搏(水冲脉、交替脉、重搏脉、奇脉、无脉)的临床意义;心包积液及心力衰竭的体征。

3. 了解胸膜摩擦感、肺上界的检查方法及临床意义;心包摩擦感的特点及临床意义;收缩期额外心音、心包叩击音、肿瘤扑落音的临床意义等。

第一节　胸部体表标志及分区

胸部体表标志可用来描述体征的位置和范围,标记胸廓内各脏器的轮廓和位置,指示穿刺或手术的部位。这些标志包括骨骼标志、自然陷窝和人为划线及分区。

一、骨骼标志

1. **胸骨角** 胸骨体与胸骨柄的连接处所形成的微向前突起的角称为胸骨角,又称 Louis 角。胸骨角两侧分别与左、右第 2 肋软骨相连接,通常以此作为标记来计数前胸壁上的肋骨和肋间隙(图 7-1)。

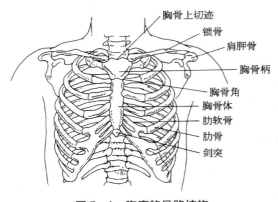

图 7-1 胸廓的骨骼结构

2. **肋骨和肋间隙** 肋骨共有 12 对。在背部与相应胸椎相连,由后上方向前下方倾斜,倾斜度上方略小,下方稍大。第 1～第 7 对肋骨在前胸部与各自肋软骨连接,称真肋。第 8～第 10 对肋骨前端借肋软骨与上位肋软骨连接,形成肋弓,称假肋。第 11、第 12 肋骨不与胸骨相连,其前端呈游离状,称为浮肋。肋间隙为两个肋骨之间的空隙,可用于标记病变的水平位置。第 1 肋骨下面的间隙为第 1 肋间隙,其余以此类推。

3. **胸骨下角** 为两侧肋弓在胸骨下端会合处所形成的夹角,又称腹上角。正常为 70°～110°,体型瘦长者胸骨下角较小,矮胖者胸骨下角较大,深吸气时可稍增宽。

4. **肩胛下角** 肩胛骨最下端称为肩胛下角。被检查者取直立位、两手自然下垂时,肩胛下角平第 7 肋骨或第 7 肋间隙,相当于第 8 胸椎水平。

5. **脊柱棘突** 脊柱棘突是后正中线的标志。位于颈根部的第 7 颈椎棘突最为突出,低头时更加明显,为背部颈、胸交界部的骨性标志。临床上以此作为标志来计数胸椎棘突或胸椎。

二、胸部体表标志线

1. **前正中线** 为通过胸骨的正中垂直线(图 7-2)。

2. **锁骨中线(左、右)** 为通过锁骨胸骨端与锁骨肩峰端的中点所引的垂直线。成年男性和儿童,此线一般通过乳头。

3. **腋前线(左、右)** 为通过腋窝前皱襞沿前侧胸壁向下的垂直线。

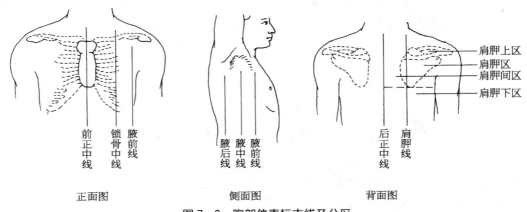

正面图　　　　　　　侧面图　　　　　　　背面图

图 7-2 胸部体表标志线及分区

4. **腋后线(左、右)**　为通过腋窝后皱襞沿后侧胸壁向下的垂直线。

5. **腋中线(左、右)**　为腋前线与腋后线等距离的平行线,即通过腋窝顶点的垂直线。

6. **肩胛线(左、右)**　为两上肢自然下垂时通过肩胛下角所作的垂直线。

7. **后正中线**　为通过脊柱棘突所作的垂直线或沿脊柱正中下行的垂直线。

三、胸部分区

1. **腋窝(左、右)**　为上肢内侧与胸外侧壁相连的凹陷部分。

2. **胸骨上窝**　为胸骨柄上方的凹陷部,正常时气管位于其后。

3. **锁骨上窝(左、右)**　为锁骨上方的凹陷部,相当于两肺肺尖的上部。

4. **锁骨下窝(左、右)**　为锁骨下方的凹陷部,下界为第3肋骨下缘,相当于两肺肺尖的下部。

5. **肩胛上区(左、右)**　为背部肩胛冈以上的区域,其外上界为斜方肌的上缘。

6. **肩胛区(左、右)**　为肩胛冈以下,肩胛下角水平以上,肩胛骨内缘以外的区域。

7. **肩胛间区(左、右)**　为两肩胛骨内缘之间的区域,后正中线将此区分为左、右两部。

8. **肩胛下区(左、右)**　两肩胛下角的连线与第12胸椎水平线之间的区域,后正中线将此区分为左、右两部。

通常前胸壁以肋间隙而背部以胸椎棘突或肋间隙作为胸部体表横向标志。胸部纵向标志则以人工划定的垂直线内、外多少厘米来表示。通过胸部的纵、横标志及分区便可描述胸腔内脏器的位置以及阳性体征的部位、大小及范围。例如,"心尖搏动在第6肋间左锁骨中线外1 cm处,搏动范围直径为3 cm""左锁骨下窝闻及细湿啰音"等。

(周建锋)

第二节　胸廓、胸壁与乳房检查

一、胸廓

(一) 正常胸廓

胸廓具有一定的弹性和活动性,起着支持、保护胸腔及腹腔器官的作用,并参与呼吸运动。正常胸廓近似圆锥形,上部窄而下部宽,两侧大致对称;成年人前后径较左右径短,两者之比约为1∶1.5。小儿和老年人前后径略小于或几乎等于左右径(图7-3)。

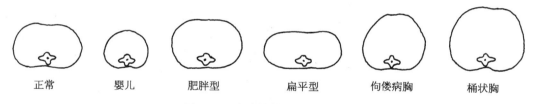

正常　　婴儿　　肥胖型　　扁平型　　佝偻病胸　　桶状胸

图 7 - 3　胸廓的前后径与左右径

（二）异常胸廓

1. **桶状胸** 胸廓呈圆桶形，前后径增大，以致与左右径几乎相等甚至超过左右径，即称为桶状胸（barrel chest）；肋骨的斜度变小，几乎呈水平位；肋间隙增宽、饱满；锁骨上、下窝展平或突出，颈短肩高，胸骨下角增大呈钝角，胸椎后凸。桶状胸常见于慢性阻塞性肺气肿及支气管哮喘发作时，由于两肺过度充气、肺体积增大所致；亦可见于部分老年人及矮胖体型者（图7-3、图7-4）。

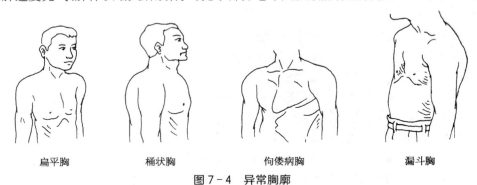

扁平胸　　　　桶状胸　　　　佝偻病胸　　　　漏斗胸

图7-4　异常胸廓

2. **扁平胸** 胸廓扁平，前后径常不到左右径的一半，即称为扁平胸（flat chest）；肋骨的倾斜度变大，肋下缘较低，胸骨下角呈锐角；颈部细长，锁骨突出，锁骨上、下窝凹陷。扁平胸常见于慢性消耗性疾病，如肺结核等；亦可见于瘦长体型者。

3. **佝偻病胸** 佝偻病胸（rachitic chest）又称鸡胸（pigeon breast），多见于儿童，为佝偻病所致。胸骨特别是胸骨下部显著前凸，两侧肋骨凹陷，胸廓前后径增大而左右径缩小，胸廓上下径较短，形似鸡胸而得名。有时肋骨与肋软骨连接处增厚隆起呈圆珠状，在胸骨两侧排列成串珠状，称为佝偻病串珠（rachitic rosary）。前胸下部膈肌附着处因肋骨质软，胸壁因长期受膈肌牵拉可向内凹陷，下胸部的肋骨常外翻，形成一水平状深沟，称肋膈沟（Harrison groove）。

4. **漏斗胸** 胸骨下端和剑突处向内凹陷，形似漏斗，称为漏斗胸（funnel chest）。多为先天性，也可见于佝偻病、胸骨下部长期受压者。

5. **胸廓一侧变形** 胸廓一侧膨隆伴有肋间隙增宽，呼吸运动受限，气管、心脏向健侧移位者，可见于一侧大量胸腔积液、气胸、液气胸、胸内巨大肿物等；病侧呼吸功能严重障碍，健侧可呈代偿性肺气肿而隆起。

胸廓局限性隆起可见于心脏肥大、大量心包积液、主动脉瘤、胸内或胸壁肿瘤、胸壁炎症、皮下气肿等。

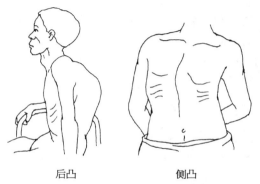

后凸　　　　侧凸

图7-5　脊柱畸形引起的胸廓变形

胸廓一侧或局限性凹陷多见于肺不张、肺萎缩、肺纤维化、广泛肺结核、胸膜增厚或粘连、肺叶切除术后等。

肋软骨炎常发生在肋骨与肋软骨连结部，可有1个或多个较硬的菱形包块，疼痛可持续数周至数月。肋骨骨折时可见骨折部位局部突起。

6. **脊柱畸形所引起的胸廓变形** 胸椎先天性畸形、脊柱外伤、胸椎结核、强直性脊柱炎多可引起脊柱前凸、后凸或侧凸，导致两侧胸廓不对称（图7-5）。

二、胸壁

1. 胸壁静脉　正常胸壁无明显静脉显露。上腔或下腔静脉回流受阻,侧支循环建立时,可见胸壁静脉充盈或曲张。哺乳期女性乳房附近的皮下静脉可较明显。

2. 皮下气肿　胸壁皮下组织有气体积存,称为皮下气肿(subcutaneous emphysema)。视诊可见胸壁外观肿胀;触诊可引起气体在皮下组织内移动,有捻发感或握雪感;用听诊器按压皮下气肿部位时,可听到类似捻动头发的声音,称为皮下气肿捻发音。胸部皮下气肿多由肺、气管、胸膜受损或病变所致,偶见于产气杆菌感染或气胸穿刺引流时。

3. 胸壁压痛　正常胸壁无压痛。胸壁炎症、肿瘤浸润、肋软骨炎、肋间神经痛、带状疱疹、肋骨骨折等可有胸壁压痛。胸骨压痛或叩击痛可见于骨髓异常增生以及白血病患者。

三、乳房

正常情况下儿童及成年男性的乳房多不明显。女性乳房在青春期逐渐长大呈半球形,乳头长大成圆柱状。孕妇及哺乳期妇女的乳房明显增大,乳晕扩大、色素加深,停止哺乳后乳房缩小。中老年妇女乳房多下垂呈袋状。

乳房检查主要做视诊和触诊检查,先视诊后触诊。检查时光线应充足。被检查者取坐位或仰卧位,必要时取前倾位,充分暴露前胸,并检查引流乳房部位的淋巴结。一般情况下,男医生检查女患者时要有患者家属或女医护人员在场。

(一) 视诊

被检查者取坐位,注意两侧乳房的大小、对称性、外表、乳头状态及有无溢液。正常女性坐位时两侧乳房基本对称,大小可略有差别,两乳头一般在同一水平。一侧乳房明显增大可能为先天畸形、一侧哺乳、炎症或肿瘤。一侧乳房明显缩小多因发育不全所致。

乳房外表皮肤发红应考虑乳房炎症或乳腺癌。单纯炎症常伴有肿胀、疼痛、发热,肿瘤所致者皮肤呈暗红色不伴疼痛。乳房皮肤表皮水肿隆起,常为炎症刺激使毛细血管通透性增加,血浆渗入细胞间隙所致。如表皮水肿伴有毛囊及毛囊孔明显下陷,皮肤呈"橘皮样",多为癌细胞侵入浅表淋巴管引起癌性栓塞所致的淋巴性水肿。乳房皮肤局部回缩可能是乳腺癌早期表现,在双臂高举或双手叉腰时更为明显。乳房溃疡和瘘管见于乳腺炎、结核或脓肿。双侧乳房表浅静脉扩张常为妊娠、哺乳引起,而单侧乳房表浅静脉扩张则是晚期乳腺癌或乳腺肉瘤的征象。

乳头回缩如系自幼发生,多为发育异常;若近期发生可能为乳腺癌或炎性病变。乳头血性分泌物可见于乳管内乳头状瘤、乳腺癌;黄色或黄绿色溢液常见于慢性囊性乳腺炎,偶见于乳腺癌;棕褐色溢液多见于乳腺囊性增生病。

男性乳房增大可见于各种原因所致的雌激素过多。

(二) 触诊

乳房的上界是第2或第3肋骨,下界是第6或第7肋骨,内界起自胸骨缘,外界止于腋前线。触诊乳房时,被检查者可取坐位或仰卧位。如取坐位,先两臂下垂,然后双臂高举超过头部或双手叉腰再进行检查。以乳头为中心作一垂直线和水平线,可将乳房分为4个象限,即外上、外下、内上、内下象限,便于记录病变部位(图7-6)。触诊先由健侧乳房开始,再检查患侧。检查者以并拢的示指、中指和环指掌面略施压力,以旋转或来回滑动的方式进行触诊,不可用手指将乳房提起来触摸。触诊由外上象限开始,左侧按顺时针方向,右侧按逆时针方向,由浅入深进行触诊,最后触诊乳头。然后检查腋窝、锁骨上窝、锁骨下窝等处淋巴结(图7-7)。

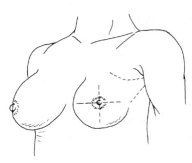

图7-6　乳房病变的定位

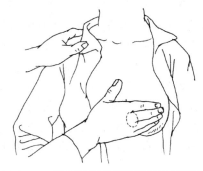

图7-7　以手掌的前半部触诊乳房肿块

正常乳房呈细软的弹力感和颗粒感,青年女性的乳房柔软、质地均匀一致,老年人则有结节感,但一般无压痛。如乳房变坚实无弹性,提示皮下组织受肿瘤或炎症浸润。乳房局部压痛多系炎症所致,乳腺癌甚少出现压痛。如触及乳房包块,应注意其部位、大小、外形、硬度、压痛及活动度。

急性乳腺炎常发生于哺乳期妇女,尤其是初产妇更为多见。红、肿、热、痛常局限于一侧乳房的某一象限,硬块有明显的压痛,患侧腋窝淋巴结肿大并有压痛,常伴寒战、发热及出汗等全身中毒症状,外周血白细胞计数明显增高。

乳房肿块应区别良性和恶性。良性肿块一般较小、形状规则、表面光滑、边界清楚、质不硬、无粘连而活动度大,常见于乳房纤维腺瘤、乳腺囊性增生病等。恶性肿块形状不规则、表面凹凸不平、边界不清、压痛不明显、质坚硬,以乳腺癌最常见,多见于中年以上妇女。早期恶性肿瘤肿块可活动,但晚期因与皮肤及深部组织粘连而固定,易向腋窝等处淋巴结转移,尚可有"橘皮样"、乳头回缩及血性分泌物等表现。

(周建锋)

第三节　肺和胸膜检查

检查时患者一般取坐位或仰卧位,脱去外衣,使腰以上的胸部充分暴露。室内环境应安静、舒适、温暖,光线要充足。肺和胸膜的检查应包括视、触、叩、听四个部分。

一、视诊

(一)呼吸类型

正常人吸气时,肋间肌和膈肌收缩,胸廓扩张,空气进入肺内,呼气时肋间肌和膈肌松弛,胸廓缩小,空气呼出。呼吸类型有胸式呼吸和腹式呼吸。胸式呼吸是指以胸廓(肋间肌)为主的呼吸,腹式呼吸是指以腹部(膈肌运动)为主的呼吸。生理情况下,两种呼吸共同存在,只是程度不同而已。

一般来说,成年女性以胸式呼吸为主,儿童及成年男性则以腹式呼吸为主。胸式呼吸减弱而腹式呼吸增强可见于肺炎、重症肺结核、胸膜炎、肋骨骨折、肋间肌麻痹等胸部疾患。腹式呼吸减弱而胸式呼吸增强可见于腹膜炎、腹水、巨大卵巢囊肿、肝脾极度肿大、胃肠胀气等腹部疾病及妊娠晚期。反常呼吸是指部分胸壁吸气时内陷、呼气时外凸,可见于多发性肋骨、肋软骨骨折或胸骨骨折。

(二)呼吸运动

视诊呼吸运动时,被检查者可取坐位或卧位,通过观察对比两侧前胸和锁骨下区呼吸时的运动幅度是否对称来判定。

正常时两侧呼吸运动对称。如一侧呼吸运动减弱或消失常见于大量胸腔积液、气胸、显著胸膜增厚及粘连、一侧肺不张、一侧膈神经麻痹等;两侧呼吸运动减弱最常见于慢性阻塞性肺气肿,也可见于双侧肺纤维化、气胸、胸腔积液、胸膜增厚及粘连、呼吸肌瘫痪等。如一侧或局部呼吸运动增强可见于健侧代偿性肺气肿;双侧呼吸运动增强则见于库斯莫尔呼吸、剧烈运动等。

(三)呼吸频率、深度及节律

呼吸频率、深度及节律要求测量 30 s 以上。静息状态下,正常成人的呼吸频率为 12～20 次/min,呼吸与脉搏之比为 1:4。新生儿的呼吸频率较快,可达 44 次/min,随年龄增长而逐渐减慢。

1. **呼吸频率变化** 成人呼吸频率>20 次/min 称为呼吸过速,见于剧烈体力活动、精神紧张、发热(体温每升高 1℃,呼吸大约增加 4 次/min)、疼痛、贫血、甲状腺功能亢进症、呼吸功能障碍、心力衰竭、肺炎、胸膜炎等。成人呼吸频率<12 次/min 称为呼吸过缓,见于深睡、颅内高压、黏液性水肿、吗啡及巴比妥类中毒等。呼吸停顿但心跳仍存在,可见于脑疝以及其他能引起延髓麻痹的疾病,如感染性多发性神经炎等(图 7-8)。

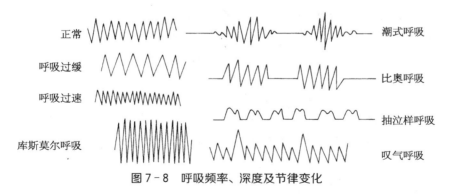

图 7-8 呼吸频率、深度及节律变化

2. **呼吸深度变化** 呼吸幅度加深生理情况下常见于剧烈运动、突然发生情绪激动或紧张时,因机体需氧量增加,呼吸中枢受到强烈刺激,呼吸加深、加快。此时,患者通气、换气过度可致动脉血二氧化碳含量降低,而出现呼吸性碱中毒。病理情况下呼吸幅度加深可见于严重代谢性酸中毒时,患者出现节律匀齐、深而大、不感到呼吸困难的呼吸,称之为库斯莫尔(Kussmaul)呼吸,又称酸中毒大呼吸。库斯莫尔呼吸有利于排出较多的二氧化碳,从而缓解代谢性酸中毒,常见于尿毒症、糖尿病酮症酸中毒等疾病。呼吸浅快可见于肺气肿、胸膜炎、胸腔积液、气胸、呼吸肌麻痹、大量腹水、胃肠胀气、肥胖等。

3. **呼吸节律变化** 根据呼吸节律变化的特点可分为潮式呼吸和间停呼吸。

(1) 潮式呼吸(tidal respiration)：又称陈-施(Cheyne - Stokes)呼吸。呼吸由浅慢逐渐变为深快，再由深快逐渐变为浅慢，随之出现一段呼吸暂停(5～30 s)，如此周而复始，如潮水之涨落。潮式呼吸的周期为30～120 s。其发生机制是呼吸中枢兴奋性降低，对二氧化碳的敏感性降低，只有二氧化碳潴留至一定程度才能刺激呼吸中枢，使呼吸恢复和加强。当积聚的二氧化碳呼出后，呼吸中枢又失去有效的兴奋性，呼吸再次减弱而暂停(图 7-8)。潮式呼吸多见于中枢神经系统疾病，如脑炎、脑膜炎、颅内压增高以及某些中毒，也可见于心力衰竭(肺脑循环时间延长)、缺氧及某些脑干损伤。有些老年人在深睡时出现的潮式呼吸，可能是脑动脉硬化、脑供血不足的表现。

(2) 间停呼吸(intermittent respiration)：又称比奥(Biot)呼吸。表现为有规律的深度相等的呼吸几次之后，停止一段时间，开始均匀呼吸，然后又停止一段时间再开始深度相同的呼吸，如此周而复始(图 7-8)。间停呼吸的周期为 10～60 s。间停呼吸暂停时间较潮式呼吸更长，呼吸次数也明显减少，多在呼吸完全停止前出现，常发生于脑损伤、颅内高压、脑炎、脑膜炎等中枢神经系统疾病，是临终前的危急征象。

(3) 不规则呼吸(irregular respiration)：表现为呼吸频率与节律均不规则，且呼吸表浅、不均，见于中枢神经系统疾病、休克等严重疾病。

(4) 双吸气样呼吸：又称抽泣样呼吸(sobbing respiration)。表现为连续两次较短的吸气之后继以较长的呼气，类似哭泣后的抽泣，是中枢性呼吸衰竭的表现，主要见于颅内高压和脑疝前期。

(5) 叹息样呼吸(sighing respiration)：表现为患者自觉胸部发闷，间隔一段时间做一次大呼吸，转移其注意力时则呼吸正常，见于神经衰弱、精神紧张或抑郁者，多为功能性改变。

二、触诊

(一) 胸廓扩张度

胸廓扩张度(thoracic expansion)即呼吸时胸廓的活动度。一般检查前胸和背部。检查前胸时被检查者可取坐位或仰卧位，检查者的左、右拇指展开，沿肋缘指向剑突，并在胸骨下端前正中线相遇，两手掌及其余四指分开紧贴两侧前胸下部。检查背部时要取坐位，检查者两手掌面贴于肩胛下区对称部位，两手拇指在后正中线相遇，其余四指对称性地置于胸部两侧。检查时嘱患者作深呼吸，观察拇指随呼吸运动而分离的距离、两侧胸部呼吸运动的范围和对称性(图 7-9)。正常人呼吸时两拇指的离合程度和两侧胸部的活动在一定范围并呈对称性，其临床意义与视诊呼吸运动所见基本相同，只是触诊的检查结果可能更准确。

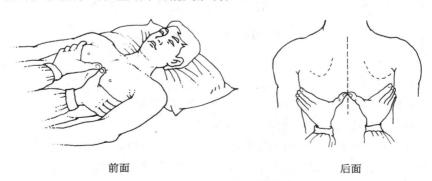

前面　　　　　　　　　　　　　　　　后面

图 7-9 胸廓扩张度检查法

（二）触觉语颤

检查者将两手掌或手掌尺侧缘平贴于患者胸壁两侧对称部位,令患者反复说1、2、3,或用低音调拉长说"一",此时检查者手掌所感觉到的震动称为触觉语颤(tactile fremitus,简称语颤)。检查时,嘱患者取坐位,检查者的手掌或双手尺侧轻轻平放在胸壁上,自上而下、从内到外,再到背部,分别比较上胸部、前胸部和背部两侧对称部位的语颤是否相同。

语颤是受检查者发出的声音产生声波,声波沿气管、支气管及肺泡传导到胸壁,引起胸壁振动而产生的(图7-10)。气管、支气管畅通以及脏层胸膜和壁层胸膜接近是语颤产生的主要条件。语颤的强弱与发音强弱(发音强则较强)、音调高低(音调低则较强)、胸壁厚薄(越薄则越强)等因素密切相关。

正常情况下,因解剖、生理因素的影响,语颤在前胸上部较下部强,后胸下部较上部强,右上胸较左上胸强,男性(音强调低)较女性强,成人(音强调低)较儿童强,瘦者强于胖者。

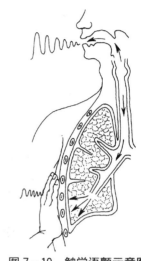

图7-10　触觉语颤示意图

语颤增强主要见于:① 肺实变:常见于肺炎链球菌肺炎、肺梗死、肺结核、肺脓肿及肺癌等。因为传导声波的能力为固体＞液体＞气体,故实变肺组织传导声波的能力较正常肺组织强。② 压迫性肺不张:常见于胸腔积液上方受压而萎陷的肺组织、受肿瘤压迫的肺组织,以及大量心包积液所致的肺组织受压时。压迫性肺不张时肺泡内含气量减少,导致肺组织密度增加,而传导声波能力增强。③ 较浅而大的肺空洞:常见于肺结核、肺脓肿、肺肿瘤所致的空洞。由于声波在空洞内产生共鸣而导致声波的振幅增大,且空洞周围肺组织多有炎性浸润而实变,有利于声波传导,导致振动增强。如病变区的支气管已被完全阻塞,则声波传导受阻会使语颤反而减弱甚至消失。

语颤减弱或消失主要见于:① 肺泡内含气量过多:如肺气肿及支气管哮喘发作时。② 支气管阻塞:如阻塞性肺不张、气管内分泌物增多。③ 胸膜腔病变:如胸腔积液、气胸、胸膜高度增厚及粘连。④ 胸壁病变:如胸壁高度水肿、胸壁皮下气肿等。

（三）胸膜摩擦感

胸膜有炎症时两层胸膜因有纤维蛋白沉着而变得粗糙,呼吸时两层胸膜相互摩擦引起胸膜摩擦感(pleural friction fremitus)。检查时,患者取仰卧位,检查者用手掌轻贴患者胸壁,令患者反复作深慢呼吸,若手掌有皮革相互摩擦的感觉,即为胸膜摩擦感。虽然胸膜的任何部位均可出现胸膜摩擦感,但以腋中线第5～第7肋间隙最易触到,因为呼吸时该部位胸廓的活动度较大,脏层胸膜和壁层胸膜摩擦的面积相应增大。

胸膜摩擦感的临床意义同胸膜摩擦音。

三、叩诊

肺部叩诊一般采用间接叩诊法。被检查者通常取坐位或卧位,放松肌肉,呼吸均匀。先检查前胸部,然后检查侧胸和背部。检查前胸部时,叩诊自锁骨上窝开始,自上而下,由外向内从第1肋间隙逐一向下叩诊,并与对侧对称部位进行对比。检查腋部时让患者将上臂置于头顶,从腋窝开始向下叩至肋缘;检查背部时让患者头低垂,上身略向前倾,双手交叉抱肘,尽可能使肩胛骨移向外侧方。叩诊时,以左手中指为板指,平贴肋间隙,与肋骨平行,叩击肩胛间区时,板指与脊柱平行。当患者不能取坐位时,先仰卧位检查前胸,然后侧卧检查侧胸及背部。叩诊力量要轻重适当,如欲发现范围较小、位置较浅表的病变,可用轻叩法;反之,可用重叩法。

(一) 正常胸部叩诊音

正常肺部含有适量空气,肺泡壁又有一定弹性,叩诊呈清音,但各部位可略有不同。在肺与肝或心交界的重叠区域,叩诊为浊音,称为肝脏或心脏的相对浊音区;未被肺遮盖的心脏或肝脏时叩

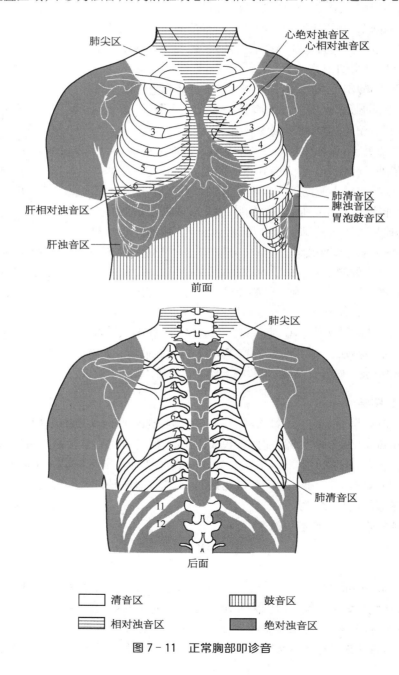

图 7 - 11　正常胸部叩诊音

诊为实音,称心脏或肝脏的绝对浊音区。前胸左下方为胃泡区,叩诊呈鼓音。背部除脊柱部位外,从肩胛上区到第9～第11肋下缘,叩诊均呈清音(图7-11)。

正常肺部叩诊音在各部位可稍有差异。胸壁较厚者如胸肌发达、肥胖、乳房部位,叩诊音稍浊;肺上叶体积较下叶小,含气量少,且胸上部的肌肉较厚,故胸上部较下部相对稍浊;右肺上叶较左肺上叶小,右肺尖位置又较低,惯用右手者前胸右上方肌肉较左侧更厚,故右肺上部较左肺上部稍浊;背部的肌肉、骨骼(如肩胛骨)层次较多、较厚,故背部较前胸稍浊。

侧卧位检查背部时,脊柱暂时向卧侧稍凸,上部的肋骨靠拢而相对较密集,在朝上一侧的肩胛下角处叩诊音稍浊;去枕侧卧则无此变异。卧侧肋间虽较宽,但因卧位时胸部与床面接触声波振动受限,近床面的胸部可叩得一条实音带,而在该实音带的上方区域可叩出一浊音区,其产生机制可能是侧卧位时受腹腔脏器压力的影响,上侧的肺下界向下移,下侧的肺下界向上移,两者距离缩短,靠近床面一侧的膈肌抬高所致(图7-12)。为排除体位的影响,可让被检查者卧于另一侧再进行检查。

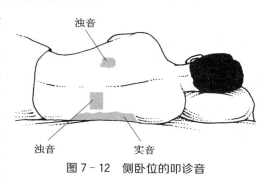

图7-12 侧卧位的叩诊音

（二）肺界的叩诊

1. **肺上界** 检查时,被检查者取坐位,检查者立于患者身后。自斜方肌前缘中央开始,逐渐向外侧叩诊,当清音变为浊音时,用笔做一记号;然后转向内侧叩诊,直到清音转为浊音为止,再做一记号。测量两者之间的距离,即肺尖的宽度,又称克勒尼希(Kronig)峡。正常肺尖近似圆锥形,内、外界的宽度正常为4～6 cm,前胸约占锁骨内侧1/3,上缘达锁骨上方约3 cm。右肺尖位置较低且右肩部肌肉较厚,故右侧的宽度较左侧稍窄。

一侧肺上界变宽可见于气胸、肺气肿、肺尖部肺大泡等;一侧肺上界显著变小提示该侧肺尖可能有结核、肿瘤、纤维化、萎缩或胸膜增厚等。

2. **肺下界** 嘱患者平静呼吸,在两侧锁骨中线、腋中线和肩胛线上,从肺野的清音区开始,沿肋间隙自上而下进行肺部叩诊,由清音变为浊音即为肺下界。正常人平静呼吸时肺下界在锁骨中线、腋中线、肩胛线的位置分别为第6、第8、第10肋。左肺下界除在左锁骨中线上变动较大(因有胃泡鼓音区)外,其余与右侧大致相同。

肺下界的位置还与体位和体型有关。矮胖体型或妊娠时肺下界可上移1肋,消瘦体型者肺下界可下移1肋;卧位时肺下界可比直立时升高1肋。病理情况下,肺下界降低见于肺气肿、腹腔内脏下垂;肺下界上升见于阻塞性肺不张、肺萎缩、胸腔积液、气胸、胸膜增厚粘连,以及腹内压增高所致的膈肌上抬(如腹水、胃肠胀气、肝脾肿大、腹腔肿瘤、膈肌麻痹)。胸腔积液和气胸时,由于液体或气体位于肺脏和膈肌之间,会使肺下界上移而膈肌下移。下叶肺实变、胸腔积液、胸膜增厚时,肺下界不易叩出。

3. **肺下界移动度** 相当于深呼吸时横膈的移动范围。首先在平静呼吸时,于肩胛线上叩出肺下界。然后嘱患者深吸气后屏住呼吸,重新叩出肺下界,作一标记;待患者恢复平静呼吸后,再嘱患者深呼气后屏住呼吸,叩出肺下界,用笔标记之。测量两个标记之间的距离即为肺下界移动度。

正常人肺下界移动度为6～8 cm。肺下界移动度减弱见于阻塞性肺气肿、胸腔积液、气胸、肺不张、胸膜粘连、肺炎及各种原因所致的腹压增高。如肺下界移动度难以叩出,则可能是胸腔大量积液、积气或广泛胸膜增厚粘连。

(三)胸部异常叩诊音

在正常肺部清音区出现清音以外的其他叩诊音即为异常叩诊音。

1. 浊音或实音 产生浊音或实音的病理基础是一致的。见于:① 肺组织含气量减少或消失:如肺炎、肺结核、肺梗死、肺不张、肺水肿、肺硬化等。② 肺内不含气的病变:如肺肿瘤、肺棘球虫病、未穿破的肺脓肿等。③ 胸膜腔病变:如胸腔积液、胸膜增厚粘连等。④ 胸壁疾病:如胸壁水肿、肿瘤等。实音可能是病灶范围广泛、较浅,而浊音则可能病灶范围较小、较深。

2. 鼓音 提示肺部有大的含气腔,可见于气胸及直径在 3~4 cm 以上的浅表肺空洞,如空洞型肺结核、液化破溃的肺脓肿或肺肿瘤。

3. 过清音 介于鼓音和清音之间,提示肺内含气量增加,肺泡弹性减退,可见于肺气肿、支气管哮喘发作时。

四、听诊

肺部听诊时,被检查者取坐位或卧位,微张口做均匀呼吸。听诊顺序一般由肺尖开始,自上而下,由前胸到侧胸再到背部。听诊时要上下、左右对称的部位进行对比。必要时可做深长呼吸、屏气或咳嗽,协助听诊。

(一)正常呼吸音

1. 支气管呼吸音 是呼吸气流在声门、气管、支气管内形成湍流和摩擦所产生的声音。如同将舌抬高后张口呼吸时所发出的"哈——"音。支气管呼吸音音强、调高,吸气时弱而短,呼气时强而长。因为吸气时声门较宽,气体流速较快,故占时短;呼气时声门较窄,气体流速较慢,故占时长。

正常人在喉部、胸骨上窝、背部第 6 颈椎至第 2 胸椎附近可闻及支气管呼吸音,越靠近气管的区域音响越强。如在肺部其他部位听到支气管呼吸音,则为病理现象。

2. 肺泡呼吸音 为呼吸气流在细支气管和肺泡内进出所致。吸气时气流经支气管进入肺泡,冲击肺泡壁,使肺泡壁由弛缓变为紧张,呼气时肺泡壁由紧张变为松弛。肺泡呼吸音很像上齿咬下唇呼吸时发出的"夫——"声,声音柔和而有吹风样性质。肺泡呼吸音的吸气音较呼气音强,音调高、时限长。因吸气为主动运动,吸入气流较大,速度较快,肺泡维持紧张的时间较长。相反,肺泡呼吸音的呼气音较弱,音调较低、时限较短。因呼气为被动运动,呼出气流较小,速度较慢且逐渐减慢,在呼气末因气流太小、声音太弱而听不到,故听诊时呼气音在呼气终止前即消失。

正常人除了支气管呼吸音的部位和支气管肺泡呼吸音的部位外,其余肺部都可闻及肺泡呼吸音。

肺泡呼吸音的强弱与呼吸运动的深浅、年龄、性别以及体形有关。呼吸运动愈深、愈快,呼吸音愈强。老年人呼吸音较弱,呼气时间较长。年龄愈小、肺组织弹性愈好,呼吸音愈清晰。男性较女性强,消瘦者较肥胖者强。乳房下部、肩胛下区、腋窝下部肺组织较多,肺泡呼吸音较强,相反,肺尖及肺下缘则较弱。

3. 支气管肺泡呼吸音 是支气管呼吸音与肺泡呼吸音的混合音,亦称混合呼吸音。这种呼吸音的呼气音和吸气音的强弱、音调、时限大致相等。一般来说,支气管肺泡呼吸音的吸气音与肺泡呼吸音的吸气音相似,其呼气音与支气管呼吸音的呼气音相似(图 7-13)。

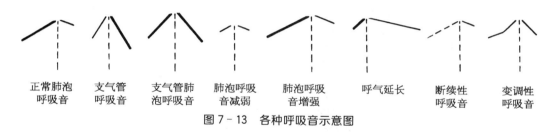

| 正常肺泡呼吸音 | 支气管呼吸音 | 支气管肺泡呼吸音 | 肺泡呼吸音减弱 | 肺泡呼吸音增强 | 呼气延长 | 断续性呼吸音 | 变调性呼吸音 |

图 7-13　各种呼吸音示意图

正常人在胸骨角附近,肩胛间区的第3、第4胸椎水平及右肺尖可以听到支气管肺泡呼吸音。右肺上部的锁骨上、下窝处的呼吸音也很像支气管肺泡呼吸音,这是由于右肺尖含气量较少且右侧主支气管较粗、短、直,接近体表的缘故。

升支为吸气相,降支为呼气相,吸气与呼气之间的空隙为短暂间隙。线条粗细示音响强弱;长短示时间长短;斜线与垂线间的夹角示音调高低,角度小者音调高。

(二)异常呼吸音

1. 异常肺泡呼吸音　肺脏发生病变时所引起的肺泡呼吸音减弱、增强或性质改变称之为异常肺泡呼吸音。

(1) 肺泡呼吸音减弱或消失:可为双侧、单侧或局部的肺泡呼吸音减弱或消失。常由肺泡内的空气量减少、气流速度减慢或声音传导障碍所引起。可见于:① 呼吸运动障碍:如全身衰弱、呼吸肌瘫痪、腹压过高、胸膜炎、肋骨骨折、肋间神经痛等。② 呼吸道阻塞:如支气管炎、支气管哮喘、喉或大支气管肿瘤等。③ 肺顺应性降低:如肺气肿、肺淤血、肺间质炎症等。肺顺应性是指在外力作用下肺组织的可扩张性。容易扩张者顺应性大,不易扩张者顺应性小。肺顺应性降低可使肺泡壁弹性减退,充气受限,而使呼吸音减弱。④ 胸腔内肿物:如肺癌、肺囊肿等,因肺组织受压,空气不能进入肺泡或进入肺泡减少引起。⑤ 胸膜腔病变:如胸腔积液、气胸、胸膜增厚粘连等,由于胸廓呼吸运动受限,进入肺泡的气体量减少、气流速度减慢,以及声波传导障碍引起。大量胸腔积液、气胸时,肺泡呼吸音甚至可听不到。⑥ 胸壁增厚:如胸肌发达、胸壁水肿、肥胖等,因声波传导障碍,肺泡呼吸音可减弱。⑦ 腹部疾病:如大量腹水、腹腔内巨大肿瘤等。

(2) 肺泡呼吸音增强:常与进入肺泡的空气流量增多、流速加快、呼吸运动及通气功能增强有关。双侧肺泡呼吸音增强见于运动、发热、甲亢等。因体内需氧量增加,使呼吸加深、加快;贫血、代谢性酸中毒时可刺激呼吸中枢使呼吸深长,从而引起双侧肺泡呼吸音增强。一侧肺泡呼吸音增强可见于肺脏或胸膜腔病变,使一侧或一部分肺呼吸功能减弱或丧失,而健侧或无病变部分肺泡呼吸音出现代偿性增强。

(3) 呼气音延长:下呼吸道有部分梗阻或狭窄时,呼气时气道狭窄更明显而使呼气时间延长,常伴呼吸音粗糙。双肺肺泡呼吸音的呼气音延长见于支气管哮喘、喘息型支气管炎及慢性阻塞性肺气肿。局部呼气音延长见于局限性支气管狭窄或部分阻塞,如支气管肺癌。

(4) 断续性呼吸音:又称齿轮样呼吸音。表现为吸气音较强,有不规则的间歇而将吸气音分为若干节段,但每个节段的声音是均匀的。肺脏某一局部有小的炎性病灶或小支气管狭窄,空气断续地通过呼吸道进入肺泡,即形成断续性呼吸音。断续性呼吸音见于肺炎、肺结核、支气管肺癌、胸膜粘连等。当寒冷、疼痛、精神紧张时,可听到断续性肌肉收缩的附加音,但此音与呼吸无关,应注意区别。

(5) 粗糙性呼吸音:为音调较高、音响不均匀且有粗糙感的呼吸音。多为黏膜水肿或炎性浸润而使支气管腔不光滑或狭窄,加之黏稠分泌物黏附于呼吸道表面,气流通过时引起漩涡或冲击黏稠分泌物而引起振动,使呼吸音变得粗糙。常见于支气管炎或肺炎早期。

2. **异常支气管呼吸音**　在正常肺泡呼吸音分布区域内听到支气管呼吸音即为异常支气管呼吸音,亦称管呼吸音。常见病因为：① 肺组织实变：主要是炎症性肺实变。发炎的肺泡内充满渗出物及炎性细胞,气体无法进入肺泡,则肺泡呼吸音不能形成;实变的肺组织传导声音的能力增强,使支气管呼吸音经畅通的气管、支气管及实变的肺组织传导到胸壁表面而能听到。常见于大叶性肺炎实变期、肺结核(大块渗出性病变),也可见于肺脓肿、肺肿瘤及肺梗死。实变部位范围越大、越表浅,则支气管呼吸音越强;反之,则较弱。② 肺内大空洞：当肺内大空洞与支气管相通,气流进入空洞产生漩涡振动,或支气管呼吸音的音响在空腔内产生共鸣而增强,再加上空腔周围实变的肺组织有利于声波传导,因此可听到支气管呼吸音。常见于肺结核、肺脓肿、肺癌形成空洞时。③ 压迫性肺不张：在胸腔积液、肺部肿块等情况下,肺组织受压发生肺不张时,肺组织致密且支气管畅通。支气管呼吸音可通过畅通的支气管、致密的肺组织传导到体表而听到。见于中等量胸腔积液的上方、大量心包积液时的左肩胛下区域及肺肿块的周围。

3. **异常支气管肺泡呼吸音**　在正常肺泡呼吸音分布的区域内听到支气管肺泡呼吸音,称为异常支气管肺泡呼吸音。常见于肺实变区域较小且与正常肺组织掺杂存在,或肺实变部位较深并被正常肺组织所遮盖,实变区的支气管呼吸音和正常肺组织的肺泡呼吸音均可听到,两音一起形成混合呼吸音。肺组织轻度或不全实变,或胸腔积液上方有肺膨胀不全时,亦可产生混合呼吸音而听到异常支气管肺泡呼吸音。

(三) 啰音

啰音(crackles,rales)是一种伴随呼吸音的附加音。该音正常情况下并不存在。根据声音性质不同可分为干啰音和湿啰音。

1. **干啰音**　又称连续性呼吸附加音,是一种持续时间较长的呼吸性附加音。气流通过狭窄的支气管时发生漩涡或气流通过有黏稠分泌物的管腔时冲击黏稠分泌物引起的振动均可产生干啰音(图 7 - 14、图 7 - 15)。管腔狭窄的原因有支气管黏膜水肿、渗出或增厚,支气管平滑肌痉挛,管腔内肿瘤侵入,异物或分泌物使支气管部分阻塞,支气管外肿瘤或肿大的淋巴结压迫等。

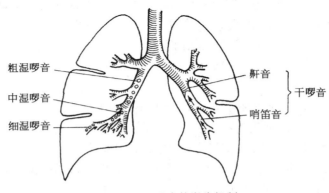

图 7 - 14　啰音的发生机制

(1) 听诊特点：① 吸气和呼气均可听到,呼气时更为清楚,因为呼气时管腔狭窄更加严重。② 性质多变且部位变换不定,如咳嗽后可以增多、减少、消失或出现。多为黏稠分泌物位置移动所

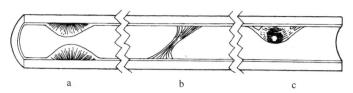

图 7 – 15　干啰音产生机制
a. 管腔狭窄　b. 管腔内有分泌物　c. 管腔内有新生物或受压

致。③ 音调较高,每个音响持续时间较长。④ 几种不同性质的干啰音可同时存在。⑤ 发生于主支气管以上的干啰音,不用听诊器有时都可听到,称喘鸣(stridor)。

(2) 分类

1) 鼾音:为气流通过有黏稠分泌物的较大支气管或气管时引起的振动和分泌物移动所产生的一种粗糙、音调较低、类似熟睡时鼾声的干啰音。

2) 哨笛音:为气流通过狭窄或痉挛的小支气管时发生的一种高音调的干啰音。有的似吹口哨或吹笛声,称为哨笛音;有的呈咝咝声,称为飞箭音。

3) 哮鸣音:是一种高调的干啰音,呼气时伴有口哨样声响。常被描述为乐音样、咝咝音、飞箭音、鸟鸣音等,多发生在支气管、细支气管狭窄和痉挛时。常见于支气管哮喘、心源性哮喘、喘息型慢性支气管炎、支气管肺炎等疾病。

(3) 临床意义:干啰音是支气管病变的表现。两肺干啰音,可见于急性或慢性支气管炎、支气管哮喘、支气管肺炎、心源性哮喘等。局限性干啰音是由局部支气管狭窄所致,常见于支气管局部结核、肿瘤、异物或黏稠分泌物附着。局部持久的干啰音可见于肺癌早期或支气管内膜结核。

2. 湿啰音　又称不连续性呼吸附加音,是气道或空洞内有较稀薄的液体(渗出物、黏液、血液、漏出液、分泌液),呼吸时气流通过液体形成水泡并立即破裂所产生的声音,很像用小管插入水中吹气时产生的水泡破裂音,故也称水泡音。

(1) 听诊特点:① 吸气和呼气均可听到,但以吸气终末时多而清楚。因为吸气时气流速度较快且较强,吸气末气泡大、容易破裂的缘故。② 常有数个水泡音成串或断续发生。③ 部位较恒定,性质不易改变。④ 大、中、小湿啰音可同时存在。⑤ 咳嗽后湿啰音可增多、减少或消失,因咳嗽可使支气管、气管内的液体发生移动。

(2) 分类

1) 按支气管口径大小:可分为粗、中、细三种湿啰音(图 7 – 14、图 7 – 16)。① 粗湿啰音:又称大水泡音。产生于气管、大支气管或空洞内,多出现在吸气早期。见于肺结核空洞、肺水肿、昏迷或濒死的患者,也可见于支气管扩张症。昏迷或濒死的患者因无力将气管内的分泌物咳出,呼吸时可出现大湿啰音,有时不用听诊器都能听到,称为痰鸣音。② 中湿啰音:又称中水泡音。产生于中等大小的支气管内,多出现于吸气的中期。见于支气管肺炎、支气管炎、肺梗死、肺结核。③ 细湿啰音:又称小水泡音。发生在小支气管或肺泡内,多在吸气终末出现。常见于细支气管炎、支气管肺炎、肺结核早期、肺淤血、肺水肿及肺梗死等。

2) 按音响程度:分为响亮性和非响亮性湿啰音。① 响亮性湿啰音:啰音清楚、响亮。是由于病变周围有良好的传导介质,或因空洞共鸣作用的结果,见于肺炎或肺空洞。如果空洞内壁光滑或有液气胸时,响亮性湿啰音还可带有金属调。② 非响亮性湿啰音:声音较弱而音调较低。由于

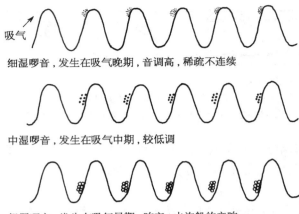

细湿啰音，发生在吸气晚期，音调高，稀疏不连续

中湿啰音，发生在吸气中期，较低调

粗湿啰音，发生在吸气早期，响亮，水泡般的音响

图 7 - 16　湿啰音听诊特点

病变周围有较多的正常肺组织，高音调声波大部分被含气肺泡吸收，传导过程中声波逐渐减弱，听诊时感觉声音遥远。

（3）临床意义：湿啰音是肺与支气管病变的表现。两肺散在性湿啰音，常见于支气管炎、支气管肺炎、血行播散型肺结核、肺水肿；两肺底湿啰音，多见于肺淤血、肺水肿及支气管肺炎；一侧或局限性湿啰音，常见于肺炎、肺结核（多在肺上部）、支气管扩张症（多在肺下部）、肺脓肿、肺癌等。

3. **捻发音**　又称捻发性湿啰音或微小湿啰音，是一种极细而均匀的高音调音响，很像用手在耳边捻搓一束头发所发出的声音。一般认为捻发音是由未展开的或液体稍增多而互相黏合的肺泡在吸气时被气流冲开所产生的细小爆裂音（图 7 - 17）。老年人、深睡或长期卧床者因呼吸较浅、边缘部位肺泡充气不足而萎陷，深吸气时可在肺底听到捻发音，在数次深呼吸或咳嗽后则可消失，一般无特殊临床意义。持续存在的捻发音为病理性的，见于肺炎早期、肺结核早期、肺淤血、纤维性肺泡炎。

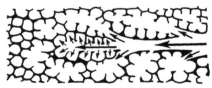
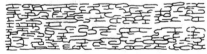

肺泡壁被吸入的空气展开　　　　　　　　　　　肺泡壁黏合

图 7 - 17　捻发音的产生机制

（四）听觉语音

当被检查者按平时说话的音调数"一、二、三"时，在胸壁上用听诊器可听到柔和而模糊的声音，即听觉语音（vocal resonance）。听觉语音的发生机制及临床意义与触觉语颤相同，但更敏感。被检查者声带振动产生的声波经过气管、支气管、肺组织、胸膜及胸壁而传出，用听诊器便可听到（图 7 - 18）。

正常时在气管、大支气管附近（如胸骨柄和肩胛间区）听觉语音较强且清楚，右胸上部较左胸上部强，其他部位则较弱且字音含糊，肺底最弱。

听觉语音减弱见于过度衰弱、支气管阻塞、肺气肿、胸腔积液、气胸、胸膜增厚、胸壁水肿。听觉语音增强见于肺实变、肺空洞及压迫性肺不张。

听觉语音增强、响亮且字音清楚,称为支气管语音,见于肺组织实变。此时常伴触觉语颤增强、异常支气管呼吸音等肺实变体征,但以支气管语音出现最早。

被检查者用耳语声调发"一、二、三"音,将听诊器放在胸壁上听取,正常能听到肺泡呼吸音的部位只能听到极微弱的声音,此即耳语音。耳语音增强见于肺实变、肺空洞及压迫性肺不张。耳语音增强且字音清晰者为胸耳语音,是肺实变较广泛的征象。

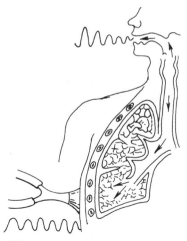

图 7-18 听觉语音的产生机制

(五)胸膜摩擦音

胸膜发生炎症时表面粗糙,呼吸时脏、壁两层胸膜相互摩擦产生振动,触诊时有胸膜摩擦感,听诊时有胸膜摩擦音(pleural friction rub),以胸膜摩擦音更易被发现。即听到胸膜摩擦音不一定能触到胸膜摩擦感,触到胸膜摩擦感一定能听到胸膜摩擦音。胸膜摩擦音颇似以一手掩耳,用指腹摩擦掩耳的手背时听到的声音。胸膜摩擦音在吸气和呼气时皆可听到,一般以吸气末或呼气开始时较为明显。屏住呼吸时胸膜摩擦音消失,可借此与心包摩擦音区别。深呼吸或在听诊器体件上加压时胸膜摩擦音常更清楚。胸膜摩擦音可在短期内消失或重新出现,亦可持续存在数日或更久。胸膜摩擦音可发生于胸膜的任何部位,但最常见于脏层胸膜与壁层胸膜发生位置改变最大的部位——胸廓下侧沿腋中线处。

胸膜摩擦音是干性胸膜炎的重要体征,出现胸膜摩擦音时肯定存在胸膜炎。当胸腔积液较多时,将脏、壁两层胸膜分开后胸膜摩擦音消失,积液吸收后可再出现。

胸膜摩擦音见于:① 胸膜炎症:如结核性胸膜炎、化脓性胸膜炎等各种胸膜炎症。② 原发性或继发性胸膜肿瘤。③ 肺部病变累及胸膜:如肺炎、肺梗死等。④ 胸膜高度干燥:如严重脱水等。⑤ 其他疾病引起的胸膜改变:如尿毒症等。

五、肺与胸膜常见病变的体征

肺与胸膜常见病变的体征见表 7-1。

表 7-1 肺与胸膜常见病变的体征

病 变	视 诊		触 诊		叩 诊	听 诊		
	胸廓	呼吸动度	气管位置	语颤		呼吸音	啰音	听觉语音
肺实变	对称	患侧减弱	居中	患侧增强	浊音或实音	支气管呼吸音	湿啰音	患侧增强
阻塞性肺不张	患侧凹陷	患侧减弱	拉向患侧	患侧消失	浊音或实音	消失	无	消失或减弱
压迫性肺不张	不定	患侧减弱	不定	患侧增强	浊音	支气管呼吸音	无	患侧增强

续 表

病 变	视 诊		触 诊		叩 诊	听 诊		
	胸廓	呼吸动度	气管位置	语颤		呼吸音	啰音	听觉语音
肺水肿	对称	减弱	居中	正常或减弱	正常或浊音	减弱	湿啰音	正常或减弱
支气管哮喘	桶状	减弱	居中	减弱	过清音	呼气延长	哮鸣音	减弱
阻塞性肺气肿	桶状	减弱	居中	减弱	过清音	减弱、呼气延长	多无	减弱
肺空洞	正常或局部凹陷	局部减弱	居中或偏向患侧	增强	鼓音	支气管呼吸音	湿啰音	增强
气胸	患侧饱满	患侧减弱或消失	推向健侧	患侧减弱或消失	鼓音	减弱或消失	无	减弱或消失
胸腔积液	患侧饱满	患侧减弱	推向健侧	患侧减弱或消失	实音或浊音	减弱或消失	无	减弱或消失
胸膜增厚	患侧凹陷	患侧减弱	拉向患侧	患侧减弱或消失	浊音	减弱或消失	无	减弱或消失

（周建锋）

第四节　心脏检查

心脏位于胸腔的中纵隔内,其前方大部分被肺和胸膜遮盖,仅下部一小三角形区域(心包裸区)借心包与胸骨体下半和左侧第4～第6肋软骨相邻;后方紧邻食管和胸主动脉,下方邻膈,上方与出入心脏的大血管相连。心脏前面主要为右心室和右心房,小部分为左心室和左心房;后面主要为左心房,小部分为右心房;膈面主要为左心室,小部分为右心室;左侧面几乎全是左心室,小部分为左心耳;右侧面为右心房。

一、视诊

心脏视诊时充分暴露胸部。受检者一般取仰卧位,必要时可取左侧卧位。心脏视诊内容主要有心前区隆起、心尖搏动和心前区搏动。

(一) 心前区隆起

心前区隆起(precordial prominence)是指胸骨下段、胸骨左缘第3～第5肋骨及肋间隙局部隆起。主要见于年幼胸壁骨骼尚软时患有心脏显著增大的心脏疾病患者,如某些先天性心脏病(如法洛四联症、肺动脉瓣狭窄等)、慢性风湿性心脏病伴右心室增大及伴大量渗出液的儿童期心包炎。

此外,可见于成人有大量心包积液时;胸骨右缘第2肋间或其附近有局部隆起,多为主动脉弓动脉瘤或升主动脉扩张所致,常伴有收缩期搏动。

（二）心尖搏动

心脏收缩时,左心室心尖右内侧未被肺遮盖的一部分冲击心前区胸壁,使之局部向外搏动,称为心尖搏动(apical impulse)。观察心尖搏动时,应注意其位置、范围、强度、节律及频率。

1. **正常心尖搏动**　一般位于第 5 肋间隙左锁骨中线内侧 0.5～1.0 cm 处,搏动范围的直径为 2.0～2.5 cm。部分正常人可看不到心尖搏动(如胸壁较厚或为乳房遮盖)。

2. **心尖搏动的位置改变**

(1)生理因素的影响:① 体位:如卧位时膈肌位置较坐位时稍高,心脏偏于横位,心尖搏动可稍上移;左侧卧位时心尖搏动可向左移 2～3 cm;右侧卧位时可向右移 1.0～2.5 cm。② 呼吸:深吸气时膈肌下降,心尖搏动可下移至第 6 肋间;深呼气时膈肌上升,心尖搏动可相应上移。③ 体型:矮胖体型、小儿及妊娠,心脏常呈横位,心尖搏动可向外上方移位,甚至移到第 4 肋间;瘦长体型者,心脏呈垂直位,心尖搏动可向下内移至第 6 肋间。

(2)病理因素的影响:① 心脏疾病:左心室增大时,心尖搏动向左下移位;右心室增大时,左心室可被推向左,故心尖搏动向左移位;先天性右位心时,心尖搏动位于胸部右侧相应部位。② 胸部疾病:凡能使纵隔及气管移位的胸部疾病均可使心脏及心尖搏动移位。肺不张、粘连性胸膜炎时,由于纵隔向患侧移位,心尖搏动移向患侧;胸腔积液、气胸时,心尖搏动移向健侧;胸廓或脊柱畸形时亦可影响心尖搏动的位置。③ 腹部疾病:大量腹水、肠胀气、腹腔巨大肿瘤或妊娠等导致膈肌位置上升,心尖搏动可向外上方移位。

3. **心尖搏动强度及范围的改变**

(1)生理性:胸壁厚或肋间隙窄者,心尖搏动弱且范围小;胸壁薄或肋间隙宽者,心尖搏动强且范围大。剧烈运动、精神紧张或情绪激动时心尖搏动增强。

(2)病理性:发热、严重贫血及甲亢等疾病,心尖搏动增强且范围增大;心包积液或左侧气胸、胸腔积液、肺气肿等疾病心尖搏动减弱甚或消失;心肌炎时,除心尖搏动减弱外,常伴心尖搏动弥散;大量心包积液时不仅心尖搏动减弱,且与心尖浊音界不一致,心尖搏动常位于心浊音界以内。

4. **负性心尖搏动**　正常情况下心脏收缩时心尖搏动向外凸起。如心脏收缩时心尖搏动处反而内陷者称为负性心尖搏动(inward apical impulse),见于粘连性心包炎心包与周围组织有广泛粘连时、右心室显著肥大者。

（三）心前区其他搏动

心前区常见的其他搏动:① 胸骨左缘第 2 肋间轻度收缩期搏动,可见于正常青年人;明显搏动可见于肺动脉高压或伴肺动脉扩张。② 胸骨左缘第 3、第 4 肋间收缩期搏动,可见于右心室肥大。③ 胸骨右缘第 2 肋间收缩期搏动,可见于主动脉弓动脉瘤或升主动脉扩张。④ 剑突下搏动,可见于右心室肥大或腹主动脉搏动。

二、触诊

心脏触诊可触知心脏的搏动、震颤或心包摩擦感。触诊心尖搏动可先以右手全手掌,然后逐渐缩小到小鱼际或示指、中指及环指指腹,以确定心尖搏动的准确位置、强度和有无抬举性。震颤和心包摩擦感的触诊多数用小鱼际,但按压在胸壁的力量不宜过大。

1. **心尖搏动与心前区搏动**　触诊可进一步证实视诊所见的心尖搏动及其他心前区搏动,并能确定其位置、范围、节律、频率及强度,尤其是视诊不能满意发现心尖搏动时,常需触诊才能确定。

抬举性心尖搏动为左心室明显肥大的可靠体征,表现为心尖搏动强而有力,用手指触诊时可使指端抬起片刻。心尖搏动冲击手掌或指尖标志着心室(脏)收缩期的开始,有助于确定第1心音,从而判断心音、震颤及杂音出现的时期。肺气肿或肺源性心脏病患者由于心脏呈垂直位,在剑突下可触及右心室搏动,往往需要用示指尖来触诊。对于消瘦而有剑突下搏动者,需辨别是心脏搏动还是腹主动脉搏动,可用示指触诊,如指尖顶端感觉到搏动则为心脏搏动;如指腹感觉到搏动,则为腹主动脉搏动。

2. **震颤**　震颤(thrill)是用手触及的一种微细的振动感,其感觉类似在猫的颈部或前胸部所触及的呼吸振动,故称为"猫喘",是器质性心血管疾病特征性体征之一。它是血液经狭窄的瓣膜口或异常通道流至较宽广的部位所产生的湍流场或漩涡,使瓣膜、心室壁或血管壁产生振动,传至胸壁所致。震颤的强度与瓣膜狭窄的程度、血流速度及心脏两腔室间压力差的大小有关。一般情况下,瓣膜狭窄越重、血流速度越快、压力差越大,则震颤越强;但瓣膜过度狭窄,以致血流通过极少时,反而无震颤。

临床上触诊有震颤的部位往往能听到杂音,但听到杂音时不一定能触及震颤。如能触及震颤,则可认为心脏有器质性病变,多见于某些先天性心脏病及心脏瓣膜狭窄患者,瓣膜关闭不全也可触到震颤,但较为少见。根据震颤出现的时期可分为收缩期、舒张期及连续性震颤三种。三种震颤出现的部位和临床意义见表7-2。

表7-2　心脏常见震颤的临床意义

时　　期	部　　位	临 床 意 义
收缩期	胸骨右缘第2肋间	主动脉瓣狭窄
	胸骨左缘第2肋间	肺动脉瓣狭窄
	胸骨左缘第3、第4肋间	室间隔缺损
	心尖部	重度二尖瓣关闭不全
舒张期	心尖部	二尖瓣狭窄
连续性	胸骨左缘第2肋间及其附近	动脉导管未闭

3. **心包摩擦感**　正常心包腔内有少量液体,起润滑心包膜的作用。心包发生炎症时,渗出的纤维蛋白沉着在心包脏层与壁层表面上,心脏搏动时两层粗糙的心包膜相互摩擦产生振动,传至胸壁,可在心前区触知的连续性振动感,即心包摩擦感(pericardial friction rub)。心包摩擦感通常在胸骨左缘第4肋间(心包裸区)最易触及。心包摩擦感在心脏收缩期和舒张期均可触及,但以收缩期明显;坐位稍前倾或深呼气末更易触及。有心包摩擦感时,患者常有严重胸痛,触及心包摩擦感的部位常能听到心包摩擦音。如心包腔内有较多渗出液时,脏层与壁层分离则心包摩擦感消失。

三、叩诊

(一) 叩诊方法

心脏叩诊可以判定心脏和大血管的大小、形状及其在胸腔内的位置。检查时,被检查者仰卧位,平静呼吸。检查者用间接叩诊法沿肋间隙从外向内、自下而上叩诊;用力要均匀,并应使用轻叩法。板指与肋间隙平行并紧贴胸壁(其余手指则离开胸壁),以叩诊听到的声音由清变浊来确定浊音界;坐位时板指也可与肋间隙垂直或与心缘平行。

叩诊心脏左界时,自心尖搏动所在的肋间隙开始,从心尖搏动外 2～3 cm 处由外向内进行叩诊;如心尖搏动不明显,则自第 6 肋间隙左锁骨中线外的清音区开始。由外向内轻叩时,叩诊音由清音变为浊音表示已达被肺遮盖的心脏左缘,即为心脏相对浊音界。然后按肋间隙逐一上移,至第 2 肋间隙为止。各肋间隙的心脏相对浊音界即相当于心脏在前胸壁投影的左界。越过相对浊音界继续向内叩,当叩诊音由浊音变为实音时,表示已达未被肺遮盖的心脏的边界,称心脏绝对浊音界。心脏绝对浊音界内主要是右心室。

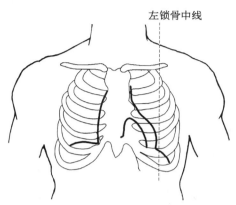

图 7 - 19　心脏相对浊音界和绝对浊音界

叩诊心脏右界时,自肝浊音界的上一肋间隙开始,由外向内轻叩,直到由清音转为浊音或达到胸骨右缘为止,如此逐一按肋间隙叩诊至第 2 肋间隙。此时各肋间隙的心脏相对浊音界即相当于心脏在前胸壁上投影的右界。两侧心脏相对浊音界之间的区域称为心浊音区,它能反映心脏的大小和形状(图 7 - 19)。对各肋间叩得的浊音界逐一作出标记,并测量其与前正中线的垂直距离。

(二)正常心脏浊音界

1. 正常成人心脏浊音界　心脏右界几乎与胸骨右缘相合,但在第 4 肋间隙可位于胸骨右缘稍外方。正常成人心脏左界在第 2 肋间隙几乎与胸骨左缘相合,其下方则逐渐左移并继续向左下形成向外凸起的弧形。正常成人心脏左、右相对浊音界与前正中线的距离见表 7 - 3。正常成人左锁骨中线至前正中线的距离为 8～10 cm。

表 7 - 3　正常心脏相对浊音界

右(cm)	肋间隙	左(cm)
2～3	Ⅱ	2～3
2～3	Ⅲ	3.5～4.5
3～4	Ⅳ	5～6
	Ⅴ	7～9

2. 心脏浊音界各部的组成

(1)心脏右界:第 2 肋间向下依次为上腔静脉、升主动脉,第 3 肋间以下为右心房。

(2)心脏左界:第 2 肋间相当于肺动脉段,第 3 肋间为左心耳,第 4、第 5 肋间为左心室;其中血管与左心室交界处向内凹陷,称为心腰部。

(3)心脏下界:除心尖部分为左心室外,均由右心室构成。

(4)心脏上界:第 1、第 2 肋间水平的胸骨部分的浊音区一般称为心底部浊音区,相当于大血管在胸壁上的投影区,其左界的主动脉结由主动脉弓构成(图 7 - 20)。

(三)心脏浊音界的改变及临床意义

1. 心脏本身病变

(1)左心室增大:心脏浊音界向左下扩大,心腰部相对内陷,由正常的钝角变为近似直角,使

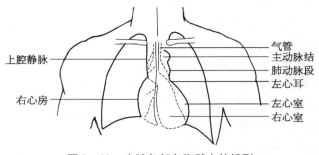

图 7-20　心脏各部在胸壁上的投影

心脏浊音区呈靴形(图 7-21)。常见于主动脉病变及主动脉瓣关闭不全,称为主动脉型心脏,又称为靴形心。亦可见于高血压心脏病。

(2) 右心室增大:轻度右心室增大只使心脏绝对浊音界扩大。显著右心室增大时,心脏相对浊音界同时向左、右两侧扩大,但因心脏同时沿长轴顺钟向转位,故向左(而不是向左下)增大较为显著。常见于肺源性心脏病或单纯二尖瓣狭窄。

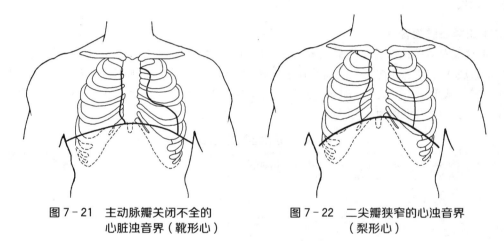

图 7-21　主动脉瓣关闭不全的　　　图 7-22　二尖瓣狭窄的心浊音界
心脏浊音界(靴形心)　　　　　　　　(梨形心)

(3) 左心房增大或合并肺动脉段扩大:可使心腰部饱满或膨出,心脏浊音区外形呈梨形(图 7-22),称为梨形心。常见于二尖瓣狭窄,故称为二尖瓣型心脏。

(4) 升主动脉瘤或主动脉扩张:表现为第 1、第 2 肋间浊音区增宽,常伴收缩期搏动。

(5) 左、右心室增大:心界向两侧扩大,且左界向左下增大。见于全心功能不全,如扩张型心肌病、缺血性心肌病、弥漫性心肌炎等全心扩大时。

(6) 心包积液:心脏浊音界向两侧扩大,且随体位改变。坐位时心脏浊音界呈三角烧瓶形,卧位时心底部浊音界增宽,为心包积液的特征性体征。

2. 心外因素　心脏邻近组织病变对心脏浊音界有明显影响。一侧大量胸腔积液、积气时心脏浊音界向健侧移位,患侧心脏浊音可叩不清;一侧胸膜增厚、粘连和肺不张时心脏浊音界移向患侧。肺气肿可使心脏浊音界变小或叩不清;肺实变、肺肿瘤或纵隔淋巴结肿大时,如与心脏浊音界连在一起,则真正的心脏浊音界亦叩不清。大量腹水或腹腔巨大肿瘤、妊娠后期等均可使膈肌上抬,心脏呈横位,致心脏浊音界向两侧扩大。

　　此外,心脏的位置可因体位、体型、呼吸及脊柱或胸廓畸形等而发生变动,因而心脏浊音界可发生相应变化。

四、听诊

　　心脏听诊在心脏检查中占有重要地位。通过听诊可获得心率、心律、心音变化及心脏杂音等多种信息,为病理解剖诊断和病理生理分析提供依据。听诊时被检查者可取平卧位或坐位,必要时可嘱被检查者改变体位以使听诊更加清晰。

(一)心脏瓣膜听诊区

　　心脏各瓣膜所产生的声音沿血流方向传到胸壁最易听清的部位,称心脏瓣膜听诊区。各瓣膜听诊区与瓣膜口在胸壁上投影的位置并不一致。常用的 5 个瓣膜听诊区如图所示(图 7-23)。

　　1. **二尖瓣区**　位于心尖搏动最强处,又称心尖区。

　　2. **主动脉瓣区**　位于胸骨右缘第 2 肋间。

　　3. **主动脉瓣第 2 听诊区**　位于胸骨左缘第3、第 4 肋间。

　　4. **肺动脉瓣区**　位于胸骨左缘第 2 肋间。

　　5. **三尖瓣区**　位于胸骨体下端近剑突偏右或偏左处。

　　心脏各瓣膜区听诊通常从心尖区开始,可按二尖瓣区→肺动脉瓣区→主动脉瓣区→主动脉瓣第 2 听诊区→三尖瓣区的逆时针顺序依次听诊;也可按其他顺序。但无论何种顺序,均不应遗漏听诊区。对疑有心脏、大血管病变者,还应听诊心前区其他部位,必要时也应听腋下、颈部或背部。

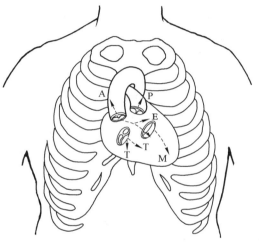

图 7-23　心脏瓣膜的体表投影和听诊区

M,二尖瓣区;A,主动脉瓣区;E,主动脉瓣第 2 听诊区;P,肺动脉瓣区;T,三尖瓣区

(二)听诊内容

　　1. **心率**　每分钟心搏次数称为心率(heart rate)。数心率时以第 1 心音(S_1)为准。正常成人心率为 60～100 次/min,女性稍快,老年人偏慢,3 岁以下小儿常在 100 次/min 以上。心率异常可见于以下几种情况:① 窦性心动过速:成人窦性心律的频率＞100 次/min,或婴幼儿＞150 次/min 为窦性心动过速(sinus tachycardia)。生理情况下,可见于健康人体力劳动、运动、兴奋或情绪激动时及进食后;病理情况下,常见于发热、贫血、甲亢、休克、心肌炎、心功能不全和使用肾上腺素、阿托品等药物后。② 窦性心动过缓:成人窦性心律的频率＜60 次/min 称为窦性心动过缓(sinus bradycardia)。生理情况下,可见于长期从事重体力劳动者和久经锻炼的运动员;病理情况下,可见于颅内高压、阻塞性黄疸、甲减、高血钾以及使用强心苷、奎尼丁或 β-受体阻滞剂等药物后。③ 阵发性心动过速:心率＞160 次/min 者应考虑为阵发性心动过速。④ 病态窦房结综合征:窦性心律的频率＜40 次/min 者应疑为病态窦房结综合征可能。

　　2. **心律**　心脏跳动的节律称为心律(cardiac rhythm)。正常人心律基本规则。

(1) 窦性心律不齐：窦性心律不齐(sinus arrhythmia)表现为吸气时心率增快,呼气时心率减慢,深呼吸时更明显,屏住呼吸时心律变齐。常见于健康青年及儿童。

(2) 过早搏动：在原来整齐的心律中突然提前出现一次心脏搏动,其后有一较长的代偿间歇,称为过早搏动(premature systole,又称期前收缩,简称早搏)。听诊时此提早出现的心搏的第 1 心音(S_1)明显增强,第 2 心音(S_2)大多减弱。如在一段时间内每个正常心搏后都有一个早搏,称为二联律(bigeminy);如每 2 个正常心搏后有一个早搏,或一个正常心搏后有一成对早搏,称为三联律(trigeminy)。早搏可见于：① 正常人情绪激动、劳累、酗酒、饮浓茶过多等。② 各种心脏病、心脏手术、心导管检查等。③ 强心苷及奎尼丁等药物毒性作用。④ 电解质紊乱(尤其是低血钾)。⑤ 自主神经功能失调等。

(3) 心房颤动：心房颤动(atrial fibrillation)是指心房肌发生的极为迅速、微弱而不规则的颤动,是由于心房肌内异位激动产生多折返子波的随机传播所致。心房颤动的听诊特点是：① 心律绝对不规则。② 第 1 心音强弱不等且无规律。③ 同时数心率和脉率时心率快于脉率,称为脉搏短绌(pulse deficit)。常见于二尖瓣狭窄、冠心病、甲亢等,偶可见于无器质性心脏病者,原因不明,称为孤立性房颤。

3. 心音(cardiac sound)

(1) 正常心音：正常心音有 4 个,按其在心动周期中出现的顺序,依次命名为第 1 心音(S_1)、第 2 心音(S_2)、第 3 心音(S_3)及第 4 心音(S_4)。通常听到的是 S_1 和 S_2,在儿童和青少年中有时可听到 S_3,一般听不到 S_4,如听到 S_4,多数属病理情况。

1) S_1：出现在心室等容收缩期,在心电图 QRS 波群后 $0.02\sim0.04$ s,标志心室收缩期的开始。S_1 的产生主要由心室收缩开始时二尖瓣、三尖瓣骤然关闭的振动所致。S_1 在心前区各部都可以听到,但以心尖部最强且清晰。S_1 的听诊特点是：音调低($55\sim58$ Hz),强度较响,持续时间较长(0.1 s)。

2) S_2：出现在心室等容舒张期,约在心电图 T 波的终末或稍后,标志着心室舒张期的开始。S_2 的产生主要由心室舒张开始时主动脉、肺动脉的半月瓣突然关闭的振动所产生。主要包括 2 个成分：主动脉瓣关闭在前,形成该音的主动脉瓣成分(A_2);肺动脉瓣关闭在后,形成该音的肺动脉瓣成分(P_2)。S_2 的听诊特点是：音调较 S_1 高而清脆(62 Hz),强度较弱,占时较短(约 0.08 s)。S_2 在心前区均可听到,但以心底部最强。正常青少年 P_2 较 A_2 强($P_2>A_2$);中年人两者大致相等($P_2=A_2$);老年人则相反($P_2<A_2$)。

3) S_3：出现在心室快速充盈期,血液自心房快速流入心室,使心室壁、房室瓣、腱索和乳头肌振动,产生 S_3。S_3 在 S_2 开始后 $0.12\sim0.18$ s,频率低、强度弱、占时短(0.04 s)。通常在心尖部或其内上方,用钟型体件听诊较好;左侧卧位、深呼气末、抬高下肢、增加腹压等情况下均可使 S_3 增强。可见于儿童及青少年。40 岁以上的人,如听到 S_3 多属病理现象,常提示心功能不全。

4) S_4：出现在心室舒张末期,约在 S_1 前 0.1 s(收缩期前)。S_4 的产生与心房收缩使房室瓣及其相关结构(房室瓣装置,包括瓣膜、瓣环、腱索和乳头肌)突然紧张、振动有关,故也称心房音。正常时此音很弱,一般听不到;如能听到,多位于心尖部及其内侧,为病理性 S_4。

正确区别 S_1 和 S_2 是心脏听诊最重要的一环。只有先确定 S_1、S_2,才能正确地判定心室的收缩期和舒张期,进而确定异常心音或杂音发生在收缩期抑或舒张期。通常可根据以下几点来区别(表 7 - 4)。

表 7-4　S_1 和 S_2 的区别

区 别 点	S_1	S_2
声音特点	音强、调低、时限较长	音弱、调高、时限较短
最强部位	心尖部	心底部
与心尖搏动及颈动脉搏动的关系	与心尖搏动及颈动脉向外搏动几乎同时出现	心尖搏动之后出现
与心动周期的关系	S_1 与 S_2 之间的间隔(收缩期)较短	S_2 到下一心动周期 S_1 的间隔(舒张期)较长

当心尖部听诊难以区分 S_1 和 S_2 时,可先听诊心底部(较易区分),确定 S_1、S_2 后将听诊器的体件逐渐向心尖部移动,并默诵此两心音的规律,据此可判别心尖部两个心音何为 S_1、何为 S_2(使用此法的先决条件是心律必须规则)。

(2)心音的改变及其临床意义

1)心音强度的改变:两个心音同时改变以心外因素多见;一个心音的明显改变多为心脏本身疾病所致。

两个心音同时改变:同时增强可见于胸壁较薄、运动、情绪激动、甲亢、发热、贫血等。同时减弱可见于肥胖、胸壁水肿、休克、甲减、肺气肿、心包积液、心肌梗死、心力衰竭等。

S_1 改变:S_1 的强度与心肌收缩力、心室充盈度、瓣膜的弹性及瓣膜关闭前所处的位置等因素有关。一般来说,心肌收缩力强、心室充盈度小、瓣膜关闭前所处位置低且弹性好时,S_1 增强;反之则减弱。

S_1 增强可见于:① 二尖瓣狭窄,血流自左心房进入左心室存在障碍,舒张期左心室血液充盈较少,心室收缩前二尖瓣尚处于最大限度的开放状态,瓣叶的游离缘远离瓣口,心室收缩时产生较大振动,在心尖部产生高调而清脆的 S_1,常称为拍击性第 1 心音(flapping first heart sound)。② 发热、甲亢、贫血及心室肥大、心动过速、心肌收缩力增强都可使 S_1 增强。

S_1 减弱可见于:① 左心室舒张期过度充盈,使二尖瓣漂浮,心室收缩前二尖瓣瓣叶的游离缘已靠近瓣口,关闭时的振动小所致。见于二尖瓣关闭不全、主动脉瓣关闭不全、P-R 间期延长等。② 心室内残留血量增多,二尖瓣位置过高,关闭时振动小,见于主动脉瓣狭窄等。③ 心肌收缩力减弱,可使 S_1 减弱,见于心肌炎、心肌病、心肌梗死、心力衰竭等。

S_1 强弱不等可见于:① 心房颤动:心律完全不规则,当两次心搏相距近时(心室充盈较少)S_1 增强,相距远时(心室充盈较多)S_1 则减弱。② 房室传导阻滞:完全性房室传导阻滞时,房室分离而各自保持自己的节律,若心室收缩紧接在心房收缩之后发生,心室收缩前房室瓣也处于较大的开放状态,因而产生极响亮的 S_1,称为"大炮音"(cannon sound)。而 Ⅱ 度 Ⅰ 型房室传导阻滞时,随着 P-R 间期的逐渐延长,S_1 逐渐减弱。③ 频发过早搏动:提早搏动的 S_1 较窦性搏动的 S_1 明显增强。

S_2 改变:S_2 的强度取决于主动脉和肺动脉内压力及半月瓣的解剖改变。S_2 的两个主要成分中,通常 A_2 在主动脉瓣区听诊最清楚,P_2 在肺动脉瓣区听诊最清楚。

S_2 增强:① A_2 增强:见于体循环阻力增高、血流量增多时。主动脉内压力高,主动脉瓣关闭有力引起较大的振动,听诊可闻及 A_2 亢进。明显亢进的 A_2 可呈金属调,见于高血压、主动脉粥样硬化等疾病。② P_2 增强:见于肺循环阻力增高、肺血流量增加时。肺动脉压升高可有 P_2 亢进,见于各种原因导致的肺动脉高压,如原发性肺动脉高压、二尖瓣狭窄、慢性肺源性心脏病、室间隔缺损或动脉导管未闭等左至右分流的先天性心脏病、左心衰竭等。

S_2 减弱:① A_2 减弱:见于体循环阻力或压力降低、血流量减少,如低血压、主动脉瓣狭窄和关闭不全引起的主动脉内压力降低。② P_2 减弱:由于肺循环阻力或压力降低,见于肺动脉瓣狭窄或关闭不全。

2) 心音性质改变:心肌有严重病变时心肌收缩力明显减弱,致使 S_1 失去其原有特征而与 S_2 相似,同时因心搏加速,舒张期明显缩短,而使收缩期与舒张期的时间几乎相等,此时听诊 S_1、S_2 酷似钟摆的"滴答"声,称为钟摆律(pendulum rhythm)。如钟摆律时心率>120 次/min,酷似胎儿心音,称为胎心律(fetal rhythm)。提示严重心肌损害,可见于大面积急性心肌梗死和重症心肌炎等。

3) 心音分裂:正常情况下,构成 S_1 的两个主要成分(二尖瓣、三尖瓣的关闭)是不同步的,三尖瓣的关闭略迟于二尖瓣 $0.02 \sim 0.03$ s;构成 S_2 的两个主要成分(主动脉瓣、肺动脉瓣关闭)也是不同步的,肺动脉瓣的关闭略迟于主动脉瓣 0.03 s。构成 S_1、S_2 的两个主要成分虽都不同步,但因非常接近,听诊时不能分辨而各呈单一心音。如左、右两侧心室活动不同步的时距较正常明显加大,组成 S_1、S_2 的两个主要成分间的时距延长,则听诊时出现一个心音分裂成两个声音的现象,称为心音分裂(splitting of heart sound)(图 7 - 24)。

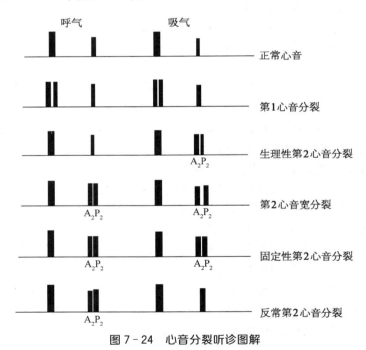

图 7 - 24 心音分裂听诊图解

S_1 分裂:当左、右心室收缩明显不同步时,S_1 的两个成分相距>0.03 s,可出现 S_1 分裂,在胸骨左下缘听诊较清楚。生理情况下偶见于儿童及青少年,而病理情况则常见于心室电或机械活动延迟。心室电活动延迟见于完全性右束支阻滞。机械活动延迟见于:① 肺动脉高压、右心衰竭等,右心室开始收缩的时间明显晚于左心室,导致三尖瓣关闭进一步延迟。② 二尖瓣狭窄或左心房黏液瘤时,二尖瓣关闭明显延迟。

S_2 分裂：临床上较常见，在肺动脉瓣区听诊较明显，由主动脉瓣、肺动脉瓣关闭明显不同步（＞0.035 s）所致。① 生理性分裂（physiologic splitting）：因吸气末胸腔负压增加，右心回心血量增多，右心室排血时间延长，肺动脉瓣关闭进一步延迟；同时，吸气时从肺毛细血管、肺静脉回到左心的血量减少，主动脉瓣关闭进一步提前，从而导致 S_2 分裂。多数人于深吸气末出现 S_2 分裂，在青少年更常见；呼气时（特别是坐位或立位时）与上述情况相反，S_2 分裂可消失。② 通常分裂（general splitting）：临床上最常见的 S_2 分裂，见于右心室排血时间延长，肺动脉瓣关闭明显延迟（如完全性右束支阻滞、肺动脉瓣狭窄、二尖瓣狭窄等），或左心室射血时间缩短，主动脉瓣关闭时间提前（如二尖瓣关闭不全、室间隔缺损等）时。③ 固定性分裂（fixed splitting）：S_2 明显分裂且不受呼气、吸气时相的影响，称为 S_2 固定性分裂。如房间隔缺损，吸气时上、下腔静脉回到右心房的血液增多；呼气时，因肺循环回流至左心房的血量增多，通过房间隔缺损处进入右心房的血液也相应增多，故右心室充盈无论在呼气、吸气时都几乎固定不变地增多，肺动脉瓣关闭亦固定不变地延迟，从而使分裂固定，不受呼吸的影响。④ 反常分裂（paradoxical splitting）或逆分裂（reversed splitting）：是指 S_2 明显分裂发生于呼气时，吸气时反而消失。S_2 逆分裂见于主动脉瓣狭窄、左束支阻滞或左心衰竭时，由于左心室排血时间延长，主动脉瓣关闭音落后于肺动脉瓣关闭音。吸气时因肺动脉瓣关闭延迟而使分裂不明显，呼气时肺动脉瓣关闭提早而分裂更明显。

4. 额外心音 在正常心音之外听到的附加心音均称为额外心音（extra cardiac sound）。与心脏杂音不同，额外心音所占时间较短，和正常心音相近；多数为病理性；大部分出现在 S_2 之后，与 S_1、S_2 构成三音律；少数可出现 2 个附加心音，构成四音律。

（1）收缩期额外心音

1）收缩早期喷射音（early systolic ejection sound）：又称收缩早期喀喇音。为高频爆裂样声音，短促、尖锐而清脆，在 S_1 后 0.05～0.07 s 处。正常情况下，左、右心室内血液被喷射到主动脉和肺动脉时均可产生声音，因该音很弱，所以听不到。扩大的主动脉、肺动脉在心室收缩喷血时突然扩张、振动，主动脉、肺动脉阻力增高的情况下半月瓣有力地开启，或狭窄的半月瓣在开启过程中突然受阻所产生的振动，均可使该音增强而被听到。

肺动脉收缩早期喷射音在胸骨左缘第 2、第 3 肋间最响，不向心尖部传导，呼气时增强，吸气时减弱或消失。见于肺动脉高压、原发性肺动脉扩张及轻、中度肺动脉瓣狭窄等。

主动脉收缩早期喷射音在胸骨右缘第 2、第 3 肋间最响，可传导到心尖部，不受呼吸影响。见于主动脉扩张、高血压、主动脉瓣狭窄、主动脉瓣关闭不全等。

2）收缩中、晚期喀喇音（mid and late systolic click）：为高频、短促、清脆的爆裂样声音，如关门落锁的"Ka - Ta"样声音。多数由二尖瓣在收缩中、晚期脱入左心房，瓣膜突然紧张或腱索突然拉紧所致，又称腱索拍击音（tendon snap）。此音常随呼吸与体位的改变而变化，多在心尖部、胸骨下段附近和心前区听到。收缩中、晚期喀喇音伴收缩期杂音者，称为二尖瓣脱垂综合征，见于二尖瓣脱垂、乳头肌功能不全、肥厚型心肌病等。

一般来说，不伴收缩期杂音的中、晚期喀喇音是良性的，可无症状；伴有收缩期杂音者，常提示为病理性的。

（2）舒张期额外心音

1）奔马律：系在 S_2 后出现的响亮的额外音，当心率快时与原有的 S_1、S_2 组成类似马奔跑时的蹄声，故称为奔马律（gallop rhythm）。按额外心音出现的时间将奔马律分为：舒张早期奔马律、舒张晚期奔马律及重叠型奔马律。

舒张早期奔马律(protodiastolic gallop)：为奔马律中最常见的类型。它出现在舒张期前1/3与中1/3之间，与 S_3 出现的时间相同，是病理性 S_3，又称 S_3 奔马律或室性奔马律。其发生机制，多数学者认为是心室快速充盈期心房血液快速注入心室，引起张力和顺应性均很差的心室壁振动增强所产生。根据来源不同，又可分为左心室奔马律和右心室奔马律。左心室舒张早期奔马律在心尖部或其内上方听到，呼气末最响。它的出现提示左心室功能低下、心肌功能严重障碍。常见于：① 严重心肌损害时心室壁张力明显减弱，如心肌梗死、心肌炎、冠心病及多种心脏病所致的左心衰竭。② 进入心室的血液增多、血流速度增快，如二尖瓣关闭不全、主动脉瓣关闭不全，或大量左至右分流和高心排血量状况(如心内、心外的动、静脉沟通，甲亢，贫血，妊娠等)。右心室舒张早期奔马律较少见，在胸骨左缘第3、第4肋间或胸骨下端左侧听到，吸气末最响。常见于右心室扩张及右心衰竭，如肺动脉高压、肺动脉瓣狭窄或肺源性心脏病。

舒张早期奔马律出现的时期与生理性 S_3 相似，两者的区别是：① 奔马律出现在严重器质性心脏病的患者，而 S_3 见于正常人，尤其是儿童和青少年。② 奔马律时心率多>100 次/min，S_3 多发生在心率正常或稍慢时。③ 奔马律的3个心音时间间隔大致相等、性质相似，而 S_3 则距 S_2 相对较近、音调较低(图7-25)。

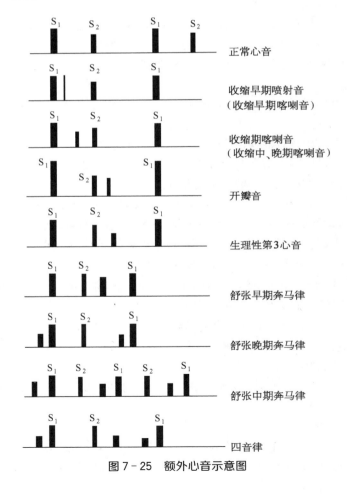

图7-25　额外心音示意图

舒张晚期奔马律(late diastolic gallop):亦称收缩期前奔马律或房性奔马律。它由心房收缩的声音与 S_1、S_2 所组成,该额外心音实为增强的 S_4。心房增大时易于发生。产生机制为:心室壁顺应性降低或心室舒张末压增高时,心房为克服心室的充盈阻力而收缩加强所产生的异常心房音。此音出现在 S_1 之前,音调较低。由左心病变引起者,患者左侧卧位时心尖部最易听到,呼气末明显,多见于高血压心脏病、肥厚型心肌病、主动脉瓣狭窄等阻力负荷过重引起心室肥厚的心脏病,以及心肌梗死、心肌炎等所致的严重心肌损害;由右心病变引起的舒张晚期奔马律则在胸骨左下缘处最清楚,常见于肺动脉瓣狭窄、肺动脉高压、肺源性心脏病及高心排血量状态。

重叠型奔马律(summation gallop):由舒张早期奔马律与舒张晚期奔马律在心率相当快时相互重叠所致。P-R 间期延长使加强的 S_4 在舒张中期出现,明显的心动过速(>120 次/min)使舒张期缩短,导致心室的快速充盈与心房收缩同时发生,结果上述两音重叠。心率减慢(110~120 次/min)时重叠的两音分开,则听诊为 4 个心音,称舒张期四音律(diastolic quadruple rhythm),其声音犹如火车奔驰时车轮撞击铁轨所产生的"ke-le-da-la"音,故亦称为火车头奔马律(locomotive gallop)。见于心肌病或心力衰竭等。

2)开瓣音:亦称二尖瓣开放拍击音(opening snap),出现在 S_2 后约 0.07 s。听诊特点为音调高,历时短促而响亮、清脆,呈拍击样。见于二尖瓣狭窄时,左心房压升高,心室舒张早期血液自左心房迅速流入左心室时,弹性尚好的二尖瓣迅速开放后又突然受阻引起瓣叶振动所致的拍击样声音。开瓣音一般在心尖部和胸骨左缘第3、第4肋间或两者之间较易听到,可传至心底部,呼气时较响。它的出现表示狭窄的二尖瓣尚具有一定弹性,可作为二尖瓣分离术适应证的参考条件之一。当瓣膜有严重钙化或纤维化,以及伴有二尖瓣关闭不全时,此音消失。

3)心包叩击音:见于缩窄性心包炎,在 S_2 后约 0.1 s,中等频率,响度变化大,有时尖锐、响亮,在整个心前区都可听到,但以心尖部和胸骨下端左缘处更清楚。这是因为缩窄的心包(不论有无钙化)限制了心室的舒张,心室在急速充盈阶段突然舒张受阻而被迫骤然停止所引起的心室壁振动,形成心包叩击音(pericardial knock)。

4)肿瘤扑落音:为 S_2 后 0.08~0.12 s 出现的类似开瓣音的声响,见于心房黏液瘤的患者。肿瘤扑落音(tumor plop)由黏液瘤在舒张期碰撞心壁,或在越过房室瓣向心室腔移动的终末阶段时瘤蒂柄突然紧张产生振动所致。

几种额外心音与 S_3 的比较见表7-5。

表7-5 几种主要额外心音与 S_3 比较

项 目	S_3	舒张早期奔马律	开 瓣 音	心包叩击音
最响部位	心尖部或其内上方	心尖部或其内上方	心尖部和胸骨左缘第3、第4肋间或两者之间	心尖部和胸骨下端左缘
最响体位	左侧卧位	平卧或左侧卧位	平卧位或坐位	体位无影响
出现时间	S_2 后 0.12~0.18 s	S_2 后约 0.15 s	S_2 后约 0.07 s	S_2 后约 0.1 s
声音性质	低调、音弱,占时约 0.04 s	低调、音较响、心率快	高调、清脆、拍击样	中调,有时尖锐、响亮
呼吸的影响	呼气末最响	呼气末最响	呼气时增强	呼气末,压迫肝脏后更响

项 目	S₃	舒张早期奔马律	开 瓣 音	心包叩击音
产生机制	心室快速充盈期,心房内血液迅速进入心室,引起心室壁的振动	心室快速充盈期,心房内血液迅速进入扩大的心室,致心室壁振动	病变的二尖瓣在开放中突然停止而产生的振动	心室快速充盈期,心室舒张被迫骤然停止所引起的心室壁振动
临床意义	儿童及青少年	严重心肌损害、心力衰竭、大量左至右分流及高心排血量情况	器质性二尖瓣狭窄,但瓣叶活动度尚好	缩窄性心包炎

（3）人工瓣膜置换术后异常音：人工生物组织瓣置换术后一般不产生额外音。但人工金属瓣置换术后可产生瓣膜开关时撞击金属支架所致的额外音,高调、响亮、短促。人工二尖瓣关瓣音在心尖部最响,而开瓣音在胸骨左下缘最响。人工主动脉瓣开瓣音在心尖和心底部均可听到,而关瓣音仅在心底部闻及。

5. **心脏杂音** 心脏杂音(cardiac murmur)是指心音与额外心音以外,在心脏收缩或舒张过程中出现的异常声音。心脏杂音可与心音分开或相连续,甚至完全掩盖心音。它对心脏瓣膜病及某些先天性心脏病的诊断有重要意义。

（1）产生机制：正常血流呈层流状态,中央部分流速最快,越远离中央部分越慢,边缘部分最慢。层流状态下的血流不发出声音。当心脏血管结构异常、血流动力学改变或血黏度变化,使层流变为湍流或漩涡冲击心壁或血管壁等,使之发生振动时即可产生杂音。具体机制如下(图7-26)。

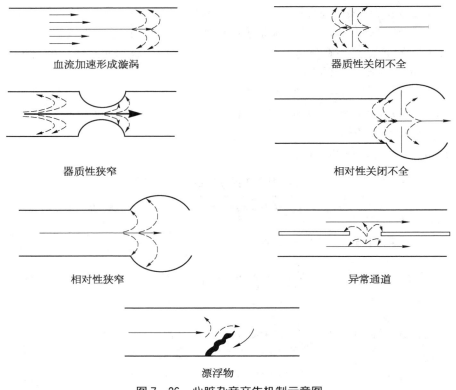

图7-26 心脏杂音产生机制示意图

1) 血流加速：当血流加速达到或超过层流变为湍流的速度时，则产生湍流场，使心壁和血管壁产生振动，出现杂音，见于正常人运动后、发热、贫血、甲亢等。如血流速度增加到 72 cm/s 以上时，即使没有瓣膜或血管病变，也可产生杂音或使原来的杂音增强。

2) 瓣膜口狭窄：血流通过狭窄部位产生湍流场而致杂音。器质性狭窄见于二尖瓣狭窄、主动脉瓣狭窄、肺动脉瓣狭窄等；相对性狭窄见于心室腔或大血管扩大所致的瓣膜口相对性狭窄，而瓣膜本身并无病变。

3) 瓣膜关闭不全：血流通过关闭不全的瓣膜而反流，产生湍流场而致杂音。器质性关闭不全如风湿性二尖瓣关闭不全、主动脉瓣关闭不全等。相对性关闭不全则瓣膜本身并无病变，见于心室扩大使乳头肌及腱索向两侧推移和房室瓣环扩大，如扩张型心肌病；乳头肌缺血使乳头肌、腱索张力不足，在心室最大排血期发生二尖瓣脱垂，如冠心病；大血管扩张使瓣膜肌环扩大，如主动脉硬化、高血压病等。

4) 异常通道：心脏或大血管间存在异常通道，产生分流，形成湍流场而出现杂音。常见于房间隔或室间隔缺损、动脉导管未闭及动静脉瘘等。

5) 心腔内漂浮物：如心内膜炎时的赘生物或断裂的腱索扰乱血液层流，产生湍流场而出现杂音。

6) 大血管腔瘤样扩张：血流自正常的血管腔流入扩大的部分时也产生湍流场而出现杂音，如动脉瘤。

（2）心脏杂音的特性：听到杂音时，应根据最响部位、出现时期、性质、强度、传导方向，以及杂音与体位、呼吸、运动的关系等，分析判断杂音的临床意义。

1) 最响部位：杂音最响部位因其产生部位及血流方向的不同而不同。一般来说，在某瓣膜听诊区最响的杂音由该瓣膜的病变产生。例如，杂音在心尖部最响，提示病变在二尖瓣；杂音在主动脉瓣区或肺动脉瓣区最响，提示病变在主动脉瓣或肺动脉瓣；杂音在胸骨体下端近剑突偏右或偏左处最响，提示病变在三尖瓣。胸骨左缘第 3、第 4 肋间听到响亮、粗糙的收缩期杂音则可能为室间隔缺损。

2) 出现的时期：根据杂音出现的不同时期，可分为：① 收缩期杂音（systolic murmur, SM），出现在 S_1 与 S_2 之间。② 舒张期杂音（diastolic murmur, DM），出现在 S_2 与下一心动周期的 S_1 之间。③ 连续性杂音（continuous murmur, CM），连续出现在收缩期及舒张期的杂音，并不为 S_2 所中断。④ 双期杂音（biphase murmur, BM），收缩期和舒张期均出现，但不连续。根据杂音在收缩期或舒张期出现的早晚可进一步分为早期、中期、晚期或全期杂音。例如，二尖瓣关闭不全的收缩期杂音可占整个收缩期，并可遮盖 S_1 甚至 S_2，称全收缩期杂音（holosystolic murmur）。二尖瓣狭窄的舒张期杂音常出现在舒张中晚期；主动脉瓣关闭不全的舒张期杂音则出现在舒张早期，也可为早中期或全期；肺动脉瓣狭窄的收缩期杂音常为收缩中期杂音。

临床上，舒张期杂音及连续性杂音均为器质性，而收缩期杂音则可能是器质性或功能性，应注意鉴别。

3) 杂音的性质：病变性质不同，杂音的性质亦不同。临床上习惯地将闻及的杂音用生活中听到的声音加以形容。一般分为吹风样、隆隆样（或雷鸣样）、叹气样（或泼水样）、机器声样、喷射样及乐音样等；根据杂音的性质又分为粗糙、柔和。临床上可根据杂音发生的部位和性质，推断不同的病变。如心尖区粗糙的吹风样收缩期杂音，常提示二尖瓣关闭不全；心尖区舒张中、晚期隆隆样杂音是二尖瓣狭窄的特征性杂音；主动脉瓣第 2 听诊区叹气样舒张期杂音，见于主动脉瓣关闭不全；

胸骨左缘第2肋间及其附近机器声样连续性杂音,见于动脉导管未闭;胸骨右缘第2肋间粗糙的喷射样收缩期杂音,见于主动脉瓣狭窄;乐音样杂音听诊时其音色如海鸥鸣或鸽鸣样,常见于感染性心内膜炎及梅毒性主动脉瓣关闭不全。感染性心内膜炎时,由于赘生物生长或脱落、瓣膜穿孔、腱索断裂等,在病程中杂音性质会发生改变。

一般来说,器质性杂音常是粗糙的,而功能性杂音则较为柔和。

4) 强度和形态:杂音的强度(响度)与下列因素有关。① 狭窄程度:一般而言,狭窄越重,杂音越强;但当极度狭窄以致通过的血流极少时,杂音反而减弱或消失。② 血流速度:血流速度越快,杂音越强。③ 狭窄口两侧压力差:压力差越大,杂音越强。如风湿性二尖瓣狭窄伴心力衰竭加重时,心肌收缩力减弱、狭窄口两侧压力差减小、血流速度减慢,杂音减弱甚至消失;当心功能改善使两侧压力差增大、血流速度加快,杂音又增强。④ 胸壁厚薄:胸壁薄者杂音较强,胸壁厚者杂音较弱。

收缩期杂音的强度一般采用 Levine 6 级分级法。

1 级:杂音很弱,所占时间很短,初次听诊时往往不易发觉,须仔细听诊才能听到。

2 级:较易听到的弱杂音,初听时即被发觉。

3 级:中等响亮的杂音,容易听到。

4 级:较响亮的杂音,常伴有震颤。

5 级:很响亮的杂音,震耳,但听诊器如离开胸壁则听不到,均伴有震颤。

6 级:极响亮,听诊器稍离胸壁时亦可听到,有强烈的震颤。

杂音强度的表示法是"2/6级收缩期杂音""4/6级收缩期杂音"等。一般而言,强度≥3/6级的收缩期杂音多为器质性的,而强度≤2/6级的收缩期杂音多为功能性的。舒张期杂音的分级可参照此标准,也可只分为轻、中、重度三级。杂音的强度不一定与病变的严重程度成正比。病变较重时,杂音可能较弱;相反,病变较轻时,也可能听到较强的杂音。因此,应该结合杂音的部位、性质、粗糙程度、传导远近等来辨别其为功能性或器质性。

杂音的形态指在心动周期中杂音强度的变化规律。从心音图记录中可以清楚地看到杂音的形态(图 7-27),通过听诊亦可加以辨别。递减型杂音(decrescendo murmur),杂音由较强逐渐减弱,如主动脉瓣关闭不全的舒张期杂音;递增型杂音(crescendo murmur),杂音由弱渐强,如二尖瓣狭窄的舒张中、晚期杂音;递增递减型(crescendo-decrescendo murmur),杂音由弱渐强,再由强渐弱,如主动脉瓣狭窄的收缩期杂音;连续型杂音(continuous murmur),动脉导管未闭时的连续性杂

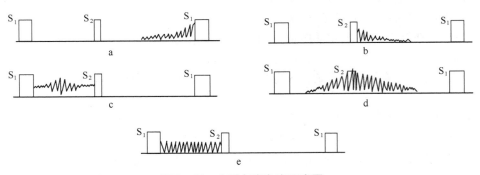

图 7-27 心脏各类杂音示意图

a. 递增型;b. 递减型;c. 递增递减型;d. 连续型;e. 一贯型

音在 S₁ 后开始，先弱然后逐渐增强，到 S₂ 处达最高峰，以后逐渐减弱直到下一个 S₁ 之前，此型为大的菱形杂音；一贯型杂音(plateau murmur)，强度大体保持一致，如二尖瓣关闭不全的全收缩期杂音。

5) 传导方向：杂音常沿着产生该杂音的血流方向传导，亦可借周围组织向外扩散。杂音越响亮，传导的范围越广泛，且不同的杂音有不同的传导方向。

传导明显的杂音：二尖瓣关闭不全的收缩期杂音在心尖部最响，并向左腋下及左肩胛下角处传导；主动脉瓣关闭不全的舒张期杂音在主动脉瓣第 2 听诊区最响，并向胸骨下端左侧或心尖部传导；主动脉瓣狭窄的收缩期杂音以主动脉瓣区最响，可向上传至右侧胸骨上窝及颈部；肺动脉瓣关闭不全的舒张期杂音在肺动脉瓣区最响，可传导至胸骨左缘第 3 肋间。

较局限的杂音：二尖瓣狭窄的舒张期杂音常局限于心尖部；肺动脉瓣狭窄的收缩期杂音常局限于胸骨左缘第 2 肋间；室间隔缺损的收缩期杂音常局限于胸骨左缘第 3、第 4 肋间；三尖瓣产生的杂音常局限于胸骨体下端近剑突偏右或偏左处。当右心室明显扩大而显著顺钟向转位时，三尖瓣关闭不全的收缩期杂音可在心尖区听到，但不会向左腋下或左肩胛下角处传导。

杂音传导越远，声音越弱，但杂音的性质仍保持不变。如果在两个瓣膜区听到不同性质和(或)不同时期的杂音时，可判断为两个瓣膜同时有病变。如果在心前区两个部位都听到同性质和同时期的杂音时，应注意判断杂音是来自一个还是两个瓣膜听诊区。其方法是将听诊器由一个瓣膜区向另一个瓣膜区逐渐移动(寸移法)，若杂音逐渐减弱则可能为杂音最响处的相应瓣膜有病变；如果杂音逐渐减弱，但当移近另一瓣膜区时杂音又增强，则可能为两个瓣膜均有病变。

6) 杂音与体位的关系：体位改变可使某些杂音减弱或增强的特点有助于病变部位的诊断。例如，左侧卧位可使二尖瓣狭窄的舒张中、晚期隆隆样杂音更明显；上身前倾坐位可使主动脉瓣关闭不全的舒张期叹气样杂音更易听到；仰卧位则使肺动脉瓣、二尖瓣、三尖瓣关闭不全的杂音更明显；从卧位或下蹲位迅速起立，使瞬间回心血量减少，从而使二尖瓣、三尖瓣、主动脉瓣关闭不全和肺动脉瓣狭窄与关闭不全的杂音均减轻，而梗阻性肥厚型心肌病的杂音却增强(下蹲时减弱)。

7) 杂音与呼吸的关系：深吸气时胸腔内压下降，静脉回心血量增多，右心排血量较左心排血量增加，且深吸气时心脏沿长轴顺钟向转位，使三尖瓣更接近胸壁，导致右心(三尖瓣、肺动脉瓣)的杂音增强；深呼气时胸腔内压上升使肺循环血液更多地回流入左心，且深呼气时心脏沿长轴逆钟向转位，使二尖瓣更接近胸壁，导致左心(二尖瓣、主动脉瓣)的杂音增强；深吸气后紧闭声门，用力做呼气动作[瓦尔萨尔瓦动作(Valsalva maneuver)]时，胸腔内压增加，回心血量减少，则经瓣膜产生的杂音减弱，而梗阻性肥厚型心肌病的杂音增强。

8) 杂音与运动的关系：运动后心率加快，增加循环血流量及增快流速，在一定范围内可使瓣膜狭窄所致杂音增强。例如，运动可使二尖瓣狭窄的舒张中、晚期杂音增强。

(3) 各瓣膜区杂音的临床意义：各种心脏杂音中由瓣膜器质性损害或心血管先天性、后天性变异所产生的杂音称为病理性杂音。由心脏大血管扩张致瓣膜相对性狭窄或关闭不全所产生的杂音称为相对性杂音，虽无瓣膜器质性病变而杂音仍属病理性范畴。器质性杂音是指杂音产生部位有器质性病变存在。在心脏大血管均无器质性病变的健康人中所出现的杂音称为生理性(或功能性)杂音。现将各瓣膜区的杂音介绍如下。

1) 二尖瓣区：① 收缩期杂音：由器质性或相对性二尖瓣关闭不全引起，亦可能是功能性的，且以功能性多见。a. 器质性：见于风湿性心瓣膜病、二尖瓣脱垂、冠心病乳头肌功能不全等。杂音为吹风样、粗糙、高调，强度≥3/6 级，呈递减型，持续时间长，往往占全收缩期，可掩盖 S₁，向左腋下传导,吸气时减弱,呼气时增强,左侧卧位时更清楚(图7-28)。b. 相对性:见于左心室扩张引起的二尖瓣相对性关闭不全,如高血压心脏病、急性风湿热、扩张型心肌病及贫血性心脏病等。杂音为吹风样,柔和或较粗糙,强度2/6~3/6级,时限较长,可有一定的传导。c. 功能性:见于运动、发热、贫血、妊娠、甲亢等。杂音为吹风样、柔和,强度≤2/6级,时限短,较局限,不传导,病因去除后杂音消失。部分健康人运动后出现二尖瓣区功能性收缩期杂音,休息后可以减弱或消失。② 舒张期杂音:a. 器质性:主要见于风湿性二尖瓣狭窄。听诊特点为心尖部隆隆样舒张中、晚期杂音,呈递增型,音调较低而局限,左侧卧位呼气末时较清楚,常伴有 S_1 亢进、开瓣音及舒张期震颤,P_2 亢进及分裂。b. 相对性:主要为主动脉瓣关闭不全所致二尖瓣开放不良(左心室舒张期容量负荷过高及经主动脉瓣反流入左心室的血流将二尖瓣前叶冲起,使二尖瓣基本处于半关闭状态)时出现的相对性狭窄的舒张期杂音,称为奥斯汀·弗林特杂音(Austin Flint murmur)。此外,也见于其他原因所致的左心室扩大、二尖瓣口流量增加等情况。相对性二尖瓣狭窄的舒张期杂音多为柔和的舒张中期杂音,不伴有 S_1 亢进、P_2 亢进、开瓣音和舒张期震颤。少数瓣膜退变纤维化、钙化的患者,因瓣叶僵硬,偶可致二尖瓣开放不良,产生心尖区舒张期杂音。

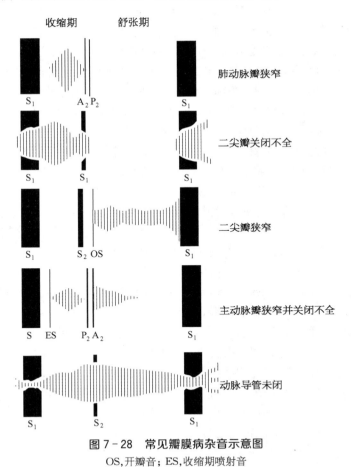

图7-28　常见瓣膜病杂音示意图
OS,开瓣音;ES,收缩期喷射音

2) 主动脉瓣区:① 收缩期杂音:为器质性或相对性主动脉瓣狭窄所致。a. 器质性:多见于各种病因所致的主动脉瓣狭窄。杂音为喷射样、粗糙,强度≥3/6级,呈递增递减型,沿大血管向颈部传导,常伴有收缩期震颤,可有收缩早期喷射音,伴 A_2 减弱。b. 相对性:见于主动脉粥样硬化、高血压心脏病等引起的主动脉扩张。杂音柔和或较粗糙,常有 A_2 增强。② 舒张期杂音:a. 器质性:常见于风湿性主动脉瓣关闭不全,以及主动脉瓣退行性变纤维化、主动脉粥样硬化、梅毒性心脏病、二叶式主动脉瓣、马方综合征(Marfan syndrome)及特发性主动脉瓣脱垂等所致的主动脉瓣关闭不全。杂音为叹气样,递减型,可传导至胸骨下端左侧或心尖部,前倾坐位、主动脉瓣第 2 听诊区、深呼气末屏住呼吸时最易听到,伴有 A_2 减弱及周围血管征。b. 相对性:常见于高血压病、升主动脉或左心室扩张。杂音柔和,时限较短,以主动脉瓣区最清楚,伴 A_2 亢进。

3)肺动脉瓣区:① 收缩期杂音:由器质性或相对性肺动脉瓣狭窄引起,亦可为功能性杂音,且以功能性杂音多见。a. 器质性:见于肺动脉瓣狭窄,多为先天性。杂音为喷射样、粗糙,强度≥3/6 级,呈递增递减型,常伴收缩期震颤,可有收缩早期喷射音,且 P_2 减弱。b. 相对性:见于二尖瓣狭窄、房间隔缺损等,由于肺淤血或肺动脉高压导致肺动脉扩张引起的相对性肺动脉瓣狭窄。杂音柔和或较粗糙,时限较短,伴 P_2 亢进。c. 功能性:尤其多见于儿童与青少年。杂音为吹风样、柔和,强度≤2/6 级,时限较短。在部分发热、贫血、甲亢患者中亦可听到这一杂音,为一柔和而较弱的收缩期杂音,卧位吸气时明显,坐位时减弱或消失。② 舒张期杂音:器质性极少,多由相对性肺动脉瓣关闭不全所引起,常见于二尖瓣狭窄、肺源性心脏病等,伴明显肺动脉高压。杂音为叹气样、柔和,频率高,递减型,卧位吸气末增强,常伴 P_2 亢进,称为格雷厄姆·斯蒂尔杂音(Graham Steell murmur)。最易在胸骨左缘第 2、第 3 肋间听到,可传导至胸骨左缘第 4 肋间。

4)三尖瓣区:① 收缩期杂音:a. 相对性:见于右心室扩大导致的相对性三尖瓣关闭不全,如二尖瓣狭窄伴右心衰竭。杂音为吹风样、柔和,强度一般在 3/6 级以下,多呈递减型,吸气时增强。右心室明显扩大时杂音可传导至左锁骨中线,但一般不向左腋下传导,可与二尖瓣关闭不全的收缩期杂音相鉴别。b. 器质性:极少见。听诊特点与器质性二尖瓣关闭不全类似,但不传至左腋下,可伴颈静脉搏动及肝脏收缩期搏动。② 舒张期杂音:见于三尖瓣狭窄,极少见。局限于胸骨左缘第 4、第 5 肋间,低调隆隆样。

5)其他部位的杂音:① 收缩期杂音:a. 室间隔缺损时,可在胸骨左缘第 3、第 4 肋间听到响亮而粗糙的收缩期杂音,常伴有收缩期震颤,可在心前区广泛传导,但不传向左腋下。b. 梗阻性肥厚型心肌病时,在胸骨左缘第 3、第 4 肋间常可闻及粗糙的收缩期杂音,该杂音也不向腋下传导。② 连续性杂音:a. 常见于先天性心脏病动脉导管未闭。因主动脉内的血压无论是收缩期还是舒张期都高于肺动脉,因此血液不断从主动脉经过未闭的动脉导管进入肺动脉而产生湍流场,形成杂音。它是一种连续的、粗糙的、类似机器转动的声音。在胸骨左缘第 2 肋间及其附近听到,向左锁骨下与左颈部传导。杂音在 S_1 后不久开始,呈递增递减型,形成一个连续于收缩、舒张期的大菱形杂音,菱峰在 S_2 处,往往掩盖 S_2,常伴有连续性震颤。b. 连续性杂音亦可见于动静脉瘘、主肺动脉间隔缺损等,后者位置偏内而低。c. 冠状动静脉瘘、冠状动脉瘤破裂也可出现连续性杂音,但前者杂音柔和,后者有冠状动脉瘤破裂的急性病史。

连续性杂音应与双期杂音相区别。双期杂音是指一个瓣膜区同时出现的收缩期杂音和舒张期杂音。有双期杂音时,收缩期与舒张期之间有一间歇,且杂音性质多不相同;而连续性杂音其间并无间歇,杂音性质一致。

上述杂音中,收缩期杂音是临床最常见的杂音,可分为功能性(或生理性)和器质性,以功能性多见,两者的鉴别具有重要意义(表 7-6)。

表7-6　器质性与功能性收缩期杂音的鉴别

项　目	器　质　性	功　能　性
部位	任何瓣膜听诊区	肺动脉瓣区和(或)心尖部
持续时间	长,常占全收缩期,可遮盖S_1	短,不遮盖S_1
性质	吹风样,粗糙	吹风样,柔和
传导	较广而远	比较局限
强度	常≥3/6级	一般≤2/6级
心脏大小	有心房和(或)心室增大	正常

6. **心包摩擦音**　是指心包炎时心包脏层与壁层由于生物或理化因素致纤维蛋白沉积而粗糙,在心脏舒缩过程中互相摩擦而产生振动,传至胸壁,以听诊检查到的即为心包摩擦音(pericardial friction sound)。见于结核性、化脓性等感染性心包炎和急性非特异性心包炎,也可见于急性心肌梗死、尿毒症、心包原发或继发性肿瘤和系统性红斑狼疮等非感染性情况。

心包摩擦音音质粗糙,高音调,与心搏一致,似用指腹摩擦耳郭声,近在耳边,但有时较柔和。通常在胸骨左缘第3、第4肋间处较易听到。将听诊器体件向胸部加压时可使摩擦音增强。患者取坐位稍前倾、深呼气后屏住呼吸时易于听到。心包渗出较多时,由于两层心包被积液隔开,心包摩擦音即可消失。

心室收缩期及舒张期均可听到心包摩擦音,以收缩期较明显,且与呼吸无关。心包摩擦音与胸膜摩擦音的区别主要为屏住呼吸时胸膜摩擦音消失,但心包摩擦音不消失,仍随心脏搏动而出现。

当胸膜炎累及壁层心包或壁层心包发炎累及胸膜时可产生心包胸膜摩擦音。心包胸膜摩擦音在心脏左下界或心尖部最清楚,且深吸气时更明显,屏住呼吸和呼吸时均可听到。

(曾建斌)

第五节　血管检查

一、视诊

1. **肝颈静脉回流征**　令患者半卧位(上身抬高45°),观察平静呼吸时的颈静脉充盈度,然后用右手掌以固定的压力按压患者腹部脐周部位,如见患者颈静脉充盈度增加,称为肝颈静脉回流征阳性,亦称为腹颈静脉回流征阳性,提示肝脏淤血,是右心衰竭的重要早期征象之一。其发生机制是患者的肝脏因腹压增高而间接受压时,可使回流至下腔静脉和右心房的血量增加,但因右心房淤血或右心室舒张受限,不能完全接受回流的血量,因而颈静脉血量增多,充盈更加明显。肝颈静脉回流征阳性亦可见于渗出性或缩窄性心包炎。

2. **毛细血管搏动征**　用手指轻压患者指甲床末端,或以干净玻片轻压患者口唇黏膜,如见到红白交替的、与患者心搏一致的节律性微血管搏动现象,称为毛细血管搏动征(capillary

pulsation)阳性。可见于脉压增大的疾病,如主动脉瓣关闭不全、重症贫血、甲亢等。

二、触诊

血管触诊包括动脉和静脉,这里仅叙述动脉的触诊。触诊动脉时,必须选择较浅表的动脉,一般检查桡动脉,必要时可检查颞动脉、耳前动脉、肱动脉、股动脉、足背动脉等。通常用示指、中指及环指指腹(互相靠拢)平放于桡动脉近手腕处,进行细致触诊。

首先应注意对比两侧脉搏的大小及出现时间是否相同。生理情况下两侧差异很小,某些病理情况下可有明显差异。如上肢无脉型多发性大动脉炎时,两侧桡动脉强弱大小明显不等;主动脉弓动脉瘤时左侧脉搏的出现可能较右侧为晚。

检查脉搏时还需注意脉搏的速率、节律、紧张度、动脉壁情况(详见第四章)以及脉波的形状。临床常见的异常脉搏形状如下。

1. 水冲脉(water hammer pulse)　脉搏骤起骤降,急促而有力。脉波图上可见脉波上升支骤起达到高于正常的高度,其顶峰持续时间极短,降支骤然下陷(图7-29)。这是由于左心室排血时周围动脉的充盈阻力极低,患者血压表现为收缩压增高或偏高,舒张压降低而脉压增大。常见于主动脉瓣关闭不全、发热、甲亢、严重贫血、动脉导管未闭等。检查时检查者用手紧握患者手腕掌面,使自己掌指关节的掌面部位紧贴患者桡动脉,将患者的上肢高举过头,则水冲脉更易触知。

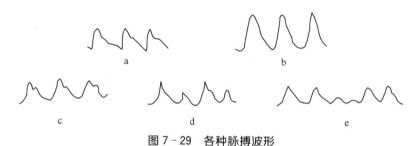

图7-29　各种脉搏波形
a. 正常脉波;b. 水冲脉;c. 重搏脉;d. 交替脉;e. 奇脉

2. 交替脉(alternating pulse)　为一种节律正常而强弱交替的脉搏(图7-29)。测量血压时常可遇到轻搏与重搏间有5～30 mmHg 的压力差。产生交替脉的机制尚无令人满意的解释,可能是由于患者心室肌收缩不协调,当部分心肌纤维发生收缩,部分心肌因仍处于相对不应期而使恢复时间延长,则产生弱脉。它的出现表示心肌受损,是左心室衰竭的重要体征。见于高血压心脏病、急性心肌梗死或主动脉瓣关闭不全等。

3. 重搏脉(dicrotic pulse)　正常脉波的降支上可见一切迹(代表主动脉瓣关闭),其后有一重搏波,此波一般不能触及(图7-29)。在某些病理情况下,此波增高而可以触及,即为重搏脉。产生机制可能是在血管紧张度降低的情况下,心室舒张早期主动脉瓣关闭,主动脉内一部分血液向后冲击已关闭的主动脉瓣,由此产生的冲力使重复上升的脉波增高而被触及。重搏脉可见于伤寒或其他可引起周围血管松弛、周围阻力降低的疾病。

4. 奇脉(paradoxical pulse)　指吸气时脉搏明显减弱或消失的现象,又称为吸停脉(图7-29)。常见于心包积液和缩窄性心包炎时,是心包填塞的重要体征之一。不太明显的奇脉只是在听诊血压时方能发现,即在呼气时听到的动脉音在吸气时减弱或消失,或收缩压在吸气期较呼气期降低10 mmHg 以上,均可确认为存在奇脉。

奇脉的产生与左心室排血量的变化有关。正常人吸气时肺循环血容量增加,同时胸腔负压加大,体循环血液向右心回流亦相应增加,右心排血量增加,故从肺循环回到左心的血量并无明显改变,周围脉搏的大小无明显变化。心包填塞时,吸气使胸腔负压增加,肺血容量增加,血液贮留在肺血管内;而心包填塞使心脏舒张受限,致体循环的血液向右心室回流不能相应地增加,右心室排血量不足以补偿肺血容量的增加,使肺静脉血回到左心部分减少,出现吸气时脉搏减弱或消失。此外,吸气时膈肌下降,牵扯紧张的心包,使心包腔内压力更加增高,左心室充盈进一步减少而致脉搏减弱。

5. 无脉(pulseless) 即脉搏消失。可见于严重休克及多发性大动脉炎,后者系由于某一部位动脉闭塞而致相应部位脉搏消失(如下肢无脉型多发性大动脉炎)。此外,也可见于动脉粥样硬化闭塞症,多发生于下肢动脉,可见一侧胫后或足背动脉的脉搏减弱或消失。主动脉缩窄时,下肢脉搏可较上肢明显减弱甚至触不到。

三、听诊

1. **正常动脉音** 在颈动脉及锁骨下动脉上可听到相当于 S_1 与 S_2 的两个声音,称为正常动脉音。此音在其他动脉处听不到。

2. **枪击音与杜氏双重杂音** 主动脉瓣关闭不全时,将听诊器体件放在肱动脉或股动脉处,可听到"嗒——嗒——"音,称为枪击音(pistol shot sound)。这是由于脉压增大使脉波冲击动脉壁所致。如再稍加压力,则可听到收缩期与舒张期双重杂音,称为杜氏(Duroziez)双重杂音,这是脉压增大时血流往返于听诊器体件所造成的人工动脉狭窄处所引起的。也可见于甲亢、高热、贫血的患者。

3. **其他血管杂音** 如:① 在甲亢患者肿大的甲状腺上可听到病理性动脉杂音,此音常为连续性,但收缩期较强。② 主动脉瘤时在相应部位可听到收缩期杂音。③ 动静脉瘘时在病变部位可听到连续性杂音。④ 上肢无脉型多发性大动脉炎,可在两侧锁骨上及颈后三角区听到收缩期杂音。⑤ 肾动脉狭窄时可在腰背部及腹部听到收缩期杂音。⑥ 主动脉缩窄时可在背部脊柱左侧听到收缩期杂音。

四、周围血管征

周围血管征包括头部随脉搏呈节律性点头运动、颈动脉搏动明显、毛细血管搏动征、水冲脉、枪击音及杜氏双重杂音。它们都是由脉压增大所致,常见于主动脉瓣关闭不全、发热、贫血及甲亢等。

(曾建斌)

第六节 循环系统常见病变的主要体征

一、常见循环系统病变时血流动力学变化

(一)常见瓣膜病变时血流动力学变化

1. **二尖瓣狭窄(mitral stenosis)** 舒张期左心房血液进入左心室发生障碍,导致左心室充盈量减少,左心房过度充盈、房内压增高,左心房代偿性扩张与肥厚。左心房压升高又可使肺静脉及肺

毛细血管发生扩张和淤血,由于肺循环阻力增加与后期的肺小动脉硬化导致肺动脉高压。肺动脉高压导致右心室负荷加重而发生代偿性肥厚与扩张,最后导致右心衰竭。

2. **二尖瓣关闭不全**(mitral regurgitation)　左心室收缩时部分血液经关闭不全的二尖瓣口反流入左心房,使其充盈度及压力增加而发生代偿性扩张与肥厚。左心室在舒张期除接受正常由左心房流入的血液外,还需容纳由左心室在收缩期反流入左心房的血液,左心室的容量负荷加重,因而引起代偿性肥厚及扩张。

3. **主动脉瓣狭窄**(aortic stenosis)　心室收缩时自左心室射入主动脉的血流受阻,一方面引起左心室肥厚和扩张;另一方面左心室排血量减少,致收缩压降低、脉压变小。

4. **主动脉瓣关闭不全**(aortic regurgitation)　在心室舒张期,左心室同时接受来自左心房和从主动脉反流而来的血液,使其舒张期容量负荷增大,引起左心室代偿性扩张和肥厚,并可引起相对性二尖瓣关闭不全。由主动脉反流至左心室的血液可将二尖瓣前叶冲起,阻止其开放,从而可引起相对性二尖瓣狭窄。心排血量增加使收缩压升高,舒张期主动脉内血液反流入左心室致舒张压降低,导致脉压增大。

(二)心包积液时血流动力学变化

若心包积液(pericardial effusion)仅为小量时对心脏及血流动力学无明显影响。但如积液迅速增加或逐渐增加至大量时均可引起心包腔内压力增高,致使心脏舒张受限,从而进入心脏的血液减少,心排血量下降;心房压及心室舒张期压力、体循环静脉压及肺循环静脉压均增高。

(三)心力衰竭时血流动力学变化

根据心力衰竭(heart failure)发生部位及临床表现分为左心衰竭、右心衰竭及全心衰竭。

1. **左心衰竭**　常见于左心室负荷过重的疾病(如高血压心脏病、主动脉瓣病变、二尖瓣关闭不全、冠心病等)导致的左心房容量负荷增加、肺循环淤血,严重者可发生肺水肿,进一步发展引起肺动脉高压而影响右心。

2. **右心衰竭**　多继发于左心衰竭,单纯右心衰竭多见于肺源性心脏病及某些先天性心脏病,主要病理变化为体循环静脉淤血。

3. **全心衰竭**　大多由左心衰竭发展为右心衰竭,从而表现为全心衰竭;亦可见于心肌炎、心肌病等左、右心同时受累的疾病。病理变化为同时具有肺淤血和体循环静脉淤血。当由左心衰竭发展为全心衰竭时,常因右心排血量降低而使肺循环淤血减轻。

二、循环系统常见病变的主要体征

循环系统常见病变的主要体征见表7-7。

表7-7　循环系统常见病变的主要体征

病　变	视　诊	触　诊	叩　诊	听　诊
二尖瓣狭窄	二尖瓣面容,心尖搏动略向左移,中心性发绀	心尖搏动向左移,心尖部可触及舒张期震颤	心脏浊音界早期稍向左,以后向右扩大,心腰部膨出,呈梨形	心尖部 S_1 亢进(或拍击性 S_1),心尖部较局限的递增型隆隆样舒张中、晚期杂音,可伴开瓣音,P_2 亢进、分裂,肺动脉瓣区格雷厄姆·斯蒂尔杂音,三尖瓣区收缩期杂音

续　表

病　变	视　诊	触　诊	叩　诊	听　诊
二尖瓣关闭不全	心尖搏动向左下移位	心尖搏动向左下移位,常呈抬举性	心脏浊音界向左下扩大,后期亦可向右扩大	心尖部 S_1 减弱,心尖部有 3/6 级或以上较粗糙的吹风样全收缩期杂音,常向左腋下及左肩胛下角传导,并可掩盖 S_1,P_2 亢进、分裂,心尖部可有 S_3
主动脉瓣狭窄	心尖搏动向左下移位	心尖搏动向左下移位,呈抬举性,主动脉瓣区收缩期震颤	心脏浊音界向左下扩大	心尖部 S_1 减弱,A_2 减弱或消失,可听到高调、粗糙的递增递减型收缩期杂音,向颈部传导,可有收缩早期喷射音,或 S_2 逆分裂
主动脉瓣关闭不全	颜面较苍白,颈动脉搏动明显,心尖搏动向左下移位且范围较广,可见点头运动及毛细血管搏动征	心尖搏动向左下移位,呈抬举性,有水冲脉	心脏浊音界向左下扩大,心腰明显,呈靴形	心尖部 S_1 减弱,A_2 减弱或消失,主动脉瓣第2听诊区叹气样递减型舒张期杂音,可向心尖部传导,心尖部可有柔和的吹风样收缩期杂音,也可有奥斯汀·弗林特杂音,可有枪击音及杜氏双重杂音
心包积液	前倾坐位,呼吸困难,颈静脉怒张,心尖搏动减弱或消失	心尖搏动减弱或消失,脉搏快而小,有奇脉,肝颈静脉回流征阳性,可有心包摩擦感(心包积液少量时)	心脏浊音界向两侧扩大,并随体位改变而变化(坐位呈三角烧瓶样,卧位心底部浊音界增宽),相对浊音界与绝对浊音界几乎一致	心音遥远,心率快,有时可听到心包摩擦音(心包积液少量时)
心力衰竭 —— 左心衰竭	不同程度的呼吸急促,发绀,高枕卧位或端坐位,心尖搏动向左下移位	心尖搏动向左下移位(单纯二尖瓣狭窄时向左扩大不明显),严重者有交替脉	心脏浊音界可向左下扩大(单纯二尖瓣狭窄时向左扩大不明显)	心率增快,心尖部 S_1 减弱,可闻及舒张期奔马律,P_2 亢进、分裂。双侧肺底部可听到对称性湿啰音,心力衰竭程度越重,湿啰音范围越大,可伴有少量哮鸣音;急性肺水肿时,全肺可满布湿啰音
心力衰竭 —— 右心衰竭	有周围性发绀,颈静脉怒张,下垂性凹陷性水肿,心源性肝硬化者可有巩膜、皮肤黄染	肝肿大并有压痛,肝颈静脉回流征阳性,下肢及尾骶部凹陷性水肿,严重者可全身性水肿	心脏浊音界向左扩大,也可向右扩大,可有胸腔积液体征(右侧为多)及腹水体征	心率快,胸骨左缘第3、第4、第5肋间或剑突下闻及右心室舒张期奔马律及相对性三尖瓣关闭不全吹风样收缩期杂音
心力衰竭 —— 全心衰竭	临床表现为左心衰竭及右心衰竭的综合,但两者的程度可能不同,常以一侧心衰为主			

(曾建斌)

第八章 腹部检查

导学

1. 掌握腹部外形、腹壁静脉曲张检查的临床意义；腹壁紧张度、压痛及反跳痛的检查方法及临床意义；肝脏、胆囊、脾脏及肾脏的触诊方法及临床意义；腹部肿块触诊的要点及临床意义；肝脏叩诊的方法、正常浊音界及临床意义；移动性浊音的检查方法及临床意义；肠鸣音的检查方法及临床意义；肝硬化、急性腹膜炎腹部检查的主要体征。

2. 熟悉正常腹部可触及的脏器或组织；脾脏、胃泡鼓音区、肾脏、膀胱叩诊的方法及临床意义；幽门梗阻、急性阑尾炎、急性胆囊炎、急性胰腺炎、肠梗阻腹部检查的主要体征。

3. 了解腹部体表标志与分区；腹部呼吸运动、蠕动波、腹部皮肤、脐与疝及上腹部搏动检查的临床意义；膀胱、胰腺触诊的方法及临床意义；腹部叩诊音；振水音的检查方法及临床意义；血管杂音及摩擦音。

　　腹部体格检查是全身体格检查的重要组成部分，有视诊、触诊、叩诊、听诊四种方法，其中以触诊为主，而触诊中又以脏器触诊最重要。因触诊及叩诊易导致胃肠蠕动增加，使肠鸣音发生变化，故腹部检查的顺序应为视、听、叩、触诊。但记录时为了统一格式，仍按视、触、叩、听的顺序。

一、腹部体表标志与分区

　　检查腹部时首先需要熟悉腹部脏器的部位及其在体表的投影。为了准确描写和记录脏器及病变的部位、范围，常需要借助一些自然体表标志及人为的画线，将腹部划分为几个区。腹部体表上界为肋弓下缘和剑突根部，下界为腹股沟韧带及耻骨联合。

（一）体表标志

　　常用腹部体表标志见图 8-1。

　　1. **剑突** 是胸骨下端的软骨。是腹部体表的上界，常作为肝脏测量的标志。

　　2. **腹上角** 又称为胸骨下角，是两侧肋弓至剑突根部的交角，常用于体型的判断及肝脏的测量。

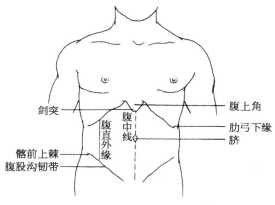

图 8-1 腹部前面体表标志示意图

（图中标注：剑突、腹中线、腹直外缘、髂前上棘、腹股沟韧带、腹上角、肋弓下缘、脐）

3. **肋弓下缘** 由第8~第10肋软骨构成肋弓,肋弓下缘为体表腹部上界。

4. **脐** 位于腹部中心,平第3~第4腰椎,是腹部四区分法标志及腰椎穿刺的定位标志,此处易有脐疝。

5. **髂前上棘** 为髂嵴前方突出点,是腹部九区分法的标志及骨髓穿刺的常用部位。

6. **腹直肌外缘** 相当于锁骨中线的延续,常为手术切口位置和胆囊点的定位。

7. **腹中线** 相当于腹白线,是胸骨中线(前正中线)的延续,是腹部四区分法的垂直线,此处易有白线疝。

8. **腹股沟韧带** 是腹部体表的下界,是找寻股动、静脉的标志,常是腹股沟疝的通过部位和所在。

9. **耻骨联合** 由两耻骨间的纤维软骨连接,共同构成腹部体表的下界。

10. **肋脊角** 是背部两侧第12肋骨与脊柱的交角,为检查肾脏叩击痛的部位。

(二) 腹部分区

常用腹部分区方法有以下2种。

1. **九区分法** 九区分法以两侧肋弓下缘的连线和两侧髂前上棘的连线为两条水平线,通过左、右髂前上棘至腹中线连线的中点划2条垂直线,4线相交将腹部划分为"井"字形的九区,即左、右上腹部(季肋部),左、右侧腹部(腰部),左、右下腹部(髂部),以及上腹部、中腹部(脐部)和下腹部(耻骨上部)(图8-2a)。各区脏器分布情况为:

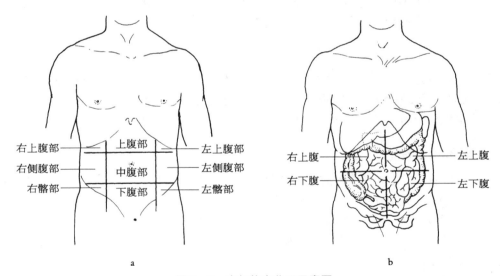

图8-2 腹部体表分区示意图

a. 九区分法;b. 四区分法

(1) 右上腹部(右季肋部):肝右叶、胆囊、结肠肝曲、右肾及右肾上腺。

(2) 右侧腹部(右腰部):升结肠、空肠及右肾。

(3) 右下腹部(右髂部):盲肠、阑尾、回肠下端、淋巴结、女性右侧卵巢和输卵管及男性右侧精索。

(4) 左上腹部(左季肋部):脾、胃、结肠脾曲、胰尾、左肾及左肾上腺。

（5）左侧腹部（左腰部）：降结肠、空肠、回肠及左肾。

（6）左下腹部（左髂部）：乙状结肠、淋巴结、女性左侧卵巢和输卵管及男性左侧精索。

（7）上腹部：胃、肝左叶、十二指肠、横结肠、胰头、胰体、腹主动脉及大网膜。

（8）中腹部（脐部）：下垂的胃、横结肠、十二指肠、空肠、回肠、肠系膜、淋巴结、输尿管、腹主动脉及大网膜。

（9）下腹部（耻骨上部）：回肠、乙状结肠、输尿管、充盈的膀胱及女性增大的子宫。

2. 四区分法　四区分法通过脐的水平线与垂直线将腹部分为左、右上腹部和左、右下腹部四个区域，四区分法简单易行，但较粗略，难于准确定位为其不足之处（图8-2b）。

二、视诊

检查腹部时被检查者应先排空膀胱，低枕仰卧于检查床上，充分暴露全腹，上自剑突，下至耻骨联合，躯干其他部位应遮盖，暴露时间不宜过长，以免腹部受凉引起不适。室内环境要舒适温暖，光线宜充足而柔和，从前侧方射入视野，这样有利于观察腹部表面的器官轮廓、包块、肠型及蠕动波等。检查者应站立于被检查者的右侧，按顺序进行全面观察，一般是自上而下、左右对比进行视诊，有时为了查出细小隆起或蠕动波，检查者视线应与腹部在同一水平线，自侧面呈切线方向观察。

腹部视诊的主要内容有腹部外形、呼吸运动、腹壁静脉、蠕动波、腹部皮肤、脐与疝及上腹部搏动等。

（一）腹部外形

首先应注意腹部外形是否对称，有无隆起或凹陷，有无腹水或腹部包块，还应测量腹围的大小。

正常成人平卧时腹部平坦，腹部外形对称，即前腹壁大致处于胸骨下端至耻骨联合同一平面。前腹壁稍高于胸骨下端与耻骨联合的平面称为腹部饱满，肥胖者或小儿（尤其餐后）腹部外形较饱满。前腹壁稍内凹并低于胸骨下端与耻骨联合的平面称为腹部低平，多见于消瘦者及老年人，因腹壁皮下脂肪较少而致腹部下陷。某些腹部外形明显膨隆或凹陷者有病理意义。

1. 腹部膨隆　仰卧时前腹壁明显高于胸骨下端与耻骨联合的连线，外观呈凸起状，称为腹部膨隆。生理性者可见于肥胖、妊娠等。病理性腹部膨隆可表现为全腹膨隆与局部膨隆。

（1）全腹膨隆：腹部弥漫性膨隆，呈球形或椭圆形，常见于下列情况。

1）腹腔积液：当腹腔内有大量液体聚集时称为腹水（ascites）或腹腔积液。常见于肝硬化门静脉高压症，亦可见于心力衰竭、缩窄性心包炎、腹膜转移癌（肝癌、卵巢癌多见）、肾病综合征或结核性腹膜炎等。由于腹水重力的作用，平卧位时腹壁松弛，液体下沉于腹腔两侧，使腹部呈扁而宽状，称为蛙腹（frog belly）。侧卧时腹部向一侧下部显著膨出；坐位时液体向下移动而使腹下部膨出。腹膜因炎症或肿瘤浸润时导致腹肌紧张，常使腹部呈尖凸型，称为尖腹（apical belly）。

2）腹内积气：腹内积气多在胃肠道内，称为胃肠胀气。胃肠大量积气可使全腹膨隆，腹部呈球形，两侧腹部膨出不明显，移动体位时腹部形状无明显改变。多见于各种原因引起的机械性肠梗阻或麻痹性肠梗阻。积气在腹膜腔内称为气腹（pneumoperitoneum），常见于胃肠穿孔或治疗性人工气腹，前者常伴有腹膜炎。

3）腹内巨大包块：全腹膨隆呈球形，常见于足月妊娠、巨大卵巢囊肿、畸胎瘤等。

大量腹水与肥胖症的鉴别可观察脐部，脐部膨出者为大量腹水，脐凹陷者为肥胖症。

为观察全腹膨隆的程度和变化，应定期在同样条件下测量腹围，以便进行对照比较，观察腹腔内容物(如腹水)的变化。腹围测量的方法为患者排空膀胱后平卧,用软尺经脐绕腹一周,测得的周长即为腹围(脐周腹围),通常以厘米为单位,还可测其腹部最大周长(最大腹围)。

(2)局部膨隆:腹内肿大的脏器、肿瘤或炎性包块,胃或肠胀气,以及腹壁上的肿物和疝等,均可引起腹部局限性膨隆。视诊时应注意膨隆的部位、外形,有无搏动,是否随呼吸运动而移位或随体位而改变等。

右上腹部膨隆见于肝肿大、胆囊肿大及结肠肝曲肿瘤等;左上腹部膨隆常见于脾肿大、结肠脾曲肿瘤或巨结肠等;上腹部膨隆见于各种原因所致的肝左叶肿大、胃癌、胃扩张(如幽门梗阻、胃扭转)、胰腺肿瘤或囊肿等;侧腹部膨隆见于多囊肾、巨大肾上腺肿瘤、肾盂大量积水或积脓等;中腹部膨隆常因脐疝、腹部炎性肿块(如结核性腹膜炎致肠粘连)引起;右下腹部膨隆常由回盲部结核或肿瘤、克罗恩病及阑尾周围脓肿等引起;左下腹部膨隆常见于降结肠、乙状结肠肿瘤或干结粪块等;下腹部膨隆见于女性卵巢囊肿、卵巢癌和子宫肌瘤,以及游走下垂的肾脏及充盈的膀胱等,而后者在排尿后可消失。

有些局部膨隆是位于腹壁上的包块(如皮下脂肪瘤、结核性脓肿等),而非腹腔内病变。其鉴别方法是嘱患者仰卧位作屈颈抬肩动作,使腹壁肌肉紧张,如肿块更加明显,说明肿块位于腹壁上。反之如变得不明显或消失,说明肿块在腹腔内,被收缩变硬的腹肌所掩盖。

2. 腹部凹陷　仰卧位时前腹壁明显低于胸骨下端与耻骨联合的连线,称为腹部凹陷。可分为全腹凹陷和局部凹陷,但以全腹凹陷的意义更为重要。

(1)全腹凹陷:多见于显著消瘦、严重脱水及恶病质等,如慢性消耗性疾病晚期(结核病、败血症等)、恶性肿瘤、糖尿病、神经性厌食、垂体前叶功能减退及甲亢的晚期患者。严重者前腹壁极度凹陷,几乎贴近脊柱,常见到腹主动脉搏动,肋弓、髂嵴和耻骨联合显露,使腹外形呈舟状,称舟状腹(scaphoid abdomen)。早期急性弥漫性腹膜炎引起腹肌痉挛性收缩,膈疝时腹内脏器进入胸腔,都可导致全腹凹陷。吸气时出现全腹凹陷可见于膈麻痹和上呼吸道梗阻。

(2)局部凹陷:较少见,腹部局部凹陷常见于腹壁手术瘢痕、膈疝、溃疡病穿孔早期。腹壁手术瘢痕收缩,患者立位或加大腹压时凹陷可更明显;而切口疝、白线疝患者于卧位时可见凹陷,但立位或加大腹压时局部反而膨出。

(二)呼吸运动

正常情况下,可以见到呼吸时腹壁上下起伏,吸气时上抬,呼气时下陷,即为腹式呼吸运动,男性及小儿以腹式呼吸为主,而成年女性则以胸式呼吸为主,腹壁起伏不明显。

1. 腹式呼吸减弱　当腹膜有炎症时,腹肌和膈肌痉挛强直,腹式呼吸运动受限制,如在消化性溃疡穿孔所致急性腹膜炎时,腹式呼吸消失;剧烈腹痛、膈肌麻痹、腹水或其他原因使膈肌抬高(腹腔内巨大肿块或妊娠)时,均可使腹式呼吸减弱或消失。

2. 腹式呼吸增强　不多见,常为肺部或胸腔疾病(大量积液等)所致,因胸式呼吸受限而致腹式呼吸运动增强。癔症性呼吸也常使腹式呼吸增强。

(三)腹壁静脉

正常情况下,腹壁皮下静脉一般不显露,而皮肤白皙或较瘦的人隐约可见。皮肤较薄而松弛的老年人可见静脉显露于皮肤,但为较直条纹,并不迂曲,属正常。而腹水、腹腔巨大肿物、妊娠等使腹压增加时也可使腹壁皮下静脉显露。门静脉循环障碍或上、下腔静脉回流受阻时,由于形成侧支循环而导致腹壁静脉呈现迂曲、扩张状态,称为腹壁静脉曲张(abdominal wall varicosis)。

测定腹壁皮下静脉血流方向有助于鉴别静脉阻塞的部位。检查血流方向的方法是：选择一段没有分支的腹壁静脉，检查者用右手示指和中指并拢压在这段静脉上，然后将一手指沿着静脉紧压并向外滑动，使该段静脉内的血液暂时排空，到一定距离后放松该手指，另一手指仍紧压该静脉，看静脉是否迅速充盈；然后再用同法放松另一手指，即可看出血流方向。如果排空的静脉很快充盈，则血流方向是从放松的手指端流向紧压的手指端(图8-3)。

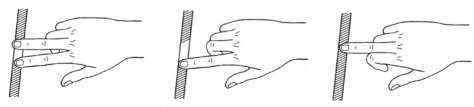

图8-3　检查静脉血流方向示意图

当门静脉阻塞有门静脉高压而形成侧支循环时，曲张的静脉以脐为中心向四周伸展，门静脉高压显著时在脐部可见到一簇曲张的静脉向四周放射，如水母头(caput medusae)状，血流方向即从脐静脉(脐静脉于出生后闭塞而成圆韧带，此时再通)而入腹壁浅静脉流向周围静脉，也就是脐以上静脉的血流方向向上，脐以下静脉的血流方向向下(图8-4a)，故与正常血流方向相同。下腔静脉阻塞时曲张的静脉大多分布在腹壁两侧，脐以上和脐以下静脉的血流方向均向上(图8-4b)。上腔静脉阻塞时，曲张的静脉大多分布在上腹壁或胸壁，脐以上和脐以下的静脉血流方向均向下(图8-4c)。

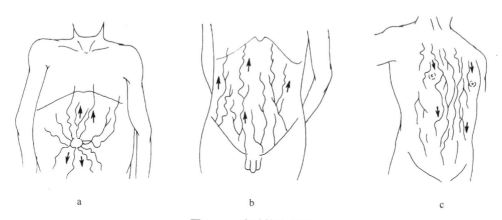

图8-4　腹壁静脉曲张

a. 门静脉受阻时，曲张的静脉血流方向正常；b. 下腔静脉受阻时，曲张的静脉血流向上；
c. 上腔静脉受阻时，曲张的静脉血流向下

（四）胃肠型和蠕动波

被检查者仰卧位，检查者从侧面观察腹部有无蠕动波、胃型或肠型，也可用手轻拍腹壁而诱发之。正常人腹部一般看不到胃、肠的轮廓及蠕动波形。极度消瘦者、经产妇、腹壁菲薄或松弛的老年人，有时可观察到轻微的胃肠蠕动波。

胃肠蠕动过程中呈现出的波浪式运动，称为蠕动波(peristalsis)。当胃肠道发生梗阻时，由于梗阻近端的胃或肠段饱满而隆起，可显示出各自的轮廓，称为胃型或肠型(gastral or intestinal pattern)。幽门梗阻时,由于胃蠕动增强,可看到蠕动波自左肋缘下向右缓慢推进,到达右腹直肌旁(幽门区)消失,此为正蠕动波;有时还可见到自右向左的逆蠕动波,随蠕动波可看出胃型,拍击上腹有时可听到振水音,此征是胃幽门狭窄或梗阻的征象。肠梗阻时可看到肠蠕动波及肠型。小肠梗阻所致蠕动波位于脐部;严重梗阻时胀大的肠襻呈管状隆起,横行排列于腹中部,组成多层梯形肠型,并可看到明显的肠蠕动波,全腹胀大。结肠远端梗阻,宽大的肠型可出现于腹壁周围,同时盲肠多胀大呈球形,随每次蠕动波的到来而更加隆起。

(五)腹部皮肤

1. **皮疹** 不同种类的皮疹提示不同的疾病,充血性或出血性皮疹常出现于发疹性高热疾病或某些传染病(如麻疹、猩红热、伤寒、斑疹伤寒)及药物过敏等。紫癜或荨麻疹可能是过敏性疾病全身表现的一部分。一侧腹部或腰部的沿脊神经走行分布的疱疹常提示带状疱疹。而伤寒的玫瑰疹最早且常仅出现于腹部皮肤。

2. **腹纹** 多分布于下腹部。长期的腹部膨隆使腹壁真皮层的结缔组织因张力增高而萎缩或断裂,可产生银白色腹纹,常见于过度肥胖或曾患腹水者。妊娠纹出现于下腹部和髂部。紫纹是皮质醇增多症的常见征象,出现部位除下腹部和臀部外,还可见于股外侧和肩背部。

3. **色素** 皮肤皱褶处(如腹股沟及系腰带部位)有褐色素沉着,可见于肾上腺皮质功能减退症(Addison病)。胁腹部皮肤呈蓝色,为血液自腹膜后间隙渗到侧腹壁的皮下所致,称为格雷特纳征(Grey Turner征),见于急性出血坏死型胰腺炎和绞窄性肠梗阻。脐周围或下腹部皮肤发蓝,为腹腔内大出血的征象,称为库伦征(Cullen sign),见于宫外孕破裂等。妇女妊娠时,在脐与耻骨之间的中线上有褐色素沉着,常持续至分娩后才逐渐消退。

4. **瘢痕** 腹部瘢痕多为外伤、手术或皮肤感染的遗迹,特别是某些特定部位的手术瘢痕,常提示患者的手术史。如右下腹麦氏(McBurney)切口瘢痕标志阑尾手术,右上腹直肌旁切口瘢痕标志胆囊手术,左上腹弧形切口瘢痕标志脾切除术等。

5. **腹部体毛** 腹部体毛增多或女性阴毛呈男性型分布见于皮质醇增多症和肾上腺性征异常综合征。腹部体毛稀少见于腺脑垂体功能减退症、黏液性水肿和性腺功能减退症。

(六)脐与疝

1. **脐部** 脐深陷见于肥胖者。腹内炎症性病变如粘连性结核性腹膜炎时脐内陷。脐的皮肤变蓝色,见于腹壁或腹腔内出血。脐凹分泌物呈浆液性或脓性,有臭味,多为炎症所致。脐部溃烂,可能为化脓性或结核性炎症;脐部溃疡坚硬、固定而突出,多为癌肿所致。

2. **疝** 腹外疝较多见,为腹腔内容物经腹壁或骨盆壁的间隙或薄弱部分向体表突出而形成。脐疝多见于婴幼儿,而成人则可见于经产妇或高度腹胀有大量腹水的患者。先天性腹直肌两侧闭合不良者可有白线疝。手术瘢痕愈合不良处可有切口疝。股疝位于腹股沟韧带中部,多见于女性。腹股沟疝则发生于髂窝部偏内侧。男性腹股沟斜疝可下降至阴囊,该疝在直立位或咳嗽用力时明显,平卧位时可缩小或消失,必要时可变换体位或嘱患者咳嗽时进行检查,亦可以手法还纳,如有嵌顿,则可引起急性腹痛。

(七)上腹部搏动

上腹部搏动大多由腹主动脉搏动传导而来,可见于较瘦的健康人。病理情况下见于腹主动脉瘤、右心室肥大及肝血管瘤。鉴别的方法可用拇指指腹贴于剑突下部,于吸气时指尖部感到搏动为右心室增大,如于呼气时指腹感到搏动明显,则为腹主动脉搏动。

三、触诊

触诊在腹部检查中最为重要,对腹部体征的认知和某些腹部疾病的诊断具有重要意义。它不仅可进一步确定视诊所见,补充视诊之不足,又可为叩诊、听诊提示重点。有些体征如腹膜刺激征、腹部肿块、脏器肿大等主要靠触诊发现。

检查时嘱被检查者排空膀胱后取低枕仰卧位,两手平放于躯干两侧,两腿屈起并稍分开,以使腹肌松弛。嘱被检查者张口缓慢做腹式呼吸运动,吸气时横膈向下而腹部隆起,呼气时腹部自然下陷,可使膈下脏器随呼吸上下移动。检查肝脏、脾脏时还可分别取左、右侧卧位;检查肾脏时可用坐位或立位;检查腹部肿瘤时还可用肘膝位。检查者应站立于被检查者右侧,面对被检查者。检查时手要温暖,应先以右手全掌放于腹壁上部,使患者适应片刻,并感受腹肌紧张度;然后以轻柔动作按顺序触诊腹的各部。原则是先触诊健康部位,逐渐移向病变部位,以免造成患者感受的错觉。一般先从左下腹部开始,循逆时针方向进行,对腹部各区进行仔细触诊,并进行比较,同时边触诊边观察被检查者的反应与表情,对精神紧张或有痛苦者给予安慰和解释。亦可边触诊边与患者交谈,转移其注意力而减少腹肌紧张。

(一)腹壁紧张度

正常人腹壁触之柔软,有一定张力,但较易压陷,称腹壁柔软。正常时某些人因怕痒等引起腹肌自主性痉挛,称肌卫增强,可在诱导或转移注意力后消失。某些病理情况可使全腹或局部腹肌紧张度增加或减弱。

1. **腹壁紧张度增加**　多为腹腔内炎症或化学性刺激引起腹肌反射性痉挛所致。局限性腹壁紧张见于该处脏器的炎症侵及邻近腹膜所致,如急性阑尾炎出现右下腹肌紧张;急性胆囊炎可发生右上腹肌紧张;上腹或左上腹肌紧张常见于急性胰腺炎。全腹高度紧张见于急性胃肠穿孔或实质性脏器破裂所引起的急性弥漫性腹膜炎,此时腹壁明显紧张,甚至强直,硬如木板,称为板状腹(board-like rigidity)。在结核性炎症或其他慢性病变时,由于炎症发展较慢,对腹膜刺激缓和,且有腹膜增厚和肠管、肠系膜的粘连,故腹壁柔韧而具抵抗力,不易压陷,称揉面感(dough kneading sensation)或面团感(dough sensation)。揉面感亦可见于癌性腹膜炎。肠胀气、腹内大量腹水者,因腹腔内容物增加,触诊腹壁张力较大,但无腹肌痉挛和压痛。

2. **腹壁紧张度减低**　触之腹壁松软无力,失去弹性,多因腹肌张力降低或消失所致。全腹紧张度减低多见于慢性消耗性疾病、年老体弱、大量放腹水后、经产妇或严重脱水患者。脊髓损伤所致腹肌瘫痪和重症肌无力可使腹壁张力消失。局部紧张度降低较少见,多由于局部的腹肌瘫痪或缺陷(如腹壁疝等)所致。

(二)压痛及反跳痛

正常腹部无压痛及反跳痛,重按时仅有压迫感。触诊时,由浅入深进行按压,如发生疼痛,称为压痛(tenderness)。检查者用单指采用插入触诊法检查,发现局限性压痛,即腹部压痛点。被检查者取仰卧位,检查者手法宜轻柔并由浅入深地触诊。先触诊正常部位,再触诊其邻近部位,最后触诊疼痛部位。若触诊有压痛时,应注意部位、深浅、范围等。腹腔内的病变,如脏器的炎症、淤血、肿瘤、破裂、扭转以及腹膜刺激(炎症、出血)等均可引起压痛。出现压痛的部位常提示该部位存在相关脏器的病变。腹部压痛点基本与腹腔内病变脏器的所在部位一致。

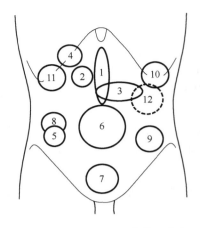

图 8-5　腹部常见疾病的压痛点

1. 胃炎或溃疡；2. 十二指肠溃疡；
3. 胰腺炎或肿瘤；4. 胆囊；5. 阑尾炎；
6. 小肠疾病；7. 膀胱或子宫病变；8. 回盲
部结症、结核；9. 乙状结肠炎症或肿瘤；
10. 脾或结肠脾曲病变；11. 肝或结肠肝曲
病变；12. 胰腺炎的腰部压痛点

急性阑尾炎早期，局部可无压痛，常先表现有上腹部疼痛及压痛，病程发展一段时间后才有右下腹压痛。胰体和胰尾炎症及肿瘤，可有左腰部压痛。胆囊病变常有右上腹压痛。消化性溃疡患者则常在剑突下或稍偏左、偏右处有压痛。此外，胸部病变如下叶肺炎、胸膜炎、心肌梗死等也常在上腹部或季肋部出现压痛；盆腔疾病如膀胱、子宫及附件疾病，可在下腹部出现压痛。某些位置较固定的压痛点常反映特定的疾病，如位于右锁骨中线与肋缘交界处的胆囊点压痛标志胆囊病变；位于脐与右髂前上棘连线中、外 1/3 交界处的麦氏点压痛标志阑尾病变等。腹部常见疾病的压痛点位置见图 8-5。

当患者腹壁出现压痛时，检查者用并拢的 2～3 个手指压于原处稍停片刻，给患者一个适应过程，使压痛感觉趋于稳定，然后迅速将手抬起，如果此时患者感觉腹痛加重，并常伴痛苦表情或呻吟，即称为反跳痛（rebound tenderneess）。反跳痛是腹膜壁层已受炎症累及的征象。腹肌紧张、压痛与反跳痛称为腹膜刺激征（peritoneal irritation sign），这是急性腹膜炎的重要体征。当腹腔内脏器炎症尚未累及壁层腹膜时，可仅有压痛而无反跳痛。

（三）液波震颤

液波震颤（fluid thrill），又称波动感（fluctuation）。检查时患者仰卧，检查者用一手轻贴于患者腹壁一侧，而另一手并拢屈曲的四指指端迅速叩击对侧腹部，如腹腔内有大量游离液体（3 000 ml以上）时，则贴于腹壁的手掌就可感受到液波的冲击。为防止因腹壁本身震动传至对侧而发生误诊，可让另一人将手掌尺侧缘轻压在脐部正中线上，阻止腹壁振动的传导（图 8-6）。

（四）腹部器官触诊

1. 肝脏触诊　触诊肝脏时被检查者取仰卧位，双腿稍屈曲，使腹壁松弛，同时嘱患者做慢而深的腹式呼吸。检查者立于患者右侧，用右手单手或双手触诊。

双手触诊时检查者右手平放于被检查者右侧腹壁腹直肌外侧，腕关节自然伸直，手指并拢，示指与中指指端桡侧指向肋缘，或示指桡侧对着肋缘。左手自被检查者右腰部后方向上托起肝脏，拇指固定在右肋缘。检查者右手自髂前上棘连线水平、右侧腹直肌外侧开始，自下而上逐渐向右季肋缘移动。嘱被检查者行缓慢而深的腹式呼吸，触诊的手应与被检查者的呼吸运动密切配合。即呼气时腹壁松弛，触诊手指主动下按；而吸气时，右手在继续施压中随腹壁隆起缓慢

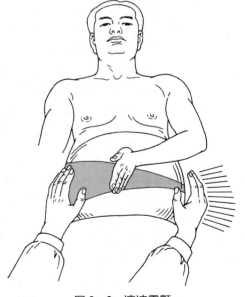

图 8-6　液波震颤

抬高,上抬的速度要慢于腹壁的隆起,并向季肋缘方向触探,同时左手向上推,使得右手指更易触到吸气时下移的肝下缘(图8-7)。触肝左叶时应由脐平面前正中线逐渐移向剑突下。单手触诊法检查者右手动作同双手触诊法。腹壁薄软者、儿童或肝下缘较表浅易触时,常用单手触诊。

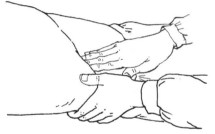

图8-7 双手法触诊肝脏示意图

触及肝脏时,应仔细体会并描述大小、质地、表面情况、有无压痛及搏动等。

(1)大小:正常成人的肝脏在肋缘下通常不易触到,或仅能触及其边缘,但在腹壁松弛或瘦弱者深吸气时可在肋弓下缘1 cm内触及肝脏下缘,其质地柔软、无压痛。此外,在剑突下也可触及肝下缘,多在3 cm以内。如肝上界正常或升高,肝下缘超过正常,则提示肝肿大。肝肿大可分为弥漫性及局限性。弥漫性肿大见于肝炎、肝淤血、脂肪肝、早期肝硬化、白血病、血吸虫病、华支睾吸虫病等。局限性肝肿大见于肝脓肿、肝肿瘤及肝囊肿(包括肝棘球蚴病等)。肝脏缩小见于急性和亚急性肝坏死、门脉性肝硬化晚期。

(2)质地(硬度):临床上一般把肝脏的硬度分为3级,即质软(如触口唇或舌体)、质韧(中等硬度,如触鼻尖)和质硬(如触前额)。正常肝脏质地柔软。急性肝炎及脂肪肝时肝质地稍韧;慢性肝炎及肝淤血时质韧;肝硬化时质硬;肝癌时质地最坚硬。肝脓肿或囊肿有液体时呈囊性感,大而表浅者可能触到波动感。

(3)表面形态和边缘:注意肝脏表面是否光滑、有无结节、边缘的厚薄、是否整齐。正常肝脏表面光滑、边缘整齐且厚薄一致。肝炎、脂肪肝、肝淤血时,肝脏表面光滑、边缘圆钝。肝硬化表面不光滑,呈结节状,边缘不整齐且较薄。肝癌、多囊肝和肝棘球蚴病(又称肝包虫病)时,肝脏表面不光滑,呈不均匀粗大结节状,边缘厚薄也不一致。巨块型肝癌或肝脓肿时,肝脏表面呈大块状隆起。

(4)压痛:正常肝脏无压痛。如肝包膜紧张或有炎性反应时,则有压痛。急性肝炎、肝淤血等常有轻度弥漫性压痛;较表浅的肝脓肿有局限性剧烈压痛,叩击时可有叩击痛。

(5)搏动:肝区如果触到搏动,应注意区别为肝脏本身的扩张性搏动或是传导而来的搏动。可将右手放在肝前面,左手放在肝后面(或右外表面),让患者暂停呼吸。如当右手被推向前方时,左手也被推向后(或向右外)方,则为扩张性搏动,见于三尖瓣关闭不全的患者;如仅右手被推向前,左手无感觉,则为传导而来的搏动,见于肿大肝脏压在腹主动脉上(向前搏动)和右心室增大(向下搏动)。

(6)肝区摩擦感:检查时将右手的掌面轻贴于肝区,让患者做腹式呼吸动作。正常时掌下无摩擦感。肝周围炎时,肝表面和邻近的腹膜可因有纤维素性渗出物而变得粗糙。两者的相互摩擦可用手摸知,为肝区摩擦感,听诊时亦可听到肝区摩擦音。

(7)肝震颤:检查时需用浮沉触诊法。当手指压下时,如感到一种微细的震动感,称为肝震颤(liver thrill),可见于肝棘球蚴病。

由于肝脏病变性质不同,物理性状也各异,故触诊时需逐项仔细检查,以了解肝脏下缘的位置、表面、质地、边缘及搏动等,综合判断其临床意义。如急性肝炎时肝脏可轻度肿大,表面光滑,边缘钝,质稍韧,但有充实感及压痛。慢性肝炎时肝肿大明显,质韧或稍硬,压痛较轻。肝淤血时肝脏可明显肿大,且大小随淤血程度变化较大,表面光滑,边缘圆钝,质韧,也有压痛,肝颈静脉反流征阳性为其特征。脂肪肝所致肝肿大,表面光滑,质软或稍韧,但无压痛。肝硬化早期肝脏常肿大,晚期则缩小,质较硬,边缘锐利,表面可触到小结节,无压痛。肝癌时肝脏逐渐肿大,质地坚硬如石,边缘不整齐,表面高低不平,可有大小不等的结节或巨块,压痛和叩痛明显。

2. **胆囊触诊** 正常时胆囊隐藏于肝脏下方,不能触及。如果触及,则为病理性肿大,应注意其质地、大小、有无压痛及形状。胆囊触诊法与肝脏触诊相同,可采用单手滑行触诊法。胆囊肿大时在右肋下腹直肌外缘可触到一卵圆形或梨形张力较大的肿块,随呼吸而上下移动,质地和压痛随病变性质而定。如肿大胆囊呈囊性感,并有明显压痛,常见于急性胆囊炎。胰头癌压迫胆总管导致阻塞,使胆囊显著肿大,无压痛并伴有逐渐加深的黄疸,称库瓦西耶征(Courvoisier sign)阳性,又称胆总管渐进阻塞征。胆囊肿大,有实性感者,见于胆囊结石或胆囊癌。

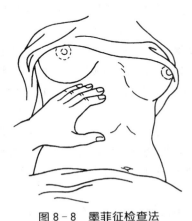

图 8-8 墨菲征检查法

胆囊触痛检查方法(图8-8):被检查者取仰卧位。检查者以左手掌放在被检查者的右肋缘部,将拇指放在腹直肌外缘与肋弓交界处(胆囊点),然后嘱患者缓慢深吸气,在吸气过程中有炎症的胆囊下移时碰到用力按压的拇指,即可引起疼痛,此为胆囊触痛;如因剧烈疼痛而致吸气终止,称墨菲征(Murphy sign)阳性,见于急性胆囊炎。此检查法对于胆囊隐于肋缘内或仅稍突出于肋下不易触到的胆囊炎患者更有意义。

3. **脾脏触诊** 正常脾脏不能触及。内脏下垂、左侧大量胸腔积液或积气时,膈肌下降,使脾脏向下移可触及,除此之外能触及脾脏则提示脾大(splenomegaly)。脾脏明显肿大而位置又较表浅时用单手触诊法就可触到。如肿大的脾脏位置较深,则用双手触诊法检查。

被检查者仰卧,双腿稍屈曲。检查者左手自被检查者前方绕过,手掌置于被检查者左腰部第7～第10肋处,尽可能固定胸廓;右手掌平放于脐部,与左肋弓大致成垂直方向,以稍微弯曲的手指末端轻压向腹部深处,并随被检查者的腹式呼吸运动由下向上逐渐接近左肋弓,有节奏地进行触诊检查。如脾脏肿大,当被检查者深吸气时,触诊的手指可触到脾脏边缘。如脾脏轻度肿大而仰卧位不易触到时,可嘱患者取右侧卧位,右下肢伸直,左下肢屈曲,此时用双手触诊则容易触到脾脏。

临床上将肿大的脾脏分为轻度、中度及高度三种。深吸气时脾缘不超过肋下2 cm为轻度肿大;超过2 cm,在脐水平线以上为中度肿大;超过脐水平线或前正中线则为高度肿大,即巨脾。肿大的脾脏随呼吸运动而上下移动,中度肿大以上时脾右缘常可触到脾切迹。

脾肿大测量法(图8-9)为:

第Ⅰ线测量:左锁骨中线与左肋缘交点至脾下缘的距离,以厘米表示。

第Ⅱ线测量:左锁骨中线与左肋缘交点至脾脏最远端的距离。

第Ⅲ线测量:脾右缘与前正中线的距离。如脾脏高度肿大,向右越过前正中线,则测量脾右缘至前正中线的最大距离,以"＋"表示;未超过前正中线,则测量脾右缘与前正中线的最短距离,以"－"表示。

触到脾后,除注意大小外,还要注意脾的质地、表面

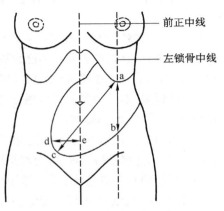

图 8-9 脾肿大测量法

（图中标注：前正中线、左锁骨中线、a、b、c、d、e）

情况、有无压痛及摩擦感等。脾轻度肿大常见于急性或慢性肝炎、伤寒、粟粒性结核、急性疟疾、感染性心内膜炎、败血症等，一般质地柔软。中度肿大常见于肝硬化、疟疾后遗症、慢性溶血、慢性淋巴细胞白血病及淋巴瘤、系统性红斑狼疮等，质地一般较硬。高度肿大，脾表面光滑者见于慢性粒细胞白血病、慢性疟疾和骨髓纤维化等；表面不光滑而有结节者见于淋巴瘤和恶性组织细胞病。脾脏有囊性肿大者见于脾囊肿。脾压痛见于脾脓肿、脾梗死等。脾周围炎或脾梗死时，由于脾包膜有纤维素性渗出，并可累及邻近腹膜，因此在脾脏触诊时有摩擦感，并有明显压痛，听诊时可闻及摩擦音。

4. 肾脏触诊　常采用双手触诊法。被检查者取仰卧位，双腿屈曲。检查者站在被检查者右侧，左手放在被检查者的后腰部，手指托住肋脊角部位(触左肾时左手自被检查者前方绕过)。右手平放于被检侧季肋部，手指微弯，指端位于肋弓下方，随患者每次呼气将右手逐渐压向深部，直到与在后腰部向前推的左手接近。如已接近，但未触到肾脏，则让被检查者深吸气，这时随吸气下移的肾脏有可能滑入两手之间而被触知。若被检查者腹壁较厚或配合不当，以致右手难以压抵后腹壁时，可采用反击触诊法。即当被检查者吸气时左手向前冲击后腰部，这时如肾下移至两手之间，则右手有被顶举之感觉。如平卧位未触到肾脏，可让被检查者站立于床旁，腹肌放松，检查者位于被检查者侧面，双手前后配合触诊肾脏。检查左肾时也可位于被检查者左侧进行，此时左、右手的位置正好和检查右肾时相反。肾下垂或游走肾，采用立位较易触到。

正常人的肾脏一般触不到，有时可触及到右肾下缘，但身材瘦长者，肾下垂、游走肾或肾脏代偿性增大时可触及。触及肾脏时要注意其大小、形状、硬度、表面状态、敏感性和移动度等。正常肾脏呈蚕豆形，内侧缘中部有凹陷，表面光滑而钝圆，质地结实而有弹性，有浮沉感。如在深吸气时能触到1/2以上的肾脏，即为肾下垂。如肾下垂明显并能在腹腔各个方向移动时称为游走肾。肾脏肿大见于肾盂积水或积脓、肾肿瘤及多囊肾等。当肾盂积水或积脓时，肾的质地柔软而富有弹性，有时有波动感。多囊肾时一侧或两侧肾脏为不规则形增大，有囊性感。肾肿瘤时则表面不平，质地坚硬。

当肾脏和尿路有炎症或其他疾病时，可在相应部位出现压痛点(图 8 - 10)：① 肋脊点：背部第12肋骨与脊柱交角(肋脊角)的顶点。② 肋腰点：第12肋骨与腰肌外缘交角(肋腰角)的顶点。③ 季肋点：第10肋骨前端，右侧位置稍低。④ 输尿管点：在脐水平线上腹直肌外缘。⑤ 中输尿管点：在髂前上棘水平腹直肌外缘，相当于输尿管第2狭窄处。肋脊点和肋腰点是肾脏炎症性疾病(如肾盂肾炎、肾脓肿和肾结核等)常出现的压痛部位。如炎症深隐于肾实质内，可无压痛而仅有叩击痛。季肋点压痛亦提示肾脏病变。上输尿管点或中输尿管点出现压痛，提示输尿管结石、结核或化脓性炎症。

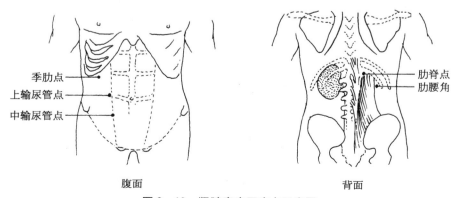

季肋点
上输尿管点
中输尿管点
肋脊点
肋腰角

腹面　　　　　　　　背面

图 8 - 10　肾脏疾病压痛点示意图

5. **膀胱触诊** 正常膀胱空腹时隐于盆腔内,不易触到。当膀胱充盈胀大时,超出耻骨上缘,可在下腹部触及。膀胱触诊一般用单手滑行法。膀胱胀大多由积尿所致,呈扁圆形或圆形,触之有囊性感,不能被推移,按压有尿意,排尿或导尿后缩小或消失,以此可与妊娠子宫、卵巢囊肿、直肠肿瘤等鉴别。

6. **胰腺触诊** 胰腺位于上腹部腹膜后,位置较深且质软,故不能触及。胰头及胰颈位于腹中线偏右,胰体、胰尾偏左。在上腹中部或左上腹有横行带状压痛和腹壁紧张,并涉及左腰部,提示胰腺炎症;如起病急同时有左腰部皮下淤血而发蓝,则提示急性出血坏死型胰腺炎;上腹部触及质硬而无移动性肿物时,如为横行条索状,应考虑慢性胰腺炎;如呈坚硬块状,表面不光滑,可能为胰腺癌;胰头癌时可出现库瓦西耶征阳性。

(五)正常腹部可触及的脏器

正常时除可触及瘦弱者和经产妇的右肾下端及儿童的肝下缘外,尚可触及以下脏器。

1. **腹主动脉** 腹壁瘦薄、松软者,在其脐孔或偏左的深处可触到搏动的腹主动脉,按压时可有微痛。

2. **腹直肌肌腹及腱划** 在腹肌发达者的腹壁中上部可触到腹直肌肌腹,隆起略呈圆形或方块,较硬,其间有横行凹沟为腱划。腹直肌肌腹在前正中线两侧对称出现,较浅表,在屈颈抬肩、腹肌紧张时更明显,可与腹壁肿物及肝脏区别。

3. **腰椎椎体及骶骨岬** 形体消瘦及腹壁薄软者在前正中线的后腹壁前方常可触到骨样硬度的包块,自腹后壁向前突出,有时其上方可触到腹主动脉搏动。

4. **乙状结肠** 正常人乙状结肠用滑行触诊法常可触到,位置在左下腹近腹股沟韧带处,呈平滑条索状,无压痛。当有干结粪块潴留于内时可触到类圆形包块或较粗索条,可有轻压痛,易误认为肿瘤。为鉴别可于包块部位皮肤上做标志,隔日复查,如于排便或洗肠后肿块移位或消失,即可明确。

5. **横结肠** 正常较瘦者在上腹部可触及横结肠,为可移动的中间下弯的横行条索,光滑柔软,滑行触诊时可推动。当内脏下垂时,横结肠可下垂达脐部或以下,呈"U"字形。

6. **盲肠** 除腹壁过厚者外,大多数人在右下腹麦氏点稍上内部位可触到盲肠。正常时触之如圆柱状,其下部为梨状扩大的盲端,稍能移动,表面光滑,无压痛。

(六)腹部肿块

腹部肿块包括肿大或异位的脏器、炎性肿块、囊肿、肿大的淋巴结及良、恶性肿瘤等。腹部触及肿块时需注意:

1. **部位** 确定肿块部位有助于判断肿块起源于哪一个脏器。如上腹中部触到肿块常为胃或胰腺的肿瘤、囊肿;右上腹肿块常与肝、胆有关;两侧腹部肿块常为结肠肿瘤;脐周或右下腹不规则、有压痛的肿块常为结核性腹膜炎所致肠粘连;下腹两侧类圆形、可活动、有压痛的肿块可能系腹腔淋巴结肿大;如位置较深、坚硬、不规则的肿块,则可能系腹膜后肿瘤;卵巢囊肿多有蒂,故可在腹腔内游走;腹股沟韧带上方的肿块可能来自卵巢及其他盆腔器官。

2. **大小** 凡触及肿块,都应测量其纵、横径及前后径,或形象地比喻为鸡蛋、拳头大小等,以利于动态观察。肿块大小变化不定,甚至消失,则可能为痉挛、充气的肠管。巨大的肿块多发生于卵巢、肾、肝、胰和子宫等实质性脏器,且以囊肿居多。腹膜后淋巴结结核和肿瘤也可达到很大的程度。

3. **形态** 注意肿块的形态、轮廓是否清楚,表面是否光滑,边缘是否规则和有无切迹等。圆形且表面光滑的肿块多为良性,多见于囊肿或淋巴结肿大。形态不规则、表面凹凸不平且坚硬者应多考虑恶性肿瘤、炎性肿物或结核性肿块。条索状或管状肿物,短时间内形态多变者,多为蛔虫团或肠套叠。如在右上腹触及边缘光滑的卵圆形肿物,应疑为胆囊积液。脾脏明显肿大时常可在其内侧触及切迹。

4. 质地　肿块若为实质性,质地可以柔软、中等或坚硬,见于炎症或肿瘤;若为囊性,触之柔软,见于囊肿或脓肿。

5. 压痛　炎性包块压痛明显。如位于右下腹的肿块,压痛明显,多为阑尾及其周围脓肿、肠结核或克罗恩病。肿瘤性压痛常轻重不等。

6. 移动度　肝、脾、胆囊、胃、肾或其肿物可随呼吸而上下移动。肝和胆囊的移动度大,不易用手固定。如果肿块能用手推动,可能来自胃、肠或肠系膜。移动度大的多为带蒂的肿物或游走的脏器。局部炎性包块或脓肿及腹腔后壁肿瘤一般不能移动。

7. 搏动　消瘦者可在腹部见到或触到动脉搏动。如果在腹中线附近触及搏动性肿块,应考虑腹主动脉或其分支动脉瘤的可能;但腹主动脉附近的肿块可因传导而触及搏动感,应予以鉴别。严重的三尖瓣关闭不全可在肝脏表面触及扩张性搏动。

此外,还应该注意所触及的肿块与腹腔后壁和皮肤的关系,以区别腹腔内外的病变。

四、叩诊

腹部叩诊的主要作用在于叩知某些脏器的大小和叩痛,胃肠道充气情况,腹腔内有无积气、积液和肿块等。

直接叩诊法和间接叩诊法均可以应用于腹部,但一般多采用间接叩诊法。叩诊内容如下。

(一)腹部叩诊音

正常腹部除肝、脾等实质性脏器,增大的膀胱和子宫占据的部位,以及两侧腹部近腰肌处叩诊呈浊音或实音外,其余部位叩诊均为鼓音。明显的鼓音可见于胃肠高度胀气、人工气腹和胃肠穿孔等。肝、脾或其他实质性脏器极度肿大,以及腹腔内肿瘤、大量腹水时,鼓音范围缩小,病变部位可出现浊音或实音。

(二)腹部脏器叩诊

1. 肝脏及胆囊叩诊　肝脏上、下界,一般都是沿右锁骨中线、右腋中线和右肩胛线由肺区往下叩向腹部。当由清音转为浊音时即为肝上界,此处相当于肝顶部,由于被肺遮盖,故又称肝相对浊音界;再往下叩 1～2 肋间,由浊音变为实音时,此处的肝脏不再被肺所遮盖,称肝绝对浊音界;继续往下叩,由实音转为鼓音处,即为肝下界。但确定肝下界时,最好由腹部鼓音区沿右锁骨中线或正中线向上叩,由鼓音转为浊音处即是。因肝下界与胃、结肠等重叠,很难叩准,故常用触诊法确定。一般叩得的肝下界比触得的肝下缘高 1～2 cm。正常肝上界在右锁骨中线第 5 肋间,下界在右季肋下缘,两者距离为 9～11 cm,即肝浊音区的上下径;在腋中线上,其上界为第 7 肋间,下界相当于第 10 肋水平;在右肩胛线上,上界为第 10 肋间,下界不易叩出。体型对肝脏位置有一定影响,矮胖型者肝上、下界均可高 1 个肋间,瘦长型者则可低 1 个肋间。

病理情况下,肝浊音界上移见于右肺纤维化、右下肺不张、气腹和鼓肠等;肝浊音界下移见于肺气肿、右侧张力性气胸、内脏下垂等。肝浊音界扩大见于肝癌、肝脓肿、肝炎、肝淤血、多囊肝等;膈下脓肿时,由于肝脏下移和膈肌升高,肝浊音区也扩大,但肝脏本身并未增大。肝浊音界缩小见于急性肝坏死、肝硬化和胃肠胀气等。肝浊音界消失,代之以鼓音者,多因肝表面覆盖有气体所致,是急性胃肠穿孔的一个重要征象,亦可见于腹部大手术后数日内、人工气腹后等。

　　肝区叩击痛对于诊断肝炎、肝脓肿或肝癌有一定意义。

　　胆囊位于深部,且被肝脏遮盖,临床上不能用叩诊检查其大小,仅能检查胆囊区有无叩击痛,胆囊区叩击痛为胆囊炎的重要体征。

　　2. **脾脏叩诊**　脾浊音区的叩诊宜采用轻叩法,沿左腋中线由上向下进行叩诊。正常脾浊音区在该线上第9～第11肋,宽4～7 cm,前方不超过腋前线。脾浊音界扩大常见于各种原因所致脾脏肿大。脾浊音区缩小或消失见于左侧气胸、胃扩张及结肠胀气等。

　　3. **胃泡鼓音区叩诊**　胃泡鼓音区(Traube区)位于左前胸下部肋缘以上,约呈半圆形,为胃内含气所致。其上界为膈及肺下缘,下界为肋弓,左界为脾脏,右界为肝左缘。正常情况下此区大小与胃内含气量的多少有关,也受邻近器官和组织的影响。胃扩张、幽门梗阻等时可见明显扩大;心包积液、左侧胸腔积液、肝左叶肿大、脾肿大等时可见明显缩小;当胃内充满液体或食物时,鼓音区消失而转为浊音,见于进食过多所致急性胃扩张或溺水患者。

　　4. **肾脏叩诊**　主要检查肾脏有无叩击痛。被检查者取坐位或侧卧位。检查者用左手掌平放在被检查者的肾区(肋脊角处),右手握拳用轻到中等强度的力量向左手背进行叩击。健康人无叩击痛。肾炎、肾盂肾炎、肾结石、肾结核及肾周围炎患者,肾区可有不同程度的叩击痛。

　　5. **膀胱叩诊**　当膀胱触诊结果不满意时可用叩诊来判断膀胱膨胀的程度。膀胱叩诊一般由脐水平开始叩向耻骨联合,正常人排尿后膀胱空虚时,因耻骨联合上方有肠管存在,叩诊呈鼓音,叩不出膀胱的轮廓。膀胱内有尿液充盈时可在耻骨上叩出圆形浊音区。妊娠子宫、子宫肌瘤或卵巢囊肿时该区叩诊也呈浊音,应予鉴别。腹水时耻骨上叩诊也可有浊音区,但浊音区的弧形上缘凹向脐部,而胀大膀胱的浊音区弧形上缘凸向脐部。排尿后复查,如浊音区转为鼓音,即为尿潴留所致的膀胱肿大。

(三) 腹水的叩诊

　　当腹腔内有中等量以上腹水时,如被检查者取仰卧位,因重力作用,腹水多潴积于腹腔低处,而含气肠管漂浮于腹水上方,故叩诊时腹部两侧呈浊音,腹中部呈鼓音。当被检查者侧卧时,下侧腹部呈浊音,上侧腹部呈鼓音,这种因体位不同而出现的浊音区变动的现象称为移动性浊音(shifting dullness)。当腹腔内游离腹水在1 000 ml以上时,即可查出移动性浊音。检查移动性浊音的具体方法为:检查者自腹中部脐平面开始向患者左侧叩诊,发现浊音时板指固定不动,嘱患者右侧卧位,再度叩诊,如呈鼓音,表明浊音移动。同样方法向右侧叩诊,叩得浊音后嘱患者左侧卧位,以核实浊音是否移动(图8-11)。

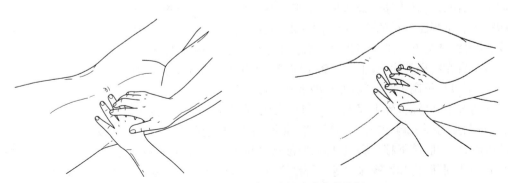

图8-11　腹水叩诊(移动性浊音)检查法

如果腹水量少,用以上方法不能查出时,可让被检查者排空膀胱后取立位,自耻骨联合上缘向脐部叩诊,如在耻骨上方出现浊音区,则表明有腹水。亦可让被检查者取肘膝位,使脐部处于最低部位,由侧腹部向脐部叩诊,如由鼓音转为浊音,则提示有腹水的可能,即水坑征阳性(图8-12)。

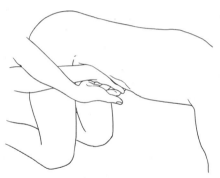

图 8-12　少量腹水（水坑征）检查法

巨大卵巢囊肿患者亦可使腹部出现大面积浊音,但与腹水相反。仰卧位时卵巢囊肿所致浊音常在腹中部,鼓音区则在腹部两侧,这是由于肠管被卵巢囊肿挤压至两侧腹部所致,且卵巢囊肿的浊音不呈移动性。尺压试验(ruler pressing test)也可鉴别,即当患者仰卧时,用一硬尺横置于腹壁上,检查者两手将尺下压,如为卵巢囊肿,则腹主动脉的搏动可经囊肿传到硬尺,使尺发生节奏性跳动;如为腹水,则硬尺无此种跳动。

五、听诊

腹部听诊时,将听诊器体件置于腹壁上,全面听诊各区,尤其注意上腹部、中腹部、腹部两侧及肝、脾各区。主要有以下内容。

(一)肠鸣音

当肠蠕动时,肠管内气体和液体随之流动,产生一种断断续续的咕噜声(或气过水声),称为肠鸣音(bowel sound)或肠蠕动音。被检查者仰卧,检查者将听诊器体件置于其脐右下方腹壁上持续听诊。正常情况下,肠鸣音为4~5次/min,在脐部听得最清楚。如肠鸣音>10次/min,但音调不特别高亢,为肠鸣音活跃,见于急性肠炎、胃肠道大出血或服泻药后。如肠鸣音次数增多,且响亮、高亢,甚至呈金属音者,称肠鸣音亢进,见于机械性肠梗阻,系因肠腔梗阻,积气增多,肠壁被胀大变薄而极度紧张,使亢进的肠鸣音产生共鸣所致。如肠鸣音明显少于正常,或持续3~5 min才听到一次者,称肠鸣音减弱或稀少,见于老年性便秘、电解质紊乱(低血钾)、胃肠动力低下、腹膜炎等。如持续3~5 min听不到肠鸣音,称肠鸣音消失或静腹,见于急性腹膜炎或麻痹性肠梗阻等。

(二)振水音

被检查者取仰卧位,检查者将听诊器体件置于其上腹部,或用一耳凑近此处,然后用稍弯曲的手指连续迅速冲击被检查者上腹部,如听到胃内气体与液体相撞击而发出的声音,称为振水音(succession splash)。也可用两手左右摇晃被检查者上腹部以闻及振水音。正常人餐后或饮入大量液体后,上腹部可出现振水音。但若空腹或餐后6~8 h以上仍有振水音,则提示胃内液体潴留,见于幽门梗阻、胃扩张和胃液分泌过多等(图8-13)。

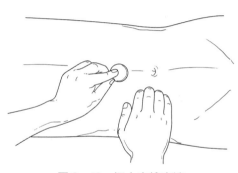

图 8-13　振水音检查法

(三)血管杂音

正常人腹部无血管杂音。病理性血管杂音有动脉性杂音和静脉性杂音。

动脉性杂音常位于中腹部或腹部一侧。中腹部收缩期血管杂音(喷射性杂音)常提示腹主动脉瘤或腹主动脉狭窄。前者可于该处触及搏动的包块;后者则搏动减弱,下肢血压低于上肢,严重者触不到足背动脉搏动。如收缩期血管杂音在左、右上腹,常提示肾动脉狭窄,可见于年轻的高血压患者。如该杂音在下腹两侧,应考虑髂动脉狭窄。当左叶肝癌压迫肝动脉或腹主动脉时,也可在包块部位听到吹风样血管杂音。

静脉性血管杂音为连续的嗡鸣音,是由于静脉内出现涡流而产生的杂音,无收缩期与舒张期性质。常出现于脐周或上腹部,尤其在门静脉高压使腹壁静脉曲张严重时,此音提示门静脉高压有侧支循环形成,压迫脾脏时此杂音可增强。

(四)摩擦音

在脾梗死致脾周围炎、肝周围炎或胆囊炎累及局部腹膜等情况下,可于深呼吸时在各相应部位听到摩擦音,严重时可触及摩擦感。

六、腹部常见病变的主要体征

(一)肝硬化

肝硬化(liver cirrhosis)是一种以肝组织弥漫性纤维化、假小叶和再生结节形成为特征的慢性肝病。临床上以肝功能受损和门静脉高压为主要表现,病程可分为代偿期和失代偿期。

肝硬化代偿期可见毛细血管扩张或蜘蛛痣、肝掌;肝脏轻度肿大,表面光滑,质地偏硬,多无压痛;脾脏可呈轻、中度肿大。

失代偿期患者面色灰暗,皮肤干燥粗糙、色素沉着,可有紫癜、黄疸等;男性常有乳房发育并伴压痛;肝脏由肿大而变小,质地变硬,表面不光滑,呈结节状;脾脏中度肿大;下肢常有水肿;并有门静脉高压的表现。

视诊:面色萎黄,颈部及上胸部可见毛细血管扩张、蜘蛛痣,并可见肝掌。晚期面色晦暗,缺少光泽,皮肤、巩膜多有黄染。大量腹水时腹部膨隆呈蛙状腹,可有脐疝,腹部呼吸运动受限。可见腹部静脉曲张。

触诊:早期肝脏轻度增大,质地偏硬,表面光滑,压痛不明显。脾脏可触及。晚期肝脏缩小而不能触及,腹壁紧张度增加,脾脏中度肿大。大量腹水时液波震颤阳性,下肢出现水肿。

叩诊:早期肝浊音区轻度扩大,晚期肝浊音区缩小,如有腹水,则移动性浊音阳性。

听诊:肠鸣音可减弱,脐周腹壁静脉曲张处可听到静脉连续性嗡鸣声。

(二)幽门梗阻

幽门梗阻(pyloric obstruction)多由消化性溃疡尤其是十二指肠球部溃疡引起幽门反射性痉挛、充血、水肿或瘢痕收缩所致。患者主要症状为上腹胀痛,餐后加重,反复呕吐大量发酵的隔日食物(宿食),呕吐后感觉舒适。严重呕吐可致水、电解质紊乱。

视诊:一般表现为消瘦和脱水,严重者出现恶病质,可见上腹部膨隆和胃型、胃蠕动波及逆蠕动波。

触诊:上腹部紧张度增加。

叩诊:上腹部浊音或实音。

听诊:可出现振水音。

（三）急性腹膜炎

当腹膜受到细菌感染或化学物质如胃、肠、胰液及胆汁等刺激时即可引起腹膜急性炎症，称为急性腹膜炎（acute peritonitis）。临床上以细菌感染所致急性腹膜炎最为严重。

视诊：呈急性危重病容，表情痛苦，强迫体位，腹式呼吸明显减弱或消失，当腹腔内炎性渗出液增多或肠管发生麻痹明显扩张时，可见腹部膨隆。

触诊：出现典型腹膜刺激征——腹壁紧张、压痛及反跳痛。急性弥漫性腹膜炎呈板状腹。局限性腹膜炎局部形成脓肿，或炎症与周围大网膜和肠管粘连成团时，触诊时可在局部扪及有明显压痛的肿块。

叩诊：鼓肠或有气腹时，肝浊音区缩小或消失。腹腔有多量渗液时，可叩出移动性浊音。

听诊：肠鸣音减弱或消失。

（四）急性阑尾炎

急性阑尾炎（acute appendicitis）是指阑尾的急性炎症性病变，是外科最常见的急腹症，其主要症状是转移性右下腹痛。

视诊：急性病容，腹式呼吸减弱。

触诊：右下腹麦氏点（阑尾点）有显著而固定的压痛和反跳痛。如无明显压痛，可做诊断性试验：① 结肠充气试验：患者仰卧位，右手加压其左下腹降结肠区，再用左手挤压近侧结肠，如患者诉右下腹痛，称为结肠充气征（Rovsing sign）阳性，这是由于结肠内气体倒流可传至盲肠和阑尾，刺激发炎阑尾所致。② 腰大肌试验：患者左侧卧位，两腿伸直，当右下腹被动向后过伸时发生右下腹痛，称为腰大肌征（iliopsoas sign）阳性，此征提示炎症性阑尾位于盲肠后位。低位或盆腔内阑尾炎症时，经肛指检查可有直肠右前壁触痛或触及肿块。

叩诊：右下腹可有叩击痛。

听诊：肠鸣音可有变化。

（五）急性胆囊炎

急性胆囊炎（acute cholecystitis）是由于胆囊管阻塞、化学性刺激和细菌感染引起的急性胆囊炎症性疾病。患者一般重度发热，严重者可有失水及虚脱征象。有轻度或显著黄疸时，常提示合并胆总管结石或肝功能损害。

视诊：多呈急性病容，常取右侧卧位，腹式呼吸受限，呼吸表浅而不规则。

触诊：右上腹部稍膨隆，右肋下胆囊区有腹壁紧张、压痛及反跳痛，墨菲征（Murphy sign）阳性。伴胆囊积脓或胆囊周围脓肿者，于右上腹部可触及包块。如引起胆囊穿孔或胆汁性腹膜炎，可出现急性弥散性腹膜炎的表现。

叩诊：右肋下胆囊区叩击痛。

听诊：肠鸣音无明显变化。

（六）急性胰腺炎

急性胰腺炎（acute pancreatitis）是多种病因导致的胰腺组织自身消化所致的胰腺水肿、出血及坏死等炎性损伤。临床以急性上腹痛及血淀粉酶升高为特点。按病理分为急性水肿型及急性出血坏死型。

视诊：患者呈急性面容，表情痛苦，少数患者因胰酶及坏死组织液穿过筋膜与肌层，渗入腹壁皮下,可见胁腹皮肤呈青紫色,称为格雷·特纳征(Grey Turner sign)阳性,脐周皮肤呈青紫色,称为卡伦征(Cullen sign)阳性,部分有胆总管下端梗阻、肝损伤或以胰头病变为主者可出现黄疸。

触诊:上腹部有明显的腹壁紧张、压痛或反跳痛。出现弥散性腹膜炎时则全腹有典型的腹膜刺激征。当胰腺及周围大片坏死、渗出或并发脓肿时,上腹可触及包块。

叩诊:由于炎症渗出可叩出移动性浊音。

听诊:肠麻痹患者肠鸣音减弱或消失。

(七)肠梗阻

肠梗阻(intestinal obstruction)是肠内容物在肠道通过受阻所产生的一种常见的急腹症。临床主要表现为腹痛、腹胀、呕吐,排便、排气停止。腹痛是最主要的症状。

视诊:呈痛苦重病面容,眼球凹陷,呈脱水貌,呼吸急促,腹部膨隆,小肠梗阻可见脐周不规则呈梯形多层排列的肠型和蠕动波,结肠梗阻可见腹部周边明显膨隆。

触诊:腹肌紧张且伴腹部压痛,绞窄性肠梗阻患者可出现反跳痛。

叩诊:当腹腔有渗液时,可出现移动性浊音。

听诊:机械性肠梗阻患者可听到肠鸣音明显亢进,呈金属音调。麻痹性肠梗阻患者肠鸣音减弱或消失。

(周毅,苏国阳)

第九章　肛门、直肠及外生殖器检查

导学

1. 掌握肛周脓肿、肛裂、痔及脱肛的视诊所见；掌握肛门、直肠指诊的临床意义。
2. 熟悉肛门、直肠指诊的方法。
3. 了解男性外生殖器检查的内容、方法及临床意义。

肛门、直肠及外生殖器检查是全身体格检查不可缺少的一部分，对临床诊断与治疗有重要意义。但某些患者常不易接受此项检查，应对患者说明检查的目的、重要性和方法，以免漏诊和误诊。男性医师检查女性患者时，必须有女医护人员或家属在场陪同。

一、肛门与直肠检查

直肠全长 12～15 cm，下连肛管。检查时通常采用视诊和触诊法，辅以内镜检查。

（一）患者体位

检查肛门与直肠时，可根据具体病情和需要，让患者采取不同的体位，常用体位如下。

1. **肘膝位**　患者两肘关节屈曲，置于检查台上，胸部尽量靠近检查台，两膝关节屈曲成直角跪于检查台上，臀部抬高。此体位最常用于前列腺、精囊及内镜检查(图9-1)。

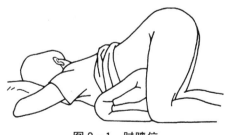

图9-1　肘膝位

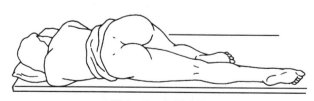

图9-2　左侧卧位

2. **左侧卧位**　患者取左侧卧位，右腿向腹部屈曲，左腿伸直，臀部靠近检查台边缘。检查者位于患者背后进行检查。该体位适用于病重、年老体弱或女性患者(图9-2)。

3. **仰卧位或截石位**　患者仰卧于检查台上，臀部垫高，两腿屈曲、抬高并外展。适用于病重体弱患者或膀胱直肠窝的检查。还可进行直肠双合诊，即右手示指在直肠内，左手在下腹部，双手配合，以检查盆腔脏器或病变情况。

4. **蹲位** 患者下蹲呈排大便的姿势,屏气向下用力。适用于检查直肠脱出、直肠息肉及内痔等。

肛门与直肠的检查结果及其病变部位应按时针方向进行记录,并注明检查的体位。肘膝位时肛门后正中点为 12 点钟位,前正中点为 6 点钟位,而仰卧位的时钟位则与此相反。

(二) 视诊

检查者用手分开患者臀部,观察患者肛门及其周围的情况。正常肛门周围皮肤颜色较深,皱褶自肛门向外周呈放射状。让患者提肛收缩肛门时括约肌皱褶更明显,做排便动作时皱褶变浅。视诊时应注意观察肛门周围有无脓血、黏液、肛裂、外痔、瘘管口或脓肿等。

1. **肛门闭锁与狭窄** 肛门闭锁(proctatresia)是指没有肛门孔道,不能排便;而狭窄为肛门孔道狭窄,排便困难,均多见于新生儿先天性畸形。肛门狭窄也可由感染、外伤或手术瘢痕收缩而致。

2. **肛门瘢痕与红肿** 肛门有创口或瘢痕,见于外伤与手术后;肛门周围有局限性红肿及压痛,见于肛门周围脓肿。

3. **肛裂** 肛裂(anal fissure)是指肛管下段(齿状线以下)深达皮肤全层的纵行及梭形裂口或感染性溃疡。肛门黏膜有裂伤,排便时疼痛且出血。检查时肛门常可见裂口,伴有梭形或圆形多发性小溃疡,触诊时有明显触压痛。

4. **痔** 痔(hemorrhoid)是指直肠下端黏膜下或肛管边缘皮下的内痔静脉丛或外痔静脉丛扩大和曲张所致的静脉团。多见于成年人,患者常有粪便带血、痔块脱出、疼痛或瘙痒感。临床分3 种: ① 外痔:肛门外口(齿状线以下)有紫红色包块,表面被肛管皮肤所覆盖,为直肠下静脉扩张所致。② 内痔:肛门内口(齿状线以上)有紫红色包块,表面被直肠下端黏膜所覆盖,为直肠上静脉扩张所致。排便时可脱出肛外。③ 混合痔:兼有外痔和内痔表现者,即齿状线上、下均可发现紫红色包块,下部被肛管皮肤所覆盖。

5. **肛门直肠瘘** 简称肛瘘(archosyrinx),为直肠、肛管与肛门周围皮肤相通的瘘管。有内口和外口,内口在直肠或肛管内,瘘管经过肛门软组织开口于肛门周围皮肤。肛瘘多继发于肛管或直肠周围脓肿,少数继发于结核,常不易愈合。检查时可见肛门周围皮肤有瘘管开口,常有脓性分泌物流出,在直肠或肛管内可见瘘管的内口或伴有硬结。

6. **直肠脱垂** 直肠脱垂(proctoptosis)又称脱肛(hedrocele),是指肛管、直肠黏膜脱出。检查时嘱患者取蹲位,观察肛门外有无突出物。如无突出物或突出不明显时,让患者用力屏气做排便动作,如在肛门外看到紫红色球状突出物,且随排便力气加大而突出更为明显,即为直肠黏膜部分脱垂,停止排便时突出物常可回复至肛门内。如脱出部分呈椭圆形块状物,表面有环行皱襞,即为直肠全层脱垂,停止排便时不易回复。

(三) 触诊

肛门或直肠触诊通常称为肛诊或直肠指诊。方法简便易行,具有重要的诊断价值,不仅对肛门、直肠的局部病变能作出诊断,而且对诊断盆腔疾病,如阑尾炎、髂窝脓肿、前列腺和精索病变、子宫及输卵管病变等,也是一项不可缺少的诊断方法。患者体位可根据具体病情及要求采取肘膝位、左侧卧位或仰卧位等。

肛门或直肠触诊时,医师右手示指戴指套或手套,涂上适量的润滑剂(如肥皂液、凡士林、液状石蜡等)后,嘱患者张口深呼吸,右手示指先在肛门外口轻轻按摩,待患者肛门括约肌适应放松后,再将手指徐徐插入肛门、直肠内(图 9-3),有指征时再进行双合诊。触摸肛门及直肠,先检查肛门及括约肌的紧张度,再查肛管及直肠的内壁。注意有无压痛及黏膜是否光滑,有无肿块及搏动感。直肠指诊常见异常改变:① 直肠剧烈触痛,见于肛裂及感染。② 触痛伴波动感,见于肛门、直肠周围脓肿。③ 直肠内触及表面光滑、柔软有弹性的包块时,见于直肠息肉。④ 直肠内触及坚硬、凹凸不平的包块,应考虑直肠癌。指诊后指套带有黏液、脓液或血液时,说明存在炎症并有组织破坏。取出物应做显微镜检查或细菌培养,以协助诊断。男性还可触诊前列腺与精囊,女性则可检查子宫颈、子宫、输卵管等。

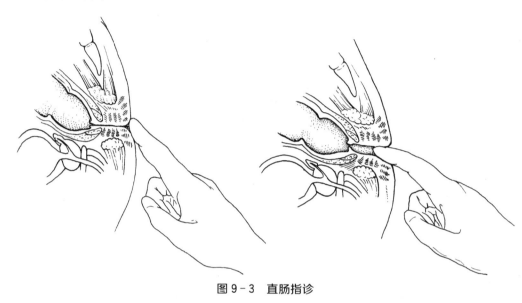

图9-3　直肠指诊

二、男性外生殖器检查

　　男性生殖器包括内、外生殖器。内生殖器包括前列腺和精囊;而外生殖器包括阴茎和阴囊,阴囊内有睾丸、附睾及精索等(图9-4)。检查时应让被检查者充分暴露下身,双下肢取外展位,视诊与触诊配合。先检查外生殖器,然后用直肠指诊法检查内生殖器。

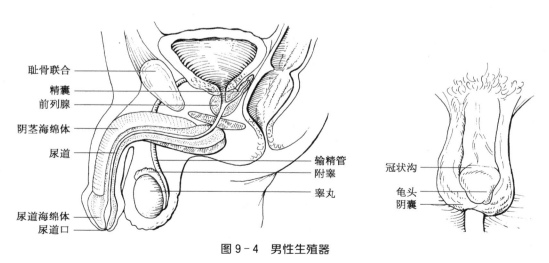

耻骨联合
精囊
前列腺
阴茎海绵体
尿道
输精管
附睾
睾丸
尿道海绵体
尿道口
冠状沟
龟头
阴囊

图9-4　男性生殖器

(一) 阴茎

阴茎为前端膨大的圆柱体,分头、体、根三部分。正常成年人阴茎长 7～10 cm,由 3 个海绵体 (2 个阴茎海绵体和 1 个尿道海绵体)构成,海绵体充血可使阴茎勃起。

1. 包皮 包皮(prepuce)为阴茎颈前向内翻转覆盖于阴茎表面的阴茎皮肤。成年人阴茎松弛时,包皮不应掩盖尿道口,上翻可露出阴茎头。包皮上翻不能露出尿道口或阴茎头称为包茎(phimosis),见于先天性包皮口狭窄或炎症、外伤后粘连。包皮长度超过阴茎头,但上翻后能露出尿道口和阴茎头称为包皮过长(prepuce redundant)。包茎和包皮过长易引起尿道外口或阴茎头感染、嵌顿,因易引起阴茎颈部污垢残留,常被认为是阴茎癌的重要致病因素。

2. 阴茎头与冠状沟 阴茎前端膨大部分称为阴茎头(glans penis),俗称龟头。在阴茎头、颈交界部位有一环形浅沟,称为阴茎颈或阴茎头冠。正常阴茎头与冠状沟表面光滑红润,质地柔软。检查时应将包皮上翻暴露全部阴茎头及阴茎颈,观察其表面色泽,有无充血、水肿、分泌物及结节等。如看到结节或触到硬结,伴暗红色溃疡、易出血者,可能是阴茎癌;晚期阴茎癌呈菜花状,表面覆盖有灰白色坏死组织,有腐臭味。冠状沟处如发现单个椭圆形硬质溃疡称为下疳(chancre),愈后遗留瘢痕,见于梅毒患者。阴茎部如出现淡红色小丘疹,融合成蕈样、乳突状突起,首先应考虑为尖锐湿疣。

3. 尿道口 检查时检查者以中指与环指夹住阴茎,用拇指和示指分别置于龟头上下,轻轻挤压龟头,使尿道口分开。正常尿道口黏膜红润、清洁,无分泌物粘附。如尿道口红肿,附有分泌物或有溃疡,并沿尿道有压痛者,见于尿道炎。尿道口狭窄多因先天性畸形或炎症粘连所致。尿道口开口于阴茎腹面,称为尿道下裂,如嘱患者排尿,裂口处常有尿液溢出。

4. 阴茎大小与形态 成年人阴茎过小(婴儿型),见于垂体功能或性腺功能不全患者。在儿童期阴茎过大(成人型),为"性早熟",见于肾上腺皮质肿瘤。假性性早熟见于睾丸间质细胞瘤。

(二) 阴囊

阴囊(scrotum)为腹壁的延续部分。正常阴囊皮肤呈深暗色,皮肤薄而多皱褶,富有汗腺、皮脂腺及少量阴毛等。阴囊内中间有一隔膜将其分为左、右两个囊腔,每囊内均含有精索、睾丸及附睾。检查时被检查者取立位或仰卧位,两腿稍分开。先观察阴囊皮肤及外形,然后进行阴囊触诊。检查者将两手拇指置于被检查者阴囊前面,其余手指放在阴囊后面,双手同时触诊,进行对比。

1. 阴囊皮肤与外形 视诊时注意观察阴囊皮肤有无皮疹、脱屑等损害,观察阴囊外形有无肿胀、肿块。阴囊常见异常改变:① 阴囊局部皮肤青紫、增厚,皱褶变浅或消失,见于阴囊皮下淤血或血肿。② 阴囊皮肤肿胀发亮,达到透明程度,称阴囊水肿(scrotum dropsy),见于全身性水肿,也可由局部炎症、过敏反应、静脉血或淋巴液回流受阻等所致。③ 阴囊皮肤粗厚、明显下垂、皱褶变宽、色淡,称为阴囊象皮肿(chyloderma),见于丝虫病引起的淋巴管炎或淋巴管阻塞。④ 一侧阴囊明显下垂或增大,不伴皮肤改变者,见于精索静脉曲张、鞘膜积液、腹股沟斜疝及睾丸肿瘤等。

2. 精索 精索为柔软的条索状圆形结构,位于附睾上方,由输精管、提睾肌、动脉、静脉、精索神经及淋巴管等组成。精索在左、右阴囊腔内各有 1 条,直径为 1～2 mm,粗细一致,无挤压痛。检查时检查者用拇指和示指触诊精索,从附睾摸到腹股沟环。精索常见异常改变:① 输精管有硬结,呈串珠样肿胀,见于输精管结核。② 精索有挤压痛,且局部皮肤红肿,见于精索急性炎症。

③ 沿精索触到类似蚯蚓缠绕在一起的索条，可捏瘪，为精索静脉曲张。④ 靠近附睾的精索触及硬结，多为丝虫病所致。⑤ 沿精索触到长圆形或椭圆形囊性肿物，表面光滑，可能是精索鞘膜积液（睾丸鞘膜积液）、腹股沟斜疝或睾丸肿瘤。三者的鉴别方法是：可牵拉睾丸，如肿物随之下降，则为精索鞘膜积液。也可做透光试验来鉴别：将皮肤绷紧于肿物上，用手电筒紧抵其下面照光，同时通过紧抵在上面的纸筒观看，如阴囊被照亮，呈透明红色，则为阳性，见于精索鞘膜积液，阴性者为腹股沟斜疝或睾丸肿瘤。

3. 附睾　附睾是促进精子成熟和贮存精子的器官，为贴附于睾丸后外侧的扁平状软组织，上端膨大为附睾头，下端细小如囊锥状为附睾尾。检查时检查者用拇指和示指、中指触诊。触诊时应注意附睾大小，有无结节及压痛。附睾常见异常改变：① 急性附睾炎时，附睾肿痛明显，且常伴睾丸肿大，附睾与睾丸分界不清。② 慢性附睾炎时，附睾肿大而压痛轻，触诊时能摸到结节。③ 附睾结核时，附睾肿胀而无压痛，可触到结节状硬块，与周围组织紧密相连，常伴有输精管增粗且呈串珠状；晚期的结核病灶可与阴囊皮肤粘连，破溃后易形成瘘管，经久不愈。

4. 睾丸　睾丸呈椭圆形，微扁，左、右各一，大小一致，表面光滑柔韧。检查时检查者用拇指和示指、中指触及睾丸。触诊时应两侧对比，注意其大小、形状、硬度及有无触压痛等。如在阴囊中未触及睾丸，应触诊腹股沟管内或阴茎根部、会阴部等处，或做超声检查腹腔，如睾丸隐藏在以上部位，称为隐睾症（cryptorchism）。有时正常小儿因受凉或提睾肌收缩而致睾丸上移，经按摩或热敷后可降入阴囊。隐睾以一侧多见，也可双侧，如双侧隐睾在幼儿时未发现并手术复位，常影响第二性征发育，并可丧失生育能力。睾丸未发育见于先天性睾丸发育不全症，为性染色体数目异常所致，可为单侧或双侧。双侧睾丸发育不全者，生殖器官及第二性征均发育不良。外伤或炎症如流行性腮腺炎、淋病等可引起睾丸急性肿痛；结核可致睾丸慢性肿痛。一侧睾丸肿大、质硬并有结节，应考虑睾丸肿瘤或白血病细胞浸润。睾丸过小常为先天性或内分泌异常引起，如肥胖性生殖无能症等。睾丸萎缩可因流行性腮腺炎、外伤后遗症及精索静脉曲张所引起。睾丸鞘膜积液时阴囊内也可出现圆形肿物，与肿瘤不同之处是有囊性感，透光试验阳性。

（三）前列腺

前列腺为一有坚韧被膜的附属性腺，形状如前后稍扁的栗子，上端宽大，下端细小，后面较平坦。它由30～50个管泡状腺体集合而成，位于膀胱下方、耻骨联合后约2 cm处，包绕在尿道根部，距肛门约4 cm。排泄管开口于尿道前列腺部。检查时被检查者取肘膝位，检查者右手示指戴指套或手套，指端涂适量润滑剂，徐徐插入肛门，大约在一个半指节的深处，向腹侧触诊可触到前列腺。正常前列腺中间有一浅沟，称中间沟，将前列腺分为左、右两叶。每叶约拇指指腹大小，表面光滑，质韧，有弹性。前列腺肿大，中间沟消失且表面光滑者，见于前列腺肥大；若质韧，无压痛及粘连，见于老年人良性前列腺肥大，常有排尿不畅或困难。前列腺肿大并有明显压痛，多见于急性前列腺炎。前列腺肿大，质硬，表面凹凸不平，有结节者，多为前列腺癌。如需取前列腺液送检，可做前列腺按摩，检查者用右手示指做向前、向内方向左右各按摩数次，再沿中间沟顺尿道方向滑行挤压，即可见前列腺液由尿道口排出，标本应立即送检。

（四）精囊

精囊为长椭圆形囊状成对的附属性腺，位于前列腺外上方，其排泄管与输精管末端汇合成射精管。正常精囊质地柔软、光滑，直肠指诊不易触及。精囊病变常继发于前列腺病，如触及精囊呈索条状肿胀并有触压痛,应考虑前列腺炎所致的精囊炎。触及精囊表面呈结节状,则考虑为前列腺结核所致的精囊结核。

三、女性外生殖器检查

见妇产科学。

（姜智慧）

第十章　脊柱与四肢检查

导学

1. 掌握脊柱弯曲度、活动度、压痛与叩击痛的检查法及临床意义。
2. 熟悉四肢与关节检查及形态异常的临床意义。
3. 了解肢体运动障碍的检查法及临床意义。

一、脊柱检查

脊柱是维持躯体各种姿势的主要支柱,脊柱有病变时主要表现为疼痛、姿势或形态异常及活动受限等。脊柱检查主要是了解脊柱弯曲度、活动度及有无压痛与叩击痛。检查脊柱时,被检查者可取立位或坐位,检查者按视、触、叩的顺序进行。

(一)脊柱弯曲度

1. **检查法**　检查时被检查者取直立位或坐位,观察脊柱有无过度前凸、后凸及侧凸等。用手指沿脊柱棘突以适当的压力从上向下划压,观察出现的充血性红线是否弯曲。

2. **生理弯曲度**　正常脊柱有4个弯曲部位,称为生理性弯曲或"S"状弯曲。即颈椎稍向前凸;胸椎稍向后凸;腰椎有较明显的前凸;骶椎有较大的后凸。正常直立位脊柱无侧凸。

3. **临床意义**

(1) 脊柱后凸:即脊柱过度向后弯曲,多发生于胸椎,也称驼背。

1) 小儿脊柱后凸:多为佝偻病引起,坐位时胸段明显均匀性向后弯曲,卧位时弯曲消失。

2) 青少年脊柱后凸:多为胸椎椎体结核引起,病变常发生在胸椎下段,由于椎体破坏,棘突向后明显突出,称为成角畸形;也可为发育期姿势不良或患脊椎骨软骨炎的结果。

3) 成年人脊柱后凸:多为强直性脊柱炎引起,胸椎呈弧形后凸,脊柱强直固定,仰卧位时也不能伸直。

4) 老年人脊柱后凸:多发生在胸椎上段,为骨质退行性变,胸椎椎体被压缩而成。

5) 其他:外伤引起的胸椎压缩性骨折在各年龄组中均可导致脊柱后凸。

(2) 脊柱前凸:脊柱过度向前弯曲,多发生于腰椎。表现为腹部明显向前突出,臀部明显向后突出。多见于妊娠晚期、大量腹腔积液、腹腔巨大肿瘤、髋关节结核及先天性髋关节脱位等。

(3) 脊柱侧凸:脊柱离开正中线向两侧偏曲。

1) 姿势性侧凸:无脊柱结构异常,改变体位可使侧凸消失。见于儿童发育期坐或立姿势不良、一侧下肢较短、椎间盘突出症、脊髓灰质炎后遗症等。

2）器质性侧凸：改变体位不能使侧凸得以纠正。颈段脊柱侧凸见于先天性斜颈、颈椎病、一侧颈肌麻痹等；胸段脊柱侧凸见于佝偻病、脊椎损伤、肺纤维化、胸膜肥厚粘连、肩部畸形等；腰段脊柱侧凸见于椎间盘突出症、腰部外伤和一侧腰肌麻痹等。

（二）脊柱活动度

1. **检查法**　检查时让被检查者做脊柱运动，以观察脊柱的活动情况。如检查颈段活动时，检查者用手固定被检查者双肩，以头部正直为中立位，让被检查者最大限度地做颈部的前屈、后伸、侧弯、旋转等动作；检查腰段活动时，被检查者取立位，髋、膝关节伸直，检查者用手固定其骨盆，让被检查者最大限度地做腰部的前屈、后伸、侧弯、旋转等动作。若已有外伤性骨折或关节脱位时，应避免做脊柱运动，以防止损伤脊髓。

2. **正常活动度**　正常脊柱各部的活动范围明显不同，颈椎段与腰椎段的活动范围最大，胸椎段的活动度极小，骶椎几乎无活动。正常脊柱颈段、腰段活动范围见表 10 - 1。

表 10 - 1　脊柱颈段、腰段活动范围

节　段	前　屈	后　伸	左右侧弯	旋转度（一侧）
颈　段	35°～45°	35°～45°	45°	60°～80°
腰　段	75°～90°	30°	20°～35°	30°

3. **临床意义**　脊柱活动受限见于：① 软组织损伤：如颈肌、腰肌韧带劳损，颈肌、腰肌肌纤维组织炎等。② 骨质增生：如颈椎、腰椎的增生性关节炎。③ 脊椎骨折或脱位：多发生于外伤。检查时应注意询问病史，观察局部有无肿胀或变形，避免脊柱活动。④ 骨质破坏：见于脊柱结核或肿瘤。⑤ 椎间盘突出：多发生于腰椎，使腰段向各方向的运动均受限制。

（三）脊柱压痛与叩击痛

1. **检查法**

（1）压痛：检查脊柱压痛时，被检查者取端坐位，检查者用右手拇指自上而下逐个按压脊椎棘突及椎旁肌肉，了解有无疼痛。

（2）叩击痛：检查叩击痛有两种方法：① 间接叩击法：嘱被检查者取端坐位，检查者将左手掌置于被检查者头顶部，右手半握拳，以小鱼际肌部叩击左手背，了解有无疼痛。② 直接叩击法：被检查者取坐位，检查者用手指或叩诊锤直接叩击每个脊椎棘突，了解有无疼痛。此法多用于检查胸椎与腰椎。

2. **临床意义**

（1）压痛：正常人脊柱及椎旁肌肉均无压痛。若脊柱某一部位有压痛，提示压痛部位的脊柱可能有病变或损伤；脊椎两旁肌肉压痛，见于腰背肌纤维炎或劳损等。

（2）叩击痛：正常人脊椎无叩击痛，出现叩击痛的部位多提示病变所在，见于脊椎结核、脊椎肿瘤、脊椎骨折及椎间盘突出症等。

二、四肢与关节检查

四肢与关节检查以视诊和触诊方法为主，两者相互配合。主要观察四肢与关节的形态、位置、

活动情况、软组织的状态等。正常人四肢与关节两侧对称,无肿胀、畸形与压痛,活动自如。

(一)肢体形态异常

1. **匙状甲**　匙状甲(koilonychia)又称反甲。表现为指甲中部凹陷,边缘翘起,指甲变薄,表面粗糙有条纹,似匙状。常因组织缺铁和某些氨基酸代谢障碍所致。多见于缺铁性贫血,偶见于风湿热、甲癣等(图10-1)。

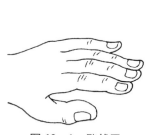

图10-1　匙状甲

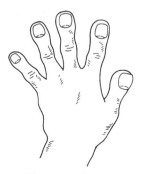

图10-2　杵状指

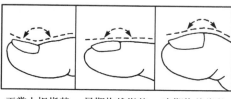

正常人拇指基　早期杵状指基　晚期杵状指
底角约160°　底角呈180°　底角>180°

图10-3　正常人拇指基底角及杵状指拇指基底角的变化

2. **杵状指(趾)**　杵状指(趾)(acropachy)又称槌状指(趾)。表现为末端指(趾)节明显增宽、增厚(图10-2),指(趾)甲从根部到末端呈拱形隆起,使指(趾)端背面的皮肤与指(趾)甲所构成的基底角≥180°(图10-3)。

杵状指(趾)的发生机制一般认为与肢端缺氧、代谢障碍及中毒性损害等因素有关,缺氧时肢体末端毛细血管增生、扩张,血液丰富而导致软组织增生膨大。杵状指(趾)常见于:① 呼吸系统疾病:如支气管扩张症、慢性肺脓肿、支气管肺癌等。② 某些心血管系统疾病:如发绀型先天性心脏病、亚急性感染性心内膜炎等。③ 营养障碍性疾病:如肝硬化、吸收不良综合征、克罗恩病、溃疡性结肠炎等。

3. **指关节变形**

(1)梭形关节:表现为双侧对称性近端指骨间关节增生、肿胀,呈梭状畸形。早期局部红肿、疼痛;晚期明显强直,活动受限,手腕及手指向尺侧偏斜。多见于类风湿关节炎(图10-4)。

(2)爪形手:表现为手关节呈鸟爪样变形。见于进行性肌萎缩、脊髓空洞症等。第4、第5指爪形手见于尺神经损伤。

4. **腕关节变形**

(1)滑膜炎:多在腕关节背面和掌面出现结节状隆起,触之柔软,可有压痛,多影响关节活动。常见于类风湿关节炎。

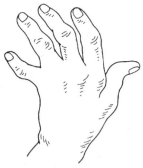

图10-4　梭形关节

(2)腱鞘囊肿:是一种关节或滑膜腱鞘内黏液增多而发生的囊性肿物。好发于腕关节背面或桡侧,呈圆形无痛性隆起,触之坚韧,推之可沿肌腱的平行方向稍微移动。见于肌腱过度活动。

5. **膝内翻、膝外翻**　正常人双脚并拢直立时双膝和双踝均能靠拢。如直立位两踝并拢时两膝关节远离,称为膝内翻或"O"形腿(图10-5);当两膝关节靠拢时两踝部分离,称为膝外翻或"X"形腿(图10-6)。见于佝偻病及大骨节病。

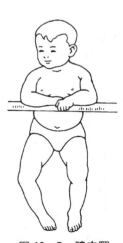 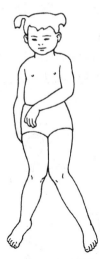

图 10 - 5　膝内翻　　　　　图 10 - 6　膝外翻

6. 膝关节变形

(1) 关节炎：表现为两侧膝关节形态不对称,红、肿、热、痛、活动障碍,多见于风湿性关节炎活动期。

(2) 关节腔积液：视诊可见关节周围明显肿胀,当膝关节屈成 90°时,髌骨两侧的凹陷消失;触诊可出现浮髌现象。浮髌现象的检查方法为：被检查者仰卧位,下肢伸直;检查者双手拇指和其余四指分别固定于肿胀膝关节上、下方两侧,然后用右手示指将髌骨连续向下按压数次,压下时有髌骨与关节面的碰触感,松开时有髌骨随手浮起感,即为浮髌现象阳性(图 10 - 7)。见于各种原因引起的膝关节腔大量积液。如压下时髌骨与关节面的碰触感如同触及绒垫样的柔软感,多见于结核性关节炎引起的关节腔积液。

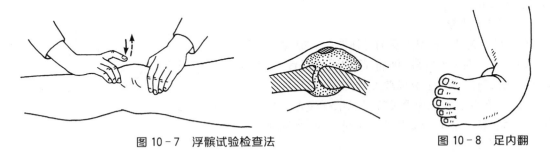

图 10 - 7　浮髌试验检查法　　　　　　　　　　　　　图 10 - 8　足内翻

7. 足内翻、足外翻　正常人当膝关节固定时,足掌可向内、外翻 35°。当足掌部活动受限,呈固定性内翻、内收位,称足内翻(图 10 - 8);若足掌呈固定性外翻、外展位,称足外翻。见于先天畸形、脊髓灰质炎后遗症等。

8. 肢端肥大症　是由于垂体嗜酸性细胞肿瘤或增生所致的生长激素分泌过多,使软组织、骨骼、韧带增生与肥大,表现为肢体末端异常粗大。见于肢端肥大症及巨人症。

9. 肌肉萎缩　视诊可见肌肉组织体积缩小,触诊时肌肉松软无力。多为神经营养因素引起,如脊髓灰质炎、周围神经损伤等;也可为肌炎或长期肢体失用所致。

10. **下肢静脉曲张** 为下肢浅静脉血液回流受阻或静脉瓣功能不全所致。其特点为小腿静脉如蚯蚓状怒张、弯曲,严重者小腿有肿胀感,局部皮肤颜色紫暗或有色素沉着,甚至形成下肢浅部溃疡。多见于长期从事站立性工作者或栓塞性静脉炎。

11. **水肿** 全身性水肿时,双侧下肢水肿较上肢明显。单侧肢体水肿多因静脉血或淋巴液回流受阻所致。静脉回流受阻多见于血栓性静脉炎、肿瘤压迫。淋巴回流受阻多见于丝虫病,是由于患丝虫病后淋巴管长期阻塞,使淋巴管扩张、破裂,淋巴液外溢致纤维组织大量增生所致,表现为皮肤增厚、粗糙,下肢增粗,指压无凹陷,称为象皮肿(elephantiasis)(图10-9)。

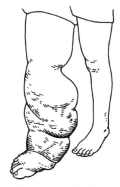

图 10-9 象皮肿

12. **骨折与关节脱位** 骨折是指骨结构的完整性和连续性中断。骨折可使肢体缩短或变形,局部肿胀、压痛,有时可触到骨擦感或听到骨擦音。关节脱位是指组成关节骨骼的脱离或错位。关节脱位后可有关节畸形,并有疼痛、肿胀、瘀斑、关节功能障碍等。

13. **痛风性关节炎** 痛风急性关节炎表现为受累关节红、肿、热、痛和功能障碍。慢性关节炎表现为关节僵硬、肥大或畸形,在关节周围可形成结节样痛风石。最常累及手指末节及跖趾关节,其次为踝、腕、肘、膝关节等。

(二)肢体运动障碍

肢体的运动功能是在神经的协调下,由肌肉、肌腱带动关节的活动来完成的,其中任何一个环节的损害,都会引起运动功能障碍。

1. **检查法** 一种是主动运动,即被检查者用自己的力量做各关节各方向活动。另一种是被动运动,即检查者用外力使被检查者的关节活动。观察其活动范围及有无疼痛等。

2. **临床意义** 某一关节运动障碍见于各种原因引起的关节强直、关节脱位、关节炎症或骨折等;肢体某肌群运动障碍常见于脊髓灰质炎、周围神经损伤等;四肢周期性瘫痪常见于重症肌无力、周期性麻痹等;整个肢体运动障碍多为中枢神经系统疾病所致的瘫痪。

(姜智慧)

第十一章　神经系统检查

导学

1. 掌握浅反射、深反射、病理反射、脑膜刺激征的检查方法及临床意义；掌握中枢性与周围性面瘫的鉴别；掌握脑神经检查的要点及临床意义；掌握肌力分级。

2. 熟悉感觉障碍的类型及主要特点；熟悉中枢性瘫痪的类型及主要特点；熟悉震颤、舞蹈症、手足搐搦症的临床意义。

3. 了解感觉功能及运动功能检查法；了解共济运动检查法及临床意义；了解自主神经功能检查。

神经系统主要包括大脑、脑干、小脑、脊髓及周围神经等。神经系统检查包括脑神经、感觉神经、运动神经、神经反射和自主神经检查等。检查时首先确定患者的意识和精神状态，一般先检查脑神经，然后分别检查上肢和下肢的运动功能、感觉功能和神经反射。

第一节　脑神经检查

脑神经共 12 对，主要分布在头面部(图 11 - 1)。属于单纯感觉神经的为嗅神经、视神经、前庭蜗神经；单纯运动神经为动眼神经、滑车神经、展神经、副神经和舌下神经；混合神经为三叉神经、面神经、舌咽神经和迷走神经。检查时应按顺序进行，避免遗漏，同时注意双侧对比。

一、嗅神经(Ⅰ)

(一) 功能

嗅神经司嗅觉，感受器在鼻黏膜，嗅觉中枢位于大脑颞叶。

(二) 检查方法

检查前先确定患者是否鼻腔通畅，有无鼻黏膜病变。然后让被检查者闭目，依次检查双侧嗅觉。先压闭一侧鼻孔，检查者将盛有被检查者熟悉的、气味特殊、无刺激性气味的溶液(如香水、酒、醋等)或物品(如香烟、香皂等)置于另一侧鼻孔下，让被检查者辨别各种嗅到的气味。注意双侧比较，了解嗅觉是否正常。

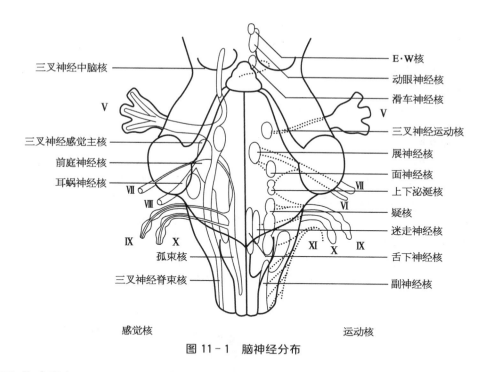

图 11 - 1　脑神经分布

感觉核　　　　　　　　　　　　运动核

左侧标注（感觉核，从上到下）：
三叉神经中脑核
V
三叉神经感觉主核
前庭神经核
耳蜗神经核
VII
VIII
IX　X
孤束核
三叉神经脊束核

右侧标注（运动核，从上到下）：
E·W核
动眼神经核
滑车神经核
V
三叉神经运动核
展神经核
面神经核
VII
上下泌涎核
VI
疑核
迷走神经核
XI　X　IX
舌下神经核
副神经核

（三）临床意义

1. **一侧嗅觉丧失**　提示同侧嗅球或嗅丝病变,多见于创伤、蝶鞍附近占位性病变等(图 11 - 2)。

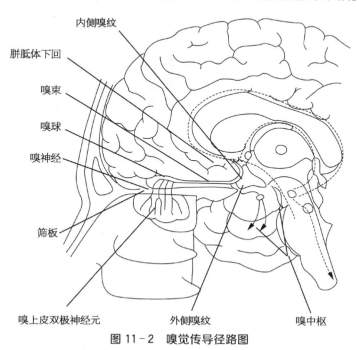

左侧标注（从上到下）：
内侧嗅纹
胼胝体下回
嗅束
嗅球
嗅神经
筛板

下方标注：
嗅上皮双极神经元　　外侧嗅纹　　嗅中枢

图 11 - 2　嗅觉传导径路图

2. **两侧嗅觉丧失**　多见于颅底脑膜结核或鼻黏膜病变,如感冒、萎缩性鼻炎等。
3. **嗅幻觉**　患者凭空嗅出原本不存在的某种气味,见于颞叶肿瘤或癫痫先兆期。

4. 嗅觉过敏　对气味刺激敏感性增加,常见于癔症患者。

二、视神经(Ⅱ)

(一)功能

视神经司视觉,感受器在视网膜,视觉中枢位于大脑枕叶。

(二)检查方法

1. 视野　眼球保持不动,正视前方时余光所能看到的最大空间范围称为视野(visual field),又称周边视力。视野反映黄斑中央凹以外的视网膜及视觉通路的功能。检查方法：被检查者与检查者背光相对而坐,距离约 1 m,两人同时用手遮蔽相对应一侧的眼睛(如检查者遮蔽的为右眼,被检查者则遮蔽左眼),保持眼球不动。检查者将手指置于自己与被检查者中间等距离处,分别从上、下、左、右等不同的方位从外周逐渐向眼的中央部移动,嘱被检查者在发现手指时立即示意(图11-3)。如被检查者能在各方向与检查者同时看到手指,则视野大致正常;如对比检查后,被检查者在某一方向上无法看到检查者看到的手指,结果异常或疑有视野缺损,可用视野计作精确的视野测定。

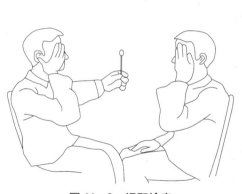

图 11-3　视野检查

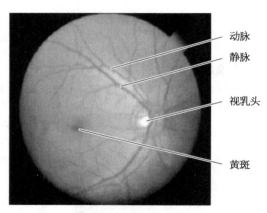

图 11-4　眼底检查(正常眼底)

动脉
静脉
视乳头
黄斑

2. 眼底　眼底检查是观察视乳头、视网膜、视网膜血管、黄斑有无异常的重要方法。检查眼底需用检眼镜。检查时被检查者背光而坐,检查右眼时,检查者位于被检查者右侧,右手持镜,用右眼观察;检查左眼时则位于被检查者左侧,左手持镜,用左眼观察。用检眼镜检查眼底易受主观因素干扰,故目前常用眼底照相仪替代。正常人视网膜全部为鲜橘红色;视乳头为淡红色,呈圆形或椭圆形,边界清晰,中央凹陷,色泽稍淡;动脉较细、色鲜红,静脉较粗、色暗红,动、静脉之比为 2 : 3;黄斑区位于视乳头颞侧偏下方处,呈暗红色,在其中央有一针尖大小的反光点(图11-4)。

3. 视力　视力检查详见第五章。

(三)临床意义

1. 视野缺损　当视觉通路的任一部位遭受损害时都可引起视野缺损。常见的视野缺损见图 11-5。

2. 眼底异常　许多全身性疾病可引起眼底改变。视乳头水肿常见于颅内肿瘤、颅内出血、脑膜炎、脑炎等引起的颅内压增高。视网膜出血见于高血压或出血性疾病等。视网膜有渗出物见于

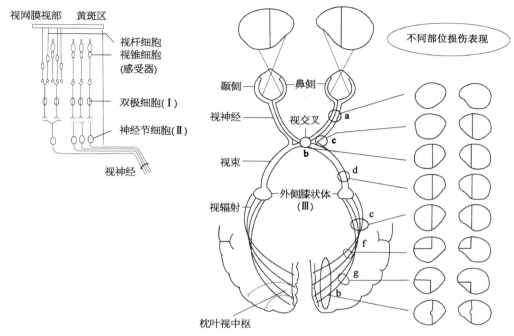

图 11-5　常见视野缺损示意图

a. 一侧视神经损伤：一侧全盲；b. 视交叉中部损伤：两颞侧偏盲；c. 一侧视交叉外侧部损伤：同侧鼻侧偏盲；d. 一侧（左侧）视束损伤：对侧（右侧）同向性偏盲；e. 一侧内囊后肢视辐射全部损伤：对侧同向性偏盲；f. 一侧视辐射下部（颞叶）损伤：双眼对侧同向性上象限盲；g. 一侧视辐射上部（顶叶）损伤：双眼对侧同向性下象限盲（部分视放射及视中枢损伤：同侧 1/4 视野缺损）；h. 一侧枕叶皮质（视中枢）损伤：对侧同向性偏盲，黄斑回避

高血压、慢性肾炎和妊娠高血压综合征（简称"妊高征"）等。原发性视神经萎缩见于球后视神经炎或肿瘤直接压迫视神经等。常见疾病的眼底改变见表 11-1。

表 11-1　常见疾病的眼底改变

常 见 疾 病	眼 底 改 变
颅内压增高	出现视乳头水肿，表现为视乳头隆起、水肿，边界模糊不清，静脉淤血和迂曲，并可见火焰状出血
高血压、动脉硬化	早期为视网膜动脉痉挛；硬化期为视网膜动脉变细，反光增强，有动、静脉交叉压迫现象，动脉呈铜丝状或银丝状；晚期视乳头周围可见火焰状出血、棉絮状渗出物，严重时有视乳头水肿
妊高征	视网膜动脉痉挛、水肿，渗出物增多时可致视网膜脱离
慢性肾炎	视乳头及周围视网膜水肿，火焰状出血，棉絮状渗出物
糖尿病	Ⅰ期：微血管瘤，出血；Ⅱ期：微血管瘤，出血，并有硬性渗出；Ⅲ期：出现棉絮状软性渗出；Ⅳ期：新生血管形成，玻璃体出血；Ⅴ期：机化物增生；Ⅵ期：继发性视网膜脱离，失明
白血病	视乳头边界不清，视网膜血管色淡，血管曲张或弯曲，视网膜上有带白色中心的出血斑及渗出物
原发性视神经萎缩	视乳头苍白、边界清晰

三、动眼神经、滑车神经及展神经（Ⅲ、Ⅳ、Ⅵ）

（一）功能

动眼神经核和滑车神经核位于中脑，展神经核位于脑桥，这 3 对脑神经共同支配眼球运动。动眼神经支配上直肌、下直肌、内直肌、下斜肌、上睑提肌、瞳孔括约肌和睫状肌。滑车神经支配上斜肌。展神经支配外直肌(图11-6)。

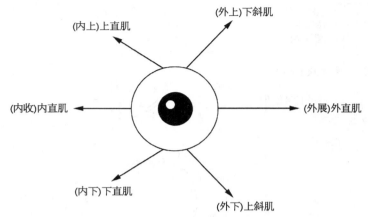

图11-6　各眼外肌的运动方向分解图（左眼球）

(二) 检查方法

检查从眼外部开始,注意眼裂大小,有无眼睑下垂;观察眼球,注意有无斜视、眼球突出和凹陷、眼球震颤及复视;检查眼球运动,观察有无眼肌运动障碍。检查瞳孔,注意两侧瞳孔的大小和形状;检查对光反射及调节、集合反射(详见第五章)。

(三) 临床意义

动眼神经、滑车神经及展神经麻痹见于颅底肿瘤、结核性脑膜脑炎、脑出血合并脑疝等。

1. 动眼神经麻痹　上睑下垂;眼球转向外下方,有外斜视和复视;眼球不能向上、向下、向内转动;瞳孔扩大;对光反射、调节反射、集合反射消失。

2. 滑车神经麻痹　眼球向下及向外运动能力减弱,向下看时出现复视,无斜视。单独麻痹很少见。

3. 展神经麻痹　眼球不能外展,出现内斜视和复视。颅内压增高时可出现双侧展神经麻痹。

4. 霍纳综合征(Horner syndrome)　指颈交感神经传导通路麻痹的表现。交感神经支配上睑板肌、瞳孔开大肌等。霍纳综合征表现为同侧瞳孔缩小、眼睑下垂、眼球内陷、面部少汗或无汗,常见于一侧脑干、颈8至胸1的脊髓侧角或颈交感神经节病变,亦可见于肺尖部的病变(图11-7)。

四、三叉神经(Ⅴ)

(一) 功能

三叉神经核位于脑桥,共分3支。主要支配面部感觉和咀嚼运动。第1支眼神经(眼支)分布于额顶部、上睑、鼻部等。第2支上颌神经(上颌支)分布于下睑、上颌、颊部和上唇等。第3支下颌神经(下颌支)为混合神经,感觉纤维分布于下唇及下颌部(图11-8),运动纤维支配咀嚼肌群。

(二) 检查方法

1. 感觉功能　分别以细针、盛有冷热水的试管及棉絮在三叉神经3支分布区域检查痛觉、温度觉及触觉,注意两侧及内外对比,观察受检者的感觉反应,确定感觉障碍区域。并注意区分周围性与核性感觉障碍。

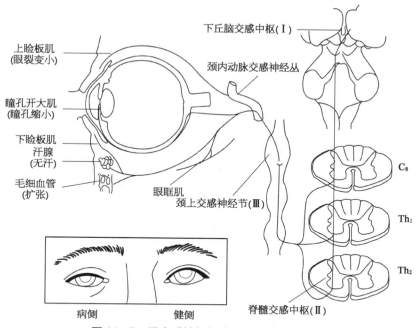

图 11-7　眼交感神经径路及霍纳综合征表现

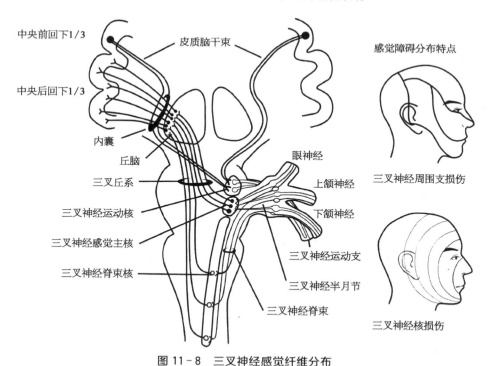

图 11-8　三叉神经感觉纤维分布

2. **运动功能**　观察咀嚼肌和颞肌有无萎缩;嘱被检查者做咬合动作,检查者触诊两肌,比较两侧肌力大小;然后让其张口,以上下门齿中缝为准,观察张口时下颌有无偏斜。

3. **反射**　包括角膜反射和下颌反射。

（1）角膜反射：检查方法详见本章第四节神经反射检查的角膜反射检查。

（2）下颌反射：嘱被检查者将口略微张开，检查者将左手大拇指置于受检者的下颌中央处，用叩诊锤轻叩击置于受检者下颌处的拇指，观察是否有下颌上提。

（三）临床意义

1. 面部感觉异常的临床意义

（1）一侧三叉神经周围性感觉支受损：出现 3 支分布区的感觉障碍，表现为同侧面部皮肤及眼、口、鼻腔黏膜感觉丧失。

（2）一侧三叉神经脊束核受损：出现同侧面部分离性洋葱皮样感觉障碍，即口鼻周围或面部周边痛、温觉障碍而触觉和深感觉存在。常见于延髓空洞症、延髓背外侧综合征及脑干肿瘤等。

（3）三叉神经痛：常出现一侧面部剧痛，突然发作，在三叉神经三个分支的出面骨孔（眶上孔、上颌孔、颏孔）处可有压痛点，且按压时可诱发疼痛。特发性三叉神经痛病因不明，继发性三叉神经痛常见于牙根脓肿、龋齿、鼻窦炎、颞下颌关节病变、颅脑外伤或肿瘤等。

2. 运动功能异常的临床意义

（1）一侧三叉神经运动支受损：出现患侧咀嚼肌瘫痪，表现为患侧咬合无力，向健侧运动困难，张口时下颌偏向患侧。

（2）两侧三叉神经运动支受损：患者口半张，不能咀嚼。

3. 反射异常的临床意义

（1）角膜反射异常：详见本章第四节神经反射检查的角膜反射检查。

（2）下颌反射异常：上运动神经元病变时此反射可出现或增强。

五、面神经（Ⅶ）

（一）功能

面神经主要支配面肌运动和分管舌前 2/3 味觉。面神经核位于脑桥，分上、下两部分。面神经核上部受双侧大脑皮质运动区支配，发出的运动纤维支配同侧颜面上半部的肌肉；面神经核下部仅受对侧大脑皮质运动区支配，发出的运动纤维支配同侧颜面下半部的肌肉。

（二）检查方法

1. 面肌运动功能　观察额纹、眼裂、鼻唇沟及两侧口角是否对称；让患者做皱额、皱眉、闭眼、露齿、鼓腮、吹口哨等动作，观察两侧运动是否相等。

2. 味觉　检查味觉时，嘱患者伸舌，用棉签蘸少许不同味感的溶液（如醋、糖水、盐水、奎宁溶液等），涂于一侧舌前 2/3 处，测试味觉，让患者用手指出某个预定的符号（酸、甜、咸、苦），或让患者写出所感觉的味道，但不能讲话和缩舌。每种味觉试完后应漱口，再试另一种；试完一侧后再试另一侧，注意两侧对比。

（三）临床意义

1. 中枢性面神经麻痹　病变部位在面神经核以上，包括皮质、皮质脑干束、内囊或脑桥等受损。临床表现为病变对侧颜面下部表情肌麻痹，如病变对侧鼻唇沟变浅、口角下垂；露齿时口角歪向病变侧；不能吹口哨及鼓腮，额纹无变化。常见于脑血管病、肿瘤或炎症等（图 11-9a）。

2. 周围性面神经麻痹　一侧面神经或面神经核受损。临床表现为病变侧全部面部表情肌麻痹,如病变侧鼻唇沟变浅、口角下垂;露齿时口角歪向健侧;不能吹口哨及鼓腮;病变侧眼裂开大、不能闭眼或闭眼不全、额纹变浅或消失、角膜反射消失;还可有舌前 2/3 味觉丧失,舌下腺、下颌下腺及泪腺等分泌障碍。常见于受寒冷刺激、耳部或脑膜感染、听神经瘤等(图 11-9b)。

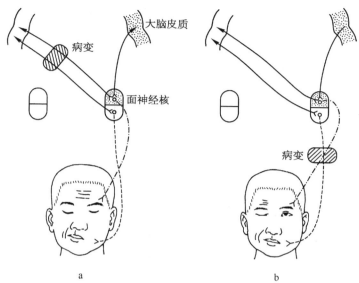

图 11-9　中枢性和周围性面神经麻痹时的面部表现(让患者闭眼时)

a. 中枢性;b. 周围性

六、前庭蜗神经(Ⅷ)

(一)功能

前庭蜗神经又称位听神经,包括 2 种功能不同的感觉神经。前庭神经传导平衡觉,蜗神经传导听觉,感受器在内耳,中枢在大脑颞叶。

(二)检查方法

1. 听力检查　为了测定蜗神经的功能,有简测法、精测法以及音叉试验三种检查方法。

(1)简测法:听力检查在静室内,用手指堵塞一侧耳道,医师持手表或以拇指与示指互相摩擦,自 1 m 以外逐渐移近被检查者耳部。

(2)精测法:详见耳科听力电测听检查。

(3)音叉试验:即用规定频率的音叉进行测试的方法,这是初步鉴别传导性耳聋和感音性耳聋的检查方法。常用方法为:① 任内试验(Rinne test,RT):又称气导、骨导比较试验。将 C_{128}(128 Hz)或 C_{256}(256 Hz)振动的音叉柄部紧密放置于受试者一侧乳突部,受试者可听到振动的声响(骨导),当受试者表示声响消失时迅速将音叉移至该侧外耳道口 1 cm 处(气导),如仍能听到声响,表示气导>骨导,即任内试验阳性。② 韦伯试验(Weber test,WT):又称双耳骨导比较试验或骨导偏向试验,即比较两侧耳骨导听力的强弱。将振动的音叉柄部放置于受试者头顶部正中,正常人两侧耳骨导听力相等,骨导声响居中。传导性耳聋患者病侧声响较强,为韦伯试验阳性;感音性耳聋患者健侧声响较强,为韦伯试验阴性(图 11-10)。

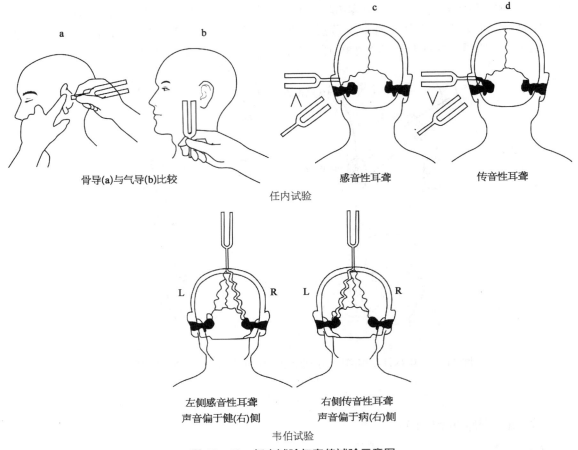

骨导(a)与气导(b)比较　　　　　　　　　感音性耳聋　　　　　　传音性耳聋

任内试验

左侧感音性耳聋　　　　　　右侧传音性耳聋
声音偏于健(右)侧　　　　　　声音偏于病(右)侧

韦伯试验

图 11-10　任内试验与韦伯试验示意图

2. **前庭功能检查**　首先询问患者有无眩晕、平衡障碍,检查有无自发性眼球震颤。检查眼震时,让患者头部保持正位不动,注视检查者做水平或垂直移动的手指,手指距患者眼球 30~40 cm,患者注视角度不宜超过 45°。观察有无眼震及眼震的方向。还可通过外耳道灌注冷、热水试验或旋转试验,观察有无前庭功能障碍所致的眼球震颤反应减弱或消失。

(三) 临床意义

1. **耳蜗神经功能受损**　患侧耳鸣、耳聋。耳聋分为:传导性耳聋,感音神经性耳聋,混合性耳聋,功能性耳聋。

(1) 传导性耳聋:多见于外耳道与中耳的病变,如外耳道异物或耵聍、鼓膜穿孔和中耳炎。

(2) 感音性耳聋:见于内耳、蜗神经、蜗神经核、核上听觉通路的病变,如迷路炎、药物(如链霉素、丁胺卡那霉素)中毒、脑肿瘤及炎症等。

(3) 混合性耳聋:见于老年性耳聋、慢性化脓性中耳炎。

(4) 功能性耳聋:患者自觉有耳聋,检查时无听力丧失或与自觉症状程度不符。见于癔症。传导性耳聋与感音性耳聋的鉴别见表 11-2。

2. **前庭神经功能受损**　出现眩晕、呕吐、平衡失调和眼球震颤等。常见于梅尼埃病(Meniere disease)等。

表 11-2　传导性耳聋与感音性耳聋的音叉试验鉴别

音叉试验	正常耳	传导性耳聋	感音性耳聋
任内试验	阳性	阴性	阳性
韦伯试验	居中	阳性	阴性

七、舌咽神经和迷走神经(Ⅸ、Ⅹ)

(一)功能

舌咽神经核、迷走神经核均位于延髓。舌咽神经管理舌后 1/3 味觉和一般感觉,软腭、咽部等处一般感觉;支配咽肌运动。迷走神经支配咽、喉部感觉与运动,以及内脏器官平滑肌运动。

(二)检查方法

1. 张口　观察腭垂是否居中,两侧软腭高度是否一致。
2. 发音　让患者发"啊"音,注意有无声音嘶哑,两侧软腭上抬是否有力。
3. 吞咽　注意有无吞咽困难,饮水有无呛咳。
4. 咽反射　用压舌板轻触咽后壁,如引起恶心动作,提示咽反射正常。

(三)临床意义

1. 延髓性麻痹(周围性延髓麻痹)　一侧或双侧舌咽神经、迷走神经或其核受损引起咽、腭、舌和声带麻痹或肌肉本身的无力称为延髓性麻痹或球麻痹(bulbar paralysis)。双侧受损时出现声音嘶哑,吞咽困难,咽部感觉丧失,咽反射消失,常伴舌肌萎缩;一侧受损时症状较轻,表现为病侧软腭不能上举,悬雍垂偏向健侧,病侧咽反射消失,常见于脑干脑炎、多发性神经炎、脊髓灰质炎和鼻咽癌转移等。

2. 假性延髓性麻痹(中枢性延髓麻痹)　两侧脑干延髓以上,包括两侧皮质、皮质脑干束等受损引起的咽、腭、舌和声带麻痹称为假性延髓性麻痹或假性球麻痹(pseudobulbar paralysis)。当两侧都受损时才出现临床表现,表现为软腭能上抬,咽反射存在,不伴舌肌萎缩,常伴强哭强笑等情感障碍,下颌反射亢进等。常见于两侧脑血管病和脑炎等。

八、副神经(Ⅺ)

(一)功能

副神经核位于延髓。副神经主要支配胸锁乳突肌、斜方肌。

(二)检查方法

观察患者两侧胸锁乳突肌和斜方肌有无萎缩,有无斜颈和垂肩。嘱患者做对抗阻力的耸肩转头动作,比较两侧肌力。

(三)临床意义

一侧副神经或副神经核受损时,该侧斜方肌萎缩,垂肩、耸肩无力、头不能转向对侧或转头无力,见于副神经损伤和颈椎骨折等。一侧副神经核以上部位损伤时,仅有对侧肩下垂和耸肩困难,而转头正常,见于脑外伤、脑肿瘤和脑血管病等。

九、舌下神经(XII)

(一) 功能

舌下神经核位于延髓,并只受对侧大脑皮质运动区支配。舌下神经支配舌肌运动。

(二) 检查方法

检查时让患者伸舌,观察有无舌偏斜、舌肌萎缩和肌束颤动。

(三) 临床意义

1. **中枢性舌下神经麻痹** 病变部位在一侧舌下神经核以上,包括皮质、皮质脑干束等受损。临床表现为病变对侧舌肌瘫痪,如伸舌时舌偏向病变对侧,无舌肌萎缩及肌束颤动。见于脑外伤、脑肿瘤和脑血管病等(图 11-11a)。

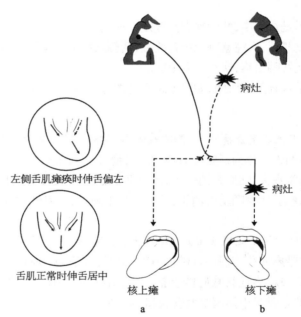

图 11-11 舌下神经麻痹示意图
a. 中枢性;b. 周围性

2. **周围性舌下神经麻痹** 病变部位在一侧舌下神经或舌下神经核受损。临床表现为病变侧舌肌瘫痪,如伸舌时舌偏向病变侧,伴舌肌萎缩及肌束颤动;两侧麻痹时表现为两侧舌肌均有萎缩和肌束颤动,舌肌不能运动,可有构音障碍、吞咽困难等。见于多发性神经炎、脊髓灰质炎等(图11-11b)。

(古联,谭庆晶)

第二节　感觉功能检查

感觉(sensibility)是作用于各个感受器的各种形式的刺激在人脑中的直接反映。检查感觉功能必须在被检查者意识清醒时进行。检查前先让被检查者了解检查的目的和方法,以取得充分配合。检查时嘱被检查者闭目,如感觉减退,宜从感觉缺失区向正常区移行,如感觉过敏,检查时由正常区向感觉过敏区移行,并注意左右两侧对比及近端与远端对比。

一、检查方法

(一)浅感觉(superficial sensibility)

1. 触觉(touch sense)　用棉絮或软纸条轻触被检查者皮肤,让其回答有无轻痒的感觉。

2. 痛觉(pain sense)　用针尖轻刺被检查者皮肤,让其回答有无疼痛的感觉。

3. 温度觉(temperature sense)　用盛冷水(5～10℃)或热水(40～50℃)的试管分别接触被检查者皮肤,让其辨别冷热。

(二)深感觉(deep sensibility)

深感觉是指肌腱、关节等运动器官的运动觉、位置觉和振动觉。

1. 运动觉(motor sense,kinesthesia)　检查者用手指夹持被检查者的手指或足趾,做向上或向下的屈伸动作,让其回答哪个手指或足趾被活动及活动的方向(图 11 - 12)。

2. 位置觉(position sense)　将被检查者的肢体放在某种位置或摆成某一姿势,让其回答肢体所处的位置或姿势,也可用对侧肢体模仿。

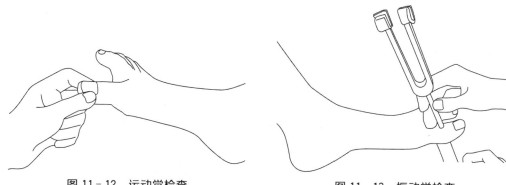

图 11 - 12　运动觉检查　　　　　　图 11 - 13　振动觉检查

3. 振动觉(vibratory sense)　将振动的音叉柄端置于患者的骨隆起处(如尺骨头、桡骨茎突、内踝或外踝等),询问有无振动感,当振动感消失时,立即将音叉置于健康者(一般为医师)的同一位置上,若健康者无振动感,说明患者的振动觉正常;若健康者有振动感,说明患者的振动觉减退。注意两侧对比(图 11 - 13)。

（三）复合感觉（synesthesia）

复合感觉是大脑综合、分析、判断的结果，又称皮质感觉（cortical sensibility）。深感觉、浅感觉都正常时检查才做此项检查。检查时嘱被检查者闭目。

1. **皮肤定位觉（topesthesia）** 用叩诊锤柄端或手指轻触被检查者皮肤某处，让其用手指出被触部位。

2. **实体辨别觉（stereognosis）** 让被检查者单手触摸常用物品，如钢笔、钥匙、小刀等，让其回答物品的名称、形态、大小及质地等。检查时应先测患侧，后测健侧。

3. **两点辨别觉（two-point discrimination）** 用分开的双脚规或叩诊锤的两尖端接触被检查者的皮肤，如感觉为两点，再逐渐缩小两尖端的距离，直至感觉为一点终止，测量出感觉为两点的最小距离。身体各部位对两点辨别的敏感度不同，以舌尖、鼻端、手指最敏感，四肢近端和躯干最差。

4. **体表图形觉（graphesthesia）** 用钝尖物在被检查者皮肤上画简单图形，如圆形、方形、三角形等，看其能否感觉、辨认。

二、临床意义

（一）感觉障碍（sensory disturbance）

依病变性质不同，感觉障碍分为以下几种。

1. **疼痛（pain）** 指无外界刺激而产生的自发性疼痛。

（1）局部痛（local pain，topoalgia）：疼痛部位即是病变所在处，因感受器或神经末梢受损而引起。见于周围神经炎、皮炎等。

（2）放射痛（radiating pain）：疼痛不仅存在于病变局部，且沿神经根或神经干向末梢方向放射，如腰椎间盘突出症时可有坐骨神经痛。

（3）牵涉痛（referred pain）：指在内脏病变中，患者除感觉患病的局部疼痛外，尚可出现在同一脊髓节段所支配的远离该器官皮肤区的疼痛。如肝、胆疾病时，右上腹痛牵涉到右肩部疼痛；急性心肌梗死时，心前区痛牵涉到左肩、左臂尺侧疼痛等。

（4）烧灼样神经痛（causalgia）：疼痛呈烧灼样，可见于交感神经不完全损伤时，多发生于正中神经或坐骨神经，尚可伴有局部皮肤潮红、毛发增加、指甲增厚等营养障碍的表现。

2. **感觉减退（hypesthesia）或感觉缺失（anesthesia）** 为感觉神经遭受破坏性损害，使冲动部分或全部不能传导所致。

3. **感觉异常（paresthesia）** 指无外界刺激的情况下产生的主观异常感觉，如针刺感、蚁走感、麻木感、肿胀感、沉重感、电击感、束带感、冷热感或吹凉风感等。常见于感觉神经不完全损害。

4. **感觉过敏（hyperesthesia）** 指轻微刺激而出现强烈感觉，如棉花刺激皮肤就能引起不适或疼痛，是感觉神经受到刺激性损害所致。常见于多发性神经炎和带状疱疹等。

5. **感觉分离（sensory isolation）** 指在同一区域内一种或数种感觉缺失而其他感觉存在。如脊髓空洞症或脊髓内肿瘤时出现痛觉、温度觉缺失而触觉存在。

（二）感觉障碍的类型

因病变部位不同，感觉障碍常分为以下几型（图11-14）。

1. **末梢型** 感觉障碍区对称性出现在四肢远端，呈手套状、袜状分布，各种感觉皆减退或缺失，可伴有相应部位的运动及自主神经功能障碍，为多支周围神经末梢同时受损所致。常见于多

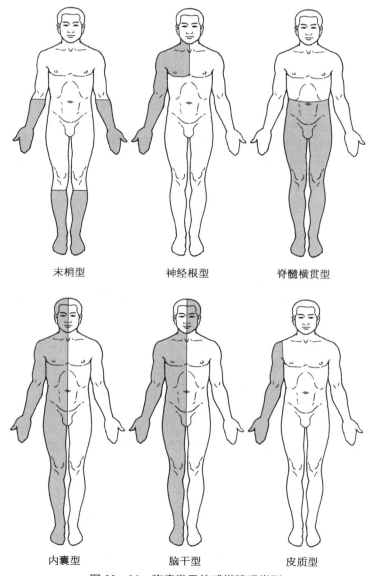

末梢型　　　　　　　神经根型　　　　　　脊髓横贯型

内囊型　　　　　　　脑干型　　　　　　　皮质型

图 11 - 14　临床常见的感觉障碍类型

发性神经炎。

2. **神经根型**　感觉障碍区与神经根的节段分布一致,呈节段型或带状,在躯干呈横轴走向,在四肢呈纵轴走向。疼痛较剧烈,常伴有放射痛、麻木感或感觉缺失,是脊髓神经后根损伤所致。在该神经根部可有压痛、皮肤变薄、充血及毛发稀少。常见于颈椎病、椎间盘突出症和神经根炎等。

3. **脊髓型**　是脊髓某段发生病变所致,根据脊髓受损程度分为横贯型和半横贯型。

(1) 脊髓横贯型:脊髓完全被横断,因损害了上升的脊髓丘脑束及后索,引起损伤平面以下各种感觉缺失,并伴有四肢瘫或截瘫。常见于脊髓外伤、急性脊髓炎等。

(2) 脊髓半横贯型:又称为布朗塞卡尔综合征(Brown - Séquard syndrome),仅脊髓一半被横断,引起病变同侧损伤平面以下深感觉障碍、痉挛性瘫痪,对侧躯体痛觉、温度觉障碍,但深感觉保留。见于髓外肿瘤、脊髓外伤等。

4. **内囊型**　因感觉、运动传导通路都经过内囊,内囊病变时出现病灶对侧偏身感觉障碍,并常伴对侧偏瘫和同向性偏盲。常见于脑血管疾病。

5. **脑干型**　在延髓中各种感觉传导束较分散,如病变局限,可发生分离性感觉障碍。延髓与脑桥下部的一侧病变可产生交叉性偏身感觉障碍,表现为病变同侧面部感觉障碍,对侧躯体痛、温觉障碍。常见于脑血管疾病、炎症和肿瘤等。

6. **皮质型**　感觉中枢位于大脑皮质中央后回及中央旁小叶后部,由于大脑皮质的感觉分布较广,故一侧局部有病变时仅出现对侧上肢或下肢单肢感觉障碍;一侧有广泛病变时可出现病灶对侧偏身感觉障碍,但常是上肢重于下肢,肢体远端重于近端,复合感觉和深感觉重于浅感觉。

(古联,谭庆晶)

第三节　运动功能检查

运动功能(motor function)检查包括随意运动、不随意运动、被动运动和共济运动的检查。运动传导通路包括锥体系和锥体外系。锥体系主要管理骨骼肌的随意运动;锥体外系主要调节肌张力,协调肌肉活动,维持和调整体态姿势,进行习惯性和节律性动作等。

一、随意运动

随意运动(voluntary movement)是指受意识支配的动作,是大脑皮质通过锥体束由骨骼肌来完成的。检查的重点是肌力。

(一)检查方法

肌力(muscle power)是指肢体随意运动时肌肉收缩的力量。检查时令被检查者做肢体伸屈动作,检查者从相反方向给予阻力,测试被检者对阻力的克服力量,并注意两侧对比。

肌力分为6级。0级,完全瘫痪,测不到肌肉收缩,亦未见肢体运动;1级,仅测到肌肉收缩,但不能产生动作;2级,肢体可在床面上做水平移动,但不能抬离床面;3级,肢体能抬离床面,但不能对抗阻力;4级,肢体能对抗阻力运动,但较正常偏弱;5级,完全正常肌力。

(二)临床意义

由运动神经元和周围神经病变造成的骨骼肌随意运动障碍称为瘫痪(paralysis)。根据病变部位不同,分为中枢性瘫痪(上运动神经元瘫痪)和周围性瘫痪(下运动神经元瘫痪);根据病损程度不同,分为完全性瘫痪和不完全性瘫痪;根据瘫痪形式不同,分为单瘫、偏瘫、交叉瘫、四肢瘫、截瘫等。

1. **中枢性瘫痪**(central paralysis)　病变部位在上运动神经元,包括中央前回、皮质脑干束和皮质脊髓束的受损。常见的中枢性瘫痪类型为:

(1)皮质型:运动中枢位于大脑皮质中央前回及中央旁小叶前部,由于大脑皮质运动区范围较广,故一侧局部有病变时仅出现对侧上肢或下肢中枢性单瘫(monoplegia)。

（2）内囊型：锥体束集中在内囊。如内囊完全性损害，即损害了皮质脑干束和皮质脊髓束，可出现病灶对侧偏瘫（hemiplegia）、偏身感觉障碍和同向偏盲，即"三偏"综合征；如内囊部分性损害，除了可出现上述"三偏"综合征现象外，还可能出现偏身共济失调、一侧中枢性面舌瘫或运动性失语中的1～2个或更多症状。

（3）脑干型：一侧脑干损伤，出现交叉瘫（crossed paralysis），即病变侧周围性脑神经麻痹和对侧肢体中枢性瘫痪。

（4）脊髓型：上颈段损害出现四肢中枢性瘫痪；颈膨大损害出现四肢瘫，表现为双上肢周围性瘫痪，双下肢中枢性瘫痪；胸髓损害出现双下肢中枢性瘫痪；腰膨大损害出现截瘫（paraplegia），即双下肢周围性瘫痪（图11-15）。脊髓病变多伴有损害平面以下感觉障碍及括约肌功能障碍。

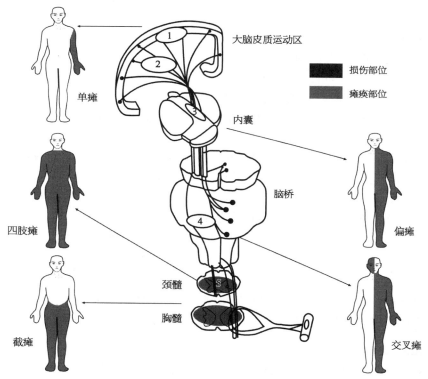

图11-15　锥体束不同水平病损的瘫痪分布

2. **周围性瘫痪**（peripheral paralysis）　病变部位在下运动神经元，包括脊髓前角细胞及周围神经受损，在脑干为各脑神经核及神经纤维受损。

中枢性瘫痪与周围性瘫痪的鉴别见表11-3。

表11-3　中枢性瘫痪与周围性瘫痪的鉴别

鉴 别 点	中枢性瘫痪	周围性瘫痪
瘫痪分布	范围较广，单瘫、偏瘫、截瘫	范围较局限，以肌群为主
肌张力	增强	降低
肌萎缩	不明显	明显

鉴　别　点	中枢性瘫痪	周围性瘫痪
腱反射	增强或亢进	减弱或消失
病理反射	阳性	阴性
肌束颤动	无	可有

二、不随意运动

不随意运动(involuntary movement)是指患者意识清楚时由随意肌不自主收缩而产生的一些不能自行控制的异常动作。

(一) 震颤(tremor)

震颤是指躯体某部分有节律、不自主的抖动。

1. **静止性震颤**(static tremor)　又称粗震颤或大震颤(coarse tremor)。在静止时表现明显,动作如"搓丸"样,活动时减轻或消失,伴有肌张力增高。见于帕金森病。

2. **动作性震颤**(kinetic tremor)　又称意向性震颤(intentional tremor)。在持物及动作时出现,在动作终末愈接近目的物时愈明显。见于小脑疾病。

3. **姿势性震颤**(postural tremor)　又称细震颤或小震颤(fine tremor)。于身体主动地保持某种姿势时出现,而在运动及休息时消失。检查时可让患者两臂向前平伸,手掌向下,手指稍分开,可出现手指细微震颤;有时常因震颤细微不易观察,也可在两手背上各放一张纸,观察纸边有无细小震动,即可判断有无震颤。常见于甲亢、焦虑状态等。

4. **扑翼样震颤**(flapping tremor, asterixis)　患者两臂向前平伸,使其手和腕部悬空,可出现两手快落慢抬的震颤动作,与飞鸟扑翼相似。常见于全身性代谢障碍,如肝性脑病、尿毒症和肺性脑病等。

5. **老年性震颤**(senile tremor)　为静止性震颤。常表现为点头、摇头或手抖,但一般不伴肌张力增高。常见于老年动脉硬化患者。

(二) 舞蹈症(chorea)

为肢体及头面部的一种不规则、快速、无目的、不对称、运动幅度大小不等的舞蹈样不自主运动。表现为做鬼脸、转颈、耸肩、手指间断性伸屈、摆手和伸臂等舞蹈样动作,可因外界刺激、情绪紧张、激动或做自主运动而加剧,安静时减轻,睡眠时消失。常见于儿童脑风湿病变,如小舞蹈病。

(三) 手足搐搦症(carpopedal spasm, tetany)

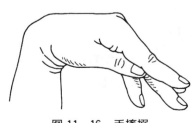

图 11 - 16　手搐搦

手足搐搦症是缺钙而引起的阵发性手足肌肉的紧张性痉挛。手搐搦表现为腕关节向掌侧屈曲、拇指对掌、指掌关节屈曲、指间关节过伸(图11-16)。足搐搦表现为跖趾关节跖屈,似芭蕾舞样足。在发作间歇期可做激发试验:将血压计袖带缠于患者前臂,然后充气使汞柱达舒张压以上,持续4 min,出现手搐搦时称为低钙束臂征阳性(Trousseau sign)。见于低钙血症和碱中毒。

（四）手足徐动症（athetosis）

手足徐动症为手指或足趾的一种缓慢、持续的伸展扭曲动作，可重复出现，较有规则，并在进行自主运动时加剧。见于脑性瘫痪、肝豆状核变性和脑基底节变性。

三、被动运动

被动运动（passive movement）是检查肌张力的方法。肌张力（muscle tone）是指静息状态下的肌肉紧张度，实质是一种牵张反射，即骨骼肌受到外力牵拉时产生的收缩反应，这种收缩是通过反射中枢控制的。

（一）检查方法

持住被检查者完全放松的肢体，以不同的速度和幅度做各个关节的被动运动，注意所感受到的阻力，并注意两侧对比；触摸肌肉，注意其硬度，以测其肌张力。

（二）临床意义

1. **肌张力降低或缺失**　指肌肉松软，伸屈肢体时阻力低，可表现为关节过伸。见于周围神经疾病、脊髓灰质炎和小脑疾病等。

2. **肌张力增高**　指肌肉坚实，伸屈肢体时阻力增加。

（1）痉挛性：指在被动运动开始时阻力较大，终末时阻力突然下降，有如开折刀的感觉，称为"折刀状"肌张力增高。见于锥体束损害。

（2）强直性：指做被动运动时伸肌与屈肌肌张力均增高，肢体可保持在一定位置上固定不动，有如弯曲铅管的感觉，称为"铅管状"肌张力增高。如在此基础上伴有震颤，肌张力增强可呈断续现象，有如齿轮转动样感觉，称为"齿轮状"肌张力增高。见于锥体外系损害。

四、共济运动

共济运动（coordination）是指机体完成任一动作时所依赖的某组肌群协调一致的运动。正常运动的完成有小脑、锥体外系、前庭神经、视神经及深感觉参加，以保证动作平稳、协调。如协调运动有障碍时称为共济失调（ataxia）。

（一）检查方法

共济运动检查主要检查患者的平衡及协调功能，主要包括以下几种检查方法。

1. **指鼻试验（finger-nose test）**　嘱被检查者前臂外旋伸直，随即屈臂以示指触自己的鼻尖，或嘱被检查者用示指尖来回触碰自己的鼻尖及检查者的手指或检查者手拿的叩诊锤头，指鼻的速度由慢到快，先睁眼后闭眼，反复进行，观察动作是否协调、稳准（图 11 - 17）。

2. **对指试验（finger-to-finger test）**　嘱被检查者两上肢向外展开，伸直两手示指，由远而近使指尖相碰，先睁眼后闭眼，反复进行，观察动作是否协调、稳准。

3. **轮替动作（diadochokinesia）**　嘱被检查者伸直手掌，做快速旋前、旋后动作，先睁眼后闭眼，反复进行，观察动作是否协调。

4. **跟膝胫试验（heel-knee-tibia test）**　嘱被检查者仰卧，两下肢伸直，先抬起一侧下肢，将足跟放在对侧膝盖下端，并沿胫骨前缘向下移动，先睁眼后闭眼，反复进行，观察动作是否协调、稳准。健康人能准确无误地完成而无偏斜，共济失调时出现动作不稳或失误。

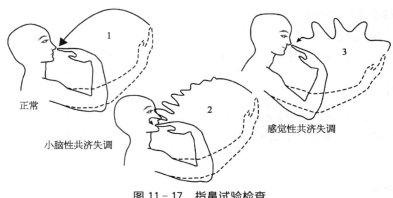

图 11-17 指鼻试验检查

5.**闭目难立试验**（Romberg test） 嘱被检查者两足并拢直立,两臂向前平伸,然后闭眼,视其有无摇晃或倾倒。如睁、闭眼均出现身体摇晃或倾斜则为小脑性共济失调;如睁眼时能站稳而闭眼时站立不稳则为感觉性共济失调。

(二) 临床意义

正常人上述试验动作协调、稳准。如动作笨拙和不协调称为共济失调,可分为 3 种。

1.**感觉性共济失调**(sensory ataxia) 有共济失调体征,并与视觉有关,即睁眼时动作协调、稳准,闭眼时摇晃不稳,伴有深感觉障碍,患者的足跟不易找到膝盖。常见于感觉系统病变,如多发性神经炎、亚急性脊髓联合变性、脊髓空洞症和脑部病变等。

2.**小脑性共济失调**(cerebellar ataxia) 有共济失调体征,但与视觉无关,不受睁、闭眼影响,不伴有感觉障碍,但有肌张力降低、眼球震颤等。常见于小脑疾病,如小脑肿瘤、小脑炎等。

3.**前庭性共济失调**(vestibular ataxia) 有共济失调体征,以平衡障碍为主,伴有眩晕、恶心、呕吐及眼球震颤。常见于梅尼埃病、脑桥小脑角综合征等。

第四节 神经反射检查

神经反射(nerve reflex)是神经系统对内、外界环境的刺激所作出的非自主性反应,是神经系统活动的一种基本形式。神经反射是通过反射弧来完成的,反射弧由 5 个基本部分组成:感受器→传入神经→反射中枢→传出神经→效应器。反射弧中任何一个环节发生损害,都能使反射减弱或消失。根据感受器部位的不同,将反射分为浅反射和深反射。反射活动受高级中枢控制,如锥体束有病变,反射活动失去抑制,而出现深反射亢进。正常人可引出的浅反射、深反射称为生理反射。某些神经系统疾病时引出一些正常人不能出现的反射称为病理反射。检查反射时应注意两侧对比,两侧反射不对称是神经系统损害的重要定位体征。

一、浅反射

浅反射(superficial reflex)是刺激皮肤黏膜的感受器,引起骨骼肌收缩的反射。

（一）角膜反射（corneal reflex）

1. **检查方法**　嘱被检查者睁眼,眼睛向内上方注视。检查者用细棉絮轻触角膜外缘。正常反应为被刺激侧眼睑迅速闭合,称为直接角膜反射;刺激后对侧眼睑也闭合,称为间接角膜反射。

2. **反射弧**　反射由三叉神经和面神经共同完成。刺激角膜(感受器)→三叉神经眼支(传入神经)→脑桥(反射中枢)→两侧面神经(传出神经)→两侧眼轮匝肌(效应器),引起眼睑闭合。

3. **临床意义**　① 直接与间接角膜反射皆消失:见于受刺激侧三叉神经损害(传入障碍)。② 直接角膜反射消失,间接角膜反射存在:见于受刺激侧面神经损害(传出障碍)。③ 直接角膜反射存在,间接角膜反射消失:见于受刺激对侧面神经损害(传出障碍)。④ 深昏迷患者直接、间接角膜反射均消失。

（二）腹壁反射（abdominal reflex）

1. **检查方法**　嘱被检查者仰卧位,两下肢稍屈曲使腹壁松弛,然后用钝尖物迅速由外向内分别轻划两侧上(季肋部)、中(脐平面)、下(髂部)腹部皮肤(图 11-18)。正常时受刺激部位腹肌收缩。

2. **反射弧**　刺激腹壁皮肤(感受器),冲动经肋间神经和肋下神经(传入神经)传至胸髓 7～12 节(反射中枢),再经肋间神经和肋下神经(传出神经)传至腹肌(效应器)而引起收缩。上、中、下腹壁反射分别通过胸髓 7～8 节、9～10 节、11～12 节。

3. **临床意义**　① 一侧上、中、下腹壁反射全消失:见于锥体束损害。② 上、中、下某一水平腹壁反射消失:见于同侧相应胸髓和脊神经的损害。③ 双侧上、中、下腹壁反射消失:见于昏迷和急性腹膜炎患者。④ 肥胖、老年人、腹壁松弛的经产妇及明显腹胀等,亦可出现腹壁反射减弱或消失。

（三）提睾反射（cremasteric reflex）

1. **检查方法**　嘱被检查者仰卧位,双下肢伸直,检查者用钝尖物从下向上轻划男性大腿内侧上方皮肤(图 11-18)。正常时可引起同侧提睾肌收缩,使睾丸上提。

2. **反射弧**　刺激大腿内侧皮肤(感受器),冲动经闭孔神经(传入神经)传至腰髓 1～2 节(反射中枢),再经生殖股神经(传出神经)传至提睾肌(效应器)而引起睾丸上提。

3. **临床意义**　① 一侧提睾反射消失:见于锥体束损害。② 双侧提睾反射消失:见于腰髓 1～2 节和脊神经的损害。③ 局部病变可引不出反射:见于腹股沟疝、阴囊水肿、睾丸炎、附睾炎等。

二、深反射

深反射(deep reflex)是刺激骨膜、肌腱感受器,引起骨骼肌收缩的反射,又称腱反射(tendon reflex)。

（一）检查方法

1. **肱二头肌反射（biceps reflex）**　检查者以左手托扶被检查者屈曲的肘部,将左手拇指置于肱二头肌肌腱上,右手拿叩诊锤叩击左手拇指指甲(图 11-19)。正常反应为肱二头肌收缩,前臂快速屈曲。反射中枢在颈髓 5～6 节(C_5～C_6),冲动沿肌皮神经传导。

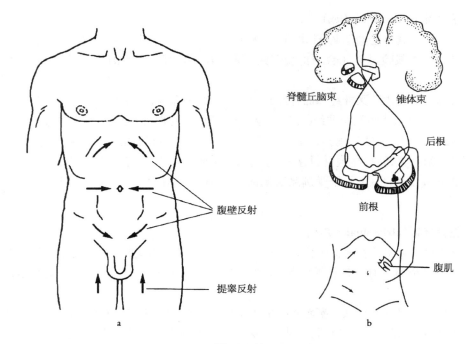

图 11 - 18
a. 腹壁反射和提睾反射检查;b. 腹壁反射的反射弧示意图

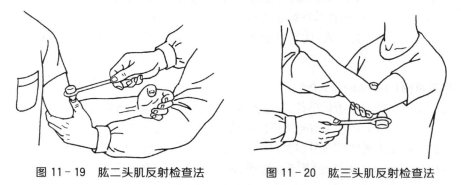

图 11 - 19　肱二头肌反射检查法　　　图 11 - 20　肱三头肌反射检查法

2. 肱三头肌反射(triceps reflex)　检查者以左手托扶被检查者屈曲的肘部,右手拿叩诊锤直接叩击尺骨鹰嘴突上方(1.5~2 cm 处)的肱三头肌肌腱(图 11 - 20)。正常反应为肱三头肌收缩,前臂伸展。反射中枢在颈髓 6~7 节(C_6~C_7),冲动沿桡神经传导。

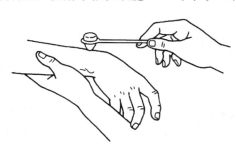

图 11 - 21　桡骨膜反射检查法

3. 桡骨膜反射(radioperiosteal reflex)　检查者以左手托扶被检查者腕部,并使腕关节自然下垂,右手拿叩诊锤轻叩桡骨茎突(图 11 - 21)。正常反应为肱桡肌收缩,前臂旋前、屈肘。反射中枢在颈髓 5~6 节(C_5~C_6),冲动沿桡神经传导。

4. 膝反射(knee reflex)　坐位检查时,被检查者小腿完全松弛、下垂;卧位检查时检查者用左手在其腘窝处托起下肢,使髋、膝关节稍屈曲,右手拿叩诊锤叩击

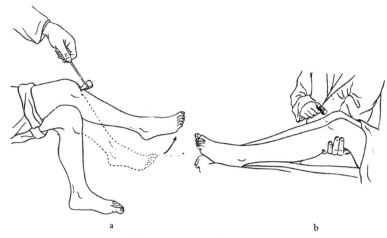

图 11-22 膝反射检查法

a. 坐位；b. 卧位

髌骨下方的股四头肌肌腱(图 11-22)。正常反应为股四头肌收缩,小腿伸展。反射中枢在腰髓2～4 节($L_2 \sim L_4$),冲动沿股神经传导。

5. **跟腱反射**(achilles reflex) 被检查者仰卧位,髋、膝关节稍屈曲,下肢外展、外旋位;检查者用左手托其足掌,使足呈过伸位。或让被检查者跪于椅上或床上,下肢膝关节呈直角屈曲。检查者右手拿叩诊锤叩击跟腱(图 11-23)。正常反应为腓肠肌收缩,足向跖面屈曲。反射中枢在骶髓1～2 节($S_1 \sim S_2$),冲动沿胫神经传导。

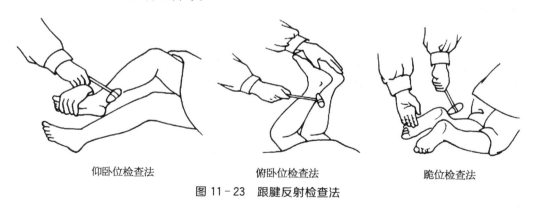

仰卧位检查法　　　　　　俯卧位检查法　　　　　　跪位检查法

图 11-23 跟腱反射检查法

6. **霍夫曼征**(Hoffmann sign) 是深反射亢进的表现,也有部分学者认为其属于病理反射,多见于颈髓病变。检查方法为:检查者用左手握住被检查者腕部,右手示指和中指夹持其中指,并向上提拉,使腕部处于轻度过伸位,再用拇指的指甲急速弹刮被检查者中指的指甲。如有拇指屈曲内收,其余四指轻微掌曲反应,为阳性(图 11-24)。

7. **阵挛**(clonus) 是深反射极度亢进的表现。用一持续力量使被检查的肌肉处于紧张状态,则该深反射涉及的肌肉就会发生节律性收缩,称为阵挛。

(1) 髌阵挛(patella clonus):嘱被检查者仰卧位,下肢伸直。检查者用拇指与示指持住髌骨上缘,用力向下快速推动数次,然后保持适度的推力(图 11-25)。如股四头肌节律性收缩致使髌骨上下运动,称为髌阵挛。

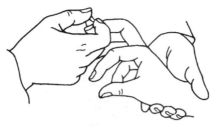
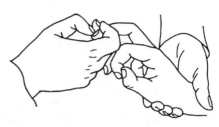

检查前状态   反射阳性

图 11-24   霍夫曼征检查法

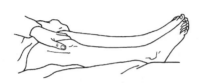
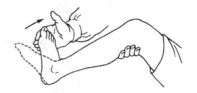

图 11-25   髌阵挛检查法   图 11-26   踝阵挛检查法

(2) 踝阵挛(ankle clonus)：嘱被检查者仰卧位。检查者一手托住其腘窝部,使髋、膝关节稍屈曲,另一手持其足掌前端,迅速用力将足推向背屈,并保持适度的推力(图 11-26)。如腓肠肌与比目鱼肌发生连续性、节律性收缩而使足呈现交替性伸屈运动,称为踝阵挛。

(二)临床意义

深反射由初级脊髓反射弧完成,受锥体束控制。

1. **深反射减弱或消失**   见于下运动神经元病变,如末梢神经炎、脊髓灰质炎、神经根炎等所致的反射弧损害;当脑、脊髓有急性病变时,可致脑或脊髓处于休克状态,由于损伤病灶的超限抑制,致使低级反射弧受到抑制,引起深反射减弱或消失,见于脑血管病、急性脊髓炎等急性期。

2. **深反射增强或亢进**   见于上运动神经元病变(锥体束损害),如急性脑血管病、急性脊髓炎休克期(3 周左右)过后等。霍夫曼征和阵挛是深反射极度亢进的表现,常见于锥体束损害。

当锥体束损害时,出现浅反射减弱或消失而深反射增强或亢进的现象,称为反射分离。

三、病理反射

病理反射(pathologic reflex)是指当锥体束损害时失去了对脑干和脊髓的抑制功能,而出现一些正常人所不能见到的反射,又称为锥体束征。

(一)检查方法

1. **巴宾斯基征(Babinski sign)**   被检查者仰卧位,下肢伸直。检查者以左手持住其踝部,右手用钝尖物由后向前划足底外侧至小趾跟部,再转向踇趾侧。正常表现为足趾向跖面屈曲,称为正常跖反射,即巴宾斯基征阴性。如表现为踇趾背屈,其余四趾呈扇形展开,则称巴宾斯基征阳性(图 11-27)。

2. **奥本海姆征(Oppenheim sign)**   检查者用拇指及示指沿被检查者的胫骨前缘用力由上向下滑压,有巴宾斯基征表现者为阳性(图 11-27)。

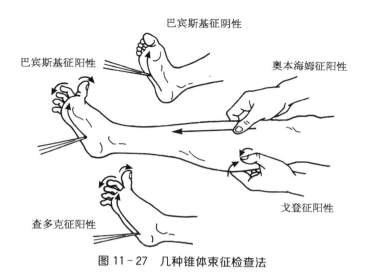

图 11-27　几种锥体束征检查法

3. 戈登征(Gordon sign)　检查者用拇指和其他四指分置于腓肠肌两侧,握捏腓肠肌,有巴宾斯基征表现者为阳性(图 11-27)。

4. 查多克征(Chaddock sign)　检查者用钝尖物由后向前划足背外侧至小趾跟部,有巴宾斯基征表现者为阳性(图 11-27)。

(二)临床意义

以上病理反射的临床意义相同,均为锥体束损害。1 岁半以内的婴幼儿由于锥体束尚未发育完善,可以出现上述反射现象。巴宾斯基征较易引出,意义也最大。阵挛与锥体束征同时存在,持续且出现于单侧,才有病理意义;中枢神经系统兴奋亢进和神经症也可出现阵挛,但短暂且为双侧。

四、脑膜刺激征

脑膜刺激征(meningeal irritation sign)是指脑膜病变或其附近病变波及脑膜时刺激脊神经根,使相应的肌群痉挛,当牵扯这些肌肉时出现防御反应的现象,称为脑膜刺激征。

(一)检查方法

1. 颈强直(cervical rigidity)　嘱被检查者仰卧位,下肢伸直。检查者用手托其枕部,做被动屈颈动作以测试其颈肌抵抗力。正常时下颏可接近前胸。颈强直表现为被动屈颈时抵抗力增强,下颏不能贴近前胸,患者感颈后疼痛。

2. 凯尔尼格征(Kernig sign,又称克氏征)嘱被检查者仰卧位,先将一腿的髋、膝关节屈成直角,然后检查者将其小腿抬高伸膝,正常人膝关节可伸达 135°以上。如伸膝受限,达不到135°,并伴有疼痛及屈肌痉挛,为阳性(图11-28)。

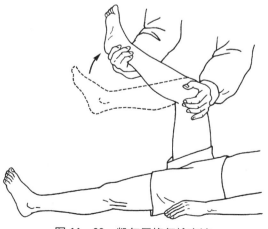

图 11-28　凯尔尼格征检查法

3. **布鲁津斯基征(Brudzinski sign,又称布氏征)**　嘱被检查者仰卧位,双下肢自然伸直。检查者右手置于其胸前,左手托其枕部被动向前屈颈。如有双侧髋关节、膝关节反射性屈曲(缩腿动作),为阳性(图 11-29)。

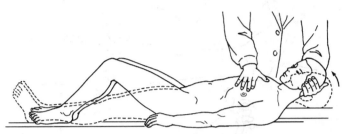

图 11-29　布鲁津斯基征检查法

(二) 临床意义

脑膜刺激征为脑膜受激惹的表现。最常见于脑膜炎;其次可见于蛛网膜下腔出血、脑脊液压力增高等。颈强直也可见于颈部疾病,如颈椎病、颈椎结核、骨折、脱位、肌肉损伤等。凯尔尼格征也可见于坐骨神经痛、腰骶神经根炎等。

五、拉塞格征

拉塞格征(Lasègue sign)为坐骨神经根受刺激的表现,又称为坐骨神经受刺激征。

(一) 检查方法

嘱被检查者仰卧位,双下肢伸直。检查者一手压于其膝关节上,使其下肢保持伸直,另一手托其足跟将下肢于伸直位抬起,正常下肢可抬离床面 70°以上。如下肢抬离床面不足 30°即出现由上而下的放射性疼痛,为阳性(图 11-30)。

(二) 临床意义

拉塞格征阳性常见于腰椎间盘突出症、坐骨神经痛、腰骶神经根炎等。

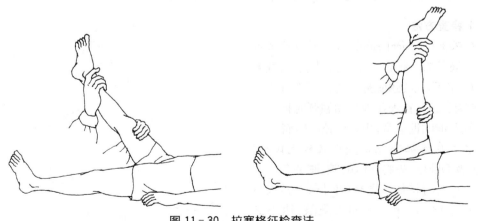

图 11-30　拉塞格征检查法

(古联,谭庆晶)

第五节　自主神经功能检查

自主神经(autonomic nerve,又称植物神经)可分为中枢部和周围部。中枢部位于脑和脊髓内;周围部主要分布于内脏、血管和腺体,故又称内脏神经(visceral nerve)。内脏神经包括内脏运动神经和内脏感觉神经。内脏运动神经支配平滑肌、心肌的运动和腺体的分泌。周围自主神经可分为交感神经和副交感神经两个系统,在大脑皮质及下丘脑的调节下,通过神经介质与特定受体结合而发挥作用,协调整个机体内、外环境的平衡。临床常用的自主神经反射检查如下。

1. **眼心反射**(oculocardiac reflex)　嘱被检查者仰卧位,静卧片刻后计数脉率,然后双眼自然闭合。检查者用中指和示指分别置于被检查者眼球两侧,逐渐加压一侧眼球,以不痛为限。加压20～30 s后再计数脉率,与加压前比较。正常人可减少10～12次/min。减少>12次/min为阳性,提示副交感神经功能增强;副交感神经麻痹时压迫眼球则无反应。反之,压迫眼球后脉率不减少,反而增加,称为逆眼心反射,提示交感神经功能亢进。

注意,不可同时压迫两侧眼球,以防发生心搏骤停的危险。对心率缓慢、高度近视、青光眼或眼病者均应特别慎重或禁忌检查。

2. **皮肤划痕试验**(dermatograph test)　是通过观察局部毛细血管对刺激的舒缩反应来了解自主神经的功能。用钝尖物在皮肤上适度加压划一条线,数秒钟后因血管收缩,出现白色划痕,高出皮面,以后变红,属正常反应。白色划痕正常持续时间为1～5 min。如白色划痕持续时间较长,>5 min,表示皮肤血管收缩反应增强,为白色划痕征,提示交感神经兴奋性增高。因血管扩张,局部出现红色划痕,正常持续时间为7～8 min。如红色划痕迅速出现,持续时间较长,明显增宽甚至隆起,表示皮肤血管扩张反应增强,为红色划痕征,提示副交感神经兴奋性增高。

3. **卧立位试验**(recumbent-up-right test)　从仰卧位或坐位起立时,容量充足的健康人表现为收缩压适度下降(≤10 mmHg)、舒张压轻度升高(约2.5 mmHg)及心率轻度增加(10～20次/min)。这些代偿性变化主要是由交感自主外周神经末梢的去甲肾上腺素释放增加所致。卧立位试验时,使患者安静平卧至少5 min,然后嘱患者直立3 min,在起立前即刻站立1 min、3 min时测量血压和心率。如起立后患者心率增加<15次/min,并伴有血压收缩压降低≥20 mmHg和(或)舒张压降低≥10 mmHg,提示交感神经功能障碍。诊断时需注意排除患者原有的心律失常(如病态窦房结综合征、完全性传导阻滞、起搏器依赖)、药物影响(如多巴胺能药物、抗抑郁药、抗胆碱能药物、抗高血压药物等)及容量不足等因素对心率和血压的影响。

4. **竖毛反射**(pilomotor reflex)　将冰块放在患者颈后或腋窝皮肤上,数秒钟后可见竖毛肌收缩,毛囊处隆起如“鸡皮”状。因竖毛反射受交感神经节段性支配,故根据竖毛反射障碍的部位,可协助交感神经功能障碍的定位诊断。

5. **发汗试验**(sweat test)　常用碘淀粉法,即以碘1.5 g、蓖麻油10 ml,与95%乙醇100 ml混合配制成淡碘酊涂布于皮肤,待皮肤干后再均匀涂抹淀粉,皮下注射毛果芸香碱10 mg,作用于交感神经节后纤维使全身出汗。淀粉遇湿后与碘发生反应,使出汗处皮肤变成蓝色,无汗处皮肤颜色不变。借此可判断交感神经功能障碍的范围。

6. Valsalva 动作(Valsalva action)　患者深吸气后,在屏气状态下用力作呼气动作 10～15 s。计算此期间最长与最短心搏间期的比值,正常人≥1.4,如<1.4 则提示压力感受器功能不灵敏或其反射弧的传入或传出纤维受损。

（古联,谭庆晶）

第十二章 全身体格检查

导学

1. 掌握全身体格检查的顺序及项目。
2. 熟悉全身体格检查的基本要求及器械准备。

一、基本要求

全身体格检查(complete physical examination)是在分段学习各系统、各器官的检查之后,面对完整的临床个体,从头到足、全面系统、井然有序地进行全身各部分的体格检查。全身体格检查是临床医师和医学生必备的基本功,也是国家执业医师临床实践技能考核的重要组成部分。为保证检查内容全面系统、顺序合理流畅,应该注意以下基本要求。

1. **检查内容要全面系统** 全身体格检查是为了搜集尽可能完整而客观的临床资料,以便用于疾病筛查;同时按照住院病历书写的要求,体格检查要求全面系统。由于体格检查通常是在问诊后进行,检查者一般对于应重点深入检查的内容已心中有数,故重点检查的器官需要更为深入细致,这就可以保证全身体格检查不是机械地重复,而是全面系统的基础上有所侧重,使检查内容既能涵盖住院病历书写要求的条目,又能重点反映罹病的器官系统。

2. **要遵循一定的检查原则** 全身体格检查要按照合理、流畅、规范的逻辑顺序进行。既要最大限度地保证体格检查的效率和速度,同时也要尽可能减少患者的不适和不必要的体位变动,并方便检查者的操作。检查时应当从上到下、左右对比,按视诊、触诊、叩诊、听诊的顺序进行。为便于检查,有些器官系统,如皮肤、淋巴结、神经系统,采用分段检查,统一记录的方法。

3. **全身体格检查的顺序** 检查的顺序应是从头到足分段进行。

(1)以卧位患者为例:一般情况和生命体征→头部检查→颈部检查→前胸部、侧胸部检查(心、肺)→(患者取坐位)后背部检查(肺、脊柱、肾、骶部)→(患者取卧位)腹部检查→上肢检查→下肢检查→肛门直肠检查→外生殖器检查→神经系统检查→(最后站立位)共济运动、步态及腰椎运动检查。

(2)以坐位患者为例:一般情况和生命体征→头部检查→颈部检查→上肢检查→后背部检查(肺、脊柱、肾、骶部)→(患者取卧位)前胸部、侧胸部检查(心、肺)→腹部检查→下肢检查→肛门直肠检查→外生殖器检查→神经系统检查→(最后站立位)共济运动、步态及腰椎运动检查。

4. **根据需要灵活调整检查顺序** 在遵循全身体格检查内容和顺序的基本原则基础上,应特别注意原则的灵活性,并允许形成自己的体检习惯。如急诊或危重病例,可能需要简单的体检后立即实施抢救或治疗,遗留的内容待病情稳定后补充。对个别部位检查顺序常需作适当调整,如甲状腺触诊,常需在患者背后进行,因此在坐位检查后胸时可予以补充。传统的腹部检查按视、触、叩、听的顺序进行,但为了避免触诊对肠鸣音的影响,故采取视、听、叩、触的顺序更好。四肢检查中,上肢检查习惯上是由手至肩,而下肢则由近及远(由髋至足)进行。必要时进行肛门与直肠、外生殖器的检查,但应特别注意保护患者隐私。

5. **边查边想,边查边问,核实补充** 检查过程中,医师一定要结合解剖、生理、病理等基础医学知识和临床经验对客观检查结果加以正确的分析和判断。必要时可重复问诊、检查和核实,才能获得完整而正确的资料。

6. **要掌握检查的进度和时间** 为了避免检查给患者带来的不适或负担,全身体格检查一般应尽量在 30～40 min 内完成。

7. **要注意加强医患交流** 体格检查时,要关心体贴患者,尽量减少患者的不适。如注意双手及听诊器是否温暖,触诊时动作是否轻柔等。检查中应与患者适当交流,不仅可以融洽医患关系,而且可以随时补充病史资料,并可同时对患者进行健康教育和给予精神支持。检查结束时应与患者简单交谈,说明检查结果及重要发现、患者应注意的事项或下一步检查计划。但如对体征的意义把握不定,则不要随便解释,以免增加患者思想负担或给医疗工作造成紊乱。

二、器械准备

准备听诊器、血压计、体温计、压舌板、手电筒、叩诊锤、大头针或别针、软尺、直尺、棉签、音叉、近视力表、色盲表、眼底镜、额带反光镜、手套等。

三、全身体格检查的项目

1. **一般检查及生命体征** 准备和清点器械→自我介绍(说明姓名、职务,并进行简短交谈以融洽医患关系)→观察发育、营养、面容、表情和意识等一般状态→测量体温(腋温,10 min)→触诊桡动脉至少 30 s→用双手同时触诊双侧桡动脉,检查其对称性→计数呼吸频率至少 30 s→测右上肢血压 2 次(取平均值)。

2. **头部检查** 观察头部外形、毛发分布、异常运动等→触诊头颅→视诊双眼及眉毛→分别检查左、右眼的近视力(用近视力表)→检查下睑结膜、球结膜和巩膜→检查泪囊→翻转上眼睑(左眼用右手、右眼用左手),检查上睑结膜、球结膜和巩膜→检查面神经运动功能(皱额、闭目)→检查眼球运动(检查六个方向)→检查瞳孔直接对光反射→检查瞳孔间接对光反射→检查调节、集合反射和角膜反射→观察双侧外耳及耳后区→触诊双侧外耳及耳后区→触诊颞颌关节及其运动→分别检查双耳听力(摩擦手指或用手表声音,必要时做任内试验和韦伯试验)→观察外鼻→触诊外鼻→观察鼻前庭、鼻中隔→分别检查左、右鼻道通气状态→检查上颌窦,注意有无肿胀、压痛、叩痛等→检查额窦,注意有无肿胀、压痛、叩痛等→检查筛窦,注意有无压痛→观察口唇、牙齿、上腭、舌质和舌苔→借助压舌板检查颊黏膜、牙齿、牙龈、口底→借助压舌板检查口咽部及扁桃体→检查舌下神经(伸舌)→检查面神经运动功能(露齿、鼓腮或吹口哨)→检查三叉神经运动支(触诊双侧咀嚼肌,或以手对抗张口动作)→检查三叉神经感觉支(上、中、下三支)。

3. **颈部检查** 暴露颈部→观察颈部外形、姿势和皮肤,以及颈静脉充盈和颈动脉搏动情况→检查颈椎伸屈、左右旋转等活动情况→检查副神经(耸肩及对抗头部旋转)→触诊耳前淋巴结→触诊耳后淋巴结→触诊枕后淋巴结→触诊颌下淋巴结→触诊颏下淋巴结→触诊颈前淋巴结→触诊颈后淋巴结→触诊锁骨上淋巴结→触诊甲状软骨→触诊甲状腺峡部(配合吞咽)→触诊甲状腺侧叶(配合吞咽)→分别触诊左、右颈动脉→触诊气管位置→听诊颈部(甲状腺、血管)杂音。

4. **前、侧胸部检查**　暴露前、侧胸部→观察胸部外形、对称性、皮肤和呼吸运动等→触诊左侧乳房(四个象限及乳头)→触诊右侧乳房(四个象限及乳头)→用右手触诊左侧腋窝淋巴结→用左手触诊右侧腋窝淋巴结→触诊胸壁弹性、有无压痛→检查双侧胸廓扩张度(上、中、下,双侧对比)→触诊双侧触觉语颤(上、中、下,双侧对比)→触诊有无胸膜摩擦感→叩诊双侧肺尖→叩诊双侧前胸和侧胸(自上而下,由外向内,双侧对比)→听诊双侧肺尖→听诊双侧前胸和侧胸(自上而下,由外向内,双侧对比)→听诊双侧听觉语音(上、中、下,双侧对比)→观察心尖、心前区搏动(切线方向观察)→触诊心尖搏动(两步法)→触诊心前区→叩诊左侧心脏相对浊音界(从心尖搏动的肋间开始)→叩诊右侧心脏相对浊音界(从肝浊音界的上一肋间开始)→听诊二尖瓣区→听诊肺动脉瓣区→听诊主动脉瓣区→听诊主动脉瓣第二听诊区→听诊三尖瓣区→上述心脏听诊,先用膜型体件,酌情用钟型体件补充,听诊心率、心律、心音、心脏杂音、心包摩擦音等。

5. **背部检查**　请被检查者坐起→充分暴露背部→观察脊柱、胸廓外形及呼吸运动→检查双侧胸廓扩张度及其对称性→触诊双侧触觉语颤→触诊有无胸膜摩擦感→请被检查者双上肢交叉→叩诊双侧后胸部→叩诊双侧肺下界→叩诊双侧肺下界移动度(肩胛线)→听诊双侧后胸部→听诊有无胸膜摩擦音→听诊双侧听觉语音→触诊脊柱有无畸形、压痛→直接叩诊法检查脊柱有无叩击痛→检查双侧肋脊点和肋腰点有无压痛→检查肾区有无叩击痛。

6. **腹部检查**　充分暴露腹部→请受检者屈膝放松腹肌,双上肢置于躯干两侧,平静呼吸→观察腹部外形、对称性、皮肤、脐及腹式呼吸等→在脐周听诊肠鸣音至少1 min→检查振水音→听诊腹部有无血管杂音→叩诊全腹→叩诊肝上界(由肺区向下叩诊)→叩诊肝下界(由腹部鼓音区向上叩诊)→检查肝脏有无叩击痛→检查移动性浊音(经脐平面先左后右),必要时检查波动感和腹围→浅触诊全腹部(自左下腹开始,逆时针触诊至脐部结束)→深触诊全腹部(自左下腹开始,逆时针触诊至脐部结束)→训练被检查者做加深的腹式呼吸2～3次→在右锁骨中线上单手法触诊肝脏→在右锁骨中线上双手法触诊肝脏→在前正中线上双手法触诊肝脏→检查肝颈静脉回流征→检查胆囊点有无压痛及墨菲征→双手法触诊脾脏→如未能触及脾脏,嘱受检者右侧卧位,再触诊脾脏→双手法触诊双侧肾脏(先左侧后右侧)→检查腹部触觉(或痛觉)→检查腹壁反射。

7. **上肢检查**　正确暴露上肢→观察上肢皮肤、关节等→观察双手及指甲→触诊指间关节和掌指关节→检查指关节运动→检查上肢远端肌力→触诊腕关节→检查腕关节运动→触诊双肘鹰嘴和肱骨髁状突→触诊滑车上淋巴结→检查肘关节运动→检查屈肘、伸肘的肌力→暴露肩部→视诊肩部外形→触诊肩关节及其周围→检查肩关节运动→检查上肢触觉(或痛觉)→检查肱二头肌反射→检查肱三头肌反射→检查桡骨膜反射→检查霍夫曼征。

8. **下肢检查**　正确暴露下肢→观察双下肢外形、皮肤、趾甲等→触诊腹股沟区有无肿块、疝等→触诊腹股沟淋巴结横组→触诊腹股沟淋巴结纵组→触诊股动脉搏动,必要时听诊→检查髋关节屈曲、内旋、外旋运动→检查双下肢近端肌力(屈髋)→触诊膝关节及浮髌现象→检查膝关节屈曲运动→检查髌阵挛→检查跟膝胫试验→触诊踝关节及跟腱→检查有无凹陷性水肿→触诊双足背动脉→检查踝关节背屈、跖屈活动→检查双足背屈、跖屈肌力→检查踝关节内翻、外翻运动→检查屈趾、伸趾运动→检查下肢触觉(或痛觉)→检查膝腱反射→检查跟腱反射→检查踝阵挛→检查巴宾斯基征→检查查多克征→检查奥本海姆征→检查戈登征→检查凯尔尼格征→检查布鲁津斯基征→检查拉塞格征。

9. **肛门、直肠检查（仅必要时检查）**　嘱受检者左侧卧位，右腿屈曲→观察肛门、肛周、会阴区→戴上手套，示指涂以润滑剂行直肠指诊→观察指套上有无分泌物。

10. **外生殖器检查（仅必要时检查）**　解释检查的必要性，消除顾虑，保护隐私→确认膀胱已经排空，被检查者取仰卧位。

男性：视诊阴毛、阴茎、冠状沟、龟头、包皮→视诊尿道外口→视诊阴囊，必要时做提睾反射→触诊双侧睾丸、附睾、精索。

女性：视诊阴毛、阴阜、大阴唇、小阴唇、阴蒂→视诊尿道口及阴道口→触诊阴阜、大阴唇、小阴唇→触诊尿道旁腺、巴氏腺。

11. **共济运动、步态与腰椎运动**　请被检查者站立→指鼻试验（睁眼、闭眼）→双手快速轮替动作→检查龙贝格征（Romber sign）（闭目难立试验）→观察步态→检查屈腰运动→检查伸腰运动→检查腰椎侧弯运动→检查腰椎旋转运动。

（姜智慧）

第三篇

实验诊断

实验诊断(laboratory diagnosis)是指在认真询问病史、体格检查的基础上,从患者的实际出发,合理地选用检验项目;临床实验室运用生物学、免疫学、化学、血液学、细胞学、病理学或其他检验学技术,对患者的血液、体液、分泌物、排泄物及组织细胞等进行检验,以获得病原体、病理变化及脏器功能状态等资料;医生通过对临床实验室分析所得到的信息与临床医学的理论和实践相结合,进行综合分析,从而协助临床进行诊断、观察病情、制定防治措施和判断预后的方法。

实验诊断学的内容包括血液学检验、体液与排泄物检验、生化学检验、免疫学检验、病原学检验等。其应用范围包括:① 为疾病的诊断和鉴别诊断提供依据。② 为疗效观察和预后判断提供依据。③ 为公共卫生和预防疾病提供资料。④ 为临床研究和基础研究提供手段。⑤ 为健康普查和健康咨询提供服务等。

当代实验诊断学的特点有:① 微电子技术广泛应用,仪器的自动化。② 实验方法趋于标准化、试剂多样化、标本微量化。③ 分子生物学技术迅速应用于临床实验诊断。④ 建立质量保证体系。⑤ 循证医学在实验诊断学中应用等。当前我国高难新尖实验项目的研究和推广,使检验内容更加完善,诊断水平不断提高,使临床医学检验成为发展迅速、应用高新精尖技术最为集中的学科之一。

实验诊断在临床工作中十分重要,但也有一定的局限性。某些化验检查常会给患者带来一定的痛苦和经济负担。因此,必须在认真询问病史、体格检查的基础上,从患者的实际出发,有的放矢地选用检验项目。由于机体反应性不尽相同,一些生理、病理情况十分复杂,某些方法灵敏度有限、特异性不强,所以在解释检验结果时,必须密切结合患者的临床表现和其他检查资料,才能正确地发挥实验诊断的作用。

实验诊断教学课程在现阶段要求掌握各项检验项目的选择,掌握常用检验的临床意义;学会临床思维,能运用这些检验结果,结合其他临床资料综合分析,进行诊断工作;熟悉常用检验的参考值;了解检验项目的方法和原理。

第十三章　血液学检查

导学

1. 掌握红细胞计数、血红蛋白、白细胞计数和白细胞分类计数的参考值及中性粒细胞增多、减少的临床意义。掌握中性粒细胞核左移的临床意义。掌握影响红细胞沉降率的因素及红细胞沉降率增快的临床意义。

2. 熟悉核右移、网织红细胞计数、血管壁、血小板、凝血因子、抗凝物质、纤溶活性各项检查的参考值及临床意义。熟悉弥散性血管内凝血(DIC)的筛选试验、DIC的显性诊断和隐性诊断评分标准。

3. 了解红细胞、白细胞形态改变的临床意义;了解血细胞比容、红细胞平均值测定,红细胞、白细胞体积分布直方图以及溶血性贫血实验室检查的临床意义。了解出血、血栓与止血检测项目的选择及应用。了解DIC的确诊试验。了解ABO、Rh血型系统的鉴定原则和临床意义。了解交叉配血试验。

第一节　血液一般检测

血液的一般检测包括血红蛋白测定、红细胞计数、红细胞平均值测定、红细胞形态、白细胞计数及分类计数、血小板计数、血小板平均值测定等。

一、红细胞检测

红细胞生成过程见图13-1。

(一) 血红蛋白浓度测定和红细胞计数

【参考值】

1. 血红蛋白(hemoglobin, Hb)　男性 120~160 g/L;女性 110~150 g/L;新生儿 180~190 g/L。

2. 红细胞(red blood cell, RBC)计数　男性$(4.0~5.5)\times10^{12}$/L;女性$(3.5~5.0)\times10^{12}$/L;新生儿$(6.0~7.0)\times10^{12}$/L。

【临床意义】　血红蛋白浓度测定与红细胞计数临床意义基本相同。但贫血时,血红蛋白与红细胞的减少程度可不一致,如缺铁性贫血,由于铁是血红蛋白的重要成分,血红蛋白的减少较红细

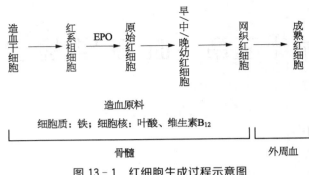

图 13-1 红细胞生成过程示意图

胞的减少程度更明显;巨幼细胞贫血时,血红蛋白减少的程度比红细胞的减少程度相对较轻。因此,同时测定血红蛋白浓度和红细胞计数,对诊断贫血的形态学类型有重要意义。

1. **红细胞和血红蛋白减少** 单位体积血液中红细胞计数、血红蛋白含量低于参考值低限,称为贫血(anemia)。临床上根据血红蛋白减低的程度将贫血分为四级。轻度:小于参考值低限但大于 90 g/L;中度:60~90 g/L;重度:30~60 g/L;极重度:<30 g/L。

(1) 生理性减少:孕妇、婴幼儿、部分老年人可有红细胞及血红蛋白减少,称为生理性贫血。

(2) 病理性减少:① 红细胞生成减少:造血原料不足如缺铁性贫血、巨幼细胞贫血;造血功能障碍如再生障碍性贫血、白血病等;造血刺激因子缺乏如慢性肾脏疾病等。② 红细胞破坏过多:各种溶血性贫血如异常血红蛋白病、珠蛋白生成障碍性贫血、阵发性睡眠性血红蛋白尿、葡萄糖-6-磷酸脱氢酶缺乏症、免疫性溶血性贫血、脾功能亢进等。③ 失血:各种失血性贫血。④ 其他:慢性系统性疾病如慢性感染、恶性肿瘤等可引起贫血。

2. **红细胞和血红蛋白增多** 单位体积血液中红细胞计数及血红蛋白含量增高,经多次检查成年男性红细胞>$6.0×10^{12}$/L,血红蛋白>170 g/L;成年女性红细胞>$5.5×10^{12}$/L,血红蛋白>160 g/L。

(1) 相对性增多:因血浆容量减少,使红细胞容量相对增加,为血液浓缩所致。见于大量出汗、连续呕吐、反复腹泻、大面积烧伤、糖尿病酮症酸中毒、尿崩症等。

(2) 绝对性增多:分继发性和原发性两类。① 继发性增多:由于长期慢性缺氧,红细胞代偿性增加所致。生理性情况下见于新生儿、高山居民、登山运动员和重体力劳动;病理性情况下见于慢性阻塞性肺疾病、慢性肺源性心脏病、发绀型先天性心脏病。慢性肺源性心脏病红细胞计数可达$(7.5~8.5)×10^{12}$/L,血红蛋白可达 180~240 g/L。病理性增多亦见于某些肿瘤如肝细胞癌、卵巢癌、肾癌、肾胚胎瘤等。② 原发性增多:真性红细胞增多症是一种原因未明的以红细胞增多为主的骨髓增殖性疾病,其特点为红细胞和血红蛋白持续性显著增多、全身总血容量增加,白细胞和血小板也有不同程度的增多。

(二) 红细胞形态检查

正常红细胞呈双凹圆碟形,瑞氏染色后呈淡红色,无核,中心着色较淡,周边着色较深,直径6~9 μm,平均 7.5 μm。病理情况下,红细胞除有数量变化外,往往出现以下形态的变化(图 13-2)。

1. **红细胞大小改变** ① 小红细胞:直径<6 μm,见于缺铁性贫血和遗传性球形红细胞增多症。前者因血红蛋白合成不足,中央淡染区扩大;后者血红蛋白充盈良好,中央淡染区多消失。

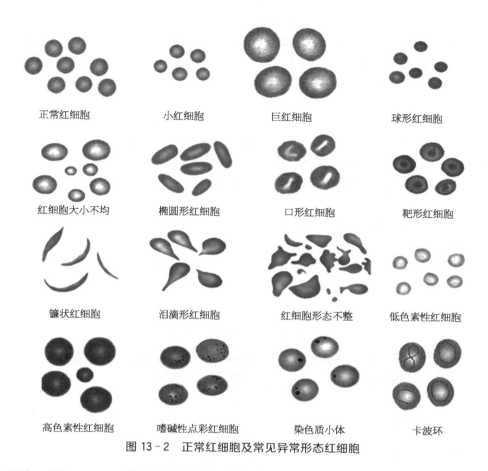

图 13-2　正常红细胞及常见异常形态红细胞

② 大红细胞:直径>10 μm,见于溶血性贫血、急性失血性贫血及巨幼细胞贫血。③ 巨红细胞:直径>15 μm,超巨红细胞直径>20 μm,常见于巨幼细胞贫血。因骨髓生成红细胞时缺乏维生素 B_{12} 和(或)叶酸,红细胞核的 DNA 合成障碍,细胞不能按时分裂,待脱核时,其胞体已增大成为巨或超巨红细胞。④ 红细胞大小不均:红细胞直径相差 1 倍以上称之,反映骨髓中红细胞系增生明显旺盛,见于增生性贫血如溶血性贫血、失血性贫血、巨幼细胞贫血等。

2. **红细胞形态异常**　① 球形红细胞(spherocyte):主要见于遗传性球形红细胞增多症。② 椭圆形红细胞(elliptocyte):主要见于遗传性椭圆形红细胞增多症。③ 靶形红细胞(target cell):见于珠蛋白生成障碍性贫血等血红蛋白病、缺铁性贫血等。④ 口形红细胞(stomatocyte):主要见于遗传性口形红细胞增多症,也见于弥散性血管内凝血(disseminated intravascular coagulation,DIC)及乙醇中毒。⑤ 镰形红细胞(sickle cell):见于血红蛋白 S 病。⑥ 泪滴形红细胞(dacryocyte,teardrop cell):主要见于骨髓纤维化。⑦ 红细胞形态不整(裂细胞,schistocyte):红细胞呈泪滴状、梨形、梭形、三角形、棍棒形和新月形红细胞等,见于微血管病性溶血性贫血如 DIC、血栓性血小板减少性紫癜、恶性高血压等;亦可见于严重烧伤。

3. **红细胞内的异常结构**　① 碱性点彩红细胞(basophilic stippling erythrocyte):提示红细胞再生加速且紊乱,多见于铅等重金属中毒,亦见于增生性贫血、骨髓纤维化等。② 有核红细胞(nucleated erythrocyte):即幼稚红细胞,正常可存在骨髓及出生 1 周内的新生儿外周血中。成人外周血如出现有核红细胞为病理现象,最常见于各种溶血性贫血及珠蛋白生成障碍性贫血(骨髓中红细胞系增生明显活跃,幼稚红细胞提前释放入血);亦可见于急、慢性白血病,骨髓纤维化及骨髓转移癌。③ 卡波环(Cabot ring)、染色质小体(Howell Jolly body):见于溶血性贫血及巨幼细胞贫血等。

二、白细胞检测

白细胞(white blood cell count, WBC)包括中性粒细胞(neutrophil, N)、嗜酸性粒细胞(eosinophil, E)、嗜碱性粒细胞(basophil, B)、淋巴细胞(lymphocyte, L)和单核细胞(monocytes, M)5 种。白细胞计数是测定血液中所有白细胞的总数,分类计数(differential count, DC)是分别计数各型白细胞的数量(绝对值)或者各型白细胞占白细胞总数的比例(百分比)。血液涂片染色后在油镜下计数,目前血细胞分析仪可直接读出数值。

【参考值】

1. 白细胞总数　成人$(4.0\sim10.0)\times10^9/L$;儿童$(5.0\sim12.0)\times10^9/L$;新生儿$(15.0\sim20.0)\times10^9/L$。

2. 白细胞分类计数　见表 13-1。

表 13-1　白细胞分类计数正常参考值

| | 中性粒细胞(N) | | 嗜酸性粒细胞(E) | 嗜碱性粒细胞(B) | 淋巴细胞(L) | 单核细胞(M) |
	杆状核	分叶核				
绝对值$\times10^9/L$	0.04~0.5	2.0~7.0	0.02~0.5	0~0.1	0.8~4.0	0.12~0.8
百分比	0.01~0.05	0.50~0.70	0.005~0.05	0~0.01	0.20~0.40	0.03~0.08

【临床意义】　白细胞总数$>10.0\times10^9/L$称白细胞增多(leukocytosis);$<4.0\times10^9/L$称白细胞减少(leukopenia)。白细胞总数的增减主要受中性粒细胞的影响。

1. 中性粒细胞(neutrophil, N)

(1) 中性粒细胞增多(granulocytosis):生理性增多见于新生儿、妊娠末期及分娩时,剧烈运动、劳动,饱餐,沐浴后及寒冷等。病理性增多大致分为反应性增多和异常增生性增多两大类。

反应性中性粒细胞增多是机体对各种病因刺激产生的应激反应,机体动员骨髓贮存池中的粒细胞或外周血中边缘池的粒细胞进入血循环。增多的粒细胞大多为成熟的分叶核细胞及杆状核细胞。见于:① 急性感染:细菌性感染最常见,尤其是化脓性感染,如流行性脑脊髓膜炎(简称"流脑")、肺炎、阑尾炎等;某些病毒感染,如流行性乙型脑炎(简称"乙脑")、狂犬病等;某些寄生虫感染,如急性血吸虫病、肺吸虫病等。② 严重组织损伤:如严重外伤、较大手术后、大面积烧伤、急性心肌梗死等。③ 急性大出血、溶血:如脾破裂或宫外孕破裂后,白细胞迅速增高,常达$(20.0\sim30.0)\times10^9/L$,而此时患者的红细胞数和血红蛋白仍在正常范围。借此可作为诊断早期内出血的参考指标。急性溶血时,红细胞大量破坏导致相对缺氧、红细胞破坏的分解产物刺激骨髓贮存池中的粒细胞释放使外周血中粒细胞增高。④ 急性中毒:代谢性酸中毒如糖尿病酮症酸中毒、尿毒症等,化学药物如安眠药、有机磷杀虫剂中毒等,生物性中毒如蛇毒、毒蕈中毒等。⑤ 恶性肿瘤:各种恶性肿瘤的晚期,特别是消化道肿瘤(胃癌、肝癌)。⑥ 其他:类风湿关节炎、自身免疫性疾病、痛风、严重缺氧及应用某些药物如糖皮质激素等。

异常增生性中性粒细胞增多为造血干细胞疾病,造血组织中粒细胞大量增生,释放至外周血中的主要是病理性中性粒细胞。见于急、慢性粒细胞性白血病,骨髓增殖性疾病如真性红细胞增多症、原发性血小板增多症和骨髓纤维化等。

(2)中性粒细胞减少(neutropenia):中性粒细胞绝对值<1.5×10⁹/L,称粒细胞减少症;<0.5×10⁹/L,称粒细胞缺乏症。见于:① 感染:病毒感染最常见,如流行性感冒、麻疹、病毒性肝炎、水痘、风疹、巨细胞病毒感染等;某些革兰阴性杆菌感染如伤寒、副伤寒;某些原虫感染如恙虫病、疟疾等。② 血液系统疾病:如再生障碍性贫血、白细胞不增多性白血病、骨髓纤维化、阵发性血红蛋白尿、恶性组织细胞病以及骨髓转移癌等。③ 药物及理化因素:如氯霉素、抗肿瘤药物(塞替派、白消安等)、抗结核药物(利福平、氨硫脲)、抗甲状腺药物(甲巯咪唑、卡比马唑)、解热镇痛药、抗糖尿病药、磺胺药;X线、放射性核素、苯、铅等。④ 自身免疫性疾病:如系统性红斑狼疮(SLE)等。⑤ 脾功能亢进:各种原因引起的脾脏肿大,如肝硬化、班替综合征等。

(3)中性粒细胞的核象变化:外周血粒细胞的核形态多样:呈腊肠状的称杆状核,呈分叶状、叶间有细丝相连的称分叶核,正常人以2~3叶者居多。中性粒细胞的核象是指粒细胞细胞核的分叶状况,反映粒细胞的成熟程度,核分叶越多表明细胞越近衰老。核象变化可分为核左移与核右移两种(图13-3)。

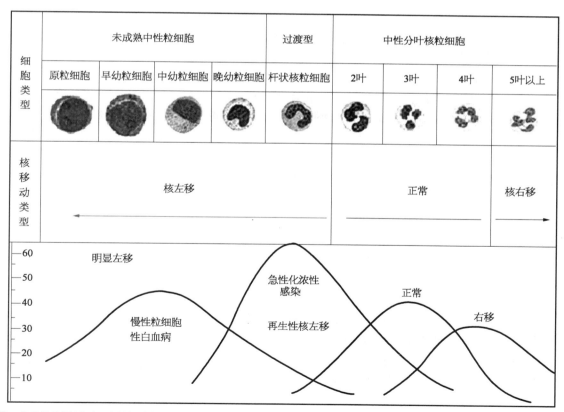

注:曲线的位置(左右)及形态反映的细胞构成,曲线下面积反映粒细胞的总数

图13-3 中性粒细胞的核象变化

1) 核左移：外周血中杆状核细胞增多（＞0.05）和（或）出现晚幼粒细胞、中幼粒细胞、早幼粒细胞等称为核象左移。核左移的同时伴有粒细胞的总数增多者为再生性核左移（图13－3），核左移的同时不伴有粒细胞总数增多甚至减少者为退行性核左移。

再生性核左移常见于各种感染尤其是急性化脓性感染、急性溶血、急性失血、急性中毒及恶性肿瘤晚期。再生性核左移的程度与感染轻重及机体抗感染反应能力密切相关。仅有杆状核粒细胞增多（0.05～0.10）称轻度核左移，提示感染轻，机体抵抗力较强；如杆状核粒细胞在0.10～0.25并伴有少数晚幼粒细胞甚至中幼粒细胞时，称为中度核左移，提示感染严重；如杆状核粒细胞＞0.25并出现更幼稚的粒细胞（早幼粒粒细胞、原粒粒细胞）时，称为重度核左移或类白血病反应（leukemoid reaction），提示感染更为严重。

类白血病反应是指机体对某些刺激因素（感染、恶性肿瘤、急性中毒、外伤、休克、急性溶血或出血、大面积烧伤等）所产生的类似白血病表现的外周血象反应：外周血白细胞数明显增高，并有数量不等的幼稚细胞出现；但骨髓象变化不大，原始细胞及早期幼稚细胞增高不明显，无细胞畸形及核浆发育失衡，红细胞及巨核细胞系无明显异常。

2) 核右移：正常人外周血的中性粒细胞以3叶核为主，若出现5叶核或更多分叶核，且比例增多（＞0.03），为核右移。核右移常伴白细胞总数减少，为骨髓造血功能减退或缺乏造血物质所致。常见于巨幼细胞贫血、恶性贫血，也可见于使用抗代谢药物（阿糖胞苷、6－巯基嘌呤）。在炎症恢复期出现一过性核右移是正常现象；若在疾病进行期突然出现核右移，提示预后不良。

（4）中性粒细胞的形态异常：① 中毒性改变：如大小不均、中毒颗粒、空泡变性、杜勒小体、核变性等，可单独或同时出现，常见于各种严重急性感染、中毒、恶性肿瘤及大面积烧伤等，空泡变性尤以败血症最常见。② 棒状小体：见于急性粒细胞、单核细胞白血病。

2. 嗜酸性粒细胞（eosinophil，E）

（1）嗜酸粒细胞增多（eosinophilia）：见于① 变态反应性疾病：如支气管哮喘、药物食物过敏、热带嗜酸粒细胞增多症、荨麻疹、血管神经性水肿、剥脱性皮炎、湿疹、天疱疮、银屑病等。② 寄生虫病：如钩虫病、蛔虫病、卫氏并殖吸虫病、血吸虫病、丝虫病等。③ 某些血液病：如慢性粒细胞白血病（嗜酸性粒细胞可达0.10以上）、嗜酸粒细胞白血病（嗜酸性粒细胞可达0.90以上）、霍奇金病及多发性骨髓瘤等。④ 其他：某些恶性肿瘤如肺癌，某些传染性疾病如猩红热及风湿性疾病、肾上腺皮质功能减退症、高嗜酸性粒细胞综合征等。

（2）嗜酸粒细胞减少（eosinopenia）：见于伤寒、副伤寒、应激状态（如严重烧伤、急性传染病的极期）、休克、库欣综合征等。

3. 嗜碱性粒细胞（basophil，B）　嗜碱粒细胞增多（basophilia）见于变态反应性疾病、慢性粒细胞白血病、嗜碱粒细胞白血病、转移癌、骨髓纤维化、慢性溶血等。其减少一般无临床意义。

4. 淋巴细胞（lymphocyte，L）

（1）淋巴细胞增多（lymphocytosis）：见于① 感染性疾病：主要为病毒感染，如麻疹、风疹、水痘、流行性腮腺炎、传染性单核细胞增多症、病毒性肝炎、肾综合征出血热等。也可见于某些杆菌感染，如结核病、百日咳、布氏菌病。② 某些血液病：如急、慢性淋巴细胞白血病及淋巴瘤等。③ 其他：急性传染病的恢复期、移植排斥反应等。

再生障碍性贫血、粒细胞减少症、粒细胞缺乏症时，由于中性粒细胞减少，使淋巴细胞的百分比增高，但其绝对值并不增高。

（2）淋巴细胞减少（lymphocytopenia）：主要见于使用肾上腺糖皮质激素、烷化剂，接触放射线，免疫缺陷性疾病等。

（3）异形淋巴细胞(abnormal lymphocyte)：外周血中有时可见到一种形态异常的淋巴细胞(细胞体积增大,胞质嗜碱性增强、出现空泡,胞核变大、染色质疏松甚至出现核仁),为抗原刺激后的一类转化型细胞,称为异形淋巴细胞。正常人外周血中不超过 0.02。其增多的原因与淋巴细胞增多的病因基本相同。主要见于病毒感染性疾病,如传染性单核细胞增多症、肾综合征出血热(可高达 0.10 以上)、病毒性肝炎、风疹等;某些细菌感染、立克次体感染、过敏性疾病、免疫性疾病和放射治疗等也可轻度增多。

5. 单核细胞　单核细胞进入组织后转变为巨噬细胞,称单核-吞噬细胞系统。单核细胞增多(monocytosis)见于：① 生理性：<2 周的新生儿可达 0.15 或更多,儿童平均为 0.09。② 病理性：某些感染,如亚急性感染性心内膜炎、活动性结核病、疟疾、急性感染的恢复期;某些血液病,如单核细胞白血病、粒细胞缺乏症恢复期、多发性骨髓瘤和淋巴瘤等。

三、血小板检测

（一）血小板计数

【参考值】　$(100\sim300)\times10^9/L$。

【临床意义】

1. 血小板减少　血小板计数(platelet count,PC 或 PLT)$<100\times10^9/L$ 为血小板减少。见于：① 生成障碍：如再生障碍性贫血、急性白血病、急性放射病、骨髓纤维化晚期。② 破坏或消耗增多：如特发性血小板减少性紫癜(ITP)、SLE、淋巴瘤、脾功能亢进、DIC、血栓性血小板减少性紫癜及进行体外循环时。③ 分布异常：如脾肿大(肝硬化、班替综合征)、血液稀释(输入大量库存血或血浆)等。

2. 血小板增多　血小板$>400\times10^9/L$ 为血小板增多。血小板反应性增多见于脾摘除术后、急性感染、急性溶血、急性出血及某些恶性肿瘤;原发性增多见于真性红细胞增多症、原发性血小板增多症、骨髓纤维化早期等骨髓增殖性疾病及慢性粒细胞性白血病。

（二）血小板平均体积和血小板分布宽度测定

血小板平均体积(mean platelet volume,MPV)代表血液中血小板体积的平均值;血小板分布宽度(platelet volume distribution width,PDW)表示血液中血小板大小的离散度。

【参考值】　MPV 7$\sim$11 fl;PDW 15%$\sim$17%。

【临床意义】　MPV 增加见于血小板破坏增加而骨髓代偿功能良好者。MPV 减低见于骨髓造血功能不良、白血病等。MPV 随血小板计数而持续下降,是骨髓造血功能衰竭的指标。

PDW 增高表明血小板的体积大小差异大,见于急性髓系白血病、巨幼细胞贫血、慢性粒细胞白血病、巨大血小板综合征、脾切除及血栓性疾病等。PDW 降低表明血小板的均一性好。

MPV 与 PDW 同时增加,提示血小板活化,可能会导致血栓性疾病。

四、网织红细胞计数

网织红细胞(reticulocyte,Ret)是未完全成熟的红细胞,由晚幼红细胞脱去细胞核而形成,因其胞质内残留的核糖体在煌焦油蓝染色时呈蓝色的细网或颗粒,故称为网织红细胞。

【参考值】　成人 $0.005\sim0.015$,绝对值$(24.0\sim84.0)\times10^9/L$;新生儿 $0.03\sim0.06$。

【临床意义】

1. 反映骨髓造血功能状态　网织红细胞增多表示骨髓造血功能旺盛,溶血性贫血、急性失血性贫血时显著增多;缺铁性贫血及巨幼细胞贫血时轻度增多,有时可在正常范围或减少。网织红细胞减少表示骨髓造血功能减低,见于再生障碍性贫血、骨髓病性贫血(如白血病、骨髓转移癌等)。

2. 贫血疗效观察 贫血患者给予有关抗贫血药物后,网织红细胞增高说明治疗有效;反之,说明治疗无效。如缺铁性贫血、巨幼细胞贫血患者给予铁剂或叶酸治疗后,3~5日网织红细胞开始上升,至7~10日达高峰(多为0.06~0.08,可>0.10),2周左右网织红细胞逐渐下降,红细胞及血红蛋白则逐渐增高。这一现象称为网织红细胞反应,可作为判断贫血治疗有效的指标。

3. 观察病情变化 溶血性贫血及失血性贫血患者病程中,网织红细胞逐渐降低,表示病情已得到控制;若持续不减低,甚至增高者,提示病情未得到控制。

五、红细胞沉降率测定

红细胞沉降率(erythrocyte sedimentation rate, ESR)简称血沉,是指在一定条件下红细胞沉降的速度,通常以红细胞在第1小时末下沉的距离(mm)来表示。

【原理】 正常情况下,双凹圆碟状的红细胞具有较大的表面积与体积之比,同时红细胞膜表面的唾液酸带有负电荷,相互排斥,使红细胞能稳定地悬浮于血浆中。使红细胞沉降加速的主要原因是红细胞呈缗钱状聚集,这种聚集的红细胞总的外表面积与容积之比减小,因而摩擦力减小,下沉较快。影响血沉的因素有:① 血浆因素:血浆中带有正电荷的纤维蛋白原、球蛋白、免疫复合物增多,带负电荷的白蛋白减少,可促使红细胞聚集,血沉加快;胆固醇、三酰甘油有促红细胞聚集作用,卵磷脂有抑制其聚集作用。② 红细胞因素:即红细胞的数量和形态。红细胞形态异常(如球形红细胞等)使红细胞的表面积与体积之比减小,与血浆之间摩擦力减小,血沉增快。其中血浆因素是主要因素。

【参考值】 魏氏法(Westergren):成年男性0~15 mm/h;成年女性0~20 mm/h。

【临床意义】

1. 生理性增快 妇女月经期、妊娠3个月至分娩后3周内;年龄小于12岁、年龄大于60岁,血沉可增快。

2. 病理性增快

(1) 各种炎症:如急性细菌性炎症、风湿热和结核病活动期,因血中急性期反应物质(C反应蛋白、α_2巨球蛋白、纤维蛋白原及免疫球蛋白等)增多而致血沉增快。当病情好转或稳定时,血沉也逐渐恢复正常。

(2) 组织损伤及坏死:较大的手术创伤常可引起血沉增快,一般2~3周内恢复正常。心肌梗死24~48 h后血沉增快,持续1~3周;心绞痛时血沉正常,故借此可以鉴别。

(3) 恶性肿瘤:恶性肿瘤血沉常增快,与肿瘤分泌糖蛋白(属球蛋白)、肿瘤组织坏死、继发感染及贫血等有关。良性肿瘤血沉多正常。

(4) 高球蛋白血症或低白蛋白血症:如多发性骨髓瘤、淋巴瘤、感染性心内膜炎、SLE、肾炎、肾病综合征、肝硬化等。

(5) 其他:贫血时血沉可轻度增快。动脉粥样硬化、糖尿病、黏液性水肿等,因血中胆固醇高,血沉亦增快。

六、血细胞比容测定和红细胞有关参数的应用

(一) 血细胞比容测定

【原理】 血细胞比容(hematocrit, HCT)又称血细胞压积(packed cell volume, PCV),是指血细

胞在血液中所占容积的百分比,由于白细胞和血小板仅占血液总容积的 0.15%～1%,所以其主要反映红细胞与血浆的比值。与红细胞的数量、体积及血浆容量有关。

【参考值】　微量法:男性 0.467±0.039;女性 0.421±0.054。温氏法:男性 0.40～0.50;女性 0.37～0.48。

【临床意义】

1. 血细胞比容增加　见于真性红细胞增多症和各种原因所致的血液浓缩,如脱水、大面积烧伤。测定血细胞比容可了解血液浓缩程度,作为计算补液量的参考。

2. 血细胞比容减少　见于贫血和稀血症。贫血的类型不同,红细胞计数与血细胞比容的减少不一定完全平行。临床上可结合红细胞计数、血红蛋白浓度及血细胞比容三个指标来判断贫血的类型。

(二)红细胞平均值测定

红细胞平均体积(mean corpuscular volume,MCV)是指每个红细胞的平均体积(fl);红细胞平均血红蛋白量(mean corpuscular hemoglobin,MCH)是指平均每个红细胞内所含血红蛋白的量(pg);红细胞平均血红蛋白浓度(mean corpuscular hemoglobin concentration,MCHC)是指每升红细胞平均所含血红蛋白的量(g)。

【参考值】　血细胞分析仪法:MCV 80～100 fl;MCH 27～34 pg;MCHC 320～360 g/L。

【临床意义】　主要用于贫血类型的判断,见表 13-2。

表 13-2　贫血的形态学分类

贫血类型	MCV(fl)	MCH(pg)	MCHC(g/L)	病因
正常细胞性贫血	80～100	27～34	320～360	再生障碍性贫血、急性失血性贫血、急性溶血、白血病等
大细胞性贫血	>100	>34	320～360	巨幼细胞贫血、恶性贫血
单纯小细胞性贫血	<80	<27	320～360	慢性感染、肝病、尿毒症、恶性肿瘤等所致的贫血
小细胞低色素性贫血	<80	<27	<320	缺血性贫血、珠蛋白生成障碍性贫血、铁粒幼细胞性贫血

(三)红细胞体积分布宽度测定

红细胞体积分布宽度(red blood cell volume distribution width,RDW)是反映红细胞体积(大小)变异性(离散程度)的参数。由血细胞分析仪测量获得,多用所测红细胞体积大小的变异系数来表示。红细胞体积正常、大小均一,RDW 正常;红细胞体积大小不均一,RDW 增高。

【参考值】　RDW 11.5%～14.5%。

【临床意义】　主要用于贫血的形态学分类,有助于某些贫血的诊断和鉴别诊断。临床上 RDW 常与平均红细胞体积(MCV)共同用于贫血的诊断和分类(表 13-3)。

表 13-3　根据 MCV、RDW 的贫血形态学分类

贫血类型	MCV	RDW	病因
大细胞均一性贫血	增大	正常	部分再生障碍性贫血
大细胞非均一性贫血	增大	增高	巨幼细胞贫血、骨髓增生异常综合征

续 表

贫血类型	MCV	RDW	病因
正常细胞均一性贫血	正常	正常	急性失血性贫血
正常细胞非均一性贫血	正常	增高	再生障碍性贫血、阵发性睡眠性血红蛋白尿、红细胞酶异常等
小细胞均一性贫血	减小	正常	珠蛋白生成障碍性贫血、球形细胞增多症等
小细胞非均一贫血	减小	增高	缺铁性贫血

七、血细胞直方图

血细胞直方图(nomogram)是血细胞分析仪根据血细胞体积的大小和出现的相对频率绘制出来的坐标式曲线图或散点图。图的横轴表示细胞的体积,以飞升(fl)为单位,纵轴代表一定体积大小范围内的细胞相对频率,以百分率表示。常用的有红细胞、白细胞、血小板 3 种细胞直方图(图13-4)。

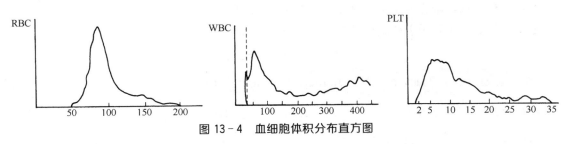

图 13-4 血细胞体积分布直方图

(一) 红细胞体积分布直方图

红细胞体积分布直方图是反映红细胞体积大小或血液中某些相当于红细胞大小粒子的分布图。有两个细胞群体: ① 红细胞主群:从 50 fl 偏上开始,近似两侧对称、基底较窄的正态分布曲线,又称"主峰"。正常人峰值在 80～92 fl,与平均红细胞体积基本一致。② 大细胞群:位于主峰右侧,分布在 130～185 fl 区域,又称"足趾部",是一些二聚体、三聚体、多聚体细胞等,常忽略不计。

分析直方图时,要注意主峰的位置、峰的基底宽度、峰顶的形状及有无双峰现象等,同时结合红细胞的其他参数分析,对贫血的诊断和鉴别诊断有重要价值。缺铁性贫血时,主峰曲线的波峰左移(红细胞体积小),波峰基底增宽(红细胞大小不一),为小细胞非均一性贫血特征;珠蛋白生成障碍性贫血时,波峰左移,基底变窄,呈小细胞均一性贫血;铁粒幼细胞性贫血时,小细胞低色素性红细胞与正常红细胞同时存在,波峰左移、峰底增宽呈双峰;巨幼细胞贫血时,波峰右移,峰底增宽,呈大细胞非均一性。如出现双峰,多见于缺铁性贫血和巨幼细胞贫血有效治疗后,也可见于原发性铁粒幼细胞贫血及贫血患者大量输血后。

(二) 白细胞体积分布直方图

白细胞体积分布直方图是反映白细胞体积大小的频率分布图。正常人白细胞直方图可见两个明显分离的峰:左峰又高又陡,为小细胞(35～90 fl)群,以淋巴细胞为主;右峰较高较宽,为大细胞(160～450 fl)群,以中性粒细胞为主;两峰之间的一定宽度的平坦区(又称中值细胞区)为中间细胞群(90～160 fl),包括嗜酸粒细胞、嗜碱粒细胞及单核细胞。

小细胞群峰越高,淋巴细胞比率越大;大细胞群峰越高,中性粒细胞比率越大;而嗜酸粒细胞、嗜碱粒细胞、单核细胞增多或出现病理细胞时,中间细胞群峰可增高。白血病时外周血中出现的幼稚细胞也多分布在中间细胞群,由于各种白血病幼稚细胞的数量、大小及形态各异,常表现出特征性直方图,对快速诊断有参考价值。

因不同细胞体积之间有交叉,同一群中可有多种细胞存在,所以白细胞体积分布直方图的变化只是粗略判断细胞比例的变化或有无明显的异常细胞出现,进一步的检查需要血涂片显微镜检查,进行细胞分类计数及形态观察。

(三)血小板体积分布直方图

血小板体积分布直方图呈左偏态分布,单峰,峰底坐落在 2～20 fl,高峰在 6～10 fl。分析时注意峰的坐落位置、峰底的大小、峰高位置、有无拖尾或高扬起现象等。

曲线左移提示血小板体积偏小;曲线右移提示血小板体积偏大;直方图尾部抬高或在 20～30 fl 处出现另一波峰,提示血液中可能存在较多小红细胞、红细胞碎片、巨大血小板、血小板聚集及纤维蛋白等,如缺铁性贫血因血液中存在大量小红细胞,其血小板直方图尾部明显抬高,呈特征性直方图。

(徐红娟)

第二节 | 溶血性贫血的实验室检测

正常成熟红细胞平均寿命为 120 日左右,溶血性贫血(hemolytic anemia,HA)是指各种原因导致红细胞破坏、寿命缩短,超过了骨髓代偿能力的一类贫血。红细胞在血管内破坏称血管内溶血,红细胞在血管外(主要在脾脏的单核-巨噬细胞系统)破坏称血管外溶血。

一、溶血性贫血的筛查检测

血管内溶血时,红细胞破坏形成血红蛋白血症。游离血红蛋白与血液中的结合珠蛋白结合,运输至肝细胞清除;未结合的游离血红蛋白从肾小球滤过,以血红蛋白尿(hemoglobinuria)排出体外。部分血红蛋白在近端肾小管被重吸收,在小管上皮细胞内分解为卟啉、铁及珠蛋白,反复溶血时,铁以铁蛋白或含铁血黄素的形式沉积在小管上皮细胞内,可随脱落的近曲小管上皮细胞随尿排出,形成含铁血黄素尿(hemosiderinuria)。

(一)红细胞寿命测定

用 ^{51}Cr 标记红细胞测定红细胞的半衰期,正常红细胞的半衰期为 25～32 日,溶血性贫血常＜15 日。此项检查是溶血性贫血最直接的证据。

(二)血浆游离血红蛋白测定

【参考值】 ＜50 mg/L

【临床意义】 血浆游离血红蛋白增高是血管内溶血的指标,所有的血管内溶血性疾病因溶血的轻重程度不同,血浆游离血红蛋白测定可有不同程度的升高。血管外溶血时正常。

(三)血清结合珠蛋白测定

【参考值】 $0.7 \sim 1.5 \, g/L$

【临床意义】 各种溶血时血清结合珠蛋白(haptoglobin)均有减低,以血管内溶血减低为显著,甚至测不出。血管内溶血时$<0.5 \, g/L$,溶血停止$3 \sim 4$日后,结合珠蛋白恢复到原来水平。感染、创伤、恶性肿瘤、红斑狼疮、糖皮质激素治疗等结合珠蛋白可增高。

(四)血红蛋白尿测定

血红蛋白尿通常只见于急性血管内溶血发生后的第1～第2次尿中。尿液肉眼观察呈浓茶色或酱油色。将尿液离心沉淀后取上清液隐血试验检查呈阳性。

(五)含铁血黄素尿测定(Rous 试验)

正常为阴性。慢性血管内溶血可呈阳性,并持续数周。常见于阵发性睡眠性血红蛋白尿(PNH)。血管内溶血初期可暂呈阴性。

二、溶血性贫血的病因检测

(一)红细胞膜缺陷的检测

红细胞渗透脆性试验

【原理】 红细胞在低渗盐溶液中发生膨胀破裂的特性称为红细胞渗透脆性,简称脆性。红细胞渗透脆性试验(erythrocyte osmotic fragility test, EFT)是测定红细胞对不同浓度低渗氯化钠溶液的抵抗力。红细胞渗透脆性与红细胞的表面积/体积值有关,比值越小,红细胞对低渗氯化钠溶液的抵抗力越低,即脆性越大。

【参考值】 开始溶血$0.42\% \sim 0.46\%$氯化钠溶液;完全溶血$0.28\% \sim 0.34\%$氯化钠溶液。

【临床意义】 开始溶血$>0.50\%$、完全溶血$>0.38\%$氯化钠溶液为红细胞脆性增高。见于遗传性球形细胞增多症、遗传性椭圆形细胞增多症和某些自身免疫性溶血性贫血。脆性减低见于珠蛋白生成障碍性贫血、缺铁性贫血、肝硬化及阻塞性黄疸等。

其 他 试 验

如红细胞孵育渗透脆性试验、自身溶血试验及纠正试验、酸化甘油溶血试验等。

(二)红细胞酶缺陷的检测

高铁血红蛋白还原试验

【原理】 高铁血红蛋白需要依靠还原型辅酶Ⅱ(NADPH)提供氢而被还原为还原血红蛋白,当葡萄糖-6-磷酸脱氢酶(G6PD)含量减少或缺乏时,还原型辅酶Ⅱ生成减少,高铁血红蛋白的还原率明显下降。

【参考值】 高铁血红蛋白还原率$>75\%$;高铁血红蛋白$0.3 \sim 1.3 \, g/L$。

【临床意义】 高铁血红蛋白还原率$<75\%$,严重者$<30\%$,见于蚕豆病和药物(伯氨喹、磺胺类、解热镇痛药等)诱发的溶血性贫血。此试验的敏感性较高,但特异性稍差。

其他检测葡萄糖-6-磷酸脱氢酶缺陷的试验

氰化物-抗坏血酸试验、变性珠蛋白小体生成试验、G6PD 荧光斑点试验和活性测定等,其中

G6PD 活性测定最可靠。

丙酮酸激酶荧光筛选试验和活性测定

用于诊断丙酮酸激酶缺乏症。

（三）自身免疫性溶血性贫血的检测

自身免疫性溶血性贫血（autoimmune hemolytic anemia，AIHA）是指免疫识别功能紊乱，自身抗体吸附于红细胞表面而引起一种溶血性贫血。AIHA 根据致病抗体作用于红细胞时所需温度的不同，分为温抗体型（主要为 IgG 或 C3，不完全抗体，37℃最活跃，）和冷抗体型（主要是 IgM，完全抗体，20℃最活跃）。

抗人球蛋白试验（antiglobulin test，Coombs 试验）

表面有不完全抗体的红细胞为致敏红细胞，在盐水中不发生凝集，加入抗人球蛋白血清后出现凝集即为直接抗人球蛋白试验阳性，说明红细胞表面有不完全抗体；如先用正常的 RhD 阳性的 O 型红细胞吸附血清中的不完全抗体，使红细胞致敏，然后再加入抗人球蛋白血清，如红细胞凝集，为间接抗人球蛋白试验阳性，说明血清中有游离的不完全抗体。

【参考值】　直接法、间接法抗人球蛋白均呈阴性反应。

【临床意义】

1. 直接法试验阳性　提示红细胞表面有不完全抗体，见于温抗体型自身免疫性溶血性贫血、新生儿同种免疫溶血病等。

2. 间接法试验阳性　提示血清中有不完全抗体，主要见于 Rh 或 ABO 血型不合新生儿溶血病。

3. 直接和（或）间接试验阳性　还可见于 SLE、类风湿关节炎、淋巴瘤、恶性肿瘤、甲基多巴及青霉素型药物诱发的溶血性贫血等。本试验有假阴性，故阴性不能排除 AIHA。

冷凝集素试验与冷热双相溶血试验（D-L 试验）

是检测冷抗体型 AIHA 的方法。冷凝集素试验阳性见于冷凝集素综合征；冷热双相溶血试验见于阵发性冷性血红蛋白尿。

（四）血红蛋白病的检测

血红蛋白电泳及 HbA$_2$ 定量测定

【原理】　血红蛋白由血红素和珠蛋白组成，珠蛋白有两种肽链（α 链和非 α 链），正常人有三种血红蛋白，即 HbA（α$_2$β$_2$，占 95％以上）、HbA$_2$（α$_2$δ$_2$，占 2％～3％）、HbF（α$_2$γ$_2$，占 1％左右）。血红蛋白电泳（hemoglobin electrophoresis）是利用不同血红蛋白的等电点不同、在一定 pH 缓冲液中所带的电荷不同（缓冲液 pH 大于等电点时 Hb 带负电荷，反之带正电荷）、电泳时 Hb 的泳动方向和速度不同，在经一定电压和时间电泳后，分出各自的区带。主要用以检查有无异常血红蛋白。并通过 Hb 区带定量法测定 HbA$_2$ 的含量。

【参考值】　正常人的电泳图谱显示 4 条区带，从阳极到阴极依次为：HbA（量最多）、HbA$_2$（量较少）、两条非血红蛋白成分（量更少）。定量法测定 HbA$_2$ 为 1.1％～3.2％。

【临床意义】

（1）在正常电泳区带外出现新的区带，提示有异常血红蛋白，对诊断血红蛋白病有重要意义。见于 HbE（国内最常见）、HbS、HbM、HbH、海洋性贫血、血红蛋白 Bart 胎儿水肿综合征等。

（2）HbA$_2$ 增高是诊断 β-轻型珠蛋白生成障碍性贫血的重要依据。HbA$_2$ 减低见于缺铁性贫血及铁粒幼细胞贫血。

血红蛋白病的其他试验

HbF 酸洗脱试验、HbF 测定或 HbF 碱变性试验、限制性内切酶谱分析等。

（五）阵发性睡眠性血红蛋白尿的检测

阵发性睡眠性血红蛋白尿症（paroxysmal nocturnal hemoglobinuria，PNH）是一种获得性红细胞膜缺陷引起的慢性血管内溶血，常在睡眠时加重，可伴发作性血红蛋白尿和全血细胞减少。

1. 酸化溶血试验（Ham 试验）　正常人红细胞在弱酸（pH $6.6\sim6.8$）条件下孵育 1 h 不发生溶血。PNH 的红细胞对补体敏感性增高，在酸化的血清中（pH $6.6\sim6.8$），经 $37℃$ 孵育易溶血。此法特异性较高，敏感性差。

2. 其他　蛇毒因子溶血试验（敏感性较酸溶血试验高）、蔗糖溶血试验、热溶血试验及含铁血黄素尿测定等诊断。

（徐红娟）

第三节　出血、血栓与止血检测

生理状态下，血液在血管中不断地流动时既不溢出血管外（出血），也不凝固于血管中（血栓形成），这有赖于完整的血管壁、有效的血小板以及凝血系统和纤溶系统之间保持动态平衡。出血、血栓性疾病的发病机制十分复杂，可概括为：① 血管壁的结构或功能异常。② 血小板量和（或）质的异常。③ 凝血因子异常。④ 抗凝机制或纤溶机制异常。

一、止血、凝血和纤溶机制概述

（一）血管壁的作用

1. 止血　① 血管收缩：血管受损后，通过反射性血管收缩、肌源性收缩、损伤局部的血小板释放的 5 -羟色胺（5 - HT）、血栓烷 A_2（TXA_2）等使血管收缩，局部血流减少，有利于止血。② 介导血小板黏附：内皮细胞合成和释放血管性假血友病因子（von Willebrand factor，vWF）可介导血小板黏附。③ 激活凝血系统：内皮下胶原纤维暴露启动内源性凝血系统；释放组织因子（TF）启动外源性凝血系统。

2. 抗凝　① 血管内皮细胞的屏障作用防止血小板、凝血因子与内皮下成分的接触。② 内皮细胞分泌的硫酸乙酰肝素蛋白多糖与抗凝血酶结合后，可灭活多种活化的凝血因子。③ 血管内皮细胞合成前列腺素（PGI_2）、NO 抑制血小板聚集等，使止血栓只局限于病变部位，保证血管的畅通。

（二）血小板的作用

1. 止血　① 血小板黏附：血管损伤后，通过暴露的内皮下胶原纤维-变构的 vWF -血小板膜糖蛋白（GP）Ⅰb，使血小板迅速黏附于损伤部位，对初期止血起重要作用，即"识别"损伤部位、使血栓定位作用。② 聚集与释放：致聚剂激活血小板的 GPⅡb/ Ⅲa 受体，Ca^{2+} 的作用下与纤维蛋白原结合,纤维蛋白原进一步连接其他的血小板,使血小板聚集;同时释放内源性 ADP、TXA_2 等,血小板发生不可逆的聚集形成血小板血栓,堵塞损伤处。③ 促凝血:为凝血因子提供磷脂表面。④ 血块收缩:血小板内有收缩蛋白系统,血凝块中的血小板收缩可使血块回缩,析出血清,使血栓更为坚固。

2. **保持血管内皮的完整性** 血小板可黏附于血管内皮细胞、释放血管内皮生长因子(VEGF)和血小板源生长因子(PDFG)等,有利于血管内皮细胞的再生、修复。

(三)凝血因子的作用

目前已知凝血因子有 14 个,多数按罗马数字编号。传统的凝血瀑布学说认为,凝血系统的激活分为内源性和外源性凝血途径。内源性凝血途径由受损的血管内皮激活 FⅫ开始,依次激活 FⅪ、FⅨ、FⅧ、FⅩ;外源性凝血途径由受损组织释放组织因子(TF)依次激活 FⅦ、FⅩ;之后是凝血过程的共同途径,依次激活 FⅤ、FⅡ、FⅠ。

近年的研究发现,内源性凝血系统不参与生理止血,而与病理状态下的炎症反应和休克有关;生理止血的启动因子是 FⅦ。故修正的凝血瀑布学说认为,凝血过程分为 2 个阶段:启动阶段和放大阶段(图 13-5)。

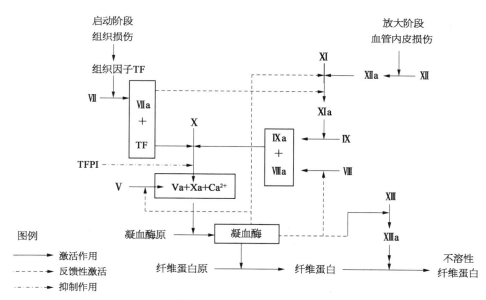

图 13-5 凝血反应模式图

1. **启动阶段** 由组织因子激活 FⅦ,启动外源性凝血途径,但由于组织因子通路抑制物(TFPI)的作用,仅产生少量凝血酶,不能完成凝血过程,此阶段不能形成血栓。

2. **放大阶段** 启动阶段形成的少量凝血酶激活血小板及 FⅪ,从而激活内源性凝血系统,形成更多的凝血酶,凝血酶的产生被内源性凝血途径正反馈性放大,最终生成足量凝血酶,从而有效激活纤维蛋白原,导致血液凝固。参与这一阶段的凝血因子众多,当Ⅷ、Ⅸ、Ⅺ因子含量严重减低如各型血友病或消耗性凝血因子降低时,可导致凝血障碍。

(四)抗凝血系统的作用

1. **体液抗凝** 包括丝氨酸蛋白酶抑制物、蛋白质 C 系统和组织因子途径抑制物。抗凝血酶是体内最重要的一种抗凝因子,灭活 $60\%\sim70\%$ 的凝血酶。

2. 细胞抗凝 单核-吞噬细胞系统和肝细胞能吞噬、清除、摄取或灭活凝血酶原激活物、红细胞溶解产物、免疫复合物、内毒素及纤维蛋白(原)降解产物等促凝物质和被激活的凝血蛋白而起到抗凝作用。

(五) 纤维蛋白溶解(纤溶)系统的作用

纤溶系统主要包括纤维蛋白溶解酶原(纤溶酶原)、纤溶酶、纤溶酶原激活物与纤溶抑制物。组织型、尿激酶型纤溶酶原激活物分别由血管内皮细胞、肾小管及集合管产生,在纤维蛋白存在的情况下,激活纤溶酶原,使之成为纤溶酶。纤溶酶可将纤维蛋白(原)降解成多种肽链碎片如 X、Y、D、E 等,统称为纤维蛋白(原)降解产物(FDP)。其中 X(X′)、Y(Y′)、D、E(E′)具有较强的抗血小板聚集和抗凝血作用,可致血液呈低凝状态。纤溶酶还可分解凝血因子 Ⅱ、Ⅴ、Ⅷ、Ⅹ、Ⅻ 等。

血液中还有相应的纤溶抑制物,主要有纤溶酶原激活物抑制物-1 灭活(t-PA 和尿激酶型纤溶酶原激活物)、α_2-抗纤溶酶(抑制纤溶酶的活性),使血栓在完成止血作用后被逐步溶解,以保证血凝和纤溶的平衡。

二、血管壁的检测

(一) 毛细血管抵抗力试验

【原理】 毛细血管抵抗力试验(capillary resistance test,CRT,束臂试验)是检测毛细血管壁对一定压力的承受能力(抵抗力),毛细血管壁受到一定压力时即可破裂出血,检查一定范围内出血点的数目可估计毛细血管壁的完整性和脆性。反映毛细血管壁的结构和功能、血小板数量和质量及 vWF 等。

在上臂用脉压带以被检查者收缩压和舒张压之间的压力加压维持 8 min,然后观察前臂屈侧直径 5 cm 范围内的出血点数目。

【参考值】 新出血点<10 个,>10 个为阳性。

【临床意义】 阳性见于毛细血管脆性增加的疾病:① 毛细血管壁异常,如遗传性出血性毛细血管扩张症、过敏性紫癜、单纯性紫癜及维生素 C 缺乏症。② 中毒性损害,如败血症、感染性心内膜炎、尿毒症、砷中毒。③ 血小板量和(或)质的异常,如原发性或继发性血小板减少性紫癜、血小板无力症。④ 血管性血友病等。

(二) 出血时间测定

【原理】 出血时间(bleeding time,BT)是指用小针刺破皮肤毛细血管,使血液流出,观察出血自然停止所需的时间(传统的 Duke 法)。其长短主要受血小板质、量,血管壁完整性及血管收缩力的影响。

【参考值】 测定器法:(6.9 ± 2.1)min,>9 min 为异常。

【临床意义】

1. BT 延长 见于:① 血小板减少:如原发性及继发性血小板减少性紫癜。② 血小板功能不良:如血小板无力症、巨大血小板综合征。③ 毛细血管壁异常:如维生素 C 缺乏症、遗传性出血性毛细血管扩张症。④ 其他:血管性血友病、DIC。

2. BT 缩短 主要见于血栓前状态或血栓性疾病。

（三）其他试验

冯·维勒布兰德因子抗原(von Willebrand factor antigen, vWF：Ag)测定、6-酮-前列腺素 $F_{1\alpha}$ 测定、血浆内皮素-1(ET-1)测定、凝血酶调节蛋白抗原(TM：Ag)测定等,可根据情况选用。

三、血小板检测

（一）血小板计数

见本章第一节。

（二）血块收缩试验

【原理】 血块收缩试验(clot retraction test, CRT)是在富含血小板血浆中加入 Ca^{2+} 和凝血酶使之形成血凝块,观察血小板收缩、挤出血清即血块回缩情况。血块收缩主要取决于血小板的量与质、纤维蛋白的浓度。析出血清的体积可反映血小板的收缩能力。也可用血块开始和完全收缩的时间表示。

【参考值】 55%～77%。血凝后 0.5～1 h 开始收缩,18～24 h 完全收缩。

【临床意义】

1. 减低(<40%) 见于特发性血小板减少性紫癜、原发性血小板增多症、血小板无力症,也可见于红细胞增多症、低(无)纤维蛋白原血症、多发性骨髓瘤、原发性巨球蛋白血症等。

2. 增高 见于先天性和获得性凝血因子Ⅷ缺陷症等。

（三）血小板黏附试验

【原理】 血小板黏附功能是指血小板可黏附于血管内皮下或其他异物(如玻璃)表面的特性。血小板黏附试验(platelet adhesion test, PAdT)将一定量的血液与一定表面积异物接触一定时间后,一定量的血小板黏附于异物表面,计数接触前、后血小板的差值,计算出血小板黏附率(%)。有玻璃瓶黏附法、玻璃珠柱法和玻璃滤器法。

【参考值】 玻璃珠柱法(62.5±8.6)%。

【临床意义】

1. 增高 见于血栓前状态和血栓性疾病,如心肌梗死、心绞痛、糖尿病、动脉粥样硬化、肾病综合征等。

2. 降低 见于血小板无力症、巨大血小板综合征、血管性血友病、尿毒症、骨髓增生异常综合征、服用抗血小板药物等。

（四）血小板聚集试验

【原理】 血小板聚集试验(platelet aggregation test, PAgT)血小板的聚集始于各种诱导剂(ADP、肾上腺素、凝血酶、花生四烯酸等)与血小板膜受体之间的相互作用,激活血小板,其膜表面的糖蛋白Ⅱb/Ⅲb受体与血浆中的纤维蛋白原结合,使血小板聚集。血小板的聚集依赖于血液中的聚集诱导剂、纤维蛋白原等。

【参考值】 光学比浊法、电阻抗法、流式细胞术法,方法不同,参考值不同。

【临床意义】

1. 增高 见于血栓前状态和血栓性疾病,如心肌梗死、心绞痛、脑梗死、糖尿病、高脂血症、静脉血栓形成、口服避孕药等。

2. 减低　见于血小板无力症、尿毒症、肝硬化、特发性血小板减少性紫癜、骨髓增生性疾病、急性白血病、服用抗血小板药物等。

(五) 血小板相关免疫球蛋白测定

血小板相关免疫球蛋白(platelet associated Ig, PAIg)测定包括 PAIgG、PAIgM 和 PAIgA 测定。有酶联免疫吸附试验(ELISA)法、流式细胞术(FCM)法等。常规的 ELISA 法检测血浆内可溶性 Ig 分子为主,无法将表面 Ig 与胞内 Ig 分子区分开,会导致 PAIg 假性升高。

【参考值】

1. ELISA 法　PAIgG $0 \sim 78.8$ ng／10^7 血小板;PAIgM $0 \sim 7.0$ ng／10^7 血小板;PAIgA $0 \sim 2.0$ ng／10^7 血小板。

2. FCM 法　PAIgG$<10\%$。

【临床意义】　PAIg 增高是免疫性血小板减少的共同特征。见于特发性血小板减少性紫癜、输血后紫癜、新生儿免疫性血小板减少症、药物免疫性血小板减少性紫癜,也可见于 SLE、淋巴瘤、慢性活动性肝炎等。

四、凝血因子检测

(一) 活化部分凝血活酶时间测定(activated partial thromboplastin time, APTT)

【原理】　将一种脑磷脂(血小板替代物)和激活剂加到血浆(乏血小板血浆)中,经过保温后,加入适当浓度的钙离子,纤维蛋白凝块形成的时间(以秒计)即为 APTT。脑磷脂比 PT 测定用的凝血活酶少了蛋白质部分故称部分凝血活酶。主要用于内源途径和共同途径凝血因子的缺陷(因子 XII、VIII、IX、XI、PK、HMWK 以及纤维蛋白原等)的筛选。传统的凝血时间测定(clotting time, CT)检测基本上已被 APTT 取代。

【参考值】　手工法：$32 \sim 43$ s,大于正常对照延长 10 s 为异常。

【临床意义】

1. APTT 延长　血浆 VIII、IX、XI 因子严重减少,凝血酶原严重减少,纤维蛋白原严重减少,DIC 后期继发纤溶亢进。

2. APTT 缩短　血液呈高凝状态,如 DIC 早期、脑血栓形成、心肌梗死等。

(二) 血浆凝血酶原时间测定(prothrombin time, PT)

【原理】　在被检血浆(乏血小板血浆)中加入 Ca^{2+} 和组织因子(TF 或组织凝血活酶),观测血浆的凝固时间,称为血浆凝血酶原时间,凝血因子 II、VII、X、V、I 质或量的影响,是外源凝血系统较为灵敏和最为常用的筛选试验。

【参考值】

1. 手工法和血液凝固仪法　$11 \sim 13$ s,$>$正常对照值 3 s 为异常(必须与正常对照比较)。

2. 凝血酶原时间比值(prothrombin ratio, PTR)　受检血浆 PT／对照 PT 1.00 ± 0.05($0.82 \sim 1.15$)。

3. 国际标准化比值(international normalized ratio, INR)　INR＝PTR^{ISI}。一般为 1.0 ± 0.1。ISI 为国际敏感性指数(international sensitivity index, ISI),为了使不同敏感性的凝血活酶试剂得到同样的测定结果,做 PT 检测时必须用标有 ISI 值的凝血活酶试剂。ISI 数值愈低试剂愈敏感、精密度愈高。

【临床意义】

1. PT 延长　见于：① 先天性凝血因子异常,如因子 Ⅱ、Ⅴ、Ⅶ、Ⅹ 减少及纤维蛋白原减少。② 获得性凝血因子异常,如严重肝病、维生素 K 缺乏(合成因子 Ⅱ、Ⅶ、Ⅸ、Ⅹ 需要维生素 K),DIC 后期,使用双香豆素类抗凝药。

2. PT 缩短　见于 DIC 早期、脑血栓形成、心肌梗死、深静脉血栓形成、多发性骨髓瘤等血液高凝状态。但敏感性和特异性差。

INR 是监测口服抗凝剂的首选指标,世界卫生组织(WHO)推荐 INR 以 2.0~2.5 为宜,一般不超过 3.0,也不小于 1.5。

(三)血浆纤维蛋白原测定

【参考值】　凝血酶比浊法:2~4 g/L。

【临床意义】　增高见于缺血性心脑血管病如急性心肌梗死,应激状态如急性感染、休克、大手术、血栓前状态,以及急性肾炎、SLE、糖尿病、多发性骨髓瘤、妊娠高血压综合征、恶性肿瘤等。减低见于 DIC、重症肝炎、肝硬化等。

(四)其他诊断试验

血浆凝血因子 Ⅷ、Ⅸ、Ⅺ、Ⅻ 促凝活性测定,血浆因子 Ⅱ、Ⅴ、Ⅶ、Ⅹ 促凝活性测定,血浆因子 ⅩⅢ 定性试验,可溶性纤维蛋白单体复合物测定等,可根据情况合理选用。

五、抗凝物质检测

(一)血浆抗凝血酶活性测定

【参考值】　发色底物法:108.5%±5.3%。

【临床意义】　活性增高见于血友病、白血病、再生障碍性贫血、急性肝炎,使用抗凝药物等。活性减低见于先天性和获得性抗凝血酶缺乏症(血栓前状态、血栓性疾病、DIC 和慢性肝疾等)。

(二)血浆肝素定量测定

【参考值】　0.005~0.1 U/ml。

【临床意义】　用于监测肝素的合理用量。治疗有效而临床又较少出血,血浆肝素浓度以 0.2~0.5 U/ml 为宜。

六、纤溶活性检测

(一)血浆纤维蛋白(原)降解产物测定

【原理】　纤维蛋白原和纤维蛋白在纤溶酶作用下,降解为多种肽链碎片:片段 A、B、C、D、E、X、Y 等,统称为纤维蛋白降解产物(FDP)。

【参考值】　ELISA 法:<5 mg/L。

【临床意义】　FDP 增高是体内纤溶亢进的标志,见于原发性纤溶症,也见于继发性纤溶症亢进如 DIC、恶性肿瘤、急性早幼粒细胞白血病(M_3)、各种栓塞、器官移植的排斥反应、心肝肾疾病、溶栓治疗等所致的继发性纤溶亢进。

(二)血浆 D-二聚体测定

【原理】　D-二聚体是交联纤维蛋白的降解产物之一,为继发性纤溶的特有代谢物。

【参考值】 胶乳凝集法：阴性；ELISA 法：<200 μg/L。

【临床意义】 阳性或增高是诊断 DIC 的重要依据，也见于其他继发性纤溶症如深静脉血栓、恶性肿瘤、心肌梗死、肺栓塞、重症肝炎等；原发性纤溶症阴性或不升高，是鉴别原发与继发纤溶亢进症的重要指标。

(三) 血浆硫酸鱼精蛋白副凝固(plasma protamine paracoagulation,3P)试验

【原理】 纤溶时，FDP 的早期降解产物 X 和 Y 碎片与纤维蛋白单体形成可溶性复合物，加入鱼精蛋白可使复合物中的纤维蛋白单体游离，而后相互聚合成肉眼可见的纤维状物，为血浆硫酸鱼精蛋白副凝固试验阳性。本试验主要测定血浆中是否存在可溶性纤维蛋白单体。对继发性纤溶有较好的特异性，但敏感性较差。本试验是鉴别原发性纤溶症和继发性纤溶症的试验之一。

【临床意义】 阳性见于 DIC 的早、中期；假阳性见于恶性肿瘤、大出血、败血症、创伤、大手术、肾小球疾病等。阴性见于正常人、晚期 DIC 和原发性纤溶症。

(四) 其他试验

优球蛋白溶解时间、血浆组织型纤溶酶原激活剂活性测定、血浆纤溶酶原活性测定、血浆纤溶酶原激活抑制物-1 活性测定、血浆纤溶酶抗纤溶酶复合物测定等，根据情况合理选用。

七、弥散性血管内凝血(DIC)检查法

(一) 筛选试验

同时有下列三项以上为异常(表 13-4)

表 13-4 DIC 的筛选试验

项 目	一 般	白血病及其他恶性肿瘤、肝病
血小板	<100×10⁹/L，或进行性下降	血小板<50×10⁹/L，或进行性下降
血浆纤维蛋白原	<1.5 g/L 或进行性下降，或>4 g/L	<1.8 g/L(恶性肿瘤)，<1.0 g/L(肝病) 或进行性下降，或>4 g/L
3P 试验 或血浆 FDP 或 D-二聚体	阳性 >20 mg/L 升高或阳性	阳性 >60 mg/L(肝病) 升高或阳性
PT 或 APTT	缩短或延长 3 s 以上 缩短或延长 10 s 以上或呈动态性变化	缩短或延长 5 s 以上(肝病) 缩短或延长 10 s 以上或呈动态性变化

(二) 诊断试验

疑难病例应有下列一项以上异常：① 纤溶酶原含量及活性降低。② 抗凝血酶含量、活性及 vWF 水平降低(不适用于肝病)。③ 血浆因子Ⅷ：C 活性<50%(需与严重肝病所致的出血鉴别时有价值)。④ 血浆凝血酶-抗凝血酶复合物浓度升高或血浆凝血酶原碎片 1+2 水平升高。⑤ 血浆纤溶酶-纤溶酶抑制物复合物浓度升高。⑥ 血(尿)纤维蛋白肽 A 水平增高。

(三) DIC 的 ISTH/SSC 诊断评分系统

DIC 的诊断目前推荐 ISTH/SSC 诊断评分系统。首先评估患者是否存在 DIC 相关病因，其次根据实验室检查结果计分：积分≥5 分，为显性 DIC。如果<5 分，每 1~2 日重复积分；如≥5 分，为隐形 DIC。该评分系统如下。

1. **显性 DIC 诊断**　①危险评估：存在相关疾病记 2 分。②实验室检查记分标准：血小板正常＝0 分，<100×10⁹/L=1 分，<50×10⁹/L=2 分；纤维蛋白标志物不升高＝0，轻度升高＝1 分，明显升高＝2 分；PT 延长<3 s＝0 分，3～6 s＝1 分，>6 s＝3 分；纤维蛋白原>1 g/L＝0 分，<1 g/L＝1 分。积分≥5 分可诊断，并每日重复积分。

2. **隐形 DIC 诊断**　如果积分<5 分，1～2 日后重复评估，对比前一日结果，如果血小板降低、PT 延长、D-二聚体升高、蛋白 C 活性降低、抗凝血酶活性降低分别记 1 分，相反变化记−1 分，如果积分≥5 分，诊断隐性 DIC，并每日重复积分。

（徐红娟）

第四节　血型鉴定与交叉配血试验

血型(blood group)通常是指红细胞膜上特异性抗原的类型。广义的血型还包括白细胞、血小板、某些血浆蛋白质抗原等各自的特有抗原成分，若干个相互关联的抗原抗体组成的血型体系称为血型系统。血型在人类学、遗传学、考古学、法医学、临床医学尤其是输血、骨髓移植、器官移植有重要作用。

一、红细胞血型

（一）ABO 血型系统

1. **ABO 血型的抗原和抗体**　人类红细胞表面有三种抗原：A 抗原、B 抗原、H 抗原，H 抗原是 A 抗原和 B 抗原的基础。根据人类红细胞表面是否有 A 抗原和(或)B 抗原将血液分为 4 种血型(表 13-5)。

表 13-5　ABO 血型系统的抗原和抗体

血　型		红细胞上的抗原	血清中的抗体
A 型	A_1	$A+A_1$	抗 B
	A_2	A	抗 B+抗 A_1
B 型		B	抗 A
AB 型	A_1B	$A+A_1+B$	无
	A_2B	$A+B$	抗 A_1
O 型		无 A，无 B	抗 A+抗 B

ABO 血型系统重要的亚型是 A 型中的 A_1 和 A_2 亚型，A_1 亚型的红细胞上有 A_1 和 A 抗原，血清中有抗 B 抗体；A_2 亚型的红细胞上只有 A 抗原，血清中除有抗 B 抗体外，还有少量的抗 A_1 抗体(1%～2%)。AB 型分为 A_1B 及 A_2B 两种主要亚型。A_1B 的红细胞上有 A_1、A 和 B 抗原，血清中无任何抗体；A_2B 的红细胞上有 A、B 抗原，约 25% 的 A_2B 型人中有抗 A_1 抗体。A_1 抗原与抗 A_1 抗体之间呈特异性凝集反应。

2. **ABO 血型的鉴定**　为防止误漏，鉴定血型时应进行下列联合试验。只有被检者红细胞上的抗原鉴定和血清中的抗体鉴定所得结果完全相符时才能肯定其血型类型(表13-6)。

表13-6　ABO血型系统定型

受检红细胞＋标准血清			受检血清＋标准红细胞			血型
抗A血清	抗B血清	抗A、抗B血清	A型红细胞	B型红细胞	O型红细胞	
＋	－	＋	－	＋	－	A
－	＋	＋	＋	－	－	B
－	－	－	＋	＋	－	O
＋	＋	＋	－	－	－	AB

注:"＋"表示凝集反应阳性,"－"表示凝集反应阴性。

3. 临床意义

(1) 输血:是输血及组织血源的首要步骤和依据。输血前必须准确鉴定供血者与受血者的血型,选择同型血,并经交叉配血试验,完全相配合才可输血。

(2) 新生儿溶血病:常见O型血的母亲孕育A型或B型血的胎儿,可发生于第1胎。

(3) 器官移植:受者与供者ABO血型不符,易引起急性排异反应。

(4) 其他:还可用于法医学鉴定及亲子鉴定(能除外但不能确定)。

(二) Rh血型系统

1940年Landsteiner和Wiener发现用恒河猴(rhesus)的红细胞免疫家兔后的血清(抗体)能使85%白种人的红细胞凝集,说明人的红细胞与恒河猴的红细胞具有相同的抗原,取"rhesus"一词的头两个字母而定名为Rh血型系统。

1. Rh血型系统的抗原和抗体　Rh血型系统已发现有40多种抗原,与临床密切相关的有D、E、C、c、e等5种,其中D抗原的抗原性最强。通常将红细胞上有D抗原者称为Rh阳性,红细胞上缺乏D抗原者称为Rh阴性。与ABO血型系统不同的是,人的血清中不存在抗Rh的天然抗体(表13-7),Rh抗体绝大多数都是通过输血或妊娠过程中所产生的免疫性抗体。

表13-7　Rh血型系统的抗原和抗体

血　型	RBC表面抗原	血清中抗体
Rh阳性	D抗原	无
Rh阴性	无D抗原	无

大多数Rh血型不合的输血反应和新生儿溶血症都是由D抗体引起。我国人口中,Rh阴性者甚为少见,汉族中阴性率<1%,维吾尔族Rh阴性率为4.97%,乌孜别克族为8.76%,塔塔尔族为15.78%。

2. Rh血型系统的血型鉴定

(1) 常用抗D血清测定被检者红细胞表面是否有D抗原。为准确地判断结果,需做阳性对照和阴性对照。

(2) 抗D血清有完全抗体和不完全抗体之分,前者可用生理盐水法作血型测定,后者则需用胶体介质法、菠萝酶(木瓜酶)法或抗人球蛋白法检查。

3. 临床意义

(1) Rh血型系统一般不存在天然抗体,Rh阴性者第1次输入Rh阳性血,一般不出现输血反应(溶血)。Rh阴性者第2次或多次输入Rh阳性血时,会产生严重的输血反应(已产生抗Rh抗体)。

(2) Rh阴性母亲孕育Rh阳性胎儿,一般在妊娠末期或分娩时胎儿红细胞会进入母体,使其产生Rh抗体,再次妊娠时可引起新生儿溶血病。

二、白细胞抗原系统

人类白细胞也存在与红细胞相同的血型抗原,同时还有其特有的血型抗原。白细胞上最强的同种抗原是人类白细胞抗原(human leukocyte antigen, HLA),HLA系统广泛分布于淋巴细胞、单核细胞、粒细胞、血小板、原纤维细胞,以及胎盘、肾、脾、肺、肝、心、精子、皮肤等组织细胞上,故又称组织相容性抗原,是器官移植后免疫排斥反应的最重要抗原。目前HLA系统已发现有140多种特异性抗原,通过不同的组合,人类可有上亿种不同组合的白细胞抗原型。

HLA配型用于器官移植及亲子关系鉴定等,HLA作为遗传标志用于种族差异和人群迁移以及与疾病的相关性的研究。

三、血小板抗原及抗体

血小板除了有与红细胞相同的血型抗原外,还有其特有的抗原(同种抗原)。主要有PI、Zw、Ko等,在输血、输血小板、妊娠等可使机体产生血小板同种抗体,与输血后血小板减少症有关。血小板自身抗体是由免疫紊乱引起的,如特发性血小板减少性紫癜、SLE等,血小板自身抗体多为IgG,可通过胎盘使新生儿发生一过性免疫性血小板减少症。

四、交叉配血试验

【原理】 交叉配血(crossmatching)包括主试验和副试验。① 主试验:受血者血清+供血者红细胞悬液。② 副试验:供血者血清+受血者红细胞悬液。

一般使用盐水介质法;对于有反复输血史、曾有新生儿溶血病史、经产妇或患自身免疫性疾病的患者,应加作胶体介质配血或间接抗人球蛋白配血,以防不完全抗体引起输血反应;受血者需大量输血(48 h之内>5 000 ml)时,须做供血者之间的交叉配血试验。

【临床意义】 主、副试验均无凝集反应,为配血相合,可以输血。主试验出现凝集反应,为配血不合,不能输血;主试验无凝集,副试验出现凝集,如病情紧急又无同型血且凝集较弱时,可少量输血(不超过200 ml)。

交叉配血试验可以检出ABO血型系统的不规则抗原,发现ABO血型系统以外的配血不合,保证输血安全。

(徐红娟)

第十四章　骨髓细胞学检测

导学

1. 掌握骨髓细胞学检测的临床意义。

2. 熟悉常见血液病的细胞学特点；熟悉骨髓细胞检查的结果分析。

3. 了解血细胞的发育体系和发育规律；了解血细胞的化学染色、骨髓细胞免疫表型分析、病理学检查。

骨髓是人体的主要造血器官,研究骨髓细胞数量和形态的变化,有助于了解骨髓造血功能及其病理变化。血细胞质和量的异常是血液病的重要病理变化,与其他很多疾病也有密切关系,因此研究血细胞的形态变化对血液及其他一些疾病的诊断和治疗有十分重要的意义。

一、骨髓细胞学检测的临床应用

(一) 骨髓细胞学检测的临床意义

1. 诊断造血系统疾病　最有价值。① 对各型白血病、恶性组织细胞病、巨幼细胞贫血、再生障碍性贫血、多发性骨髓瘤、原发性血小板减少性紫癜、典型的缺铁性贫血等具有决定性诊断意义。② 对增生性贫血、粒细胞缺乏症、骨髓增生异常综合征、骨髓增殖性疾病、类白血病反应等,具有辅助诊断价值。在疾病的治疗过程中,动态观察骨髓变化,也有利于分析疗效和预后。

2. 诊断其他非造血系统疾病　对某些感染如疟疾、黑热病、感染性心内膜炎、伤寒;某些代谢疾病如戈谢(Gaucher)病、尼曼-匹克(Niemann - Pick)病;某些骨髓转移癌(瘤)等,在骨髓涂片中能查到相应的病原体或特殊细胞而得以确诊,且有助于提高诊断的阳性率。

(二) 检测的适应证与禁忌证

1. 适应证　① 周围血细胞成分及形态异常,出现原始、幼稚细胞等。② 原因不明的肝、脾、淋巴结肿大,骨痛、关节痛等。③ 原因不明的发热、恶病质、黄疸等。④ 化疗后的疗效观察。⑤ 其他:骨髓活检、造血祖细胞培养、染色体核型分析、骨髓病原学检查等。

2. 禁忌证　凝血因子缺陷致出血性疾病、晚期妊娠、穿刺部位皮肤感染者。

二、血细胞的起源、发育体系及发育规律

(一) 血细胞的起源及发育体系

目前认为所有血细胞均起源于全能干细胞,此干细胞具有高度自我复制能力,并可多向分化为淋巴细胞系干细胞和骨髓系干细胞。骨髓系干细胞在造血微环境及造血刺激因子的调控下而

分化为红系、粒-单系、嗜酸粒系和巨核系祖细胞，再经过有控制地分裂增殖、发育，逐渐成熟而自成体系。淋巴系干细胞则分化出T淋巴和B淋巴细胞系(图14-1)。

各系血细胞的发育主要受特定造血刺激因子的调控，如红细胞生成素、粒-单核系集落刺激因子、巨核细胞集落刺激因子、促血小板生成素等；还受多种造血抑制因子的负调控，从而保证骨髓各系血细胞发育的相对平衡。

- 全能干细胞
  - 骨髓系干细胞
    - 红系祖细胞→原红细胞→早幼红细胞→中幼红细胞→晚幼红细胞→网织红细胞→红细胞
    - 粒-单核系　原粒细胞→早幼粒细胞→中性中幼粒细胞→中性晚幼粒细胞→中性杆状核粒细胞→中性分叶核粒细胞
    - 祖细胞原单核细胞→幼单核细胞→单核细胞→→巨噬细胞(组织细胞)
    - 嗜酸粒祖细胞→原粒细胞→早幼粒细胞→嗜酸中幼粒细胞→嗜酸晚幼粒细胞→嗜酸杆状核粒细胞→嗜酸分叶核粒细胞
    - 嗜碱粒祖细胞→原粒细胞→早幼粒细胞→嗜碱中幼粒细胞→嗜碱晚幼粒细胞→嗜碱杆状核粒细胞→嗜碱分叶核粒细胞
    - 巨核系祖细胞→原巨核细胞→幼巨核细胞→颗粒型巨核细胞→产血小板型巨核细胞→血小板
  - 淋巴系干细胞
    - T淋巴系祖细胞→T原淋巴细胞→T幼淋巴细胞→T淋巴细胞
    - B淋巴系祖细胞→B原淋巴细胞→B幼淋巴细胞→B淋巴细胞→原免疫细胞→原浆细胞→幼浆细胞→浆细胞

图14-1　造血干细胞的分化及增殖示意图

(二) 血细胞的发育规律

骨髓中血细胞由原始、幼稚发育至成熟阶段，其形态变化具有一定的规律性，掌握这些规律有助于正确地辨认各种血细胞。

1. **细胞大小、外形**　大小：从原始到成熟，胞体由大逐渐变小；只有巨核细胞相反，越成熟胞体越大。外形：红细胞系始终呈圆形；粒细胞及淋巴细胞系圆形或椭圆形；单核细胞系由圆形或椭圆形变为不规则形；巨核细胞系由圆形变为明显不规则形。

2. **胞核变化**　大小：由大→小→脱核(如红细胞系)，巨核细胞相反。形态：整圆→不圆→分叶(如粒细胞系)。染色质的颜色：淡红→紫红→深紫。结构：细丝状→粗网状→块状。

3. **核仁**　大小：由大变小。数目：多→少→消失。

4. **胞质**　量：由少变多。颜色：深蓝→淡蓝→淡红。颗粒：从无到有，由非特异性颗粒到出现特异性颗粒(红细胞系例外)。

病理情况下细胞发育紊乱，可不符合上述演变规律，如胞核发育明显落后于胞质(见于巨幼细胞贫血)，核尚大而染色质浓集，核成熟但有核仁等(见于白血病)，这些异常现象有助于对病理性细胞的识别及鉴别诊断。

三、骨髓血细胞检查结果分析

(一) 骨髓增生程度(marrow hyperplastic degree)

骨髓内有核细胞的多少，反映了骨髓的增生情况。通常于骨髓涂片的中段选择几个细胞分布均匀的视野，其增生程度一般可依据成熟红细胞和有核细胞的比例判定(表14-1)。

(二) 粒细胞系与有核红细胞的比值(granulocyte/erythroid ratio, G/E)

粒细胞系各阶段细胞总和与各阶段幼红细胞总和之比，称为粒、红比值。粒、红比值正常人为(2～4)∶1。

表 14-1　骨髓增生程度的分级

增生程度	成熟红细胞：有核细胞 （平均比值）	有核细胞占 全部细胞(%)	常 见 病 因
极度活跃	1：1	＞50	各型白血病，特别是慢性粒细胞白血病
明显活跃	10：1	10～50	增生性贫血、白血病、骨髓增殖性疾病
活跃	20：1	1～10	正常骨髓、某些贫血
减低	50：1	0.5～1	非重型再生障碍性贫血、粒细胞减少或缺乏症
极度减低	200：1	＜0.5	重型再生障碍性贫血、骨髓坏死

1. 粒、红比值正常　见于：① 正常骨髓象。② 骨髓病变未累及粒、红两系，如原发性血小板减少性紫癜。③ 粒、红两系平行增多或减少，前者如红白血病，后者如再生障碍性贫血。

2. 粒、红比值增高　见于：① 粒细胞系增生，如化脓性感染、粒细胞性白血病。② 幼红细胞严重减少，如纯红细胞再生障碍性贫血。

3. 粒、红比值减低或倒置　见于：① 幼红细胞增生，如各种增生性贫血、巨幼细胞贫血、真性或继发性红细胞增多症。② 粒系细胞减少，如粒细胞缺乏症。

（三）巨核细胞计数

巨核细胞多分布在涂片的边缘和尾端，其计数对某些血液疾病诊断价值较大。原始巨核细胞增多，见于急性非淋巴细胞白血病 M_7（巨核细胞白血病）。幼稚型巨核细胞比例增多，见于急性型特发性血小板减少性紫癜；颗粒型巨核细胞比例增多，见于慢性型特发性血小板减少性紫癜。巨核细胞减少见于再生障碍性贫血及某些白血病。

（四）分析结果时的注意事项

（1）血液形态学的发现应与临床资料结合，进行综合分析。

（2）骨髓象和血象应进行对照加以判断。有些疾病的骨髓象相似，但血象则有区别，如溶血性贫血和失血性贫血；某些疾病血象无明显区别，而骨髓象明显不同，如某些类型的急性白血病与再生障碍性贫血。因此骨髓细胞学检查须同血片检查综合起来分析才有诊断意义。

（3）有些血液病在早期时细胞形态学的特征不明显，难以明确诊断，应根据需要适当进行复查，在动态观察中才能明确诊断。

四、常用血细胞的化学染色

细胞化学染色是细胞学和化学相结合的一门技术，它以细胞形态学为基础，结合运用化学反应的原理观察细胞的化学成分及其变化的方法。各种类型血细胞中的化学成分、含量及其分布不尽相同，在病理情况下，可发生改变。通过细胞化学染色有助于了解各种血细胞的化学组成及病理生理改变，从而鉴别血细胞的类型，并对某些血液病的诊断、鉴别诊断、疗效观察和发病机制探讨等有重要意义。常见急性白血病的细胞化学染色结果见表 14-2。

五、骨髓细胞免疫表型分析

细胞免疫表型（标记）分析也称细胞免疫分型检测，它是用单克隆抗体及免疫学技术对细胞膜

表 14－2　常见急性白血病的细胞化学染色结果

	急　淋	急　粒	急　单	红白血病
POX	－	＋～3＋	－～＋	视合并的白细胞类型而定
AS－D NCE	－	2＋～3＋	－～＋	同上
α－NAE	－	－～2＋	2＋～3＋	同上
α－NAE＋NaF		不被 NaF 抑制	被 NaF 抑制	同上
NAP	增加	减少		同上
PAS	＋，粗 颗 粒 状 或块状	一或＋，弥漫性淡红色	一或＋，弥漫性淡红色或细颗粒状	3＋

注：POX(peroxidase)，过氧化物酶；AS－D NCE(naphthol AS－D chloroacetate esterase)，氯化乙酸 AS－D 萘酚酯酶；α－NAE(alpha-naphthol acetate esterase)，α-乙酸萘酚酯酶；NAP(neutrophil alkaline phosphatase)，中性粒细胞碱性磷酸酶；PAS(periodic acid－Schiff)，过碘酸-雪夫反应，即糖原染色。

表面和(或)细胞质存在的特异性抗原进行检测，借以分析细胞所属系列，分化程度和功能状态的一种方法。在基因的调控下，骨髓细胞在分化、发育和成熟过程中，细胞的免疫表型出现规律性的变化。当正常的免疫标志表达出现异常，即可能导致骨髓与血细胞的功能减低、亢进或功能缺陷，甚至发生肿瘤性改变。免疫表型分析一般是在全血细胞计数(CBC)或白细胞分类计数出现异常时，对异常细胞作进一步分析。骨髓细胞的免疫表型分析已成为血液系统疾病及其相关疾病检查的重要手段。

（一）骨髓细胞免疫表型分析的临床应用

骨髓细胞免疫表型分析对一些血液系统疾病、免疫系统疾病和肿瘤等的诊断、治疗以及预后判断等都有重要的临床意义，尤其对白血病的诊断、治疗和预后判断具有重要的意义。有助于：① 识别不同系列的细胞。② 识别不同的淋巴细胞。③ 检测 T 细胞亚群。④ 识别不同阶段的细胞。⑤ 识别不同功能状态的细胞。⑥ 对不同系列和不同分化阶段的细胞进行分离和研究。⑦ 分析各型白血病细胞的免疫表型。⑧ 检测白血病微小残留病变。

（二）急性白血病免疫表型特点

见表 14－3。

表 14－3　急性淋巴细胞白血病和急性髓细胞白血病的免疫表型

	CD19	CD7	CD33	CD13	HLA－DR	TdT
B－ALL	＋	－	－	－	＋	－/＋
T－ALL	－	＋	－	－	－/＋	＋
AML	－	－/＋	＋	＋	＋	－

注：ALL，急性淋巴细胞白血病；AML，急性髓细胞白血病。

六、骨髓病理学检查

骨髓病理学检查又称骨髓活检，可有效提高骨髓异常性疾病诊断的准确率，可较全面而准确地了解骨髓增生程度，发现骨髓穿刺涂片检查不易发现的病理变化，比常规骨髓涂片检测特异性、敏感性更高。对各种急慢性白血病和骨髓增生异常综合征有确诊和判定预后的意义，同时可协助诊断骨髓纤维化、真性红细胞增多症和原发性血小板增多症等慢性骨髓增生性疾病。

七、骨髓检查报告

　　根据骨髓象和血象检查结果,逐项详细填写及描述骨髓象、血象表现的特征,结合临床资料提出形态学诊断意见,供临床参考。骨髓细胞学检查报告单举例见表14-4。

表 14-4　骨髓细胞学检查报告

姓名 王某　　　性别 女　　　　年龄 32　　　病室 血液科 1825　　　病历号 878463
临床诊断 再生障碍性贫血　　　送检医师 黄某　　　　　　　标本编号 687232
标本采集部位 左髂后上棘　　采取日期 2015 年 9 月 12 日　　染色方法 Wright 染色

细 胞 名 称			骨 髓 片		血片(%)
			%	参考值	
粒细胞系统	原粒细胞			0～1.8	
	早幼粒细胞			0.4～3.9	
	中性粒细胞	中幼		2.2～12.2	
		晚幼	0.5	3.5～13.2	
		杆状核	2.9	16.4～32.1	
		分叶核	6.5	4.2～21.2	16.5
	嗜酸性粒细胞	中幼		0～1.4	
		晚幼		0～1.8	
		杆状核		0.2～3.9	
		分叶核	1.0	0～4.2	
	嗜碱性粒细胞	中幼		0～0.2	
		晚幼		0～0.3	
		杆状核		0～0.4	
		分叶核		0～0.2	1.0
红细胞系统	原红细胞			0～1.9	
	早幼红细胞			0.2～2.6	
	中幼红细胞		0.6	2.6～10.7	
	晚幼红细胞		3.8	5.2～17.5	
淋巴细胞系统	原淋巴细胞			0～0.4	
	幼淋巴细胞			0～2.1	
	淋巴细胞		79.1	10.7～43.1	80.8
单核细胞系统	原单核细胞			0～0.3	
	幼单核细胞			0～0.6	
	单核细胞		1.5	1.0～6.2	2.7
浆细胞系统	原浆细胞			0～01	
	幼浆细胞			0～0.7	
	浆细胞		3.1	0～2.1	

续　表

细胞名称		骨髓片		血片(%)
		%	参考值	
其他细胞	巨核细胞	0	0～0.3	
	网状细胞	1.8	0～1.0	
	内皮细胞		0～0.4	
	吞噬细胞		0～0.4	
	组织嗜碱细胞	0.9	0～0.5	
	组织嗜酸细胞		0～0.2	
	脂肪细胞		0～0.1	
	分类不明细胞		0～0.1	
红系核分裂细胞			0～17.0	
粒系核分裂细胞			0～7.0	
粒细胞：幼红细胞		2.7：1	2.76±0.87：1	
骨髓计数有核细胞数		500 个		

血片：
(1) 涂片及染色良好。
(2) 全血细胞减少,红细胞、血红蛋白显著减少,网织红细胞明显减少,绝对值 $0.31×10^9$/L。
(3) 白细胞明显减少,白细胞总数 $1.7×10^9$/L;淋巴细胞相对增多达 80.8%。
(4) 血小板明显减少,$16.8×10^9$/L。
(5) 未见幼稚细胞及寄生虫。
骨髓象特征：
(1) 取材满意,涂片及染色良好。
(2) 骨髓增生明显减低,骨髓小粒呈粗网结构空架状,细胞稀少,造血细胞罕见。
(3) 粒、红两系细胞均明显减少,粒红比例为 2.7：1。淋巴细胞相对增多,达 79.1%。
(4) 粒细胞系中以成熟粒细胞最多见,细胞形态大致正常。
(5) 红细胞系中以晚幼红细胞最多见,成熟红细胞形态无明显异常。
(6) 未见巨核细胞。
(7) 浆细胞、组织嗜碱细胞、网状细胞等非造血细胞比值增高。
(8) 未见异常细胞及寄生虫。
意见：根据骨髓象及血象所见,结合临床资料,支持再生障碍性贫血(重型)的诊断。

检验者　张某
报告日期2015 年 9 月 13 日

八、常见血液病的细胞学特点

(一)缺铁性贫血

缺铁性贫血是因体内贮存铁缺乏引起血红蛋白合成不足所致。血液学主要特征是红细胞呈小细胞低色素性改变。

【血象】　血红蛋白、红细胞均减少,以血红蛋白减少更明显。轻度贫血时红细胞形态无明显异常,中度以上贫血时红细胞体积减小,中心淡染区扩大,严重时红细胞可呈环状。网织红细胞轻度增多或正常。

【骨髓象】　① 增生明显活跃。② 粒、红比值减低。③ 红细胞系明显增生,以中、晚幼红细胞

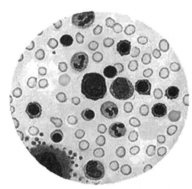

图 14-2 缺铁性贫血骨髓象

为主;幼红细胞体积小,边缘不规整,胞核小而致密,胞质量少;成熟红细胞体积小,中心淡染区扩大,严重时可呈环状红细胞。④ 骨髓铁染色阴性。见图 14-2。

(二)巨幼细胞贫血

由于叶酸和(或)维生素 B_{12} 缺乏使 DNA 合成障碍所引起的一组贫血。血液学典型特征是巨幼红细胞及巨幼粒细胞、核分叶过多。

【血象】 血红蛋白、红细胞均减少,以红细胞减少更明显。红细胞大小不均,易见椭圆形巨红细胞,并可见点彩红细胞、嗜多色性红细胞、染色质小体和卡波环。网织红细胞轻度增多或正常。白细胞轻度减少或正常,成熟粒细胞核分叶过多。血小板计数正常或减少,可见巨大血小板。

【骨髓象】 ① 增生明显活跃。② 粒、红比值明显减低。③ 红系明显增生,幼红细胞百分比常>0.40,以早、中幼红细胞为主。出现各阶段巨幼红细胞,胞体及胞核均增大,核染色质纤细、疏松,着色浅淡。胞质量丰富,呈核浆发育不平衡,细胞核的发育落后于胞质。成熟红细胞明显大小不均,呈高色素性。④ 粒细胞相对减少,可见各阶段巨粒细胞,分叶核粒细胞核分叶过多。⑤ 巨核细胞数大致正常,可见胞体巨大、核分叶过多。见图 14-3。

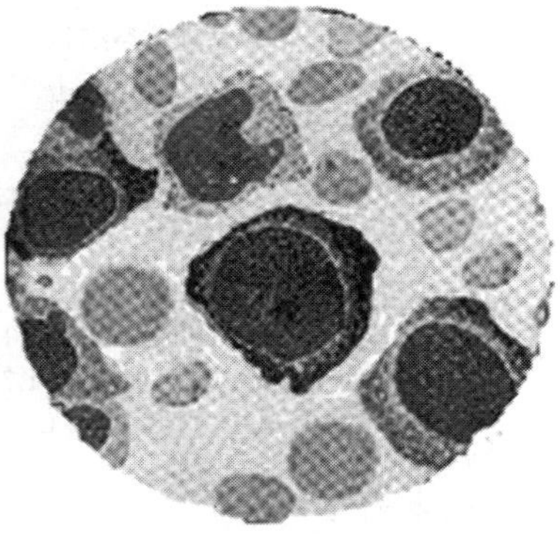

(三)再生障碍性贫血

再生障碍性贫血(简称"再障")是多种病因引起的骨髓造血功能衰竭,出现全血细胞减少的一组综合征。其主要临床表现为进行性贫血、出血和感染。骨髓象见图 14-4。

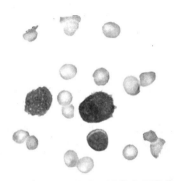

图 14-3 巨幼细胞贫血骨髓象

重型再障

【血象】 血红蛋白、红细胞、网织红细胞、白细胞和血小板均明显减少。

【骨髓象】 红髓病变广泛,多部位穿刺显示下列变化:① 增生减低或重度减低。② 粒、红两系细胞均明显减少,淋巴细胞相对增多,可达 0.80 以上。③ 粒细胞系中以成熟粒细胞最多见,细胞形态大致正常。④ 红细胞系中以晚幼红细胞最多见,成熟红细胞形态无明显异常。⑤ 巨核细胞明显减少,除个别病例外,多不见巨核细胞。⑥ 浆细胞、组织嗜碱细胞、网状细胞等非造血细胞增多。⑦ 骨髓和外周血中 $CD34^+$ 造血干/祖细胞可比正常值低 3~5 倍。

非重型再障

【血象】 全血细胞减少,但不如急性型再障显著。

【骨髓象】 由于骨髓存在病灶性造血,故不同部位骨髓穿刺结果差异较大,有时需多部位穿刺,最好加做骨髓活检,以获得可靠诊断依据。① 骨髓增生程度不一,多为增生减低。② 粒、红两系细胞均减少,淋巴细胞相对增多;细胞形态无明显异常。③ 巨核细胞明显减少或缺如。④ 浆细胞、组织嗜碱细胞及网状细胞

图 14-4 再生障碍性贫血骨髓象

等非造血细胞增多,但比重型为少。

(四)白血病

白血病是造血系统的一种恶性肿瘤,其病理特征为造血组织中某一类血细胞过度增生,并可浸润和破坏其他组织。骨髓和周围血中常有血细胞质和量的异常,临床表现有贫血、出血、感染,以及肝、脾、淋巴结肿大,骨痛等。

急性淋巴细胞白血病

急性淋巴细胞白血病是原始及幼淋巴细胞在造血组织中过度增生的恶性疾病。

【血象】 白细胞计数不定,多数病例白细胞总数增多,可达 $100\times10^9/L$ 甚至更多,部分病例正常或减少。分类以原始及幼稚淋巴细胞为主,粒细胞明显减少。血红蛋白、红细胞、血小板减少。

【骨髓象】 ① 增生明显活跃或极度活跃。② 淋巴细胞系过度增生,以原始及幼稚淋巴细胞为主。原始及幼稚淋巴细胞形态异常,基本特征为核大浆少。③ 粒细胞系及红细胞系均受抑制,各阶段细胞明显减少。④ 巨核细胞系受抑制,巨核细胞明显减少或缺如。见图 14-5。

【细胞化学染色】 ① 过氧化物酶染色(POX):原淋巴细胞呈阴性反应。POX 阳性的原始细胞<3%。② 糖原染色(PAS反应):原淋巴细胞呈强阳性反应,多呈粗颗粒状或块状。③ 中性粒细胞碱性磷酸酶染色(NAP):NAP 活性常明显增高。

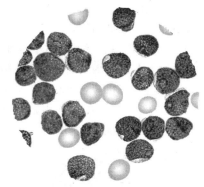

图 14-5 急性淋巴细胞白血病骨髓象

急性非淋巴细胞白血病

亦称急性髓细胞白血病。急性粒细胞白血病表现为粒系原始细胞恶性增殖,急性单核细胞白血病表现为原始及幼稚单核细胞的恶性增殖。

【血象】

1. 急性粒细胞白血病 白细胞计数不定,分类以原始粒细胞为主;血红蛋白、红细胞、血小板明显减少。

2. 急性单核细胞白血病 白细胞计数多增高,亦可正常或减少;分类以原始、幼稚单核细胞为主;血红蛋白、红细胞、血小板明显减少。

【骨髓象】

1. 急性粒细胞白血病 ① 增生极度活跃或明显活跃,粒、红比值明显增高。② 粒细胞系过度增生,以原粒细胞为主,原始细胞≥0.30;可见白血病裂孔现象(即可见大量原始细胞和少量成熟细胞而缺乏中间过渡阶段的细胞);原始及幼稚粒细胞形态异常。③ 红细胞系受抑制,各阶段幼红细胞减少。④ 巨核细胞减少或缺如。见图 14-6。

2. 急性单核细胞白血病 ① 增生极度活跃或明显活跃。② 单核细胞系过度增生,以原始及幼稚单核细胞为主,原、幼单核细胞形态异常。③ 粒、红两系均受抑制,各阶段

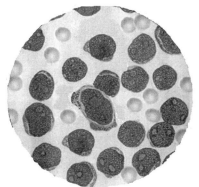

图 14-6 急性粒细胞白血病骨髓象

细胞减少。④ 巨核细胞系受抑制,巨核细胞明显减少或缺如。

慢性粒细胞白血病

【血象】 白细胞显著增高为突出表现,多>50×10⁹/L,甚至达 500×10⁹/L 以上;分类以中性中幼粒以下各阶段细胞为主,嗜碱粒细胞及嗜酸粒细胞常同时增多。血红蛋白、红细胞、血小板早期正常,晚期减少。

【骨髓象】 ① 增生极度活跃或明显活跃,粒、红比值显著增高。② 粒细胞系极度增生,各阶段粒细胞均见增多,以中性中幼粒、晚幼粒细胞增多为主,原粒细胞较少,一般<0.05;嗜碱粒细胞及嗜酸粒细胞常同时增多。③ 红细胞系受抑制,各阶段幼红细胞减少,成熟红细胞形态正常。④ 巨核细胞及血小板早期正常或增多,晚期减少。

慢性淋巴细胞白血病

【血象】 白细胞计数增高,分类以成熟小淋巴细胞为主,可见少数幼淋巴细胞及极少数原淋巴细胞。血红蛋白、红细胞、血小板晚期减少。

【骨髓象】 ① 增生明显活跃或极度活跃。② 淋巴细胞系高度增生,以成熟小淋巴细胞为主,占有核细胞的 0.50 以上,细胞形态与正常淋巴细胞形态相似;原始及幼稚淋巴细胞少见,一般<0.05。③ 粒系及红系细胞均明显减少。④ 巨核细胞减少或缺如。

(五) 特发性血小板减少性紫癜

特发性血小板减少性紫癜为一种免疫性出血性疾病,患者血液中含有抗血小板抗体,致使血小板破坏过多,并抑制巨核细胞产生血小板,引起皮肤黏膜出血。

【血象】 血小板计数减少,急性型者血小板形态大致正常,慢性型者可见异型血小板、巨大血小板等。血红蛋白、红细胞数可因出血而减少,白细胞计数一般正常。

【骨髓象】 ① 增生活跃或明显活跃。② 如无严重出血,粒、红两系一般无明显异常。③ 巨核细胞系多明显增生,急性型者以原始型及幼稚型巨核细胞居多,慢性型者以颗粒型巨核细胞居多;无论急性型抑或慢性型,产生血小板型巨核细胞均减少;巨核细胞常见胞质少,染色偏蓝,颗粒减少及空泡变性等改变。见图 14-7。

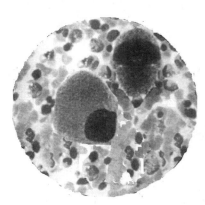

图 14-7 特发性血小板减少性紫癜骨髓象

(詹华奎)

第十五章 排泄物、分泌物及体液检查

导学

1. 掌握尿液检查目的,尿液一般性状检查、化学检查、显微镜检查、尿沉渣计数的临床意义;掌握粪便检查的目的,粪便一般检查、显微镜检查、化学检查及细菌学检查的临床意义;掌握漏出液与渗出液的鉴别。

2. 熟悉尿液检查的标本采集与保存、泌尿系统常见疾病的尿液特点;熟悉粪便标本采集方法;熟悉痰液、脑脊液、精液、前列腺液及阴道分泌物检查的主要内容及异常改变的临床意义。

3. 了解尿液其他检查的临床意义。

第一节 尿 液 检 查

尿液是血液经过肾小球滤过、肾小管和集合管重吸收及排泌后形成的代谢产物。尿液的组成及性状可反映机体的代谢情况,并受机体各系统功能状态的影响。尿液的检查对泌尿系统疾病,以及其他系统疾病的诊断、治疗及预后均有重要意义,主要的临床价值包括:① 泌尿系统疾病诊断和疗效观察:如炎症、结核、结石、肿瘤、肾脏移植和肾衰竭等均可引起尿液的变化,治疗后病情好转时尿液可逐步改善。因此,尿液检查是泌尿系统疾病诊断和疗效观察的首选项目。② 其他系统疾病的诊断:如糖尿病的尿糖检查、急性胰腺炎的尿淀粉酶检查、黄疸鉴别诊断时的尿三胆检查、多发性骨髓瘤的本周蛋白检查等。在其他血液、淋巴系统疾病及中毒引起肾损害时,尿液也可出现异常变化。③ 用药监护:某些药物如庆大霉素、卡那霉素、多黏菌素和磺胺药等常可导致肾损害,在用药前和用药过程中需要观察尿液的变化,以确保用药安全。

一、标本的采集与保存

(1)一般常规检查时,用清洁干燥的容器随时留取新鲜尿液(中段尿)10~20 ml即可。但以清晨首次尿为好,因晨尿浓度较高,易发现病理成分,如蛋白、细胞和管型等。尿液标本应在0.5 h内及时送检,并在2 h内检查完毕。为保持尿液成分的稳定性可加入化学试剂防腐,如甲苯、甲醛、盐酸等。

(2)成年女性留尿时应避开月经期,防止阴道分泌物混入。

(3) 化学定量检查需要留取 24 h 尿液,以便测定 24 h 尿溶质的排泄总量,如尿蛋白、尿糖、尿量、电解质等定量检测。

(4) 做细菌培养时,男性可用肥皂水清洗,女性用 1∶1 000 苯扎溴铵(新洁尔灭)消毒外阴后留取中段尿,必要时进行导尿。

二、一般性状检查

1. **尿量**　正常成人尿量为 1 000～2 000 ml/24 h,尿量多少与饮水量、其他途径排出液体量有关。

(1) 尿量增多:尿量＞2 500 ml/24 h 称为多尿(polyuria)。暂时性多尿见于短时间内大量饮水或进食有利尿作用的食物(茶、咖啡)及使用利尿剂或有利尿作用的药物。病理性多尿见于:① 内分泌-代谢障碍性疾病(糖尿病、尿崩症)。② 有浓缩功能障碍的肾脏疾病(慢性肾炎、慢性肾盂肾炎、慢性间质性肾炎、急性肾衰竭多尿期)。③ 精神性多尿症。

(2) 尿量减少:尿量＜400 ml/24 h 或 17 ml/h,称为少尿(oliguria);尿量＜100 ml/24 h 或 12 h 内完全无尿,称为无尿(anuria)。常见于:① 肾前性:各种原因所致的肾血流量减少,如休克、脱水、心力衰竭及肾动脉狭窄、肾动脉血栓形成等。② 肾性:肾实质性损害降低肾小球率滤过膜的通透性,减少肾小球总滤过面积及损害肾小管的结构功能等,如急性肾小球肾炎、慢性肾炎急性发作、急性肾衰竭少尿期及慢性肾衰竭终末期、急性肾小管坏死、急性间质性肾炎、肾移植后急性排斥反应等。③ 肾后性:尿液形成正常,但经输尿管、膀胱、尿道排出受阻,如肾盂或输尿管机械性梗阻,如结石、肿瘤、血凝块、尿道狭窄等。

2. **颜色**　正常新鲜尿液清澈透明,一般为黄色或淡黄色。如新鲜尿液混浊即呈粉红色颗粒状,加热或加碱使混浊消失,即为尿酸盐;呈灰白色,加热后混浊增加,再加入醋酸,混浊变清,即为磷酸盐或碳酸盐。病理性尿色改变可见下列情况。

(1) 血尿(hematuria):每升尿液中含血量＞1 ml,即可呈淡红色、洗肉水样或混血样尿,称为肉眼血尿。血尿多见于各种肾小球疾病、泌尿系感染、结石、结核、肿瘤、外伤及全身出血性疾病(如血小板减少性紫癜、过敏性紫癜)等。

(2) 血红蛋白尿(hemoglobinuria)及肌红蛋白尿(myoglobinuria):尿液颜色呈浓茶色或酱油色。镜检无红细胞,但隐血试验可呈强阳性。血红蛋白尿见于溶血性贫血、阵发性睡眠性血红蛋白尿症(PNH)、血型不合的输血反应及恶性疟疾等;肌红蛋白尿见于挤压综合征、缺血性肌坏死,也可见于正常人剧烈运动后。

(3) 脓尿(pyuria)和菌尿(bacteriuria):新排出的尿液外观混浊,因尿内含有大量白细胞、炎性渗出物或细菌所致。菌尿呈云雾状,静置后不下沉;脓尿放置后可见白色絮状沉淀。此两种尿液不论加热、加酸,其混浊均不消失。见于泌尿系感染,如肾盂肾炎、膀胱炎、尿道炎等。

(4) 乳糜尿(chyluria):呈乳白色,因肾周围淋巴通道阻塞,从肠道吸收的淋巴液逆流进入尿中所致,如同时含有较多的血液则称为乳糜血尿(hematochyluria)。常见于丝虫病、少数因肾结核、肿瘤引起。

(5) 脂肪尿(lipiduria):尿中出现脂肪小滴称为脂肪尿,是脂肪组织挤压损伤、骨折、肾病综合征、肾小管变性坏死等,脂肪小滴出现于血液和尿液中的表现。

(6) 胆红素尿(bilirubinuria):胆红素尿为尿内含有大量结合胆红素所致,呈深黄色,振荡后泡沫亦呈黄色,见于肝细胞性黄疸及胆汁淤积性黄疸。

3. **气味** 排出的新鲜尿液即有氨味,提示慢性膀胱炎及尿潴留;糖尿病酮症酸中毒时尿呈烂苹果味;有机磷中毒时尿带蒜臭味。此外,有些药物和食物(葱、蒜)也可使尿液散发特殊气味。

4. **酸碱反应** 正常新鲜尿液多呈弱酸性至中性(pH 为 5.0～7.0,平均 6.5)。尿液酸碱度受膳食结构和代谢情况影响。尿液酸度增高见于多食肉类、蛋白质及代谢性酸中毒、发热、痛风、糖尿病和服用氯化铵、维生素 C 等;碱性尿见于多食蔬菜、服用碳酸氢钠类药物、代谢性碱中毒、尿潴留、膀胱炎、肾小管性酸中毒、呕吐等。

5. **尿比密**(specific gravity,SG) 尿比密的高低主要取决于肾小管的浓缩稀释功能,且与尿内所含溶质(盐类、有机物)的浓度成正比,与尿量成反比。正常人在普通膳食情况下,尿比密波动在 1.015～1.025。若大量饮水时尿比密可降低至 1.003 以下;机体缺水时尿比密可高达 1.030 以上。

(1) 尿比密增高:见于急性肾小球肾炎、糖尿病、蛋白尿、失水、血容量不足等。

(2) 尿比密减低:见于尿崩症(常<1.003)、慢性肾炎、肾衰竭和肾小管间质疾病等。比重固定,常在 1.010 左右,称为等张尿,见于肾实质严重损害。

三、化学检查

(一) 尿蛋白

健康成人经尿排出的蛋白质总量为 0～80 mg/24 h。当尿液用常规定性方法检查蛋白质呈阳性或定量检查>150 mg/24 h 或尿蛋白/肌酐>200 mg/g 者,为蛋白尿(proteinuria,PRO)。

1. **生理性蛋白尿** 指泌尿系统无器质性病变,尿内暂时出现蛋白质,程度较轻,持续时间短,诱因解除后消失。如剧烈运动、发热、寒冷、精神紧张、交感神经兴奋及血管活性物质刺激等所致的血流动力学改变,使肾血管痉挛、充血,导致肾小球毛细血管壁通透性增加而出现的蛋白尿。

2. **病理性蛋白尿** 可因各种肾及肾外疾病所致,按来源不同分述以下 6 种蛋白尿。

(1) 肾小球性蛋白尿:由于炎症等因素导致肾小球滤过膜受损以致孔径增大,或静电屏障作用减弱,血浆蛋白质特别是白蛋白大量进入肾小囊,超过肾小管重吸收的能力所形成的蛋白尿,称为肾小球性蛋白尿。见于原发性肾小球疾病如肾小球肾炎、肾病综合征和某些继发性肾小球疾病(如糖尿病、高血压、妊娠高血压综合征和 SLE 等)。

根据肾小球滤过膜损伤程度及蛋白尿的组分又可分为:① 选择性蛋白尿:肾小球滤过膜损害较轻时,以中分子白蛋白为主,有少量小分子量蛋白,尿中无大分子量蛋白(IgG、IgA、IgM、C_3),常见于微小病变型肾病。② 非选择性蛋白尿:肾小球滤过膜损害严重时,尿内出现不同分子量的蛋白,尤其是大分子量蛋白,见于各类原发性、继发性肾小球疾病。判断蛋白尿有无选择性对肾脏疾病的诊断、治疗及估计预后有一定意义。

(2) 肾小管性蛋白尿:由于炎症或中毒使肾近曲小管受损而对低分子量蛋白质重吸收的功能减退所产生的蛋白尿,称为肾小管性蛋白尿。临床常见于肾盂肾炎、间质性肾炎、肾小管性酸中毒、中毒性肾病(汞、镉、铋等重金属及应用庆大霉素、卡那霉素、多黏菌素等引起)、肾移植术后等。

(3) 混合性蛋白尿:肾脏病变同时累及肾小球和肾小管而产生的蛋白尿称为混合性蛋白尿。见于肾小球疾病后期(如慢性肾炎)、肾小管间质疾病后期(如炎症、中毒)及全身性疾病同时侵犯肾小球和肾小管(如糖尿病、SLE 等)。

(4) 溢出性蛋白尿:肾功能正常,但由于血循环中出现大量低分子量蛋白质如免疫球蛋白轻链、游离血红蛋白或肌红蛋白等,可经肾小球滤出,超过肾小管重吸收能力所致的蛋白尿。见于多发性骨髓瘤、巨球蛋白血症、大面积心肌梗死、严重骨骼肌创伤和急性血管内溶血等。本周蛋白

(Bence - Jones protein,BJP),是免疫球蛋白的轻链单体或二聚体,对观察多发性骨髓瘤病程和判断疗效有较大意义。本周蛋白阳性还可见于良性单克隆免疫球蛋白血症、巨球蛋白血症、恶性淋巴瘤等。

(5) 组织性蛋白尿:肾组织破坏或肾小管分泌蛋白增多所致的蛋白尿,多为低分子量蛋白尿(Tamm - Horsfall 糖蛋白)。见于肾盂肾炎、膀胱癌等。

(6) 假性蛋白尿:又称偶然性蛋白尿,肾脏以下泌尿道疾病导致大量脓、血、黏液等混入尿中,或阴道分泌物掺入尿中,均可引起蛋白定性试验阳性。常见于泌尿系统感染等。

(二) 尿糖

正常人尿内可有微量葡萄糖,定性试验为阴性;定量为 $0.56 \sim 5.0$ mmol/24 h。当血糖升高超过肾糖阈值 8.89 mmol/L(160 mg/dl)或血糖正常而肾糖阈值降低时,则定性检测尿糖呈阳性,称为糖尿(glycosuria)。一般指葡萄糖尿(glucosuria,GLU)。

(1) 血糖增高性糖尿:最常见于因胰岛素相对减少或绝对不足所致的糖尿病,也见于肢端肥大症、甲状腺功能亢进症、嗜铬细胞瘤、库欣综合征等。

(2) 血糖正常性糖尿:由于肾小管病变对葡萄糖的重吸收功能减退,肾糖阈值降低所致的糖尿,又称肾性糖尿。常见于慢性肾炎、肾病综合征、家族性糖尿、新生儿糖尿等。

(3) 暂时性糖尿:见于① 生理性糖尿,如短时间内摄入大量糖,或静脉注射大量葡萄糖后可一过性血糖升高,尿糖阳性。② 应激性糖尿,见于颅脑外伤、脑出血、急性心肌梗死等时,肾上腺素或胰高血糖素分泌过多或延脑血糖中枢受到刺激,可出现暂时性高血糖和糖尿。

(4) 其他糖尿:乳糖、半乳糖、果糖等进食过多,或肝硬化时对果糖、半乳糖的利用下降等情况,可出现果糖尿或半乳糖尿。哺乳期产生过多乳糖,可形成乳糖尿。

(5) 假性糖尿:尿中不少物质具有还原性,如维生素 C、尿酸、葡萄糖醛酸或随尿排出的药物(如异烟肼、链霉素、水杨酸、阿司匹林、黄柏、黄连、大黄等),可使班氏(Benedict)试剂中氧化高铜还原成氧化低铜,使尿糖定性呈假阳性反应。

(三) 酮体

酮体(ketone bodies,KET)包括乙酰乙酸、β-羟丁酸和丙酮,三者都是脂肪代谢的中间产物,当体内糖分解代谢不足时,脂肪分解活跃但氧化不完全,可产生大量酮体,从尿中排出形成酮尿。

尿中酮体量(以丙酮计)为 $0.34 \sim 0.85$ mmol/24 h(20~50 mg/24 h),一般检查法为阴性。

糖尿病酮症酸中毒时尿酮体呈强阳性反应,多伴有高血糖症和糖尿;接受双胍类药物治疗者出现酮尿,但血糖、尿糖正常。妊娠剧烈呕吐、重症不能进食等亦可致尿酮体阳性。

(四) 白细胞酯酶

白细胞酯酶是存在于人体粒细胞内的一种酶类,该检测对泌尿道感染有辅助的诊断意义。但该指标不能检测尿液中的单核细胞和淋巴细胞,故具有一定的局限性。

(五) 亚硝酸盐

正常情况下,尿液中存在适量的硝酸盐,当泌尿道感染时,尿中某些细菌含有硝酸盐还原酶,可将硝酸盐还原成亚硝酸盐,此试验为阳性。感染检出率和细菌的种类有关,大肠埃希菌、肺炎克雷伯菌、铜绿假单胞菌可呈阳性,粪链球菌呈阴性。故本实验阳性提示尿路感染的可能,阴性则不能排除尿路细菌感染。

四、显微镜检查

应用显微镜检查尿沉渣的各种有形成分,可反映出泌尿系统肾、尿路疾患的基本病变情况,为诊断提供极为重要的依据。检查方法是取新鲜混匀的尿液约 10 ml 于试管内,经离心沉淀后,取其沉渣 1 滴置载玻片上,覆盖玻片后镜检。先用低倍镜将涂片全面观察一遍,寻找有无细胞、管型及结晶体,再用高倍镜仔细辨认。细胞计数 10 个高倍镜视野(HP)内所见到的最低和最高数目,取平均数报告,(+)>5 个/HP,(++)>10 个/HP,(+++)>15 个/HP,(++++)>20 个/HP;管型则计数 20 个低倍镜视野(LP)内所见到的最低和最高数,取平均数报告。现在可用尿液自动分析仪及尿沉渣自动分析仪,对尿中某些成分进行自动检测。

1. 细胞(图 15-1)

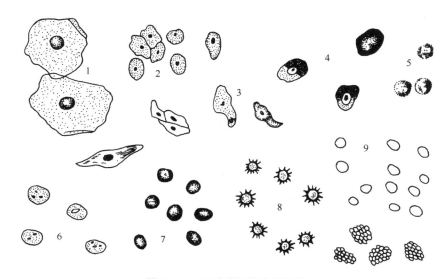

图 15-1 尿内常见的各种细胞
1. 扁平上皮细胞;2. 圆形或多角形上皮细胞;3. 尾状上皮细胞;4. 小圆上皮细胞;
5. 白细胞;6. 白细胞(加酸后);7. 新鲜红细胞;8. 皱缩红细胞;9. 红细胞淡影

(1) 红细胞(erythrocyte,ERY):新鲜红细胞为淡黄色,大小均匀,呈双凹圆盘状;在高渗尿内常皱缩呈星形;在低渗尿中则胀大,甚至可使血红蛋白脱出,形成大小不等的空环,称为红细胞淡影。正常尿液中一般无红细胞,或偶见个别红细胞。离心后的尿沉渣,若每个高倍视野均见到 1~2 个红细胞,即为异常表现。若每个高倍视野红细胞>3 个,尿外观无血色者,称为镜下血尿;尿内含血量较多,外观呈红色,称肉眼血尿。血尿常见于急慢性肾小球肾炎、泌尿系感染、肾结核、肾结石、狼疮肾炎及全身出血性疾病(紫癜性肾炎、血友病)等。

(2) 白细胞(leukocytes,LEU)和脓细胞:新鲜尿中白细胞外形完整,无明显退行性变,结构清晰,常分散存在。尿中以中性粒细胞较常见,亦可见到淋巴细胞及单核细胞。脓细胞系指在炎症过程中破坏或死亡的中性粒细胞,外形常不规则,胞质内充满粗大颗粒,胞核模糊,数量较多且易黏集成团。正常尿中离心沉淀法每个高倍视野白细胞可达 0~5 个,不离心尿不超过 1 个。若离心后每高倍视野>5 个白细胞或脓细胞称镜下脓尿,多为泌尿系统感染,见于肾盂肾炎、膀胱炎、尿道炎及肾结核等。成年女性生殖系统有炎症,尿内常混入阴道分泌物,镜下除成团的脓细胞外,还可见到多量扁平上皮细胞,应与泌尿系统炎症相鉴别,需取中段尿复查。

(3) 上皮细胞(epithelial cells):由泌尿生殖道不同部位的上皮细胞脱落而来。

1) 复层鳞状上皮细胞(扁平上皮细胞):来自阴道及尿道黏膜表层,成年女性尿中多见,临床意义不大。尿中大量出现或片状脱落且伴有白细胞、脓细胞,见于尿道炎。

2) 移行上皮细胞:① 表面移行上皮细胞(大圆上皮细胞):来自膀胱上皮表层、尿道和阴道上皮中层,偶见于正常人尿内,大量出现见于膀胱炎。② 中层移行上皮细胞(尾形上皮细胞):多来自肾盂,又称肾盂上皮细胞,有时来自输尿管。此类细胞在正常尿中不易发现,肾盂肾炎、输尿管炎时可见成片脱落。

3) 肾小管上皮细胞(小圆上皮细胞):主要来自肾小管上皮,尿中出现此类细胞表示肾小管有病变,常见于急性肾小球肾炎,成堆出现表示有肾小管坏死,也见于肾移植术后急性排斥反应。

2. 管型(cast) 管型是蛋白质、细胞或碎片在肾小管、集合管中凝结而成的圆柱状蛋白聚合体。形成管型的必要条件是:① 蛋白尿的存在。② 尿液的充分酸化和尿液的高度浓缩(盐类)。③ 有可供交替使用的肾单位,则可产生局部性尿液积滞,以利于蛋白质浓缩、沉析并凝聚成管型。各种管型的形态见图 15-2。

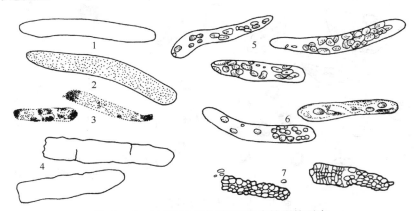

图 15-2 显微镜下所见尿沉渣中管型的形态
1. 透明管型;2. 细颗粒管型;3. 粗颗粒管型;4. 蜡样管型;5. 上皮细胞管型;6. 白细胞管型;7. 红细胞管型

(1) 透明管型(hyaline cast):为无色透明的圆柱状体,两端钝圆,偶有少许颗粒。偶见于健康人;剧烈运动、高热、心功能不全时可见少量;肾实质病变时明显增多。

(2) 细胞管型(cellular cast):管型基质内含有细胞,其数量超过 1/3 的管型体积则称为细胞管型。此管型出现常表示肾脏病变在急性期。因基质中所含细胞的不同而有相应的命名。

1) 红细胞管型(erythrocyte cast):由于肾实质出血所致。见于急进性肾炎、急性肾炎、慢性肾炎急性发作、狼疮肾炎及肾移植术后急性排斥反应等。

2) 白细胞管型(leucocyte cast):常提示肾实质有细菌感染性病变。主要见于肾盂肾炎、间质性肾炎等。

3) 肾小管上皮细胞管型(renal tubular epithelium cast):表示肾小管有病变,是肾小管上皮细胞脱落的指征。常见于急性肾小管坏死、肾病综合征、慢性肾小球肾炎晚期、高热、妊娠高血压综合征、金属(镉、汞、铋)和化学物质中毒等。

(3) 颗粒管型(granular cast):肾实质病变的变性细胞分解产物或由血浆蛋白质及其他物质直

接聚合于糖蛋白基质中形成的颗粒,占1/3管型体积,称为颗粒管型。可分为粗颗粒管型和细颗粒管型两种。开始时多为粗大颗粒,在肾脏停留时间较长后粗颗粒碎化为细颗粒。粗颗粒管型见于慢性肾炎、肾盂肾炎或某些原因(药物中毒等)引起的肾小管损伤;细颗粒管型见于慢性肾炎或急性肾炎后期。

(4)脂肪管型(fatty cast):在管型蛋白基质中含有多量脂肪滴或者有脂肪变性的肾小管上皮细胞,超过管型的1/3。常见于肾病综合征、慢性肾炎急性发作、中毒性肾病等。

(5)蜡样管型(waxy cast):由颗粒管型、细胞管型在肾小管中长期停留变性或直接由淀粉样变性的上皮细胞溶解后形成。提示肾小管病变严重,预后较差。见于慢性肾炎晚期、慢性肾衰竭及肾淀粉样变性。

(6)肾衰竭管型(renal failure cast):由坏死脱落的肾小管上皮细胞碎片构成,在明显扩大的集合管内凝聚而成,外形宽大、不规则。在急性肾衰竭多尿期,此管型大量出现;慢性肾衰竭少尿期如出现,提示预后不良。

(7)细菌管型(bacterial cast):管型基质中含有大量细菌、真菌,见于泌尿系统感染性疾病。

(8)结晶管型(crystal cast):管型基质中含盐类、药物等化学物质结晶。

3. 结晶体　尿中结晶体的形成与该物质在尿中的溶解度、浓度、当时温度以及尿pH等有关。结晶体的发现一般临床意义较小。若经常出现于新鲜尿中并伴较多红细胞时,应怀疑有泌尿系结石的可能。

(1)酸性尿中常见的结晶体:有尿酸结晶、草酸钙结晶、非结晶形尿酸盐、亮氨酸结晶和酪氨酸结晶等(图15-3)。

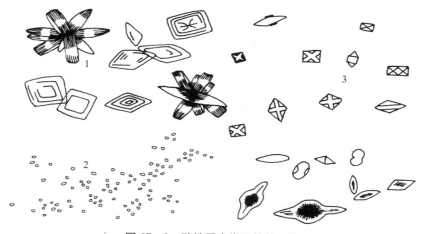

图15-3　酸性尿中常见的结晶体
1. 尿酸结晶;2. 非结晶形尿酸盐;3. 草酸钙结晶

(2)碱性尿中常见的结晶体:有三价磷酸盐结晶(又称铵镁磷酸盐结晶)、尿酸铵结晶、非晶形磷酸盐、磷酸钙结晶和碳酸钙结晶等(图15-4)。

(3)磺胺药物结晶:磺胺结晶种类甚多,形状各异(图15-5)。易在酸性尿中形成结晶,多在肾小管内析出。若尿中发现可疑结晶体,应结合临床,了解服药情况,以协助鉴别。若在服用磺胺药物时尿中出现大量磺胺结晶且伴红细胞或管型时,可能发生泌尿道结石或尿闭及急性肾衰竭,应及时停药,采取有效措施。

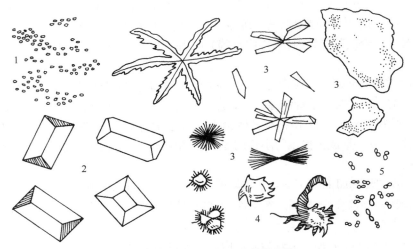

图 15-4 碱性尿中常见的结晶体

1. 非晶形磷酸盐；2. 三价磷酸盐结晶；3. 磷酸钙结晶；4. 尿酸铵结晶；5. 碳酸钙结晶

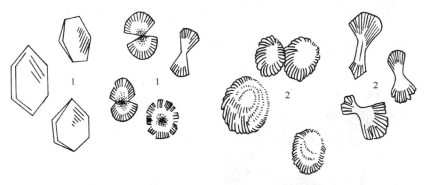

图 15-5 显微镜下所见的尿沉渣中的磺胺结晶

1. 磺胺噻唑结晶；2. 磺胺嘧啶结晶

4. 病原体检查 采用无菌操作,取清洁中段尿 10～20 ml 于灭菌容器内,做尿液直接涂片镜检或细菌定量培养或形态染色鉴定,可见大肠埃希菌或葡萄球菌(肾盂肾炎、膀胱炎)、结核杆菌(肾结核)、淋病球菌(淋病)等。尿液直接涂片若平均每个油镜视野>1 个以上细菌,为尿菌阳性。细菌定量培养菌落计数>10^5 CFU/ml 为尿菌阳性(CFU 为集落形成单位);<10^4 CFU/ml 可能为采集时污染(假阳性);10^4～10^5 CFU/ml 者应复查或结合临床判断。厌氧菌的培养,可采用膀胱穿刺法收集,无菌厌氧小瓶运送;对排尿困难者可导尿,将尿留弃 15 ml 后再留取培养标本,注意尿液中不要加入防腐剂。

五、尿液的其他检查

(一) 尿特种蛋白

包括小分子尿 α_1 微球蛋白、β_2 微球蛋白,中分子白蛋白、转铁蛋白,大分子免疫球蛋白及补体 C3。生理情况下,大分子、中分子蛋白很难通过肾小球基底膜,小分子蛋白质(α_1 微球蛋白、β_2 微球蛋白)可自由通过,但几乎全部被肾小管重吸收。当肾小球病变时,毛细血管壁增厚、变形、断裂、结构破坏,各种蛋白均可出现在尿中。

【临床意义】　检测特种蛋白,分析蛋白尿组分的性质、选择性和非选择性,可用于判断病情的轻重、治疗效果和预后。

1. 选择性蛋白尿　见于微小病变肾病和肾小管疾病,如急性肾盂肾炎、中毒性肾病等。

2. 非选择性蛋白尿　见于肾小球损害,如各类肾小球肾炎、肾病综合征等。

3. 混合性蛋白尿　整个肾单位受损,如慢性肾小球肾炎晚期、严重间质性肾炎累及肾小球及慢性肾衰竭等,可出现混合性蛋白尿。

4. β_2 微球蛋白　是诊断肾近曲肾小管损害的敏感而特异的方法。当近曲小管损害、肾移植排斥反应、上尿路感染、恶性肿瘤及自身免疫性疾病肾损害时,尿中 β_2 微球蛋白明显增加。

(二) 微量白蛋白尿

肾小球滤过膜损伤后致通透性增加,超出肾小管重吸收能力时,尿中白蛋白升高,但低于常规方法的检出范围,常用 24 h 尿白蛋白排泄总量及尿白蛋白排泄率表示,也可用尿白蛋白/肌酐值表示。

【参考值】　免疫比浊法:尿白蛋白<20 mg/L,UAE<30 mg/24 h 尿(<20 μg/min 尿)。尿白蛋白/肌酐值 1.27±0.78。

【临床意义】　是糖尿病、高血压、SLE 等全身性疾病和原发性肾小球疾病早期肾损害的敏感指标,主要用于早期肾损害的诊断,另外,高血压、肥胖、高脂血症、剧烈运动及饮酒也可致微量白蛋白尿。

(三) 1 h 细胞排泄率

患者不限制饮食,但不能服利尿剂及过量饮水。准确留取 3 h 的全部尿液,置于干燥、洁净的容器内,即时送检,进行细胞计数,然后除以 3 得出 1 h 细胞排泄率。

【参考值】　红细胞:男性<3 万/h,女性<4 万/h;白细胞:男性<7 万/h,女性<14 万/h。

【临床意义】　肾盂肾炎、膀胱炎和前列腺炎以白细胞数增多为主,急性肾炎、慢性肾炎急性发作可见红细胞数增多。

(四) 尿红细胞形态

尿红细胞形态多用相差显微镜观察。

1. 肾小球源性血尿　红细胞通过有病理改变的肾小球基底膜裂孔时受到挤压损伤,其后在漫长的各段肾小管中受到不同 pH 和渗透压变化的影响,使红细胞大小不一、形态异常和血红蛋白含量不一,出现多形性变化。肾小球源性血尿,多形性红细胞常>80%,见于各类肾小球疾病(如急性或慢性)、急进性肾小球肾炎、紫癜性肾炎、狼疮肾炎等。

2. 非肾小球源性血尿　主要指肾小球以下部位和泌尿通道上的出血,多因毛细血管破裂所致,红细胞形态可完全正常,呈均一性,多形性<50%,见于泌尿系感染、结石、肿瘤、畸形和血液病等。

(五) 尿纤维蛋白降解产物(FDP)

纤维蛋白原或纤维蛋白在纤维蛋白溶解酶作用下产生尿纤维蛋白降解产物。可见于原发性肾小球疾病,并进行性增高。此外,还可见于 DIC、原发性纤溶性疾病、肾肿瘤、泌尿系统感染、肾移植排斥反应等。

(六) 尿溶菌酶

溶菌酶来自单核细胞和中性粒细胞,是一种能溶解某些细菌的酶类。由于分子量小,可通过肾小球基底膜,但几乎全部被肾小管重吸收。当肾小管损伤时,重吸收减少,尿溶菌酶升高。尿溶菌酶升高是近端肾小管损害的指标,有助于肾小球和肾小管疾病的鉴别,判断肾脏疾病的预后。慢性肾小球肾炎、肾衰竭时,尿溶菌酶持续升高,提示预后差。

六、尿液自动化仪器检测

尿液分析仪是检测尿中某些成分的自动化仪器,具有操作简单、快速、灵敏度高、重复性好、可同时自动完成多项检测等优点,目前常用的有干化学尿分析仪和尿沉渣自动分析仪。

1. 干化学尿分析仪　用干化学法检测尿中某些成分的自动分析仪,通过传送装置、光-电系统和微电脑等装置,将尿试纸条应用现代光-电技术检测其有无成色反应及成色程度,并用微电脑控制检测过程和处理结果。

2. 尿沉渣自动分析仪　综合应用了流式细胞术和电阻抗法,用以检测非离心尿中的有形成分。如红细胞、白细胞、细菌、上皮细胞、管型结晶等,并作定量报告。

尿自动分析仪常使用 8~11 种检测项目组合试验,检测项目(11 项)包括酸碱度、蛋白、葡萄糖、酮体、隐血、胆红素、尿胆原、亚硝酸盐、白细胞、比重、维生素 C。干化学尿自动分析仪易出现假阳性或假阴性结果,应注意结合临床,因此多用于初诊患者或健康体检的筛查试验。不同厂家的试剂组成、原理可能不同,11 种检测项目及参考值见表 15-1。

表 15-1　尿自动分析仪检测项目、参考值及原理

项 目 及 代 码	参 考 值	检 测 原 理
酸碱度(pH)	5~7	酸、碱指示剂
蛋白(PRO)	阴性(<0.1 g/L)	酸性环境带正电荷蛋白与带负电荷指示剂反应显色
葡萄糖(GLU)	阴性(<2 mmol/L)	葡萄糖氧化酶反应
酮体(KET)	阴性	亚硝基铁氰化钾反应
隐血(BLD)	阴性(<10 个/μl)	亚铁血红素的过氧化物酶样活性
胆红素(BIL)	阴性(<1 mg/L)	重氮反应
尿胆原(UBG)	阴性或弱阳性	重氮反应或 Ehrich 反应
亚硝酸盐(NIT)	阴性	亚硝酸盐还原法
白细胞(LEU)	阴性(<15 个/μl)	中性粒细胞酯酶法
比重(SG)	1.015~1.025	多聚电解质离子解离法
维生素 C(VC)	阴性(<10 mg/L)	吲哚酚法

七、泌尿系统常见疾病的尿液特点

泌尿系统常见疾病的尿液特点见表 15-2。

表 15-2　泌尿系统常见疾病尿液特点

病　名	颜　色	比重	蛋白定性	红细胞	白细胞	管　型	蛋白尿性质
急性肾小球肾炎	较深黄色或洗肉水样	1.020～1.030	(+)～(++)	多量,变形红细胞为主	少量	透明管型及细颗粒管型为主	肾小球性蛋白尿
慢性肾小球肾炎	淡黄	1.010～1.020	(++)～(+++)	少量,变形红细胞为主	少量	细、粗颗粒管型偶见脂肪管型	混合性蛋白尿
肾病综合征	淡黄	1.020～1.040	(+++)～(++++)	少量	少量	脂肪管型、细粗颗粒管型	肾小球蛋白尿
急性肾盂肾炎	淡黄或血色	1.010～1.020	(±)～(+)	少量,血尿	多量	白细胞管型	肾小管蛋白尿
急性膀胱炎	淡黄或血色	1.015～1.025	(+)	少量或多量	多量	无	偶然性蛋白尿

（周艳丽）

第二节　粪便检查

粪便由已消化的和未消化的食物残渣、消化道分泌物、黏膜脱落物、细菌、无机盐和水等组成。粪便检查的目的：① 了解消化道有无炎症、出血、寄生虫感染、恶性肿瘤等情况。② 根据粪便的性状、组成而粗略判断胃肠、胰腺、肝胆的功能情况。③ 检查粪便中有无致病菌为防治肠道传染病提供根据。

一、标本采集

（1）粪便标本应新鲜,盛器要洁净、干燥,不可混入尿液、消毒液或其他杂物,做细菌学检查时应将标本盛于加盖无菌容器内立即送检。

（2）一般检查留取指头大小粪便即可,如孵化血吸虫毛蚴最好留取全份粪便。粪便标本有黏液、脓血时,应选取有黏液、脓血的部分涂片检查。

（3）检查痢疾阿米巴滋养体时,应于排便后立即(30 min 内)取材送检,寒冷季节标本注意保温。

（4）对某些寄生虫及虫卵的初筛检测,应三送三检,以提高检出率,因许多肠道寄生虫和某些蠕虫卵都有周期性排出现象。检查蛲虫卵需用透明胶纸拭子,于清晨排便前自肛周皱襞处拭取标本镜检。

（5）粪便隐血检测,患者应素食 3 日,并禁止服用铁剂及维生素 C,否则易出现假阳性。

（6）无粪便而又必须检查时,可经肛门指诊或采便管获取粪便。

二、一般性状检查

1. 量　健康成人大多每日排便 1 次,其量为 100～300 g。随食物种类、食量及消化器官的功能而异,若食物以细粮及肉类为主者,粪质细腻而量少;进食粗粮而纤维含量又较多者,则粪便量较多;当胃肠、胰腺有病变或其功能紊乱时,则排便次数及粪量可增多,也可减少。

2. **颜色与性状**　正常成人的粪便为黄褐色成形圆柱状软便,婴儿粪便呈黄色或金黄色,颜色可因进食种类不同而异。病理情况可见以下改变。

(1) 水样或粥样稀便:常因肠蠕动亢进或肠黏膜分泌过多所致。见于各种感染性或非感染性腹泻,如急性胃肠炎、甲亢等。大量黄绿色稀汁样便并含有膜状物时见于假膜性肠炎;艾滋病患者伴肠道隐孢子虫感染时,排大量稀水样便;副溶血性弧菌食物中毒时,排洗肉水样便;出血坏死性肠炎排出红豆汤样便。

(2) 米泔样便:粪便呈白色淘米水样,含黏液片块,量大。见于霍乱患者。

(3) 黏液脓性或黏液脓血便:正常粪便中有少量黏液,小肠炎症时黏液增多与粪便混在一起,大肠病变是黏液附着在粪便表面;脓性及脓血便,说明下段肠道有病变。常见于痢疾、溃疡性结肠炎、克罗恩病、直肠癌等。黏液、脓、血的多少取决于炎症的性质及程度。在阿米巴痢疾时以血为主,呈暗红色果酱样;细菌性痢疾则以黏液及脓为主,脓中带血。

(4) 冻状便:呈黏冻状、膜状或纽带状,见于肠易激综合征,也可见于某些慢性细菌性痢疾。

(5) 鲜血便:多见于肠道下段出血,如直肠息肉、直肠癌、肛裂及痔疮等。痔疮出血,血液滴于粪便之上,其他疾患则鲜血附着于粪便表面。

(6) 柏油样便:色黑、质软而富有光泽,宛如柏油。见于各种原因所致的上消化道出血。

(7) 灰白色便:各种原因引起的胆管阻塞,以致粪胆素相应减少,见于阻塞性黄疸。

(8) 细条状便:粪便呈扁带状或细条状,提示直肠狭窄,多见于直肠癌。

(9) 绿色粪便:乳儿粪便稀而带绿色或见有黄白色乳凝块均提示消化不良。

3. **气味**　正常粪便因含有蛋白质分解产物——吲哚、粪臭素、硫醇、硫化氢等而有臭味,肉食者味浓,素食者味淡。慢性肠炎、胰腺疾病,尤以直肠癌溃烂继发感染时有恶臭,阿米巴痢疾时有特殊的腥臭。脂肪和碳水化合物消化或吸收不良时粪便呈酸臭味。

4. **寄生虫体**　蛔虫、蛲虫、绦虫节片等较大虫体肉眼即可分辨,钩虫体则需将粪便冲洗过滤后方易找到。服用驱虫药后,应检查粪便中有无虫体,绦虫应仔细寻找粪便中有无头节。

5. **结石**　粪便中可见胆石、胰石、胃石、粪石等,最重要的是胆结石,一般需用铜筛淘洗后方易找到。

三、显微镜检查

显微镜观察粪便中的有形成分,有助于各种消化系统疾病的诊断。一般在洁净玻片上加生理盐水,选择粪便的异常成分或挑取不同部位粪便直接涂片即可,如检查中发现疑似包囊时则加碘液或其他染色液检查。

1. **细胞**

(1) 白细胞:主要指中性粒细胞,正常粪便中没有或偶见,肠道发生炎症时增多,其数量多少与炎症轻重程度有关。细菌性痢疾、溃疡性结肠炎可见大量白细胞及成堆的脓细胞;过敏性结肠炎、肠道寄生虫病(阿米巴痢疾或钩虫病)可见较多的嗜酸性粒细胞。

(2) 红细胞:正常粪便中无红细胞,下消化道炎症或出血性疾病时可见,如细菌性痢疾、阿米巴痢疾、溃疡性结肠炎、结肠癌、痔疮出血、直肠息肉及外伤等。阿米巴痢疾粪便中红细胞多于白细胞,细菌性痢疾粪便中红细胞少于白细胞。

（3）巨噬细胞（大吞噬细胞）：为一种吞噬较大异物颗粒的大单核细胞，胞体较中性粒细胞为大，核形多不规则。见于细菌性痢疾、急性出血性坏死肠炎，偶见于溃疡性结肠炎。

（4）肠黏膜上皮细胞：正常粪便中见不到，结肠炎、假膜性肠炎、坏死性肠炎时可见增多。

（5）肿瘤细胞：乙状结肠癌、直肠癌患者血性粪便涂片可找到成堆的癌细胞，形态多不典型。

2. 食物残渣　正常粪便中的食物残渣是已充分消化后的无定形小颗粒，仅偶见淀粉颗粒和脂肪小滴等。

（1）淀粉颗粒：为大小不等的圆形或椭圆形颗粒。腹泻者易见到，慢性胰腺炎、胰腺功能不全时增多。

（2）脂肪小滴：为大小不等的球状颗粒，碘伏染色后呈橘红色或红色。在肠蠕动亢进、腹泻及胰腺外分泌功能减退时可见增多，尤其是急性或慢性胰腺炎、胰头癌时。消化吸收不良综合征时脂肪小滴的量更多，且可见较多的脂肪酸结晶。

（3）结缔组织：胃蛋白酶缺乏时，粪便中较多出现。

（4）植物细胞及纤维：肠蠕动亢进、腹泻时，植物细胞、肌肉及植物纤维增多（图 15-6）。

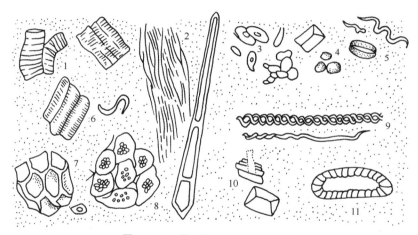

图 15-6　粪便内细胞及食物残渣

1. 肌肉纤维；2. 结缔组织；3. 上皮细胞；4. 脂肪滴；5. 植物的螺旋形管；6～8. 植物细胞；9. 植物毛；10. 三磷酸盐结晶；11. 石细胞

3. 寄生虫卵和原虫　肠道寄生虫的诊断主要靠镜检查找虫卵、原虫滋养体及其包囊。为提高虫卵的检出率，需行各种集卵法，还可用毛蚴孵化法检查血吸虫、钩虫和粪类圆线虫等。粪便中有意义的原虫主要是阿米巴滋养体及其包囊。阿米巴分为溶组织阿米巴和结肠阿米巴（图 15-7），前者具有病理意义。蓝氏贾第鞭毛虫可引起慢性腹泻、胆囊炎，可在粪便中找到其滋养体。隐孢子虫为艾滋病患者及儿童腹泻的重要病原，从粪便中可查出其卵囊。粪便中常见的寄生虫卵形态见图 15-8。

四、化学检查

1. 隐血试验　当胃肠道少量出血时，红细胞被消化破坏，粪便外观不显血色，镜检也不能证实，这类出血称为隐血，须用化学方法或免疫方法进行隐血试验检测。正常人粪便隐血试验为阴性。阳性常见于消化性溃疡的活动期、消化道恶性肿瘤、肠结核、钩虫病以及消化道炎症等疾病。

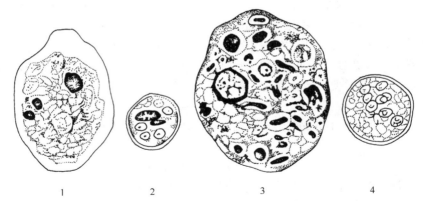

图 15-7 溶组织阿米巴和结肠阿米巴

1. 溶组织阿米巴滋养体;2. 溶组织阿米巴包囊型;3. 结肠阿米巴滋养体;4. 结肠阿米巴包囊型

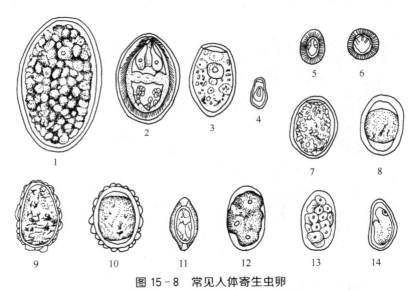

图 15-8 常见人体寄生虫卵

1. 姜片虫卵;2. 日本血吸虫;3. 卫氏并殖吸虫(又称肺吸虫);4. 华支睾吸虫;5. 牛带绦虫;6. 猪带绦虫;7. 阔节裂头绦虫;8. 蛔虫(无外膜卵);9. 蛔虫(变态卵);10. 蛔虫(常态卵);11. 鞭虫;12、13. 钩虫;14. 蛲虫

消化性溃疡呈间断阳性,阳性率为 40%～70%;消化道癌症呈持续性阳性,阳性率可达 95%。故本试验对消化道出血的诊断及消化道肿瘤的普查、初筛、监测均有重要意义。

服用铁剂,食用动物血、肝类、瘦肉,以及大量绿叶蔬菜时,可出现假阳性,应注意鉴别。

近年来本试验用免疫学检查法可鉴别消化道出血的部位,灵敏性高、特异性好。所用抗体有 2 种:一种为抗人血红蛋白抗体,可检出消化道任何部位的出血;另一种为抗人红细胞基质抗体,可检出下消化道的出血,因上消化道出血经消化酶作用后其红细胞基质已被消化殆尽。

2. **胆色素检查** 正常成人粪便中不含胆红素。溃疡性腹泻,慢性肠炎及大剂量抗生素应用后可出现胆红素阳性。溶血性黄疸时,大量结合胆红素排入肠道被细菌还原致粪胆原明显增加;胆汁淤积性黄疸时,由于肠道梗阻故排入肠道的粪胆原亦明显减少;肝细胞性黄疸时,粪胆原可减少也可能正常。故粪胆原定性或定量检测对于黄疸类型的鉴别有一定价值。

五、细菌学检查

正常粪便中细菌极多。大肠埃希菌、厌氧菌和肠球菌是成人粪便中主要正常菌群,产气杆菌、变形杆菌、铜绿假单胞菌多为过路菌,此外还有少量芽孢菌和酵母菌,这些细菌的出现均无临床意义。肠道致病菌的检测主要靠直接涂片镜查和细菌培养与鉴定,如粗筛霍乱弧菌,可做粪便悬滴和涂片染色检查;怀疑假膜性肠炎时,涂片染色后查找葡萄球菌、白念珠菌及厌氧性难辨芽孢梭菌等。怀疑肠结核时行耐酸染色后查找分枝杆菌。若能进行粪便培养(普通培养、厌氧培养或结核培养)则更有助于确诊和菌种鉴定。

（周艳丽）

第三节　痰 液 检 查

正常支气管黏膜腺体和杯状细胞只分泌少量黏液,当呼吸道黏膜遭受理化、过敏、感染等刺激时,黏液分泌增多、毛细血管通透性增强,浆液渗出。痰液主要由黏液、渗出物(红细胞、白细胞、巨噬细胞、纤维蛋白等)、吸入的尘埃、某些组织破坏产物和多种病理成分(如致病菌、寄生虫、血液、肿瘤细胞等)混合而成。痰液检查的临床应用:① 呼吸系统感染性疾病,可用于识别细菌感染种类,并通过药敏试验,指导临床用药。痰涂片抗酸染色发现分枝杆菌,可诊断为开放性肺结核。② 痰脱落细胞检查阳性是确诊肺癌的组织学依据,也是诊断肺癌的方法之一。③ 肺部寄生虫病诊断,如肺吸虫、阿米巴肺脓肿等。

一、标本采集

标本采集时应注意避免混入唾液和鼻咽分泌物。一般以清晨第1口痰为宜,患者先漱口,然后用力咳出气管深处痰液。做细菌培养时,需用无菌容器留取并及时送检。做浓集结核杆菌检查时,需留24 h痰液送检。

二、一般性状检查

1. **痰量**　正常人无痰或仅有少量黏液样痰。痰量增多见于肺脓肿、慢性支气管炎、支气管扩张症、肺脓肿、肺结核等。肺脓肿向支气管破裂时,痰量可突然增加并呈脓性。

2. **颜色**　正常人若咳出少量痰,为无色或灰白色。病理性痰液颜色有以下变化。

(1) 痰液呈红色或红棕色:表示痰内有血液或血红蛋白成分,见于肺结核、支气管扩张症、肺癌等。

(2) 粉红色泡沫痰:为急性肺水肿的特征。

(3) 铁锈色痰:多由血红蛋白变性所致,见于肺炎链球菌肺炎、肺梗死。

(4) 棕褐色痰:见于肺阿米巴脓肿及慢性充血性心力衰竭肺淤血时。

(5) 黄色脓性痰:提示呼吸系统有化脓性感染。

(6) 黄绿色痰：见于铜绿假单胞菌感染或干酪性肺炎。

3. 性状

(1) 黏液性痰：痰液黏稠,略呈灰白色。见于支气管炎、支气管哮喘、肺炎早期等。

(2) 浆液性痰：呈稀薄泡沫状,见于肺水肿;因血浆渗入肺泡内致痰略带淡红色,见于肺淤血。

(3) 脓性痰：黄色混浊,含大量脓细胞,提示呼吸系统化脓性感染。见于肺脓肿、支气管扩张症及脓胸向肺内破溃等。大量脓痰久置可分3层：上层为泡沫黏液,中层为浆液,下层为脓细胞及坏死组织。

(4) 血性痰：痰内混有血丝或血块,为喉以下的呼吸器官出血所致。见于肺结核、支气管扩张症、肺癌等。

(5) 混合性痰：由上述2种或3种痰混合而成,如黏液脓性、浆液黏液性痰等。

4. 气味　正常痰液无异常气味,血腥气味见于各种导致咯血的疾病,如肺结核、肺癌等;肺脓肿、支气管扩张症痰液有恶臭。

三、显微镜检查

1. 直接涂片检查　正常人痰内可有少量白细胞及上皮细胞。

(1) 白细胞及红细胞：大量中性粒细胞表示呼吸系统有化脓性感染;嗜酸性粒细胞增多见于支气管哮喘、过敏性支气管炎及肺吸虫病;淋巴细胞增多见于肺结核患者;出现多量红细胞见于呼吸道疾病及出血性疾病所致的肺、气管或支气管出血等,也可见于急性肺水肿。

(2) 上皮细胞：鳞状上皮细胞增多,见于急性喉炎和咽炎;柱状上皮细胞增多,见于支气管炎、支气管哮喘等。

(3) 色素细胞：吞噬了色素颗粒的巨噬细胞称色素细胞。吞噬含铁血黄素者称心力衰竭细胞,心功能不全所致的肺淤血时常见。吞噬炭粒者为含炭细胞,见于炭末沉着症或吸入大量烟尘者。

(4) 夏科莱登(Charcol-Leyden)结晶：为无色透明、两端尖形八面体状结晶,可能来自嗜酸性粒细胞,常见于支气管哮喘及卫氏并殖吸虫病。

(5) 库什曼(Curshman)螺旋体：是由气流对黏液丝多次扭转而成,见于支气管哮喘等,常与夏科莱登结晶、嗜酸性粒细胞同时出现。

(6) 寄生虫及其虫卵：见于卫氏并殖吸虫病、肺孢子虫病、阿米巴肺脓肿等。

2. 染色涂片检测　包括革兰(Gram)染色、抗酸染色及巴氏(Papanicolaou)染色等。主要用于癌细胞和细菌检查。如临床疑为肺癌,应连续多次查找癌细胞,最好用巴氏染色法。检查一般细菌用革兰染色,检查结核杆菌则用抗酸染色。

四、细菌培养

疑为呼吸道感染性疾病时,可分别做细菌、真菌、支原体等培养。用咳痰法留取标本时,应先用消毒液充分漱口。进行厌氧菌培养时,必须用环甲膜穿刺取痰。必要时可采集支气管肺泡灌洗液进行细菌培养。

（周艳丽）

第四节　浆膜腔穿刺液检查

人体胸腔、腹腔、心包腔和关节腔统称为浆膜腔。生理情况下,腔内有少量液体起润滑作用,正常成人胸腔液体少于 20 ml,腹腔液体少于 50 ml,心包腔液体为 10~50 ml。病理情况下,腔内液体增多而积聚称为浆膜腔积液(serous membrane fluid)。检测积液的性质对疾病的诊断和治疗有重要意义。

一、分类与发生机制

根据浆膜腔积液的形成原因及性质不同,可分为漏出液(transudate)和渗出液(exudate)。

1. **漏出液**　属非炎症性,与压力因素密切相关。漏出液常为多浆膜腔积液,并伴水肿。形成的主要原因为:① 血浆胶体渗透压降低:当血浆白蛋白低于 25 g/L 时,血管与组织间渗透压平衡失调,液体进入浆膜腔形成积液。如肝硬化晚期、肾病综合征、重度营养不良等。② 毛细血管内流体静脉压升高:因过多的液体滤出,超出代偿极限,导致积液发生。如慢性充血性心力衰竭、静脉栓塞等。③ 淋巴管阻塞:常见于肿瘤压迫或丝虫病引起的淋巴回流受阻,积液可呈乳糜样改变。

2. **渗出液**　为炎性积液。常见原因为:① 感染:如胸膜炎、腹膜炎、心包炎等。② 化学因素:如血液、胆汁、胃液、胰液等化学性刺激。③ 恶性肿瘤:因瘤细胞产生血管活性物质及浸润性阻塞等,也常引起渗出性积液。④ 风湿性疾病及外伤等。以上因素均可导致血管通透性增加,致血液中大分子物质(白蛋白、球蛋白、纤维蛋白原及各种细胞成分等)渗出而形成积液。渗出液常表现为单一浆膜腔积液,如结核性胸膜炎常为一侧胸膜腔积液。

二、标本采集

一般以无菌操作对各积液部位进行穿刺收集(见附录一)。标本分为两份:一份加 1/10 标本量的 3.8% 枸橼酸钠抗凝;另一份不加抗凝剂,以观察能否自凝。标本留取后,为防止细胞变性、出现凝块或细菌破坏溶解等,应立即送检。

三、一般性状检查

1. **颜色**　漏出液多为淡黄色。渗出液常为深黄色,但由于病因不同,渗出液亦可呈其他颜色。如红色(血性),多见于恶性肿瘤、结核病急性期、风湿性疾病、出血性疾病、外伤或内脏损伤等;黄色浓稠,见于化脓性细菌感染;绿色,常见于铜绿假单胞菌感染;乳白色,多系淋巴管阻塞等。

2. **透明度**　漏出液多为透明。渗出液因含多量细胞、细菌成分而呈不同程度的混浊,放置后可见蛛网状物。

3. **比重**　漏出液多在 1.015 以下。渗出液因含较多的蛋白质及细胞,比重多>1.018。

4. **凝固性**　漏出液一般不凝固。渗出液中含较多纤维蛋白原及组织细胞碎解产物,易于凝固;若内含大量纤维蛋白溶解酶,则也可不凝固。

四、化学检查

1. **黏蛋白定性试验** 浆膜上皮细胞受炎症刺激后可产生大量黏蛋白,其等电点 pH 为 3~5,是一种酸性糖蛋白,在酸性条件下可析出,产生白色沉淀,即黏蛋白定性试验阳性。渗出液中含有大量黏蛋白,而多呈阳性;漏出液因含黏蛋白量很少,多为阴性。

2. **蛋白质定量试验** 漏出液蛋白总量多<25 g/L,渗出液蛋白总量多大于 30 g/L。如蛋白质含量在 25~30 g/L,可采用蛋白电泳的方法进一步鉴别积液性质。漏出液中球蛋白等大分子蛋白比例低于血浆,而白蛋白比例相对较高;渗出液中大分子蛋白比例显著高于血浆。近年研究表明,计算积液总蛋白、血清总蛋白比例,对积液性质鉴别诊断正确率很高。积液/血清总蛋白<0.5,提示漏出液;>0.5 提示渗出液。

3. **葡萄糖测定** 漏出液中葡萄糖含量与血糖近似,渗出液中葡萄糖可被某些细菌或炎症细胞分解而减少。化脓性胸膜炎时明显减少甚至无糖,常<1.12 mmol/L;结核性渗出液、癌性积液、类风湿性浆膜腔积液时也可减少。

4. **乳酸测定** 浆膜腔积液中乳酸测定有助于鉴别渗出液和漏出液,感染性疾病时因浆膜腔中细菌分解葡萄糖为乳酸,故乳酸升高,当乳酸含量超过 10 mmol/L 时,高度提示细菌感染,抗生素治疗后,一般细菌检查为阴性,则更有诊断意义。心功能不全、恶性肿瘤及风湿性疾病引起的积液,乳酸含量可轻度升高。

5. **乳酸脱氢酶(LDH)检测** 浆膜腔积液中乳酸脱氢酶测定有助于渗出液与漏出液的鉴别诊断。渗出液中 LDH 常>200 U/L,其活性越高,表明炎症越明显。化脓性积液 LDH 活性显著升高、癌性积液 LDH 活性中度升高,结核性积液 LDH 活性略升高。

五、显微镜检查

1. **细胞计数** 一般漏出液细胞数较少,常<100×10^6/L。渗出液细胞数较多,常>500×10^6/L。

2. **细胞分类** 漏出液中主要为间皮细胞和淋巴细胞,渗出液中各种细胞增多的临床意义不同,如以中性粒细胞为主,多见于急性化脓性炎症或结核性感染早期;以淋巴细胞为主,多见于慢性感染(如结核、梅毒及肿瘤等);嗜酸性粒细胞增多,见于气胸、过敏性疾病或寄生虫病;以红细胞为主,多见于恶性肿瘤和结核;浆膜受理化刺激或机械损伤时间皮细胞增多;在狼疮性浆膜炎时,偶可见狼疮细胞;如浆膜腔积液中检出肿瘤细胞,是诊断原发性或转移性肿瘤的重要依据。

3. **脱落细胞检测** 怀疑原发性和继发性恶性肿瘤时,应在浆膜腔积液中查找癌细胞,检出恶性肿瘤细胞是诊断原发性和继发性恶性肿瘤的重要依据。

4. **寄生虫检测** 乳糜液离心检查有无微丝蚴,在阿米巴患者的积液中可以找到阿米巴滋养体。

六、细菌学检查

经无菌操作离心沉淀后,取沉淀物涂片镜检查找病原菌,必要时可进行细菌培养,培养出细菌后进行药物敏感试验,以供临床用药参考。

七、漏出液与渗出液的鉴别要点

漏出液与渗出液的鉴别要点见表 15-3。

表 15 - 3 漏出液与渗出液的鉴别要点

项 目	漏 出 液	渗 出 液
原因	非炎症性	炎症、肿瘤或物理化学刺激
外观	淡黄、浆液性	可为黄色、脓性、血性、乳糜性
透明度	透明或微混	多混浊
比重	<1.015	>1.018
凝固	不自凝	能自凝
黏蛋白定性	阴性	阳性
蛋白质定量	<25 g/L	>30 g/L
葡萄糖定量	与血糖相近	常低于血糖水平
积液/血清总蛋白	<0.5	>0.5
积液/血清 LDH 值	<0.6	>0.6
LDH	<200 U/L	>200 U/L
pH	>7.4	<7.2
细胞计数	常<100×10⁶ 个/L	常>500×10⁶ 个/L
细胞分类	以淋巴、间皮细胞为主	根据不同病因,分别以中性粒细胞或淋巴细胞为主
细菌检查	阴性	可找到致病菌
细胞学检查	阴性	可找到肿瘤细胞

（周艳丽）

第五节 脑脊液检查

　　脑脊液(cerebrospinal fluid,CSF)是一种包绕于脑和脊髓表面、循环流动于脑室及蛛网膜下腔的无色透明液体,主要由脑室系统脉络丛产生,通过蛛网膜绒毛回吸收入静脉。正常脑脊液容量成人为 90~150 ml,新生儿为 10~60 ml。脑脊液的主要功能为:① 缓冲外力震荡,保护脑和脊髓。② 调节颅内压。③ 为脑、脊髓供应营养物质及排泄代谢产物。④ 调节神经系统碱储量,维持酸碱平衡。

　　生理状态下,血液和脑脊液之间的血脑屏障,可维持中枢神经系统内环境的相对稳定,中枢神经系统任何部位的病变,如感染、外伤、出血和肿瘤等都可引起脑脊液性状和成分的改变,因而脑脊液检测对神经系统疾病诊断、疗效观察、指导用药等方面具有重要意义。

一、适应证及标本采集

　　1. 适应证　① 脑膜刺激征阳性需要明确诊断者。② 疑有颅内出血者。③ 疑有中枢神经系统恶性肿瘤者。④ 有剧烈头痛、抽搐、瘫痪、昏迷等表现而原因不明等。⑤ 中枢神经系统疾病手术前的常规检查。⑥ 中枢神经系统疾病需椎管内给药者。

2. **标本采集**　一般脑脊液标本的采集常用腰椎穿刺术(见附录一),特殊情况下可采用小脑延髓池或侧脑室穿刺取得。穿刺针进入蛛网膜下腔或脑室后先做压力测定,然后将脑脊液标本分别收集于 3 只无菌试验管中,每管 1～2 ml,总量≤5 ml,按顺序分别做细菌学检查、化学检查和细胞学检查。标本收集后应立即送检,以免放置过久致细胞破坏、葡萄糖分解或形成凝块等影响检验结果。

二、一般性状检查

1. **颜色**　正常脑脊液为无色水样液体,病理情况下可出现以下颜色的改变。

(1) 红色、血色或粉红色:常见于穿刺损伤、蛛网膜下腔或脑室出血。穿刺点损伤所致,脑脊液流出时开始为鲜红色,以后即逐渐变淡,脑脊液离心后上清液呈无色透明。蛛网膜下腔或脑室出血,脑脊液呈均匀血样,离心后上清液为淡红色或黄色。

(2) 黄色:陈旧性蛛网膜下腔出血、结核性脑膜炎、脊髓肿瘤、蛛网膜粘连及黄疸等脑脊液可呈黄色,称黄变症。常因脑脊液中含有变性血红蛋白、胆红素或蛋白质量异常增高引起。

(3) 其他乳白色:见于急性化脓性脑膜炎;黑色素瘤时脑脊液可呈黑色;微绿色见于铜绿假单胞菌性脑膜炎。

2. **透明度**　正常脑脊液清澈透明。混浊主要由于感染或大量出血所致。毛玻璃样混浊见于结核性脑膜炎;脓样甚至出现凝块,见于化脓性脑膜炎。大量出血时呈血性脑脊液。

3. **凝固物**　正常脑脊液不凝结。化脓性脑膜炎时静置 1～2 h 即可出现凝块;结核性脑膜炎时静置 12～24 h 后在其表面可见纤细的薄膜形成,用此薄膜检查结核杆菌,其阳性率较高。若脑脊液呈黄色胶冻状凝结,提示蛛网膜下腔阻塞,见于脊髓肿瘤、蛛网膜粘连等。

4. **压力**　侧卧位穿刺脑脊液压力正常参考值为,成人 70～180 mmH$_2$O,儿童 40～100 mmH$_2$O。

(1) 增高:常见于颅内炎症性病变(如化脓性脑膜炎、结核性脑膜炎等)、颅内非炎症性病变(如脑肿瘤、脑水肿、蛛网膜下腔出血等)、高血压、动脉硬化等。

(2) 降低:见于脑脊液循环受阻、分泌减少、流失过多、穿刺不当等。

三、化学检查

(一) 蛋白质定性及定量试验

【**参考值**】　蛋白质定性试验(Pandy test):阴性。蛋白质定量:0.20～0.45 g/L。

【**临床意义**】　脑脊液中蛋白质总量增高主要见于中枢神经系统炎症,化脓性脑脊髓膜炎时高度增高,结核性脑膜炎时中度增高,脊髓灰质炎和病毒性脑炎、脑膜炎时呈轻度增高,其他如脑肿瘤、脑出血、蛛网膜下腔出血及阻塞、多发性神经炎、神经梅毒等均可致蛋白质含量增高。以上各种神经系统疾病,其蛋白质定性试验可呈不同程度的阳性反应。

(二) 葡萄糖定量试验

脑脊液中葡萄糖含量的高低取决于血糖的高低、血脑屏障的通透性和脑脊液中葡萄糖的酵解程度。

【**参考值**】　成人 2.5～4.5 mmol/L。

【临床意义】

1. 降低 主要见于化脓性脑膜炎、结核性脑膜炎等。感染的细菌种类不同,葡萄糖含量降低的程度也不同。化脓性脑膜炎时显著减少或缺如;结核性脑膜炎时亦多减低;病毒性脑膜炎及其他中枢神经系统疾病时则多属正常;脑膜癌时显著降低。另外,低血糖、蛛网膜下腔出血急性期、放射病等,脑脊液葡萄糖含量也减低。

2. 增高 主要见于下丘脑损害、糖尿病等。

(三)氯化物定量试验

【参考值】 119~129 mmol/L。

【临床意义】 胆囊平衡。

1. 降低 脑脊液氯化物含量常随脑脊液胶体渗透压和血清中氯化物的改变而变化。由于脑脊液中蛋白质含量较少,为维持脑脊液和血浆渗透压的平衡(Donnan平衡),健康人脑脊液中氯化物的含量常较血中为高。各种原因引起的脑脊液蛋白质含量增高时,由于胶体渗透压的增高,影响血中氯化物渗入脑脊液,故使脑脊液中氯化物含量降低。如细菌性脑膜炎,特别是结核性脑膜炎时降低更显著,可降至102 mmol/L以下。其他中枢神经系统疾病,如病毒性脑炎、脑脓肿等,则多属正常。低氯血症使脑脊液氯化物含量降低。

2. 增高 主要见于各种原因所致高氯血症。

(四)酶学测定

正常脑脊液中含有多种酶,但绝大多数酶不能通过血脑屏障,故含量远低于血清。当炎症、肿瘤及脑血管疾病发生时,因脑组织破坏,细胞内酶溢出,或血脑屏障通透性增加,或肿瘤细胞内酶释放等,均可使脑脊液中酶活性增高。

乳酸脱氢酶(LDH)及其同工酶测定

【参考值】 成人3~40 U/L。

【临床意义】 ① 鉴别细菌性脑膜炎与病毒性脑膜炎:细菌性脑膜炎脑脊液中的LDH活性增高,同工酶以LDH_4、LDH_5为主;病毒性脑膜炎LDH活性多正常,同工酶以LDH_1、LDH_2为主。② 鉴别颅脑外伤与脑血管病:颅脑外伤红细胞完整,脑脊液中LDH活性正常;脑血管疾病LDH常明显增高。③ 其他:中枢神经系统恶性肿瘤与脱髓鞘病进展期,脑脊液中LDH活性多明显增高,缓解期则下降。

肌酸激酶(CK)测定

【参考值】 (0.94±0.26)U/L(比色法),其活性约为血浆的1/10。

【临床意义】 肌酸激酶有3个同工酶(CK-MM、CK-MB、CK-BB),只有CK-BB存在于脑脊液中。其中化脓性脑膜炎CK-BB明显增高,其次是结核性脑膜炎、脑血管疾病及脑肿瘤性疾病,病毒性脑膜炎CK-BB正常或轻度升高。

天冬氨酸氨基转移酶(AST)测定

【参考值】 5~20 U/L,其活性约为血浆的1/4。

【临床意义】 脑脊液中AST活性增高见于中枢神经系统感染、脑血管疾病、脑肿瘤、颅脑外伤等。

腺苷脱氨酶(ADA)测定

【参考值】 0~8 U/L。

【临床意义】 结核性脑膜炎时 ADA 显著升高,可用于本病的诊断及与化脓性脑膜炎的鉴别。

溶菌酶(LZM)测定

正常人脑脊液中溶菌酶含量极低。结核性脑膜炎时,LZM 显著升高,可达正常 50 倍;化脓性脑膜炎及病毒性脑膜炎也可见升高。

四、显微镜检查

(一)细胞计数

【参考值】 成人白细胞为 $(0 \sim 8) \times 10^6 / L$;儿童为 $(0 \sim 15) \times 10^6 / L$。多为淋巴细胞及单核细胞,两者之比约为 7∶3。

【临床意义】 正常脑脊液中不含红细胞,仅有少量白细胞。当穿刺损伤血管及脑室和蛛网膜下腔出血,引起血性脑脊液时,除红细胞明显增多以外,还可见各种白细胞,但以中性粒细胞为主,出血时间超过 2～3 日,可发现含有红细胞或含铁血黄素的吞噬细胞。白细胞增多是中枢神经系统感染的重要指标。

(二)白细胞分类

【参考值】 淋巴细胞:成人为 40%～80%,新生儿为 5%～35%。单核细胞:成人为 15%～45%,新生儿为 50%～90%。中性粒细胞:成人为 0～6%,新生儿为 0～8%。

【临床意义】

1. **感染性脑膜炎** ① 化脓性脑膜炎时,白细胞总数显著增加,可达 $1\,000 \times 10^6 / L$ 以上,以中性粒细胞为主。② 结核性脑膜炎时,白细胞数中度增加,但多 $\leqslant 500 \times 10^6 / L$,中性粒细胞、淋巴细胞及浆细胞同时存在是本病的特征。③ 新型隐球菌性脑膜炎时,细胞数中度增加,以淋巴细胞为主。④ 病毒性脑炎或脑膜炎时,细胞数轻度增多,以淋巴细胞为主。

2. **脑寄生虫病** 脑脊液中细胞数增加,以嗜酸性粒细胞为主。

3. **脑膜白血病** 脑脊液中细胞数可正常或稍增加,以淋巴细胞为主,可见白血病细胞。

(三)细胞学检查

将脑脊液离心,沉渣涂片,进行瑞氏染色或巴氏染色后查找癌细胞。

五、细菌学检查

一般采用直接涂片或离心沉淀后取沉淀物制成薄涂片。病原学检查对化脓性脑膜炎、结核性脑膜炎、隐球菌脑膜炎等有重要诊断价值。如疑为流行性脑脊髓膜炎、化脓性脑膜炎时,做革兰染色后镜检;疑为结核性脑膜炎,将脑脊液静置 24 h 取所形成的薄膜,做抗酸染色镜检;疑为隐球菌脑膜炎,则在涂片上加印度墨汁染色,未见未染色的厚荚膜,也可用培养或动物接种法进行后续鉴定。

六、免疫学检查

1. **免疫球蛋白检测** 脑脊液中免疫球蛋白测定对许多疾病发病机制的研究、血脑屏障功能的判断及确诊某些疾病具有重要意义。正常脑脊液中主要含有 IgG 和少量 IgA(免疫电泳扩散法:IgG 为 10～40 mg/L,IgA 为 0～6 mg/L)。IgG 增加见于多发性硬化症、亚急性硬化性全脑炎、结核性脑膜炎和梅毒性脑膜炎等。IgA 增加见于各种脑膜炎及脑血管疾病。正常脑脊液中 IgM 不能测出,若出现 IgM,提示中枢神经系统近期感染及活动性变态反应性疾病的持续存在。

2. **结核性脑膜炎的抗体检测** 通常应用 ELISA 法检测结核性脑膜炎患者血清及脑脊液中抗结核杆菌特异性 IgG 抗体。若脑脊液中抗体水平高于自身血清,有助于结核性脑膜炎的诊断。

3. **乙型脑炎病毒抗原检测** 荧光素标记特异性抗体检测细胞内乙型脑炎病毒抗原,可对乙型脑炎作出早期诊断,但阳性率不高。

4. **单克隆抗体检测脑脊液中癌细胞** 当常规细胞学检查脑脊液中癌细胞形态难以肯定或出现假阴性结果时,可采用单克隆抗体技术检测脑脊液中的癌细胞。此项检查不仅有助于中枢神经系统癌性病变的早期诊断,还可对恶性细胞的组织来源进行鉴定。

七、脑脊液蛋白电泳测定

【参考值】 前白蛋白 0.02～0.07;白蛋白 0.56～0.76;α_1 球蛋白 0.02～0.07;α_2 球蛋白 0.04～0.12;β 球蛋白 0.08～0.18;γ 球蛋白 0.03～0.12。

【临床意义】 ① 前白蛋白增加:见于脑积水、脑萎缩及中枢神经系统变性疾病。② 白蛋白增加:见于脑血管疾病、椎管阻塞及脑肿瘤等疾病。③ α_1 球蛋白和 α_2 球蛋白增加:见于急性化脓性脑膜炎、结核性脑膜炎急性期、脊髓灰质炎等。④ β 球蛋白增加:见于动脉硬化、脑血栓等脂肪代谢障碍疾病;若同时伴有 α_1 球蛋白明显减少或消失,则多见于中枢神经系统退行性病变,如小脑萎缩或脊髓变性等。⑤ γ 球蛋白增加:γ 球蛋白增加但总蛋白正常,见于多发性硬化和神经梅毒;若两者同时增高,见于慢性炎症或脑实质恶性肿瘤;寡克隆蛋白带出现,对多发性硬化的诊断有重要价值,也可见于急性感染性多发性神经炎、视神经炎。

八、髓鞘碱性蛋白测定

【参考值】 0～4 μg/L。

【临床意义】 髓鞘碱性蛋白(myelin basic protein,MBP)是中枢神经系统髓鞘的重要组成蛋白,约占髓鞘总蛋白的 30%。MBP 是髓鞘脱失的重要指标,外伤和神经系统疾病时,因神经组织细胞破坏及血脑屏障通透性增加导致脑脊液中 MBP 增加,对多发性硬化病情的严重程度、预后及治疗有重要意义,重度新生儿缺氧缺血性脑病、脑积水等,脑脊液中 MBP 也显著增加。

九、Tau 蛋白的定量测定

【参考值】 诊断阿尔兹海默病的临界值为 375 ng/L。

【临床意义】 Tau 蛋白是含量最高的微管相关蛋白。从早期到晚期阿尔兹海默患者,脑脊液 Tau 蛋白的水平均增高,是诊断阿尔兹海默病的重要生物学标志物。

常见中枢神经系统疾病的脑脊液特点见表 15-4。

表 15-4 常见脑部疾病的脑脊液特点

	压力 (mmH$_2$O)	外观	细胞数及分类 (×10^6/L)	蛋白质定性	蛋白质定量(g/L)	葡萄糖 (mmol/L)	氯化物 (mmol/L)	细菌
正常	侧卧位 80～180	无色透明	0～8 个,多为淋巴细胞	—	0.15～0.45	2.5～4.5	120～130	无
化脓性脑膜炎	显著增高	混浊,脓性可有凝块	显著增加,以中性粒细胞为主	++～++++	显著增加	明显减少或消失	稍低	可找到致病菌

续 表

	压力 (mmH₂O)	外观	细胞数及分类 (×10⁶/L)	蛋白质 定性	蛋白质 定量(g/L)	葡萄糖 (mmol/L)	氯化物 (mmol/L)	细菌
结核性脑膜炎	增高	微浊,毛玻璃样,静置后有薄膜形成	增加,早期以中性粒细胞为主,后期以淋巴细胞为主	++	增加	减少	明显减少	抗酸染色可找到结核杆菌
病毒性脑炎或脑膜炎	稍增高	清晰或微浊	增加,早期以中性粒细胞为主,后期以淋巴细胞为主	+	轻度增加	正常	正常	无
脑脓肿（未破裂）	增高	无色或黄色微浊	稍增加,以淋巴细胞为主	+	轻度增加	正常	正常	有或无
脑肿瘤	增高	无色或黄色	正常或稍增加,以淋巴细胞为主	±～+	轻度增加	正常	正常	无
蛛网膜下腔出血	稍增高	血性为主	增加,以红细胞为主	+～++	轻度增加	正常	正常	无

（周艳丽）

第六节 生殖系统体液检查

一、阴道分泌物检验

阴道分泌物(vaginal discharge)主要来自宫颈腺体和前庭大腺,部分由子宫内膜和阴道黏膜分泌。在正常情况下,女性青春期后在雌激素的作用下,阴道上皮由单层变为复层,上皮细胞中除内底层外,均含有不同量的糖原;受卵巢功能的影响,上皮细胞发生周期性的变化和脱落,脱落后的细胞破坏释放出糖原;经阴道杆菌的作用,将糖原转化为乳酸,使阴道内的 pH 值保持在 4～4.5,在此环境中只有阴道杆菌能够生存,形成阴道的自然防御系统。阴道分泌物中含有细菌、白细胞、宫颈和阴道黏膜的脱落细胞等,阴道分泌物的检查主要用于诊断女性生殖系统炎症、肿瘤、判断雌激素的水平等。

（一）标本的采集

在检查前 24 h 应无性交、盆浴、阴道灌洗、局部用药等,一般用生理盐水浸润的棉拭子,自阴道深部、后穹隆部、宫颈管口等不同部位采集标本,然后制备成生理盐水分泌物涂片,或将涂片用95％的乙醇固定后送检。

（二）一般性状检查

1. 外观　正常阴道分泌物为白色稀糊状,无味,其量的多少与雌激素的水平高低和生殖器官的充血程度有关。病理情况下可出现颜色、性状、气味及量的变化。

（1）脓性：呈黄色或黄绿色，有臭味，常见于阴道毛滴虫、化脓性细菌性感染引起的慢性宫颈炎、子宫内膜炎等。

（2）泡沫样脓性：黄色或黄绿色，见于阴道毛滴虫病。

（3）血性：红色，有特殊的臭味，见于宫颈癌、宫体癌、子宫黏膜下肌瘤、宫内节育器损伤等。

（4）黄色水样：常见于子宫内膜下肌瘤、宫颈癌、宫体癌等病变组织变性、坏死引起。

（5）豆腐渣样或凝乳状小块：假丝酵母菌性阴道炎。

2. **酸碱度**　pH 4.0～4.5，呈酸性。pH 增高见于阴道炎、幼女或绝经期女性。

（三）阴道清洁度检查

阴道清洁度（cleaning degree of vagina）是指阴道清洁的等级程度。采用阴道分泌物生理盐水涂片后，显微镜下观察阴道的清洁度。根据阴道分泌物中白细胞、上皮细胞、阴道杆菌和杂菌的多少来划分阴道清洁度，是阴道炎症和生育期女性卵巢性激素分泌功能的判断指标。当卵巢功能低下，雌激素分泌水平降低时，易感染杂菌，使阴道清洁度分度增高，见于各种阴道炎。阴道清洁度的分度见表 15-5。

表 15-5　阴道清洁度的分度

清洁度	杆　菌	球　菌	上皮细胞	白细胞或脓细胞	临 床 意 义
Ⅰ	大量	无或少见	满视野	0～5 个/HP	正常
Ⅱ	少量	少量	中等量	5～15 个/HP	基本正常
Ⅲ	极少	大量	少量	15～30 个/HP	阴道炎
Ⅳ	无	大量	无	>30 个/HP	重度阴道炎

（四）病原微生物学检查

1. **细菌**　常见菌为淋病奈瑟菌、加德纳菌、类白喉杆菌、葡萄球菌、链球菌和大肠埃希菌等，可引起淋病及细菌性阴道炎。

2. **真菌**　真菌在阴道中存在，在阴道抵抗力减低时，易引起真菌性阴道炎，主要有白念珠菌和纤毛菌。

3. **寄生虫**　健康阴道中毛滴虫和阿米巴原虫检测为阴性，阳性见于阴道毛滴虫病和阿米巴性阴道炎。

4. **病毒**　健康阴道中无病毒检出，引起病毒性阴道炎的致病病毒为单纯疱疹病毒、人巨细胞病毒、人乳头状病毒等，临床常见于性传播性疾病。

（五）宫颈（阴道）脱落细胞学检查

子宫颈癌是妇科常见的恶性肿瘤，发病率仅次于乳腺癌。脱落细胞绝大部分来自子宫颈及阴道上皮细胞，传统的宫颈（阴道）脱落细胞学检查采用刮片法、刷取法及吸取法制片，近年来多采用液基细胞学检查制备细胞学涂片，阴道分泌物涂片常用苏木精-伊红（hematoxylin-eosin, HE）和巴氏（Papanicolaou）染色检查，临床主要用于妇科恶性肿瘤的诊断和预后判断及了解卵巢功能。

二、精液检验

精液（semen）是男性生殖器官的分泌物，由精子和精浆组成。精液的 90% 为水分，有形成分约占 10%。精子产生于睾丸,在附睾内发育成熟;精浆由前列腺液(约 20%)、精囊液(约 60%)和尿道球腺分泌液(约 10%)等组成。精液中有多种成分,如果糖、凝固酶、蛋白酶、电解质及激素等,精液成分对于精子的存活和生理运动有重要作用。

精液检验(semen examination)目的有:① 评价男性生育功能,为不育症的诊断和疗效观察提供依据。② 计划生育科研和输精管结扎术后的效果观察。③ 男性生殖系统疾病如炎症、结核、肿瘤、睾丸发育不全症等的辅助诊断。④ 法医学鉴定。⑤ 婚前检查。⑥ 为人工授精和精子库筛选优质精子。

(一) 标本采集与送检

采精前禁欲 5 日以上。常采用手淫法射精于干燥、清洁的容器内。乳胶避孕套内含有对精子有害的物质,可杀死精子或抑制其活动力,影响检验结果的准确性,不提倡使用。标本收集后应于 30 min 内保温(25~37℃)送检。若出现一次异常结果,应在 1 周后复查,反复检验 2~3 次,以便获取更可靠的诊断信息。

(二) 一般性状检查

1. 量 正常人一次排精量为 3.0~5.0 ml。已数日未射精而精液量<1.5 ml 者为精液减少。精液量减至数滴甚至排不出时称为无精液症(aspermia),见于前列腺和(或)精囊病变、射精管阻塞等。一次排精量>8 ml 者为精液过多,可因精液被稀释,也可见于长时间禁欲者,或由于垂体促性腺激素分泌亢进,雄激素增高所致。

2. 颜色及透明度 新鲜标本呈灰白色或乳白色,久未射精者可呈淡黄色,液化后的精液呈半透明稍混浊。精液呈鲜红或暗红色称为血精,见于生殖系统炎症、结核或肿瘤;脓性精液见于精囊炎和前列腺炎。

3. 黏稠度和液化时间 刚排出的精液呈胶冻状,放置 30 min 后,由于纤溶酶的作用,80% 的精液能自行液化。当前列腺炎时纤溶酶遭破坏,精液不能液化,则可抑制精子活动力而影响生育。如精液黏稠度低,似米汤样,见于先天性精囊缺如或精囊液排出受阻。

4. pH pH 平均为 7.8,正常精液呈弱碱性,可中和阴道分泌物内的乳酸,有利于精子的活动。pH 大于 8.0,常见于前列腺、精囊腺、尿道球腺和附睾的炎症;pH 小于 7.0,常见于输精管阻塞、先天性精囊缺如或附睾发育不全等。以上情况不利于生育。

(三) 显微镜检查

1. 观察有无精子 取液化精液 1 滴于载玻片上,加盖玻片,低倍镜下观察全片有无精子;如无精子,再行精液涂片检查;若仍无精子,则称无精子症,是男性不育症的主要原因。输精管结扎术后 6 周连续检查无精子,说明手术效果良好;如在结扎后 2 个月仍有精子出现,说明手术不成功。

2. 精子计数 将精液用稀释液定量稀释,然后滴入血细胞计数池进行计数。正常人精子数为 $(60\sim150)\times10^9/L$,受孕的低限为 $20\times10^9/L$。临床上也可按一次排精子总数报告,正常为 4 亿~6 亿,<1 亿为不正常。

3. 精子活动率和精子活动力检验 精子活动率(即存活率)检验是在显微镜下观察 100 个精子,计数有活动力精子的百分率。正常情况下,在排精 30~60 min 内,应有 80%~90% 具有活动能力,至少应>60%。若不活动精子数>50%,应进行体外活体染色检查,以鉴定其生死。精子活动力检验是观察精子活动强度,亦即测定活动精子的质量。在上述涂片检查中按下列标准报告:

① 活动力良好：精子运动活泼有力,呈直线向前游动。② 活动力较好：活动尚可,但游动方向不定,常有回旋。③ 活动力不良：精子运动迟缓,原地打转或抖动,有牵拉感。④ 无活力(死精子)：精子完全无活动力,加温后仍不活动。

精子活动力降低见于精索静脉曲张、生殖系非特异性感染及与服用某些药物(如抗代谢药、抗疟药、雌激素等)有关。

4. **精子形态观察** 正常精子似蝌蚪状,分头、体、尾三部分。长 $50\sim60\ \mu m$,头部呈梨形或略扁,尾部长而弯曲。经瑞氏染色,精子头内核部呈紫红色,其他部分呈浅蓝色。凡精子头、体、尾部任一处有畸形改变,均认为是异常精子。正常精液中畸形精子应在 $10\%\sim15\%$ 以下,如$>20\%$为不正常,多因睾丸、附睾功能异常所致。

5. **精液细胞学检验** 正常精液中可有少量白细胞、上皮细胞和极少量红细胞。一般白细胞$<$5 个/HP,如超过者应视为不正常。白细胞增多见于前列腺炎、精囊炎、附睾炎等。红细胞增多见于睾丸肿瘤、前列腺癌等。若发现体积较大、形态异常的细胞,疑为癌细胞时,应做 HE 染色检验。

(四)病原生物学检查

男性生殖系统任何部位的感染均可从精液中检测到病原生物,如细菌、病毒、支原体及原虫等。精液中常见的病原生物有葡萄球菌、链球菌、淋病奈瑟菌、类白喉杆菌、解脲支原体等。男性不育症患者精液中细菌总检出率可高达 33%,精液中的细菌毒素将严重影响精子的生成和活动力,导致男性不育症。

(五)精液其他检查

精液的生化检查、免疫学检查,可反映睾丸及附属性腺的分泌功能,对男性不育症的诊断及治疗有重大意义。

三、前列腺液检验

前列腺液是精液的重要组成成分,占精液的 $15\%\sim30\%$,主要含有纤溶酶、β-葡萄糖腺苷酶、酸性磷酸酶、蛋白质、葡萄糖、钠、钾、锌、钙及少量的上皮细胞和白细胞等。前列腺液检查主要用于前列腺炎、结石、肿瘤和前列腺肥大等的辅助诊断,也可用于性病的诊断。

(一)标本采集

用前列腺按摩术收集标本。通常将第 1 滴弃去,然后将采集的前列腺液置于清洁载玻片上及时送检;采集细菌培养标本时,应无菌操作,并将标本收集于无菌容器内。注意：如标本采集失败或检测结果阴性需再次检测时,应间隔 $3\sim5$ 日后重新采集或复查;检测前 3 日应禁止性生活,以免性兴奋后前列腺液中白细胞增加。

(二)一般性状检查

正常人前列腺按摩后可收集到数滴至 2 ml 的前列腺液(常混有精囊液)。其外观呈乳白色、稀薄、半透明;pH 为 $6.3\sim6.5$。前列腺炎时前列腺液减少,呈黄色混浊或脓性;前列腺癌、结核、结石时前列腺液常呈不同程度的血性。

(三)显微镜检查

在前列腺液涂片上,非染色直接高倍镜观察。

1. **卵磷脂小体**　正常前列腺液可见大小不一、圆形或卵圆形、满视野分布、有折光性的卵磷脂小体,略小于红细胞。前列腺炎时卵磷脂小体常减少、分布不均或成堆积状。炎症严重时因巨噬细胞大量吞噬脂类,卵磷脂小体可消失。

2. **细胞**　正常前列腺液中平均红细胞<5个/HP,白细胞<10个/HP,上皮细胞少见。前列腺炎时白细胞增多且可成堆出现,甚至出现大量脓细胞;上皮细胞大量出现;还可见到体积较大、吞噬卵磷脂小体的前列腺颗粒细胞。红细胞增多常见于精囊炎、前列腺化脓性炎症、前列腺癌等病变,但应排除前列腺按摩过重导致的出血。在前列腺癌时,如见到体积较大、成堆出现、分化不一且畸形的可疑细胞,应将涂片做瑞氏染色或 HE 染色,以明确前列腺癌的诊断。

3. **淀粉样小体**　为类圆形、微黄或褐色小体,约为白细胞的 10 倍。中心常含钙盐沉淀物。在老年人较多出现,无临床意义。淀粉样小体如与胆固醇结合,即可形成前列腺结石。

4. **精子**　在按摩前列腺时精囊受到挤压而排出精子,无临床意义。

5. **滴虫**　正常阴性,在滴虫性前列腺炎时可检查到。

(四)病原生物学检查

前列腺液涂片进行革兰染色、抗酸染色检查病原菌,直接涂片检查阳性率低,必要时可做细菌培养,以提高病原菌的检出率。前列腺、精囊腺感染时,革兰染色检查出的致病菌以葡萄球菌最常见,其次是链球菌、大肠埃希菌和淋病奈瑟菌。抗酸染色有助于前列腺结核的诊断,如已明确诊断,则不宜再进行前列腺按摩,以免引起感染扩散。

(周艳丽)

第十六章　肝脏病常用实验室检查

导学

1. 掌握血清总蛋白和白蛋白／球蛋白值的临床意义；掌握血氨、胆红素代谢、丙氨酸氨基转移酶、天冬氨酸氨基转移酶及其同工酶检测的临床意义；掌握病毒性肝炎病毒标志物检测的临床意义。

2. 熟悉血清蛋白质电泳、血清前白蛋白、血浆凝血因子、阻塞性脂蛋白 X、碱性磷酸酶及其同工酶、γ-谷氨酰转肽酶、乳酸脱氢酶及其同工酶、谷氨酸脱氢酶检测的临床意义。熟悉肝脏病常用实验室检查的选择。

3. 了解肝纤维化常用标志物及肝功能检查相关指标的参考值。

肝脏是人体内最大的腺体器官，功能强大而繁多。其基本功能是参与多种物质的代谢过程，如蛋白质、糖、脂类、维生素、激素等物质代谢。此外，肝脏还有分泌、排泄、生物转化及胆红素代谢等方面的功能。故肝脏有人体"中心实验室"或"物质代谢中枢"之称。

由于肝脏具有多种代谢功能，所以肝功能检查方法较多。目前常用的检查项目有：① 蛋白质代谢功能检查。② 胆红素代谢检查。③ 血清酶检查。④ 肝纤维化常用标志物检查。⑤ 病毒性肝炎常用标志物检查等。

肝功能检查有助于：① 判断有无肝脏损害及其严重程度。② 判断肝功能状态并可对其进行动态观察。③ 黄疸的诊断与鉴别诊断。④ 肝脏疾患的病因诊断，如病毒性肝炎、肝癌的诊断等。⑤ 指导安全用药及大手术前的健康评估等。肝脏储备、代偿能力很强，有时肝功能检查正常，也不能完全排除肝脏病变；某些指标异常也见于肝外疾病。故必要时可结合超声、CT、肝胆造影、肝脏活组织检查等临床资料，进行综合分析、判断，做出正确诊断。

一、蛋白质代谢功能检查

（一）血清总蛋白和白蛋白／球蛋白值测定

【原理】　血清总蛋白（serum total protein，STP）主要包括血清白蛋白（albumin，A）和球蛋白（globulin，G）。90％以上的血清总蛋白和全部的血清白蛋白是由肝脏合成的。当肝实质受损时，蛋白合成能力下降，血清总蛋白和白蛋白减少。单核-吞噬细胞系统的库普弗（Kupffer）细胞受到刺激，γ-球蛋白产生增多。

【参考值】　双缩脲法：血清总蛋白 $60\sim80$ g／L。溴甲酚绿法：白蛋白 $40\sim55$ g／L；球蛋白 $20\sim30$ g／L；A／G 值（$1.5\sim2.5$）：1。

【临床意义】　血清总蛋白高低主要受血清白蛋白水平影响。由于肝脏具有很强的代偿能力，且白蛋白半衰期较长(15～19日),因此只有当肝脏病变达到一定程度或至一定病程后才能出现血清总蛋白或白蛋白改变,急性或局灶性肝损伤时多正常,诊断敏感性较低。蛋白质代谢检查主要用于诊断慢性肝损伤及其病情程度。

1. **血清总蛋白及血清白蛋白降低**　血清总蛋白<60 g/L或血清白蛋白<25 g/L,称为低蛋白血症。主要机制有:① 合成障碍:慢性肝炎、肝硬化、肝癌等慢性肝脏疾病。② 摄入不够:营养不良、胃肠道肿瘤、胃肠部分切除等。③ 丢失或消耗过多:肾病综合征、大面积烧伤、急性大失血,慢性消耗性疾病如甲亢、重症肺结核、恶性肿瘤等。

2. **血清总蛋白及血清白蛋白增高**　主要见于严重脱水(如腹泻、呕吐、肠梗阻、肠瘘等)所致的血液浓缩,血清蛋白占全血的比例相对增加所致。

3. **血清总蛋白及球蛋白增高**　血清总蛋白>80 g/L,称高蛋白血症;球蛋白>35 g/L,称高球蛋白血症。血清总蛋白增高主要是球蛋白增高所致。常见的原因有:① 慢性肝脏疾病,如慢性肝炎、肝硬化、慢性酒精性肝病等。② 慢性感染,如黑热病、疟疾、结核病、慢性血吸虫病等。③ 自身免疫性疾病,如风湿热、SLE、皮肌炎等。④ M球蛋白血症,主要见于多发性骨髓瘤、淋巴瘤、原发性巨球蛋白血症等。

4. **血清球蛋白降低**　常见于:① 免疫功能抑制:长期应用糖皮质激素或免疫抑制剂。② 先天性低丙种球蛋白血症。③ 血液稀释:如静脉输液过多、水钠潴留等。

5. **白蛋白/球蛋白(A/G)值**　这是评价肝脏功能状态的重要指标。A/G倒置主要见于肝功能损伤严重的疾病,如慢性肝炎中度及重度、肝硬化、肝细胞癌等;也可见于其他能够引起球蛋白明显增加的疾病,如多发性骨髓瘤、淋巴瘤、原发性巨球蛋白血症等。动态观察慢性肝病患者A/G值的变化,对于判断肝脏病变发展、疗效情况以及估计预后均有重要的临床意义。

(二) 血清蛋白电泳测定

【原理】　在碱性环境(pH为8.6)中血清蛋白质均带负电,在电场中均会向阳极泳动。由于各种蛋白质分子量、所带电荷不同,因而在电场中的泳动速度不同。分子量小、带负电荷多者向阳极泳动速度快;分子量大、带负电荷少者向阳极泳动速度慢。电泳后从阳极开始,依次为白蛋白、α_1球蛋白、α_2球蛋白、β球蛋白及γ球蛋白五个区带(图16-1)。

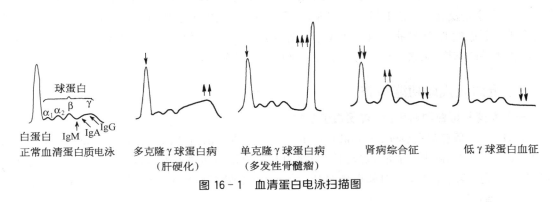

图 16-1　血清蛋白电泳扫描图

【参考值】　醋酸纤维素膜法:白蛋白0.61～0.71(61%～71%);α_1球蛋白0.03～0.04(3%～4%);α_2球蛋白0.06～0.10(6%～10%);β球蛋白0.07～0.11(7%～11%);γ球蛋白0.09～0.18(9%～18%)。

【临床意义】

1. 多克隆 γ 球蛋白增多　慢性肝炎、肝硬化、肝癌等,表现为血清白蛋白及 α_1、α_2、β 球蛋白减少,γ 球蛋白增加。球蛋白增加的程度与肝炎的严重程度相平行。γ 球蛋白长时间持续上升,表明急性肝炎有转为慢性肝炎并向肝硬化发展的趋势。肝癌时,可在白蛋白与 α_1 球蛋白之间出现一条甲胎蛋白区带。多克隆 γ 球蛋白增多,也见于自身免疫性疾病如红斑狼疮等。

2. 单克隆 γ 球蛋白增多　表现为 γ 区带或 γ～β 出现色泽深染的窄区带,其成分为单克隆免疫球蛋白,称为 M 蛋白(monoclonal protein),见于浆细胞病(如多发性骨髓瘤、原发性巨球蛋白血症等)。

3. β 脂蛋白增高　见于肾病综合征、糖尿病、高脂血症等。

(三) 血清前白蛋白测定

血清前白蛋白(prealbumin,PAB)由肝细胞合成,分子量小,电泳时在白蛋白前方,半衰期仅2 日,故它反映肝细胞损害比白蛋白早。本指标主要有助于肝脏疾病的早期诊断,尤其对肝炎早期、急性重型肝炎等有重要诊断价值。

(四) 血浆凝血因子及凝血抑制因子测定

除Ⅲ因子(组织因子)、vWF 及 Ca^{2+} 外,其他凝血因子都由肝脏合成。肝脏还合成许多凝血抑制因子,如抗凝血酶Ⅲ、α_2 巨球蛋白、α_1 抗胰蛋白酶及蛋白 C 等。凝血因子的半衰期比血清白蛋白短得多,尤其是维生素 K 依赖因子(Ⅱ、Ⅶ、Ⅸ、Ⅹ),如因子Ⅶ的半衰期只有 1.5～6 h。故血浆凝血因子检测有助于肝脏疾病的早期诊断。

(五) 阻塞性脂蛋白 X 测定

当胆道阻塞出现胆汁淤积时,胆汁逆流入血,血中出现大颗粒脂蛋白称为阻塞性脂蛋白 X(lipoprotein X,LP - X)。LP - X 属异常的低密度脂蛋白。正常血清中 LP - X 为阴性。

1. 胆汁淤积性黄疸的诊断　敏感和特异的指标,其含量与胆汁淤积程度相关。

2. 肝内、外阻塞的鉴别诊断　肝外淤积高于肝内淤积,恶性阻塞高于良性阻塞。一般认为其含量＞2 000 mg/L 时提示肝外性胆道阻塞。

(六) 血氨测定

【原理】　体内 80％～90％的氨主要在肝中合成尿素,经肾脏排出体外;一部分氨在肝、肾、脑等器官中与谷氨酸结合成谷氨酰胺;少部分氨在肾以铵盐形式排出。当肝脏功能严重受损时,氨不能被充分解毒,导致血氨升高。

【参考值】　18～72 $\mu mol/L$。

【临床意义】　血氨升高是诊断肝性脑病的重要依据。升高见于:

1. 严重肝脏损害　如重型肝炎、失代偿期肝硬化、晚期肝癌等。

2. 肝外因素　如上消化道大出血、休克、尿毒症、高蛋白饮食或剧烈运动后。

二、胆红素代谢的检查

血清胆红素主要来自衰老死亡的红细胞。血清中总胆红素(serum total bilirubin,STB)由结合胆红素(conjugated bilirubin,CB)与非结合胆红素(unconjugated bilirubin,UCB)组成。CB 是指经肝脏处理且已与葡糖醛酸结合后形成的胆红素,呈水溶性,分子量小,能够通过肾脏排出(尿胆红素);而 UCB 是指未经肝脏处理,未与葡糖醛酸结合的胆红素,呈脂溶性,分子量大,不能通过肾脏排出。

任何原因使红细胞破坏增多、肝细胞功能受损及胆道阻塞,均可影响胆红素代谢过程。溶血性黄疸时,红细胞破坏过多,血中 UCB 增加,通过胆道进入肠道的胆红素增加,经细菌作用生成尿胆原、粪胆原增加。阻塞性黄疸时,肝中 CB 反流进入血中,因而进入肠道减少,尿胆原、粪胆原减少。肝细胞性黄疸时,肝脏代谢血中 UCB 能力下降以及肝细胞损害,血循环异常,CB 反流入血,使血中 CB 和 UCB 均增加。

通过检测血清 STB、CB、UCB 以及尿胆红素、尿胆原可了解其代谢过程,进而有助于黄疸类型的诊断和分类。

(一) 血清总胆红素、结合胆红素、非结合胆红素测定

【参考值】 STB:成人 3.4～17.1 mmol/L。新生儿,0～1 日,34～103 mmol/L;1～2 日,103～171 mmol/L;3～5 日,68～137 mmol/L。CB:0～6.8 mmol/L。UCB:1.7～10.2 mmol/L。CB/STB:0.2～0.4。

【临床意义】

1. 诊断黄疸及反映黄疸的程度　血清总胆红素定量检测可判断有无黄疸,且可准确直接地反映黄疸的程度。STB 17.1～34.2 μmol/L 为隐性黄疸;34.2～171 μmol/L 为轻度黄疸;171～342 μmol/L 为中度黄疸;>342 μmol/L 为重度黄疸。

2. 鉴别黄疸的类型　① UCB 增高、STB 升高:见于溶血性黄疸,如溶血性贫血(蚕豆病、珠蛋白生成障碍性贫血)、新生儿黄疸等。② CB、UCB、STB 均增高:见于肝细胞性黄疸,如急性黄疸型肝炎、慢性肝炎、肝硬化等。③ CB 增高、STB 升高:见于胆汁淤积性黄疸,如胆石症、肝癌、胰头癌等。

临床上还可依照 CB 与 STB 比值进行黄疸的鉴别:① 比值<20% 时,提示为溶血性黄疸。② 比值>50% 时,提示为胆汁淤积性黄疸。③ 比值在 20%～50%,提示为肝细胞性黄疸。

(二) 尿胆红素定性试验

【参考值】 正常定性为阴性。

【临床意义】 尿胆红素阳性表明血 CB 增高。尿胆红素定性阳性提示肝细胞性黄疸和胆汁淤积性黄疸。肝细胞性黄疸时尿胆红素定性试验为阳性;胆汁淤积性黄疸时尿胆红素定性试验为强阳性;溶血性黄疸时尿胆红素定性试验为阴性。此外,碱中毒时由于胆红素分泌增加,尿胆红素定性试验也可呈阳性反应。

(三) 尿胆原检查

【原理】 在胆红素肠肝循环中,有极少量尿胆原(urobilinogen)进入血液循环到达肾脏,随尿排出体外。

【参考值】 定性:阴性或弱阳性反应(阳性稀释度在 1:20 以下)。定量:0.84～4.2 μmol/24 h 尿。

【临床意义】

1. 尿胆原增多　见于:① 溶血性黄疸时明显增多。② 肝细胞受损时可增多。③ 其他情况,如发热、心功能不全、肠梗阻、顽固性便秘等尿胆原也会增多。

2. **尿胆原减少** 见于：① 胆道阻塞,使 CB 排泄不畅,引起尿胆原减少和缺如。② 新生儿及长期服用广谱抗生素者,由于肠道细菌缺乏或受到药物抑制,使尿胆原生成减少。

胆红素代谢检查对黄疸诊断和鉴别诊断具有重要的价值。其实验室检查结果见表 16 - 1。

表 16 - 1 正常人及常见黄疸的实验室检查鉴别表

	血清胆红素(μmol /L)				尿 液		粪 便	
	STB	UCB	CB	CB /STB	尿胆原	尿胆红素	颜色	粪胆原
正常人	3.4~17.1	1.7~10.2	0~6.8	0.2~0.4	(—)或(±)	(—)	黄褐色	正常
溶血性黄疸	↑↑	↑↑	轻度↑	<0.2	(+++)	(—)	加深	↑
胆汁淤积性黄疸	↑↑↑	轻度↑	↑↑↑	>0.5	(—)	(+++)	变浅或灰白	↓或消失
肝细胞性黄疸	↑↑	↑↑	↑↑	>0.2,<0.5	(+)	(++)	变浅或正常	↓或正常

三、血清酶检查

肝脏是人体含酶最丰富的器官,这些酶在物质代谢及生物转化中发挥着重要作用。同工酶是指具有相同催化活性,但分子结构、理化性质及免疫学反应等都不相同的一组酶,又称同工异构酶。酶的活性与疾病诊断的相关性主要体现在：① 存在于肝细胞内的酶在肝细胞损伤时释放入血,血清中其活性升高。② 当胆道阻塞时,某些酶排泄受阻,致使血清中其活性升高。③ 与肝纤维组织增生有关的酶,在肝纤维化时在血清中的活性升高。因此,根据酶活性测定可以对肝脏的某些疾病进行诊断、鉴别诊断、病情观察、疗效判定和预后评估。

(一)血清氨基转移酶测定

【原理】 丙氨酸氨基转移酶(alanine aminotransferase,ALT)主要分布在肝脏,其次是骨骼肌、肾脏、心肌等组织中。天冬氨酸氨基转移酶(aspartate aminotransferase,AST)主要分布在心肌,其次是肝脏、骨骼肌、肾脏等组织中。在肝细胞中,ALT 主要存在于非线粒体中,AST 主要(约80%)存在于线粒体内。

AST 在肝细胞中有两种同工酶,根据其存在部位不同分为上清液 AST(supernatant AST,ASTs)和线粒体 AST(mitochondrial AST,ASTm)。ASTs 存在于胞质中,ASTm 存在于线粒体中。正常血清中的 AST 大部分为 ASTs,ASTm 不足 10%。当肝细胞受到轻度损害,未破坏至线粒体时,血清中 ASTs 漏出增加,而 ASTm 正常；如肝细胞严重损害,线粒体遭到破坏,ASTm 漏出增加,血清中 ASTm 升高,因此 ASTm 升高提示肝细胞损伤严重。

【参考值】 连续监测法(37℃)：ALT 5~40 U/L；AST 8~40 U/L；AST/ALT≤1。

【临床意义】

1. **肝脏病变**

(1) 急性病毒性肝炎：ALT 与 AST 显著升高,可达正常上限的 20~50 倍,甚至 100 倍,其中 ALT 升高更明显,此时 ALT/AST>1。随病情好转,ALT 与 AST 逐渐下降至正常。

(2) 急性重症肝炎：ALT 与 AST 均升高,但以 AST 升高为主。若黄疸进行性加深,酶活性反而降低,称为胆-酶分离现象,提示肝细胞严重坏死,预后不良。

(3) 慢性病毒性肝炎：ALT 与 AST 正常或轻度升高,ALT/AST>1。如果 AST 升高明显,ALT/AST<1,提示慢性肝炎有可能进入活动期或恶化。

(4) 肝硬化：血清氨基转移酶活性与肝细胞变性、坏死的程度有关，肝硬化晚期，血清氨基转移酶活性可正常或降低。

(5) 其他肝病：如脂肪肝、肝癌等，ALT 与 AST 正常或轻度升高，ALT/AST>1；酒精性肝病时 ALT 基本正常，AST 显著升高，ALT/AST<1。

2. **急性心肌梗死** 急性心肌梗死后 6~8 h，AST 开始增高，18~24 h 达到高峰，4~5 日后恢复正常。高峰时 AST 的浓度可为参考值的 4~10 倍，且与心肌梗死范围和程度有关。

3. **AST 同工酶变化** ① 急性病毒性肝炎：轻、中度急性肝炎时血清 AST 轻度升高，且以 ASTs 升高为主。② 重症肝病：重症肝炎及严重酒精性肝病时血清 ASTm 升高。③ 其他肝病：中毒性肝炎、妊娠脂肪肝、肝动脉栓塞术后及急性心肌梗死等，血清 ASTm 升高。

(二) 碱性磷酸酶及其同工酶测定

【原理】 碱性磷酸酶(alkaline phosphatase, ALP)是一种在碱性环境下(pH 为 8.6~10.3)能水解磷酸酯产生磷酸的非特异性酶。主要存在于肝脏、骨骼、肾脏、小肠及胎盘中。血清中 ALP 主要来自肝细胞和成骨细胞。ALP 有 6 种同工酶，分别是 ALP_1(细胞膜组分和 ALP_2 的复合物)、ALP_2(肝型)、ALP_3(骨型)、ALP_4(胎盘型)、ALP_5(小肠型)、ALP_6(IgG 和 ALP_2 的复合物)。

【参考值】 磷酸对硝基苯酚连续监测法(30℃)：成人 40~110 U/L，儿童<250 U/L。ALP 同工酶：正常人血清中以 ALP_2 为主，占总 ALP 的 90%，有少量 ALP_3。

【临床意义】

1. **生理性增多** 见于生长中的儿童(ALP_3)及妇女妊娠中晚期(ALP_4)。

2. **病理性增多**

(1) 胆道阻塞：肝内、外胆道阻塞时，ALP 明显升高，以 ALP_1 为主。ALP 升高的程度与胆道阻塞程度成正比，尤其是癌性阻塞常有 ALP 明显升高，100% 出现 ALP_1，且 $ALP_1>ALP_2$。

(2) 黄疸的鉴别诊断：① 胆汁淤积性黄疸：血清 ALP 和胆红素水平明显升高，氨基转移酶升高不明显。② 肝细胞性黄疸：ALP 活性可正常或稍高，血清胆红素中等程度升高，氨基转移酶活性显著升高。③ 肝内局限性胆道阻塞(如原发性肝癌、转移性肝癌、肝脓肿等)：ALP 活性明显升高，血清胆红素大多正常，氨基转移酶活性无明显升高。

(3) 肝脏疾病：急性肝炎时 ALP_2 升高明显，$ALP_1<ALP_2$；肝硬化时 ALP_5 明显升高，可达 ALP 的 40% 以上。

(4) 骨骼疾病：纤维性骨炎、骨肉瘤、佝偻病、骨软化症、骨转移癌及骨折愈合期等均有 ALP 升高。

(三) γ-谷氨酰转肽酶测定

【原理】 γ-谷氨酰转肽酶(γ-glutamyl transferase, γ-GT)是催化 γ-谷氨酰基从谷胱甘肽转移到另一个肽或氨基酸上的酶。血清中 γ-GT 主要来自肝胆系统，在肝内合成功能亢进或胆汁排出受阻时，血清 γ-GT 活性均可升高。

【参考值】 硝基苯酚连续监测法(37℃)：<50 U/L。

【临床意义】

1. **胆道阻塞** 原发性胆汁性肝硬化、原发性硬化性胆管炎、药物性肝内胆管淤积、胆石症以及肿瘤等所致的胆道阻塞性疾病，γ-GT 可升高至参考值上限的 5~30 倍。

2. **肝脏疾病** 见于：① 原发性肝癌：γ-GT、$γ-GT_2$ 增高，敏感性、特异性均比较高。癌细胞

合成 γ-GT,同时肝内阻塞诱发肝细胞产生大量 γ-GT,致使 γ-GT 活性明显升高,可达参考值上限的 10 倍以上,结合甲胎蛋白检测可提高肝癌诊断正确率。② 急性肝炎: γ-GT 呈中等度水平增高。③ 慢性肝炎、肝硬化:非活动期, γ-GT 活性一般正常;若 γ-GT 活性持续增高,提示病变活动或病情恶化。④ 急性或慢性酒精性肝炎、药物性肝炎: γ-GT 可呈明显或中等程度以上增高。

3. 其他疾病 脂肪肝、胰腺炎、胰腺肿瘤、前列腺肿瘤等, γ-GT 亦可轻度增高。

(四)乳酸脱氢酶测定

【原理】 乳酸脱氢酶(lactic acid dehydrogenase,LDH)是一种糖酵解酶。广泛存在于人体各组织中,以心肌、骨骼肌、肾脏含量最多,其次是肝、脾、胰、肺及肿瘤组织,红细胞内 LDH 含量为血清的 100 倍。LDH 有 5 种同工酶。LDH_1 以心肌中含量最多;LDH_5 以骨骼肌中含量最多,其次是肝脏、血小板等;LDH_3 主要存在于肺及脾脏中,其次是脑、肠、淋巴及分泌腺等。

【参考值】 LDH 活性 104～245 U/L(连续监测法),95～200 U/L[速率法(30℃)]。圆盘电泳法: LDH_1 32.7% ±4.6%, LDH_2 45.1% ±3.53%, LDH_3 18.5% ±2.69%, LDH_4 2.9% ±0.86%, LDH_5 0.85% ±0.55%。

【临床意义】

1. 肝胆疾病 肝癌尤其是转移性肝癌时 LDH 显著升高;急性肝炎、慢性肝炎等多数肝胆疾病也常有 LDH 的升高,且 LDH_5 是诊断肝细胞坏死的敏感指标。肝细胞坏死时 $LDH_5 > LDH_4$,胆道阻塞时则 $LDH_4 > LDH_5$。

2. 急性心肌梗死 LDH 在急性心肌梗死的 8～18 h 开始升高,24～72 h 达到高峰,6～10 日恢复正常。此外,LDH 同工酶 LDH_1、LDH_2 在心肌梗死的早期均升高,尤以 LDH_1 升高更早、更明显,常表现为 $LDH_1 > LDH_2$。

3. 其他疾病 恶性肿瘤、白血病、恶性贫血、骨骼肌损伤、肌营养不良、胰腺炎、肺梗死等,均有 LDH 的升高。

(五)谷氨酸脱氢酶测定

【原理】 谷氨酸脱氢酶(glutamate dehydrogenase,GLDH/GDH)仅存在于细胞线粒体内,并以肝脏中含量最高,其次为心肌和肾脏,少量存在于脑、骨骼肌和白细胞中。肝细胞线粒体受损害时,活性显著升高,升高幅度与线粒体受损程度有关。GDH 活性测定可反映肝细胞线粒体的损害及肝小叶中央区的坏死,是反映肝实质受损的敏感指标。

【参考值】 速率法(37℃):男性 0～8 U/L;女性 0～7 U/L。

【临床意义】

1. 肝细胞坏死 卤烷、四氯化碳、砷化合物等所致的肝细胞中毒坏死时,GDH 升高最明显,可达参考值上限 10～20 倍;乙醇中毒引起的肝细胞坏死时,GDH 升高亦明显。

2. 慢性肝炎,肝硬化 慢性肝炎时 GDH 活性可升高,可达参考值上限 4～5 倍,升高幅度与病情严重程度呈正相关。肝硬化静止性 GDH 活性可正常,活动性随病程进展可明显升高。

3. 急性肝炎 GDH 活性升高,反映肝小叶中央区坏死。

4. 其他疾病 GDH 活性显著升高通常是组织细胞严重受损的标志。急性右心衰、严重呼吸衰竭、肺栓塞引起的急性肺源性心脏病等疾病时,GDH 活性可显著升高。

除了以上一些常用的酶学检查外,血清 5′-核苷酸酶(5′-nucleosidase,5′-NT)和 α-L-岩藻糖苷酶(α-L-fucosidase,AFU)等对肝胆疾病的诊断和估计预后也具有重要意义。

四、肝纤维化常用标志物检查

(一)血清单胺氧化酶测定

【原理】 单胺氧化酶(monoamine oxidase,MAO)广泛分布于体内各组织器官,尤以肝、肾、胰、心等器官中含量最多,肝脏中的 MAO 来源于线粒体。MAO 可加速胶原纤维的交联,血清中 MAO 活性与体内结缔组织增生程度呈正相关。

【参考值】 速率法(37℃): 0~3 U/L。

【临床意义】

1. 肝脏病变　肝硬化时 80% 以上的患者有 MAO 升高,是诊断肝硬化的重要指标。活性的高低可反映肝纤维化的程度,但特异性较差。肝癌时 MAO 升高,可能与伴有肝硬化有关;急性肝炎如同时伴有急性肝坏死,血清 MAO 升高。

2. 肝外疾病　系统性硬化症、慢性心力衰竭、糖尿病、甲亢时,MAO 也可升高。

(二)脯氨酰羟化酶测定

【原理】 脯氨酰羟化酶(prolyl hydroxylase,PH)是胶原纤维合成早期的一种酶,该酶能将胶原 α 肽链上的脯氨酸羟化为羟脯氨酸。当肝脏内胶原纤维异常增多时,血清中 PH 增高。所以,通过检测血清中 PH 活性可用来早期诊断肝纤维化。

【参考值】 (39.5 ± 11.87) $\mu g/L$。

【临床意义】

1. 肝纤维化的诊断　肝硬化、原发性肝癌、慢性肝炎、血吸虫病性肝纤维化等 PH 增高。

2. 肝脏病变随访及预后判断　慢性肝炎、肝硬化时,如有 PH 活性进行性增高,提示肝细胞坏死及肝纤维化加重;若治疗后 PH 活性下降,提示治疗有效。

(三)Ⅲ型前胶原氨基末端肽测定

【原理】 胶原是细胞外基质成分中主要的大分子物质。慢性肝脏病变常表现有胶原纤维的增生,在增生初期首先形成前胶原,Ⅲ型前胶原经氨基端内切酶作用则成为Ⅲ型胶原和Ⅲ型前胶原氨基末端肽(amino terminal procollagen type Ⅲ peptide,PⅢP)。由于部分 PⅢP 进入血液,故通过检测血液 PⅢP 可进行肝纤维化的诊断。

【参考值】 放射免疫法(RIA): 均值为 100 ng/L,>150 ng/L 有临床意义。

【临床意义】 血清 PⅢP 无器官特异性,凡有脏器纤维化时均可升高,但以肝纤维化时升高最明显。

1. 肝纤维化　急性病毒性肝炎、慢性肝炎重度、酒精性肝炎、肝硬化、肝硬化并发肝癌等,血清 PⅢP 含量均可升高,且与肝纤维化程度呈正相关,血清 PⅢP 水平可反映肝纤维化程度,是诊断肝纤维化和早期肝硬化的良好指标,且可弥补肝活检不能动态观察的不足。

2. 肝炎　急性病毒性肝炎时,血清 PⅢP 水平升高,并可随炎症消退而恢复正常,如持续升高则提示转为慢性。酒精性肝炎、慢性肝炎出现肝纤维化时,PⅢP 均可明显增高。

(四)Ⅳ型胶原及其分解片段(7S 片段和 NC₁ 片段)测定

【原理】 Ⅳ型胶原(collagen Ⅳ,CⅣ)分布于肝窦内皮细胞下,是构成肝基底膜的主要成分,7S

片段是 CⅣ 氨基末端的四聚体,NC₁ 片段是 CⅣ 氨基末端的二聚体。血清 CⅣ、7S 片段、NC₁ 片段主要从肝基底膜降解而来,故可作为反映胶原降解的指标。CⅣ、7S 和 NC₁ 的不断增高,也是反映肝纤维化的早期指标。

【参考值】　RIA:血清 CⅣ NC₁ 片段(5.3±1.3) $\mu g/ml$。

【临床意义】

1. **肝纤维化早期诊断**　血 CⅣ 和 7S、NC₁ 片段含量在反映肝细胞坏死和纤维化发展趋势方面优于 PⅢP。轻度、中度、重度慢性肝炎和肝硬化时,三者血清水平依次递增。

2. **用药疗效和预后判断**　慢性丙型病毒性肝炎时,还可以预测干扰素、抗丙型肝炎病毒抗体的疗效。血清 CⅣ 大于 250 $\mu g/ml$ 时,干扰素治疗无效。

3. **其他**　甲亢、糖尿病肾病、硬皮病等,也可出现 CⅣ 水平升高。

五、病毒性肝炎常用标志物检测

病毒性肝炎主要有 7 型,即甲型、乙型、丙型、丁型、戊型、己型、庚型,它们分别由甲型肝炎病毒(HAV)、乙型肝炎病毒(HBV)、丙型肝炎病毒(HCV)、丁型肝炎病毒(HDV)、戊型肝炎病毒(HEV)、己型肝炎病毒(HFV)、庚型肝炎病毒(HGV)引起。

病毒性肝炎标志物常用 3 类指标:① 抗原:抗原检测阳性表示体内有该病原体存在,为该肝炎病毒现症感染。② 抗体:抗体是抗原刺激机体产生的免疫球蛋白,间接提示病毒感染。感染初期产生免疫球蛋白 IgM,提示早期感染;继而产生 IgG,提示近期感染或既往感染。根据抗体抗感染能力分为保护性和非保护性两种抗体,又称中和性和非中和性抗体。出现保护性抗体如乙型肝炎表面抗体、甲型肝炎抗体、戊型肝炎抗体常表示病毒清除、疾病痊愈;非保护性抗体如 e 抗体、核心抗体、丁型肝炎抗体不能清除病毒,仍代表病毒的存在和复制。③ 核酸:常用聚合酶链式反应(polymerase chain reaction,PCR),检测肝炎病毒的 DNA 或 RNA,具有简便、快速、灵敏、特异等优点,阳性为现症感染的直接证据,对诊断与鉴别诊断、指导治疗及评价疗效等具有重要价值。

(一)甲型肝炎病毒标志物检测

甲型肝炎病毒(hepatitis A virus,HAV)是小核糖核酸病毒,属嗜肝 RNA 病毒属。结构是单股 RNA,直径为 27~30 nm,为 20 面体对称性球形颗粒,无包膜,有蛋白外壳。存在于被感染者的肝细胞、血浆、胆汁和粪便中。传染途径主要是粪口传染。

【参考值】　ELISA、放射免疫分析(RIA)和聚合酶链式反应(PCR):HAV-Ag、抗 HAV-IgM、抗 HAV-IgA、抗 HAV-IgG 及 HAV-RNA 均为阴性。

【临床意义】

1. **抗 HAV-IgM**　发病后 1 周即可检出,2 周时达高峰,可持续 3~4 个月。阳性提示近期感染,是早期诊断甲型病毒性肝炎的特异性血清标志物。

2. **抗 HAV-IgG**　病后 1 个月左右血清中可检出,2~3 个月达高峰,可持久存在,是保护性抗体。急性期与恢复期双份血清(相隔 2~3 个月)抗 HAV-IgG 滴度呈 4 倍及以上升高则对甲型病毒性肝炎有诊断意义,但无早期诊断意义。

3. **HAV-Ag**　存在于发病前后各 2 周的粪便及发病前后各 1 周的血清中。HAV-Ag 阳性是 HAV 急性感染的直接证据。

4. **HAV-RNA**　特异性强,对早期诊断甲型病毒性肝炎有意义。

（二）乙型肝炎病毒相关检测

乙型肝炎病毒(hepatitis B virus, HBV)属嗜肝病毒科 DNA 病毒(又称 Dane 颗粒)，为球形，直径为 42 nm，结构包括核心、衣壳两部分。衣壳为双层结构，外衣壳有 HBV 表面抗原(HBsAg)、前 S_1 及前 S_2 抗原。外衣壳内部是核心结构，核心结构表面是内衣壳，有 HBV 核心抗原(HBcAg)。HBcAg 存在于感染的肝细胞核内，当它进入细胞质时即被 HBsAg 所覆盖而形成完整的 HBV(图 16 - 2)。在血液中，除 HBV 的 Dane 颗粒外，还有小球和管型颗粒，它们是装配完整病毒过程中剩余的外壳脂蛋白，实质是 HBsAg。

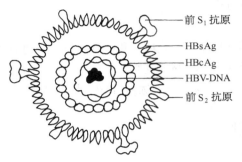

图 16 - 2　HBV 结构示意图

前 S_1 抗原
HBsAg
HBcAg
HBV-DNA
前 S_2 抗原

HBcAg 与前 C 蛋白共同形成 P25c 蛋白，P25c 蛋白在内质网中形成 HBV 的 e 抗原(HBeAg)，HBeAg 可被分泌而进入血液中，故可以在血循环中检测到。

乙型肝炎病毒标志物检测

【**参考值**】　ELISA：HBsAg、抗 HBs、HBcAg、抗 HBc、HBeAg 以及抗 HBe 均为阴性。

【**临床意义**】

1. HBsAg 及抗 HBs 测定　HBsAg 是 HBV 感染后最早出现的血清标志物，其阳性是 HBV 现症感染的标志，见于乙型病毒性肝炎潜伏期和急性期、慢性乙型病毒性肝炎、HBV 感染相关的肝硬化和肝癌、慢性携带者等。

抗 HBs 是感染 HBV 后机体产生的唯一的保护性抗体，一般在发病后 3～6 个月 HBsAg 消失一段时间(空窗期)后出现(图 16 - 3)。抗 HBs 阳性表示机体对 HBV 有免疫力，见于：① 急性 HBV 感染的恢复期。② HBV 既往感染者。③ 乙型病毒性肝炎疫苗有效接种后。

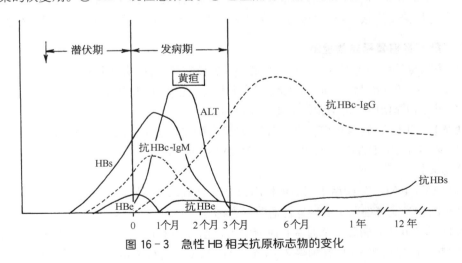

图 16 - 3　急性 HB 相关抗原标志物的变化

2. HBcAg 及抗 HBc 测定　HBcAg 存在于 Dane 颗粒核壳上，血液中无游离的 HBcAg，但除去 HBV 外衣壳后可测得。HBcAg 阳性提示患者血清中存在 HBV，见于 HBV 现症感染，且病毒复制活跃，传染性强。

抗 HBc 为非保护性抗体，是反映肝细胞受到 HBV 侵害的可靠指标，阳性提示为 HBV 感染者,包括既往感染和现症感染。抗 HBc - IgM 阳性表示 HBV 现症感染,且复制活跃,传染性强。抗 HBc - IgG 与 HBsAg 并存表示现症感染,与抗 HBs 并存则提示既往感染。

3. HBeAg 及抗 HBe 测定　HBeAg 阳性常有 HBcAg 阳性,表示 HBV 在复制,传染性强。HBeAg 持续阳性,表明肝细胞损害严重,且可转化为慢性乙型病毒性肝炎或肝硬化。HBeAg 消失而 HBV 持续复制,见于前 C 基因发生变异者,此时传染性仍强,故 HBeAg 阴转的临床意义还要结合其他资料来综合判断。如果 HBeAg 转阴而抗 HBe 阳转,称为 HBeAg 血清学转换,说明 HBV 被清除或抑制,复制减少,传染性降低。

由于血清中 HBcAg 存在于 Dane 颗粒中,常规检测手段不能检出,故应用于临床的乙型肝炎病毒标志物检查主要包括 HBsAg、抗 HBs、HBeAg、抗 HBe 及抗 HBc 五项,俗称"两对半"。HBsAg、HBeAg、抗 HBc 阳性俗称"大三阳",是 HBV 大量复制的指标,传染性强;HBsAg、抗 HBe、抗 HBc 阳性俗称"小三阳",提示 HBV 复制减少,传染性降低。HBV 感染后抗原抗体之间的变化是动态的,且不除外基因变异的发生,因此还需参考临床和其他检测,做出综合判断(表 16 - 2)。

表 16 - 2　HBV 血清标志物检测常见结果的临床意义

HBsAg	抗 HBs	HBeAg	抗 HBe	抗 HBc	临　床　意　义
—	—	—	—	—	未感染过 HBV
—	—	—	—	+	既往感染未能测出抗 HBs
—	+	—	—	—	注射过乙型病毒性肝炎疫苗,有免疫力,既往感染
+	—	—	—	+	急性 HBV 感染,慢性 HBsAg 携带者、传染性
—	—	—	+	+	既往感染过 HBV,急性 HBV 感染恢复期
+	—	+	—	+	"大三阳",急性或慢性 HB(提示 HBV 复制,传染性强)
+	—	—	+	+	"小三阳",急性 HBV 感染趋向恢复,慢性 HBsAg 携带者(传染性小)
—	—	—	+	+	急性 HBV 感染,恢复期
—	+	—	+	+	急性 HBV 感染,恢复期
+	—	+	—	—	急性 HBV 感染早期,HBV 复制活跃

HBV - DNA 测定

【参考值】　荧光定量 PCR:定性,HBV - DNA 阴性;定量,测不出($<5\times10^2$ 拷贝／ml)

【临床意义】　HBV - DNA 阳性是 HBV 现症感染的直接证据,较血清免疫学检查更敏感、更特异,且可反映 HBV 的复制水平及传染性;也是抗病毒治疗及疗效观察的指标;但其阴性不能除外 HBV 感染。

前 S_1 蛋白(Pre - S_1)和前 S_1 抗体(抗 Pre - S_1)测定

【参考值】　ELISA 或 RIA:Pre - S_1 阴性,抗 Pre - S_1 阴性。

【临床意义】　Pre - S_1 阳性提示 HBV 现症感染。急性 HBV 感染中,如 Pre - S_1 持续阳性,提示有慢性化倾向;慢性感染中,Pre - S_1 阳性提示病毒复制活跃,传染性强。抗 Pre - S_1 是中和性抗体,见于急性乙型病毒性肝炎恢复早期,常表示 HBV 正在或已经被清除。

前 S_2 蛋白(Pre - S_2)和前 S_2 抗体(抗 Pre - S_2)测定

【参考值】　ELISA 或 RIA:Pre - S_2 阴性,抗 Pre - S_2 阴性。

【临床意义】 Pre-S₂阳性提示 HBV 现症感染,且病毒复制活跃,传染性强。抗 Pre-S₂ 是中和性抗体,见于乙型病毒性肝炎恢复早期,表明 HBV 已被清除,预后良好。

(三)丙型肝炎病毒血清标志物检测

丙型肝炎病毒(hepatitis C virus,HCV)属黄病毒属,为直径 $30\sim60$ nm 的单股正链 RNA 病毒,主要通过血液和体液传播,也可通过母婴传播。HCV 主要在肝细胞内复制,引起的丙型病毒性肝炎虽较乙型病毒性肝炎轻,但更易转变为慢性。

【参考值】 ELISA 法、RIA 法:抗 HCV-IgM、抗 HCV-IgG 均为阴性。斑点杂交试验及逆转录酶聚合酶链反应(RT-PCR 法):HCV-RNA 均为阴性。

【临床意义】

1. HCV-RNA 阳性提示 HCV 复制活跃,传染性强。HCV-RNA 和抗 HCV 同时阳性,提示活动性感染;HCV-RNA 阴性而抗 HCV-IgG 阳性,提示既往感染的可能性大。

2. 抗 HCV-IgM 和抗 HCV-IgG ① 抗 HCV-IgM 发病后 4 周即可阳性,持续 $1\sim3$ 个月,是 HCV 现症感染的指标,阳性常见于急性丙型病毒性肝炎,如 6 个月内不能转阴者提示转为慢性丙型病毒性肝炎。② 抗 HCV-IgG 是 HCV 感染的指标,阳性提示为现症感染或既往感染。

(四)丁型肝炎病毒标志物检测

丁型肝炎病毒(hepatitis D virus,HDV)属代尔塔病毒属,为直径 $35\sim37$ nm 的球形颗粒,其外衣为 HBsAg,内部含 HDAg 和 HDV-RNA。HDV 属缺陷病毒,须借助 HBV 外壳才能复制和感染。

【参考值】 ELISA 法、RIA 法:HDVAg、抗 HDV-IgM、抗 HDV-IgG 均为阴性。RT-PCR法:HDV-RNA 为阴性。

【临床意义】

1. HDV-Ag 阳性 提示 HDV 感染。HDV-Ag 在感染后出现早,持续时间短($1\sim2$ 周)。HDV-Ag 与 HBV-Ag 同时阳性说明丁型病毒性肝炎和乙型病毒性肝炎并存,患者易发展为重型肝炎或慢性肝炎。

2. 抗 HDV-IgM 阳性 见于急性 HDV 感染的早期。HDV 和 HBV 联合感染,抗 HDV-IgM 呈一过性升高;重叠感染时抗 HDV-IgM 持续升高,且易发展为肝硬化或肝癌。

3. 抗 HDV-IgG 阳性 是诊断慢性丁型病毒性肝炎可靠的血清学指标。该抗体只能在 HBsAg 阳性的血清中检测到,可持续多年。

4. HDV-RNA 阳性 对丁型病毒性肝炎诊断有特异性。

(五)戊型肝炎病毒标志物检测

戊型肝炎病毒(hepatitis E virus,HEV)是一种 RNA 病毒,直径为 $27\sim38$ nm。通过粪口途径传播。

【参考值】 阴性。

【临床意义】 抗 HEV-IgM 阳性提示 HEV 急性感染,是早期诊断戊型病毒性肝炎的特异性血清标志物。抗 HEV-IgG 急性期滴度开始升高,恢复期达顶峰,在血中可持续数年,常用于流行病学调查。HEV-RNA 是早期诊断 HEV 感染最敏感的检测指标。

(六)庚型肝炎病毒标志物检测

庚型肝炎病毒(hepatitis G virus,HGV)也称为 GB 病毒 C 型(GB virus-C,GBV-C),是一种

RNA 病毒,直径 50～100 nm。主要经血液等非肠道途径传播。

【参考值】　阴性。

【临床意义】　抗 HGV 阳性表示现症或过去已感染过 HGV。HGV－RNA 阳性可临床确诊为庚型病毒性肝炎。

六、肝功能试验的评价及选择

肝脏疾病种类较多,临床指标意义各不一样,应有的放矢地选择肝功能检查项目。

1. 健康查体　ALT、γ－GT、A／G、AFP 及胆红素等,必要时可查肝炎病毒标志物。

2. 诊断肝炎　急性肝炎时,检查 ALT、病毒性肝炎标志物和(或)基因、胆红素、尿胆原、尿胆红素等;慢性肝炎时,检查 AST、ALP、γ－GT、STP、A／G 值等。

3. 诊断肝纤维化、肝硬化　除检查慢性肝炎患者的检查内容外,还应检查 MAO、HA、PH、PⅢP、CⅣ等。

4. 诊断原发性肝癌　检查 AFP、γ－GT、ALP 等。

5. 黄疸诊断、鉴别诊断　可检查 STB、CB、UCB、尿胆原、尿胆红素、ALP、ALT／AST、γ－GT 等。

6. 肝病用药选择及疗效判定　参考上述原则,根据患者肝病病情及病程的不同,选择不同的检查项目,并定期复查以动态观察。

（詹华奎）

第十七章 肾功能检查

导学

1. 掌握内生肌酐清除率、血肌酐、胱抑素C、二氧化碳结合力检测的临床意义。
2. 熟悉肾小球滤过率、血尿素、浓缩稀释试验、血尿酸的临床意义。
3. 了解 α_1 微球蛋白、β_2 微球蛋白、尿渗量、尿/血浆渗量值测定的临床意义。

肾脏是人体重要的生命器官,主要功能是产生尿液,排泄代谢产物,调整水、电解质及酸碱平衡。此外,肾脏还具有合成和分泌肾素、促红细胞生成素、活性维生素 D 等内分泌功能。肾功能检查主要包括肾小球滤过和肾小管重吸收、浓缩稀释、酸化等功能检查,是判断肾脏疾病严重程度、预后、确定疗效和调整某些药物剂量的重要依据,但诊断肾脏疾病的敏感性较低。

一、肾小球功能检查

(一)肾小球滤过率测定

【原理与方法】 单位时间内经肾小球滤过的血浆液体量即肾小球滤过率(glomerular filtration rate,GFR),是判断肾功能的准确指标。患者检查前 3 日停服任何利尿药物或静脉肾盂造影检查,检查前 30 min 嘱患者饮水 500~800 ml,排空膀胱,并记录患者的身高和体重。弹丸式静脉注射 99m锝-二乙烯三胺五醋酸后,用 SPECT 测定双肾放射性计数率,按公式自动计算 GFR,并可显示左右各侧 GFR,敏感性高。

【参考值】 男性(125 ± 15)ml/min,女性约低 10%。

【临床意义】 GFR 是反映肾功能最灵敏、最准确的指标,是目前国际公认的慢性肾脏病(CKD)分期的唯一依据。CKD 1 期(肾功能正常)≥ 90 ml/min;2 期(轻度损害)$60\sim89$ ml/min;3 期(中度损害)$30\sim59$ ml/min;4 期(重度损害)$15\sim29$ ml/min;5 期(终末期)<15 ml/min。

(二)内生肌酐清除率测定

【原理】 血肌酐分为外源性和内源性。前者来自食物中肉类的分解,后者为体内肌酸的代谢产物。在控制外源性食物以及没有剧烈活动的情况下,每日内生肌酐的生成量非常恒定。单位时间内,肾脏能将多少毫升血浆中的内生肌酐全部清除出去,称为内生肌酐清除率(endogenous creatinine clearance,Ccr)。肌酐由肾排出,大部分经肾小球滤过,肾小管几乎不重吸收且排泌量也很少,故 Ccr 很接近 GFR。

【方法】

（1）试验前连续 3 日进食低蛋白质饮食，禁食肉类食物，避免剧烈运动。

（2）采集标本于第 4 日晨起 8 点排空膀胱，而后收集尿液至次晨 8 点，共 24 h 尿液（标本中加入 4~5 ml 甲苯）；第 4 日任何时间内采血 3 ml（抗凝），与 24 h 尿液同时送检。

（3）计算 Ccr 首先测定血、尿肌酐浓度。

$$24\ h\ Ccr = 尿肌酐浓度(\mu mol/L) \times 24\ h\ 尿量(L)/血肌酐浓度(\mu mol/L)$$
$$每分钟\ Ccr = 尿肌酐浓度(\mu mol/L) \times 每分钟尿量(ml)/血肌酐浓度(\mu mol/L)$$

（4）因每分钟排尿能力与肾大小有关，后者与体表面积成正比，为排除个体差异，可计算矫正清除率。

$$矫正清除率 = 实际清除率 \times 1.73\ m^2/受试者体表面积(m^2)$$
$$受试者体表面积(m^2) = 0.006\ 1 \times 身高(cm) + 0.012\ 8 \times 体重(kg) - 0.152\ 9$$

【参考值】 成人（体表面积按 1.73 m² 计算），80~120 ml/min。

【临床意义】

1. 判断肾小球滤过功能的敏感指标　Ccr 降至 50 ml/min 前，多数患者血肌酐、尿素常在正常范围，能更早反映肾功能减退。

2. 评估肾功能损害程度　Ccr 50~80 ml/min 为肾功能不全代偿期；Ccr 25~50 ml/min 为肾功能不全失代偿期；Ccr 10~25 ml/min 为肾功能衰竭期；Ccr<10 ml/min 为肾功能衰竭终末期。

3. 指导临床用药　Ccr 30~40 ml/min 应限制蛋白质摄入；Ccr≤30 ml/min，用噻嗪类利尿剂无效，改用襻利尿剂；Ccr≤10 ml/min 应透析治疗。此外，肾功能衰竭时，凡经肾代谢或排泄的药物，可根据 Ccr 降低程度来减少用药剂量和（或）用药次数。

4. 估算肾小球滤过率　Ccr 是评价 GFR 的常规实验，但由于收集尿液时间长、患者依从性差，因此临床工作中对于肾功能稳定的慢性肾衰竭患者采用 MDRD 简化方程或 Cockcroft-Gault 公式估算 GFR 更为实用。

MDRD 简化方程：$GFR[ml/(min \cdot 1.73\ m^2)] = 186 \times 血肌酐(\mu mol/L)^{-1.154} \times 年龄(岁)^{-0.203} \times 0.742(女性) \times 1.233(中国)$。

Cockcroft-Gault 公式：$Ccr[ml/(min \cdot 1.73\ m^2)] = (140 - 年龄) \times 体重(kg) \times 72^{-1} \times 血肌酐(\mu mol/L)^{-1} \times 0.85(女性)$。

（三）血肌酐测定

【原理】 血清肌酐（creatinine，Cr）主要由肾小球滤过，肾小管排泌较少，血肌酐浓度取决于肾小球滤过功能。当肾实质损伤，GFR 降低到正常的 1/3 时，血肌酐浓度会逐渐上升。肌酐测定的特异性较血尿素高，但并非早期评估肾小球滤过功能受损的指标。

【参考值】 男性 53~106 μmol/L；女性 44~97 μmol/L。

【临床意义】

1. 反映肾功能下降后毒素产物潴留　Cr 升高见于各种原因引起的肾小球滤过功能减退而毒素产物潴留。

2. 评估肾功能损害的程度　Cr 升高的程度与肾功能受损程度呈正相关，常作为慢性肾脏病临床分期的参考。肾功能不全代偿期，Cr <133 μmol/L；肾功能不全失代偿期，Cr 133~221 μmol/L；

肾衰竭期,Cr 升到 221～442 μmol/L;肾衰竭终末期,Cr＞442 μmol/L。

(四) 血尿素测定

【原理】 血尿素氮(blood urea nitrogen,BUN)是蛋白质代谢的终末产物,在肝中经鸟氨基酸循环生成,进入血液循环,主要经肾小球滤过随尿排出。当肾实质受损时,GRF 降低,导致 BUN 浓度升高。BUN 较 Cr 升高早,但其特异性较差。

【参考值】 成人 3.2～7.1 mmol/L;儿童 1.8～6.5 mmol/L。

【临床意义】

1. 肾前性 ① 肾血流量减少:主要由心功能不全、脱水、休克等引起。由于肾血流量减少,使肾小球滤过降低,尿量减少,从而影响了尿素的排出。② 蛋白质分解增加:可见于上消化道大出血、严重创伤、急性感染、大手术后、甲亢等。这些病变能加快体内蛋白质分解过程,导致血尿素(BU)增高。

2. 肾性 各种原因引起的器质性肾功能损害。见于:① 原发性肾小球疾病,如肾小球肾炎、肾病综合征。② 继发性肾小球疾病,如狼疮性肾炎、紫癜性肾炎、中毒性肾病等。

3. 肾后性 尿路结石、前列腺增生症、膀胱肿瘤等,尿液排出障碍,BUN 增高。

4. BUN/Cr 的意义 有助于鉴别肾前性和肾实质性少尿。肾前性少尿 Cr 升高,但很少超过 200 μmol/L,BUN 可明显上升,BUN/Cr 常＞10：1;而肾实质性少尿,Cr 常超过 200 μmol/L,BUN 与 Cr 同时升高,BUN/Cr 常≤10：1。尿路梗阻时 BUN、Cr 可同时按比例增高。

(五) 血胱抑素 C 测定

【原理】 胱抑素 C(cystatin C,CysC)是半胱氨酸蛋白酶抑制蛋白 C 的简称,各种有核细胞均可表达,分泌量恒定,分子量 13 000。CysC 能自由通过肾小球滤过膜,在近曲小管几乎全部被摄取、分解。当肾功能损害时,清除率降低,血中 CysC 潴留。

【参考值】 成人 0.6～2.5 mg/L。

【临床意义】

1. 诊断肾脏损伤的敏感、特异指标 与肾功能损害程度高度相关。使用 CysC 评价 GFR 的敏感性与特异性分别为 94％和 95％,其评价潜在肾功能不全的能力高于肌酐。

2. 继发性肾病的风险性预测和病情观察 如糖尿病肾病、肝硬化伴肾功能损伤、高血压病肾损害等。

(六) 血清尿酸测定

【原理】 尿酸(uric acid,UA)是体内嘌呤代谢的终末产物。通常大约 75％UA 由肾脏排除。UA 经肾小球滤过,其中 98％～100％的 UA 在近端小管又被重吸收,故正常情况下 UA 排除率很低。由于 UA 主要从肾脏排除,所以测定血清 UA 能够了解肾脏的功能。采血前 3 日严格禁止富含嘌呤的食物,以排除外源性饮食的干扰。

【参考值】 磷钨酸盐法:男性 268～488 μmol/L;女性 178～387 μmol/L。

【临床意义】 肾功能减退时,血 UA 增高,较 BUN 和 Cr 早;但由于受肾外因素的影响,特异性较差。

1. 痛风 原发性痛风常有阳性家族史,属多基因遗传缺陷。血清 UA 升高是诊断痛风的重要依据。

2. 排泄障碍 如急慢性肾炎、肾结石、尿道阻塞、中毒性肾病等。

3. 其他　① 慢性白血病、多发性骨髓瘤、真性红细胞增多症等多种血液病及恶性肿瘤等。② 进食高嘌呤食物过多。③ 药物影响：如长期使用抗结核药物吡嗪酰胺。

（七）血 α_1 微球蛋白、β_2 微球蛋白测定

【原理】　α_1 微球蛋白（α_1 - microglobulin，α_1 - MG）是肝细胞和淋巴细胞产生的小分子量（26 000）糖蛋白，有结合型和游离型两种形式。β_2 微球蛋白（β_2 - microglobulin，β_2 - MG）是体内有核细胞包括淋巴细胞、肿瘤细胞、血小板、多形核白细胞产生的一种小分子球蛋白（分子量为11 800），广泛存在于血浆、尿、脑脊液、唾液及初乳中。游离型 α_1 - MG 及 β_2 - MG 可自由透过肾小球，并在近曲小管几乎全部被重吸收，在肾小管上皮细胞中分解破坏，仅微量从尿中排泄。正常人血中 α_1 - MG、β_2 - MG 浓度很低。

【参考值】　成人血清游离 α_1 - MG 10～30 mg/L；β_2 - MG 1～2 mg/L。

【临床意义】

1. 判断肾小球滤过功能较灵敏的指标　Ccr＜100 ml/min 时，血 α_1 - MG 即可出现升高；Ccr＜80 ml/min 时，血 β_2 - MG 即可出现升高。二者升高幅度与肾功能损伤程度相一致，且比血Cr 检测敏感。

2. 血清 α_1 - MG 降低　见于严重肝实质性病变所致生成减少，如重症肝炎、肝坏死等。

3. 其他　在炎症（如肝炎、类风湿关节炎）和恶性肿瘤，血 β_2 - MG 分泌释放增多，血 β_2 - MG 可有不同程度的升高。

二、肾小管功能检查

（一）近端肾小管功能检测

尿 β_2 微球蛋白测定

【原理】　在近端肾小管原尿中 99.9% 的 β_2 - MG 被重吸收，并被肾小管上皮细胞中分解破坏，仅微量自尿中排出。尿中 β_2 - MG 含量增加时，反映肾小管重吸收功能减低。

【参考值】　成人尿：＜0.3 mg/L。

【临床意义】

（1）判断近端肾小管重吸收功能受损的敏感指标：尿 β_2 - MG 升高见于肾小管-间质性疾病、药物或毒物所致早期肾小管损伤以及肾移植后早期急性排斥反应。

（2）鉴别上、下尿路感染：肾盂肾炎，尿 β_2 - MG 增高；而单纯性膀胱炎时，尿 β_2 - MG 不升高。

（3）协助诊断恶性肿瘤：如多发性骨髓瘤、慢性淋巴细胞性白血病、肺癌、结肠癌等。

尿 α_1 微球蛋白测定

【原理】　当近端肾小管受损，重吸收障碍，尿 α_1 - MG 升高。

【参考值】　成人尿：＜15 mg/24 h 尿。

【临床意义】　是判断早期近端肾小管功能损伤的特异性、敏感性指标，且尿 α_1 - MG 不受恶性肿瘤影响，酸性尿中不会出现假阴性，与尿 β_2 - MG 比较，结果更可靠。

（二）远端肾小管功能检测

浓缩稀释试验

【原理与方法】　又称莫氏试验（Mosenthal test）。正常尿生成过程中，远端肾小管对原尿有稀释功能，而集合管则具有浓缩功能，检测尿比密结合尿量可间接了解肾脏的稀释-浓缩功能。

受试日正常进食,但每餐含水量控制在 $500 \sim 600$ ml,不再饮任何液体。晨 8 点排尿弃去,于 10、12、14、16、18 及 20 点,共留尿 6 次为昼尿;自 20 点以后到次晨 8 点,全部尿液为夜尿。分别测定 7 个尿液标本的尿量和比密。

【参考值】 成人尿量 $1\,000 \sim 2\,000$ ml/24 h,夜尿量<750 ml,昼尿量/夜尿量为 $3:1 \sim 4:1$;昼夜尿中至少 1 次尿比密>1.018,最高与最低尿比密差>0.009。

【临床意义】

(1) 尿少、比重高:见于肾前性少尿(血容量不足)、肾性少尿(如急性肾小球肾炎)。因 GFR 下降,肾小管重吸收功能相对正常,致使尿量减少而比重增加。

(2) 夜尿多、比重低:提示肾小管功能受损,可见于慢性肾小球肾炎、间质性肾炎、高血压肾病等。由于慢性肾脏病变累及肾髓质,肾小管浓缩功能异常,患者夜尿量增多,常>750 ml(24 h 尿量>2 500 ml);且尿比重低,尿最高比重<1.018,尿最高与最低比重差<0.009。

(3) 尿量明显增多伴尿比重均低于 1.006,为尿崩症的典型表现。

(4) 尿比重低而固定:尿比重在 1.010 ± 0.003(等张尿),见于肾脏病变晚期,提示肾脏只有滤过功能,浓缩稀释功能丧失。

尿渗量与血浆渗量测定

【原理】 渗量是指溶液中具有渗透活性的各种溶质微粒总数量,而与微粒的种类及性质无关。尿渗量(urine osmolality, Uosm)是尿内全部溶质微粒的总数量,可体现尿液内溶质的总浓度。尿渗量、尿比重均与尿液的溶质总浓度相关,可反映肾脏对溶质和水的相对排泄速度。但尿渗量不受溶质微粒大小和性质的影响,所以能更真实地反映肾脏的浓缩、稀释功能。

【方法】 晚饭后禁水 8 h,次晨空腹收集尿液,并采集静脉血,分离血清。用尿液冰点下降法测定尿渗量和血浆渗量。

【参考值】 成人:尿渗量 $600 \sim 1\,000$ mmol/L,平均 800 mmol/L;血浆渗量 $275 \sim 305$ mmol/L(平均 300 mmol/L);24 h 波动范围 $275 \sim 305$ mmol/L;尿/血浆渗量值 $(3 \sim 4.5):1$。

【临床意义】

1. 判断肾小管浓缩功能 尿渗量小于 600 mmol/L,且尿/血浆渗量值等于或小于 1,表明肾小管浓缩功能障碍。尿渗量在 300 mmol/L 左右时,即与血浆渗量相等,此为等渗尿,表示肾小管浓缩功能严重障碍,见于慢性肾盂肾炎、慢性肾炎、多囊肾、尿酸性肾病等。若尿渗量<300 mmol/L,称低渗尿,伴尿量显著增多,见于尿崩症等。

2. 鉴别肾前性或肾性少尿 肾前性少尿时,肾小管浓缩功能正常,故尿渗量常>450 mmol/L;肾小管坏死致肾性少尿时,尿渗量常<350 mmol/L。

三、血浆二氧化碳结合力测定

【原理】 血浆二氧化碳结合力(carbon dioxide combining power, CO_2CP)代表了血浆中结合状态下 CO_2 含量。CO_2CP 是静脉血分离血浆再与正常人肺泡气(PCO$_2$ 40 mmHg, PO$_2$ 100 mmHg)平衡后,测得的血浆中 HCO_3^- 所含 CO_2 的量。它可以间接反映 $NaHCO_3$ 的浓度。故在除外呼吸因素的前提下测定 CO_2CP,能体现肾脏调节酸碱平衡的功能。

【参考值】 $22 \sim 31$ mmol/L。

【临床意义】

1. CO_2CP 降低 提示体内碱储备不足,见于代谢性酸中毒或呼吸性碱中毒。

（1）代谢性酸中毒：① 酸性代谢产物排泄减少：如各种原因引起的急、慢性肾衰竭。② 酸性物质产生增多：如糖尿病酮症酸中毒、休克及心搏、呼吸骤停所致的乳酸性酸中毒等。③ 碱离子丢失过多：如严重腹泻、肠瘘所致大量碱性肠液丢失等。

临床上可根据 CO_2CP 进行酸中毒分度，以估计预后、指导治疗。通常 CO_2CP 降至 $18 \sim 22\ mmol/L$ 为轻度酸中毒；$13.47 \sim 18\ mmol/L$ 为中度酸中毒；$4.49 \sim 13.47\ mmol/L$ 为重度酸中毒；$< 4.49\ mmol/L$ 为极度酸中毒。

（2）呼吸性碱中毒：过度通气、换气，导致 CO_2 排出增多。常见于轻度支气管哮喘、脑炎、癔症等。

2. CO_2CP 增高　提示体内碱储备增加，见于呼吸性酸中毒及代谢性碱中毒。

（1）呼吸性酸中毒：肺通气障碍，使血中 CO_2 大量潴留。常见于慢性阻塞性肺气肿、慢性肺源性心脏病、重症肺结核、肺纤维化等。

（2）代谢性碱中毒：常见于幽门梗阻、急性胃炎所致剧烈呕吐，胃酸丢失过多；服过量碱性药物及大剂量使用排钾利尿剂引起的低钾、低氯性碱中毒等。

四、肾功能试验的评价与项目选择

正常肾脏具有强大贮备能力，病变早期往往没有或少有症状和体征，故实验室检测对早期诊断肾脏病变有重要意义。但是多数肾功能检测项目特异性不强，因此必须熟悉各项肾功能试验的应用范围，结合临床选择必需的检测项目或做项目组合。一般选择原则如下。

（1）常规检查或健康体检可检测尿一般项目；对于可疑或已经确诊的泌尿系统疾病患者，应进行尿沉渣检查。

（2）已经确诊患有糖尿病、高血压病、SLE 等可导致肾脏病变的全身性疾病患者，为尽早发现肾损害，宜选择和应用较敏感的尿微量白蛋白、血尿 α_1 - MG、β_2 - MG 及 CysC。

（3）对主要累及肾小球或伴近端肾小管的疾病如肾小球肾炎、肾病综合征等，需要了解肾脏病变的程度，可选择 GFR、CysC、Ccr、血 Cr、BUN 和血尿 α_1 - MG、β_2 - MG 等项目。GFR、CysC、Ccr 比血 Cr、BUN 能更早反映肾小球滤过功能的变化。

（4）对主要累及肾小管的疾病，如肾盂肾炎、间质性肾炎，宜选择尿 α_1 - MG、β_2 - MG 及浓缩稀释试验、尿渗量测定；动态观察 α_1 - MG、β_2 - MG 的变化，可反映肾移植术后排斥反应情况。

（5）急性或慢性肾衰竭时，动态检测肾小球和肾小管功能的组合试验。

（6）检查远端肾小管和集合管调节酸碱代谢功能时，选用尿 pH、CO_2CP，必要时配合血气分析综合判定。

（詹华奎）

第十八章 临床常用生化检查

导学

1. 掌握空腹血糖检测的参考值及临床意义;掌握口服葡萄糖耐量试验的适应证、参考值及临床意义;掌握糖化血红蛋白检测、血清糖化白蛋白检测的参考值及临床意义;掌握血清脂质和脂蛋白检测常用项目的临床意义;掌握心肌坏死标志物检测的临床意义。

2. 熟悉血浆胰岛素检测和胰岛素释放试验、C-肽检测、C-肽释放试验的临床意义;熟悉维生素及微量元素检测的临床意义;熟悉淀粉酶检测的临床意义。熟悉常见的酸碱平衡紊乱的血气分析特点。

3. 了解无机离子检测的参考值及临床意义;了解心力衰竭标志物(B型利钠肽)检测的临床意义;了解心脏疾病危险因素生化检测的临床意义;了解脂肪酶、胆碱酯酶检测的临床意义。

第一节 血糖及其代谢产物检测

一、空腹血糖检测

空腹血糖(fasting plasma glucose,FPG)是指禁食 8 h 后的血葡萄糖含量。正常情况下血糖水平相对恒定。肝脏是调节糖代谢的重要器官。胰岛素是降低血糖的唯一激素;胰高血糖素、糖皮质激素、肾上腺素、甲状腺激素、生长激素等是升高血糖的激素。

【**参考值**】 葡萄糖氧化酶法:3.9～6.1 mmol/L。

【**临床意义**】 FPG 是诊断糖代谢紊乱最常用和最重要的指标,是诊断糖尿病的首选依据,也是判断糖尿病病情和控制程度的主要指标。

(1)生理性变化:血糖升高见于餐后 1～2 h、高糖饮食、剧烈运动及情绪激动等,常为一过性;血糖降低见于饥饿、剧烈运动等。

(2)病理性增高:FPG 6.1～7.0 mmol/L 时,称为空腹血糖受损(impaired fasting glucose,IFG);FPG ≥ 7.0 mmol/L 时称为高糖血症(hyperglycemia)。根据 FPG 水平将高糖血症分为三度:FPG 7.0～8.4 mmol/L 为轻度增高;FPG 8.4～10.1 mmol/L 为中度增高;FPG 大于 10.1 mmol/L

为重度增高。病理性增高见于：① 各型糖尿病，如餐后 8 h 血糖≥7.0 mmol/L 可诊断为糖尿病。② 其他内分泌疾病，如甲亢、嗜铬细胞瘤、巨人症或肢端肥大症、肾上腺皮质功能亢进、胰高血糖素瘤等。③ 应激性高血糖，如颅内高压、颅脑外伤、中枢神经系统感染、心肌梗死等。④ 肝脏和胰腺疾病，见于严重肝损害、坏死性胰腺炎、胰腺癌等。⑤ 其他，如应用噻嗪类利尿剂及糖皮质激素、妊娠呕吐、脱水、缺氧、麻醉等。

（3）病理性降低：① 胰岛素增多：如胰岛细胞瘤、胰岛素注射过量等。② 抗胰岛素的激素缺乏：如生长激素、甲状腺激素、肾上腺皮质激素缺乏等。③ 肝糖原贮存缺乏：如急性肝坏死、急性肝炎、肝癌、有机磷中毒及慢性心力衰竭所致的肝淤血等均可出现自发性低血糖。④ 其他：如急性乙醇中毒时抑制糖异生、胃大部切除术后营养障碍，均可发生低血糖。

二、口服葡萄糖耐量试验

口服一定量葡萄糖后血糖暂时升高，刺激胰岛素分泌增多，在短时间内血糖即可降至空腹水平，此现象称为耐糖现象。葡萄糖耐量试验（glucose tolerance test，GTT）是检测葡萄糖代谢功能的试验。现多采用 WHO 推荐的口服葡萄糖耐量试验（oral glucose tolerance test，OGTT）。晨起空腹开始，用 300 ml 水溶解 75 g 葡萄糖，在 5 min 内服完。在服糖前及服糖后 30 min、1 h、2 h、3 h 分别测血浆葡萄糖浓度。OGTT 的适应证：① 无糖尿病症状，随机血糖或 FPG 异常。② 无糖尿病症状，但有糖尿病家族史。③ 有糖尿病症状，但 FPG 未达到诊断标准。④ 有一过性或持续性尿糖者。⑤ 分娩巨大胎儿妇女、原因不明肾脏疾病或视网膜病变。

【参考值】 FPG 3.9～6.1 mmol/L；服糖后 30 min～1 h 血糖上升达高峰，一般在 7.8～9.0 mmol/L，峰值<11.1 mmol/L；服糖后 2 h 血糖<7.8 mmol/L；服糖后 3 h 血糖降至空腹水平。各次尿糖均为阴性。

【临床意义】

1. 糖尿病 FPG≥7.0 mmol/L 或 OGTT 服糖后 2 h 血糖≥11.1 mmol/L，或随机血糖≥11.1 mmol/L，按照 WHO 目前的建议只要符合上述三者之一即可诊断为糖尿病。

2. 糖耐量减退 将 OGTT 服糖后 2 h 血糖 7.8～11.1 mmol/L，称为糖耐量减退（impaired glucose tolerance，IGT），IGT 反映了负荷状态下机体对葡萄糖的处理能力减弱，是糖尿病前的状态，常见于 2 型糖尿病，也可见于痛风、甲亢、肢端肥大症及库欣综合征等。

3. 平坦型糖耐量曲线（smooth OGTT curve） 空腹血糖降低，服糖后血糖上升不明显，2 h 后血糖仍处于低水平，为葡萄糖耐量曲线低平，见于胰岛 B 细胞瘤、腺垂体功能减退症、肾上腺功能减退症等。

4. 储存延迟型糖耐量曲线（storage delay OGTT curve） 口服葡萄糖后血糖急剧升高，提早出现峰值，且≥11.1 mmol/L，而 2 h PG 又低于空腹水平，如胃大部切除患者服糖后肠道吸收葡萄糖速度较快，或严重肝损伤患者肝脏不能迅速摄取和处理葡萄糖而使血糖急剧增高。血糖增高又反应性引起胰岛素分泌增多使肝外组织利用葡萄糖增多，从而导致 2 h PG 明显降低。

5. 低血糖症 功能性低血糖，表现为空腹血糖正常，服糖后血糖高峰时间及峰值在正常范围，但服糖后 2～3 h 可发生低血糖。肝源性低血糖，表现为空腹血糖低于正常，服糖后血糖水平超过正常，2 h 后仍不能降至正常，尿糖阳性，见于肝炎、肝硬化、肝癌等造成广泛性肝损害时。

血糖增高的诊断标准见表 18-1。

表 18-1   血糖增高的诊断标准（mmol/L）

状　态		静脉血浆	静脉全血	毛细血管全血
空腹血糖受损(IFG)	空腹 服糖后 2 h	6.1~7.0 <7.8	5.6~6.1 <6.7	5.6~6.1 <7.8
糖耐量减低(IGT)	空腹 服糖后 2 h	<7.0 7.8~11.1	<6.1 6.7~10.0	<6.1 7.8~11.1
糖尿病(DM)	空腹 服糖后 2 h	≥7.0 ≥11.1	≥6.1 ≥10.0	≥6.1 ≥11.1

三、血清胰岛素检测和胰岛素释放试验

（一）血清胰岛素检测

胰岛素(insulin)由胰腺 B 细胞分泌。血清胰岛素的检测能反映胰岛 B 细胞的功能。

【参考值】   RIA 法：空腹胰岛素 10~20 m U/L。

【临床意义】

1. 血清胰岛素正常   见于糖代谢正常者和某些 2 型糖尿病及低血糖症者，如肝源性低血糖、乙醇性低血糖等。

2. 血清胰岛素升高   见于肥胖的 2 型糖尿病、胰岛 B 细胞瘤、自身免疫性低血糖症等。

3. 血清胰岛素降低   见于 1 型糖尿病。

（二）胰岛素释放试验

胰岛素释放试验(insulin releasing test)是在 OGTT 的同时，葡萄糖刺激胰岛 B 细胞释放胰岛素，通过测定空腹及服糖后 30 min、1 h、2 h、3 h 的血清胰岛素水平了解胰岛 B 细胞的分泌功能。

【参考值】   服糖后 1 h 胰岛素达高峰，为空腹时的 5~10 倍；2 h 后开始下降；3 h 后达到空腹时水平。

【临床意义】

(1) 胰岛素释放低平曲线：1 型糖尿病。

(2) 胰岛素释放低水平或延迟曲线：2 型糖尿病。

(3) 胰岛素释放高水平曲线：胰岛 B 细胞瘤。

四、血清 C-肽检测及 C-肽释放试验

（一）血清 C-肽检测

C-肽(C-peptide)是胰岛 B 细胞的分泌产物，它与胰岛素有一个共同的前体——胰岛素原。一个分子的胰岛素原可以裂解成一个分子的胰岛素和一个分子的 C-肽。C-肽与胰岛素之间有相当稳定的比例关系，且不受胰岛素抗体的干扰，注射的外源性胰岛素又不含 C-肽，所以测定血中 C-肽水平，更能反映胰岛 B 细胞合成与释放胰岛素的功能。

【参考值】   RIA 法：0.3~0.6 nmol/L。

【临床意义】

(1) C-肽升高：见于胰岛 B 细胞瘤。

(2) C-肽降低：见于糖尿病、肢端肥大症、皮质醇增多症等。

（3）反映胰岛 B 细胞功能,指导胰岛素治疗。

（4）可鉴别低血糖的原因,若 C-肽超过正常,为胰岛素分泌过多所致;如 C-肽低于正常,则为其他原因所致。

（5）有助于胰岛 B 细胞瘤的诊断及判断胰岛素瘤手术切除是否完全;术后随访中 C-肽水平不断上升,提示肿瘤有复发或转移的可能。

（二）C-肽释放试验

在做口服葡萄糖耐量试验时,同时检测胰岛素和 C-肽,反映胰岛 B 细胞的储备能力。

【参考值】 口服葡萄糖后 30 min 到 1 h 出现高峰,峰值为空腹时的 5～6 倍。

【临床意义】 常用于鉴别 1 型和 2 型糖尿病。在糖尿病胰岛素治疗过程中 C-肽可以真实反映胰岛 B 细胞分泌的实际胰岛素水平,是调整胰岛素用量的可靠指标。

（1）高水平曲线:见于胰岛 B 细胞瘤。

（2）低水平曲线:1 型糖尿病。

（3）高峰延迟曲线:2 型糖尿病。

五、血清糖化血红蛋白检测

糖化血红蛋白(glycosylated hemoglobin,GHb)是血红蛋白 A_1(HbA_1)与糖类非酶促反应的产物。由于与 HbA_1 所结合的糖类成分不同,又分为 HbA_1a(与磷酰葡萄糖结合)、HbA_1b(与果糖结合)、HbA_1c(与葡萄糖结合)。其中,HbA_1c 含量最高,占 60%～80%,是临床最常检测的部分。由于糖化过程非常缓慢,其反应速度主要取决于血糖浓度及血糖与 Hb 的接触时间,且一旦形成,不再解离,故 GHb 不受血糖浓度暂时波动的影响,是糖尿病监控的重要指标,也有助于糖尿病的诊断。

【参考值】 按 GHb 占总血红蛋白的百分比计算。$GHbA_1$ 为 5%～8%。$GHbA_1c$ 为 3%～6%。

【临床意义】 GHb 水平取决于血糖水平、高血糖持续时间,其生成量与血糖浓度成正比。GHb 的代谢周期与红细胞寿命基本一致,故 GHb 水平反映了近 2～3 个月平均血糖水平。

1. **评价糖尿病控制程度** GHb 增高提示近 2～3 个月来糖尿病控制不良,故 GHb 的水平可作为糖尿病长期控制程度的监控指标。$GHbA_1c \geqslant 7\%$ 是 2 型糖尿病启动临床治疗或需要调整治疗方案的重要判断标准。

2. **鉴别高血糖性质** 糖尿病性高血糖的 GHb 水平多增高,应激性高血糖则正常。

3. **筛检、诊断糖尿病** $HbA_1 < 8\%$,可排除糖尿病;$HbA_1 > 9\%$ 时,随增高的程度糖尿病的可能性越大。$GHbA_1c \geqslant 6.5\%$ 有助于糖尿病的诊断(美国糖尿病协会 2010 年诊治指南),尤其是对于血糖波动较大的患者有独特的诊断意义。

4. **预测血管并发症** 由于 GHb 与氧的亲和力强,可导致组织缺氧,故长期 GHb 增高,可引起组织缺氧而发生血管并发症;晶体被糖化引发白内障;肾小球基底膜被糖化引发糖尿病肾病。$GHbA_1c > 10\%$,提示并发症严重,预后较差。

六、糖化血清白蛋白检测

糖化血清白蛋白(glycated albumin, GA)是反映过去 2～3 周平均血糖水平的一项指标。由于白蛋白在体内的半衰期较短,同时白蛋白与糖的结合速度比血红蛋白更快,因而 GA 对短期内血糖变化的检测比 GHbA$_1$c 灵敏。另外,GA 的检测结果不受血红蛋白异常的影响,因此 GA 为血糖监测首选指标。

【参考值】　10.8%～17.1%。

【临床意义】

1. 短期糖代谢控制情况的评价　GA 能反映糖尿病患者 2～3 周血糖控制情况。

2. 特殊人群糖代谢的检测与评价　对于伴有妊娠、肾功能不全、肝硬化、缺铁性贫血的糖尿病患者,GA 更能及时、快速、准确地反映糖尿病患者血糖控制水平。

3. 应激性高血糖的鉴别　在应激性高血糖时,GA 和 GHbA$_1$c 均不会增高。GA 和 GHbA$_1$c 联合检测有助于判断高血糖的持续时间。

4. 糖尿病的筛查　同时检测 FPG 和 GA 可提高糖尿病的筛检率。GA≥17.1% 可以筛检出大部分未经诊断的糖尿病。当 GA 异常时,提示糖尿病高危人群需进行 OGTT 试验。

（杨　娟）

第二节　血清脂质和脂蛋白检测

血脂是血浆中脂质的总称,主要有总胆固醇、三酰甘油、磷脂、游离脂肪酸等。脂质不易溶于水,血浆脂质主要以脂蛋白的形式存在并运转。

一、血清总胆固醇检测

总胆固醇(total cholesterol, TC)包括游离胆固醇和胆固醇酯,胆固醇酯由胆固醇与脂肪酸在肝脏中合成。

【参考值】　合适范围<5.18 mmol/L;边缘性升高 5.18～6.19 mmol/L;升高>6.22 mmol/L。

【临床意义】

1. TC 增高　是冠心病的危险因素之一,见于糖尿病、肾病综合征、甲状腺功能减退症、胆总管阻塞、长期高脂饮食、精神紧张或妊娠等。

2. TC 降低　见于重症肝脏疾病如急性重型肝炎、肝硬化等;还见于各种原因所致的严重贫血、甲亢或重症营养不良等。

二、血清三酰甘油检测

三酰甘油(triglyceride, TG)是甘油和三个脂肪酸所形成的酯。在血液中主要存在于前 β 脂蛋白和乳糜微粒中,直接参与胆固醇及胆固醇酯的合成,为细胞提供和储存能量。

【参考值】　合适范围<1.7 mmol/L;边缘性升高 1.7～2.25 mmol/L;升高≥2.26 mmol/L。

【临床意义】

1. TG 增高　是动脉粥样硬化的重要因素之一,见于冠心病、原发性高脂血症、肥胖症、阻塞性黄疸、糖尿病、肾病综合征、甲状腺功能减退症以及高脂饮食等。

2. TG 降低　见于甲亢、肾上腺皮质功能减退症或肝功能严重低下等。

三、血清脂蛋白及载脂蛋白检测

脂蛋白(lipoprotein,LP)为水溶性复合物,由脂质和载脂蛋白(apolipoprotein)结合而成。血液中的脂类除游离脂肪酸与白蛋白结合外,其余均与球蛋白结合成脂蛋白复合物。各种 LP 分别由蛋白质与三酰甘油、磷脂、胆固醇及胆固醇酯组成。它们所含的脂类及蛋白质的量不同,其密度、颗粒大小、表面电荷、电泳行为及免疫性均有不同。电泳法将 LP 分为 α 脂蛋白、前 β 脂蛋白、β 脂蛋白及乳糜微粒四类。超速离心法则按密度从低到高(含脂肪多者密度低,含蛋白质多者密度高)将其分为乳糜微粒(chylomicron,CM)、极低密度脂蛋白(very low density lipoprotein,VLDL)、低密度脂蛋白(low density lipoprotein,LDL)和高密度脂蛋白(high density lipoprotein,HDL)。CM 含脂肪多达 98%～99%,蛋白质仅 0.5%～2%,其密度最低;而 HDL 含蛋白质最多,达 50%。

(一)高密度脂蛋白胆固醇检测

HDL 是含蛋白质最多、体积最小、比重最大的脂蛋白,含脂质与蛋白质各 50%。所含脂类以磷脂为多。HDL 有将周围组织中的胆固醇逆向转运至肝脏并转化为胆汁酸而清除的功能,因而 HDL 有抗动脉粥样硬化的作用。通过检测高密度脂蛋白胆固醇(high density lipoprotein cholesterol,HDL-C)的含量间接反映 HDL 的水平。

【参考值】　合适范围>1.04 mmol/L;升高≥1.55 mmol/L;降低<1.04 mmol/L。

【临床意义】　HDL-C 具有抗动脉粥样硬化作用,与 TG 成负相关,也与冠心病发病成负相关。HDL-C 降低,多见于心脑血管病、糖尿病、肝炎、肝硬化等。

(二)低密度脂蛋白胆固醇检测

LDL 是胆固醇的主要携带者。LDL 向组织及细胞内运送胆固醇,直接促进动脉粥样硬化的形成。低密度脂蛋白胆固醇(low density lipoprotein cholesterol,LDL-C)的含量反映 LDL 的水平。

【参考值】　合适范围<3.37 mmol/L;边缘性升高 3.37～4.12 mmol/L;升高>4.146 mmol/L。

【临床意义】　LDL-C 与冠心病发病成正相关。LDL-C 升高,是动脉粥样硬化的潜在危险因素。

(三)载脂蛋白 AI 检测

载脂蛋白 AI(apolipoprotein-AI,Apo-AI)由肝脏和小肠合成,是 HDL 的主要载脂蛋白成分(占 90%),Apo-AI 可将组织细胞内多余的胆固醇运至肝脏处理,对防止动脉硬化的发生及发展有重要意义。

【参考值】　血清 1.0～1.6 g/L。

【临床意义】　血清 Apo-AI 是诊断冠心病的敏感指标之一,其血清水平与冠心病发病率成负相关。即血清 Apo-AI 越低,冠心病发病率越高。Apo-AI 减低见于家族性 Apo-AI 缺乏症、脂蛋白缺乏症、心脑血管疾病、糖尿病、肾病综合征等。

(四)载脂蛋白 B 检测

载脂蛋白 B(apolipoprotein B,Apo-B)有 Apo-B$_{100}$ 和 Apo-B$_{48}$。Apo-B$_{100}$ 由肝脏合成,是 LDL 和 VLDL 的主要载脂蛋白;Apo-B$_{48}$ 在空肠合成,与 CM 输送有关。临床上主要测定 Apo-B$_{100}$。

【参考值】　男性(1.01±0.21)g/L;女性(1.07±0.23)g/L。

【临床意义】　血清 Apo-B 水平与动脉粥样硬化、冠心病发病成正相关。Apo-B≥1.20 g/L 是冠心病的危险因素。

(五)载脂蛋白 A/载脂蛋白 B 值

Apo-A 为 HDL-C 的主要成分,Apo-B 为 LDL-C 的主要成分。因 Apo-A 及 Apo-B 不受胆固醇含量变化的影响,故可用 Apo-A/Apo-B 代替 HDL-C/LDL-C 值作为判断动脉粥样硬化的指标。

【参考值】　1.0～2.0。

【临床意义】　比值随年龄增长而降低。动脉粥样硬化、冠心病、糖尿病、高脂血症等患者可明显减低。对预测冠心病的危险性较血清 TC、TG、HDL、LDL 更有价值。

四、血脂异常评价及危险分层

血脂异常是动脉硬化性心血管疾病(arteriosclerotic cardiovascular disease, ASCVD)发病的危险因素。血清 TC 水平增高,不仅增加冠心病发病危险,也增加缺血性脑卒中发病的危险。因此,全面评价心血管病的综合危险是预防和治疗血脂异常的必要前提。《中国成人血脂异常防治指南 2016 年修订版》基于多项对不同血脂水平的中国人群 ASCVD 发病危险的长期观察性研究结果,提出了我国 ASCVD 一级预防的目标人群血脂成分合适水平及异常切点的建议(表 18-2)。

表 18-2　中国 ASCVD 一级预防人群血脂合适水平及异常分层标准[mmol/L(mg/dl)]

分　　层	TC	LDL-C	HDL-C	非 HDL-C	TG
理想水平		<2.6(100)		<3.4(130)	
合适水平	<5.2(200)	<3.4(130)		<4.1(160)	<1.7(150)
边缘升高	≥5.2(200)且<6.2(240)	≥3.4(130)且<4.1(160)		≥4.1(160)且<4.9(190)	≥1.7(150)且<2.3(200)
升　　高	≥6.2(240)	≥4.1(160)		≥4.9(190)	≥2.3(200)
降　　低			<1.0(40)		

血脂异常通常指血清中 TC 和(或)TG 水平升高,俗称高脂血症。实际上血脂异常也泛指包括低 HDL-C 血症在内的各种血脂异常,分类较繁杂,最简单的有病因分类和临床分类二种,最实用的是临床分类。简易的临床分类见表 18-3。

表 18-3　血脂异常的临床分类

分　　型	TC	TG	HDL-C	相当于 WHO 表型
高胆固醇血症	增高			Ⅱa
高 TG 血症		增高		Ⅳ、Ⅰ
混合型高脂血症	增高	增高		Ⅱb、Ⅲ、Ⅳ、Ⅴ
低 HDL-C 血症			降低	

全面评价 ASCVD 总体危险是防治血脂异常的必要前提。评价 ASCVD 总体危险,不仅有助

于确定血脂异常患者调脂治疗的决策,也有助于临床医生针对多重危险因素,制定出个体化的综合治疗决策,从而最大程度降低患者 ASCVD 总体危险。目前,国内外发布的血脂异常防治指南的核心内容均包括 ASCVD 发病总体危险的评估方法和危险分层的标准。在进行危险评估时,已诊断 ASCVD 者直接列为极高危人群;符合如下条件之一者直接列为高危人群:① LDL - C≥4.9 mmol/L(190 mg/dl)。② 1.8 mmol/L(70 mg/dl)≤LDL - C<4.9 mmol/L(190 mg/dl),且年龄在 40 岁以上的糖尿病患者。符合上述条件的极高危和高危人群不需要按危险因素个数进行 ASCVD 危险分层。

按照有无冠心病及其等危症,有无高血压病及其他心血管危险因素的多少,结合血脂水平,可综合评估心血管病的发病危险。《中国成人血脂异常防治指南 2007》将人群进行危险性高低分类,同时也可用于指导临床开展血脂异常的干预(表 18 - 4)。

表 18 - 4 血脂异常危险分层表

危 险 分 层	TC 5.18~6.19 mmol/L (200~239 mg/dl)或 LDL - C 3.37~4.12 mmol/L (130~159 mg/dl)	TC≥6.22 mmol/L (240 mg/dl)或 LDL - C≥4.14 mmol/L (160 mg/dl)
无高血压且其他危险因素<3	低危	低危
高血压或其他危险因素≥3	低危	中危
高血压且其他危险因素≥1	中危	高危
冠心病及其等危症	高危	高危

注:① 其他危险因素包括年龄(男≥45 岁,女≥55 岁)、吸烟、低 HDL-C、肥胖和早发缺血性心血管病家族史等 5 项。② 冠心病等危症:是指非冠心病者 10 年内发生主要冠状动脉事件的危险与已患冠心病者同等,新发和复发缺血性心血管病事件的危险>15%,下列情况属于冠心病等危症:a.有临床表现的冠状动脉以外的动脉粥样硬化。b.糖尿病。c.有多种危险因素,其发生主要冠状动脉事件的危险相当于已确立的冠心病,心肌梗死或冠心病死亡的 10 年危险>20%。③ 低危:10 年危险<5%;中危:10 年危险 5%~10%;高危:冠心病或冠心病等危症,或 10 年危险 10%~15%;极高危:急性冠状动脉综合征(包括不稳定型心绞痛和急性心肌梗死)或缺血性心脏病合并糖尿病。④ HDL - C 是能够降低心血管病发病危险的因素,当个体的 HDL - C 水平≥155 mmol/L(60 mg/dl)时,其他危险因素的数目减 1。

(王瑞莉)

第三节 无机离子检测

一、血清钾检测

钾离子(K^+)是细胞内的主要阳离子,参与细胞新陈代谢,保持细胞静息电位,调节细胞内外的渗透压和酸碱平衡。

【参考值】 成人 3.5~5.5 mmol/L;儿童 3.4~4.7 mmol/L。

【临床意义】

1. 血清钾增高 血钾>5.5 mmol/L 时称为高钾血症,见于:① 肾脏排钾减少,如急性或慢性肾功能不全及肾上腺皮质功能减退等。② 摄入或注射大量钾盐,超过肾脏排钾能力。③ 严重溶血或组织损伤,红细胞或组织内钾大量释放入细胞外液。④ 组织缺氧或代谢性酸中毒时细胞内钾大量转移至细胞外液。

2. **血清钾降低** 血钾<3.5 mmol/L 时称为低钾血症,见于:① 钾盐摄入不足,如长期低钾饮食、禁食或厌食等。② 钾丢失过多,如严重呕吐、腹泻或胃肠减压;应用排钾利尿剂及肾上腺皮质激素;肾功能衰竭多尿期、肾上腺皮质功能亢进或醛固酮增多症;代谢性碱中毒时肾脏排 H^+ 减少而排 K^+ 增多等。③ 其他,如心功能不全、肾性水肿或大量输入无钾液体,使细胞外液稀释;大量应用胰岛素、碱中毒、低钾性周期性瘫痪时细胞外钾内移。

二、血清钠检测

钠离子(Na^+)是血浆中的主要阳离子。其主要功能是保持细胞外液容量,维持渗透压和酸碱平衡,并具有维持神经肌肉正常应激性的作用。

【参考值】 成人 135～145 mmol/L;儿童 138～145 mmol/L。

【临床意义】

1. **血清钠增高** 过多地输入含钠盐的溶液、水分摄入不足或水分丢失过多、肾上腺皮质功能亢进、垂体前叶肿瘤、原发性醛固酮增多症、脑外伤或急性脑血管病等。

2. **血清钠降低** ① 胃肠道失钠,如幽门梗阻、呕吐、腹泻,以及胃肠道、胆道、胰腺手术后造瘘或引流等。② 尿钠排出增多,见于肾功能不全多尿期、肾上腺皮质功能不全及应用利尿剂治疗等。③ 皮肤失钠,如大量出汗、大面积烧伤及创伤等。④ 抗利尿激素过多,如肾病综合征、肝硬化腹水及右心衰竭等,因水钠潴留,但水多于钠,细胞外液稀释,血钠降低。

三、血清氯化物检测

氯离子(Cl^-)是细胞外液中的主要阴离子。氯化物的主要功能包括:① 调节机体的酸碱平衡、渗透压及水、电解质平衡。② 参与胃液中胃酸的生成等。

【参考值】 96～106 mmol/L。

【临床意义】

1. **血清氯化物降低** 血清氯离子变化与钠离子基本呈平行关系,低钠血症常伴低氯血症。但当大量损失胃液时,以失氯为主而失钠很少;若大量丢失肠液时,则失钠甚多而失氯较少。低氯血症还见于大量出汗、长期应用利尿剂等引起氯离子丢失过多,慢性肾上腺皮质功能减退、肾功能不全及重症糖尿病等导致的排尿过多而丢失大量氯化物。

2. **血清氯化物增高** 过量补充氯化钠、氯化钙、氯化铵溶液,以及高钠血症性脱水、肾功能不全、尿路梗阻或心力衰竭等所致的肾脏排氯减少,高血氯性代谢性酸中毒,过度换气所致的呼吸性碱中毒等。

四、血清钙检测

钙是人体中含量最多的元素。人体中的钙 99% 存在于骨骼中,血钙含量不及总钙的 1%。其生理作用为:① 降低毛细血管及细胞膜的通透性,降低神经肌肉的兴奋性。② 维持心肌传导系统的兴奋性和节律性。③ 参与肌肉收缩及神经传导。④ 参与凝血。

【参考值】 成人 1.16～1.32 mmol/L;儿童 1.20～1.38 mmol/L。

【临床意义】

1. **血清钙降低** ① 钙摄入不足和吸收不良：如长期低钙饮食、腹泻、阻塞性黄疸(脂溶性的维生素D吸收减少)等。② 成骨作用增加：如甲状旁腺功能减退等。③ 钙吸收障碍：如维生素D缺乏，使钙吸收障碍，血清钙、磷均偏低。④ 急性坏死性胰腺炎：脂肪酸与钙结合成钙皂。⑤ 妊娠后期及哺乳期需钙量增加：若补充不足，则血钙降低。⑥ 肾脏疾病：如急性、慢性肾衰竭等，血磷升高而血钙降低。

2. **血清钙增高** ① 摄入钙过多及静脉输入钙过量。② 溶骨作用增强，如甲状旁腺功能亢进症、多发性骨髓瘤、骨转移癌、骨折后和肢体麻痹引起的急性骨萎缩等。③ 大量应用维生素D治疗可使肠钙吸收增加和骨钙溶解。

五、血清无机磷检测

磷在体内主要以不溶解的磷酸钙存在于骨骼中(70%～80%)，血清中的磷以无机磷和有机磷两种形式存在，血磷指血中的无机磷。其生理功能包括：① 以 $H_2PO_4^-/H_2PO_4$ 为缓冲对调节酸碱平衡。② 参与酶促反应和糖类、脂类及氨基酸的代谢。③ 在保证细胞膜的结构和功能方面发挥重要作用。④ 是骨盐的主要成分。

【参考值】 成人 0.87～1.45 mmol/L；儿童 1.15～1.78 mmol/L。

【临床意义】

1. **血清无机磷降低** ① 摄入不足：如慢性乙醇中毒、长期腹泻、长期静脉营养而未补磷等。② 吸收减少和排出增加：如维生素D缺乏，肠道吸收磷减少而肾脏排磷增加；甲状旁腺功能亢进症时，磷从肾脏排出增多。③ 磷丢失：如血液透析、肾小管性酸中毒及应用噻嗪类利尿剂等。④ 其他：如佝偻病活动期、骨质软化症及糖尿病等。

2. **血清无机磷增高** ① 磷排泄减少：如肾功能不全及甲状旁腺功能减退症时肾脏排磷减少。② 吸收增加：如维生素D中毒时小肠磷吸收增加，肾小管对磷的重吸收增加。③ 磷从细胞内释出：如酸中毒、急性肝坏死或白血病、淋巴瘤等化疗后。④ 多发性骨髓瘤及骨折愈合期等血磷升高。

六、血清镁检测

镁离子(Mg^+)为细胞内含量仅次于钾的阳离子。镁和钙对神经肌肉兴奋性有协同的抑制作用，血浆钙、镁降低均可增加神经肌肉的应激性。同时，镁是许多酶系统的激活剂(尤其是与能量代谢有关的酶，如ATP酶等)；镁对维持心肌的正常结构、肌原纤维的收缩功能和心肌的电生理平衡方面有重要意义。

【参考值】 成人 0.80～1.20 mmol/L；儿童 0.56～0.76 mmol/L。

【临床意义】

1. **血清镁增高** ① 急性或慢性肾衰竭时镁排出减少。② 内分泌疾病，如甲状腺功能减退症、甲状旁腺功能减退症、艾迪生病及未治疗的糖尿病酮症酸中毒等。③ 多发性骨髓瘤、严重脱水等。④ 镁剂治疗过量等。

2. **血清镁降低** ① 摄入不足，如长期营养不良、禁食、厌食或长期静脉营养又未补镁者。② 经消化道丢失过多，如严重呕吐、腹泻、持续胃肠减压、小肠切除等。③ 经肾排出过多，如大量使用利尿剂及肾炎多尿期、高钙血症使肾小管重吸收镁减少，甲状旁腺功能减退时肾小管重吸收减少,糖尿病、乙醇中毒等可使镁排出增多。④ 血液透析及腹膜透析使镁过多丢失等。血镁降低常伴有低钾血症,原因是镁缺乏使"钠泵"活性降低,细胞内 K^+ 进入血中,但低镁同时也促进了肾小管排钾增加,故可导致低血钾。此时单纯补钾无效,必须补镁才能纠正低钾血症。

(王瑞莉)

第四节 维生素及微量元素检测

一、维生素检测

维生素(vitamin)是生物体所需要的微量营养成分,为一组低分子量有机物质,可为水溶性维生素和脂溶性维生素。水溶性维生素包括 B 族维生素和维生素 C,主要靠从食物中摄取,过剩时经尿排出。脂溶性维生素包括维生素 A、D、E、K,它们随脂类一同吸收,通过胆汁随粪便排出。机体长期缺乏某种维生素时,就会产生物质代谢障碍,引起相应维生素缺乏症。

1. **维生素 A 检测** 维生素 A(vitamin A)主要存在于动物的肝脏中。植物中不含维生素 A,但存在以 β 胡萝卜素为主的维生素 A 原。维生素 A 的主要生理功能有:① 构成视觉细胞的感光物质。② 参与糖蛋白合成。③ 影响细胞分化,促进机体生长发育。④ 维持机体正常的免疫功能。

【参考值】 高效液相色谱(high performance liquid chromatography, HPLC)法(血液中):1～6 岁 0.70～1.40 $\mu mol/L$(200～400 $\mu g/L$);7～12 岁 0.91～1.71 $\mu mol/L$(260～490 $\mu g/L$);13～19 岁 0.91～2.51 $\mu mol/L$(260～720 $\mu g/L$);成人 1.05～2.80 $\mu mol/L$(300～800 $\mu g/L$)。

【临床意义】 当血液中维生素 A<0.50 $\mu mol/L$ 时,即为维生素 A 缺乏。在眼部表现为角膜干燥,暗适应能力减弱,严重时会发生"夜盲症"及角膜溃疡坏死致盲。皮肤表现为上皮组织干燥、粗糙、过度角化和脱屑。全身可导致继发性感染及影响生长发育。维生素 A 可在肝内积蓄,长期大量服用会引起不良反应甚至中毒(血液维生素 A>3.50 $\mu mol/L$ 或肝脏储备>10 000 U/g)。中毒症状包括骨痛、多鳞性皮炎、瘙痒、严重头痛、恶心、腹泻、肝脾肿大等。孕妇摄取过多易导致胎儿畸形。

2. **维生素 B_1 检测** 维生素 B_1(vitamin B_1)又称硫胺素,主要存在于谷物和种子胚芽中,米糠、麦麸、豆类中含量丰富,谷物加工过细可造成维生素 B_1 大量丢失。成人每日维生素 B_1 需要量为 1.0～1.5 mg。

【参考值】 HPLC 法:5～28 nmol/L(血清)。

【临床意义】 维生素 B_1 缺乏常发生于发热、外伤、妊娠或哺乳时,糖类摄入量增加或代谢率增强,以及长期食用精细加工的米、面等。维生素 B_1 缺乏可使体内 α-酮酸氧化脱羧反应出现障碍,血中丙酮酸积聚,导致末梢神经和其他神经病变;可使核酸合成及神经髓鞘中的磷酸戊糖代谢受到影响;还可引起脚气病、食欲减退,甚至出现水肿、神经肌肉变性。过量使用维生素 B_1 可引起乏力、头痛、神经过敏、水肿等,还可导致烟酸缺乏。

3. **维生素 B_2 检测** 维生素 B_2(vitamin B_2)又称核黄素,广泛分布于酵母、肝、肾、蛋、奶及大豆等食物中。成人每日维生素 B_2 需要量为 1.2～1.5 mg。

【参考值】 HPLC法：1.05～1.4 μmol/L(血清)。

【临床意义】 维生素 B_2 缺乏时,引起口角炎、唇炎、舌炎、阴囊皮炎、眼睑炎、角膜血管增生。过量使用可以引起肾功能障碍。

4. 维生素 B_6 检测 维生素 B_6(vitamin B_6)分布广泛,自然界的维生素 B_6 存在于植物种子、谷类、肝、肉类及绿叶蔬菜中,对光和碱均敏感,高温下迅速被破坏。

【参考值】 荧光分光光度法：20～120 nmol/L(血浆)。

【临床意义】 维生素 B_6 缺乏可引起小儿惊厥、低血色素小细胞性贫血、血清铁增高、皮炎、唇炎、周围神经炎、黄尿酸尿症、高胱氨酸尿症、原发性胱硫醚尿症等。异烟肼能与磷酸吡哆醛结合,使其失去辅酶作用,故在应用该药同时,需补充维生素 B_6。过量使用可引起神经毒性,孕妇过量使用可累及胎儿。

5. 叶酸检测 叶酸(folic acid)又称维生素M(维生素Bc、维生素 B_9)。动物所需的叶酸可从食物中获取,叶酸在小肠上段被吸收。叶酸缺乏的主要原因是摄入减少。氨甲蝶呤结构与叶酸相似,可影响四氢叶酸合成,进而影响胸腺嘧啶核苷酸的合成,因此有抗癌作用。叶酸有促进骨髓中幼细胞成熟的作用,人类如缺乏叶酸可引起巨红细胞性贫血以及白细胞减少症,对孕妇尤其重要。

【参考值】 电化学发光法(ECL)：9.5～45.2 nmol/L(美国建议值)或 4.5～20.7 nmol/L(欧洲建议值)。

【临床意义】 叶酸缺乏症的主要表现为巨幼红细胞性贫血,其他如舌炎、舌痛、舌乳头萎缩、舌面光滑、口角炎及食欲减退。妊娠前1个月及妊娠初3个月内口服叶酸可预防胎儿神经管畸形。长期服用抗癫痫药物如苯妥英钠、扑咪酮均可影响叶酸的吸收,乙胺嘧啶、异烟肼也有抑制叶酸还原酶的作用,可引起叶酸缺乏,如长期服用此类药物,应补充叶酸。

6. 维生素 B_{12} 检测 维生素 B_{12}(vitamin B_{12})是目前所知唯一含金属元素的维生素,广泛存在于动物类食品中。维生素 B_{12} 为机体维持正常代谢、DNA合成再生所必须。

【参考值】 电化学发光法：176～660 pmol/L(美国建议值)或 145～637 pmol/L(欧洲建议值)。

【临床意义】 正常膳食者,肝中储存的维生素 B_{12} 可供6年之用,故维生素 B_{12} 缺乏很少见。如因长期饮食缺乏肉类、年长者由于内因子产生不足或胃酸分泌减少可导致维生素 B_{12} 缺乏。临床上胰腺功能低下、胃萎缩或胃切除术、肠损坏、肠内维生素 B_{12} 结合因子(内因子)损耗、体内产生针对内因子的自身抗体,易形成维生素 B_{12} 缺乏。严重的维生素 B_{12} 缺乏可导致巨幼红细胞贫血和不可逆的中枢神经脱髓鞘损害。

7. 维生素C检测 维生素C(vitamin C)又称为L-抗坏血酸。维生素C可促进胶原蛋白合成有利于伤口愈合,减低血管通透性,增强抗感染能力;参与胆固醇转化,参与芳香族氨基酸的代谢,并参与体内的氧化还原反应,如保护巯基,使红细胞中高铁血红蛋白还原成血红蛋白,保护维生素A、B、E等免遭氧化破坏等。维生素C还有抗病毒作用。成人每日维生素C的需要量为60 mg。

【参考值】 荧光分光光度法：血浆总维生素C 25～85 μmol/L。

【临床意义】 血浆总维生素C<10 μmol/L 为维生素C缺乏。维生素C缺乏可导致毛细血管破裂,引起坏血病,临床表现为皮下出血、肌肉脆弱等。还可引起牙齿易松动、骨骼脆弱以及创伤时伤口不易愈合等。另外,使用促肾上腺皮质激素时,肾上腺皮质激素合成加强,维生素C的含量显著下降;吸烟可造成血中维生素C降低;阿司匹林可干扰白细胞摄取维生素C。维生素C过多可引起肾结石。

8. 维生素 D 检测   维生素 D(vitamin D)是类固醇衍生物,主要包括维生素 D_2(麦角钙化醇,ergocalciferol)及维生素 D_3(胆钙化醇,cholecalciferol)。主要作用是促进钙、磷的吸收,有利于骨的生成和钙化。

【参考值】   HPLC 法:1,25-羟化维生素 D_3 40～160 pmol/L(血清);25-羟化维生素 D_3 35～150 pmol/L(血清)。

【临床意义】   维生素 D 缺乏或转化障碍时,儿童骨钙化不良,可引起佝偻病。成人可引起软骨病。长期服用维生素 D 超过需要量 10～100 倍时可引起中毒。急性中毒症状表现为食欲下降、恶心、呕吐、腹泻、头痛等;严重的骨化过度,血钙升高,钙化转移;尿钙过多,形成肾结石。

9. 维生素 E 检测   维生素 E(vitamin E)分为生育酚(tocopherol)及生育三烯酚两类。维生素 E 与动物生殖功能有关,临床上常用维生素 E 治疗先兆流产和习惯性流产。维生素 E 还与血红素合成有关;能抑制血小板凝集;维持肌肉与周围血管正常功能,防止肌肉萎缩。成人每日需要量为 8～12α-生育酚当量[α-tocophenol equivalents,α-TE(1α-TE=1.49 U)]。

【参考值】   HPLC 法:以 α-生育酚计<34 μmol/L。

【临床意义】   维生素 E 一般不易缺乏,但某些脂肪吸收障碍性疾病可引起缺乏。主要表现为红细胞数量减少,寿命缩短;体外试验见到红细胞脆性增加,常表现为贫血或血小板增多症,偶尔可引起神经系统疾病。

10. 维生素 K 检测   维生素 K(vitamin K)又称为凝血维生素。天然的有维生素 K_1 和维生素 K_2 两种形式,均为脂溶性维生素。人工合成的维生素 K_3 和维生素 K_4 溶于水,可口服和注射。成人每日需要量约为 100 μg。

【参考值】   分光光度法:0.29～2.64 nmol/L。

【临床意义】   当胆道阻塞或长期服用广谱抗微生物药物时,可引起维生素 K 缺乏,表现为凝血时间延长,易出血。维生素 K 不能通过胎盘,新生儿肠道中无细菌,易发生出血现象,因此常对孕妇在产前或对新生儿补充维生素 K 以防出血。

二、微量元素检测

人体中每人每日的需要量在 100 mg 以下的元素称为微量元素,包括铁、锌、铜、碘、氟、锰、铝、钴、铬、硒、锡、硅、镍、钒、砷(目前有争议)共 15 种,占体重的 0.05%。微量元素多是激素或酶的组成成分或是酶的激动剂,与生长、发育、营养、健康、疾病、衰老等过程密切相关。

(一)铁检测

血清铁测定

铁是人体含量最多的微量元素。血清铁即与运铁蛋白结合的铁,其含量不仅取决于血清中铁的含量,还受运铁蛋白影响。

【参考值】   男性 11～30 μmol/L;女性 9～27 μmol/L;儿童 9～22 μmol/L。

【临床意义】

1. 增高   见于溶血性贫血、再生障碍性贫血、巨幼细胞贫血、肝细胞损害、铁剂治疗过量。

2. 降低   见于缺铁性贫血、慢性失血、慢性感染继发贫血、幼儿生长期和女性妊娠、哺乳期等,机体需铁量增多而摄入不足。

血清转铁蛋白检测

转铁蛋白(transferrin,Tf)是血浆中一种能与 Fe^{3+} 结合的球蛋白,主要起转运铁的作用。Tf 主要在肝脏中合成,所以 Tf 也可作为判断肝脏合成功能的指标。

【参考值】 28.6~51.9 μmol/L(2.5~4.3 g/L)。

【临床意义】

1. Tf 增高　妊娠期、应用口服避孕药、慢性失血及铁缺乏,特别是缺铁性贫血。

2. Tf 减低　① 铁粒幼细胞性贫血、再生障碍性贫血。② 营养不良、重度烧伤、肾衰竭。③ 遗传性转铁蛋白缺乏症。④ 急性肝炎、慢性肝损伤及肝硬化等。

血清总铁结合力检测

铁吸收入血后与运铁蛋白(肝内合成)结合进行转运。正常情况下血清铁仅能与1/3运铁蛋白结合,2/3未与铁结合的运铁蛋白称未饱和铁结合力。每升血清中运铁蛋白所能结合的最大铁量称为总铁结合力(total iron binding capacity,TIBC)。

【参考值】 男性 40~70 μmol/L;女性 54~77 μmol/L。

【临床意义】

1. TIBC 增高　见于运铁蛋白合成增加,如缺铁性贫血、红细胞增多症等;以及运铁蛋白释放增加,如急性肝炎、急性坏死性肝炎等。

2. TIBC 减低　见于运铁蛋白合成减少,如慢性肝病、肝硬化等;以及运铁蛋白丢失增加,如肾病综合征、慢性炎症等。

血清运铁蛋白饱和度测定

血清运铁蛋白饱和度(transferrin saturation,TS,简称铁饱和度),以血清铁占 TIBC 的百分率表示。

【参考值】 33%~55%。

【临床意义】

1. TS 升高　见于铁利用障碍(再生障碍性贫血、铁粒幼细胞贫血)、血色病。

2. TS 减低　见于缺铁性贫血、慢性感染性贫血。

血清铁蛋白检测

铁蛋白(serum ferritsn,SF)是去铁蛋白(apoferritin)和铁核心形成的复合物。SF 的铁核心具有强大的结合铁和贮备铁的能力,以维持体内铁的供应和血红蛋白相对稳定性。SF 是铁的贮存形式,其含量变化可作为判断是否缺铁或铁负荷过量的指标。

【参考值】 男性 15~200 μg/L;女性 12~150 μg/L。

【临床意义】

1. SF 增高　见于:① 体内贮存铁增加:原发性血色病、继发性铁负荷过大。② 铁蛋白合成增加:炎症、肿瘤、白血病、甲状腺功能亢进症等。③ 贫血:溶血性贫血、再生障碍性贫血、恶性贫血等。④ 组织释放增加:肝坏死、慢性肝病等。

2. SF 减低　见于:① 体内贮存铁减少:缺铁性贫血、大量失血、长期腹泻、营养不良等。② 铁蛋白合成减少、维生素 C 缺乏等。

红细胞内游离原卟啉检测

在血红蛋白合成过程中,原卟啉与铁在铁络合酶的作用下形成血红素。当铁缺乏时,原卟啉与铁不能结合形成血红素,导致红细胞内的游离原卟啉(free erythrocyte protoporphyria,FEP)增多。

【参考值】 男性 0.56~1.00 μmol/L;女性 0.68~1.32 μmol/L。

【临床意义】

1. FEP 增高 常见于缺铁性贫血、铁粒幼细胞性贫血、阵发性睡眠性血红蛋白尿以及铅中毒等。对诊断缺铁 FEP/Hb 值更灵敏。

2. FEP 减低 常见于巨幼细胞性贫血、恶性贫血和血红蛋白病等。

(二)铜检测

铜(cuprum)在成人体内含量为 100～150 mg,广泛分布于全身各器官,肝和脑含量最高,心、肾、毛发等次之。铜的生理功能主要有:① 影响中枢神经系统的结构和功能。② 参与铁代谢和造血功能(铜蓝蛋白可催化 Fe^{2+} 变为 Fe^{3+} 便于转运)。③ 参与结缔组织合成,缺铜时可致骨质疏松、血管壁弹性张力降低。④ 催化黑色素合成及与体温调节、免疫功能、凝血、自由基清除等有关。

【参考值】 男性 11～22 $\mu mol/L$;女性 12.6～24.4 $\mu mol/L$;儿童 12.6～29.9 $\mu mol/L$。

【临床意义】

1. 血清铜增高 ① 肝胆系统疾病,如肝内外胆汁淤积、肝硬化、肝癌等。② 风湿性疾病,如 SLE、类风湿关节炎、风湿热、强直性脊柱炎等。③ 其他,如贫血、甲状腺功能亢进症、各种感染、心肌梗死、妊娠等。

2. 血清铜降低 临床少见。可见于遗传性铜代谢疾病,如肝豆状核变性(Wilson 病),或门克斯(Menkes)病,以及肾病综合征、缺铜贫血综合征、烧伤、营养不良等。

3. 血清铁/铜值 有助于黄疸类型的鉴别,铁/铜值＞1 时多为肝细胞性黄疸,而铁/铜值＜1 时,多见于胆汁淤积性黄疸。

(三)锌检测

锌(zincum)在成人体内含量为 2～3 g,锌是多种酶的功能成分或激动剂;可促进生长发育,促进核酸肌蛋白质的合成;参与免疫作用,促进维生素 A 的代谢和生理功能;锌还能维持正常的味觉。成人每日需要的锌为 5～20 mg。

【参考值】 血清:11.6～23 $\mu mol/L$。

【临床意义】

1. 锌增高 主要见于污染引起的锌中毒及甲状腺功能亢进症。

2. 锌降低 临床主要表现为厌食、生长发育缓慢、青春期性发育迟缓、性功能障碍、情绪冷漠、行为异常、异食癖、反复感染、伤口愈合缓慢及胎儿畸形等。

(四)碘检测

碘(iodine)在成人体内含 20～50 mg。主要作用是参与甲状腺素的合成,可促进机体的蛋白质合成,促进生长发育等。成人每日需碘 100～300 mg,儿童每日每千克体重需 1 μg。

【参考值】 以血浆碘离子计:250 $\mu g/L$。

【临床意义】

1. 碘摄入过量 可引起高碘性甲状腺肿,临床表现为甲状腺功能亢进及一些中毒症状。

2. 碘缺乏 可引起地方性甲状腺肿,严重时可引起发育停滞、痴呆。胎儿期缺碘可导致呆小病。

(五)硒检测

硒(selenium)在成人体内含量为 14～21 mg,硒与人类某些疾病(如克山病)的发生有关。硒在保护细胞膜、增强维生素 E 的抗氧化作用、参与辅酶 A 和辅酶 Q 的合成等方面发挥重要作用。成人每日的硒需要量为 30～50 μg。

【参考值】 成人：0.58～1.82 μmol/L(血清)，0.09～2.03 μmol/L(尿液)；儿童：0.74～1.54 μmol/L(血清)。

【临床意义】

1. 硒过量 血清硒超过 5 μmol/L 可引起中毒症状，见于工业性中毒、过量补硒等。地方性硒中毒常表现为牙釉质破坏、贫血、营养不良及慢性关节炎，这与自然环境中硒含量过高相关。

2. 硒缺乏 可引起免疫功能低下，并可能与克山病和大骨节病的发病有关。患者脱离病区入正常硒环境或口服亚硒酸钠治疗有效。一般认为，硒低于 0.15 μmol/L 临床可出现肌肉无力的症状。

(六) 氟测定

氟(fluoride)在成人体内含量为 2～3 g。氟化物与人体生命活动及牙齿、骨骼组织代谢密切相关。成人每日氟的需要量为 0.5～1.0 mg。

【参考值】 0.5～10.5 μmol/L(血浆)；10.5～168 μmol/L(尿液)。

【临床意义】 氟过量可引起氟骨症和氟斑牙，可致牙齿畸形，骨骼脱钙，并影响细胞、肾上腺、生殖腺等的功能。氟缺乏可引起骨质疏松。

(王瑞莉)

第五节 心脏病生物标志物检测

一、血清酶检测

(一) 血清肌酸激酶检测

肌酸激酶(creatine kinase，CK)主要存在于骨骼肌、心肌，其次存在于脑、平滑肌等细胞的胞质和线粒体中。正常人血清中 CK 含量甚微，当上述组织受损时血液中的 CK 含量可明显增高。

【参考值】 酶偶联法(37℃)：男性 38～174 U/L；女性 26～140 U/L。新生儿为成人的 3～5 倍，婴儿为成人的 3 倍，儿童和青少年相当于成人的上限。

【临床意义】

1. 心脏疾患 ① 急性心肌梗死：发病后 4～10 h 开始增高，12～36 h 达高峰(可高达正常上限的 10～12 倍)，72～96 h 后恢复正常，是急性心肌梗死早期诊断的敏感指标之一。在急性心肌梗死病程中，如 CK 再次升高，往往说明心肌再梗死。② 心肌炎：CK 活性也明显升高。

2. 肌肉疾病及损伤 如多发性肌炎、进行性肌营养不良、重症肌无力等，心脏或非心脏手术及心导管术、电复律等时，均可引起 CK 活性升高。

(二) 血清肌酸激酶同工酶检测

CK 分子含 2 个亚单位-肌型(M)和脑型(B)，由这 2 个亚单位组成 3 种 CK 的同工酶，即 CK-

BB、CK-MB、CK-MM。CK-BB 主要存在于脑、前列腺、肠和肺等组织;CK-MB 主要存在于心肌;CK-MM 主要存在于骨骼肌和心肌。正常人血清中以 CK-MM 为主,CK-MB 少量,CK-BB 极微量。分析 CK 的不同类型,对判断血清 CK 增高的组织来源有重要价值。

【参考值】 琼脂糖凝胶电泳法:CK-MM 活性 94%～96%,CK-MB 活性＜5%,CK-BB 极少或无。

【临床意义】

1. CK-MB 增高 ① 急性心肌梗死:CK-MB 特异性及敏感性较高,是早期诊断的重要指标。② 其他心肌损伤:如心肌炎、心脏手术等。

2. CK-MM 增高 急性心肌梗死及其他肌肉疾病如重症肌无力、肌萎缩、多发性肌炎,以及手术、创伤等。

3. CK-BB 增高 ① 神经系统疾病:如脑梗死、脑损伤、脑出血等。② 肿瘤:如肺、肠、胆囊、前列腺等部位肿瘤。

(三) 乳酸脱氢酶及其同工酶检测

见第十六章。

二、心肌蛋白检测

心肌蛋白主要有心肌肌钙蛋白(cardiac troponin, cTn)和肌红蛋白(myoglobulin, Mb)。cTn 又称肌原蛋白,是横纹肌的结构蛋白,通过影响钙的代谢,调节肌肉的收缩。cTn 由 3 个亚基组成,即 cTnT、cTnI 和 cTnC。cTnT 与 cTnI 是心肌细胞的特有成分。Mb 是存在于骨骼肌和心肌细胞中的含亚铁的单链小分子色素蛋白,能结合和释放氧分子,有贮氧和输氧的功能。在心肌缺血损伤或坏死时,心肌蛋白可较快地释放入血,成为诊断心肌损伤和坏死的标志物。

(一) 心肌肌钙蛋白 T 检测

【参考值】 ELISA 法:cTnT 为 $0.02\sim0.13\ \mu g/L$;$>0.2\ \mu g/L$ 为诊断临界值,$>0.5\ \mu g/L$ 可诊断为急性心肌梗死。

【临床意义】

(1) 急性心肌梗死发病 $3\sim6\ h$ 后 cTnT 开始升高,$10\sim24\ h$ 达高峰,$10\sim15$ 日恢复正常。其敏感性及特异性优于 CK-MB 和 LD。

(2) 不稳定型心绞痛 cTnT 也常升高,提示有微小心肌梗死的可能。

(二) 肌钙蛋白 I 检测

【参考值】 ELISA 法:cTnI$<0.2\ \mu g/L$;诊断临界值为$>1.5\ \mu g/L$。

【临床意义】

(1) 急性心肌梗死在发病后 $3\sim6\ h$ 后 cTnI 开始升高,$14\sim20\ h$ 达到峰值,$5\sim7$ 日恢复正常,其特异性较 cTnT 高。

(2) 不稳定型心绞痛 cTnI 也可升高,提示有小范围梗死的可能。

(三) 血清肌红蛋白检测

肌红蛋白(myoglobin, Mb)是肌肉内储存氧的蛋白质,主要存在于骨骼肌和心肌组织中,血清中含量极少。

【参考值】　ELISA 法：50～85 μg/L；RIA 法：6～85 μg/L；诊断临界值：＞75 μg/L。

【临床意义】

（1）急性心肌梗死发病后 30 min～2 h Mb 即可升高，5～12 h 达高峰，18～30 h 恢复正常，故可用于急性心肌梗死的早期诊断，但其特异性较差。

（2）其他疾病如骨骼肌损伤、肌营养不良、多发性肌炎以及肾衰竭、心力衰竭等肌红蛋白亦升高。

三、B 型利钠肽检测

利钠肽是心肌细胞分泌的一种循环激素，其功能是促进血管内液体转移至血管外，增加尿钠排泄，降低心脏前负荷；抑制交感神经系统释放儿茶酚胺，降低血管紧张素-醛固酮引起的血管收缩和血压升高，改善心功能等。包括心房肽（atrial natriuretic peptide，CNP）、脑钠肽（brain natriuretic peptide，BNP）［又称 B 型利钠肽（B‐type natriuretic peptide，BNP）］、C 型利钠肽（C‐type natriuretic peptide，CNP）、树眼镜蛇利钠肽（dendroaspis natriuretic peptide，DNP）、血管利钠肽（vasonatrin peptide，VNP）和尿舒张素（urodilatin）。由心室肌和脑分泌的 B 型利钠肽原前体（pro‐BNP），可在活化酶的作用下裂解为 B 型利钠肽和氨基末端 B 型利钠肽前体。后两者是临床常用的心力衰竭标志物。BNP 作为心衰定量标志物，不仅反映左心室收缩功能障碍，也反映左心室舒张功能障碍、瓣膜功能障碍和右心室功能障碍情况。

【参考值】　1.5～9.0 pmol/L，判断值＞22 pmol/L。

【临床意义】　BNP 的测定值与年龄、性别、肾功能等有关，所以当 BNP 的检测结果升高或处于灰色区域时，需要临床医师结合相关病史和其他检查作出判断。

（1）心衰的诊断和分级：心力衰竭患者无论有无心衰症状，BNP 明显升高，且升高幅度与心衰严重程度呈正比。BNP 水平升高可作为心衰早期诊断的筛选指标。目前认为 BNP 在心衰的排除诊断、诊断和预后评估中具有相同的应用价值。

（2）呼吸困难鉴别：心源性呼吸困难 BNP 升高，肺源性不升高。

（3）急性心肌梗死发病后 6～24 h 血浆 B 型利钠肽即显著升高，1 周后达高峰，但此时患者不一定有心力衰竭的表现。BNP 升高水平还可反映心肌梗死面积及梗死膨胀程度。急性心肌梗死发病 1 个月后，血浆 BNP 水平持续升高提示发生左心室重构。

（4）左心室肥厚、肥厚梗阻性心肌病和扩张性心肌病患者的 BNP 水平升高。

（5）血浆 BNP 水平的增高程度可作为心力衰竭严重程度和慢性心力衰竭患者死亡率的一个独立的预后指标。

（6）可用于对心脏手术患者的术前、术后心功能评估，并帮助临床选择最佳手术时机。

（7）高危人群（肥胖、高血压、糖尿病、冠心病）心血管风险早期发现。

四、心脏疾病危险因素的临床生化检测

（一）同型半胱氨酸检测

同型半胱氨酸（homocysteine，HCY）是一种含硫氨基酸，是蛋氨酸代谢的中间产物，其产生的超氧化物和过氧化物可导致血管内皮细胞损伤和 LDL 氧化，造成血管平滑肌的持续性收缩以及缺氧，从而加速动脉粥样硬化的过程。它还可破坏正常凝血机制，增加血栓形成的机会。因此，血 HCY 水平的检测可用于心血管病危险性评估。

【参考值】　4.7～13.9 μmol/L，平均 8.0 μmol/L。

【临床意义】

1. HCY 水平增高　可使动脉粥样硬化、心肌梗死、中枢血管疾病、外周血管疾病、脑卒中、痴呆症、糖尿病大血管并发症等发生的危险性增加。同型半胱氨酸代谢中需要维生素 B_6、维生素 B_{12}、叶酸,若其浓度过低,将使血中同型半胱氨酸浓度增高;若补充 B 族维生素及叶酸,降低血浆中同型半胱氨酸水平,可减少心、脑血管病的患病危险性。

2. HCY 水平减低　可降低急性心肌梗死等缺血性心肌损伤和其他缺血性血管疾病的发生。美国心脏病协会(NYHA)建议,对于多种高危因素的人群,控制血 HCY 水平应低于 $10.0~\mu mol/L$。

(二) 超敏 C-反应蛋白检测

C-反应蛋白(C reactive protein,CRP)是一种能与细菌的细胞壁 C 多糖发生反应的急性时相反应蛋白。CRP 也是心血管炎症病变的生物标志物,是更有效的独立的心血管疾病预测指标。使用高敏感的方法检测 CRP 即超敏 C-反应蛋白检测(high - sensitive CRP,hs - CRP),但 hs - CRP 是非特异性的,应排除其他感染、组织损伤、恶性肿瘤等。

【参考值】　超敏乳胶增强散射比浊法:hs - CRP <0.55 mg/L。

【临床意义】　hs - CRP 为心血管疾病危险性评估指标。一般认为 hs - CRP 在 0.56~1.0 mg/L 为低危险性,1.0~3.0 mg/L 为中危险性,>3.0 mg/L 为高危险性。多次监测血 hs - CRP>3.0 mg/L 是炎症持续存在的信号;也提示存在动脉粥样硬化的危险;如果 hs - CRP>10.0 mg/L 表明可能存在其他感染。

(王瑞莉)

第六节　常用血清酶检测

酶是由活细胞产生,并能在体内外起催化作用的特殊蛋白质,是一种高效、特异的生物催化剂。人体内已知的酶有 1 000 多种,参与物质代谢、能量转化、生长发育、神经传导、免疫调节等过程。不同器官或组织所含的酶种类不同,同一种酶在不同器官或组织的含量也不同。血中酶的浓度升高见于: ① 组织细胞受损时,其所含的酶便逸出至血中。② 酶排出受阻而反流入血中。③ 细胞功能活跃或亢进,使酶的合成增加。血中酶浓度的变化可作为诊断某一器官或组织损害的敏感指标。同工酶是指具有相同催化活性,但分子结构、理化性质及免疫学反应都不相同的一组酶。这些酶存在于人体不同组织,或在同一组织、同一细胞的不同亚结构内。同工酶测定可提高酶学检查对疾病诊断和鉴别诊断的特异性。

一、血、尿淀粉酶及同工酶检测

淀粉酶(amylase,AMS)主要由胰腺和唾液腺分泌并排入消化道,能促进淀粉、糊精和糖原的水解。根据 AMS 来源可分为胰型同工酶(P - AMS)和唾液型同工酶(S - AMS)。正常血中 AMS 含量较低,当胰腺疾病时 AMS 可直接从胰的血管、淋巴管进入血循环,或溢出胰体后经腹膜吸收入血而使血中 AMS 增高。AMS 的分子量约为 45 000,可通过肾小球滤过膜在尿中出现。

【参考值】 AMS 活性(碘-淀粉比色法):血清 60～180 U／L;尿液 100～1 200 U／L。血清 P-AMS 30%～50%;血清 S-AMS 45%～70%;尿液 P-AMS 50%～80%,尿液 S-AMS 20%～50%。

【临床意义】

(1) 急性胰腺炎大多数患者于发病后 6～12 h 血清 AMS 开始升高,12～24 h 达高峰,2～5 日后恢复正常。尿 AMS 于起病后 12～24 h 开始升高,此时由于肾脏对 AMS 的清除率大为增强,因而尿中 AMS 活性可高于血清中的 1 倍以上,多数患者 3～10 日后恢复到正常。但当胰腺广泛坏死时,AMS 不再大量进入血中,血、尿 AMS 均可不增高;急性胰腺炎伴有肾功能不全时,AMS 排泄受阻,尿 AMS 也可不升高。

(2) 慢性胰腺炎血、尿 AMS 活性一般不增高,但如有急性发作,则可有中等程度增高。

(3) 其他疾病:任何原因所致的胰管受阻如胆囊炎、胆石症、胰腺癌、胰腺外伤,以及流行性腮腺炎和胃肠穿孔等,血、尿 AMS 亦可升高,但增高程度不及急性胰腺炎明显。

二、脂肪酶检测

脂肪酶(lipase,LPS)主要由胰腺分泌而入消化道。正常血液中 LPS 含量很少,且易被肾脏清除。当胰腺分泌亢进、胰腺受损或胰管梗阻时,LPS 可大量释放入血中,致使血清 LPS 水平升高。

【参考值】 连续检测法:＜220 U／L。乳化液比浊法:0～110 U／L。

【临床意义】

(1) 急性胰腺炎血清 LPS 明显增高,但与 AMS 比较升高较晚而持续时间长(10～15 日),故对急性胰腺炎后期诊断意义更大。血清 LPS 组织来源比 AMS 少,故对急性胰腺炎诊断的特异性优于 AMS,两者同时测定可使灵敏度达 95%。

(2) 其他疾病如胰腺癌、慢性胰腺炎、空腔脏器穿孔、肠梗阻、腹膜炎、胆总管结石、胆总管癌、十二指肠溃疡患者,血清 LPS 也可增高。

三、胆碱酯酶检测

胆碱酯酶(cholinesterase,ChE)分为乙酰胆碱酯酶(acetylcholinesterase,AChE)和假性胆碱酯酶(pseudocholinesterase,PChE)。AChE 主要存在于胆碱能神经末梢突触间隙,特别是运动神经终板突触后膜的皱褶中聚集较多,也存在于胆碱能神经元内和红细胞中。其主要作用是水解乙酰胆碱。PChE 是一种糖蛋白,广泛存在于神经胶质细胞、血浆、肝、肾、肠中,其对乙酰胆碱的特异性较低,也可水解其他胆碱酯类如琥珀胆碱。测定血清胆碱酯酶活性主要用于诊断肝脏疾病和有机磷中毒等。

【参考值】 AChE 80 000～120 000 U／L;PChE 30 000～80 000 U／L。

【临床意义】

1. ChE 活性增高 主要见于肾脏疾病、甲亢、肥胖症、神经系统疾病、溶血性贫血、巨幼细胞贫血等。

2. ChE 活性减低 主要见于有机磷中毒、慢性肝炎、肝硬化、肝癌、营养不良、恶性贫血、急性感染、心肌梗死、肺梗死、肌肉损伤、慢性肾炎、妊娠晚期等,也可见于摄入雌激素、皮质醇、奎宁、吗啡、可待因、可可碱、氨茶碱、巴比妥等药物。

(王瑞莉)

第七节 动脉血气分析与酸碱度测定

呼吸功能减退时常导致血液气体及血液 pH 值发生异常,故血液气体分析(血气分析)与 pH 值测定也是反映肺功能的重要指标。临床上,用血气分析仪测定动脉血的 H^+ 浓度、动脉血氧分压、动脉血二氧化碳分压,通过内置的相关计算公式,报告血气分析常用指标的数值。血气分析可以评估机体氧气的供应状况及有无酸碱平衡的紊乱,对诊断及抢救急危重症患者具有重要价值。

(一) 临床常用指标

1. **pH 值** 指血液中 H^+ 浓度的负对数值,反映血液的酸碱度。根据 pH 值大小,可判断机体酸碱失衡时的代偿程度。正常动脉血 pH 值为 7.35～7.45,平均值为 7.4。pH<7.35 称为酸血症,常见于失代偿性酸中毒;pH>7.45 称为碱血症,常见于失代偿性碱中毒。pH 正常可见于 3 种情况:① 酸碱平衡正常。② 酸碱平衡紊乱,但代偿良好。③ 同时存在酸、碱中毒而相互抵消。

2. **动脉血氧分压(PaO_2)** 指物理溶解于动脉血液中 O_2 分子所产生的压力。PaO_2 是判断机体有无缺氧的重要指标。PaO_2 随年龄增大而降低,年龄预计公式为 PaO_2=100 mmHg−(年龄×0.33)±5 mmHg。正常 PaO_2 为 80～100 mmHg。根据 PaO_2 的高低将缺氧分为轻度(PaO_2<80 mmHg)、中度(PaO_2<60 mmHg)、重度(PaO_2<40 mmHg)三型。PaO_2<60 mmHg 时会引起组织缺氧,故 PaO_2<60 mmHg 为诊断呼吸衰竭的主要指标。

引起 PaO_2 下降的原因有:① 吸入气氧分压过低,如高原病。② 呼吸功能障碍,如各种原因导致的呼吸衰竭。③ 静脉血分流入动脉血,如右向左分流的先天性心脏病。

3. **动脉血氧饱和度(SaO_2)** 指动脉血中氧与血红蛋白结合的程度,即 SaO_2=氧合血红蛋白/全部血红蛋白×100%。正常 SaO_2 为 95%～98%。

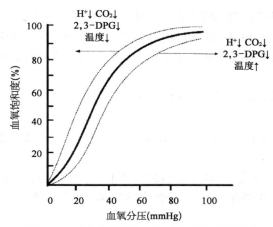

图 18-1 氧合血红蛋白解离曲线及其影响因素

SaO_2 与 PaO_2 的相关曲线称氧合血红蛋白解离曲线(ODC)(图 18-1)。临床上常用 SaO_2 判断机体有无缺氧,但是要注意 SaO_2 这项指标并不敏感。PaO_2 在 60 mmHg 以上时,ODC 近似水平线,SaO_2 为 90%,只有当 PaO_2 在 60 mmHg 以下时,由于 ODC 斜率变大,SaO_2 才反应敏感。ODC 同时受 pH 值、二氧化碳分压($PaCO_2$)、温度和红细胞内 2,3-二磷酸甘油酸(2,3-DPG)影响。pH 值下降、$PaCO_2$ 增加、2,3-DPG 增加和温度升高,使 ODC 右移,氧合血红蛋白易释放氧以保证有氧代谢正常进行;pH 升高、$PaCO_2$ 下降、2,3-

DPG 减少和温度下降,使 ODC 左移,氧合血红蛋白不易释放氧,故可使缺氧者的组织缺氧加重。

4. **动脉血二氧化碳分压(PaCO$_2$)** 指物理溶解于动脉血中 CO_2 分子所产生的压力。CO_2 的弥散系数比 O_2 大 20 倍,即气体分压相同时 CO_2 的扩散速度是 O_2 的 20 倍,故弥散障碍时不会影响 CO_2 的扩散而导致 PaCO$_2$ 改变。正常 PaCO$_2$ 为 35~45 mmHg,平均值为 40 mmHg。

PaCO$_2$ 只反映肺泡通气状况,与肺泡通气量成反比。通气不足,PaCO$_2$ 升高;通气过度,PaCO$_2$ 下降。PaCO$_2$ 临床意义有:① 判断呼吸衰竭的类型:Ⅰ型呼吸衰竭,由换气功能障碍所致,PaO$_2$<60 mmHg,PaCO$_2$ 低于正常或在正常范围;Ⅱ型呼吸衰竭,由肺通气功能障碍所致,PaO$_2$<60 mmHg,PaCO$_2$>50 mmHg。② 判断酸碱平衡的类型:PaCO$_2$>45 mmHg 表示肺通气不足,为呼吸性酸中毒;PaCO$_2$<35 mmHg,提示肺通气过度,为呼吸性碱中毒。③ 判断代谢性酸碱失衡时的代偿反应:代谢性酸中毒时,肺代偿呼出 CO_2,PaCO$_2$ 下降;代谢性碱中毒时,肺代偿 CO_2 呼出减少,PaCO$_2$ 上升。

5. **碳酸氢盐** 指血浆中 HCO_3^- 含量。反映碳酸氢盐的指标有 2 个,即标准碳酸氢盐(standard bicarbonate,SB)和实际碳酸氢盐(actual bicarbonate,AB)。

(1) SB:指在 37℃、血红蛋白氧饱和度为 100%、经 PaCO$_2$ 为 40 mmHg 的气体平衡后所测得的 HCO_3^- 浓度。参考值为 22~27 mmol/L。SB 已排除呼吸因素的影响,即不受 PaCO$_2$ 影响,只受 HCO_3^- 的影响。SB 准确反映代谢性因素,下降见于代谢性酸中毒(原发性 HCO_3^- 减少)及呼吸性碱中毒(肾代偿后继发性 HCO_3^- 减少)。SB 增多见于代谢性碱中毒(原发性 HCO_3^- 增多)及呼吸性酸中毒(肾代偿后继发性 HCO_3^- 增多)。

(2) AB:指隔绝空气的血液标本在实际温度、PaCO$_2$ 和血氧饱和度条件下测得的血浆 HCO_3^- 浓度。正常人 AB=SB,为 22~27 mmol/L。如 AB>SB 则表明有 CO_2 潴留,见于呼吸性酸中毒及肺代偿后代谢性碱中毒;AB<SB 则表明有 CO_2 排出过多,见于呼吸性碱中毒及肺代偿后代谢性酸中毒。如 AB=SB,且小于正常值,见于未代偿代谢性酸中毒;AB=SB,且大于正常值,见于未代偿代谢性碱中毒。

6. **碱剩余(bases excess,BE)** 指在 37℃、PaCO$_2$ 为 40 mmHg、SaO$_2$ 为 100% 时,用酸或碱将 1 L 全血或血浆滴定到 pH 为 7.40 时所用的酸或碱的量,用毫摩尔每升(mmol/L)表示。需用酸者为正值,说明碱剩余;需用碱者为负值,说明碱缺失。正常 BE 值为 -3~$+3$ mmol/L,平均值为 0 mmol/L。BE 的临床意义与 SB 基本相同。

7. **血浆二氧化碳总量(total plasma CO$_2$ content,TCO$_2$)** 指血浆中以各种形式存在的 CO_2 的总量。主要是结合形式的 HCO_3^-,少量是物理溶解的 CO_2,还有极少量碳酸、氨甲酰基化合物。TCO$_2$ 的正常范围为 23~31 mmol/L。TCO$_2$ 下降提示代谢性酸中毒和呼吸性碱中毒;TCO$_2$ 增加提示代谢性碱中毒和呼吸性酸中毒。

(二)其他指标

1. **肺泡-动脉血氧分压差(P$_{A-a}$O$_2$)** 指肺泡氧分压(P$_A$O$_2$)与动脉血氧分压(PaO$_2$)之差。P$_{A-a}$O$_2$ 是反映肺换气功能的主要指标。P$_{A-a}$O$_2$ 值受年龄影响,青年人为 15~20 mmHg,随年龄增加 P$_{A-a}$O$_2$ 增大,但上限一般≤30 mmHg。

P$_{A-a}$O$_2$ 增大提示肺换气功能障碍。见于:① 肺弥散功能受损,如肺水肿、急性呼吸窘迫综合征。② 静脉血分流入动脉,如右向左分流的先天性心脏病。③ V/Q 比例失调,如阻塞性肺气肿、肺不张及肺栓塞。

2. **混合静脉血氧分压($P_{\bar{v}}O_2$)**   为经右心导管取自右心房、右心室或肺动脉的静脉血的血氧分压。$P_{\bar{v}}O_2$ 是反映组织缺氧程度的指标。正常 $P_{\bar{v}}O_2$ 为 $35\sim45$ mmHg，平均值 40 mmHg。$P_{a-\bar{v}}O_2$ 是指 PaO_2 与 $P_{\bar{v}}O_2$ 之差。正常 $P_{(a-\bar{v})}O_2$ 为 60 mmHg。

$P_{\bar{v}}O_2$ 下降说明机体缺氧或组织耗氧量增多；$P_{\bar{v}}O_2$ 升高说明组织的氧利用有障碍，如氰化物中毒。$P_{a-\bar{v}}O_2$ 减少说明组织摄取氧受阻；$P_{a-\bar{v}}O_2$ 增加说明组织需氧增大。

3. **动脉血氧含量(CaO_2)**   是指 1 L 动脉血液中实际含有氧的毫摩尔(mmol)数，或 100 ml 动脉血液中实际含有氧的毫升(ml)数。包括物理溶解的氧及化学结合的氧。通常情况下物理溶解的氧非常少，可忽略不计。正常 CaO_2 为 $8.55\sim9.45$ mmol/L($19\sim21$ ml/dl)。PaO_2 下降、贫血或血红蛋白异常均可引起 CaO_2 下降，导致机体缺氧。

4. **缓冲碱(buffer bases，BB)**   指血液中一切具有缓冲作用的负离子碱的总和，包括血浆和红细胞中的 HCO_3^-、Hb^-、血浆蛋白和 HPO_4^{2-}，通常在标准状态下测定，故不受呼吸因素影响。正常 BB 为 $45\sim55$ mmol/L。

BB 下降见于代谢性酸中毒及肾代偿后呼吸性碱中毒；BB 升高见于代谢性碱中毒及肾代偿后呼吸性酸中毒。

5. **阴离子间隙(anion gap，AG)**   为血浆中未测定的阴离子(undetermined anion，UA)与未测定的阳离子(undetermined cation，UC)的差值，即 AG＝UA－UC。未测定的阳离子主要是 K^+、Ca^{2+}、Mg^{2+}，未测定的阴离子主要包括乳酸、酮体、SO_4^{2-}、HPO_4^{2-}、蛋白质等。由于细胞外液阴离子与阳离子总摩尔浓度数相等，故 $AG＝Na^+-(Cl^-+HCO_3^-)$。AG 正常范围是 $8\sim16$ mmol/L。

AG 异常的临床意义：① AG 增高见于 AG 增高型代谢性酸中毒，如乳酸性酸中毒、糖尿病酮症酸中毒、水杨酸性酸中毒等；也可见于与代谢性酸中毒无关的情况，如脱水、使用大量含钠盐的药物等。② 一般 AG＞30 mmol/L 时肯定有酸中毒；AG 在 $20\sim30$ mmol/L 时酸中毒可能性很大；AG 在 $17\sim19$ mmol/L 时可能有酸中毒。③ 正常 AG 代谢性酸中毒，即高氯型酸中毒，如腹泻、肾小管酸中毒、盐酸精氨酸使用过多等。④ AG 降低在诊断酸碱失衡方面意义不大，见于低蛋白质血症等。

(三) 常见的酸碱平衡紊乱的血气分析特点

正常机体的肺和肾脏具有强大的酸碱平衡代偿调节机制。酸性物质或者碱性物质过多时，肺通过增加或者减少 CO_2 的呼出，肾脏通过减少 HCO_3^- 或者增加 HCO_3^- 的排泌，使血液 pH 值维持在正常范围。如果调节机制超过代偿极限，失代偿的结局是酸血症或者碱血症。所以，pH 值正常不能排除酸中毒或者碱中毒的诊断，pH 值异常一定有酸中毒或者碱中毒的存在。代谢性酸中毒或者碱中毒是指体内以 HCO_3^- 下降或者升高为原发改变，呼吸性酸中毒或者碱中毒是指体内以 $PaCO_2$ 升高或者下降为原发改变。肺和肾脏的代偿能力有限，原发代谢性酸中毒时，$PaCO_2$ 不低于 10 mmHg；原发代谢性碱中毒时，$PaCO_2$ 不超过 55 mmHg；原发急性呼吸性酸中毒时，HCO_3^- 不超过 30 mmol/L；原发慢性呼吸性酸中毒时，HCO_3^- 不超过 45 mmol/L；原发急性呼吸性碱中毒时，HCO_3^- 不低于 18 mmol/L；原发慢性呼吸性碱中毒时，HCO_3^- 不低于 12 mmol/L。

常见的酸碱平衡紊乱的血气分析特点见表 18-5。

表 18－5　常见酸碱平衡紊乱的血气分析特点

酸碱平衡紊乱	pH	PaCO$_2$	HCO$_3^-$	BE
代谢性酸中毒	＝↓	↓＝↑	↓	负值增大
代谢性碱中毒	＝↑	↑＝↓	↑	正值增大
呼吸性酸中毒	↓＝	↑	＝↑	正值增大
呼吸性碱中毒	＝↑	↓	＝↓	负值增大
呼吸性碱中毒合并代谢性酸中毒	↑＝↓	↓	↓↓	负值增大
呼吸性酸中毒合并代谢性碱中毒	↑＝↓	↑	↑↑	正值增大
呼吸性碱中毒合并代谢性碱中毒	↑↑	↓＝↑	↑＝↓	正值增大
呼吸性酸中毒合并代谢性酸中毒	↓↓	↑＝↓	↓＝↑	负值增大

注：↓下降，↑升高，＝正常。

（四）收集血气分析测定标本时注意事项

（1）选择动脉采血部位（如桡动脉、肱动脉、股动脉）。

（2）用肝素抗凝采血管收集标本。

（3）标本采集后必须严格隔绝空气后立即送检：如不能及时送检，应将标本放置4℃左右冰箱中，2 h内必须送检。

（4）吸氧对血气分析的结果有影响：病情允许者，应嘱停止吸氧30 min后再收集标本。对于无法停止吸氧的患者，应记录其吸氧的浓度与流量。

（丁　雷）

第十九章　内分泌激素检测

导学

熟悉甲状腺激素、甲状旁腺激素、肾上腺皮质激素、肾上腺髓质激素、性腺激素、垂体激素测定的临床意义。

一、甲状腺激素检测

甲状腺激素对维持机体正常代谢、促进生长发育以及增加交感神经系统的敏感性起着十分重要的作用。

(一) 血清总甲状腺素和游离甲状腺素测定

正常情况下,循环中甲状腺素(thyroxine, T_4)约 99.9% 与特异的血浆蛋白相结合,后者包括甲状腺结合球蛋白(TBG)(占 60%～75%)、甲状腺素结合前白蛋白(占 15%～30%)以及白蛋白(占 10%)。循环中 T_4 仅有 0.02% 为游离状态,即游离甲状腺素(free thyroxine, fT_4)。结合型 T_4 与 fT_4 之和为血清总甲状腺素(TT_4)。结合型 T_4 不能进入外周组织细胞,只有转变为 fT_4 后才能进入细胞内发挥其生理功能。

【参考值】 化学发光法: TT_4 55.34～160.88 nmol/L; fT_4 10.42～24.32 pmol/L。

【临床意义】 TT_4、fT_4 是判断甲状腺功能状态最基本的指标。TT_4 受血浆 TBG 含量的影响,而 fT_4 不受血浆 TBG 的影响,因此 fT_4 较 TT_4 对了解甲状腺功能状态更有意义。

1. 增高　见于甲状腺功能亢进症、某些急性及亚急性甲状腺炎、甲状腺激素不敏感综合征等。

2. 减低　见于甲状腺功能减退症、慢性淋巴性甲状腺炎、抗甲状腺药物治疗过程中、甲状腺[131]I 治疗后、甲状腺手术后等。

(二) 血清总三碘甲状腺原氨酸和游离三碘甲状腺原氨酸测定

T_4 在肝脏和肾脏中经脱碘后转变为三碘甲状腺原氨酸(triiodothyronine, T_3)。T_3 的含量约为 T_4 的 1/10,其生物活性更强,是甲状腺激素中对各种靶器官发挥作用的主要激素。T_3 与 TBG 结合为结合型三碘甲状腺原氨酸,占 99.7%,而呈游离状态的为游离三碘甲状腺原氨酸(fT_3)仅占 0.3%,以上之和称为总 T_3(TT_3)。结合型 T_3 不能进入外周组织细胞,只有转化为 fT_3 后才能进入细胞发挥其生理功能。因此测定 fT_3 比 TT_3 更有意义。

【参考值】 化学发光法: TT_3 1.01～2.95 nmol/L; fT_3 2.76～6.3 pmol/L。

【临床意义】

1. 增高 见于甲状腺功能亢进症、甲状腺激素不敏感综合征等。

2. 减低 见于甲减、慢性淋巴细胞性甲状腺炎晚期、抗甲亢药物治疗过程中、甲状腺^{131}I治疗后、甲状腺手术后等。还可见于各种急慢性疾病如心肌梗死、肝硬化、肾衰竭、恶性肿瘤等疾病时，外周 T_4 转化为 T_3 减少，可致低 T_3 综合征。

注意事项：① 正常情况下，TT_3 和 TT_4 呈平行变化。在甲亢和甲减时，可出现不平行变化。② 许多严重的全身性疾病，如各种急慢性疾病：急性心肌梗死、肝硬化、肾衰竭、恶性肿瘤等疾病时可有 TT_3 降低。③ 凡能引起血清 TBG 水平变化的因素均可影响 TT_4、TT_3 的测定，此时 fT_3、fT_4 意义更大。④ 血清 fT_3、fT_4 不受 TBG 的影响，较 TT_3、TT_4 有更好的敏感性和特异性，但测定方法的不同，导致结果不如 TT_3、TT_4 稳定。

（三）血清反三碘甲状腺原氨酸测定

【原理】 血清 3,3,5′-三碘甲状腺原氨酸(reverse triiodothyronine)又称反三碘甲状腺原氨酸(rT_3)，是 T_4 在外周组织脱碘而生成。rT_3 在生理情况下含量极少，其活性小于 T_4 的 $1/10$，但也是反映甲状腺功能的指标之一。

【参考值】 放射免疫法：$0.53 \sim 1.46$ nmol/L。

【临床意义】

1. 增高 ① 甲状腺功能判断及疗效观察：rT_3 与 T_3、T_4 在各类甲状腺疾病中的变化基本一致，但有时甲亢初期或甲亢复发早期仅有 rT_3 增高。② 非甲状腺疾病：如急性心肌梗死、肝硬化、尿毒症、糖尿病、脑血管疾病、心力衰竭等，rT_3 也可增高。③ 药物影响：普萘洛尔、地塞米松等，可使 rT_3 增高。

2. 减低 ① 甲减时 rT_3 明显减低，对轻型或亚临床甲减诊断的准确性优于 T_3、T_4。② 慢性淋巴细胞性甲状腺炎：rT_3 减低常提示甲减。③ rT_3 减低是鉴别甲减与非甲状腺疾病时甲状腺功能异常的重要指标之一。甲减时 T_3 降低、rT_3 也减少，而肝脏疾病和使用一些药物(皮质类固醇、抗心律失常药等)引起的甲减，T_3 降低，但 rT_3 反而会增加。

（四）血清甲状腺球蛋白测定

【原理】 血清甲状腺球蛋白(thyroglobuin, TG)是甲状腺滤泡上皮细胞分泌的一种大分子含碘糖蛋白，甲状腺激素 T_3 和 T_4 在 TG 上完成生物合成，并储存在滤泡腔中。血液中有低浓度 TG 提示有甲状腺组织存在，甲状腺全切除术后血液中则不能检测到。

【参考值】 化学发光法：<85 μg/L。

【临床意义】 TG 增高见于甲亢、甲状腺结节、甲状腺癌、亚急性甲状腺炎活动期；桥本甲状腺炎、Graves 病等。而分化型甲状腺癌 TG 升高，髓样甲状腺癌不升高。

（五）甲状腺素结合球蛋白测定

【原理】 甲状腺素结合球蛋白(thyroxine binding globulin, TBG)是肝脏合成的酸性糖蛋白，是人血浆中甲状腺激素的主要转运蛋白，特异性地与 T_3、T_4 结合，将其运输至靶细胞。

【参考值】 化学发光法：$13 \sim 30$ mg/L($220 \sim 510$ nmol/L)。

【临床意义】 主要用于评估 TT_4、TT_3 测定结果与 TSH 水平或临床症状不符的情况，或评估 TT_3、TT_4 与 fT_3、fT_4 检测结果的不一致。

1. 升高　①甲减：甲减时 TBG 增高,随病情好转,TBG 也可逐渐恢复正常。②肝脏疾病：肝硬化、病毒性肝炎等,TBG 显著增高,可能与肝脏间质细胞合成、分泌 TBG 增多有关。③ 其他：Graves病、甲状腺癌、风湿病、先天性 TBG 增多症、口服避孕药或大剂量雌激素治疗时,TBG 也可增高。

2. 降低　甲亢、家族性 TBG 减少症、肢端肥大症、肾病综合征、失蛋白性肠道疾病、恶性肿瘤和大剂量糖皮质激素治疗等,TBG 可减低。

二、甲状旁腺激素检测

(一) 甲状旁腺素

甲状旁腺素(parathyroid hormone,PTH)是甲状旁腺主细胞合成和分泌的一种肽类激素。其主要靶器官是骨骼、肾脏和肠道。PTH 在钙磷代谢平衡、骨骼代谢、细胞凋亡等方面起着重要作用。其主要生理作用是拮抗降钙素、动员骨钙释放,促进骨的转换,加快磷酸盐的排泄和维生素 D的活化等。

【参考值】　化学发光免疫分析法：12～88 pg/ml。

【临床意义】

1. PTH 增高　诊断甲状旁腺功能亢进症的主要依据。PTH 增高同时伴有高钙血症、低磷血症等,考虑为原发性甲状旁腺功能亢进症;伴有高血磷、低血钙,考虑为继发性甲状旁腺功能亢进症,如肾衰竭、维生素 D 缺乏、吸收不良综合征等。PTH 增高也可见于肺癌、肾癌所致的异源性甲状旁腺功能亢进症等。

2. PTH 减低　见于甲状腺或甲状旁腺手术后、特发性甲状旁腺功能减退、甲状旁腺发育缺陷、颈部放射治疗后等。

(二) 降钙素

降钙素(calcitonin, CT)是由甲状腺滤泡旁 C 细胞分泌的多肽激素。CT 的主要作用是降低血钙和血磷,其主要靶器官是骨骼,对肾脏也有一定作用。CT 的分泌主要受血钙浓度的调节。CT与 PTH 对血钙的调节作用相反,共同调节血钙平衡。

【参考值】　放射免疫法：男性<36 pg/ml;女性<17 pg/ml。

【临床意义】

1. CT 增高　CT 是甲状腺髓样癌的肿瘤标志物,对于手术疗效的判断和观察是否复发也有重要价值。还有肺癌、类癌、乳腺癌、胰腺癌、肾功能不全时也可以出现 CT 增高。

2. CT 减低　主要见于甲状腺切除术后。

三、肾上腺皮质激素及其代谢产物检测

(一) 尿 17 -羟皮质类固醇

尿 17 -羟皮质类固醇(17 - hydroxycorticosteroid,17 - OHCS)是肾上腺皮质激素代谢产物,其含量高低可以反映肾上腺皮质功能。由于肾上腺皮质激素的分泌有昼夜节律性变化,因而测定24 h 尿中 17 - OHCS 水平以显示肾上腺皮质功能。

【参考值】　男性 13.8～41.4 μmol/24 h;女性 11.0～27.6 μmol/24 h。

【临床意义】

1. 17 - OHCS 增高　常见于库欣综合征、肾上腺皮质增生、异源促肾上腺皮质激素综合征、肾

上腺皮质肿瘤、肥胖症、女性男性化、腺垂体功能亢进症等。

2. 17 - OHCS 减低　常见于原发性肾上腺皮质功能减退症、腺垂体功能减退症,也可见于甲减、肝硬化等。

(二)尿 17 - 酮皮质类固醇

17 - 酮皮质类固醇(17 - ketosteroids,17 - KS)是雄酮、脱氧表雄酮等雄激素代谢产物。女性、儿童尿中 17 - KS 几乎全部来自肾上腺皮质,而男性 17 - KS 约 2/3 来自肾上腺皮质,1/3 来自睾丸。故女性、儿童尿中 17 - KS 含量反映了肾上腺皮质功能,而男性尿中 17 - KS 含量则反映了肾上腺和睾丸的功能。

【参考值】　男性 34.7~69.4 μmol/24 h;女性 17.5~52.5 μmol/24 h。

【临床意义】

1. 17 - KS 增高　常见于肾上腺皮质功能亢进症、睾丸癌、腺垂体功能亢进、肾上腺皮质肿瘤等。

2. 17 - KS 减低　常见于肾上腺皮质功能减退症、腺垂体功能减退、男性性功能低下、肝硬化、慢性消耗性疾病等。

(三)血浆皮质醇和尿游离皮质醇测定

【原理】　皮质醇(cortisol)主要由肾上腺皮质束状带及网状带细胞分泌。血浆中 90% 的皮质醇与血浆中的皮质醇结合球蛋白(corticosteroid binding globulin,CBG)及白蛋白相结合,极少量为具有生物活性的游离皮质醇(free cortisol,FC)。由于皮质醇分泌有昼夜节律性变化,一般检测上午 8 点、下午 4 点、午夜 2 点的血浆皮质醇浓度表示其峰浓度和谷浓度。24 h 尿游离皮质醇则不受昼夜节律性影响,更能反映肾上腺皮质分泌功能。血浆皮质醇和 24 h 尿游离皮质醇作为筛查肾上腺皮质功能异常的首选指标。

【参考值】　血浆皮质醇浓度在上午 8 点浓度达到高峰,午夜浓度最低。血浆:上午 8 点 50~230 μg/L,下午 4 点 30~160 μg/L,午夜<25 μg/L。尿液:28.5~213.7 μg/24 h。

【临床意义】

1. 皮质醇增高　① 皮质醇增多症(库欣综合征)、肾上腺肿瘤、异位促肾上腺皮质激素综合征等疾病,表现为血浆皮质醇浓度增高,且正常昼夜节律消失。② 非肾上腺疾病:如严重肝肾疾病、单纯性肥胖、应激状态及抑郁症时皮质醇增高。③ 妊娠及雌激素治疗,使肝脏合成 CBG 增加,血浆总结合皮质醇增高,但游离皮质醇正常,昼夜节律不变。

2. 皮质醇降低　① 继发性或原发性肾上腺皮质功能减退症。② 先天性肾上腺皮质增生症。③ 药物影响:如镇静剂、抗癫痫药等可因加速皮质醇代谢而使其血浆水平减低;长期使用类固醇制剂可抑制肾上腺皮质分泌。

(四)血浆醛固酮和尿液醛固酮测定

醛固酮(aldosterone,ALD)是肾上腺皮质分泌的主要盐皮质激素,其主要功能为调节电解质的代谢,保钠排钾,保持细胞外液容量稳定。正常人有类似皮质醇的昼夜分泌节律,并受体位、饮食以及肾素水平的影响。

【参考值】　血浆:普通饮食,卧位 238.6±104.0 pmol/L;立位 418.9±245.0 pmol/L。低钠饮食,卧位 646.6±333.4 pmol/L;立位 945.6±491.0 pmol/L。尿液:普通饮食 6~25 μg/24 h;低钠

饮食 17～44 μg/24 h。

【临床意义】

1. ALD 增高   常见于原发性醛固酮增多症,也可见于继发性醛固酮增多症,如心力衰竭、肝硬化腹水、肾病综合征等。

2. ALD 减低   见于肾上腺皮质功能减退症、垂体功能减退、高钠饮食等;应用普奈洛尔、可乐定、甲基多巴、甘草等均可抑制醛固酮的分泌。

四、肾上腺髓质激素测定

(一) 尿儿茶酚胺

儿茶酚胺(catecholamines,CA)包括:肾上腺素(E)、去甲肾上腺素(NE)和多巴胺(DA),在中枢神经系统、交感神经和肾上腺髓质的嗜铬细胞中合成。

【参考值】   71.0～229.5 nmol/24 h。

【临床意义】

1. CA 增高   见于嗜铬细胞瘤。

2. CA 减低   见于艾迪病。

(二) 香草扁桃酸

香草扁桃酸(vanillylmandelic acid, VMA)是儿茶酚胺的终末代谢产物。体内 CA 的代谢产物中有 60％为 VMA,而 63％VMA 通过尿液排出,因此测定 VMA 水平可了解肾上腺髓质的分泌功能。

【参考值】   5～45 μmol/24 h。

【临床意义】   嗜铬细胞瘤时 VMA 水平升高,有较好的特异性。神经母细胞瘤、交感神经节细胞瘤 VMA 也可升高。

五、血浆肾素测定

肾素由肾脏球旁细胞合成分泌,作用于血液中血管紧张素原,使其产生血管紧张素 I,后形成血管紧张素 II,刺激醛固酮的产生和分泌,此即肾素-血管紧张素-醛固酮系统(RAAS),在机体的血压、水、电解质平衡的调节发挥重要作用。

【参考值】   普通饮食成人立位采血:0.3～1.9 ng/(ml·h);卧位:0.05～0.79 ng/(ml·h)。低钠饮食者卧位采血:1.14～6.13 ng/(ml·h)。

【临床意义】

(1) 临床上用于筛查继发性高血压,原发性醛固酮增多症表现为低肾素、高醛固酮,而继发性醛固酮增多症表现为高肾素、高醛固酮。

(2) 可以根据肾素水平,指导高血压患者合理选用降压药物。

六、性腺激素测定

(一) 血浆睾酮

睾酮(testosterone)是体内最主要的雄激素。男性睾酮主要由睾丸间质细胞合成,其次来源于肾上腺皮质;而女性睾酮主要由肾上腺皮质分泌,少部分来源于卵巢。从青春期开始,其分泌有昼夜节律,在深夜 12 点分泌呈最低值,晨间 4～5 点呈现分泌高峰。其生理作用为:决定男性性分化,促进青春期的启动和发育,维持男性的特点和功能,以及参与机体的代谢。

【参考值】　男性:青春期(后期)100～200 ng/L;成人 300～1 000 ng/L。女性:青春期(后期)100～200 ng/L,成人 200～800 ng/L,绝经后 80～350 ng/L。

【临床意义】

1. 睾酮增高　主要见于睾丸间质细胞瘤、男性性早熟、多囊卵巢综合征、应用雄激素等。

2. 睾酮减低　主要见于原发性小睾丸症、睾丸不发育症、睾丸炎症、睾丸外伤以及放射性损伤等。

(二) 雌二醇

雌二醇(estradiol,E_2)是雌激素中生理活性最高的激素,女性主要由卵巢滤泡、黄体及妊娠时的胎盘合成;男性主要由睾丸分泌,是男性雌激素的主要来源。E_2 入血后绝大多数与蛋白质结合,循环中 E_2 水平随月经周期而变化。雌激素的主要生理功能是促进卵细胞的生成和发育,维持卵巢、女性性器官的发育和功能,促进女性第二性征的出现。E_2 在肝中被灭活变成雌酮(E_1)和雌三醇(E_3),由尿排出。

【参考值】　RIA 法:男性 50～200 pmol/L;女性,卵泡期 94～433 pmol/L,排卵期 704～2 200 pmol/L,黄体期 499～1 580 pmol/L,绝经期 40～100 pmol/L。

【临床意义】

1. E_2 增高　见于:① 生理性,如妊娠,尤其是双胎或多胎。② 男性女性化。③ 卵巢肿瘤及性腺细胞瘤。④ 肝硬化等。

2. E_2 减低　见于:① 原发性或继发性性腺功能低下,如卵巢发育不全、卵巢切除、下丘脑和垂体病变等。② 青春期延迟、原发性和继发性闭经、绝经、口服避孕药等。

(三) 孕酮

孕酮(progesterone)由卵巢、胎盘和肾上腺皮质分泌,起调节月经周期和维持妊娠的作用。同雌激素配合,形成月经周期,并促进乳腺发育。

【参考值】　RIA 法:卵泡期(早)0.7±0.1 μg/L;卵泡期(晚)0.4±0.1 μg/L;排卵期 1.6±0.2 μg/L;黄体期(早)11.6±1.5 μg/L;黄体期(晚)5.7±1.1 μg/L。

【临床意义】

1. 孕酮增高　见于葡萄胎、妊娠高血压综合征、卵巢肿瘤、多胎妊娠。

2. 孕酮降低　见于黄体功能不全、原发性和继发性闭经、无排卵型功能性子宫出血、胎儿发育迟缓、死胎等。

七、垂体激素测定

(一) 促甲状腺素

促甲状腺素(thyroid stimulating hormone,TSH)是腺垂体合成和释放的重要激素,TSH 受下丘脑的调节,并受血循环中甲状腺激素的负反馈调节。生理作用是促进甲状腺激素的合成和分泌。

【参考值】　放射免疫法:0～10 m U/L。

【临床意义】　甲亢时 TSH 降低,甲减时 TSH 增高。TSH 降低而 T_3、T_4 正常可能为亚临床甲亢,TSH 增高而 T_3、T_4 正常可能为亚临床甲减。

（二）促肾上腺皮质激素

促肾上腺皮质激素（adrenocorticotropic hormone，ACTH）是腺垂体分泌的多肽激素。ACTH受促肾上腺皮质激素释放激素（CRH）调控。ACTH分泌有昼夜节律，清晨最高，午夜最低。生理作用是刺激肾上腺皮质增生，合成和分泌肾上腺皮质激素。

【参考值】 化学发光免疫法：上午8点1.1～11.0 pmol/L；下午10点1.76 pmol/L。

【临床意义】

1. 用于库欣综合征的鉴别诊断 原发垂体肿瘤和异位肿瘤引起的库欣综合征，血ACTH增高，而肾上腺瘤或癌引起的库欣综合征ACTH是降低的。

2. 用于肾上腺皮质功能减退的鉴别诊断 下丘脑和垂体功能损害可使ACTH水平降低，原发于肾上腺的皮质功能减退症ACTH水平是升高的。

（三）生长激素

生长激素（growth hormone，GH）是垂体生长激素细胞产生的多肽激素，其释放受下丘脑的生长激素释放激素和生长激素释放抑制激素的控制。GH分泌呈脉冲式分泌，每24 h为10～20次。生理作用是促进生长，促进蛋白质的合成以及对糖、脂、水盐代谢的影响。

【参考值】 儿童<20 μg/L；男性<2 μg/L；女性<5 μg/L。

【临床意义】

1. GH增高 最常见于垂体肿瘤所致的巨人症或肢端肥大症。

2. GH减低 主要见于垂体性侏儒症、垂体功能减退症等。

（四）抗利尿激素

抗利尿激素（antidiuretic hormone，ADH），又称加压素，由下丘脑的视上核和室旁核的大细胞神经元合成，经下丘脑神经垂体束移行至神经垂体，是机体调节水代谢最重要的激素，保留机体水分，浓缩尿液。

【参考值】 1.4～5.6 pmol/L。

【临床意义】

1. ADH增高 常见于腺垂体功能减退症、脱水、肾性尿崩症等。

2. ADH减低 常见于中枢性尿崩症、肾病综合征、体液容量增多等。

（五）血清催乳素

催乳素（prolactin）由腺垂体合成并间歇性分泌，其主要功能是刺激乳汁的生成和分泌，促进乳房和性腺的发育。

【参考值】 化学发光法：男性2.64～13.13 ng/ml；女性3.34～26.72 ng/ml。

【临床意义】

1. 催乳素增高 垂体泌乳素瘤、颅咽管瘤、药物性高催乳素血症、异源性催乳素分泌综合征等。

2. 催乳素减低 腺垂体或下丘脑病变所致的功能减退，以及药物（如多巴胺、溴隐亭等）的影响。

（杨 娟）

第二十章 临床常用免疫学检查

导学

1. 掌握感染免疫检查的临床意义。

2. 熟悉体液免疫检查、细胞免疫检查、肿瘤标志物检测、自身抗体检查及其他免疫检测的临床意义。

一、血清免疫球蛋白测定

【原理】 免疫球蛋白(immunoglobulin, Ig)是一组具有抗体活性的球蛋白,由浆细胞合成和分泌,存在于人体的血液、体液、外分泌液和部分细胞(如淋巴细胞)膜上。按免疫球蛋白的功能和理化性质分为 IgG、IgA、IgM、IgD 和 IgE 五类。

IgG 占血清中免疫球蛋白的 70%～80%,是人体内含量最多的免疫球蛋白。它是唯一能通过胎盘的免疫球蛋白,对细菌、病毒、寄生虫等都有抗体活性。

IgA 分为血清型 IgA 与分泌型 IgA(sIgA)两种。血清型 IgA 占血清中免疫球蛋白的 10%～15%;sIgA 由呼吸道、消化道、泌尿生殖道等处黏膜固有层中的浆细胞产生,与这些部位的感染、肿瘤等病变有关,对机体局部免疫有重要作用。

IgM 是分子量最大、受抗原刺激后产生最早的免疫球蛋白,占血清中免疫球蛋白的 5%～10%。它是高效能的抗微生物抗体,其杀菌、溶菌、溶血、促吞噬及凝集作用比 IgG 高 500～1 000 倍,在机体早期的免疫防御中起重要作用。

IgD 在正常人血清中仅占免疫球蛋白的 0.02%～1%,性质不稳定,且极易被胰酶水解。其功能目前尚不清楚,可能与某些超敏反应有关,如 SLE、类风湿关节炎、甲状腺炎等自身免疫性疾病中的自身抗体有的属于 IgD。

IgE 主要由呼吸道、消化道黏膜固有层中的浆细胞分泌,在血清中含量最少(0.002%)。IgE 又称亲细胞抗体,是引发 I 型超敏反应的主要抗体。

【参考值】 单向免疫扩散法(RID)(血清):IgG 为 7.6～16.6 g/L;血清型 IgA 为 0.71～3.35 g/L;IgM 为 0.48～2.12 g/L。ELISA 法(血清):IgD 为 0.6～2.0 mg/L;IgE 为 0.1～0.9 mg/L。

【临床意义】

1. 免疫球蛋白增高

(1)单克隆性增高:5 种免疫球蛋白中仅有一种免疫球蛋白增高。主要见于免疫增殖性疾病,如:① 原发性巨球蛋白血症,表现为 IgM 单独明显增高。② 分泌型多发性骨髓瘤,可分别见到 IgG、IgA、IgD 或 IgE 增高,可据此将分泌型多发性骨髓瘤分为 IgG 型、IgA 型、IgD 型和 IgE 型。

③ 各种过敏性疾病,如过敏性皮炎、过敏性哮喘、荨麻疹等及某些寄生虫病,表现为 IgE 增高。

(2) 多克隆性增高:IgG、IgA、IgM 几种不同的免疫球蛋白均增高,称为多克隆性增高;常见于各种感染,特别是慢性感染,自身免疫性疾病如 SLE、类风湿关节炎,淋巴瘤、肺结核、肝脏疾病和寄生虫病等。

2. 免疫球蛋白减低　5 种 Ig 均降低,见于各类先天性和获得性体液免疫缺陷、联合免疫缺陷、慢性淋巴细胞白血病、肾病综合征、大面积烧伤及长期使用免疫抑制剂的患者。单一 IgA 降低常见于反复呼吸道感染者。

二、血清补体检测

补体(complement,C)是一组经活化后具有酶原活性且不耐热的大分子糖蛋白,存在于正常人和动物血清与组织液中,可辅助特异性抗体,介导免疫溶菌、溶细胞作用,是机体免疫防御系统的重要组成部分。补体是由 30 余种可溶性蛋白、膜结合性蛋白和补体受体组成的多分子系统,称为补体系统。分为补体固有成分、补体调控成分和补体受体三类。补体广泛参与机体灭活病原体的免疫反应,也参与破坏自身组织或细胞的免疫损伤。

(一) 总补体溶血活性测定

【原理】　溶血素(抗体)致敏绵羊红细胞(抗原抗体复合物)后可以激活补体,引起补体活化的连锁反应,导致致敏绵羊红细胞溶解(溶血)。溶血程度与补体活性在一定范围内(20%～80%溶血率)成正相关,因此一般以 50%溶血作为检测终点[总补体溶血活性(total hemolytic complement activity,CH50)]。

【参考值】　试管法:50～100 kU/L。

【临床意义】　主要反映补体(C1～C9)经典激活途径活化程度。

1. CH50 增高　见于各种急性炎症、感染、组织损伤、风湿热急性期、皮肌炎、伤寒和某些恶性肿瘤等。

2. CH50 减低　主要见于血清病、急性肾小球肾炎、膜增殖性肾小球肾炎、SLE、类风湿关节炎、亚急性细菌性心内膜炎、免疫性溶血性贫血、急慢性肝炎、肝硬化、大出血的患者等。

(二) 血清 C3 测定

【原理】　C3 主要是由肝细胞合成与分泌一种 β_2 球蛋白,是血清中含量最多的补体成分。经典途径和旁路途径都能激活 C3,因此血清 C3 测定能够反映补体的活化程度。

【参考值】　单向免疫扩散法:1.14±0.27 g/L。

【临床意义】

1. C3 增高　C3 属于急性时相反应蛋白,见于各种急性炎症、传染病早期、风湿热、皮肌炎、心肌梗死、严重创伤和某些恶性肿瘤等。

2. C3 减低　见于链球菌感染后肾小球肾炎、狼疮性肾炎、基底膜增殖性肾小球肾炎、慢性活动性肝炎、SLE 和类风湿关节炎等。

3. 各种肾脏疾病的鉴别诊断　70%～80%的急性肾小球肾炎、狼疮性肾炎患者血清 C3 含量减少,经治疗病情稳定后血清 C3 可恢复正常,85%以上病毒性肾炎患者血清 C3 含量正常。血清 C3 的测定不仅利于肾脏疾病的鉴别诊断,而且在观察治疗效果和预后评估上都具有重要意义。

（三）血清 C4 测定

【原理】 血清补体 C4(complement,C4)是一种多功能 β₁ 球蛋白,由肝脏、巨噬细胞合成,参与补体的经典激活途径。

【参考值】 免疫比浊法:成人 0.15～0.49 g/L。

【临床意义】 基本与 C3 相似。血清 C4 含量降低还见于自身免疫溶血性贫血、多发性骨髓瘤、IgA 肾病、遗传性血管神经性水肿、遗传性 C4 缺乏症、遗传性 IgA 缺乏症等。

三、淋巴细胞免疫检查

淋巴细胞是构成机体免疫系统的主要细胞群体,人体的淋巴细胞分为 T 淋巴细胞、B 淋巴细胞和 NK 细胞等细胞群,根据其特异的表面标志和功能特征,还可分为若干亚群。临床上各种免疫性疾病均可出现不同群淋巴细胞数量和功能的变化,对它们进行检测可判断细胞免疫功能。

（一）T 淋巴细胞免疫检测

T 淋巴细胞花结形成试验

【原理】 人类 T 淋巴细胞表面具有绵羊红细胞(SRBC)的受体,可与 SRBC 结合形成花结样细胞,称为红细胞玫瑰花结形成试验或 E 玫瑰花结形成试验(erythrocyte rosette formation test, ERFT),用于检测 T 淋巴细胞的数量。T 淋巴细胞表面黏附至少 3 个 SRBC 者为花结形成细胞。显微镜下计数花结形成细胞占淋巴细胞的百分率。现逐渐被检测 CD 抗原方法所取代。

【参考值】 64.4%±6.7%。

【临床意义】

1. 升高 见于重症肌无力、甲亢、甲状腺炎、慢性淋巴细胞性白血病、慢性活动性或迁延性肝炎、SLE 活动期及器官移植排斥反应等。

2. 降低 见于免疫缺陷性疾病,如艾滋病、联合免疫缺陷性疾病。也见于某些恶性肿瘤、某些病毒感染(如麻疹、麻疹脑炎、腮腺炎、带状疱疹)、自身免疫性疾病(如 SLE、类风湿关节炎等)、大面积烧伤、放射治疗、化学药物治疗和应用免疫抑制剂等。

T 淋巴细胞转化试验

【原理】 T 淋巴细胞体外培养时,在有丝分裂原如植物血凝素、刀豆蛋白 A(ConA)等作用下,T 淋巴细胞代谢活跃(DNA、RNA、蛋白质合成增加),从而转化为淋巴母细胞,部分细胞发生有丝分裂。计数转化的母细胞占淋巴细胞的百分率。也可用氚标记的胸腺嘧啶核苷(^{3}H-TdR,T 淋巴细胞合成 DNA 时将 H-TdR 作为原料摄入)掺入法及液体闪烁仪测定淋巴细胞脉冲数/分(cpm)计算刺激指数(SI),SI=测定组 cpm 平均值/对照组 cpm 平均值。

【参考值】 形态学法:转化百分率为 60.1%±7.6%。^{3}H-TdR 掺入法:正常 SI<2。

【临床意义】 本试验主要用于体外检测 T 细胞的生物学功能。

1. 判定机体细胞免疫功能 转化率降低见于细胞免疫缺陷或细胞免疫功能低下患者,如恶性肿瘤、重症结核、重症真菌感染、慢性肝病及接受放疗、化疗或应用免疫抑制剂治疗等。升高见于自身免疫性疾病活动期;唐氏综合征患者,明显增高。

2. 判定疾病的疗效和预后 如恶性肿瘤经治疗后,T 细胞转化率升至正常,提示治疗有效;反之则预后不良。

T 淋巴细胞分化抗原测定

【原理】　白细胞在正常分化成熟和激活过程中细胞表面存在被单克隆抗体识别的多种特异性抗原,称为白细胞分化抗原(cluster differentiation,CD)。T 淋巴细胞表面抗原主要有 CD3、CD4、CD8 等,它们是根据细胞膜表面分子具有不同的抗原性加以区别,CD3 抗原几乎存在于所有成熟的 T 细胞上,CD4 抗原存在于 Ti/Th 细胞上,CD8 抗原存在于 Ts/Tc 细胞上。应用这些细胞的单克隆抗体与 T 淋巴细胞表面抗原结合后,再与荧光标记二抗(兔或羊抗鼠 IgG)反应,在荧光显微镜下或流式细胞仪中计数 CD 阳性细胞的百分率。

【参考值】　免疫荧光法:CD3 为 $63.1\% \pm 10.8\%$;CD4 为 $42.8\% \pm 9.5\%$;CD8 为 $19.6\% \pm 5.9\%$;CD4/CD8 为 $(0.9 \sim 2.0)/1$。

【临床意义】

1. CD3　反映 T 淋巴细胞总数变化。$CD3^+$ T 细胞降低见于艾滋病、SLE、类风湿关节炎、恶性肿瘤、采用放射治疗及使用免疫抑制剂等。$CD3^+$ T 细胞升高见于甲状腺功能亢进症、慢性淋巴细胞性甲状腺炎、急性 T 淋巴细胞白血病、重症肌无力、慢性肝炎及器官移植排斥反应等。

2. CD4　代表辅助性 T 淋巴细胞(Th)。$CD4^+$ T 降低见于某些病毒性感染,如艾滋病、疱疹病毒感染,也见于无或低丙球蛋白血症及某些细菌感染、严重创伤、全身麻醉、大手术和应用免疫抑制剂者。$CD4^+$ T 细胞升高见于类风湿关节炎活动期、心肌病、慢性肝炎、硬化病及皮肤黏膜淋巴结综合征和移植手术后急性排斥反应等。

3. CD8　代表抑制性 T 淋巴细胞(Ts)。可特异性地杀伤携带致敏抗原的靶细胞,如肿瘤细胞、病毒感染细胞等。$CD8^+$ T 细胞减低见于类风湿关节炎、重症肌无力、2 型糖尿病、膜性肾小球肾炎等;$CD8^+$ T 细胞升高见于传染性单核细胞增多症、恶性肿瘤、病毒感染、慢性活动性肝炎等。

4. CD4/CD8 值　降低常见于艾滋病(常 <0.5)、传染性单核细胞增多症、恶性肿瘤、病毒感染、再生障碍性贫血和某些白血病等。增高见于类风湿关节炎、SLE、多发性硬化症、重症肌无力、2 型糖尿病等,还可用于监测器官移植的排斥反应,若器官移植后 CD4/CD8 值较器官移植前明显增加,则可能发生排斥反应。

(二) B 淋巴细胞分化抗原检测

CD19 和 CD20 分子是 B 细胞特有的表面标志,存在于前 B 细胞、未成熟 B 细胞和成熟的 B 细胞表面。CD22 分子只存在于成熟的 B 细胞中。临床上主要检测 CD19。

【参考值】　流式细胞术(FACS):CD19 为 $11.74\% \pm 3.37\%$。

【临床意义】

1. CD19 升高　主要见于 B 细胞系统的恶性肿瘤,如急性淋巴细胞白血病、慢性淋巴细胞白血病和 Burkitt 淋巴瘤等。

2. CD19 降低　见于体液免疫缺陷病(如无丙种球蛋白血症)、使用化学药物治疗或长期应用免疫抑制剂等。

四、感染免疫检测

病原体及其代谢产物(抗原)刺激人体免疫系统可产生相应的抗体,采用现代检验手段对抗原、抗体进行检测,有利于感染性疾病的诊断。抗原阳性提示病原菌存在,有助于早期直接诊断;抗体阳性,有助于感染的间接诊断。抗体检测分为特异性试验和非特异性试验;非特异性试验阳性率和敏感性高,但假阳性率也高,主要用于筛选性试验;特异性试验阳性率和敏感性低,但可靠性高,可用于确诊。在特异性抗体检测中,临床上主要检测 IgM 和 IgG。IgM 升高提示有近期感染,IgG 增高提示有现在或既往感染。

(一)细菌感染免疫检测

抗链球菌溶血素"O"试验

【原理】　链球菌溶血素"O"是一种具有溶血活性的蛋白质,是 A 群溶血性链球菌的重要代谢产物之一,它能够溶解人和动物的红细胞。链球菌溶血素"O"具有很强的抗原性,能刺激机体产生相应抗体,称为抗链球菌溶血素"O"(anti streptolysin"O",ASO),简称抗"O"。此抗体能中和 A 群溶血性链球菌溶血素"O",从而使链球菌溶血素"O"失去溶血能力,所以抗"O"值增加,表示有此菌感染。

【参考值】　乳胶凝集法(latex agglutination test,LAT):ASO<500 U。

【临床意义】　ASO 升高常见于 A 群溶血性链球菌感染及感染后免疫反应所致的疾病,如感染性心内膜炎、扁桃体炎、风湿性心脏病、风湿热、猩红热和链球菌感染后急性肾小球肾炎等。

伤寒与副伤寒的血清学检查

伤寒、副伤寒是由伤寒沙门菌、副伤寒沙门菌引起的肠道传染病。伤寒沙门菌和副伤寒沙门菌的菌体"O"抗原和鞭毛"H"抗原可刺激机体产生相应抗体。副伤寒沙门菌可分为甲、乙、丙三型,各自有相应的"A""B""C"鞭毛抗原,刺激机体产生相应的抗体。

肥 达 反 应

【原理】　肥达反应(widal reaction,WR)是用已知伤寒沙门菌菌体"O"抗原,鞭毛"H"抗原和副伤寒甲、乙、丙沙门菌鞭毛抗原测定患者血清中相应抗体的一种凝集试验。此试验可以作为伤寒、副伤寒诊断的参考。

【参考值】　直接凝集法:"O"<1∶80,"H"<1∶160,副伤寒"A""B""C"均<1∶80。伤寒"O"凝集价<1∶80;伤寒"H"凝集价<1∶160;副伤寒"A""B""C"凝集价<1∶80。

【临床意义】

(1)"O">1∶80,"H">1∶160,对伤寒有辅助诊断意义;副伤寒"A""B""C">1∶80,对副伤寒有辅助诊断意义。若抗体效价依次递增或恢复期较急性期升高 4 倍或以上,则更有诊断意义(表20-1)。

表20-1　伤寒与副伤寒肥达反应临床意义

伤　　寒			副　伤　寒		
共同抗体	不同抗体	临床意义	共同抗体	不同抗体	临床意义
O 升高	H 升高	伤寒	O 升高	A 升高	副伤寒甲
O 升高	H 正常	伤寒类疾病早期、沙门菌感染	O 升高	B 升高	副伤寒乙
O 正常	H 升高	曾接种伤寒疫苗或既往感染	O 升高	C 升高	副伤寒丙

(2)仅有"O"升高而"H"不高,可能是发病早期或其他沙门菌感染。

(3)仅有"H"升高而"O"不高,可能曾接种过伤寒疫苗、既往感染过伤寒,或因其他发热性疾病所致的非特异性回忆反应。

(4)某些疾病如急性血吸虫病、败血症、结核病、风湿病、溃疡性结肠炎等,肥达反应可出现假阳性结果。

酶联免疫吸附试验

【原理】 酶联免疫吸附试验(enzyme-linked immunosorbent assay,ELISA)是以伤寒沙门菌脂多糖为抗原,用间接酶联免疫吸附试验检测伤寒患者血清中特异性 IgM 抗体,对伤寒早期诊断具有重要价值。伤寒沙门菌表面除有菌体"O"抗原、鞭毛"H"抗原外,还有表面"Vi"(vinhnce)抗原,"Vi"抗原的抗原性不强,其相应抗体效价低且持续短暂,并随细菌的消除而消失,因此 Vi 抗体测定有助于检出伤寒带菌者。

【参考值】 IgM 抗体为阴性或滴度$<1:20$。Vi 抗体滴度$<1:20$。

【临床意义】

(1) 本试验敏感性强,在发病 1 周后可见特异性 IgM 抗体明显升高,对于伤寒有早期诊断价值,此时肥达反应大多呈阴性反应。

(2) Vi 抗体测定有助于检出伤寒带菌者。若要进一步确定诊断,则应反复取粪便进行分离培养。如果 Vi 抗体效价平稳下降,提示带菌状态消失。

胶乳凝集法

【原理】 用伤寒沙门菌"O""H""Vi"的高效价抗体致敏胶乳颗粒,形成胶乳抗体,与患者血清混合,若患者血清中含有伤寒沙门菌"O""H""Vi"抗原,则可出现凝集颗粒,即阳性反应。

【参考值】 阴性。

【临床意义】

(1) 伤寒沙门菌侵入人体后,血中即有特异性抗原存在,胶乳凝集试验阳性早于肥达反应和酶联免疫吸附试验。

(2) 在伤寒发生早期,尿中也有特异性抗原,故尿液此试验阳性也有助于伤寒的诊断。

(3) 本试验对诊断那些未能产生抗体的伤寒患者尤其有帮助。

结核分枝杆菌抗体和 DNA 测定

【参考值】 胶体金或 ELISA 法:结核分枝杆菌抗体阴性。PCR 法:结核分枝杆菌 DNA 阴性。

【临床意义】 阳性表示有结核分枝杆菌感染,但应防止污染引起的结核分枝杆菌抗体出现的假阳性。PCR 法检测 DNA 敏感性更高、特异性更强。

幽门螺杆菌抗体测定

【参考值】 金标免疫斑点法:阴性。

【临床意义】 幽门螺杆菌抗体(HpAb)阳性见于胃、十二指肠幽门螺杆菌感染,如胃炎、胃溃疡、十二指肠溃疡等。此外,胃癌及胃黏膜相关性淋巴样组织淋巴瘤也可呈阳性。

(二) 病毒感染免疫检测

1. **汉坦病毒抗体 IgM 测定** 肾综合征出血热和汉坦病毒肺综合征的病原体均是汉坦病毒(Hantavirus,HTV)。正常人抗 HTV - IgM 为阴性。感染 HTV 2～4 日后即可在血清中检出 IgM,7～10 日达高峰,故可作为肾综合征出血热和汉坦病毒肺综合征等早期诊断的指标。

2. **流行性乙型脑炎病毒抗体 IgM 测定** 正常人为阴性。流行性乙型脑炎患者发病后 3～4 日可检出特异性 IgM 抗体,2～3 周达高峰,有助于流行性乙型脑炎早期诊断。恢复期抗体滴度比急性期上升 4 倍以上者也有诊断价值。

3. **其他** 柯萨奇病毒抗体及其 RNA 测定、轮状病毒抗体及其 RNA 测定等对相应病毒感染有诊断意义。嗜异性凝集试验可用于 EB 病毒感染引起的传染性单核细胞增多症的诊断。

(三)寄生虫感染免疫

1. 日本血吸虫抗体测定　环卵沉淀法,阴性。ELISA 法和 LAT,IgE 为 0～150 U／L,IgG 和 IgM 为阴性。日本血吸虫侵入人体后,人体对血吸虫发生特异性免疫反应,在病程中即出现 IgM、IgE 和 IgG 抗体,这有利于临床疾病诊断和流行病学调查。IgM、IgE 阳性提示病程处于早期,是早期诊断的指标。IgG 阳性提示疾病已进入恢复期,曾有过血吸虫感染病史,可持续数年。

2. 囊虫抗体 IgG 测定　ELISA 法,血清<1∶64 为阴性;脑脊液<1∶8 为阴性。间接血凝法,血清<1∶128 为阴性;脑脊液<1∶8 为阴性。囊虫侵入人体后,可在血清和脑脊液中出现特异性 IgG 抗体,其特异性和敏感性较高。IgG 阳性见于囊虫病,其中脑囊虫病占 60％～80％。亦可用于流行病学调查。

3. 疟原虫抗体和抗原测定　正常时抗体和抗原均为阴性。人感染发生原虫血症后 1 周即检出疟原虫抗体,短时间达高峰,一段时间后滴度下降至消失。由于疟原虫抗体产生于原虫血症之后,因此临床上查疟原虫抗体对初发患者无早期诊断价值,而对多次寒冷发作而未查明病因者,疟原虫抗体的检测将有助于诊断。抗体阳性提示疟原虫感染,也可用于疟疾的流行病学调查。但抗体阴性不足以否定疟疾,应做抗原检测或涂片找疟原虫。

(四)性传播疾病免疫学检查

梅毒血清学检查

当人感染梅毒螺旋体后,血清中产生 2 种抗体:一种是非特异性抗体即反应素,这种抗体也可在非梅毒螺旋体感染的多种急、慢性疾病患者的血中检出;另一种是特异性抗体。梅毒螺旋体抗体检测有助于梅毒诊断及流行病学调查。

【参考值】　反应素定性试验:快速血浆反应素试验(RPR)、不加热血清反应素试验(USR)、美国性病研究实验室试验(VDRL)均为阴性。特异性抗体确诊试验:梅毒螺旋体血凝试验(TPTA)和荧光螺旋体抗体吸收试验(FTAABS)均为阴性。

【临床意义】　反应素定性试验敏感性较高,用于梅毒的初筛,一期梅毒阳性率为 70％,二期梅毒可达 100％,三期梅毒阳性率较低。因定性试验的抗原为非特异性,临床易出现假阳性(如活动性肺结核、自身免疫病、肝硬化和心血管病等),故定性试验阳性时必须进行确诊试验。特异性抗体试验阳性,可确诊为梅毒。

艾滋病病毒抗体及 RNA 测定

人类免疫缺陷病毒(human immunodeficiency virus,HIV)是引起艾滋病(AIDS)的病原体。当机体感染 HIV 数周到半年后,体内可出现抗 HIV 抗体,而且抗体可以长期存在。

【参考值】　筛选试验:ELISA 法和快速蛋白印迹法(RWB)均为阴性。确诊试验:蛋白印迹法(WB)和 RT - PCR 法检测 HIV - RNA 均为阴性。

【临床意义】

(1)筛选试验敏感性高但特异性差,常有假阳性(如自身免疫病、血液恶性病和肝炎等)。确诊试验有利于艾滋病的确诊和早期诊断。

(2)临床上抗 HIV 抗体阳性,如无任何临床症状,则为 HIV 感染者,并可作为传染源将 HIV 传播给他人。抗 HIV 抗体阳性者(18 个月婴儿除外),5 年内将有 10％～30％的患者发展成艾滋病。

(3)对抗 HIV 抗体阳性母亲所生婴儿,若 18 个月内检测血清抗 HIV 阳性,不能诊断为 HIV

感染,尚需用 HIV 核酸检测或 18 个月以后的血清抗体检测来判断。

(五) ToRCH 感染免疫检测

ToRCH 为妇产科产前的常规检查项目,是指可引起先天性宫内感染及围产期感染而导致围产儿畸形的一组病原体英文名称的字头组合,其中"To"即 Toxoplasma(弓形虫),"R"即 Rubivirus(风疹病毒),"C"即 cytomegalovirus(巨细胞病毒),"H"即 herpes simplex virus Ⅰ、Ⅱ(单纯疱疹病毒或 HSV Ⅰ、Ⅱ型)。这组病原体感染孕妇后常导致胎儿宫内感染,导致流产、早产、死胎和畸胎。ToRCH 感染的血清学检测早期筛查方法是采用 ELISA 方法来检测人体血清中的特异性 IgM、IgG 抗体,由于 IgM 为早期感染指标,对胎儿影响巨大,所以胎盘中特异性 IgM 的检测是诊断胎儿宫内感染的可靠依据。

抗弓形虫抗体测定

【参考值】 IgM 和 IgG 抗体均为阴性。

【临床意义】 IgM 升高是近期感染的指标;IgG 增高是既往感染的指标;单份血清 IgG 滴度≥1∶512,表明弓形虫近期感染可能性大;弓形虫的 IgG 抗体滴度<1∶512,IgM 抗体为阴性,说明有过既往感染史;患者急性期和恢复期双份血清 IgG 滴度 4 倍或以上升高,提示弓形虫近期感染。

抗风疹病毒抗体测定

【参考值】 IgM 和 IgG 抗体均为阴性。

【临床意义】 抗风疹病毒 IgM 抗体在发病 2～5 日即可测出,6～25 日检出率可达高峰,常用于风疹急性期或新近感染的诊断;抗风疹病毒 IgG 抗体阳性提示既往感染;患者急性期和恢复期双份血清 IgG 滴度 4 倍或以上升高,提示风疹病毒近期感染。

抗巨细胞病毒抗体测定

【参考值】 IgM 和 IgG 抗体均为阴性。

【临床意义】 抗巨细胞病毒 IgM 抗体阳性:见于巨细胞病毒感染急性期;脐带血检出抗巨细胞病毒 IgM 抗体,说明胎儿宫内感染;抗巨细胞病毒 IgG 抗体阳性,常提示有既往感染,并且对流行病学调查有意义。

抗单纯疱疹病毒抗体测定

【参考值】 IgM 和 IgG 抗体均为阴性。

【临床意义】 单纯疱疹病毒有 HSV-Ⅰ和 HSV-Ⅱ两个血清型,HSV-Ⅰ主要引起生殖器以外的皮肤、黏膜和器官感染;HSV-Ⅱ主要引起生殖器疱疹,也与子宫颈癌发生有关。抗 HSV-IgM 抗体阳性,提示有近期感染;HSV-IgG 抗体阳性多为既往感染。

五、肿瘤标志物检测

肿瘤标志物(tumor marker)是指肿瘤组织特异性表达或分泌的,某些正常组织不表达或低表达的物质。通过定量或定性等方法对肿瘤标记物进行检测,可用于肿瘤筛查、鉴别诊断、评价疗效、判断预后和复发等。某些肿瘤标志物为非特异性的,阳性见于多种肿瘤;某些肿瘤标志物特异性高,阳性见于某种肿瘤。

(一) 蛋白质类肿瘤标志物检测

血清甲胎蛋白测定

甲胎蛋白(alpha fetoprotein, AFP)是人胚胎时期血液中含有的一种特殊的糖蛋白,由胎儿肝细胞和卵黄囊合成,新生儿出生时脐血中 AFP 含量为 $10\sim100$ mg/L,出生后 1 个月逐渐降至正常成人水平。AFP 生成量与胎儿肝脏或出生后肝脏再生时分裂细胞数呈正比,因此 AFP 是诊断肝细胞癌的重要指标。

【**参考值**】　RIA 或 ELISA 法:<20 μg/L。

【**临床意义**】

(1) AFP 是目前诊断原发性肝细胞癌的最特异标志物,AFP 的诊断阈值>300 μg/L,阳性率可达 $70\%\sim90\%$,但也有约 10% 的原发性肝癌患者 AFP 不增高。

(2) 其他恶性肿瘤患者血清中 AFP 也可增高,如生殖腺胚胎性癌(如卵巢癌、畸胎瘤、睾丸癌等)、胃癌、胰腺癌等。

(3) 其他非恶性肿瘤患者血清 AFP 也可升高,如病毒性肝炎、肝硬化患者(AFP 常<200 μg/L)。其升高与肝细胞坏死和再生程度有关。一般良性肝病 AFP 含量增多是一过性的,多持续 $2\sim3$ 周,而恶性肿瘤则持续性升高。因此,动态观察血清 AFP 含量既可鉴别良性和恶性肝病,又可早期诊断肝癌。

(4) 生理情况下胎儿分泌的 AFP 可通过脐带血进入母体血液中,所以妊娠期孕妇的 AFP 会呈阳性。如妊娠期孕妇血清或羊水中 AFP 异常增高,要排除胎儿神经管缺损和畸形的可能。

(5) 儿童期血清 AFP 含量检测:肝癌、肝母细胞瘤、性腺畸胎母细胞瘤、肝炎等 AFP 含量增高。

癌胚抗原测定

癌胚抗原(carcinoembryonic antigen,CEA)最初发现在成人结肠癌组织中,是胚胎早期由胎儿胃肠道上皮组织、胰和肝的细胞等组织合成的一种糖蛋白。在妊娠 6 个月以后含量逐渐降低,出生后含量极低。CEA 是一种广谱性肿瘤标志物,在多种肿瘤检测中均可表达。在临床上主要用于辅助恶性肿瘤的诊断、判断预后、监测疗效和肿瘤复发等。

【**参考值**】　ELISA 法和 RIA 法:血清 CEA<5 μg/L。

【**临床意义**】

(1) CEA 明显升高主要见于结肠癌、胰腺癌、胃癌、乳腺癌等。动态观察 CEA 浓度有助于监测疗效、判断预后和复发。

(2) 鉴别原发性肝癌和转移性肝癌:原发性肝癌中不超过 9% 的患者 CEA 升高,而转移性肝癌患者 CEA 阳性率$>90\%$,且绝对值明显升高。

(3) CEA 轻度增高也可见于其他疾病,如溃疡性结肠炎、胰腺炎、肝硬化、肺气肿、支气管哮喘等。

组织多肽抗原测定

组织多肽抗原(tissue polypeptide antigen,TPA)是一种非特异性肿瘤标志物。血液内 TPA 水平与细胞分裂增殖程度密切相关,恶性肿瘤细胞分裂、增殖越活跃,血清中 TPA 水平越高,临床上常用于已知肿瘤的疗效监测。

【**参考值**】　RIA 法:血清 TPA<130 U/L。

【**临床意义**】

(1) TPA 是监测肿瘤是否复发的良好指标,由于 TPA 特异性较低,许多恶性肿瘤患者血清 TPA 水平均可显著升高,如膀胱转移细胞癌、前列腺癌、乳腺癌、卵巢癌及消化道恶性肿瘤等。其主要用于监测治疗后恶性肿瘤 TPA 水平,如果再次升高提示有肿瘤复发。

(2) 同时检测 TPA 与 CEA 有利于恶性与非恶性乳腺病的鉴别诊断。

(3) 非肿瘤性疾病患者血清中 TPA 亦可升高,如急性肝炎、胰腺炎、肺炎等。妊娠后期 TPA 亦可升高。

血清前列腺特异抗原测定

前列腺特异抗原(prostate specific antigen,PSA)是一种与前列腺癌相关的抗原,由前列腺上皮细胞分泌的单链糖蛋白。正常人血清中 PSA 含量极微,在前列腺癌时,由于前列腺腺管破坏,导致血清 PSA 水平明显升高。

【参考值】 RIA 法和 CLIA 法:血清 PSA≤4.0 μg/L。

【临床意义】

(1) 前列腺癌患者血清 PSA 明显升高,是前列腺癌最重要的特异性标志物,广泛应用于前列腺癌的筛选、早期诊断及判断有无复发。

(2) 其他前列腺疾病患者血清中 PSA 也可升高,如部分良性前列腺瘤、急性前列腺炎、前列腺肥大。

(3) 正常女性血液中有低水平的 PSA,当乳腺癌发生良性或恶性肿瘤时,PSA 水平可能升高。

(二) 糖脂肿瘤标志物检测

癌抗原 125 测定

癌抗原 125(cancer antigen 125,CA125)是存在于卵巢肿瘤的上皮细胞内的肿瘤相关抗原,其主要成分是糖蛋白。主要用于辅助诊断恶性浆液性卵巢癌、上皮性卵巢癌,亦可用于卵巢癌的疗效观察。

【参考值】 ELISA 法和 RIA 法:男性及 50 岁以上女性血清 CA125<2.5 万 U/L,20～40 岁女性血清 CA125<4.0 万 U/L。

【临床意义】

(1) 卵巢癌患者血清 CA125 明显升高,阳性率可达 97%,可用于卵巢癌诊断、观察疗效和判断有无复发与转移。

(2) 其他恶性肿瘤患者血清 CA125 也可增加,如宫颈癌、乳腺癌、胰腺癌、肝癌、胃癌、肺癌等。

(3) 非恶性肿瘤患者血清 CA125 亦可增加,如子宫肌瘤、慢性肝炎、胰腺炎等。但患者血清 CA125 浓度一般不超过 10 万 U/L,肝硬化失代偿期 CA125 明显增高。

(4) 良性和恶性胸水、腹水中可见 CA125 增高,妊娠前 3 个月 CA125 也有可能增高。

癌抗原 15-3 测定

癌抗原 15-3(cancer antigen 15-3,CA15-3)是一种糖蛋白性肿瘤相关抗原,是乳腺癌最重要的特异性标志物。其含量的变化与治疗效果密切相关,是乳腺癌患者诊断和监测术后复发、转移、观察疗效的最佳指标。

【参考值】 RIA 法和化学发光免疫分析法(CLIA):血清 CA15-3<2.5 万 U/L。

【临床意义】

(1) 乳腺癌时 30%～50%患者 CA15-3 明显升高,但早期乳腺癌患者阳性率较低(20%～30%),无早期诊断价值,不宜用做乳腺癌筛查。CA15-3 动态测定有助于 Ⅱ 期和 Ⅲ 期乳腺癌患者治疗后复发的早期发现;乳腺癌转移及复发后阳性率可达 80%,当 CA15-3>100 U/ml 时,可认为有转移性病变。可用于治疗效果的检测和判定有无复发与转移。

（2）其他恶性肿瘤病患者血清中 CA15-3 也可增高，如结肠癌、支气管癌、原发性肝癌等。

（3）一些非恶性肿瘤疾病患者血清中 CA15-3 亦可升高，如肝脏、胃肠道、肺、乳腺、卵巢等，阳性率一般＜10%。妊娠妇女 CA15-3 也可增高。

（三）肿瘤标志物检查项目的选择（表 20-2）

同一种肿瘤可含多种标志物，而一种标志物可出现在多种肿瘤。有的放矢地选择特异性标志物或最佳组合，有利于提高肿瘤检出阳性率。如原发性肝癌可联合检查 AFP 和 AFU 水平；结肠癌可联合检查 CEA、CA19-9 和 CA72-4 水平；卵巢癌可检查 CA125 水平等。

表 20-2 肿瘤标志物的选择

	AFP	CEA	PSA	PAP	NSE	HCG	CA19-9	CA50	CA125	CA15-3	CA72-4	CA242	TPA	SCC	AFU
原发性肝癌	1														1
干细胞肿瘤	1					1									
结肠癌		1					2				3				
前列腺癌			1	1											
小细胞肺癌					1										
非小细胞肺癌		2												3	
绒毛膜上皮细胞癌						1									
胰腺癌		3					1				2				
胆道癌							1	2							
卵巢癌									1						
乳腺癌		2								1					
胃癌		2						3							
膀胱癌												2			
宫颈癌		3												2	
耳鼻喉肿瘤		3												2	
食管癌		3											3		

注：PAP，前列腺酸性磷酸酶（prostatic acid phosphatase）；NSE，神经元特异性烯醇化酶（neuron specific enolase）；HCG，人绒毛膜促性腺激素（human chorionic gonadotrophin）；CA19-9，糖链抗原 19-9（carbohydrate antigen 19-9）；CA50，癌抗原 50（cancer antigen 50）；CA72-4，癌抗原 72-4（cancer antigen 72-4）；CA242，癌抗原 242（cancer antigen 242）；SCC，鳞状上皮癌细胞抗原（squamous cell carcinoma antigen）；AFU，α-L-岩藻糖苷酶（α-L-fucosidase，AFU）。1 为首选指标；2 为补充指标；3 为次补充指标。

六、自身抗体检查

正常情况下，机体对自身抗原呈现免疫耐受。当某些原因削弱或破坏机体的自身免疫耐受（autoimmune tolerance）时，免疫系统对自身组织或成分产生免疫应答，称为自身免疫（autoimmunity）反应。当自身抗体和（或）自身致敏淋巴细胞攻击自身靶抗原细胞和组织，使其产生病理改变和功能障碍时，即形成自身免疫性疾病（autoimmune disease，AID）。自身抗体的检测是诊断自身免疫病的重要方法。

(一) 类风湿因子检查

类风湿因子(rheumatoid factor,RF)是一种以变性 IgG 为靶抗原的自身抗体,无种族特异性,易与变性的 IgG 的 Fc 段结合,形成抗原-抗体复合物。RF 有 IgM、IgG、IgA、IgD、IgE 五型,以 IgM 型多见。主要存在于类风湿关节炎患者的血清和关节液中。

【参考值】 LAT 法:阴性;血清稀释度<1:10。

【临床意义】

(1) 类风湿关节炎时,RF 阳性率约为 70%。高滴度 IgM 与关节病变、关节外损害程度相关,RF 可作为病变活动期及药物治疗后疗效的评价。但 RF 阴性也不能排除类风湿关节炎。

(2) 其他风湿性疾病 RF 也可增高,如 SLE、硬皮病、干燥综合征、皮肌炎、结节性多动脉炎等。

(3) 某些感染性疾病 RF 也可增高,如结核、传染性单核细胞增多症、感染性心内膜炎等。

(4) 1%～4%的正常人 RF 呈弱阳性反应,尤其多见于 70 岁以上老年人。

(二) 抗核抗体的检查

抗核抗体测定

广义的抗核抗体(anti-nuclear antibody,ANA)的靶抗原不再局限于细胞核内,而是扩展到整个细胞成分,包括细胞核和细胞质。狭义的 ANA 是指血清中存在的一组抗多种细胞核成分自身抗体的总称,无器官和种族特异性。ANA 的类型主要是 IgG,也有 IgM、IgA。用免疫荧光法以 Hep-2 细胞和鼠肝作抗原,与患者血清的 ANA 结合,再加入荧光标记的抗人免疫球蛋白,在荧光显微镜下可观察到细胞核处发出黄绿色荧光,胞质区不发光。

【参考值】 免疫荧光测定(IFA):阴性;血清滴度<1:40。

【临床意义】

(1) ANA 对很多自身免疫性疾病有诊断价值。阳性多见于未经治疗的 SLE,ANA 阳性率可达 95%以上,但特异性较差。药物性狼疮、混合性结缔组织病、原发性胆汁性肝硬化、全身性硬皮病、多发性肌炎患者阳性率也较高。

(2) 其他自身免疫性疾病如类风湿关节炎、桥本甲状腺炎、慢性活动性肝炎、溃疡性结肠炎等也可呈阳性。

(3) 根据细胞核染色后的荧光类型,ANA 可分为均质型、边缘型、颗粒型和核仁型四种,其意义见表 20-3。

表 20-3 ANA 荧光核型的形状及意义

核 型	荧光特点	抗原类型 A	临 床 意 义
均质型	细胞核呈均匀荧光	DNA 核蛋白	SLE(活动期)抗体效价高,其他还可见于 PSS、SS、MCTD、RA 及肝硬化等
边缘型	核边缘处荧光较强	DNA	SLE(活动期、狼疮肾炎)抗体效价高,还可见于 SS、PSS 等
颗粒型	散在明亮荧光颗粒	ENA	见于 SLE(缓解期、非肾形)和 RA 等
核仁型	核内呈块状荧光	RNA	见于 PSS、SLE、SS、RA 等

注:MCTD,混合性结缔组织病;PSS,进行性系统性硬化症;RA,类风湿关节炎;SS,干燥综合征。

抗双链 DNA 抗体测定

抗双链 DNA(double stranded－DNA,dsDNA)抗体的靶抗原是细胞核中 DNA 的双股螺旋结构,测定抗 dsDNA 抗体对 SLE 的诊断有重要意义。

【**参考值**】　免疫荧光法、间接酶标抗体检测法、滴金免疫试验:阴性。

【**临床意义**】

(1)高滴度抗 dsDNA 抗体提示 SLE 处于活动期,阳性率达 70%～90%,对诊断 SLE 有较大的特异性。

(2)其他疾病如类风湿关节炎、慢性肝炎、干燥综合征等亦可出现阳性。

可提取性核抗原多肽抗体谱测定

可提取性核抗原多肽(extractable nuclear antigen,ENA)抗体是针对细胞核中可提取性核抗原的自身抗体,有 10 余种,主要为抗核糖核蛋白(RNP)抗体和抗酸性核蛋白(Sm)抗体。临床采用免疫印迹试验对这些自身抗体进行检测,可用于自身免疫性疾病的诊断和鉴别诊断。

【**参考值**】　免疫印迹试验(IBT)法:阴性。

【**临床意义**】

(1)抗 Sm 抗体阳性:主要见于 SLE,其阳性率为 25%～40%,但特异性达 99%,是 SLE 的血清标记抗体。抗 Sm 抗体与 SLE 活动性无关,不能作为判断 SLE 活动、好转和疗效的依据。

(2)抗 RNP 抗体阳性:主要见于混合性结缔组织病,亦见于 SLE、进行性系统性硬化症、皮肌炎等。抗 RNP 抗体阳性的 SLE 患者肾脏损害较轻。

(三)抗组织和细胞质抗体检测

抗线粒体抗体测定

抗线粒体抗体(anti-mitochondria antibody,AMA)是一组以线粒体内膜和外膜蛋白为靶抗原的自身抗体,该抗体主要是 IgG,无器官和种族特异性。AMA 的检测主要用于肝脏自身免疫性疾病的诊断。

【**参考值**】　IFA 法:阴性(血清滴度<1:10)。正常人群阳性率<10%。

【**临床意义**】

(1)原发性胆汁性肝硬化患者 AMA 阳性率较高(无症状患者为 90.5%,有症状患者为 92.5%)。但是胆总管阻塞和肝外胆管阻塞时 AMA 阴性。

(2)其他肝病如肝硬化、慢性肝炎、药物性肝损伤时 AMA 也可阳性。

抗平滑肌抗体测定

抗平滑肌抗体(anti-smooth muscle antibody,ASMA)是一种存在于狼疮肝炎患者血清中的自身抗体。主要为 IgG 类,也有 IgM 类。无器官和种属特异性。

【**参考值**】　间接荧光抗体法:阴性;滴度<1:10。

【**临床意义**】　ASMA 阳性主要见于狼疮肝炎、原发性胆汁性肝硬化、急性病毒性肝炎等。ASMA 阳性亦可见于支原体肺炎、自身免疫性疾病以及肿瘤和病毒感染者。

抗甲状腺球蛋白抗体测定

甲状腺球蛋白(thyroid globulin,TG)是由甲状腺滤泡细胞合成的一种糖蛋白。抗 TG 抗体(anti-thyroglobulin antibody, ATG)主要是 IgG。

【**参考值**】　间接血凝法:≤1:32;ELISA 法和 RIA 法:阴性。

【临床意义】

(1) ATG 阳性多见于自身免疫性甲状腺病：桥本甲状腺炎、甲亢及甲状腺癌。

(2) 其他：糖尿病、重症肌无力、肝脏疾病、风湿性血管病等也可出现阳性。

(3) 部分 40 岁以上的妇女亦可见 ATG 阳性。

抗过氧化物酶抗体测定

也称抗甲状腺微粒体(thyroid microsome，TM)抗体，是针对甲状腺过氧化物酶的一种抗体。

【参考值】 间接血凝法：阴性；ELISA 法、RIA 法：阴性。

【临床意义】

(1) 抗 TM 抗体阳性见于桥本甲状腺炎、甲状腺功能减低症、甲亢、甲状腺肿瘤、单纯性甲状腺肿、亚急性甲状腺炎等。

(2) SLE 及其他风湿性疾病、正常人也可呈阳性。

(3) 抗 TM 抗体具有辅助诊断及疗效判断意义，与抗 TG 抗体同时检测，可提高甲状腺疾病诊断的准确性。

(四) 常用自身抗体及主要临床意义(表 20-4)

表 20-4 常用自身抗体及主要临床意义

自身抗体类型	主要临床意义	自身抗体类型	主要临床意义
抗核抗体	SLE 阳性率高	抗 Jo-1 抗体	多发性肌炎、肺间质纤维化，特异性高
抗双链 DNA 抗体	SLE 特异性、活动期	抗肾小球基底膜抗体	肾小球肾炎
抗 Sm 抗体	SLE 特异性最高	抗胃壁细胞抗体	慢性萎缩性胃炎、恶性贫血
抗组蛋白抗体	SLE、药物性狼疮	抗甲状腺球蛋白抗体	桥本甲状腺炎、甲亢
抗核糖核蛋白抗体	混合型结缔组织病	抗甲状腺过氧化物酶抗体	甲亢、桥本甲状腺炎
抗 SSA/Ro 抗体	干燥综合征、狼疮	抗胰岛素抗体	1 型糖尿病
抗 SSB 抗体	干燥综合征、狼疮	抗精子抗体	免疫性不孕
抗核点抗体	干燥综合征、系统性硬化症	抗心肌抗体	心肌炎
抗核膜抗体	免疫性肝炎、血细胞减少	类风湿因子	类风湿关节炎，特异性低
抗 Scl-70 抗体	系统性硬化症特异性高	抗瓜氨酸肽抗体	类风湿关节炎，特异性高
抗着丝点抗体	局限型硬化症	抗中性粒细胞质抗体	血管炎
抗线粒体抗体	自身免疫性肝病	抗心磷脂抗体	SLE、类风湿关节炎
抗肌动球蛋白抗体	自身免疫性肝炎、重症肌无力	抗乙酰胆碱受体抗体	重症肌无力，特异性、敏感性高

七、循环免疫复合物测定

免疫复合物(immunocomplex，IC)即体内游离抗原与相应的抗体形成的抗原抗体复合物，其中分子量小的 IC 游离于血液、体液中，为一种可溶性 IC，又称循环免疫复合物(circulation immunocomplex，CIC)。CIC 测定对免疫复合物疾病的诊断、活动性判断和指导治疗有一定价值。

【参考值】 聚乙二醇(PEG)沉淀法：低于正常对照值＋2SD 或 A 值≤0.12；微量抗体补体法：阴性；C1q 结合法：小于正常对照值＋2SD 或 A 值≤0.12。

【临床意义】

(1) 自身免疫性疾病血清中 CIC 增高,如 SLE、类风湿关节炎、结节性多脉管炎等。

(2) 其他非自身免疫性疾病血清中 CIC 也增高,如肾炎、感染(如慢性乙型病毒性肝炎、麻风等)、肿瘤、变态反应及器官移植等。

八、C 反应蛋白测定

C 反应蛋白(C reactive protein,CRP)是由肝脏合成的一种急性时相反应蛋白,具有激活补体、促进吞噬和调节免疫的作用。广泛存在于血清和其他体液中,是炎症和疗效观察的良好指标。

【参考值】 免疫比浊法：阴性。

【临床意义】

(1) 早期诊断某些疾病,血清 CRP 在各种急性化脓性炎症、菌血症、组织坏死、恶性肿瘤、结缔组织病等疾病早期迅速升高。

(2) 鉴别器质性疾病与功能性疾病,器质性疾病 CRP 升高,功能性疾病 CRP 不升高。

(3) 区分细菌感染与病毒感染,细菌感染时明显 CRP 升高,病毒感染时 CRP 正常。

(4) 风湿热等疾病的动态观察,风湿热急性期或活动期时,CRP 含量可高达 200 mg/ L,病情好转时,CRP 含量逐渐降到正常。

（朱光泽）

第二十一章 临床常用病原体检查

导学

1. 熟悉临床常见感染性疾病病原体检查方法,熟悉常用药物敏感试验的判断。

2. 了解常见病原体检测的标本采集和运送,了解性传播疾病病原体检查方法。

临床病原体检查的目的是明确感染性疾病的诊断及鉴别诊断,并通过药物敏感试验指导治疗,从而采取有效的预防措施,防止感染的扩散和传播。

各种不同病原体的检查方法虽然各有其特点,但有共同的检查原则:① 正确、规范采集和运送标本是发现病原体的先决条件。② 采用正确的检查方法明确病原体:通过直接染色镜检;借助分子生物学的方法检测病原体的核酸;利用免疫学方法,检测机体对病原体抗原成分产生的免疫产物。③ 对病原体进行分离、鉴定及药敏试验。在此基础上,结合临床资料快速做出诊断,并积极参与临床选择抗病原体的药物,指导和监控对病原体的治疗方案,避免耐药菌株和耐药毒株的产生。

第一节 概 述

一、标本采集和运送

正确的标本采集、运送、保存和处理对于保证临床病原体检查质量至关重要,应予高度重视。任何一个环节处理不当,都可能引起误差和错误,影响最后的检测结果。采集标本应选择正确的部位、合适时间、技术符合规程。注意以下几点:① 标本在应用抗生素或其他抗菌药物前采集。② 根据病原体所致感染性疾病的病程确定标本采集的时间、部位和种类。③ 所采集的标本应贮存于适当的收集液中,以避免微生物干燥或死亡。④ 避免污染,亦不能接触消毒剂和抗菌药物。⑤ 送检标本应明确标记取材部位、患者姓名、性别、年龄、采集时间、临床诊断、需检项目等。⑥ 立即送检,对于烈性传染病标本需由专人护送。

1. **血液** 疑为菌血症、败血症和脓毒血症患者,应采集血液标本进行培养。一般在发热初期和高峰期采集。成人每次采样 10~20 ml,婴儿和儿童为 1~5 ml。血液置于含有抗凝剂的无菌瓶中送检。若 24 h 内采血标本 3 次,应选择不同的部位进行,可提高血培养的阳性率。

2. **血清**　用于检测患者特异性抗体效价以辅助诊断感染性疾病。血液采集后置无菌试管中,自然凝固,血块收缩后吸取血清。56℃ 加热 30 min 以灭活补体成分,补体灭活血清应保存于—20℃。

3. **尿液**　常采用清洁中段尿培养。采集尿液时应注意无菌操作。排尿困难者可导尿。对于厌氧菌的培养,采用膀胱穿刺法收集、无菌厌氧小瓶运送。

4. **粪便**　应尽量在病程早期和治疗前采集,取含脓、血或黏液粪便置于无菌容器中送检,排便困难者或婴幼儿可用直肠拭子采集。粪便培养一般应连续送检 3 次。

5. **呼吸道标本**　鼻咽拭子、鼻咽洗液、痰液及通过支气管收集的(支气管肺泡灌洗液、支气管冲洗液等)均可作为标本。留取痰液标本应嘱患者先漱口清洗咽喉,咳出深部痰液,置于无菌容器中送检。

6. **生殖道标本**　根据不同疾病及检验目的的不同采集标本。如性传播性疾病常取尿道口分泌物、外阴糜烂面病灶边缘分泌物、阴道宫颈口分泌物和前列腺液等;对生殖道疱疹常取穿刺疱疹液;盆腔脓肿者则于直肠子宫陷凹处穿刺脓液。除淋病奈瑟菌保温送检外,所有标本收集后 4℃ 保存直至培养,如超过 24 h,标本应冻存于—70℃。

7. **脑脊液与其他体液标本**　引起脑膜炎的病原体绝大部分不耐冷、容易死亡,故脑脊液采集后置于无菌试管中,立即送检,绝不可冷藏。胸水、腹水和心包积液等标本因含菌量少,应采集足够量送检以保证检出率。

8. **创伤组织和脓肿标本**　对损伤范围较大的创伤,应以不同部位采集多份标本,采集部位应首先清除污物并消毒皮肤,应从不同部位采集多份标本。较小标本应加无菌等渗盐水以防干燥。开放性脓肿的采集,用无菌棉拭采取脓液及病灶深部分污物。封闭性脓肿,则以无菌干燥注射器穿刺抽取;疑为厌氧菌感染者,取脓液后立即排净注射器内空气,针头插入无菌橡皮塞送检,否则标本接触空气导致厌氧菌死亡而降低临床分离率。

9. **眼、耳标本**　用拭子采样,亦可在局部麻醉后取角膜刮屑。采集耳标本时易被黏膜上的正常菌群污染,应在采集标本和分离培养时注意。

二、检查方法

1. **显微镜直接涂片检测**　病原体的直接显微镜检测是病原体检验中极为重要的基本方法之一。

(1)涂片不染色显微镜检查:标本涂片在不染色的状态下,用暗视野显微镜或相差显微镜观察活体细菌的生长及运动状况,螺旋体的形态及运动情况。常用的方法有压滴法和悬滴法。

(2)涂片染色显微镜检查:将标本直接涂片、干燥、固定后染色,或经离心浓缩集菌涂片染色,细菌染色除能观察细菌形态外,还可观察细菌染色性或宿主细胞内包涵体的特征。

(3)荧光显微镜及电子显微镜检查:标本经荧光染色后用荧光显微镜直接检查出某些病原微生物如结核分枝杆菌、白喉棒状杆菌、麻风分枝杆菌等。电镜检查:不作常规应用,但对某些病毒感染有确诊价值。

2. **病原体特异性抗原检测**　用已知抗体,借助免疫荧光技术、酶免疫技术、化学发光技术、胶乳凝集试验、对流电泳等技术,检测标本中未知病原体的抗原。结果判定时应注意:① 因标本不同其诊断价值亦不同,无菌体液、血液等标本中,检测出特异性病原体抗原具有诊断意义。② 标本中若存在正常菌群,可因交叉抗原存在而出现假阳性,难以肯定诊断。③ 特异性好、效价高的单克隆抗体检测,适用于在活细胞内增殖的病毒、立克次体、衣原体等的检测。近年来应用蛋白质芯片技术可以同时对多种病原体特异性抗原进行检测。

3. **病原体核酸检测**　核酸检测适用于目前尚不能分离培养或很难分离培养的微生物,尤其在病毒学研究和诊断方面应用越来越广,在判断病毒是否是活动性感染、抗病毒治疗的监测等方面具有一定临床意义。此外,也适用于检测变异的病原微生物,不仅能对病毒进行基因分型,还能检测病毒可能的耐药基因区,从而预测其发生耐药的可能性和耐药程度。

(1) 聚合酶链反应(polymerase chain reaction,PCR):是一种体外扩增技术,利用 DNA 聚合酶在体外催化引物间的特异 DNA 片段合成的基因体外扩增放大,再对扩增的 DNA 片段进行特异性鉴定,检出目的基因。可检出极微量的微生物 DNA,具有很高的敏感度和特异性。它具有特异性强,灵敏度高的特点。

(2) 核酸分子探针杂交技术(nucleic acid molecular probes hybridization technique):是指含有探针标记的 DNA 或 RNA 片段,在一定条件下按碱基互补原则形成双链的过程。

(3) 恒温扩增技术:具有检测速度快,效率高的特点,克服了 PCR 技术扩增需要专用的仪器设备的缺点,越来越多地应用于细菌、病毒、支原体等病原微生物的检测。

(4) 基因芯片技术(gene chip 或 DNA microarray):是将大量核酸片段以预先设计的方式固定在载体上组成密集分子阵列,与荧光素或其他方式标记的样本杂交,通过检测杂交信号的强弱判断样品中靶分子的有无或数量。具有灵敏度高、特异性强、快速、样品用量少及污染小的特点。

近年基因芯片技术和探针标记技术发展快速,随着分子生物学技术的不断发展,将会成为感染性疾病快速诊断的重要手段之一。

4. **病原体的分离培养和鉴定**

(1) 细菌感染性疾病病原体的分离培养:分离培养是微生物学检验中确诊的关键步骤。在镜检对病原体作出初步诊断后,选择合适的培养基,提供合适的气体条件、温度和酸碱度进行培养,根据菌落性状(大小、色泽、边缘、光滑度、色素、溶血情况等)和细菌的形态、染色性,检测细菌生化反应和血清学试验,对分离菌作出鉴定。也可借助于微量鉴定系统,快速简便鉴定分离菌。在鉴定细菌同时,需做抗生素药物敏感试验。

(2) 不能人工培养的病原体:将标本接种易感动物、鸡胚或行细胞培养。接种动物后,可根据动物感染范围、动物发病情况及潜伏期,初步推测为某种病原体。接种于鸡胚的病毒,根据不同接种途径的敏感性及所形成的特殊病灶,有助于初步鉴定。细胞培养的病毒,可依据细胞病变的特点或红细胞吸附、干扰现象、血凝性质等,缩小病毒的鉴定范围,最后用血清学方法作出鉴定。

5. **病原体抗体检测**　用已知病原体抗原检测患者血清中相应的抗体,以诊断感染性疾病。常用的方法有凝集试验、沉淀试验、补体结合试验、间接免疫荧光技术、放射免疫测定、酶联免疫吸附试验等。

（王　玫）

第二节　临床常见感染性疾病病原体检查

当今感染性疾病有如下特点:① 陆续发现新传染病(如肠出血性大肠埃希菌腹泻、疯牛病、埃博拉病等),原有传染病(如梅毒、结核病、霍乱等)复燃。② 出现多重耐药细菌。③ 器官移植、化疗、放疗和抗生素的不合理应用,医院内感染及条件性致病菌感染的增加。④ 对人类致病的病原微生物多,约在 500 种以上。迄今细菌及病毒感染的发病率仍然较高,但随着广泛的疫苗接种,较过去已大幅度下降。但是,免疫功能低下患者真菌感染的发病率明显增高。因此,了解现代感染性疾病的病因学,对于完善感染性疾病的实验室诊断,指导临床合理应用抗病原体药物,及时控制感染性疾病的流行具有重要意义。

一、细菌感染检查

细菌感染引起的疾病一般均需进行细菌学诊断以明确病因。细菌感染性疾病的检查主要从四个方面进行:① 检测细菌或其抗原,主要方法有直接涂片显微镜检查、细菌培养、抗原检测与分析。② 检测抗体。③ 检测细菌遗传物质,主要通过基因探针技术和 PCR 技术检测。④ 细菌毒素检测。以上检查方法中,细菌培养是最重要的确诊方法。此外,一些微量鉴定系统及自动化细菌培养与鉴定系统因速度快、准确性高而广泛应用。

二、病毒感染检查

病毒不能直接体外人工培养,只能在易感细胞内以复制方式进行增殖。分离病毒首先要采集到含足够量活病毒的标本,然后接种到敏感动物、鸡胚或培养细胞中,使其生长增殖,再加以鉴定。检查项目包括:① 显微镜检查:光学显微镜、电子显微镜。② 病毒分离鉴定:选择合适的增殖细胞系,识别病毒等。③ 病毒抗原、核酸检测。④ 抗体检测等。

病毒分离鉴定和血清学诊断需要时间较长,近年来发展起来的一些快速检测技术广泛应用,核酸杂交技术和 PCR 技术检测病毒核酸,免疫荧光标记技术、化学发光技术检测病毒抗原,可作为病毒感染的早期诊断手段。

1. **严重急性呼吸综合征(SARS)病毒的检测**　SARS 俗称"非典型肺炎"。SARS 病毒属于单正链 RNA 病毒,是冠状病毒科的一个新变种。SARS 的诊断主要依据流行病学史和各种实验室检查。SARS 的实验室检测手段主要包括:① 免疫学方法:免疫荧光试验(IAF)和酶联免疫吸附试验(ELISA)可在 1~2 h 内快速检测 SARS 抗体。② 基因检测方法:包括 RT - PCR、巢式 RT - PCR(nested RT - PCR)和荧光定量 PCR。其中荧光定量 PCR 具有特异性强、灵敏度高的特点,用于病毒早期感染诊断,是 SARS 实验室诊断的重要手段之一。③ 细胞培养:是确定 SARS 感染最为准确的一种方法,可从电子显微镜下直接观察培养宿主细胞中的病毒颗粒,此方法十分准确,但技术难度高,操作复杂,所需时间长,限制了其用于大量检测和快速诊断。

2. **流行性感冒病毒的检测**　流行性感冒病毒属正黏病毒科,为 RNA 病毒,是引起流行性感冒的病原体,分为甲、乙、丙三型。根据其表面血凝素、神经氨酸酶蛋白结构分为很多亚型。至今已发现血凝素有 16 个亚型($H_{1\sim16}$),神经氨酸有 9 个亚型($N_{1\sim9}$),同时 RNA 病毒在复制过程中易发生变异,是人类流行性感冒的主要病原,常引起大流行和中、小流行。乙型流感病毒变异较少,可引起爆发或小流行。丙型较稳定。流行性感冒的实验室检测手段主要包括:

(1) 免疫学检测:单克隆抗体免疫荧光法可区分甲、乙型流行性感冒,但应结合流行病史和临床症状综合判定。流行性感冒病毒特异性 IgM 和 IgG 抗体,IgG 抗体水平恢复期比急性期升高 4 倍或以上,有回顾性诊断意义。

(2) 病原学检测:病毒分离培养准确性高,但时间长,技术难度大,流行性感冒样病例快速抗原诊断和免疫荧光法检测阴性的患者宜做病毒分离。

（3）分子生物学检测：通常采集呼吸道标本如咽拭子、鼻拭子、鼻咽或气管抽取物、痰，检测其中的流行性感冒病毒核酸，特异性强，敏感性高，并能快速区分病毒类型和亚型，4～6 h 内可获结果。

三、真菌感染检查

真菌检测方法包括：① 直接观察法：在显微镜下观察菌体的菌丝和孢子等形态结构。② 培养法：有点滴法、不锈钢圈小培养法等。真菌能在人工培养基生长（培养温度在 25～28℃，深部真菌需 37℃），繁殖一代时间较长（至少 4 周）。③ 抗原检测：只适合于检测血清中和脑脊液中的隐球菌、念珠菌、荚膜组织胞浆菌。④ 抗体检测：适用于深部真菌感染的标本。

四、寄生虫感染检查

寄生虫（parasite）是单细胞或多细胞体，但其以某个特定生活阶段通过一定生活方式排离宿主，以求得转换宿主个体而延续宗系。因而从血液、组织液、排泄物、分泌物或活组织涂片中检查不同生活阶段的寄生虫，是诊断寄生虫感染最可靠的方法。检查方法有：① 显微镜观察法：如从粪便中检查蛲虫卵、原虫滋养体和包囊，外周血中查找疟原虫，直肠镜活组织检查血吸虫卵等。② 免疫学方法：凝集试验、沉淀试验、补体结合试验，近几年建立的酶联免疫吸附、酶联免疫印迹、斑点酶联免疫吸附试验等，使试验的敏感性和特异性大大提高。③ DNA 探针技术、PCR 技术：测定寄生虫 DNA 片段，敏感性大大提高。

五、其他病原体感染检查

1. **支原体感染检测**　支原体因无细胞壁，呈高度多形性，革兰染色不易着色，不能用显微镜直接观察。其检查方法有：① 分离培养：是确诊支原体感染的重要方法。不同种支原体在培养基中生长速度不一，解脲支原体和人型支原体生长较快，肺炎支原体和生殖道支原体初次分离缓慢。培养后的典型菌落有助于做出初步鉴定，用特异性抗血清作生长抑制试验或代谢抑制试验可进一步确诊。② DNA 探针技术和 PCR 技术：使支原体感染诊断的敏感性大大提高。

2. **螺旋体感染检测**　暗视野显微镜下检查运动活泼、具有特殊形态的螺旋体具有诊断意义。多数螺旋体尚不能人工培养，因此血清学诊断广泛应用于临床实验诊断。显微镜凝集试验、间接凝集试验、酶联吸附试验检测患者血清的特异性抗体是常用的血清学方法。PCR 检测出螺旋体特异基因片段，目前已逐步成为常用的检测方法。

3. **立克次体感染检测**　立克次体检测常用方法：① 分离培养法：常将标本接种于鸡胚、豚鼠、小鼠、大鼠等，观察发病情况（如雄性豚鼠阴囊肿胀、小鼠脾脏肿大），取病例组织涂片。吉姆萨染色，可见双极浓染的紫红色小杆菌。② PCR 通过检测立克次体特异性核酸可进行早期诊断。③ 外斐反应：为非特异性血清学诊断试验，用于斑疹伤寒、斑点热和恙虫病的确诊。④ 特异性的血清学试验有免疫荧光试验、酶联免疫吸附试验和补体结合试验。

4. **衣原体检测**　衣原体是不活动的专性细胞内寄生物，有化学上与革兰阴性菌相似的细胞壁，具有核糖体，可出现胞质内包涵体。直接显微镜检查寻找细胞质内的典型包涵体对衣原体感染诊断有参考价值；其次用荧光素标记的衣原体单克隆抗体检测衣原体包涵体也是一种好的检测方法；通过酶联免疫检测、核酸检测等非培养方法检测具有一定的优越性，结果迅速、操作简便；衣原体的分离培养和病毒培养一样,有鸡胚接种法、动物接种法和细胞培养等方法。

(王　玫)

第三节　性传播疾病病原体检查

一、艾滋病病原体检测

1. **病毒培养**　是检测 HIV 感染最精确的方法,该方法检测 HIV 专一性强,不会出现假阳性。但由于敏感性差,操作复杂、时间长,费用较高,不适用于临床检测。

2. **抗 HIV - 1 和抗 HIV - 2 的检测**

(1)酶联免疫吸附试验(ELISA／EIA):为 HIV 筛查试验,敏感性高,但易出现假阳性,阳性者需用其他试剂盒重复 1 次,2 次均阳性则可判为阳性,或进一步做蛋白印迹法确诊。

(2)蛋白印迹法:为检测抗 HIV - 1 和抗 HIV - 2 的确诊实验,敏感性和特异性均高。

3. **p24 抗原检测**　p24 抗原出现早于 HIV 抗体,但易出现假阳性,可用于 HIV 抗体不确定,或窗口期的辅助诊断及 HIV 抗体阳性母亲所生婴儿早期的诊断。

4. **HIV - RNA 检测**　通常是通过检测 HIV - RNA 水平来反映病毒载量,直接反映病情进展,可用于 HIV 的早期诊断(如窗口期辅助诊断)、病程监控、指导治疗及疗效判定、预后判断等。使用高灵敏度的实时荧光 PCR 技术,可在 HIV 感染的前 2 周检测到病毒核酸。

需要特别提到的是,各期的患者,无论病情是否稳定,均需要监测 $CD4^+$ T 淋巴细胞计数和 HIV - RNA,以便及时开始抗病毒治疗和抗病毒用药调整。

二、梅毒病原体检测

1. **梅毒血清学试验**

(1)非梅毒螺旋体抗原试验:常用的有三种。① 性病研究实验室玻片试验(VDRL)。② 血清不加热的反应素玻片试验(USR)。③ 快速血浆反应素环状卡片试验(RPR)。可用作临床筛选,并可作定量,用于疗效观察。

(2)梅毒螺旋体抗原试验:包括有:敏感性和特异性均较高,常用荧光螺旋体抗体吸收试验(FTA - ABS)及梅毒螺旋体血球凝集试验(TPHA)。这类试验特异性高,主要用于诊断试验。

2. **病原学检测**　暗视野显微镜检查是诊断早期梅毒唯一快速、可靠的方法,尤其对已出现硬下疳而梅毒血清反应仍阴性者意义更大。

3. **分子生物学检测**　梅毒螺旋体 TP - PCR 检测梅毒螺旋体 DNA,特异性强及敏感性高,是先进的梅毒螺旋体诊断方法。脑脊液 PCR 检测,可以快速准确诊断神经梅毒。

三、淋病病原体检测

淋病为发病率最高的性传播疾病,是由淋病奈瑟菌感染引起的泌尿生殖系统急性或慢性化脓性感染。实验室检查主要包括涂片、培养、PCR 检测淋病奈瑟菌 DNA 等。其中培养法为诊断淋病的金标准。

四、非淋菌尿道炎病原体检测

非淋菌尿道炎病原体是淋病奈瑟菌以外的其他病原体,主要是沙眼衣原体、解脲支原体等通过性接触所引起的尿道炎症。实验室检查方法有分离培养、血清学试验、分子生物学方法(PCR 反应、荧光定量 PCR 反应、DNA 杂交等)。临床常取女性白带、男性前列腺液进行检查辅助诊断。

五、生殖器疱疹和尖锐湿疣、软下疳病原体检测

1. **生殖器疱疹**(genital herpes) 生殖器疱疹是我国常见性传播病之一。由单纯疱疹病毒(HSV)感染所引起。单纯疱疹病毒分为两型,即 HSV-1 和 HSV-2。实验室检查主要有直接涂片检查、分离培养、PCR 法细胞学法等。血清学方法可用于流行病学调查,不能用作临床诊断。

2. **尖锐湿疣**(condyloma acuminatum) 尖锐湿疣是由人类乳头瘤病毒(HPV)感染引起的一种性传播疾病。主要类型为 HPV1、2、6、11、16、18、31、33 及 35 型等,其中 HPV16 和 HPV18 型长期感染可能与女性宫颈癌的发生有关。实验室检查主要有免疫组织学检查、组织化学检查、分子生物方法等。

3. **软下疳**(chancroid) 软下疳是由杜克雷嗜血杆菌引起的疼痛性溃疡性传播疾病。实验室检查主要有直接涂片、培养检查、血清学检测、PCR 检测等。

(王 玫)

第四节　医院感染常见病病原体检查

医院感染(nosocomial infection)又称院内感染或医院获得性感染(hospital acquired infection),是指住院患者在医院内获得的感染,包括在住院期间发生的感染和在医院内获得出院后发病的感染,但不包括入院前已开始或者入院时已处于潜伏期的感染。随着医疗技术的发展,大量老年人群、慢性疾病患者的存在,特别是抗生素滥用所导致的细菌变异耐药株的增多,使得医院感染成为当今医学领域中的重要问题。

一、流行病学

1. **病原学** 细菌是最常见的病原菌。① 以往医院感染以革兰阳性球菌为主,但近年来革兰阴性杆菌比例在增加。② 在革兰阴性杆菌中条件致病菌占有很大比重,如阴沟肠杆菌、聚团肠杆菌、洋葱假单胞杆菌等。嗜肺军团菌在医院装备了空调机之后出现,也是一种新出现的医院感染病原体。③ 医院感染的病原体,除了各种细菌外,还有病毒(如肝炎病毒、流行性感冒病毒、风疹病毒、疱疹病毒、水痘病毒、轮状病毒等)、真菌类、弓形体和肺孢子虫。④ 目前我国医院感染的病原体仍以革兰阴性需氧杆菌为主,其次为革兰阳性菌和真菌。

2. **感染源** 病原体来源于住院患者、未彻底消毒灭菌的医疗器械、血液制品等。医院感染的

病原体多数为人体正常菌群或条件致病菌。免疫力低下的住院患者是医院感染的高危易感人群。患者住院期间接受不同种类药物治疗和某些治疗措施为病原体感染创造了条件。

二、医院感染病原体检测

1. **标本收集** 由于引起医院感染的病原体多为环境污染菌及人体表面定植菌,因此在采样及送检过程中要防止环境污染菌及人体表面定植菌对标本的污染,建立严格的标本验收制度,拒收污染、保存不当的标本。

2. **感染菌的鉴定** 引起医院感染的病原体鉴定必须鉴定到种的水平。只有菌种鉴定准确才能对感染链做出正确判断。

3. **药物敏感试验与耐药表型检测** 药物敏感试验不仅可确定治疗药物,还可通过耐药谱进一步确认感染链。因医院感染多为耐药菌,因此应对细菌耐药表型进行检测。

4. **报告和资料保存** 一些重要致病菌(如沙门菌、志贺菌、抗酸杆菌及耐甲氧西林的葡萄球菌、耐糖肽类抗生素的肠球菌等)一经检出应立即通知感染控制医生,相关资料应妥善保存。

5. **菌株的保存** 重要的耐药菌株、流行病学重要菌株、所有分离自无菌部位的菌株均应保留3~5年。

三、医院环境中细菌污染的监测和消毒灭菌效果的监测

1. **医院环境中细菌污染的监测** 污染的环境是引起医院感染的危险因素,必须定期对空气、器物表面、医务人员手部和消毒灭菌效果等进行监测。空气中细菌污染的监测采用沉降法采样,计算每立方米空气中的细菌数;器物表面细菌污染可采用压印法,计算出每平方厘米的菌落数;医务人员手部细菌可用 Rodac 平皿压印法检查,计算出每平方厘米的细菌数。其标准见表 21-1。

表 21-1 各类环境中空气、物体表面、医务人员细菌总数卫生学标准

环境类别	范　围	空　气 (cfu/m³)	器物表面 (cfu/m³)	医务人员手部 (cfu/m³)
Ⅰ类	①	≤10	≤5	≤5
Ⅱ类	②	≤200	≤5	≤5
Ⅲ类	③	≤500	≤10	≤10
Ⅳ类	④	—	≤15	≤15

注:① 层流洁净手术室、层流洁净病房。② 普通手术室、产房婴儿室、早产儿室、普通保护性隔离室、供应室无菌区、烧伤病房、重症监护病房。③ 儿科病房、妇产科检查室、注射室、换药室、治疗室供应室的清洁区、急症抢救室、化验室、各类普通病房。④ 传染病科及病房。cfu:菌落形成单位。

2. **消毒灭菌的效果监测** 包括对高压蒸汽灭菌效果的监测、紫外线杀菌效果的监测和化学消毒剂的监测。前两者的灭菌效果监测常用生物学指标检查,利用嗜热脂肪芽孢杆菌(bacillus stearothermophilus NCTCL0003 或 ATCC7953)作为高压蒸汽的灭菌指标,枯草芽孢杆菌黑色变种(ATCC9372)作为紫外线杀菌效果监测指标。化学消毒剂的监测包括消毒剂使用过程中污染细菌的监测和消毒剂应用效果的监测,目的是了解所使用的消毒剂的细菌污染程度和消毒剂的最小杀菌浓度,判定杀菌率和杀菌指数。

（王　玫）

第五节 病原体耐药性检测

抗菌药物是目前临床使用最为广泛的药物,但其广泛使用使细菌产生抗药性,也使原来占优势的敏感菌株被抑制和杀灭,原来属少数劣势的耐药菌株发展为优势菌株,使感染性疾病的治疗遇到了新的困难。了解细菌耐药发生机制和耐药性监测是决定抗菌治疗成功与否的前提。

一、耐药性的发生机制

细菌耐药性的获得可以通过细菌染色体耐药基因的突变、耐药质粒的转移和转座子的插入,使细菌产生一些酶类(灭活酶或钝化酶)和多肽类物质,通过以下机制导致细菌耐药:① 通过细菌水平和垂直传播耐药基因的整合子系统编码对药物的耐药性。② 产生灭活抗生素的水解酶和钝化酶等。③ 细菌改变抗生素作用靶位。④ 细菌限制抗菌药的进入和通过细菌膜外排泵出系统减少细菌内药物浓度。⑤ 细菌生物膜的形成具有抗药性。

二、检查项目、结果和临床应用

细菌耐药性的检查方法有定性测定的纸片扩散法,定量测定的稀释法和 E 试验法。对特定的耐药菌株的检测除药物敏感试验外,再附加某些特殊的酶检测、基因检测等方法。

(一)常用药物敏感试验

1. K-B 纸片琼脂扩散法 是临床微生物学检测常用的方法。将含有定量抗菌药物的纸片贴在接种测试菌的琼脂平板上,置 35℃ 孵育 16～18 h,测量抑菌环直径。

2. 稀释法 分肉汤稀释法和琼脂稀释法两种。肉汤稀释法为临床实验室常用的一种定量试验方法,先以水解酪蛋白液体培养基将抗生素作不同浓度稀释,再种入待检菌,置 35℃ 孵育 24 h 后,以不出现肉眼可见细菌生长的最低药物浓度为该菌的最低抑菌浓度(minimal inhibitory concentration,MIC),琼脂稀释法可同时测多种被检菌,为 WHO 推荐的最佳方法。

3. E 试验 是结合稀释法和扩散法原理设计的一种操作简便(如同扩散法),精确测定(如同稀释法)MIC 的方法。在涂布有待试菌的平板上放置一条内含干化、稳定、浓度由高至低呈指数梯度分布的抗菌药物塑料试条,35℃ 孵育 16～18 h 后,抑菌环和试条横向相交处的读数刻度即是待测菌的 MIC。

以上三种方法均按照 1990 年美国临床实验室标准委员会(national committee for clinical laboratory,NCCLS)标准判读为四级:① 敏感:测试菌能被测定药物常规剂量抑制。② 中度敏感:测试菌能在体内药物浓度较高的部位被抑制或被超过常用量所增加的血药浓度抑制。③ 中介:这是一个为防止微小技术失控导致的结果解释错误而设计的"缓冲地带"。④ 耐药:测试菌不能被组织或血液中抗菌药物的常规剂量所抑制。

(二)耐药菌监测的特殊试验

1. 抗生素灭活酶检测

(1) β-内酰胺酶(青霉素酶)检测:β-内酰胺酶能裂解青霉素类和头孢菌素类的 β-内酰胺环,

从而使其失去活性。此项检测比常规药敏试验提前 24～28 h 获得结果,而且准确。β-内酰胺酶检测阳性提示:① 感染的流感嗜血杆菌、淋病奈瑟菌等,对青霉素、氨苄西林及阿莫西林耐药。② 感染的葡萄球菌属和肠球菌属,对青霉素、氨基组青霉素、羧基组青霉素和脲基组青霉素耐药。

(2) 超广谱 β 内酰胺酶检测:超广谱 β 内酰胺酶(ESBL)是水解青霉素,一、二、三代头孢菌素及单酰胺类药物的酶。ESBL 阳性提示所感染的细菌(如克雷伯菌、大肠埃希菌等)对头孢噻肟、头孢他啶、头孢曲松及氨曲南等头孢菌素耐药。

2. 临床耐药流行菌株的检测

(1) 耐甲氧西林葡萄球菌(MRS)检测:是目前导致医院感染的重要病原菌,包括耐甲氧西林金黄色葡萄球菌(MRSA)和耐甲氧西林凝固酶阴性葡萄球菌(MRSCoN)。通过纸片扩散法、微量肉汤稀释法及苯唑西林琼脂筛选法检测。对苯唑西林纸片(1 μg/ml)抑菌圈直径≤10 mm 或 MIC≥4 μg/ml 的金黄色葡萄球菌,以及对苯唑西林纸片(1 μg/ml)抑菌圈直径≤17 mm 或 MIC≥0.5 μg/ml 的凝固酶阴性葡萄球菌,称为耐甲氧西林葡萄球菌。琼脂筛选法因其结果可靠,简便易行而为临床实验时所采用。MRS 对所有的 β-内酰胺类药物均无临床疗效,且绝大多数的 MRS 常为多重耐药,包括耐氨基糖苷类、大环内酯类、四环素类等。

(2) 耐青霉素肺炎链球菌(PRSP)检测:根据抑菌圈直径大小判定该菌是否对耐药。如抑菌圈>20 mm 则测试菌对青霉素敏感,如抑菌圈直径<19 mm 的肺炎链球菌为耐青霉素肺炎链球菌。PRSP 感染对氨苄西林、头孢克肟、头孢唑肟等抗生素疗效很低。

(3) 耐万古霉素肠球菌(VRE)检测:对万古霉素纸片(30 μg/ml)抑菌圈直径≤14 mm 或 MIC≥32 μg/ml 的感染菌,应视为耐万古霉素肠球菌,VRE 感染目前无有效的治疗方法,可试用青霉素加庆大霉素、壁霉素加庆大霉素等联合用药的方法。

(王　玫)

第四篇

器械检查

第四篇

空 的 用 器

第二十二章 心电图诊断

导学

1. 掌握心电图各波段的参考值及临床意义。掌握心率计算及心电图各波段的测量、QRS心电轴的测量及其临床意义、心电图各波段变化的临床意义。掌握常见异常心电图(心房异常和心室肥大、心肌缺血与心肌梗死、常见心律失常等)的心电图特征及临床意义。

2. 熟悉电解质紊乱及药物所致心电图改变,熟悉心电图的分析步骤与方法。熟悉运动试验。

3. 了解心电图的发生机制、心电产生原理、某些与心电图有关检查的临床应用。了解心电向量及其形成、心电图与心向量图的关系。

第一节 | 心电图基本知识

心脏每次机械收缩之前,心肌细胞首先产生电激动,在激动过程中所产生的微小生物电流可经人体组织传到体表。如将两个测量电极放置在心脏或人体表面的一定部位,中间连接一个电流计(即心电图机),即可把每一心动周期的心脏电位变化描记成连续的曲线,就是心电图(electrocardiogram,ECG)。

一、心电图各波段的组成和命名

正常情况下,心电活动起源于窦房结,在兴奋心房肌的同时,经结间束传至房室结(激动在此延搁0.05~0.07 s),然后沿希氏束(又称房室束)、左和右束支、浦肯野纤维传导至心室肌,使心室肌顺序激动。这种先后有序的电激动所引起的一系列电位变化形成心电图上的相应波和段。每个心动周期包括:四波(P

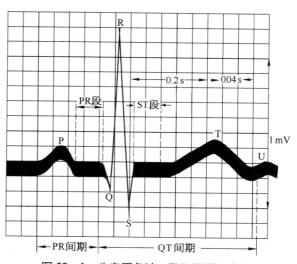

图22-1 心电图各波、段及间期示意图

波、QRS 波群、T 波和 U 波)、三段(PR 段、ST 段和 TP 段)、两间期(PR 间期和 QT 间期)、一 J 点(即 QRS 波群与 ST 段的交接点)(图 22-1)。

P 波：反映左、右心房除极的电位和时间变化。

PR 段：主要反映电激动通过房室交界区产生的微弱电位变化。

PR 间期：反映心房除极开始到心室除极开始所需要的时间(房室传导时间)。

QRS 波群：反映左、右心室除极的电位和时间变化。

ST 段：反映左、右心室复极 2 期(平台期)的电位和时间变化。

T 波：反映左、右心室复极 3 期的电位和时间变化。

QT 间期：反映左、右心室从除极开始到复极结束所需要的总时间。

U 波：一般认为代表心室肌的后继电位,亦有人推测可能与浦肯野纤维的复极有关。

二、心电图导联与导联轴

为了不同患者或同一患者不同时间心电图的比较,必须统一规定安放电极的位置及其与心电图机的连接线路。安放电极的位置及其与心电图机的电路连接方式,称为心电图的导联(lead)。

(一) 常规导联

目前采用国际通用的常规 12 导联体系。

1. **标准导联** 标准导联(standard leads)又称双极肢体导联,由 2 个探查电极分别与 2 个肢体相连接,分别为 Ⅰ、Ⅱ、Ⅲ导联(图 22-2)。

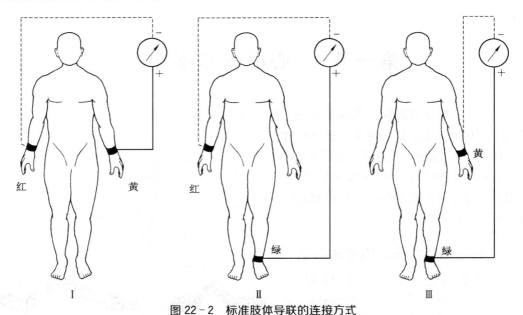

图 22-2 标准肢体导联的连接方式

Ⅰ导联：正极接左上肢,负极接右上肢。主要反映左室侧壁的电位变化。
Ⅱ导联：正极接左下肢,负极接右上肢。主要反映左室下壁的电位变化。
Ⅲ导联：正极接左下肢,负极接左上肢。主要反映左室下壁的电位变化。

2. **加压单极肢体导联** 将心电图机的负极接在 0 电位上,正极接探查电极放置在人体的任何一点,可测得该点的实际电位,这种方式称为单极导联。如果把左、右上肢和左下肢的三个电极各通过 5 000 Ω 的电阻连接在一起,称为中心电端,在心脏激动过程中始终稳定接近零电位。把心电图机的负极连接中心电端(零电位),探查电极分别连接右上肢、左上肢、左下肢构成单极肢体导联(VR、VL 及 VF)。在描记某一单极肢体导联的心电图时,将该肢体与中心电端的连接断开,则可使该导联描记出的心电图波的振幅增大 50%,这种连接方式称为加压单极肢体导联(augmented unipolar limb leads),分别为 aVR、aVL、aVF(图 22 - 3)。

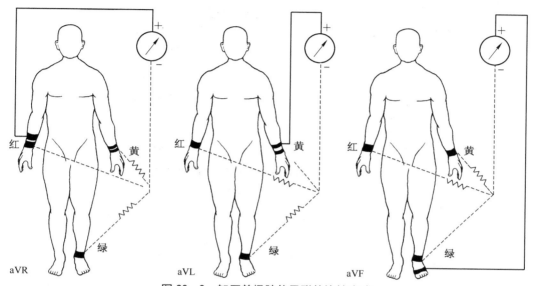

图 22 - 3　加压单极肢体导联的连接方式

aVR 导联:正极连接右上肢,负极接中心电端。主要反映右心室电位变化。
aVL 导联:正极连接左上肢,负极接中心电端。主要反映左心室侧壁电位变化。
aVF 导联:正极连接左下肢,负极接中心电端。主要反映左心室下壁电位变化。

Ⅰ、Ⅱ、Ⅲ 和 aVR、aVL、aVF 统称为肢体导联(limb leads)。

3. **胸导联**　胸导联(chest leads)也属单极导联,正极连接探查电极,探查电极放置在胸壁一定位置,负极接中心电端。常用的胸导联探查电极放置的位置见图 22 - 4。

心电图常规 12 导联一般可满足临床需要,但在某些情况下还需附加某些选用的胸导联,以弥补常规胸导联之不足。如临床诊断右心病变常需选用 $V_{3R} \sim V_{6R}$ 导联,探查电极置于右胸部与 $V_3 \sim V_6$ 对称处;诊断后壁心肌梗死,常选用 V_7(左腋后线 V_4 水平处)、V_8(左肩胛线 V_4 水平处)和 V_9(左脊旁线 V_4 水平处)导联。

实际上各导联电路的选择装置都安装在心电图机内,我们只要把电极安置妥当,导线连接正确,心电图机可以手动或自动切换导联。导联线一般以固定颜色表示,红色者接右上肢,黄色者接左上肢,绿色者接左下肢,黑色者接右下肢;胸壁 $V_1 \sim V_6$ 导联电极的颜色分别为红、黄、绿(蓝)、棕、黑、紫。如需加做 $V_{3R} \sim V_{6R}$、$V_7 \sim V_9$ 导联心电图,肢体电极连接不变,可利用 $V_1 \sim V_6$ 导联的电极分别放置在上述导联应有的位置上,做出心电图后用笔标明实际的导联,这样便可做到 18 导联心电图。

(二) 导联轴

某一导联正、负电极之间假想的连线,称为该导联的导联轴(lead axis)。导联轴的方向从该导

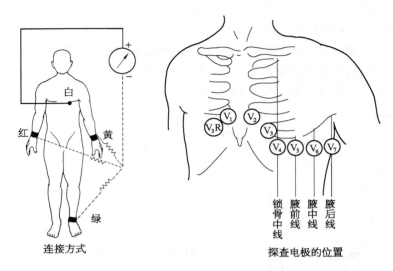

图 22 - 4　胸导联的连接方式及探查电极位置

V_1：胸骨右缘第 4 肋间，主要反映右心室的电位变化。

V_2：胸骨左缘第 4 肋间，主要反映右心室的电位变化。

V_3：V_2 与 V_4 连线的中点，主要反映室间隔及其附近的左、右心室的电位变化。

V_4：左锁骨中线与第 5 肋间相交处，主要反映的电位变化同 V_3。

V_5：左腋前线 V_4 水平处，主要反映左心室尤其是前侧壁的电位变化。

V_6：左腋中线 V_4 水平处，主要反映左心室尤其是侧壁的电位变化。

联的负极指向正极，常用箭矢表示。

1. **肢体导联轴**　根据 Einthoven 提出的等边三角形学说，右上肢、左上肢和左下肢为等距离的 3 个点，而且这 3 个点与心脏的距离也相等，连接这 3 个点即成为躯干额面上的一个等边三角形，其 3 条边就代表 3 个标准导联（Ⅰ、Ⅱ、Ⅲ）的导联轴。方向分别是：Ⅰ导联轴从右上肢指向左上肢，Ⅱ导联轴从右上肢指向左下肢，Ⅲ导联轴从左上肢指向左下肢。再从三角形的中心点 O（相当于心电偶中心，即零电位点或中心电端）画 3 条分别垂直于 3 条边的直线，则将 3 个导联轴都平分为二：Ⅰ导联轴左侧为正，右侧为负；Ⅱ、Ⅲ导联轴下方为正，上方为负（图 22 - 5）。

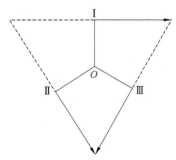

图 22 - 5　标准导联的导联轴

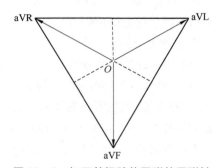

图 22 - 6　加压单极肢体导联的导联轴

在同一等边三角形内也可作 3 条分别垂直于 3 个边的对角线来代表 3 个加压单极肢体导联的导联轴。aVR 导联轴右上方为正，aVL 导联轴左上方为正，aVF 导联轴下方为正（图 22 - 6）。

以上 6 个肢体导联的导联轴都位于人体额面,为了更清楚地表明其相互之间的方向关系,将 3 个标准导联(Ⅰ、Ⅱ、Ⅲ)的导联轴平行移动,使之与 aVR、aVL、aVF 的导联轴一并通过三角形的中心 O 点,就构成了额面六轴系统(six axis system of frontal plane),亦常简称为六轴系统(hexaxial system)(图 22-7)。此坐标系统采用左侧为 0°,右侧为 ±180° 的角度标志,顺钟向为正,逆钟向为负。每一导联轴从中心 O 点处分为正、负两半(正极段以实线表示,负极段以虚线表示),相邻两轴之间的夹角均为 30°。

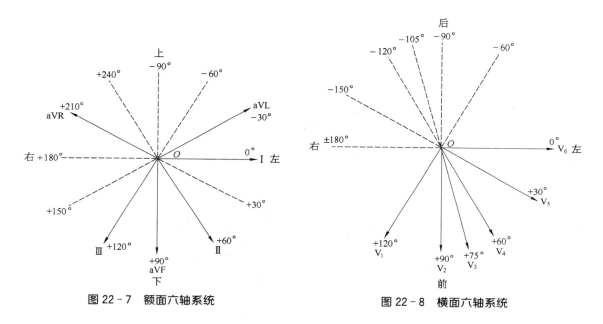

图 22-7　额面六轴系统　　　　　　　　图 22-8　横面六轴系统

2. 胸导联轴　胸导联各探查电极所放置的部位基本在心脏的同一水平面(即横面)上,按上述方法画出自中心点 O(心脏电偶中心)分别指向胸导联各探查电极的连线,就是 $V_1 \sim V_6$ 的 6 个导联轴,即横面六轴系统(six axis system of transverse plane)(图 22-8)。探查电极侧为正,以实线表示;另一侧为负,用虚线表示。V_2 与 V_6 之间的夹角为 90°,V_1、V_2、V_4、V_5、V_6 各轴之间的夹角均为 30°,V_3 平分 V_2 与 V_4 的夹角。

导联轴的用途在于,可以将中心 O 点看作是电偶的中心(即心脏),6 个肢体导联的导联轴分布于心脏额面,反映心脏在额面(上下、左右)的电位变化,而 6 个胸导联的导联轴分布于心脏横面,反映心脏在横面(左右、前后)的电位变化。还可以运用几何学投影的原理,确定各导联心电图图形的变化规律。也能根据导联轴箭头端与心脏解剖结构的对应关系,帮助理解心肌梗死、心室肥大等心电图变化,比如 Ⅱ、Ⅲ、aVF 位于心脏的下方,反映左心室下壁的电位变化;Ⅰ、aVL、V_5、V_6 均位于心脏左侧及左上方,反映左室侧壁的电位变化;V_1、V_2 在心脏前方,反映右心室、室间隔前部的电位变化等。

三、心电及心电图的产生原理

(一)心电的产生原理

心肌细胞产生的电活动,主要是在心肌细胞的除极与复极过程中,由心肌细胞膜内、外离子活动引起的膜电位变化。

1. **静息电位**　心室肌细胞处于静息状态时,由于 K^+ 外流,膜外带正电荷,膜内带负电荷。此时若将微电极刺入心肌细胞内,则可测得电压约为 $-90\ mV$。静息状态下细胞膜内外的电位差称为静息电位(resting potential)。这种膜外为正、膜内为负的静息电位状态称为极化状态(polarization)。

2. **动作电位**　当心肌细胞受外来刺激或内在变化而兴奋时,在静息电位基础上所发生的快速的、可扩布性的电位波动称为动作电位(action potential)。以心室肌细胞为例,动作电位包括 5 个时相(图 22 - 9)。

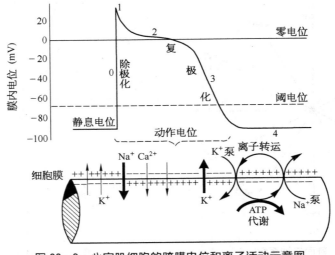

图 22 - 9　心室肌细胞的跨膜电位和离子活动示意图

(1) 除极(depolarization):即动作电位的 0 期,由于 Na^+ 快速内流,膜内电位迅速上升至 $+20 \sim +30\ mV$,膜电位转变为内正外负状态,称为除极。此期仅 $1 \sim 2\ ms$。

(2) 复极(repolarization):发生除极后膜电位恢复到原来极化状态的过程称为复极。心室肌复极过程分为 1、2、3、4 期。

1 期: K^+ 快速外流,膜内电位由 $+20 \sim +30\ mV$ 迅速降到 $0\ mV$ 左右,时程约 $10\ ms$。在动作电位曲线上表现为一短暂的下降曲线。

2 期:此期 Ca^{2+} 内流与 K^+ 外流同时存在,膜内电位往往在接近 0 的等电位状态,形成平台,因而又称平台期。时程 $100 \sim 150\ ms$。

3 期:在平台期末,K^+ 快速大量外流,膜内电位迅速下降至 $-90\ mV$,在动作电位曲线上呈一速降线,时程 $100 \sim 150\ ms$。

4 期:细胞内外离子交换,回到静息状态时分布,但膜内电位稳定于静息电位($-90\ mV$)水平,故又称静息期。动作电位呈一水平线。

上述单个心室肌细胞的电位变化曲线是用细胞内记录法得到的。而心电图是由细胞外或体外记录法取得的,反映的是每一瞬间整个心脏许多心肌细胞电活动的综合效应,因此心电图曲线的形态与心肌动作电位曲线并不相同。一般来说,0 期相当于心电图上的 QRS 波群,1 期相当于 J 点,2 期相当于 ST 段,3 期相当于 T 波,4 期相当于 TP 段(图 22 - 10)。

3. **除极与复极过程的电偶学说**　电偶是两个电量相等、符号相反、相距很近的电荷所组成的一个总体。正电荷叫电偶的电源,负电荷叫电偶的电穴。单个心肌细胞静息状态下,膜外均为正,没有电位差,没有电流,膜外电极记录到零电位线。除极过程中,先除极的部分膜外为负,未除极的部分膜外为正,膜外就形成了电偶,产生了局部电流。除极方向总是电源在前,电穴在后,即负指向正,在面对除极方向的膜外电极上通常记录到向上的波形。除极完毕,膜外均为

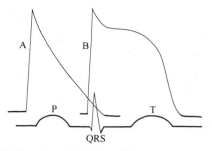

图 22-10　心肌动作电位与心电图的关系

负,电位差消失,波形回到零电位线。单个心肌细胞复极方向与除极方向相同,但复极方向总是电源在后,电穴在前,即正指向负,电流方向与除极时相反,在同一电极上则记录到向下的波形。因而单个心肌细胞的复极波与除极波的方向是相反的。同样道理,把先后除极的心肌细胞的两个部分,看成是先后除极的两个心肌细胞,电激动在心肌细胞间的扩布,就像电偶沿着细胞膜在移动,总是电源在前,电穴在后(图 22-11)。但值得注意的是,对于整体心室肌而言,除极方向为心内膜指向心外膜,复极方向则是由心外膜指向心内膜(可能与心内膜面和心外膜面所承受的压力及温度不同有关),因而除极和复极产生的电流方向相同,体表心电图则记录到方向相同的除极波与复极波。

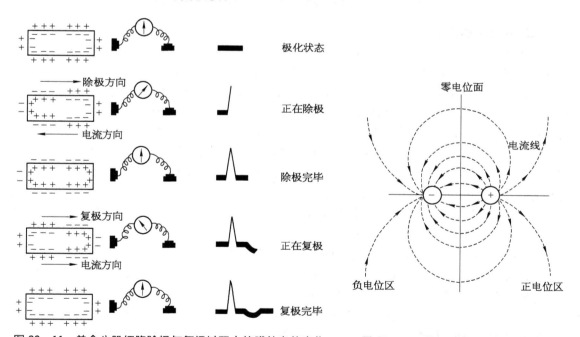

图 22-11　单个心肌细胞除极与复极过程中的膜外电位变化　　　图 22-12　容积导体中电位分布示意

4. **容积导电原理与体表心电位强度**　将一对电偶放置在一容器稀释的盐水中,于是就有无数条电流线由正极流向负极,这种导电方式称为容积导电。导电的盐水即为容积导体。容积导体中任一点的电位(V)与电偶电动势(E)成正比,与该点至电偶中心距离(r)的平方成反比,与该点方位角(θ)的余弦成正比(图 22-12)。即:$V = E \cdot \cos\theta / r^2$。

人体的组织和体液都有导电性,因而人体也可以看作是一个容积导体。心脏就相当于人体这个容积导体中的一对电偶。心脏每次激动所产生的电流通过体液、组织传导,形成一个心电场。探查电极在正电位区记录到向上的波形,在负电位区记录到向下的波形。由体表描记的心电图波形的高低、深浅与下列因素有关:① 与心肌细胞的数量成正比。② 与探查电极和心肌细胞之间距离的平方成反比。③ 与探查电极和心电向量所构成的角度的余弦成正比,夹角越小,波型越高或深,夹角越大,波型越低或浅(图 22 - 13)。

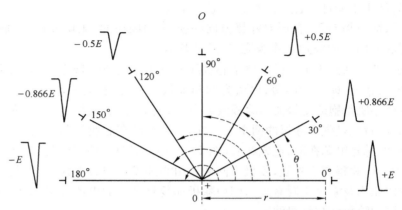

图 22 - 13　心电位强度与其方位角 θ 的关系示意图

(二)心电图的产生

1. **心电向量**　既有大小又有方向的量,物理学上称为向量(vector)。心肌细胞在除极与复极过程中所产生的心电位,既有大小,又有方向,称为心电向量(electrocardial vector)。通常用箭矢来表示,箭头的指向代表其方向,箭杆的长度代表其大小。心电向量的方向由负指向正,与除极方向相同,面对心电向量的方向的电极可记录到向上的波形。2 个以上的心肌细胞同时激动所产生的心电向量可用头尾相接法或平行四边形法来求得综合心电向量(图 22 - 14)。

2. **心电向量环**　每一心动周期中,心肌的顺序激动会产生无数个瞬间综合心电向量。将所有瞬间综合向量的尾端置于同一个 O 点,按产生的先后顺序排列并顺序连接箭头端所构成的环形轨迹称为心电向量环(vector cardiographic loop)。心脏是个立体结构,心电向量环呈立体图形,即为空间向量环。在每一心动周期中,心房除极、心室除极和复极的一系列瞬间综合心电向量构成了3 个空间向量环:P 环、QRS 环和 T 环。

(1) P 环:连接心房除极过程中各瞬间综合心电向量的顶端所形成的轨迹即为 P 环。P 环是一很小的椭圆形环,其起始部和终末部分别由右心房和左心房除极所形成,而中间部分则由左、右心房同时除极形成。P 环环体朝向左下方稍偏后。

(2) QRS 环的形成:除极在心室壁内由心内膜面向心外膜面进行。① 心室除极开始,室间隔左侧向右侧偏上除极,初始向量指向右前偏上或偏下。② 心室除极至 0.02 s 时,左、右室心尖部同时除极,综合向量指向左前而略向下。③ 至 0.04 s 时,右心室后基底部及左心室侧壁除极,由于左心室侧壁是整个心脏中心肌最厚的部分,故产生一个最大综合向量指向左后下方。④ 至 0.06 s 时,最后除极的是左心室后基底部,产生一个小的终末向量指向左后上方。连接心室除极过程中产生的各瞬间综合心电向量的顶端形成的轨迹为 QRS 环,上述 4 个主要综合心电向量构成了 QRS 环上的几个主要转折点。QRS 环的总方向指向左后下方(图 22 - 15)。

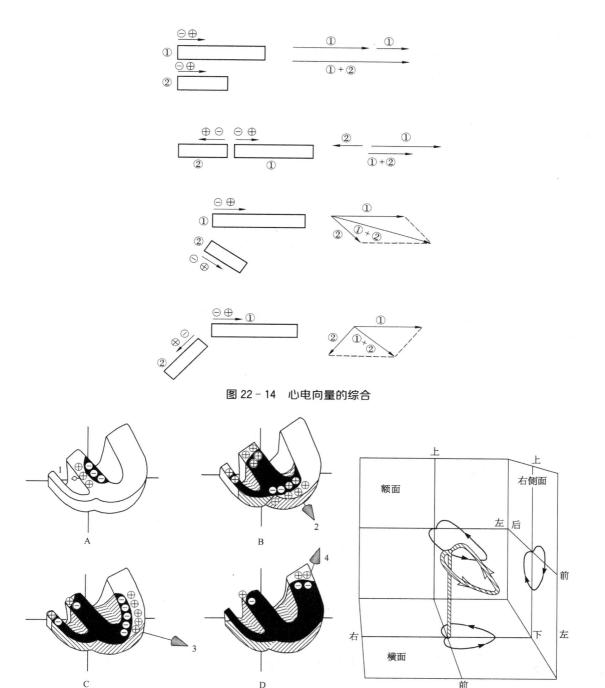

图 22 - 14 心电向量的综合

图 22 - 15 心室除极向量与空间 QRS 环

（3）T 环：连接心室快速复极过程中各瞬间综合向量的顶端所形成的轨迹就是 T 环。T 环较 P 环大，较 QRS 环小，其环体朝向左前下方，这与 QRS 环的总方向比较接近。

3. 心电向量环的二次投影

（1）心电向量环的第 1 次投影：将空间心电向量环投影在 3 个互相垂直的平面（额面、横面和右侧面)上,分别形成三个平面向量环。QRS环在额面的投影,环体较细长,朝向左下方;在横面的投影,环体呈椭圆形或近似三角形,朝向左侧稍后(图22-16)。

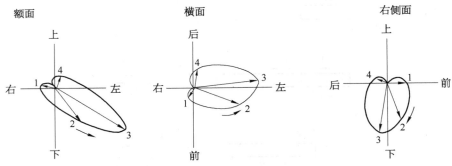

图22-16 空间QRS环在各平面上的投影

（2）心电向量环的第2次投影：平面向量环作为一个平面图形,又可以通过向构成该平面的相应坐标轴的投影来表达。对心电图而言,这些坐标轴就是各导联的导联轴。额面心电向量环在各肢体导联轴上的投影,描记为各肢体导联的心电图;横面心电向量环在各胸导联轴上的投影描记为各胸导联的心电图。此即心电向量环的第2次投影(图22-17)。

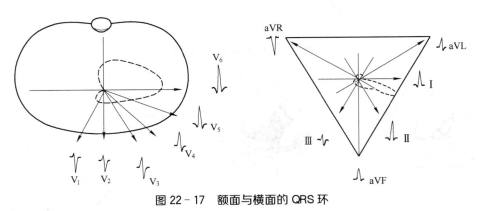

图22-17 额面与横面的QRS环

（蔚 青）

第二节 心电图测量及各波段变化的临床意义

一、心电图测量方法

（一）心电图记录纸的组成

心电图记录纸是由纵线和横线交织而成的正方形小格(边长为1 mm)组成的(图22-18)。纸上的横向距离代表时间,用于计算各波和各间期的时间长短。常规心电图的纸速为25 mm/s,则每小格(1 mm)代表 0.04 s。纸上的纵向距离代表电压,用于计算各波振幅的高度和深度。输入定准电压使曲线移位的距离决定每小格的电压,如定准电压 1 mV 使曲线移位 10 mm 时,每小格(1 mm)代表 0.1 mV。若在描记时发现波形过大,定准电压可调整为 1 mV 等于 5 mm,此时每小格则代表 0.2 mV。心电图中,每个导联心电图描记前,均有标准电压标识,阅图时应注意观察。

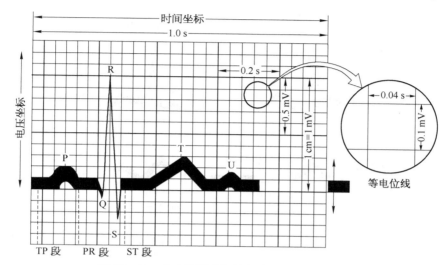

图 22-18　心电图记录纸的组成及标准电压曲线

(二)心率的计算

当心律规整时,测量 PP 或 RR 间距,以秒(s)为单位,被 60 除后所得值即为心率。当心律不齐时,则需连续测量 5～10 个 RR 或 PP 间距,取其平均值,然后算出心率,计算公式为:心率(次/min)＝60／RR(或 PP)间距平均值(s)。计数 6 s 内 QRS 波群的数量,乘以 10,也可得出心室率。

为简便起见,临床上经常测出 RR(或 PP)间距平均值后查附录二,即可求得心率。

(三)心电图各波段的测量方法

1. **各波振幅(电压)的测量**　测量向上的波应自等电位线(基线)的上缘垂直量到波的顶点;测量向下的波应自等电位线的下缘垂直量到波的底端。若为双向 P 波,上下振幅的绝对值之和为其电压数值(图 22-19)。

2. **各波时间的测量**　选择波形比较清晰的导联,从波的起始部内缘量到其终末部内缘。若为双向 P 波,应测量该波 2 个方向总的时间。

3. **R 峰时间的测量**　R 峰时间(R peak time)旧称室壁激动时间(ventricular activation time,VAT),是从 QRS 波群的起点量到 R 波顶点与等电位线的垂直线之间的距离,代表心室肌激动自电极下局部心内膜面到达心外膜面所需的时间。如 R 波有切迹或有 R′波,则以最后的 R′波顶点为准。一般只测 V_1 和 V_5 导联。

4. **各间期的测量**

(1) PR 间期:应选择有明显 P 波和 R 波的导联(一般多选 Ⅱ 导联),自 P 波起点量至 QRS 波群的起点。

(2) QT 间期:应选择 T 波较清晰、QT 间期最长的导联,从 QRS 波群的起点量至 T 波的终点。若心律不规则,取 3～4 个 QT 间期的平均值。

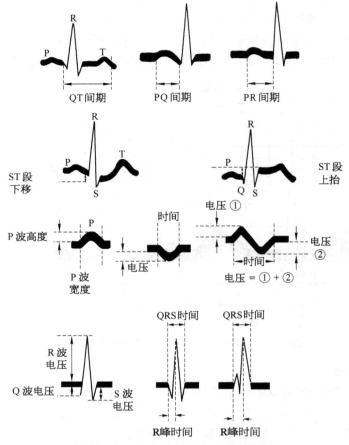

图 22 - 19　心电图各波段、间期的测量

（3）ST 段移位的测量：测量 ST 段抬高的程度应自等电位线上缘垂直量至 ST 段上缘；测量 ST 段下移的程度，应自等电位线的下缘垂直量至 ST 段的下缘。ST 段移位测量通常以 PR 段作为基线相比较，当心率缓慢时也可以 TP 段为基线水平。上斜型的 ST 段以 J 点作为判断 ST 段移位的依据；下斜型的 ST 段则应在 J 点后 0.06~0.08 s 处进行测量。

对 12 导联同步心电图记录进行测量时，各波时间和间期的测量有如下规定：① 测量 P 波和 QRS 波群时间，应从 12 导联同步心电图中最早的 P 波起点测量至最晚的 P 波终点以及从最早的 QRS 波群起点测量至最晚的 QRS 波群终点。② 测量 PR 间期，应从 12 导联同步心电图中最早的 P 波起点测量至最早的 QRS 波群起点。③ 测量 QT 间期，应从 12 导联同步心电图中最早的 QRS 波群起点测量至最晚的 T 波终点。其余同上。

（四）心电轴

心脏激动过程中全部瞬间综合向量进一步综合而成的总向量，称为平均心电轴，简称为心电轴（cardiac electric axis）。反映全部综合向量的总方向、总趋势。心房除极、心室除极、心室复极产生的心电向量可分别综合成 P、QRS、T 心电轴。

临床上通常所说的心电轴，通常指额面 QRS 心电轴，一般与额面 QRS 最大向量的方向一致，以 QRS 总向量与 Ⅰ 导联轴正侧段(规定为 0°)所构成夹角的度数来表示。

1. 测定方法

(1) 目测法:一般根据 Ⅰ 与 Ⅲ 导联 QRS 波群的主波方向,可估测心电轴的大致方位。若 Ⅰ、Ⅲ 导联 QRS 主波均向上,为心电轴不偏;若 Ⅰ 导联主波向上,Ⅲ 导联主波向下,为电轴左偏;若 Ⅰ 导联主波向下,Ⅲ 导联主波向上,则为电轴右偏;若 Ⅰ、Ⅲ 导联 QRS 主波均向下,为不确定性心电轴(图 22 - 20)。

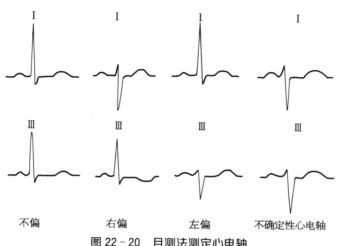

不偏　　　　　右偏　　　　　左偏　　　　不确定性心电轴

图 22 - 20　目测法测定心电轴

(2) 振幅法:分别测算出 Ⅰ、Ⅲ 导联 QRS 波群振幅的代数和(R 波为正,Q 与 S 波为负),然后将其标记于 Ⅰ、Ⅲ 导联轴的相应位置,并由此位置分别作出 Ⅰ、Ⅲ 导联轴的垂直线,两垂直线相交点与电偶中心点的连线即为心电轴。测出该连线与 Ⅰ 导联轴正侧段的夹角即为心电轴的度数(图 22 - 21)。

(3) 查表法:根据计算出来的 Ⅰ、Ⅲ 导联 QRS 振幅的代数和,直接查附录 Ⅱ,即得出心电轴的度数。用同样的方法可以计算 P 和 T 轴度数。目前普遍采用 6 导同步记录的全自动心电图机,打印出的心电图报告也可直接显示 P、QRS、T 轴的度数。

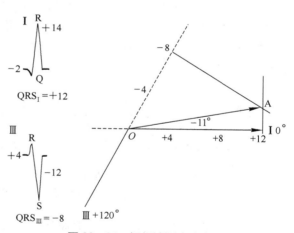

图 22 - 21　振幅法测定心电轴

2. 临床意义　0°～+90°为正常心电轴,+30°～+90°为电轴不偏,−30°～+30°为轻度或中度左偏,+90°～+120°为轻度或中度右偏,+120°～+180°为显著右偏,+180°～+270°为不确定性心电轴。

电轴轻、中度左偏及右偏不一定是病态,显著左偏或右偏多为病理性,95％以上的不确定性心电轴为病理性。电轴右偏见于垂位心脏、正常婴幼儿、右心室肥大、左后束支阻滞、肺气肿、左心室起源的异常搏动等;电轴左偏见于横位心脏(妊娠、肥胖、腹水)、左心室肥大、左前束支阻滞、右心室起源的异常搏动等(图 22 - 22)。

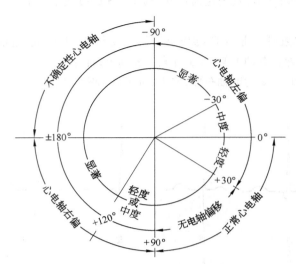

图 22-22　心电轴的正常范围与偏移

二、心电图各波段的正常范围及其变化的意义

(一) P 波

P 波反映左、右心房除极的电位和时间变化。

(1) 形态：正常 P 波在多数导联呈钝圆形，可有轻微切迹，但双峰间距<0.04 s。

(2) 方向：窦性 P 波在 aVR 导联倒置，在 I、II、aVF 和 $V_4 \sim V_6$ 导联直立，其余导联可以直立、低平、双向或倒置。若 P 波在 aVR 导联直立，II、III、aVF 导联倒置，称为逆行 P′波，提示心房激动顺序为从下向上(图 22-23)。

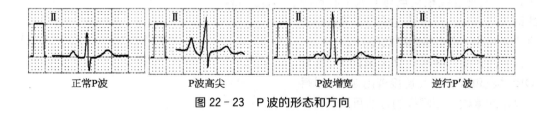

图 22-23　P 波的形态和方向

(3) 时间：正常 P 波≤0.11 s。如 P 波时间>0.11 s，且双峰间距≥0.04 s，提示左心房肥大或心房内传导阻滞。

(4) 电压：肢体导联<0.25 mV，胸导联<0.20 mV。P 波电压在肢体导联≥0.25 mV，胸导联≥0.20 mV，提示右心房异常。P 波低平一般无病理意义。

(二) PR 间期

PR 间期代表从心房开始激动到心室开始激动的一段时间，又称房室传导时间(atrioventricular conduction time)。成人心率在正常范围时，PR 间期为 0.12～0.20 s。PR 间期随心率及年龄而异，年龄小或心率快时 PR 间期较短，老年人或心动过缓时较长，但最长不超过 0.22 s。PR 间期的正常最高值可查表 22-1。

表 22-1　年龄、心率与 PR 间期最高限度表（s）

心率(次/min)	70 以下	71~90	91~110	111~130	130 以上
成年人	0.20	0.19	0.18	0.17	0.16
14~17 岁	0.19	0.18	0.17	0.16	0.15
7~13 岁	0.18	0.17	0.16	0.15	0.14
1.5~6 岁	0.17	0.165	0.155	0.145	0.135
0~1.5 岁	0.16	0.15	0.145	0.135	0.125

　　PR 间期超过正常最高值,称为 PR 间期延长,提示房室传导延迟;PR 间期<0.12 s,称为 PR 间期缩短,见于预激综合征、交界性心律(图 22-24)。

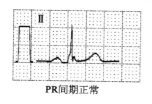 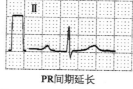 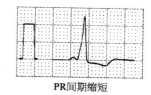

图 22-24　PR 间期的变化

(三) QRS 波群

　　QRS 波群反映左、右心室除极的电位和时间的变化。由于探查电极的位置不相同,心电图上 QRS 波群形态多样,可为单相(如 R、QS 型)、双相(如 QR、qR、rS、Rs 型)或三相(如 qRs、rSR′型)。QRS 波群的命名原则是：QRS 波群起始向上的波称为 R 波,起始向下的波称为 Q 波,R 波之后向下的波称为 S 波,S 波之后再出现向上的波称为 R′波;R′波之后再出现向下的波称为 S′波,整个 QRS 波群完全向下者称为 QS 波。各波按振幅大小(通常以 0.5 mV 为界)不同,分别以大、小写字母表示(图 22-25)。

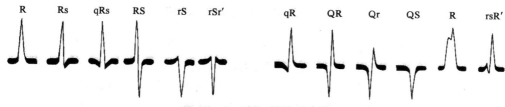

图 22-25　QRS 波群的命名

　　1. 时间　正常成人 QRS 波群时间为 0.06~0.10 s,婴儿与幼童为 0.04~0.08 s,随年龄增长逐渐接近成人。正常成人 R 峰时间在 V_1 导联<0.04 s,在 V_5 导联<0.05 s。QRS 波群时间≥0.12 s 称为宽 QRS 波群,见于心室肥大、心室内传导阻滞、室性心律失常、室上性激动伴心室内差异性传导、心室预激等情况。

　　2. 形态与电压

　　(1)胸导联：横面 QRS 环指向左侧稍偏后,投影在胸导联轴上,产生的 QRS 波群形态较有规律。横面 QRS 环投影在 V_1、V_2 导联轴负电位段较多,故 V_1、V_2 导联多呈 rS 型,R/S<1,R_{V1}<1.0 mV,超过此值常提示右心室肥大;横面 QRS 环投影在 V_5、V_6 导联轴正电位段较多,故 V_5、V_6 导联以 R 波为主(可呈 qR、Rs、qRs 或 R 型),R/S>1,R_{V5}<2.5 mV,超过此值常提示左心室肥大。V_3、V_4 导联呈 RS 型,

R/S接近1,称为过渡区图形。胸导联自 V₁ 至 V₅,R 波逐渐增大,而 S 波逐渐变小。若 V₁、V₂ 导联波型(rS 型)出现于 V₃、V₄ 导联,而过渡区图形出现于 V₅、V₆ 导联,提示心脏沿长轴发生顺钟向转位(从心尖往上看),即右心室向前、向左旋转;若 V₅、V₆ 导联的波型出现于 V₃、V₄ 导联,而过渡区图形出现于 V₁、V₂ 导联,提示心脏沿长轴发生逆钟向转位,即左心室向前、向右旋转(图 22-26)。顺钟向转位可见于右心室肥大,逆钟向转位可见于左心室肥大,但这种转位图形亦可见于正常人。

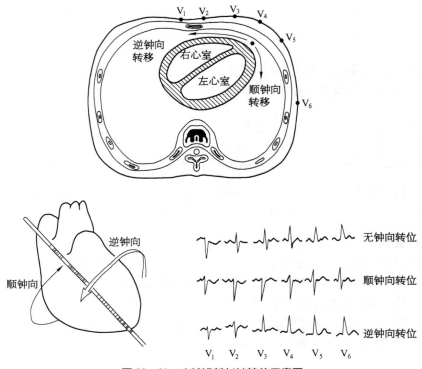

图 22-26　心脏沿其长轴转位示意图

(2) 肢体导联:正常额面 QRS 环位于左下方,主要投影在 aVR 导联轴的负电位段,故 aVR 导联 QRS 波群主波一定向下,可呈 Qr、rS、rSr' 或 QS 型,R_{aVR}<0.5 mV,超过此值常提示右心室肥大。额面 QRS 环投影在 I、II 和 aVF 导联轴上正电位段较多,故 I、II 和 aVF 导联 QRS 波群主波一般向上,而 aVL 和 III 导联 QRS 波群形态则随 QRS 平均电轴的变化而形态多变,可呈 qR、qRs 或 Rs 型,也可呈 rS 型。R_I<1.5 mV,R_{aVL}<1.2 mV,R_{aVF}<2.0 mV,如超过其中一值,常提示左心室肥大。

若 6 个肢体导联中每个 QRS 波群正向波与负向波电压的绝对值之和均<0.5 mV,和(或)每个胸导联 QRS 波群电压的绝对值之和均<0.8 mV,称为低电压。常见于肺气肿、气胸、胸腔积液、心包积液、全身水肿、心肌炎等,也可见于少数正常人。

3. Q 波　正常人除 aVR 导联可呈 Qr 或 QS 型外,其他导联 Q 波振幅不得超过同导联 R 波的 1/4,时间<0.04 s。正常时 V₁、V₂ 导联不应有 q 波,但可呈 QS 型,V₅、V₆ 导联常可见正常范围内的 q 波。增宽加深超过正常范围的 Q 波称为异常 Q 波,常见于心肌梗死等(图 22-27)。

(四)J 点

QRS 波群终末部与 ST 段起始部的交接点,称 J 点,反映心室肌 1 期复极的电位变化。J 点大

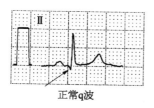 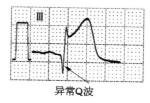

正常q波　　　　　异常Q波

图 22 - 27　正常和异常 Q 波

多在等电位线上,常随 ST 段移位而移位。有时心室除极尚未完全结束而部分心肌已开始复极称为早复极,多为正常心电图的变异。心电图上表现为:连续两个导联 J 点抬高(≥0.1 mV)和(或)R 波降支切迹(≥0.1 mV,即 J 波)或粗顿(图 22 - 28)。

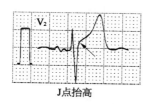 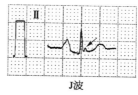

J点抬高　　　　　J波

图 22 - 28　早复极心电图

（五）ST 段

ST 段反映左、右心室肌早期复极 2 期(平台期)的电位和时间变化。正常 ST 段多为一等电位线,可有轻度偏移。在任何导联 ST 段下移不应超过 0.05 mV。ST 水平型压低及下斜型压低对诊断心肌缺血有较大的临床意义。部分正常年轻人在 Ⅱ、Ⅲ、aVF、V$_1$～V$_3$ 导联 ST 段上斜型抬高,可见于早复极(图 22 - 28)。若为弓背向下抬高,则见于急性心包炎等(图 22 - 29)。

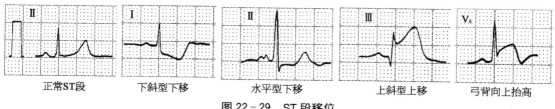

正常ST段　　　　下斜型下移　　　　水平型下移　　　　上斜型上移　　　　弓背向上抬高

图 22 - 29　ST 段移位

（六）T 波

T 波反映左、右心室肌晚期复极 3 期的电位和时间变化。

1. **形态**　T 波的正常形态宽大而光滑,前肢坡度较缓,后肢则较陡。

2. **方向**　多数情况下 T 波的方向与 QRS 波群的主波方向一致,即在 aVR 导联倒置,在 Ⅰ、Ⅱ、V$_4$～V$_6$ 导联直立,其余导联的 T 波可直立、双向或倒置。多数正常人 V$_1$～V$_6$ 导联 T 波直立。但若 V$_1$ 导联 T 波直立,则 V$_2$、V$_3$ 导联 T 波就不应倒置。若 V$_3$ 导联 T 波倒置,则 V$_1$、V$_2$ 导联不应直立,否则视为异常。在幼儿,V$_4$ 导联 T 波仍可能倒置,但 V$_5$ 不应有倒置的 T 波。

3. **电压**　在以 R 波为主的导联中,T 波不应低于同导联 R 波的 1/10。胸导联的 T 波有时可高达 1.2～1.5 mV(V$_2$～V$_4$),但 V$_1$ 导联的 T 波一般不应>0.4 mV。若胸导联上 T 波均直立,V$_5$ 的 T 波不应低于 V$_1$ 的 T 波。在以 R 波为主的导联中,T 波低平、双向或倒置常见于心肌缺血、心肌损害、心肌病、低血钾或洋地黄作用等;T 波轻度增高无明显临床意义,若显著增高,则见于急性心肌梗死早期(超急期)与高血钾等(图 22-30)。

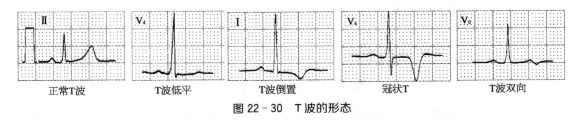

图 22-30 T 波的形态

值得注意的是,ST-T 改变是各种原因所致心肌复极异常的共同表现。按机制可分为原发性和继发性两种。原发性 ST-T 改变是指由于心肌病变引起的心室复极异常,如心肌缺血或梗死、心肌炎、心肌病等;继发性 ST-T 改变是指心室除极异常引起的复极异常,如预激综合征、束支阻滞、室性心律失常等。两种机制都存在者见于左心室肥大等。电解质紊乱、药物以及自主神经调节障碍也可影响 ST-T。因此在根据 ST-T 改变作出"心肌缺血"的心电图诊断前,必须结合临床资料进行鉴别诊断。

(七) QT 间期

QT 间期代表心室除极与复极所需要的总时间。QT 间期的长短与心率的快慢有密切关系。心率越快,QT 间期越短;反之则越长。女性的 QT 间期略较男性为长。心率在 60~100 次/min 时,QT 间期的正常范围应在 0.32~0.44 s。由于 QT 间期受心率影响大,故临床常用校正的 QT 间期(QTc,即心率为 60 次/min 时的 QT 间期)。通常采用 Bazett 公式计算:$QTc = QT/\sqrt{RR}$。QT 间期延长的判断标准:女性 QTc 间期$\geqslant$0.46 s,男性 QTc 间期$\geqslant$0.45 s;QT 间期缩短的判断标准:男性或女性均为$\leqslant$0.39 s。

QT 间期延长常见于心肌缺血、心肌损害、心室肥大、心室内传导阻滞、低血钙、低血钾及胺碘酮、奎尼丁等药物影响。QT 间期显著延长可诱发致命性心律失常尖端扭转型室性心动过速。QT 间期缩短可见于高血钙和洋地黄效应等。

(八) U 波

U 波是 T 波后 0.02~0.04 s 时出现的一个振幅很小的波,其方向与 T 波方向一致,电压低于同导联的 T 波。一般以胸导联(尤其 V_3)较清楚。T 波与 U 波之间应有等电位线(TU 段),但在病理情况下 U 波可与 T 波连接或融合,以致不易与双向或有切迹的 T 波区别。

U 波明显升高见于低钾血症,也可见于服用奎尼丁、洋地黄、肾上腺素等药物后。U 波倒置见于高血压心脏病或冠心病等。

(蔚 青)

第三节 | 心房异常及心室肥大

一、心房异常

左、右心房的除极过程形成 P 波。正常情况下,心房激动起源于窦房结,P 波起始 0.03 s 为右心房除极,除极向量方向向下、向前并略偏左;中间 0.03～0.08 s 为左、右心房共同除极,除极向量方向向下、向左略偏前或偏后;终末 0.02 s 为左心房除极,除极向量方向向左下并偏后。因此,在 V_1 导联上常出现先正后负的双向 P 波。P 波前一部分的正向波的高度(mm)与宽度(s)的乘积称为起始 P 波指数(initial P index, IPI),反映右心房除极,正常情况下<0.03 mm·s。P 波后一部分的负向波的高度(mm)与宽度(s)的乘积称为 P 波终末电势(P terminal electromotive force, Ptf),反映左心房除极,正常情况下≥-0.02 mm·s。当心房的解剖、生理存在异常,如心房扩大、心房容量或压力负荷过度、心房内或心房间传导障碍等,或者当上述因素合并存在时,心房的除极过程受到影响,从而使 P 波的时限和(或)振幅发生变化。

（一）右心房异常

右心房异常(right atrial abnormality)的心电图特点如下(图 22 - 31)。

（1）P 波电压增高:在肢体导联 Ⅱ、Ⅲ、aVF 上 P 波电压≥0.25 mV;在胸前导联 V_1、V_2 上 P 波电压≥0.15 mV,或 IPI>0.03 mm·s。

（2）P 波形态高尖,在下壁导联尤为突出。

（3）P 波电轴右偏,+75°～+90°。

（4）在 QRS 波群低电压的情况下,P 波尖峰且振幅大于同导联 R 波的 1/2 即可诊断。

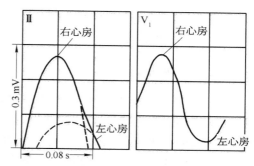

图 22 - 31　右心房异常

上述 P 波改变常见于肺源性心脏病、肺动脉瓣狭窄等,故称为"肺型 P 波"(pulmonary P wave)。此外,还可见于先天性心脏病,如房间隔缺损、法洛四联症、肺动脉瓣狭窄、三尖瓣病变等,所以需结合其他临床资料进一步进行病因诊断。

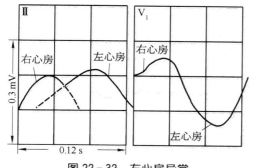

图 22 - 32　左心房异常

（二）左心房异常

左心房异常(left atrial abnormality)的心电图特点如下(图 22 - 32)。

（1）P 波时限增宽:P 波时限≥0.12 s,在 Ⅰ、Ⅱ、aVL、V_4～V_6 导联明显。

（2）P 波形态改变:Ⅰ、Ⅱ、aVL、V_4～V_6 导联常呈前低后高的双峰型,双峰间距≥0.04 s;在 V_1、V_2 导联可出现以负向波为主的正负双向型 P 波,$PtfV_1$≤-0.04 mm·s。

（3）P 波电轴左偏,在-30°～-45°。

另外,由于左心房肥大时 P 波时间延长,但 PR 间期无改变,故 PR 段相对缩短,致使 P/PR 段数值(Macruz 指数)增大,往往>1.6,这一标准有一定的参考价值。

上述 P 波改变常见于二尖瓣狭窄,故称为"二尖瓣型 P 波"(mitral P wave)。往往提示左心房扩大、左心房负荷增加、左心室舒张末压增加和左心功能不全,还可以见于房内传导阻滞等。单纯依靠心电图难以进行上述的病因鉴别,因此需结合临床其他资料加以判断。

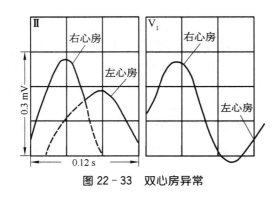

图 22-33 双心房异常

（三）双心房异常

双侧心房异常时，心电图可兼见左心房异常和右心房异常的表现。双侧心房异常的心电图特点如下（图 22-33）。

（1）Ⅱ、Ⅲ、aVF 导联 P 波振幅≥0.25 mV，P 波时间≥0.12 s。

（2）V_1 导联 P 波呈双向，起始部分高而尖，IPI＞0.03 mm·s，终末部分增宽加深，$PtfV_1$≤—0.04 mm·s。

双心房异常几乎均见于严重器质性心脏病，如风湿性心脏病联合瓣膜病变、左向右分流的先天性心脏病、扩张型心肌病等。

二、心室肥大

心室肥大多由心室舒张期或（和）收缩期负荷过重所致，达到一定程度时可引起心电图变化。一般认为心室肥大的心电图改变与下列因素有关：① 心肌细胞肥大，心室除极产生的综合向量增大，表现为 QRS 波群电压增高。② 心室壁增厚、心室腔扩大及心肌细胞变性所致传导功能低下，使心室除极时间延长，表现为 QRS 波群增宽、室壁激动时间延长。③ 一侧心室肥大，此侧心电向量增大，使 QRS 波群综合向量总方向改变，表现为心电轴偏移。④ 心室壁肥厚、劳损及相对性供血不足，导致心肌复极顺序发生改变，表现为 ST-T 改变。

（一）左心室肥大

左心室肥大的心电图特点如下（图 22-34）。

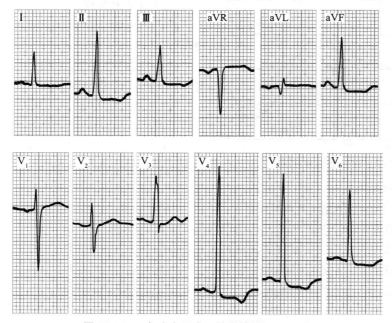

图 22-34 左心室肥大，继发性 ST-T 异常

（1）左心室高电压：胸导联，R_{V_5}＞2.5 mV，R_{V_5}＋S_{V_1}＞4.0 mV（男性）或＞3.5 mV（女性）；肢体导联：R_I＞1.5 mV，R_{aVL}＞1.2 mV，R_{aVF}＞2.0 mV，R_I＋S_{III}＞2.5 mV。

（2）QRS 波群时间轻度延长达 0.10～0.11 s，但一般＜0.12 s，V_5 导联 R 峰时间＞0.05 s。

（3）心电轴左偏，多数≤−30°。

（4）继发性 ST‐T 改变：在 V_5、V_6 等以 R 波为主的导联中，ST 段下移＞0.05 mV，T 波低平、双向或倒置。

上述条件中，以左心室电压增高为诊断左心室肥大的基本条件，其他 3 项为辅助条件。符合条件越多，则诊断可靠性越大。仅有 QRS 波群电压增高者称为左心室高电压；符合左心室高电压且有 ST‐T 改变者称为"左心室肥大，继发性 ST‐T 异常"，旧称"左心室肥大伴劳损"。左心室肥大常见于高血压病、二尖瓣关闭不全、主动脉瓣狭窄或关闭不全、冠心病、心肌病等。

（二）右心室肥大

右心室肥大心电图特点如下（图 22‐35）。

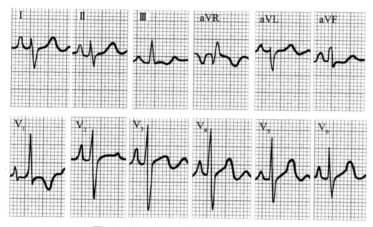

图 22‐35　右心房异常、右心室肥大

（1）QRS 波群电压增高：R_{V_1}＞1.0 mV，R_{V_1}＋S_{V_5}＞1.05 mV（重症＞1.2 mV），R_{aVR}＞0.5 mV。

（2）QRS 波群形态改变：V_1 导联的 R 波电压增高，呈 RS、R 型，R／S＞1，重度右心室肥大时 V_1 可呈 qR 型（除外心肌梗死），V_5 导联 S 波加深，R／S＜1。aVR 导联以 R 波为主，R／Q＞1 或 R／S＞1。

（3）心电轴右偏≥＋90°，重者＞＋110°。

（4）继发性 ST‐T 改变：V_1、V_2 等右胸导联 ST 段下移＞0.05 mV，T 波低平、双向或倒置。

（5）V_1 导联 R 峰时间＞0.04 s，但 QRS 波群时间并不延长。

上述条件中，QRS 波群电压增高、形态改变和电轴右偏是诊断右心室肥大的可靠条件，其他各项仅具参考意义。各项改变的阳性指标出现越多，诊断可靠性越大。心电图对诊断明显的右心室肥大准确性较好，但敏感性较差。右心室肥大常见于慢性肺源性心脏病、风湿性心脏病（如二尖瓣狭窄等）和先天性心脏病（如房间隔缺损、室间隔缺损及肺动脉瓣狭窄等）。正常婴幼儿因右心室优势，可表现为类似的心电图波形。

（三）双心室肥大

双侧心室肥大心电图可表现为下列 3 种情况。

1. **大致正常心电图表现** 因双侧心室电压同时增高,而增加的除极向量方向相反,互相抵消,心电图大致正常。

2. **左心室或右心室肥大图形表现** 一侧心室肥大显著,而另一侧心室肥大的图形被掩盖,单独表现出左心室或右心室肥大的心电图图形。

3. **双侧心室肥大心电图表现**

(1) 在诊断左心室肥大的基础上,具有下列一项或几项:① QRS 心电轴右偏。② V_1 有高 R 波,R/S>1。③ R_{aVR}>0.5 mV 并除外左前分支阻滞。④ V_5、V_6 导联深 S 波。另外,如心电图存在右心房异常,往往是合并右心室肥大的线索。

(2) 在诊断右室肥大的基础上,具有下列一项或几项:① QRS 电轴左偏。② V_5、V_6 导联出现高 R 波,R 峰时间延长,ST 段下降及 T 波倒置。③ V_3 导联 R+S>6.0 mV,R 波与 S 波振幅大致相等。

双侧心室肥大多见于风湿性心脏病二尖瓣狭窄伴关闭不全、二尖瓣及主动脉瓣联合瓣膜病、某些先天性心脏病(如室间隔缺损、动脉导管未闭)、心肌病等(图 22-36)。

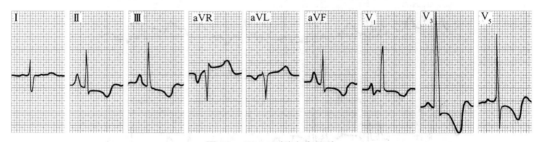

图 22-36 双侧心室肥大

(金　涛)

第四节 | 心肌缺血与心肌梗死

心肌的血供来源于冠状动脉。当冠状动脉血流量相对或绝对减少,不能满足心肌代谢的需要,心肌消耗其糖原储备进行无氧代谢时称为心肌缺血。如果心肌缺血时间过长,心肌细胞糖原储备完全耗尽,心肌发生不可逆的损害,导致心肌坏死(梗死)。冠状动脉粥样硬化斑块形成导致的冠状动脉狭窄或闭塞是引起心肌缺血最主要、最常见的病因。

一、心肌缺血及坏死的基本图形及产生机制

冠状动脉发生闭塞后,随着时间的推移在心电图上可先后出现缺血、损伤、坏死 3 种类型的基本图形。

(一) 缺血型 T 波

一般情况下,心肌缺血最早发生于心内膜下,该处心肌细胞膜离子通透性改变,K^+ 外流增多,

从而使心肌细胞复极时间延迟。正常情况下,心室肌复极过程是从心外膜开始向心内膜方向推进的。因此,心内膜下心肌复极延迟并不改变复极顺序,复极仍然从心外膜下开始,但电位差明显增大,使面对缺血区的导联出现较正常增高的两肢对称的直立 T 波(巨大高耸 T 波)。当心外膜下心肌缺血或缺血由心内膜发展至心外膜时,心外膜下心肌复极时间明显延迟,则复极由心内膜向心外膜进行,复极顺序发生异常。面对缺血区的导联出现两肢对称的尖深的倒置 T 波,一般称为"冠状 T 波"(coronary T wave)(图 22 - 37)。

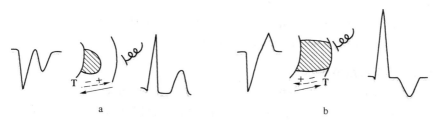

图 22 - 37　心肌缺血时 T 波改变示意图
a. 心内膜下心肌缺血;b. 全层心肌缺血
(实线箭头代表复极方向,虚线箭头代表复极向量)

(二) 损伤型 ST 段移位

随着心肌缺血时间延长,可造成心肌损伤。心内膜下心肌损伤时,ST 段呈下斜型或水平型下移;心外膜下心肌损伤时(包括透壁性心肌缺血),ST 段呈弓背向上抬高。

多数学者主张用损伤电流学说解释损伤型 ST 段移位的机制。该学说认为:当心肌发生严重损害时,该处心肌细胞膜极化能力减弱,静息跨膜电位明显降低,而未受损的心肌细胞却仍具有正常极化能力,所以在静息期,受损部位的电位较正常心肌为低,正电荷从高电位处向低电位处流动,于是在两部分心肌之间产生了电流,称为损伤电流。将探查电极放于损伤侧,测得负电位,即描出低于正常等电位线(即零电位线)的 TP 段。当心室除极完毕时,损伤部位与正常部位均处于负电位状态,两者之间不再有电位差存在(即静息期产生的损伤电流暂时消失),心电图基线又返回零电位线,即描出相当于正常等电位线高度的 ST 段。待到复极之后再次出现损伤电流,基线(TP 段)再次下降。由于阅读心电图时习惯上是以 TP 段作为基线,上述情况便被称为 ST 段抬高(图 22 - 38)。

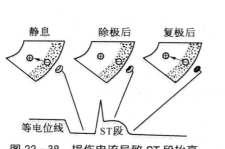

图 22 - 38　损伤电流导致 ST 段抬高

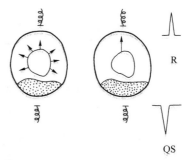

图 22 - 39　坏死型 Q 波形成示意图

(三) 坏死型 Q 波

持续更久的缺血使心肌细胞在损伤的基础上进一步发生变性、坏死,已坏死的心肌不能恢复为极化状态,也不能除极产生动作电位,而坏死区周围正常心肌仍照常进行除极与复极,故心室的除极综合向量背离梗死区。主要表现为面向坏死区的导联出现病理性 Q 波(时间≥0.03 s,振幅≥1/4R),往往同时伴有 R 波振幅降低,甚至 R 波消失而呈 QS 型。Q 波的宽度和深度代表了心肌坏死的范围和深度。出现 Q 波的导联越多,心肌坏死的范围越广(图 22 - 39)。

二、心肌梗死

心肌梗死是在冠状动脉粥样硬化基础上,发生冠状动脉血供急剧减少或中断,使相应心肌严重而持久缺血导致的心肌坏死。急性心肌梗死根据心电图上是否有 ST 段抬高分为 ST 段抬高型心肌梗死(ST - segment elevation myocardial infarction,STEMI)和非 ST 段抬高型心肌梗死(non - ST - segment elevation myocardial infarction,NSTEMI)。

(一) ST 段抬高型心肌梗死

1. ST 段抬高型心肌梗死的图形特点 当冠状动脉一个较大分支突然发生阻塞致某一区域心肌发生梗死时,从中心的坏死区、坏死区周围的严重损伤区至外周的缺血区,可同时在心电图上出现坏死、损伤和缺血三种类型的图形改变。

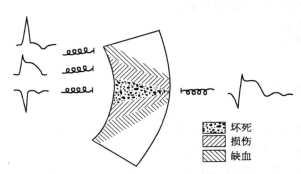

图 22 - 40 急性心肌梗死的心电图改变

临床上以上三种类型的心电图改变常综合反映在面对梗死区的导联上,构成具有急性心肌梗死特征的心电图图形。而在背离梗死区的导联上,则表现为大致相反的图形,即 R 波增高而无异常 Q 波,T 波高大、直立,一般称为"对应性改变"。因此,如果在一份心电图上看到缺血型、损伤型、坏死型特征的综合图形出现在同区域两个或以上导联上,则心肌梗死诊断基本成立(图 22 - 40)。

2. ST 段抬高型心肌梗死心电图的演变及分期 急性心肌梗死的心电图除了心肌缺血、损伤、坏死的图形有一定特征性改变外,其演变过程也有一定规律性。根据心电图图形的演变过程和演变时间可分为进展期、急性期、愈合期和陈旧期四个时期(图 22 - 41)。

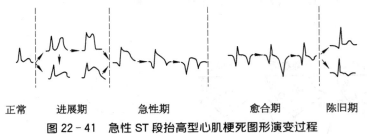

正常   进展期   急性期   愈合期   陈旧期

图 22 - 41 急性 ST 段抬高型心肌梗死图形演变过程

(1) 进展期:此期发生在急性心肌梗死后数分钟或数小时内,这种改变为时短暂。首先出现心内膜下心肌缺血,表现为 T 波高耸,以后迅速出现 ST 段斜形上升,与高耸直立的 T 波相连,此期尚未出现异常 Q 波,有时可见 R 峰时间≥0.045 s、R 波升支切迹等急性损伤性阻滞的表现。

(2) 急性期:此期出现在急性心肌梗死后数小时或数日,可持续 6 h~7 日,以病理性 Q 波或 QS 波出现为进入急性期的特征。可见 ST 段呈弓背向上抬高,与直立的 T 波融合形成单向曲线,此时可出现异常 Q 波或 QS 波;继而 ST 段逐渐回落;直立 T 波开始倒置,并逐渐加深。

（3）愈合期：此期发生于梗死后 7～28 日。以抬高的 ST 段基本恢复至基线为特征。坏死型 Q 波持续存在，T 波逐渐加深，又逐渐变浅，直到恢复正常或趋于恒定不变的 T 波倒置。

（4）陈旧期：此期出现于梗死发生后数月或数年，以坏死型 Q 波稳定不变为进入陈旧期的标志。ST 段和 T 波恢复正常，也可 T 波持续倒置、低平，趋于恒定不变，常只遗留坏死型 Q 波。

近年来临床上通过对急性心肌梗死患者早期实施溶栓或冠状动脉介入治疗，可明显缩短急性心肌梗死的病程，并可使其心电图表现不再呈现上述典型演变过程。

3. **心肌梗死的定位诊断**　发生心肌梗死的部位多与冠状动脉分支的供血区域相关。根据出现心肌梗死特征性心电图改变的导联可确定心肌梗死的部位和推测病变血管。左冠状动脉前降支发生阻塞的机会最多，引起左心室前壁、心尖部及室间隔前 2/3 部心肌梗死（图 22-42）；其次为右冠状动脉阻塞，引起左心室后下壁、室间隔后 1/3 部及右心室心肌梗死；左冠状动脉回旋支阻塞，引起左心室侧壁、左心室后壁和室间隔后部心肌梗死。临床上前间壁心肌梗死较多见，而单纯右心室游离壁梗死较少见。右心室梗死往往合并左心室下、后壁梗死。由于常规的十二导联心电图不能提供右心室梗死的依据，因此对急性下壁或下后壁心肌梗死应常规做 18 导联心电图，如 V_{3R}～V_{6R} 任一导联 ST 段抬高＞0.1 mV 均提示右心室梗死，尤以 V_{4R} 导联更有价值。

表 22-2　心肌梗死部位与相关动脉

部　位	对　应　导　联	供　应　血　管
前间隔	V_1、V_2、(V_3)	左前降支
前壁	(V_2)、V_3、V_4、(V_5)	左前降支
广泛前壁	V_1、V_2、V_3、V_4、V_5、V_6	左前降支
侧壁	Ⅰ、aVL、V_5、V_6	左前降支的对角支或左回旋支
正后壁	V_7、V_8、V_9	左回旋支或右冠状动脉
下壁	Ⅱ、Ⅲ、aVF	右冠状动脉或左回旋支
右室	(V_1)、V_{3R}、V_{4R}、V_{5R}	右冠状动脉

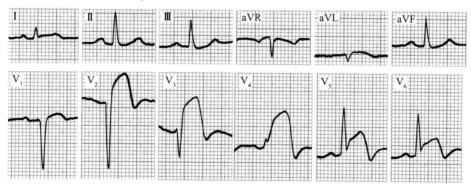

图 22-42　急性广泛前壁心肌梗死（急性期）

（二）非 ST 段抬高型心肌梗死

非 ST 段抬高型心肌梗死指 STEMI 以外的所有心肌梗死，较常见于急性心内膜下心肌梗死、小灶性心肌梗死等。患者可有长时间的胸痛，伴有心肌损伤标志物的阳性，心电图表现通常只有 ST 段压低和（或）T 波倒置或无 ST-T 异常。

三、急性心肌缺血

急性心肌缺血多数表现为心绞痛,少数无症状心肌缺血在动态心电图或心电图记录中出现一过性 ST-T 改变。

1. 典型心绞痛 典型心绞痛在疼痛部位、性质、持续时间、诱发及缓解因素等方面有其特殊的表现,其心电图产生为一过性的心肌缺血表现:发作时面对缺血区的导联上出现 ST 段下移,可呈水平型或下斜型压低≥0.1 mV,或在原有的基础上进一步下移达 0.1 mV 以上。随着缺血缓解心电图恢复正常或缺血发作前状态。ST 段下移的幅度和持续的时间常反映心肌缺血的程度。T 波改变在反映心肌缺血的特异性方面不如 ST 段明显,但如果和平时心电图进行比较,如有明显差别,也具有诊断意义。

2. 变异型心绞痛 变异型心绞痛发作常与体力活动和情绪波动无关,心绞痛疼痛的程度较一般心绞痛剧烈,持续时间较久,往往在夜晚、凌晨或白天的同一时间发作,常为单纯冠状动脉痉挛引起,亦可能由原有的冠状动脉粥样硬化的基础上产生痉挛所致。其心电图特点为:ST 段抬高,常伴 T 波高耸,对应导联则表现为 ST 段下移。约半数发作时伴有一过性心律失常,以室性早搏及房室传导阻滞较多见。

四、慢性冠状动脉供血不足

慢性冠状动脉供血不足通常是严重、多支、弥漫性冠状动脉供血不足,同时又有丰富的侧支循环形成,使心脏处于长期的慢性缺血过程中。此类患者平时多无典型的心绞痛发作,心电图改变也是长期的、相对稳定的异常变化。这些变化的敏感性和特异性相对较低,有时仅依据心电图的异常改变难以做出慢性冠状动脉供血不足的正确诊断。

慢性冠状动脉供血不足患者的心电图,约有 2/3 呈现 ST-T 异常改变:ST 段下移包括缺血型压低和近似缺血型压低,以缺血型压低较有诊断意义(图 22-43)。缺血型 ST 段下移表现为:ST 段可呈水平型或下垂型下移(下移的 ST 段延长线与 R 波顶点垂线的夹角≥90°),也可呈弓背型下移;ST 段下移的幅度≥0.05 mV。近似缺血型 ST 段下移表现为:① 下移的 ST 段延长线与 R 波顶点垂线的夹角为 81°~89°。② ST 段与 T 波的分界清楚,ST 段长度>0.08 s。③ ST 段下移>0.075 mV。T 波主要表现为低平(在以 R 波为主的导联上,T 波振幅<1/10 同导联 R 波振幅)、双向(尤其是先负后正)或倒置而呈现"冠状 T 波"。

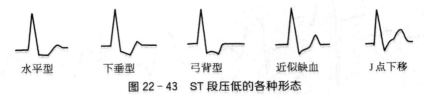

水平型　　　下垂型　　　弓背型　　　近似缺血　　　J 点下移

图 22-43　ST 段压低的各种形态

上述慢性冠状动脉供血不足的心电图改变是非特异性的,且具易变性,其 ST-T 改变时有时无、时轻时重,故须追踪观察、前后对比、全面分析,并排除其他原因所致的 ST-T 类似改变,方能作出正确诊断。

(金　涛)

第五节　心律失常

正常人的心脏起搏点位于窦房结,按照一定的节律,顺序经窦房交界处传向结间束与房间束激动心房,引起心房收缩,再沿房室结、希氏束、左右束支、浦肯野纤维下传激动心室。如果由于某些原因使心脏激动的起源部位、频率、节律,以及激动传导的顺序、路径、方向、速度任意一项发生异常,则称为心律失常(arrhythmia)。按照心律失常的发生机制可分为激动起源异常和激动传导异常两大类(图22-44)。

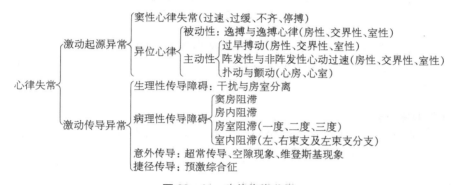

图22-44　心律失常分类

起源于窦房结的心脏节律称为窦性心律(sinus rhythm)。正常窦性心律的心电图当符合下列几方面的特点:① 窦性P波:P波在Ⅰ、Ⅱ、aVF、V_3～V_6导联直立,aVR导联倒置。② P波规则出现,频率多在60～100次/min。③ P波与QRS波群顺序发生,PR间期0.12～0.20 s。④ QRS时限0.06～0.10 s。

一、窦性心律失常

(一)窦性心动过速

成人窦性心律,心室率>100次/min,称为窦性心动过速(sinus tachycardia)。心电图特点如下(图22-45)。

(1)窦性心律。

(2)心率100～160次/min。

(3)有时可伴有继发性ST-T改变。

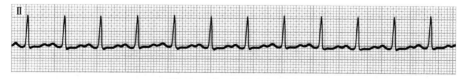

图22-45　窦性心动过速

窦性心动过速在生理情况下见于运动、情绪激动等；在病理情况下见于发热、贫血、甲亢、缺氧、休克、心功能不全等，以及麻黄素、阿托品、肾上腺素等药物作用。

（二）窦性心动过缓

成人窦性心律，心室率＜60次／min，称为窦性心动过缓。心电图特点如下（图22-46）。

（1）窦性心律。

（2）心率＜60次／min，通常≥40次／min。

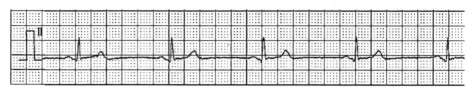

图22-46　窦性心动过缓

窦性心动过缓在生理情况下见于运动员、长期从事体力劳动者及老年人；病理情况下见于病态窦房结综合征、颅内高压、阻塞性黄疸、甲状腺功能减退等；部分药物如洋地黄过量及应用β受体阻滞剂也可引起窦性心动过缓。

（三）窦性心律不齐

窦房结发出的激动显著不匀齐称为窦性心律不齐（sinus arrhythmia）。常与窦性心动过缓同时存在。心电图特点如下（图22-47）。

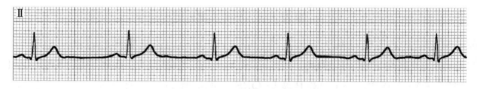

图22-47　窦性心律不齐

（1）窦性心律。

（2）在一次心电图记录中，在同一导联中最长的PP间期与最短的PP间期之差＞0.12 s。

窦性心律不齐与呼吸周期有关，吸气时增快，呼气时减慢，屏气时节律不齐消失，称为呼吸性窦性心律不齐，常见于青少年及自主神经功能不稳定者，多无临床意义。窦性心律不齐与呼吸无关，屏气时节律不齐依然存在，称为非呼吸性窦性心律不齐，见于心脏病患者或与服用洋地黄类药物有关。

（四）窦性停搏

窦性停搏（sinus arrest）亦称窦性静止（sinus standstill），指在规律的窦性心律中，在一段时间内窦房结暂时停止发放冲动，以致心房和心室活动相应暂停的现象。心电图特点如下（图22-48）。

（1）在PP间期规则的心电图记录中，出现1个或多个显著延长的PP间期，延长的PP间期之中没有窦性P波及相关的QRS波群；而长PP间期与短的PP间期之间无倍数关系。

（2）较长时间的窦性停搏后可出现窦性心搏，也常出现交界性逸搏或室性逸搏。

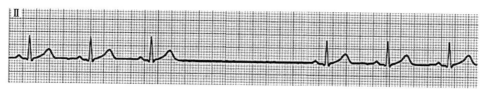

图 22 - 48　窦性停搏

窦性停搏可由迷走神经张力过高、洋地黄与胺碘酮等药物作用、高血钾、心肌炎、心肌病、冠心病等引起，是病态窦房结综合征(sick sinus syndrome, SSS)的主要表现之一。长时间的窦性停搏若无逸搏出现，则可导致长时间心脏停顿，患者可出现头晕、昏厥甚至阿斯综合征(adams stokes syndrome)。

二、期前收缩

期前收缩(premature contraction)是指由于窦房结以下的异位起搏点提前发生激动所引起的心脏搏动，亦称过早搏动(premature beat)，简称早搏。期前收缩常发生在窦性心律中，也可发生于心房颤动或其他异位心律基础上，是临床最常见的心律失常。

根据起源部位，期前收缩分为室性、房性和交界性，以室性最常见，房性次之，交界性比较少见。根据期前收缩出现的频率可分为偶发(≤5 次／min)和频发(≥6 次／min)。

提早出现的异位激动常因代替了下一个正常的心搏而在其后出现一个较正常心动周期为长的间歇，称为代偿间歇(compensatory pause)。由于房性异位激动常逆传侵入窦房结，使其提前释放激动，引起窦房结节律重整，因此房性期前收缩大多为不完全性代偿间歇，即期前收缩前、后的 2 个窦性 P 波间距小于正常 PP 间距的 2 倍。而交界性和室性期前收缩距窦房结较远，不易侵入窦房结，故往往表现为完全性代偿间歇，即期前收缩前、后的 2 个窦性 P 波间距等于正常 PP 间距的 2 倍。当基础心率缓慢时，期前收缩引起的心室激动已脱离不应期，下一个正常窦性激动可下传激动心室，此时期前收缩后无代偿间歇，称为插入性期前收缩(interpolated premature complexes)。

异位搏动与其前窦性搏动之间的时距称为联律间期(coupling interval)，又称配对间期。房性期前收缩的联律间期应以异位 P′波起点测量至其前窦性 P 波起点。而室性期前收缩的联律间期应以异位搏动的 QRS 波群起点测量至其前窦性 QRS 波群的起点。

同一导联中期前收缩的形态及联律间期均相同，表示期前收缩来自同一异位起搏点，称为单源性期前收缩(monophyletic premature beat)；若同一导联中期前收缩形态不同、联律间期不等，表明激动来自 2 个或 2 个以上异位起搏点，称为多源性期前收缩(multifocal premature beat)；若期前收缩的形态不同，但联律间期相等，则称为多形性期前收缩(polytypism premature beat)；若期前收缩的形态相同而联律间期不等，则应考虑并行收缩型期前收缩(parasystolic premature complexes)。

如每 1 个窦性搏动后均出现 1 个期前收缩，连续发生 3 次或 3 次以上，称为二联律(bigeminy)。如每 2 个窦性搏动后出现 1 个期前收缩，或每 1 个窦性搏动后连续出现 2 个期前收缩，连续发生 3 次或 3 次以上，称为三联律(trigeminy)。连续出现的 2 个期前收缩称为连发期前收缩或成对出现的期前收缩。

（一）室性期前收缩

希氏束分叉以下的异位起搏点提早发放冲动引起的心脏搏动，称为室性期前收缩(premature ventricular beat)，也称为室性过早搏动。其心电图表现为(图 22 - 49)：

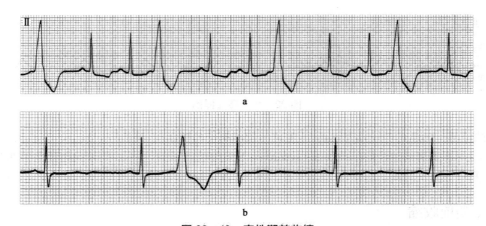

图 22 - 49　室性期前收缩

a. 室性期前收缩三联律;b. 插入性室性期前收缩

(1) 提前出现的 QRS - T 波群,其前无相关 P 波或 P'波。

(2) QRS 波群宽大畸形,时间≥0.12 s。

(3) T 波与 QRS 波群主波方向相反。

(4) 多有完全性代偿间歇。

如果室性期前收缩恰好落在前一窦性心搏的易颤期(T 波顶点及其附近),称为 R'on T 室性期前收缩。R' on T 室性期前收缩与多源性室性期前收缩均易引发阵发性室性心动过速或心室颤动,临床应注意(图 22 - 50)。

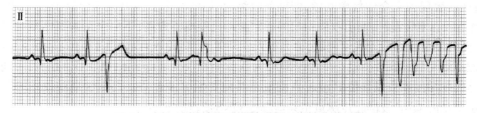

图 22 - 50　多源性室性期前收缩、室性心动过速

室性期前收缩的 QRS 波群形态对期前收缩起源的定位诊断有一定的临床意义。如 V_1 导联呈左束支阻滞图形者,为发生于右心室的室性期前收缩;V_1 导联呈右束支阻滞图形者,为发生于左心室的室性期前收缩;室性期前收缩电轴右偏＞＋110°或呈左后分支阻滞者,为发生于左心室前壁的室性期前收缩;室性期前收缩电轴左偏＜－30°或呈左前分支阻滞者,为发生于左心室后壁的室性期前收缩。

(二) 房性期前收缩

心房的异位起搏点提早发放冲动引起的心脏搏动,称为房性期前收缩(premature atrial beat),也称房性早搏。心电图特点如下(图 22 - 51)。

(1) 提前出现的房性 P'波,其形态与窦性 P 波不同。

(2) 房性 P'波后的 QRS 波群,形态似窦性,P'R 间期≥0.12 s。

(3) 代偿间歇多不完全。

　　有时房性期前收缩明显提前发生,激动下传时,房室交界区仍处于相对不应期,可出现房室传导延缓,P′R 间期可＞0.20 s。如房性异位激动下传时,恰逢房室交界区或心室处于绝对不应期,可出现房室传导阻滞,使房性 P′波后没有 QRS 波群,称为房性期前收缩未下传。如果提早的房性冲动下传过程中,遇到束支的反应性存在不一致,一侧束支已脱离不应期,而另一侧束支仍处于不应期,冲动只能沿一侧束支下传,则引起 QRS 形态异常增宽而呈现束支阻滞图形,称为房性期前收缩伴心室内差异传导。

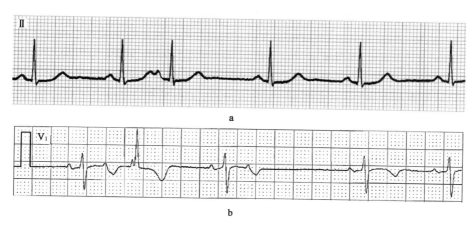

图 22 - 51　房性期前收缩

a. 房性期前收缩正常下传;b. 房性期前收缩伴心室内差异传导,房性期前收缩未下传

（三）交界性期前收缩

　　房室交界区的异位起搏点提早发放冲动引起的心脏搏动,称为交界性期前收缩(premature junctional beat),也称交界性早搏。心电图表现为(图 22 - 52):

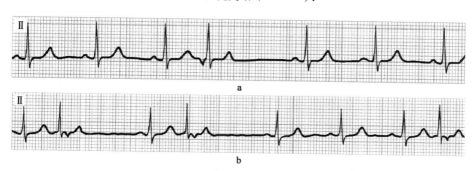

图 22 - 52　交界性期前收缩

a. 逆行 P′波位于提早出现的 QRS 波之前;b. 逆行 P′波位于提早出现的 QRS 波之后

　　(1) 提前出现的 QRS 波群,形态基本正常。也可因伴心室内差异传导而增宽。

　　(2) 提早出现的 QRS 波群之前或之后可有逆行 P′波,也可见不到逆行 P′波。逆行 P′波与 QRS 波群的关系取决于激动传入心房、心室时的速度。激动先上传至心房,则逆行 P′波在 QRS 波群之前,P′R 间期<0.12;激动先下传至心室,则逆行 P′波在 QRS 波群之后,R P′间期<0.20 s;激动同时传至心房与心室,心房与心室同时除极,则逆行 P′波可被 QRS 波群掩盖,或逆传心房被阻滞,则无 P′波。

（3）常有完全性代偿间歇。

期前收缩可见于健康人，更可见于器质性心脏病患者，如冠心病、风湿性心脏病、心肌炎、心肌病等。此外，还可见于精神紧张、疲劳、消化不良、烟酒过多或喝浓茶等；也可由心脏直接机械刺激如心导管检查、心脏手术等引起；药物因素，如应用洋地黄和低血钾常为心力衰竭患者出现期前收缩的诱发因素，其他药物如奎尼丁、异丙肾上腺素等亦能引起期前收缩。

偶发期前收缩或发生多年而无其他临床表现者，大多无重要意义。频发、多源、成对出现的期前收缩，以及室性期前收缩 QRS 特别宽大畸形或其 QRS 形态提示起源于左心室者，则较多见于器质性心脏病。频发、多源的房性或室性期前收缩常为发生阵发性房性或室性心动过速的先兆。复杂的室性期前收缩（如成对、多源或 R′ on T 型）比简单的室性期前收缩更为严重，但影响其预后的更为重要的因素还在于患者有无器质性心脏病基础及其类型。发生期前收缩时必须重视患者的临床症状，如室性期前收缩时出现的眩晕、黑矇或晕厥，以及患者的基础器质性心脏病，尤其是急性心肌梗死、心力衰竭等。

三、异位性心动过速

异位性心动过速（ectopic tachycardia）是心脏异位起搏点的兴奋性增高或发生折返激动而引起的快速异位心律。实质上是期前收缩的连续状态（期前收缩连续发生 3 次或 3 次以上）。根据异位起搏点的部位可分为房性心动过速（atrial tachycardia）、交界性心动过速（junctional tachycardia）及室性心动过速。房性和交界性心动过速统称室上性心动过速。

临床常根据心动过速发作时的 QRS 波形态，简单地将心动过速分为窄 QRS 波心动过速和宽 QRS 波心动过速。在 QRS 波时限≤0.10 s 的窄 QRS 波心动过速中，大约 95% 为室上性心动过速，也有 5% 是室性心动过速（特别是儿童基底部起源的特发性室性心动过速）。在 QRS 波群时间≥0.12 s 的宽 QRS 波心动过速中最常见的是室性心动过速（占 70%～80%）。

（一）室上性心动过速

室上性心动过速（supraventricular tachycardia），简称室上速，是指起源于希氏束以上的异位起搏点引起的心动过速，可由心房、房室交界区自律性升高或折返引起。其中，折返是交界性心动过速的主要发生机制。折返是指心脏激动进入环形传导途径，并又回到或指向激动的起始部位的现象。折返激动的形成与持续，一般需要以下基本条件：① 折返环：心脏至少 2 个部位的传导速度与不应期各不相同，相互连接形成一个闭合的折返环。② 折返环的一条通道在一定条件（如适时的期前收缩）下发生单向阻滞。③ 另一通道传导减慢，使原先发生阻滞的通道有足够的时间恢复兴奋性。④ 原先阻滞的通道再次激动，从而完成一次折返。临床上最常见的是房室旁道引发的房室折返性心动过速（atrial-ventricular reentry tachycardia，AVRT）及房室结双径路引发的房室结折返性心动过速（atrial-ventricular nodal reentry tachycardia，AVNRT），占室上性心动过速的 90% 以上。折返机制形成的室上性心动过速具有突发突止的特点，常被称为阵发性室上性心动过速（paroxysmal supraventricular tachycardia，PSVT）（图 22 - 53）。

室上性心动过速的心电图特点如下（图 22 - 54）。

（1）连续 3 次或 3 次以上的房性或交界性期前收缩，频率大多为 150～250 次/min，节律一般规则。如能确定房性 P′ 波存在，且 P′R 间期≥0.12 s，则可称为房性心动过速；如为逆行 P′ 波，P′R 间期<0.12 s 或 RP′ 间期<0.20 s，则可称为交界性心动过速；如不能明确区分房性 P′ 波或逆行 P′

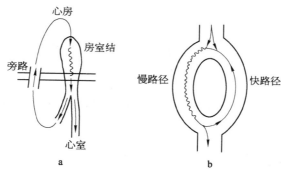

图 22 - 53 AVRT、AVNRT 发生机制

a. 房室旁道折返；b. 房室结双径路折返

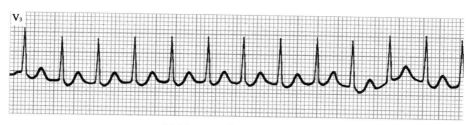

图 22 - 54 室上性心动过速

波，则统称为室上速。

（2）QRS 波群形态基本正常，时间≤0.10 s。伴心室内差异传导或原有束支阻滞时 QRS 波群增宽，多呈束支阻滞图形。

（3）ST - T 可无变化，也可见 ST 段下移和 T 波倒置。

AVNRT 及 AVRT 常见于心脏无器质性病变的患者，多因情绪波动、精神紧张、过分疲劳、烟酒过度等而诱发。自律性增高引起的室上速常多见于器质性心脏病患者，如风湿性心脏病、冠心病、慢性肺源性心脏病、甲亢等，亦常见于急性感染、缺氧、低血钾和洋地黄中毒等。

多源性紊乱性房性心动过速指同一导联中异位 P′波呈多种形态（至少 3 种），P′R 间期＞0.12 s，且多变，心房率＞100 次/min，有时伴有不同程度的房室传导阻滞（图 22 - 55）。常由多源性房性期前收缩发展而来，并为心房颤动的前奏。可见于肺源性心脏病和洋地黄中毒。

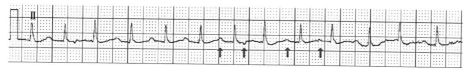

图 22 - 55 多源性紊乱性房性心动过速

（二）室性心动过速

室性心动过速（ventricular tachycardia，VT），简称室速，是指希氏束分叉以下的异位起搏点引起的心动过速。与心室自律性增高、折返激动、后除极及触发活动有关。心电图特点如下（图 22 - 56）。

（1）连续 3 次或 3 次以上室性期前收缩，频率多在 100～250 次/min，节律大致规则，可略有

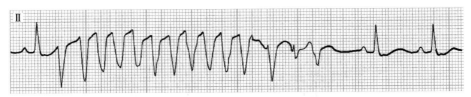

图 22-56　室性心动过速

不齐。

（2）QRS 波群宽大畸形，时间≥0.12 s，T 波与 QRS 波群主波方向相反。

（3）房室分离：室性心动过速时，异位起搏点的频率较窦房结频率快，窦性激动下传到心室常遇到心室的不应期，使窦房结只能控制心房而心室则由室性异位起搏点控制，形成房室分离（atrioventricular dissociation）。在心电图上可以发现比 QRS 波群的频率明显缓慢的窦性 P 波，P 波与 QRS 波群之间无固定关系。

（4）心室夺获与室性融合波：室性心动过速时，窦性激动偶可经房室结下传，落在心室的反应期引起的正常形态的 QRS 波群，称为心室夺获（ventricular capture），心电图表现为形态正常的 QRS 波群，其前有相关的 P 波。如果心室夺获时室性异位激动又几乎同时激动心室的另一部分，则产生室性融合波（ventricular fusion beat），又称不完全性心室夺获。心电图表现为 QRS 波群前有相关的 P 波，QRS 波群形态介于窦性与室性 QRS 波群之间。房室分离、心室夺获、室性融合波在室性心动过速的心电图中偶尔被发现，它们均为诊断室速的重要依据。

非持续性室速是指室速持续时间<30 s 且自发终止者。持续性室速是指室速持续时间>30 s（或虽未到 30 s，但已有意识丧失者），需药物或电复律方能终止者。

单形性室速是指 QRS 波群形态单一者。多形性室速是指 QRS 波群呈多形态者。

尖端扭转型室速为多形性室速伴 QT 间期延长，是多形性室速的一种特殊类型。发作时的心电图除具一般室速表现外，尚具以下特征：① 宽大畸形的 QRS 波群围绕基线不断扭转其主波的正、负方向，每出现 3～10 个 QRS 波群，其尖端即逐渐或突然倒转方向，同时伴有 QRS 波群振幅和时间的变化。② 常由 R' on T 型室性期前收缩诱发，一般发作时间为数秒至数十秒，可自行停止，但极易复发。③ 窦性心律时，有明显的 QT 间期延长，T 波宽大、有切迹，U 波振幅增大（图 22-57）。

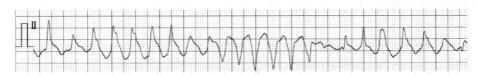

图 22-57　尖端扭转型室速

尖端扭转型室速常见于原发性或继发性长 QT 间期综合征，以后者较为常见。多发生于低血钾、低血镁、抗心律失常药物使用时；也常发生在严重的缓慢心律失常基础上。临床上常表现为反复发作的阿斯综合征，如不及时治疗，可进展为心室颤动，是介于室速与心室颤动之间的恶性心律失常，且其治疗与一般室速不同，故应予以重视。

室性心动过速绝大多数发生于器质性心脏病患者，最常见于冠心病，也可见于其他心脏病、药物毒性反应及先天性长 QT 间期综合征等，偶可见于无心脏病者。室速频率超过 160～200 次/min、多形性室速、持续性室速、有器质性心脏病(尤其是心力衰竭)、室速发作时伴有症状、血压低,均提示病情严重。如室速转为心室颤动,将立即危及患者生命。

四、扑动与颤动

扑动与颤动是发生于心房或心室的主动性异位心律,频率较异位性心动过速更为快速。扑动波快而规则,颤动波则更快且不规则。起源于心房者称心房扑动或心房颤动;起源于心室者称为心室扑动或心室颤动。扑动与颤动发生的主要电生理基础为心肌兴奋性增高,不应期缩短,同时存在一定的传导障碍,形成环形激动与多发微折返激动。

(一)心房扑动

心房扑动(atrial flutter,AF)简称房扑,多为短阵发作,也可为持续性。如持续1周以上,则常转变为心房颤动。典型房扑的发生机制属于房内大折返环路激动。其心电图特点如下(图22-58)。

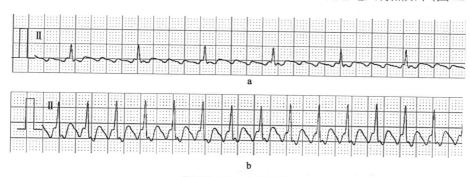

图22-58　心房扑动
a. 4∶1房室传导;b. 2∶1房室传导

(1)F波:P波消失,代之以间距匀齐、波形一致、连续呈锯齿状的房扑波(F波),F波间无等电位线,其频率为250～350次/min,在Ⅱ、Ⅲ、aVF导联上明显。偶尔夹有少数不规则的房颤波(f波),称不纯性房扑。

(2)心室律是否规则取决于房室传导比例是否固定。心室率快慢也随房室传导比例而定(2∶1或4∶1比例较多见)。

(3)QRS波群形态正常,有时可因室内差异传导或伴有室内传导阻滞而增宽。

房扑绝大多数见于心脏有显著病变者,如风湿性心脏病、冠心病、高血压心脏病、甲亢等;少见于无器质性心脏病者;也可在治疗心房颤动时用奎尼丁、胺碘酮或普鲁卡因胺而出现。

(二)心房颤动

心房颤动(atrial fibrillation,Af)简称房颤,可呈阵发性或持续性,是由数量不等的杂乱的微折返环所致。心电图特点如下(图22-59)。

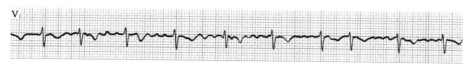

图22-59　心房颤动

(1) f 波：P 波消失，代以大小不等、形态不同、间距不匀齐的房颤波(f 波)，f 波频率为 350～600 次/min。通常在 V_1 导联最清楚，其次为 Ⅱ、Ⅲ、aVF 导联。按 f 波的振幅可将房颤分为粗颤(f 波振幅>0.1 mV)与细颤(f 波振幅≤0.1 mV)。

(2) RR 间期绝对不齐，即心室律绝对不规则。

(3) QRS 波群形态正常，有时可因室内差异传导或伴室内传导阻滞而增宽。

房颤伴室内差异传导应与房颤合并室性期前收缩相鉴别(图 22-60、图 22-61)。一般而言，差异传导多发生于心室率较快时，此时心房激动下传很容易落在心室内传导组织的相对不应期内；发生在长 RR 间距之后(Ashiman 现象)，长 RR 间距相对不应期又略延长；绝大多数呈右束支阻滞图形(即 V_1 导联呈 rsR′型)；其后常无代偿间歇。而室性期前收缩一般在心室率较慢的时候发生，多不呈右束支阻滞图形，其后常有类代偿间歇。临床上房颤伴室内差异传导常为洋地黄类用量不足的表现，而房颤合并室性期前收缩则应注意是否有洋地黄过量。因此，在慢性房颤中确定宽 QRS 波群的性质有重要临床意义。

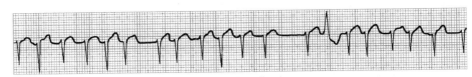

图 22-60   心房颤动伴室内差异传导

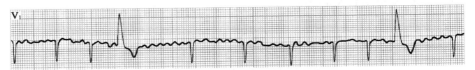

图 22-61   心房颤动伴室性期前收缩

房颤绝大多数见于器质性心脏病，最常见于风湿性心瓣膜病，其中以二尖瓣狭窄占首位，亦可见于冠心病、高血压心脏病、甲亢、慢性缩窄性心包炎等。少数患者长时期内有阵发性或持久性房颤而并无器质性心脏病的证据，临床称为孤立性房颤。房颤可引起心悸、乏力等症状，诱发或加重心功能不全。长期房颤还可导致心房内附壁血栓形成，血栓脱落往往造成栓塞，尤其是脑栓塞。

(三) 心室扑动与心室颤动

1. **心室扑动**   心室扑动(ventricular flutter)简称室扑，为室速与心室颤动之间的过渡型，往往是心室颤动的前奏，故临床一旦出现室扑，就需按心室颤动紧急抢救。其心电图特点如下。

(1) QRS-T 波群消失，代之以连续、快速而相对规则的大振幅的室扑波。

(2) 室扑波的频率为 150～250 次/min。

2. **心室颤动**   心室颤动(ventricular fibrillation,简称室颤)为室性快速异位心律最后、最严重的阶段。室颤时心肌只有杂乱的电活动，没有有效的收缩，相当于心脏停搏，为猝死最常见的原因。心电图特点如下(图 22-62)。

(1) P-QRS-T 波群完全消失，代之以形状不一、大小不等、极不规则的室颤波。

(2) 室颤波的频率为 250～500 次/min。最初的颤动波常较粗大，以后逐渐变小，如抢救无效，最终将变为等电位线，示心脏电活动停止。

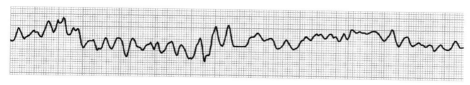

图 22 - 62　心室颤动

室扑与室颤均是最严重的致死性心律失常。室扑发生时,心肌有快而微弱的收缩。室颤时患者迅即出现意识丧失、心音及大动脉搏动消失、血压测不到、全身抽搐、呼吸停止,抢救不及时则迅速死亡。常见于冠心病、完全性房室传导阻滞及其他心脏病,也可见于触电、药物中毒等。各种器质性心脏病与其他疾病临终前循环衰竭所发生的室颤称为继发性室颤,一般难以逆转。而突然意外地发生于无循环衰竭基础的原发性室颤,经及时而积极的抢救,则可能恢复。

五、传导阻滞

心脏任何部位的心肌不应期延长所引起的激动传导延缓或阻断统称为心脏传导阻滞(heart block),包括窦房阻滞(sinoatrial block)、房内阻滞(intraatrial block)、房室传导阻滞(atrioventricular block,AVB)和室内阻滞(intraventricular block)。根据其阻滞程度的轻重分为三度:一度(传导延缓)、二度(部分激动传导中断)和三度(传导完全中断)。传导阻滞可以是暂时性的,也可以是永久性的。

(一) 窦房阻滞

由于常规心电图不能直接描记出窦房结的电位,故一度窦房阻滞不能被观察到,而三度窦房阻滞难以与窦性停搏相鉴别。因此,只有二度窦房阻滞出现心房和心室漏搏时方能诊断。二度窦房阻滞可根据窦性激动脱落的特点分为Ⅰ型和Ⅱ型。窦房阻滞后可出现逸搏。

1. 二度Ⅰ型窦房阻滞　二度Ⅰ型窦房阻滞又称文氏型阻滞,表现为窦房结的激动向心房传导的时间逐渐延长,最后传导中断。心电图上见 PP 间期逐渐缩短,最后突然延长,该长 PP 间期短于基本 PP 间期的两倍。但是,二度Ⅰ型窦房阻滞在普通心电图上和窦性心律不齐相鉴别非常困难,检查时需患者屏住呼吸以排除呼吸对心律的影响。

2. 二度Ⅱ型窦房阻滞　窦房结的激动向心房传导突然中断。表现为长 PP 间期为基本 PP 间期的整倍数(图 22 - 63)。

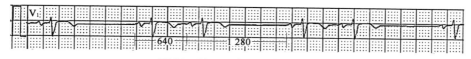

图 22 - 63　二度Ⅱ型窦房阻滞

(二) 房室传导阻滞

1. 一度房室传导阻滞　由于房室传导系统的相对不应期明显延长,引起房室传导延缓,但每次心房激动仍能传入心室。心电图特点如下(图 22 - 64)。

(1) 窦性 P 波之后均伴随 QRS 波群。

(2) PR 间期延长:PR 间期≥0.21 s(儿童>0.18 s,老年人>0.22 s);或 PR 间期超过相应年龄和心率的正常最高值;或在心率未变的情况下 PR 间期较原来延长 0.04 s 以上。

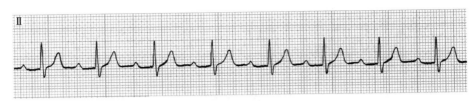

图 22-64　一度房室传导阻滞

一度房室传导阻滞多发生于器质性心脏病、药物作用、电解质紊乱等,也可见于正常人。

2. 二度房室传导阻滞　房室传导系统病变区域的不应期延长,致使心房激动的一部分落在不应期内而不能传入心室,形成心电图上部分 P 波后面 QRS 波群的脱漏现象。通常用房室传导比例来表示房室之间的传导情况。例如 3∶2 房室传导表示 3 次心房激动只有 2 次传入心室,有 1 次未能下传。根据心电图的不同表现,二度房室传导阻滞通常分为 2 型。

(1) 二度Ⅰ型房室传导阻滞:又称文氏型或莫氏(Mobits)Ⅰ型房室传导阻滞。心脏传导系统任何部位的传导逐次减慢,最后发生一次传导中断的心电图表现称为文氏现象(Wenckebach phenomenon)。二度Ⅰ型房室传导阻滞绝大多数发生于房室结或希氏束近端。在房室传导的文氏周期中,系列窦性 P 波规则产生并下传至房室交界区,第 1 个激动引起的不应期延长(绝对不应期与相对不应期均延长,但绝对不应期延长较轻),后一个 P 波抵达时房室传导系统尚处于相对不应期内,传导速度减慢,所以 PR 间期延长;再后 1 个 P 波便落在相对不应期的更早阶段,PR 间期更延长;直到最后一个 P 波落在前一激动的绝对不应期内而完全不能下传,发生一次心室脱漏。经过心室漏搏的长间歇后,房室传导系统的兴奋性有所恢复,故长间歇后的第 1 个 P 波又能以最短的 PR 间期下传心室。典型的文氏周期中,虽然每搏 PR 间期的延长是进行性,但其每次的增加量是递减的。由于心室周期(RR 间期)是由基本窦性周期(PP 间期)和当时的 PR 间期增量所决定的,因此在窦性心律规则的情况下,在 PR 间期进行性延长时,RR 间期便逐渐缩短。心电图特点如下(图 22-65):① 窦性 P 波规律出现。② 文氏现象:PR 间期呈进行性延长,RR 间距逐渐缩短,直至出现一次心室漏搏。心室漏搏所致的最长 RR 间距短于任何 2 个最短的 RR 间距之和。漏搏后,房室阻滞得到一定改善,PR 间期又缩短,之后又逐渐延长,如此周而复始地出现。房室传导比例常为 3∶2、4∶3、5∶4 等。

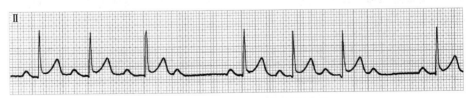

图 22-65　二度Ⅰ型房室传导阻滞

(2) 二度Ⅱ型房室传导阻滞:又称莫氏Ⅱ型房室传导阻滞。此型房室传导系统的阻滞部位较低,大多在希氏束分叉以下。由于房室传导系统的绝对不应期显著延长,只有很短的相对不应期,对心房传来的激动只能以"完全能或完全不能"的方式进行传导。心电图特点为(图 22-66):① 窦性 P 波规则出现。② PR 间期恒定,正常或延长,无文氏现象。③ QRS 波群部分脱落,房室传导比例常为 3∶2、4∶3 等。

固定的 2∶1 房室传导阻滞(图 22-67)是Ⅱ度房室传导阻滞的一个特殊类型,无法根据 PR 间

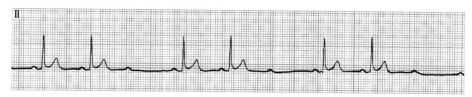

图 22-66 二度Ⅱ型房室传导阻滞

期的变化来区分Ⅰ型或莫氏Ⅱ型。莫氏Ⅱ型房室传导阻滞中房室传导比例呈 3∶1 或 3∶1 以上（连续 2 个或 2 个以上 P 波后面无 QRS 波群）者又称为高度房室传导阻滞（图 22-68），其房室传导比例以 4∶1、6∶1、8∶1 多见，而 3∶1、5∶1、7∶1 少见。

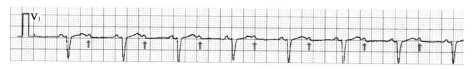

图 22-67 2∶1 房室传导阻滞

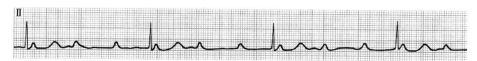

图 22-68 高度房室传导阻滞（3∶1 房室传导）

二度Ⅰ型房室传导阻滞可见于正常人，由迷走神经张力增高所致，预后较好。也可见于心肌炎、下壁心肌梗死等。二度Ⅱ型房室传导阻滞多为病理性，见于前壁心肌梗死、心肌病等，易发展为三度房室传导阻滞，预后较差。

3. 三度房室传导阻滞　由于房室传导系统的绝对不应期极度延长，占据整个心动周期，使所有的心房激动都落在绝对不应期内而不能下传心室，房室传导完全阻断，称为三度（完全性）房室传导阻滞。此时心房由窦房结或房性异位起搏点控制，而心室由阻滞部位以下的某一异位起搏点控制，形成完全性房室分离。心电图特点为（图 22-69）：① 房室分离：当心房由窦房结控制时，可见 P 波规则出现，P 波与 QRS 波群无固定关系，PP 间期与 RR 间期各有其固定的规律性。② 心房

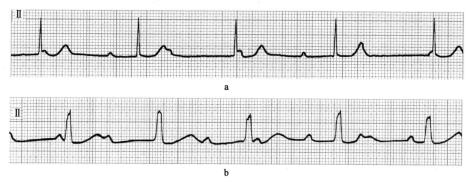

图 22-69 三度房室传导阻滞

a. 三度房室传导阻滞，交界性逸搏心律；b. 三度房室传导阻滞，室性逸搏心律

率大于心室率,即 P 波频率高于 QRS 波群频率。② 心室由逸搏心律控制。QRS 波群形态取决于异位起搏点位置的高低:交界性逸搏心律的起搏点位于希氏束分叉以上,QRS 波群形态正常,心室率常为 40～60 次/min;室性逸搏心律的起搏点位于希氏束分叉以下,QRS 波群宽大、畸形,心室率常在 40 次/min 以下。

三度房室传导阻滞多见于器质性心脏疾病。阻滞部位越低,潜在起搏点的稳定性越差,危险性越大,越容易发生室颤或心室停顿(ventricular standstill)。

(三) 室内传导阻滞

心室内阻滞(intraventricular block)是指发生在希氏束分叉以下的传导障碍,包括右束支阻滞、左束支阻滞及左束支分支阻滞。浦肯野纤维网和心室肌内传导阻滞常一并称为室内传导阻滞。束支阻滞根据阻滞程度分为完全性(QRS 波群时间≥0.12 s)和不完全性(QRS 波群时间<0.12 s)两类。右束支较左束支细长,由单侧冠状动脉分支供血,其不应期比左束支长,故右束支阻滞较左束支阻滞多见。

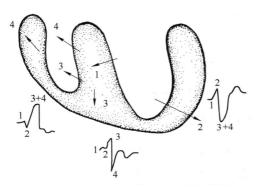

图 22-70　右束支阻滞心电向量示意图

1. **右束支阻滞**　右束支阻滞(right bundle branch block,RBBB)时,激动沿左束支下传,室间隔中 1/3 处除极与正常一样,仍由左向右进行;在 0.04 s 后,左侧室间隔及左心室壁除极将近结束时,激动方开始通过室间隔普通心肌细胞间的扩布缓慢传向右心室,故从右侧室间隔至右心室壁除极的过程非常缓慢,并因失去左侧向量的拮抗而出现突出的右前终末向量。因此 QRS 波群前半部接近正常,而后半部 QRS 波群时间延迟、形态改变。因除极顺序改变引起复极顺序的改变,故产生继发性 ST-T 改变(图 22-70)。心电图特点如下(图 22-71)。

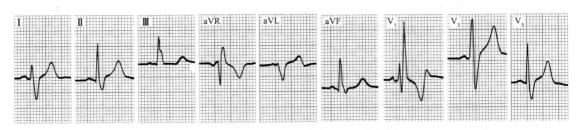

图 22-71　右束支阻滞

(1) QRS 波群形态改变:V_1、V_2 导联呈 rsR′型(M 形)或呈宽而有切迹的 R 波,无 Q 波,此为最具特征性的改变;aVR 导联呈 qR 型或 QR 型,R 波宽而有切迹;Ⅰ、aVL、V_5、V_6 导联 S 波宽而有切迹,时间≥0.04 s。

(2) QRS 波群时间≥0.12 s,V_1 导联 R 峰时间≥0.05 s。

(3) 继发性 ST-T 改变:V_1、V_2 导联 ST 段下移,T 波倒置。

若有以上相似的图形,但 QRS 波群时间<0.12 s 者,则为不完全性 RBBB。

RBBB 常见于风湿性心脏病二尖瓣狭窄、先天性心脏病房间隔缺损、肺源性心脏病等伴有右心室负荷过重的心脏疾患,还可见于冠心病、心肌炎、心肌病等。亦可见于部分正常人,尤其以不完全性 RBBB 多见。

2. **左束支阻滞**　左束支阻滞(left bundle branch block,LBBB)时,激动沿右束支下传,室间隔右下 1/3 处先除极,引起心室除极顺序从开始就发生一系列改变,由于初始室间隔除极变为从右向左方向除极,导致 I、V_5、V_6 导联正常室间隔除极波(q 波)消失。同时右心室前壁亦开始除极,然后缓慢地通过室间隔(约 0.04 s)到达室间隔左侧及其附近的左心室壁。此后激动进一步沿室间隔向后上偏左推进,最后出现左心室游离壁的缓慢除极。在整个心室激动过程中,各个主要向量

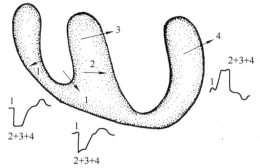

图 22 - 72　左束支阻滞心电向量改变示意图

都指向左,由于左心室壁较右心室壁厚,因而激动扩布较 RBBB 时更为迟缓。心室除极时间明显延长,使 QRS 波群主波(R 或 S 波)增宽、粗钝或有切迹。也可发生继发性 ST - T 改变(图 22 - 72)。心电图特点如下(图 22 - 73)。

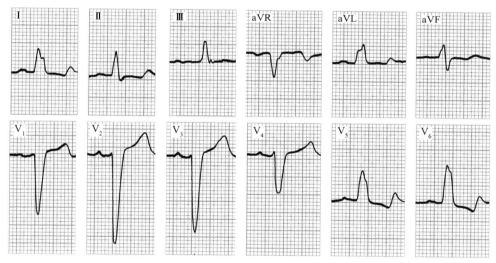

图 22 - 73　左束支阻滞

(1) QRS 波群形态改变:I、V_5、V_6 导联 q 波减小或消失,呈宽大、有切迹的或顶部粗钝的 R 波,常无 S 波;V_1、V_2 导联常呈 rS 型(其 r 波极小,S 波明显加深、增宽)或呈宽而深的 QS 型,aVR 导联多呈 QS 型。

(2) QRS 波群时间≥0.12 s,V_5、V_6 导联 VAT≥0.06 s。

(3) ST - T 继发性改变:ST 段抬高或下移,T 波方向与 QRS 波群主波方向相反。

若出现与上述相似的图形,仅 QRS 波群时间<0.12 s,称不完全性 LBBB。由于不完全性 LBBB 心电图表现不易与左心室肥大及某些正常变异相区别,所以临床心电图很少作此诊断。

左束支粗短且受双侧冠状动脉供血,发生传导阻滞机会较右束支少。一旦发生,则多为器质

性病变,预后较差。常见于冠心病、高血压心脏病、主动脉瓣病变等,亦可见于各种心肌炎和心肌病等,仅极少数不能从病理上找出原因。暂时性 LBBB 可由急性心肌梗死引起,也可由洋地黄、奎尼丁等药物影响所致。

3. 左束支分支阻滞　　左前(上)分支沿左心室内膜下向前上方呈扇形展开,分布于前乳头肌及前侧壁;左后(下)分支沿左心室内膜下向后下方呈扇形展开,分布于后乳头肌及左心室膈面。左前分支细长,位于压力较高的左心室流出道,仅由左冠状动脉前降支供血,容易受损而发生传导阻滞;左后分支较粗,位于压力较低的流入道,又有左前降支及右冠状动脉双重血供,故其传导阻滞较少见。

(1) 左前分支阻滞:左前分支阻滞(left anterior fascicular block,LAFB)时,左心室激动只能通过左后分支传导,先激动室间隔后下部及左心室后下壁,初始向量指向右下方;然后通过浦肯野纤维再激动左心室前上壁,使整个心室除极,向量从右下转向左上。由此主向量指向左上方。心电图特点如下(图 22-74):① 心电轴显著左偏,达 $-90°\sim-30°$,超过 $-45°$ 诊断价值更大。② QRS 波群在 Ⅰ、aVL 导联呈 qR 型,q 波时间 $\leqslant 0.02$ s;Ⅱ、Ⅲ、aVF 导联呈 rS 型。$R_{aVL}>R_{I}$,$S_{III}>S_{II}$。③ QRS 波群时间 $\leqslant 0.11$ s,无明显增宽。

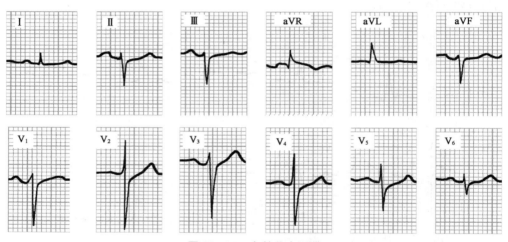

图 22-74　　左前分支阻滞

临床上如遇有心电轴显著左偏而无左心室肥大时,应考虑 LAFB。LAFB 若无其他部位的传导阻滞或器质性心脏病,预后大多良好。

(2) 左后分支阻滞:左后分支阻滞(left posterior fascicular block,LPFB)时,左心室激动只能沿左前分支传导,首先激动室间隔左前半部及左心室前侧壁,初始向量指向左上方;然后通过浦肯野纤维绕向左后分支的支配区,再激动左心室后下壁,使整个心室除极,向量由左上转向右下。其最大向量指向右下,与 LAFB 相反。心电图特点如下(图 22-75):① 心电轴右偏,一般在 $+90°\sim+120°$。② QRS 波群形改变:QRS 波群在 Ⅰ、aVL 导联呈 rS 型;Ⅱ、Ⅲ、aVF 导联呈 qR 型,q 波时间 $\leqslant 0.02$ s;$R_{III}>R_{II}$。③ QRS 波群时间 $\leqslant 0.11$ s。

LPFB 虽少见,但如发生,往往提示有较弥漫的心肌损害,常与 RBBB 同时发生,并易发展为完全性房室传导阻滞。引起 LPFB 的常见疾病有冠心病(尤其是心肌梗死)、高血压病等,其意义几乎与 LBBB 相同。

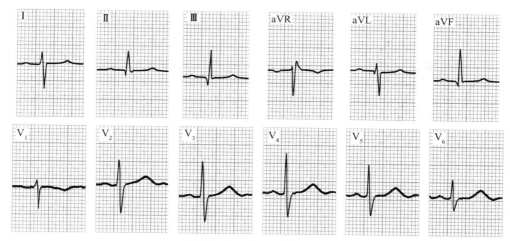

图 22-75　左后分支阻滞

六、逸搏与逸搏心律

逸搏(escape beat)是当高位起搏点激动停止或延缓发放冲动或者冲动传导受阻时,低位起搏点被动延迟发出一个或一串冲动。如果低位起搏仅发生1~2个称为逸搏(escape beat),连续3个或3个以上的逸搏称为逸搏心律(escape rhythm)。逸搏和逸搏心律具有保护作用。按逸搏发生的部位分为房性、交界性和室性逸搏。临床上以交界性逸搏最为多见,其次是室性逸搏,房性逸搏较少见。

（一）交界性逸搏与交界性逸搏心律

交界性逸搏见于窦性停搏及三度房室传导阻滞等。其心电图特点为:长间歇后出现一个 QRS 波群,QRS 呈室上性,其形态与窦性 QRS 波群相同或略有差别。连续出现3次或3次以上的交界性逸搏称交界性逸搏心律,频率为40~60 次/min,慢而规则。

（二）室性逸搏与室性逸搏心律

室性逸搏心律多见于窦房结和房室结双结病变或发生于束支水平的三度房室传导阻滞。QRS 波群呈室性波形,频率为20~40 次/min,一般不十分规则。

逸搏的 QRS 波群分别与相应的期前收缩相似,其鉴别要点是:期前收缩提前发生,而逸搏则在长间歇后发生,属延迟出现;期前收缩系主动性异位节律,而逸搏则属被动性异位节律。

七、心室预激

预激是指冲动经正常房室传导系统以外的先天性房室附加通道(简称"旁路")下传的一种异常房室间传导现象,属于捷径传导。发生预激的解剖学基础是在正常的房室传导系统外还存在着"房室旁路"。此旁路具有不应期短、传导速度快的特点。因此,经旁路下传的部分冲动提早兴奋心室的一部分,引起部分心室肌提前激动,其余心室肌由经正常房室传导途径下传的激动兴奋,表现为一系列心电图异常。

目前所知的房室旁路有3种(图 22-76):① Kent 束:左、右房室环外缘直接连接心房与心室

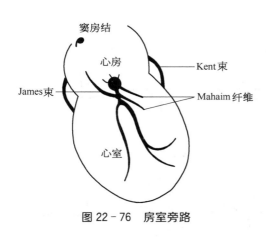

图 22 - 76　房室旁路

的一束纤维,最为常见。② James 束:连接心房与房室结下部或希氏束的纤维束。③ Mahaim 纤维:连接房室结下部、希氏束或束支近端至室间隔肌部的纤维束。不同患者可有不同的旁路,同一患者亦可有多条旁路。

(一) WPW 综合征

由 Kent 束传导引起的 WPW 综合征(Wolff - Parkinson - While syndrome),又称经典型预激综合征,临床最为常见。室上性激动可经传导速度很快的旁道下传并预先激动部分心室肌,同时也经正常房室结途径下传至其余心室肌,形成特殊的室性融合波。心电图特点如下。

(1) PR 间期<0.12 s,有时窦性 P 波与预激波融合,以致 PR 段消失。

(2) QRS 波群起始部粗钝,形成预激波(δ 波),为预激在心电图上的主要表现。

(3) QRS 波群增宽,时间≥0.12 s,但 PJ 间期正常。

(4) 可有继发性 ST - T 改变。

根据心电图上预激波和 QRS 波群主波的方向,分为 3 型:① A 型:预激波和 QRS 波群主波在右胸导联($V_1 \sim V_3$)和左胸导联($V_4 \sim V_6$)均向上(图 22 - 77),提示左侧旁路。② B 型:预激波和 QRS 波群主波在右胸导联向下,在左胸导联向上(图 22 - 78),提示右侧旁路。③ C 型:预激波和 QRS 波群主波在右胸导联向上,在左胸导联向下。

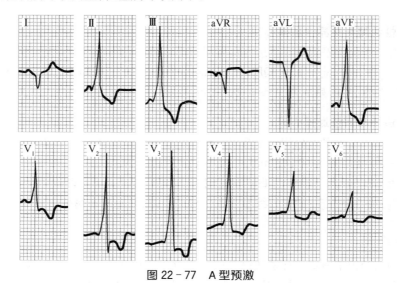

图 22 - 77　A 型预激

(二) LGL 综合征

LGL 综合征(Lown - Ganong - Levine syndrome),又称短 PR 综合征。由 James 束参与形成。由于激动绕过房室结提前传至希氏束,然后继续沿希氏束浦肯野纤维系统正常下传,故心电图表现为(图 22 - 79):

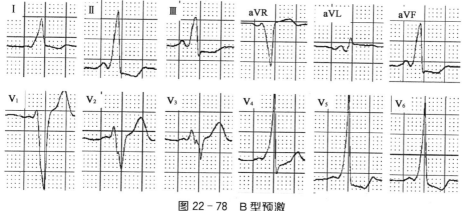

图 22-78　B 型预激

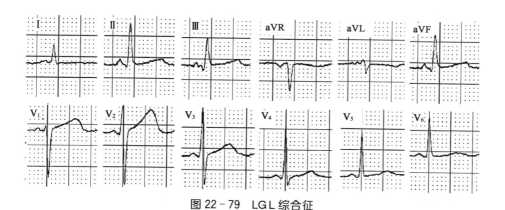

图 22-79　LGL 综合征

（1）PR 间期<0.12 s。

（2）QRS 波群形态正常且无预激波。

（三）Mahaim 型预激

此型预激由 Mahaim 纤维参与。此纤维目前被认为是一种特殊的房室旁路，具有慢传导的特性。激动自房室结下部或希氏束近端至心室肌（或右束支）形成预激。故心电图表现为：

（1）PR 间期≥0.12 s。

（2）QRS 波群轻微增宽且伴有预激波，但 δ 波较小。

预激系先天性疾病，一般预后良好。但由于旁路的存在，冲动易在旁路和正常下传通路间形成折返，发生房室折返性心动过速，称为预激综合征（preexcitation syndrome）。大多数情况下，心动过速发作时激动自正常通路下传，由旁路逆传，称为顺向性房室折返性心动过速，心动过速发作时 QRS 宽度正常。极少数情况下，冲动经正常通路逆传，称为逆向性房室折返性心动过速，表现为宽 QRS 波心动过速。如果预激合并心房颤动则可引起极快的心室率，甚至引发室颤而危及生命。

（金　涛）

第六节 电解质紊乱及药物所致心电图改变

一、电解质紊乱

(一) 低钾血症

血钾浓度<3.5 mmol/L 时称为低血钾。血钾过低时常有机体缺钾,但也可见于血液稀释或血钾转移至细胞内。低血钾导致心室复极障碍,引起 ST-T 及 U 波改变,还可使心肌自律性、兴奋性增高,传导延缓,因而出现各类心律失常。其心电图特点如下(图 22-80):

(1) ST 段下移≥0.05 mV,T 波低平或倒置。

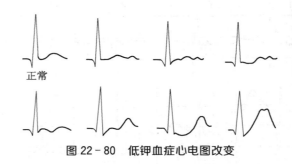

正常

图 22-80 低钾血症心电图改变

(2) U 波增高(V_2、V_3 导联最显著),可达 0.1 mV 以上,甚至超过同导联 T 波。

(3) 血钾减低至 2.5 mmol/L 以下时,T 波与 U 波可部分融接而呈"驼峰状"。T 波与 U 波融合难分时可致 QT 间期不易测定或误为 QT 间期延长。

(4) 严重低血钾时可出现频发、多源性室性期前收缩、室性心动过速、室内传导阻滞、房室传导阻滞等心律失常。

(二) 高钾血症

血钾浓度>5.5 mmol/L 时称为高血钾。高血钾常见于尿少或无尿引起的钾排出减少,也可由血液浓缩或钾由细胞内转移至细胞外引起。高血钾时心肌除极缓慢,心肌自律性降低,兴奋性先升高后降低,激动传导延缓,复极过程缩短。其心电图特点如下(图 22-81)。

(1) 最初表现为 T 波高尖、基底狭窄,双支对称而呈"帐篷样"T 波,胸导联明显。

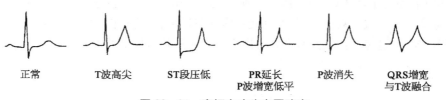

| 正常 | T波高尖 | ST段压低 | PR延长
P波增宽低平 | P波消失 | QRS增宽
与T波融合 |

图 22-81 高钾血症心电图改变

（2）随血钾浓度增高，QRS 波群增宽，PR 间期及 QT 间期延长，R 波逐渐降低，S 波逐渐加深，ST 段下移，继而 P 波电压降低、增宽。

（3）严重高血钾时，P 波消失，发生机制为心房肌受抑制不能接受窦房结的冲动，但可沿三条结间束直接下传心室，引起心室激动，称为窦室传导；QRS 波群增宽、畸形，PR 间期及 QT 间期进一步延长，心室率缓慢，T 波宽而对称。最后可发生室速、室扑、室颤甚至心脏停搏。

（三）低血钙

当血钙＜2.25 mmol/L 时称为低血钙。血钙过低使心室肌动作电位曲线中 2 位相时间延长，出现心电图改变为：

（1）ST 段平坦、延长，直立 T 波变窄、低平或倒置。

（2）QT 间期延长。

（四）高血钙

当血钙＞2.75 mmol/L 时称为高血钙。血钙过高使心室肌细胞动作电位 2 位相时间缩短，心电图表现为：

（1）ST 段下垂、缩短；QT 间期缩短。可有 T 波低平、倒置。

（2）QRS 波群增宽，PR 间期延长。

（3）严重者可发生窦性停搏、窦房阻滞、室早和室速。

二、药物影响

某些药物对心肌的除极和复极过程产生影响，从而引起心电图改变。

（一）洋地黄类制剂

洋地黄类制剂是治疗心力衰竭和某些室上性异位心律的重要药物。洋地黄对心电图影响可分为治疗剂量时所致洋地黄效应和中毒时所致心律失常两类。

1. 洋地黄效应　洋地黄直接作用于心室肌，使动作电位 2 位相缩短甚至消失，并减小 3 位相坡度，使动作电位时程缩短。洋地黄效应仅是应用洋地黄类制剂的标志，并不意味着洋地黄过量或中毒。心电图表现如下（图 22 - 82）。

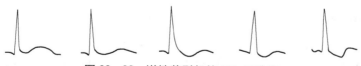

图 22 - 82　洋地黄引起的 ST - T 改变

（1）ST - T 变化：最先表现在以 R 波为主的导联中 T 波低平，继之 ST 段逐渐下垂，T 波双向（先负后正），斜行下垂的 ST 段与 T 波倒置部分融合成为倒置而形状不对称的 ST - T 图形，其下行支在到达最低点时与突然上升的上升支几乎成直角而呈"鱼钩状"。

（2）QT 间期缩短。

2. 洋地黄中毒　临床最常见的洋地黄毒性反应是心律失常。洋地黄对心脏传导系统各部位的作用不同：抑制窦房结 4 相除极而出现窦性心动过缓、窦性停搏等；增加心房肌及交界区 4 相除极速度，易出现心房及交界区心动过速；抑制房室结 0 相除极而出现一、二、三度房室传导阻滞，其中高度或三度房室传导阻滞是洋地黄严重中毒的表现;影响浦肯野纤维组织的膜电位、膜反应及传导速度,出现各种室性心律失常,如频发性期前收缩、二联律、三联律、多源性、多形性、尖端扭转型室性心动过速、心室扑动或颤动等。洋地黄毒性反应往往是某一部分心肌自律性增强而另一部分心肌出现传导障碍的综合表现,如房性心动过速伴不同程度的房室传导阻滞。

(二) 奎尼丁

奎尼丁属 I$_A$ 类抗心律失常药物,奎尼丁可降低细胞膜的通透性,抑制 Na$^+$ 内流和 K$^+$ 外流,延缓心肌细胞的除极与复极,抑制心肌自律性,减慢激动传导,延长心肌的不应期,是治疗多种心律失常的常用药物。

奎尼丁治疗剂量时的心电图表现:① QRS 波群增宽,QT 间期延长。② T 波低平或倒置。③ U 波增高。④ P 波稍宽,可伴有切迹,PR 间期稍延长。

奎尼丁中毒时的心电图表现:① QT 间期明显延长。② QRS 时限增宽,增宽的程度与剂量呈正比,QRS 时限增宽超过 25% 时接近中毒,超过 50% 时肯定中毒。③ 各种程度的房室传导阻滞、窦性心动过缓、窦性停搏或窦房阻滞。④ 各种室性心律失常,严重者出现尖端扭转型室速,甚至室颤,导致晕厥或猝死。

致心律失常作用(proarrhythmia effect)是指抗心律失常药物引起新的心律失常或原有心律失常的恶化。致心律失常作用与药物的正常药理作用密切相关,但不一定呈剂量依赖性。可能机制是药物引起复极延长、早期后除极致尖端扭转性室速,减慢心室内传导及易于折返等有关。可见于用药的早期,亦可见于长期用药的过程中。抗心律失常药物在抗心律失常同时,也增加了致心律失常的机会,因此使用抗心律失常药物的过程中,必须定期检查心电图。

(金　涛)

第七节　动态心电图与心电图运动负荷试验

一、动态心电图

动态心电图(ambulatory electrocardiogram,AECG)是指可以在自然活动状态下连续长时间描记的心电图。1961 年,Holter 首先将其应用于临床,故又称之为 Holter 监测系统。动态心电图能够在患者自然生活状态下连续 24 h 或更长时间记录二导或多导心电信号,借助计算机进行分析处理,报告心搏总数、异常心律的类型及次数、最快与最慢心率以及 ST - T 改变等数据,并可根据需要查找某一时刻的心电图改变,将异常心电图与患者当时的活动情况或症状对照分析,有效地弥补了常规心电图仅能作短时、静态记录的不足。动态心电图对于常规心电图正常但有心脏症状,或者心律变化与症状并不相符时,可作为首选的无创检查方法,以获得有意义的诊断资料。

1. **适应证**　动态心电图检查的适应证有:① 与心律失常有关症状的评价:初步判断心悸、眩晕、气促、胸痛、晕厥、抽搐等症状发生是否与心律失常有关。② 心肌缺血的诊断和评价:对于不适宜做运动试验者,或在休息或情绪激动时有心脏症状者以及怀疑有心绞痛者,动态心电图是最简便的无创诊断方法。③ 评价心脏病患者的预后。④ 评定心脏病患者日常生活能力。⑤ 评价心肌缺血及心律失常的药物疗效。⑥ 起搏器功能评定。⑦ 流行病学调查。

2. 动态心电图的常用导联

（1）CM_5 导联正极置于 V_5 位置，负极置于右锁骨下窝中 1/3 处。对缺血性 ST 段下移的检出最为敏感，且描记到的 QRS 波幅最高，是常规使用的导联。

（2）CM_1 导联正极置于 V_1 位置或胸骨上，负极置于左锁骨下窝中 1/3 处。可清楚地显示 P 波，常用于检出及分析心律失常。

（3）M_{aVF} 导联正极置于左腋前线肋缘，负极置于左锁骨下窝内 1/3 处。主要用于检测左心室下壁的缺血改变。

（4）CM_3 导联正极置于 V_3 位置，负极置于右锁骨下窝中 1/3 处。怀疑为变异型心绞痛时，常联合选用 CM_3 和 MaVF 导联。⑤ 无关电极可以放置在胸部任何部位，一般置于右胸第 5 肋间腋前线或胸骨下段中部。

3. 动态心电图分析注意事项

（1）应要求患者在佩带记录器检测过程中写好日志，按时间记录其活动状态和有关症状。一份完整的生活日志对于正确分析动态心电图资料具有重要参考价值。

（2）动态心电图常受监测过程中患者体位、活动、情绪、睡眠等因素的影响，有时在生理与病理之间难以划出明确的分界线。因此，对动态心电图检测到的某些结果，还应结合病史、症状及其他临床资料综合分析以作出正确的诊断。

（3）动态心电图属回顾性分析，并不能了解患者即刻的心电变化。由于导联的限制，尚不能反映某些异常心电改变的全貌。对于心脏房室大小的判断、束支传导阻滞、预激综合征的识别以及心肌梗死的诊断和定位等，仍需要依靠常规 12 导联心电图检查。

二、心电图负荷试验

临床症状不典型甚至无症状的部分冠状动脉供血不足患者，静息时心电图表现正常或仅有某些非特异性改变，但有些患者即使心绞痛发作，也因时间短而难以进行心电图描记。为早期发现这些患者，临床上常采用心电图负荷试验（ECG stress est），即通过增加心肌耗氧量的方法来诱发心电图改变，判断受检者是否有冠状动脉供血不足。最常用的方法是心电图运动试验（ECG exercise test）。运动试验以心电图改变为主要检查指标，但运动时出现的心绞痛及其他症状、心率（律）及血压的改变等临床资料，以及能达到的运动量等，都有重要意义。

1. 适应证 心电图负荷试验的适应证为：① 静息心电图正常而疑有冠心病者。② 冠心病患者进行药物或手术治疗（如冠状动脉搭桥术或经皮冠状动脉腔内成形术及支架植入）后效果观察。③ 估计心功能及活动耐量。

2. 禁忌证 心电图负荷试验的禁忌证为：① 不稳定型心绞痛。② 急性心肌梗死。③ 严重心律失常。④ 重度心功能不全。⑤ 急性心肌炎、重度主动脉瓣狭窄及其他急性或严重疾病。

3. 检查方法

（1）试验前准备：① 受检者于试验前 2～3 周停用洋地黄，检测前 2～3 日停用冠状动脉扩张剂。② 检测现场应备有必要的抢救设备和药物，并有医护人员在场严密监护。③ 准备好心电、血压动态监护。④ 受检者于试验前描记 12 导联静息心电图、测量血压以作对照。

（2）运动量：分级运动试验以心率增加的次数作为运动量大小的指标，可做极量或次极量分级运动试验。极量运动试验是让受检者承受最大的运动负荷,以达到极量心率(220－年龄);次极量运动试验的运动量相当于极量运动的85%～90%,其预期心率为195－年龄。次极量运动试验对心脏病患者较为合适。常用方法有活动平板及蹬车运动试验,敏感性较高,且重复性好。近年来活动平板运动试验被认为是首选的运动方式。受检者迎着一定坡度和转速的活动平板就地踏步行走,平板的转速和坡度决定运动强度,从低量级开始逐步递增运动负荷,每级运动时间为3 min,直至达到目标心率。

(3) 监护导联:用12导联监测心电图可得到较安全的资料,阳性率高。亦可用 I、Ⅱ、aVF、V_4～V_6 等6个导联。

(4) 观察指标与运动终点:① 达到预期目标心率。② 出现严重心绞痛。③ 心电图出现 ST 段水平型或下垂型下移≥0.1 mV。④ 出现严重心律失常,如室性期前收缩二联律、R' on T 型室性期前收缩、多源性室性期前收缩、短阵室性心动过速等。⑤ 收缩压较正常下降10 mmHg,或运动中收缩压剧升,>210 mmHg。⑥ 出现头晕眼花、面色苍白、呼吸困难、发绀、步态不稳、运动失调。

4. 阳性标准　符合下列情况之一者为阳性:① 运动中出现典型心绞痛或血压下降。② 运动中或运动后心电图出现 ST 段缺血型下移≥0.1 mV,持续1 min以上;如运动前原有 ST 段下降者,运动后应在原有基础上再下移0.1 mV,且持续1 min以上。

(金　涛)

第八节　心电图分析方法及临床应用价值

一、分析心电图的步骤与方法

(1) 将各导联按 I、Ⅱ、Ⅲ、aVR、aVL、aVF 及 V_1～V_6 的顺序排列,首先检查各导联心电图标记有无错误,导联有无接错,定准电压是否正确,有无个别导联电压减半或加倍,纸速如何,有无基线不稳、伪差和交流电干扰等。

(2) 根据 P 波的有无、方向与形态、顺序及其与 QRS 波群的关系,确定基本心律是窦性心律抑或异位心律。分析心律,首先要认出 P 波、QRS 波群,然后根据 P 波的特点决定基本心律。例如,P 波符合窦性条件,诊断为窦性心律;P 波为逆行型,$P'R$ 间期<0.12 s,为交界性心律;P 波消失,代之以一系列不规则的 f 波,为房颤。

在某些导联中出现期前收缩或逸搏等,都是附加的异位节律,必须加以说明。例如基本心律是窦性,有很清楚的窦性 P 波,但同时又有三度房室传导阻滞,心律项目栏上应记录为:窦性心律、三度房室传导阻滞、室性逸搏心律。又如基本心律是房颤,而又可以合并有室性期前收缩或三度房室传导阻滞、交界性逸搏等。

(3) 测定 PP 或 RR 间距、PR 间期、QT 间期、P 波及 QRS 波群时间,必要时测定 V_1、V_5 导联的室壁激动时间。

选择适当的导联测量 PP 或 RR 间距,以计算心房率和心室率。在每一个 P 波后面均有 QRS 波群者心房率等于心室率,只要计算心室率即可。如有明显心律不齐,心房率与心室率不相等者,则应分别计算心房率与心室率。

测量 PR 间期应注意,在心率快速或 PR 间期延长的患者中,P 波常和前面一个心动周期的 T 波互相重叠,或者完全被掩盖而不能看出,或者在 T 波下降支部位形成一个切凹而被误认为是 U 波,故应仔细核对,以免误诊。没有 PR 间期(如房颤),或者 P 波与 QRS 波群无固定关系者(如三度房室传导阻滞),PR 间期一栏可以空着不填。PR 间期有规律地改变,如文氏现象,可将最短的与最长的注出,例如 0.18~0.36 s。

测量 QT 间期应注意勿将异常明显的 U 波误计在 T 波内。有时各个导联 T 波平坦或很低小,不易看清其终点,应加以说明。

(4) 测定 QRS 平均电轴,可用目测法观察其是否偏移。如有左移或右移时,应用查表法写出电轴的偏移度数。

(5) 观测各导联 P 波、QRS 波群、T 波及 U 波的电压、形态、方向等,以及 ST 段有无移位。应在每个导联内仔细检查 P 波、QRS 波群、ST 段、T 波等,判断是否正常。将不正常的特征分别描述。例如,QRS 波群是否属室上性激动(窦性、房性、房室交界区或希氏束分叉以上的激动)下传心室或心室内异位激动所产生;有无提前或延迟出现的 QRS 波群;R 波与 S 波电压是否正常;有无异常 Q 波;QRS 波群与 P 波关系如何;ST 段是否移位;移位的 ST 段属何类型;T 波的形态、方向与电压是否正常等。系统而有重点地总结出该份心电图的主要特征。

(6) 综合心电图所见,并结合被检查者的年龄、性别、病史、体征、临床诊断、用药情况以及既往心电图检查资料等,判定心电图是否正常,作出心电图诊断。根据临床和心电图诊断的需要,必要时可加做某些导联或延长、重复描记。

二、分析心电图的注意事项

(1) 结合临床资料综合分析:心电图只是心脏电活动的记录,并受到患者个体差异的影响,必须结合临床进行全面分析,方能作出正确诊断。检查心电图前应认真阅读申请单,必要时可亲自补充询问病史和做必要的体格检查,便于结合具体病情进行心电图分析,或及时加做某些导联。临床医师应认真填写申请单,尤其是与心电图密切相关的内容如心血管病史、洋地黄等药物使用情况等,均应写明,以供参考。

(2) 心电图描记技术的要求:心电图机必须保证经放大后电信息不失真,走纸速度正确、稳定,毫伏标尺准确无误。描记时尽量避免干扰和基线漂移。应常规描记 12 导联心电图,并根据临床需要及心电图变化,决定描记时间的长短和是否加做某些导联。对于心律失常,应选择 P 波清晰的导联,描记长度应达到能重复显示其异常改变的周期。

三、心电图的报告方式

从上述心电图分析中择其要点,填写心电图报告。一般心电图报告应包括:① 基本心律及类别。② 有无心电轴左偏或右偏,以及偏移度数。③ 有钟向转位者可标明。④ 心电图特征性改变。⑤ 心电图是否正常。⑥ 结合临床提供参考意见,必要时建议复查。关于心电图正常与否,可归纳为 4 类。

(1) 正常心电图。

(2) 大致正常心电图:指在个别导联中出现一些轻度异常的图形,包括 QRS 波群出现切迹、ST 段轻微下移、T 波轻微降低等,而没有其他更显著的变异。

(3) 可疑心电图:心电图异常情况较第 2 类为重,在多个导联有可疑的异常表现,但不足以肯定为某种异常。应说明可疑之处,如可疑右心室肥大等。

(4) 不正常心电图:指心电图有肯定的异常改变而有病理意义者,如左心室肥大、急性下壁心肌梗死、完全性左束支阻滞等。此时应直接写出心电图诊断。

四、心电图的临床应用价值

(1) 分析与鉴别各种心律失常。心电图是迄今为止检查心律失常最精确的方法,尤其对于一度房室传导阻滞及束支阻滞的诊断更为必要。

(2) 确诊心肌梗死及急性冠状动脉供血不足。心电图可明确反映心肌的缺血、损伤和坏死现象,因此对心肌梗死可以确定诊断,并可了解病变的部位、范围、演变与分期。对急性心肌缺血,可反映其有无、部位及持续时间。

(3) 协助诊断慢性冠状动脉供血不足、心肌炎及心肌病。

(4) 判定有无心房、心室肥大,从而协助某些心脏病的病因学诊断,例如风湿性、肺源性、高血压性和先天性心脏病等。

(5) 协助诊断心包疾病,如急性及慢性心包炎。

(6) 观察某些药物对心肌的影响,包括治疗心血管疾病的药物(如洋地黄、抗心律失常药物)及可能对心肌有损害的药物。

(7) 对某些电解质紊乱有助于诊断,还对指导治疗有重要参考价值。

(8) 心电图监测广泛应用于外科手术、心导管检查、人工心脏起搏、电击复律、心肺复苏及其他危重病症的抢救,可及时了解心律的变化和心肌供血的情况,从而提示相应的处理。还可用于航天、登山运动等。

(9) 心电图作为一种电信息的时间标记,又是做其他一些检查所不可少的,如描记超声心动图、心音图、阻抗血流图等进行心功能测定和心脏电生理研究时,常需与心电图同步描记,以利于确定时相。

(金　涛)

第二十三章 肺功能检查

导学

1. 掌握肺容量的组成、肺活量及用力肺活量的临床意义;掌握常用血气分析指标的临床意义。

2. 熟悉换气功能及小气道功能的临床意义。

肺功能检查的目的包括:① 鉴别呼吸困难的原因。② 早期发现呼吸系统疾病的肺功能损害。③ 评估大手术的耐受性。④ 指导治疗,评估疗效。⑤ 呼吸衰竭的诊断及监护。⑥ 职业性肺病的劳动力鉴定。

肺功能检查的项目繁多,包括肺容量测定、通气功能测定、换气功能测定、气道反应性测定、气道阻力测定、气道分布测定、运动心肺功能测定、血液气体分析和酸碱测定等。本章只简要介绍临床常用肺功能检查项目。

一、肺容量检查

肺容量(pulmonary volume)是指肺内气体的含量,即呼吸道与肺泡的总容量。不同呼吸幅度下,肺容量会发生变化。肺容量可分为 4 个基础肺容积,即潮气容积、补吸气容积、补呼气容积及残气容积,基础肺容积彼此互不重叠,全部相加等于肺总量。临床上通常将 2 个或 2 个以上的基础肺容积叠加组成 4 个混合肺容量,即深吸气量、肺活量、功能残气量和肺总量。肺容量的组成及其关系见图 23 - 1。

(一)基础肺容积

1. **潮气容积(tidal volume,VT)** 指平静呼吸时每次吸入或呼出的气量。正常成人参考值为 400~600 ml。呼吸肌功能不全时 VT 减少。

2. **补吸气容积(inspiratory reserve volume,IRV)** 指平静吸气末,再尽力吸气所能吸入的最大气量,是吸气的储备量。正常成人参考值男性约 2 160 ml,女性约 1 400 ml。呼吸肌功能减退时 IRV 减少。

3. **补呼气容积(expiratory reserve volume,ERV)** 指平静呼气末,再尽力呼气所能呼出的最大气量,是呼气的储备量。正常成人参考值男性(1 609±492)ml,女性(1 126±338)ml。呼吸肌功能减退时 ERV 减少。

4. **残气容积(residual volume,RV)** 指补呼气后仍残留于肺内的气量。正常成年参考值男性

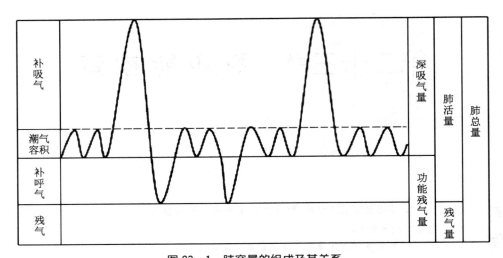

图 23-1　肺容量的组成及其关系
肺总量 TLC;肺活量 VC;残气容积 RV;深吸气量 IC
功能残气量 FRC;补吸气容积 IRV;潮气容积 VT;补呼气容积 ERV

为$(1\,615\pm397)$ml、女性为$(1\,245\pm336)$ml。RV/肺总量值$>40\%$(正常$\leqslant35\%$)提示肺内充气过度,见于阻塞性肺气肿、支气管哮喘发作等。RV 减少见于急性呼吸窘迫综合征(ARDS)及限制性通气障碍疾病。

(二) 混合肺容量

1. **深吸气量**(inspiratory capacity,IC)　为平静呼气后能吸入的最大气量,IC=VT+IRV。正常成年参考值男性为$(2\,617\pm548)$ml、女性为$(1\,970\pm381)$ml。呼吸肌功能减退时 IC 减少,限制性通气功能障碍与阻塞性通气功能障碍时 IC 也可减少。

2. **肺活量**(vital capacity,VC)　指最大吸气后所能呼出的最大气量。VC=VT+IRV+ERV。正常成年参考值男性为$(4\,217\pm690)$ml、女性为$(3\,105\pm452)$ml。正常人 VC 不应低于预计值的80%。VC 是临床上肺功能检查中最常用的参数之一,也常作为健康体检的指标。VC 减少见于:① 胸廓、胸壁、胸膜的病变(如胸腔积液等)。② 呼吸肌功能障碍(如重症肌无力等)。③ 支气管病变(如慢性阻塞性肺疾病等)。④ 肺实质病变(如肺不张、肺叶切除等)。⑤ 肺间质病变(肺纤维化等)。

3. **功能残气量**(functional residual capacity,FRC)　指平静呼气后肺内所含气量。FRC=RV+ERV。正常参考值男性为$(3\,112\pm611)$ml、女性为$(2\,348\pm479)$ml。FRC 改变的临床意义与 RV 相同。

4. **肺总量**(total lung capacity,TLC)　指深吸气后肺内所含有的气体总量。TLC=VC+RV。正常参考值男性为$(5\,766\pm782)$ml、女性为$(4\,353\pm644)$ml。TLC 增加见于阻塞性通气障碍,如阻塞性肺气肿。TLC 减少见于限制性通气障碍,如气胸、胸腔积液、肺纤维化、肺水肿、肺不张、肺叶切除术后等。

临床上 VT、IRV、ERV、IC、VC 可用肺量计直接测定。FRC、RV 均不能用肺量计直接测得,需用气体分析法(氦稀释法或者氮稀释法)间接测算。FRC 只需平静呼吸,不受受检者主观用力呼吸与否影响。TLC 由测得的 VC 加上 RV 求得。

必须指出以上各项肺容量指标及下述各种肺功能指标均受性别、年龄、体重、身高、体位等诸多因素影响，故临床上常用含有性别、年龄、身高、体重四个变量的多元回归方程来计算各项肺容量指标及各项肺功能指标的预计值作为参考值。

二、通气功能检查

通气功能是指单位时间内随呼吸运动进出肺的气量和流速。

（一）肺通气量

1. **每分通气量**（minute ventilation volume，VE） 指静息状态下每分钟吸入或呼出的气量。由 VT 乘以每分钟呼吸频率（RR）而算出，即 VE＝VT×RR/min。正常参考值男性为（6 663±200）ml/min、女性为（4 217±160）ml/min。VE＞10 L/min 提示通气过度，可导致呼吸性碱中毒。VE＜3 L/min，提示通气不足，如阻塞性肺气肿，可导致呼吸性酸中毒。

2. **肺泡通气量**（alveolar ventilation，VA） 指静息状态下每分钟吸入气量中能到达呼吸性细支气管及肺泡进行气体交换的有效通气量。VT 正常约为 500 ml，其中存留在呼吸性细支气管以上气道中的气体不参与气体交换，称为解剖无效腔（即死腔气），约 150 ml；已进入肺泡的气量可因局部肺泡毛细血管血流不足，不能进行气体交换，则形成肺泡无效腔。解剖无效腔加上肺泡无效腔合称生理无效腔（dead space ventilation，VD）。VA＝（VT－VD）×RR。正常人肺泡无效腔很小可忽略不计，VD 与解剖无效腔基本相等，如呼吸频率 16 次/min，VA＝5.6 L/min。VD 增大，VA 必然下降。VA 是人工机械通气监测的重要指标。

3. **最大自主通气量**（maximal voluntary ventilation，MVV） 指 1 min 内以最大的呼吸频率和最深的呼吸幅度尽力呼吸所得到的通气量。通常以重复呼吸 12 s 所测呼吸气量乘以 5 即得 MVV。正常参考值男性为（104±2.71）L/min、女性为（82.5±2.17）ml/min。

临床意义：① MVV 占预计值＜80％为异常，见于阻塞性通气障碍、限制性通气障碍及呼吸肌功能不全，如阻塞性肺气肿、胸廓和胸膜病变及大面积肺组织病变等。② 作为通气储备功能的考核指标，常用于手术耐受力的评价及职业性肺病的劳力鉴定。通气储备＝（MVV－VE）/MVV×100％，＞95％为正常，＜86％提示通气功能储备不佳，＜70％提示通气功能严重损害。

（二）用力肺活量

1. **用力肺活量**（forced vital capacity，FVC） 指深吸气至肺总量位后用最大的努力及最快的速度所能呼出的全部气量。正常人 FVC 等于 VC。正常 FVC 参考值男性为（3 179±117）ml、女性为（2 314±48）ml。正常人 3 s 内可将肺活量全部呼出，第 1、第 2、第 3 秒所呼出气量各占 FVC 的百分率分别为 83％、96％、99％。用力肺活量见图 23-2。

2. **第 1 秒用力呼气容积**（forced expiratory volume in one second，

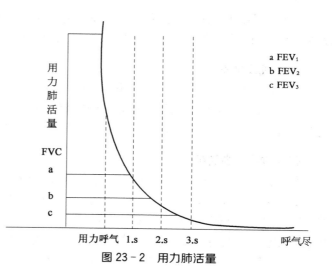

图 23-2 用力肺活量

FEV$_1$) 指最大吸气至肺总量位后,开始呼气第 1 秒内的呼出气量。

3. **一秒率(FEV$_1$/FVC)** 是指第 1 秒用力呼出的气量占 FVC 的百分率。正常人 FEV$_1$/FVC 应大于 80%。

4. **临床意义** FEV$_1$、FEV$_1$/FVC 既是容积测定,也是流量测定,是测定呼吸道有无阻力的重要指标,临床应用非常广泛。

(1)阻塞性通气障碍时,由于气道阻塞、呼气延长,FEV$_1$ 和 FEV$_1$/FVC% 均降低;可逆性气道阻塞时,如支气管哮喘,在应用支气管扩张剂后,其值可较前改善。吸入支气管扩张剂后,FEV$_1$/FVC<0.7 可明确诊断为持续气流受限。在此基础上依据 FEV$_1$ 下降程度,将慢性阻塞性肺疾病的肺功能分为轻度、中度、重度和极重度 4 级:① 肺功能轻度减退时,FEV$_1 \geqslant 80$% 正常预计值。② 中度减退时,FEV$_1$ 是正常预计值的 50%~79%。③ 重度减退时,FEV$_1$ 是正常预计值的 30%~49%。④ 极重度减退时,FEV$_1$ 小于正常预计值的 30%。

(2)限制性通气障碍时,FEV$_1$/FVC 可正常,甚至可达 100%。此时虽呼出气流不受限制,但肺弹性及胸廓顺应性降低,呼气运动迅速减弱停止,使肺活量的绝大部分在极短时间迅速呼出。三种类型通气障碍的通气功能指标比较见表 23-1。

表 23-1 三种类型通气障碍的通气功能指标比较

项 目	阻 塞 性	限 制 性	混 合 性
FEV$_1$	↓↓	正常或↓	↓
FEV$_1$/FVC	↓↓	正常或↑	↓
MVV	↓↓	正常或↓	↓
VC	正常或↓	↓↓	↓
RV	↑↑	↓	不等
TLC	正常或↑	↓	不等

三、换气功能检查

肺换气是指肺泡的氧通过肺泡毛细血管进入血液循环,肺泡毛细血管中的二氧化碳弥散到肺泡的过程。肺换气功能与气体在肺内分布状态、通气/血流值、弥散功能等因素有关。

(一)气体分布

健康人肺内气体分布(gas distribution)存在区域性差异,但基本相对均匀。如某些肺泡通气不足,使气体分布明显不均匀,通气不足区域的肺泡通气/血流值下降,导致静-动脉样分流效应,引起低氧血症。见于支气管痉挛、肺纤维化、肺淤血、肺气肿、胸腔积液等。

(二)通气/血流值

静息状态下,正常成人肺泡通气量约 4 L/min,血流量约 5 L/min,正常通气/血流值(ventilation/perfusion,$\dot{V}/\dot{Q}$)为 0.8。通过计算一些生理指标(如 VD/VT)而间接测定 $\dot{V}/\dot{Q}$。$\dot{V}/\dot{Q}>0.8$ 说明肺泡通气过多,血流相对不足,临床上可见于局部血流障碍,如肺动脉栓塞等。$\dot{V}/\dot{Q}<0.8$ 提示通气不足,血流相对过多,导致无效灌注,发生静-动脉样分流效应,见于支气管痉挛与阻塞、阻塞性肺不张、肺炎、肺水肿、ARDS 等。$\dot{V}/\dot{Q}$ 值严重失调会导致换气功能障碍,可引起缺氧,但

常无 CO_2 潴留。

（三）弥散功能

反映弥散功能的指标有肺弥散量（pulmonary diffusing capacity，D_L），是指肺泡膜两侧气体分压差为 1 mmHg 时，每分钟透过呼吸膜的气体量（ml）。肺的气体弥散主要是 O_2 和 CO_2 的弥散，CO_2 的弥散速率为 O_2 的 20 倍，故一般不存在 CO_2 弥散障碍。一氧化碳（CO）与氧分子具有相似的特性，临床多用测定 CO 的弥散功能来反映 O_2 的弥散量即 D_LCO。

正常男性 D_LCO 为 18.23~38.41 ml/（mmHg·min）；女性为 20.85~23.9 ml/（mmHg·min）。病理情况下，D_LCO 下降见于肺弥散障碍，如肺水肿、肺纤维化、肺泡细胞癌、阻塞性肺气肿、弥漫性肺间质疾病、肺切除术后。

四、小气道功能检查

在吸气状态下内径≤2 mm 的气道称小气道，包括全部细支气管和终末细支气管。小气道总的横断面积大（100 cm² 以上），故气流阻力小（占气道总阻力的 20% 以下）。小气道容易发生反复的慢性炎症，比大气道更易阻塞，如慢性阻塞性肺疾病的早期病变位于小气道。小气道气流阻力小，发生病变时临床上可无症状及体征，普通的肺功能检测也常无异常发现。小气道功能检查能早期发现小气道病，从而有助于慢性阻塞性肺疾病的早期诊断。

（一）闭合容积

闭合容积（closing volume，CV）指平静呼气至残气位时肺低垂部位小气道开始闭合时所能继续呼出的气量。小气道开始闭合时的肺内存留气量称为闭合总量（closing capacity，CC）。CC＝CV＋RV。CV 与 CC 是反映小气道功能的重要指标。

正常人 CV/VC 值：30 岁时为 13%，40 岁时为 16%，50 岁时为 20%；CC/TLC＜45%。小气道有病变时，低垂部小气道可提前闭合于功能残气位，因而 CV 与 CC 增大。引起小气道病的常见原因有慢性阻塞性肺疾病、吸烟、大气污染等。

（二）最大呼气流量-容积曲线

1. 测定原理　最大呼气流量容积曲线（maximal expiratory flow volume curve，MEFV，又称 VV 曲线）的测定原理与最大呼气中段流量相同。深吸气后用力呼气至残气位的过程中，呼气初期单位时间呼气流量与用力程度有关，但到呼气中、后期则呼气流量只取决于小气道的功能，与用力程度无关，故 MEFV 与最大呼气中段流量一样可作为反映小气道功能的指标。

2. 临床意义　一般以 50%VC 和 25%VC 时的呼气瞬时流量（V_{max50} 和 V_{max25}）作为检测小气道阻塞的指标。V_{max50} 和 V_{max25} 受性别、年龄、身高影响。如两项指标的实测值与预计值之比＜70%，且 V_{max50}/V_{max25}＜2.5，则提示小气道功能障碍。

（三）最大呼气中段流量

最大呼气中段流量（maximal mid expiratory flow，MMEF、MMF）是根据 FVC 曲线计算出用力呼出 25%~75% 的平均流量。也是反映小气道功能的指标。

（四）频率依赖性肺顺应性

肺顺应性（lung compliance，C_L）是指肺扩张的难易性，是单位压力改变（Δp）时所引起的肺容积变化(ΔV),即 $C_L = \Delta V / \Delta p$。肺顺应性分为静态顺应性(Cstart)与动态顺应性(Cdyn)两种。正常人的肺顺应性不受呼吸频率影响,故 Cstart 与 Cdyn 基本一致。当小气道有病变时,随着呼吸频率加快,肺顺应性下降,此现象为频率依赖性顺应性(frequency dependence of dynamic compliance, FDC)。

FDC 是检测小气道病变的敏感指标。检测时常分别检测每分钟 20 次呼吸频率时的肺顺应性(C_{Ldyn20})与每分钟 60 次呼吸频率时的肺顺应性(C_{Ldyn60})。正常人 C_{Ldyn60}/ $C_{Ldyn20} \geqslant 0.75$。如 <0.75,则反映小气道病变。正常 Cstart 为 2.0 L／kPa,Cdyn 为 1.5～3.5 L／kPa。Cstart 降低,见于肺纤维化,Cstart 增加见于肺气肿。

(丁 雷)

第二十四章　内镜检查

导学

1. 掌握各种内镜检查的适应证。
2. 熟悉内镜检查前准备及注意事项。
3. 了解内镜检查方法。

一、胃镜检查

胃镜检查术包括食管、胃及十二指肠的检查。随着科技的高速发展及部件的不断更新，内镜操作变得更灵活，图像更清晰，显著提高诊断的准确率，内镜治疗内容也日新月异，胃镜已成为诊断和治疗上消化道疾病的首选。

1. 适应证

（1）出现原因不明的吞咽困难、胸骨后疼痛、烧灼感等上消化道症状者。

（2）原因不明的上消化道出血。

（3）X线钡餐等检查不能确诊的上消化道病变，可借助胃镜检查以明确诊断。

（4）食管、胃或十二指肠病变需定期随访复查或观察疗效者。

（5）需内镜下进行各种介入治疗者，如镜下止血、上消化道息肉及肿瘤摘除、食管曲张静脉套扎、食管狭窄的扩张治疗及取出异物等。

2. 禁忌证

（1）严重心、肺疾病或重要脏器功能衰竭而无法耐受者，如急性与慢性心功能不全、严重心律失常、严重肺功能障碍、哮喘发作期、尿毒症、肝性脑病等。

（2）不合作的精神失常、智力严重障碍者。

（3）处于休克、昏迷等危重状态者。

（4）疑有胃及十二指肠穿孔的急性期患者。

（5）内镜插入困难，容易导致危险者，如急性化脓性咽喉炎、严重胸廓畸形、胸主动脉瘤、消化道及口腔有腐蚀性炎症的患者。

（6）传染性疾病活动期，如开放性肺结核、活动性肝炎等暂缓检查，如必须检查，则应有专门消毒措施。

3. 术前准备

（1）患者于术前禁食 8 h，幽门梗阻患者必须先洗胃。

（2）阅读胃镜申请单，了解病史、体检及 X 线检查结果，向患者讲清检查目的及配合检查的注意事项。

（3）术前 5～10 min 用 2％利多卡因对咽部进行喷雾麻醉 2～3 次，喷雾要到达咽后壁或吞服一口（约 10 ml）1％利多卡因糊剂，后者兼具麻醉和润滑的作用。局部麻醉过程中要严格观察有无过敏反应，如有不适应立即停用并进行适时处理。

（4）对过分紧张患者可肌内注射地西泮 10 mg。

（5）口服去泡剂西甲基硅油 2～4 ml，以使视野更清晰。

（6）检查胃镜各部件有无故障，如电源、送气送水钮、活检钳开闭控制钮、角度固定钮等。备齐活体组织检查用品。内镜室应备有监护设备、氧气、急救药品和器械。

4. 检查方法

（1）患者左侧卧位，头部垫枕，松开领口及腰带，取出义齿，放好牙垫，口边置弯盘。

（2）术者左手持胃镜操纵部，右手于距镜端约 20 cm 处持镜将镜端自牙垫中插入，沿舌根弯曲度插进食管，嘱患者深呼吸，配合吞咽动作，减少恶心反应。操作时动作轻柔，切勿暴力硬插。插镜过程中应密切观察患者的呼吸、面色等情况。

（3）胃镜缓缓插入贲门后，推进至幽门前区，可逐一仔细观察十二指肠、胃及食管各部位，病变区如有可疑病变，可根据需要进行活检或摄像。一般观察顺序常由远处开始，边退边查，直至食管上段。

（4）取出胃镜，清洗并消毒。

随着生活水平的提高，被检者对内镜检查的舒适度要求越来越高，对没有心肺禁忌证的被检者，可以在麻醉医生的密切配合下，实施无痛胃镜检查。

5. 注意事项

（1）术前应做肝功能检查，不正常者不能进行检查，以防交叉感染。

（2）退出胃镜时尽量抽气，防止发生腹胀。

（3）被检查者 2 h 后进温凉流质或半流质饮食，嘱取活检患者不要立即进食热饮或粗糙食物。

（4）注意并发症情况，如心搏骤停、出血、穿孔、低氧血症、吸入性肺炎等。

二、结肠镜检查

1. 适应证

（1）原因不明的血便、大便习惯改变、腹痛、腹泻、腹部包块、贫血等，或怀疑有结肠、直肠、末端回肠病变者。

（2）炎症性肠病的诊断和随诊。

（3）钡剂灌肠或乙状结肠镜检查疑有结肠病变者。

（4）结肠癌手术后随访，癌前病变的监视，息肉摘除术后随访。

（5）内镜下治疗，如息肉电凝切除、镜下止血、取结石、扩张肠狭窄等。

（6）转移性腺癌，CEA、CA199 等肿瘤指标升高，需寻找原发病灶者。

（7）40 岁以上人群结肠癌的普查。

（8）低位肠梗阻或原因不明的腹部肿块，不能排除肠道病变者。

2. 禁忌证

（1）肛门狭窄、肛门急性炎症者。

（2）严重心、肺功能不全或重要脏器功能衰竭而无法耐受者。

（3）急性弥漫性腹膜炎及腹腔脏器穿孔者。

（4）腹部或盆腔手术而有广泛粘连及大量腹水者。

（5）急性重度结肠炎、重症痢疾、重症溃疡性结肠炎及憩室炎等。

（6）妊娠期妇女。

3. 术前准备

（1）术前 1～2 日以少渣半流食为宜，检查当日早餐禁食。

（2）清洁肠道，方法有多种，现常用聚乙二醇电解质散稀释成 3 000 ml 溶液，于检查前 3 h 口服。还可应用泻剂合并灌肠法清洁肠道。

（3）阅读结肠镜申请单，简要询问病史，进行必要的体格检查，阅读钡剂灌肠 X 线片，了解检查指征，有无禁忌证。向患者说明检查目的及注意事项，取得患者配合。

（4）术前用药，术前可肌内注射地西泮 10 mg，必要时肌内注射哌替啶 50 mg。术前 5～10 min 肌内注射阿托品 1 mg。拟切除息肉、肿瘤者，可于术前使用抗生素。

（5）检查结肠镜及配件，内镜室应备有监护设备及急救药品。

4. 检查方法

（1）国内多采用无 X 线透视下双人（或单人）操作，检查难度比胃镜大。

（2）患者换上清洁裤，常取左侧屈膝卧位。

（3）术者先做直肠指诊，了解肛门是否通畅和直肠走向。嘱患者张口呼吸，放松肛门括约肌，将涂有润滑油的肠镜缓慢插入肛门内。

（4）术者与助手配合，循腔进镜，到达回盲部后，慢慢退镜，仔细观察各段的结肠黏膜，发现病变后详细记录部位及特征，可先摄影再做活检。退镜前应吸净所注气体，以减轻腹胀。

5. 注意事项

（1）术后休息 0.5 h 再离开。取活检、行息肉切除者，应注意休息、减少活动，当日禁食，以后逐渐恢复正常饮食。留院观察 2～4 日，未出现并发症者可以出院。

（2）检查后注意肠穿孔、肠出血、肠系膜损伤、心脑血管意外等并发症。

（3）术后仍有感染风险者，可予抗生素治疗。

三、支气管镜检查

支气管镜管径纤细、可弯曲，易插入段支气管和亚段支气管，直视下可做活检、刷检或灌洗，进行细胞学检查，并可摄影或录像，已成为支气管、肺和胸腔疾病诊断和治疗的一项重要手段。

1. 适应证

（1）原因不明的咯血或痰中带血者。

（2）原因不明或难以解释的持续刺激性干咳或局限性哮鸣音者。

（3）临床表现或 X 线检查疑为肺癌者。

（4）原因不明的肺不张或胸腔积液者。

（5）同一部位反复发生肺炎者。

（6）原因不明的喉返神经麻痹、膈神经麻痹、上腔静脉阻塞者。

（7）痰细胞学检查找到癌细胞，X 线胸片无异常者。

（8）诊断不明的支气管、肺部疾病或弥漫性肺部疾病者。

（9）用于治疗：如清除分泌物及异物、肺化脓症及手术后吸痰、气道狭窄扩张或支架置入、肺癌局部放射治疗或化学药物治疗等。

2. 禁忌证

(1) 严重心肺功能不全、频发心绞痛、严重心律失常者。

(2) 主动脉瘤有破裂危险者。

(3) 严重凝血功能障碍者。

(4) 全身状况极差,极度衰弱不能耐受者。

(5) 对麻醉药物过敏者。

(6) 近期有急性上呼吸道感染、大咯血、哮喘急性发作,需暂缓进行检查。

3. 术前准备

(1) 阅读检查申请单,了解病史,进行必要的体格检查。向患者说明检查目的,消除患者顾虑。

(2) 术前做各项常规检查,如血小板、出血和凝血时间、心电图,通过 X 线胸片或 CT 确定病变部位。

(3) 年老体弱者需在心电监护下进行,并备好氧气及抢救设备。

(4) 术前患者禁食 4～6 h。术前 30 min 肌内注射阿托品 0.5 mg,精神紧张者肌内注射地西泮 10 mg。

4. 检查方法

(1) 患者取仰卧位,不能平卧者可坐位。

(2) 用 2% 利多卡因喷雾鼻腔、咽喉部,每 2～3 min 1 次,共 3 次,然后当镜管插入气管后滴入或经环甲膜穿刺注入 2～5 ml 利多卡因。

(3) 多选择经鼻插镜,鼻腔内滴入 0.5% 麻黄素溶液 2～3 滴,以减少黏膜充血、水肿。亦可经口插入。

(4) 术者左手持支气管镜操纵部,转动角度调节钮,用右手将镜缓慢插入鼻腔(或口腔),找到会厌和声门,当声门张开时将支气管镜快速送进气管,再依次插入支气管、段支气管。

(5) 检查时注意观察气管内腔、隆突形态、支气管黏膜表面情况,有无充血、水肿、渗出、出血、溃疡、增生、结节等,还应注意管腔有无狭窄,管壁有无受压。对直视下可见病变,先取活检,然后用毛刷取涂片,或向病变部位注入 10 ml 灭菌生理盐水进行灌洗,做病原学或细胞学检查。

5. 注意事项

(1) 镜检支气管时应先查健侧,再查患侧。

(2) 术后禁食 2 h,开始以半流食为宜,注意口腔卫生。

(3) 常见并发症有咯血、喉或支气管痉挛、低氧血症、术后发热、鼻出血、气胸等,应及时发现并治疗。

(徐　毅)

第二十五章　脑电图及脑电地形图检查

导学

1. 掌握脑电波的式样、正常及异常脑电图的特点，掌握脑电图检查的临床意义。
2. 熟悉脑电图诊断系统的分类、脑电图检查方法及其诱发试验，熟悉脑电地形图的原理。
3. 了解脑电图产生的原理。

一、脑电图检查

（一）脑电图概述

脑电图（electroencephalogram，EEG）是大脑细胞生物电活动通过在脑的各相应区域（在头皮、硬膜下等）安放电极，利用电子生物放大技术放大几十万或上百万倍后记录下来的曲线组合。是通过记录脑的自发性节律性生物电活动而评价脑功能的一种电生理检查技术，是癫痫诊断和分类的最客观、最重要的检查工具，是临床诊断的重要辅助手段之一。

（二）脑电图诊断系统的分类

脑电图诊断系统可分为：

1. **常规脑电图**　包括头皮电极及诱发脑电图。由于癫痫样放电随机性很大，常规脑电图记录时间仅为 20～40 min，常难以捕捉到癫痫样放电，故使用率呈逐年下降趋势。

2. **特殊电极脑电图**　包括皮层或深部电极、鼻咽或蝶骨电极。

3. **脑电图监测**　包括睡眠脑电图、动态脑电图及视频脑电图监测。

（1）动态脑电图监测（ambulatory EEG monitoring，AEEG）：通常可连续记录 24 h 左右，故又称为 24 h 脑电图监测。由于没有录像设备，因此主要适用于发作频率相对稀少、短程脑电图记录不易捕捉到发作者；或癫痫发作已经控制，准备减停抗癫痫药物前或完全减停药物后复查脑电图（监测时间长且不需要剥夺睡眠）者。对于判断疾病的预后有重要价值。

（2）视频脑电图监测（video-EEG，VEEG）：又称为录像脑电图监测。是在脑电图设备基础上增加了同步视频设备，从而同步拍摄患者的临床情况，监测时间灵活，根据患者病情及设备条件，监测时间可以从数小时至数日不等。监测的目的是用于癫痫诊断和药物治疗而不涉及外科手术，一般监测数小时且记录到一个较为完整的清醒—睡眠—觉醒过程的 EEG 多能满足临床诊治的需要。其阳性率与 24 h 动态脑电图相似，且同期录像监测提高了临床诊治的可信度。

（3）睡眠脑电图监测（sleep-EEG）：主要用于清醒时脑电图正常的癫痫患者，或者不能配合的婴幼儿，尤其适用于夜发性癫痫和精神运动性发作患者。异常脑电波较易在思睡期及浅睡眠期出现,故睡眠脑电图是发现异常脑电波最好的方法之一。以自然睡眠脑电波记录效果最佳,能够有效提高癫痫患者脑电图的阳性率。需要特别注意的是药物睡眠因很快进入深睡眠状态而错过最易发现异常脑电波的时机,致阳性率降低。

4. 脑电地形图　包括数字地形图及彩色地形图。

(三)脑电图产生的原理

1. 脑电活动的起源　脑电活动是大脑皮层神经元活动的产物。目前,多数人认为脑电图形成的基础为突触后电位,更确切地说,从脑表面所记录到的脑电活动是大脑内无数神经元的胞体和树突的突触后膜活动时所产生的兴奋性突触后电位(EPSP)与抑制性突触后电位(IPSP)所引起的细胞外电场变化的综合结果。

2. 脑电活动节律性的产生　脑电活动中自发性节律放电的机制,至今尚未完全明了。现在认为,大脑皮层电活动的节律性是由丘脑的节律性所决定的。以微电极在丘脑的神经元作细胞内记录,无论是短暂由外周冲动传入丘脑或逆行刺激丘脑向皮层发出的投射纤维,均可使丘脑神经元周期性地发生去极化并伴随细胞放电,随后出现 IPSP,继而导致放电暂停。大量试验表明,这种IPSP 与经过抑制性中间神经元的返回性抑制有关。其后,由于抑制后反跳,丘脑神经元又进入兴奋状态,从而周期性地交替出现兴奋与抑制过程,因此丘脑向大脑皮层发放的冲动便是间歇性脉冲。这就是大脑皮层节律性电活动的根本原因。

(四)脑电图的检查方法

1. 常规脑电图电极的安放方法　根据国际脑电图学会的建议,目前头皮脑电图记录采用10～20 系统(the 10～20 international system)电极放置法(图 25 - 1),用于记录两个电极间大脑细胞群

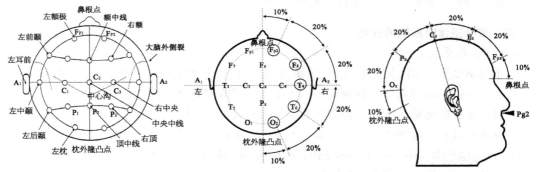

F_{P1} 左额极(left frontal pole)　　　　　F_7 左前颞(left anterior temporal)
F_{P2} 右额极(right frontal pole)　　　　　F_8 右前颞(right anterior temporal)
F_3 左额(left frontal)　　　　　　　　　T_3 左中颞(left mid-temporal)
F_4 右额(right frontal)　　　　　　　　T_4 右中颞(right mid-temporal)
C_3 左中央(left central)　　　　　　　　T_5 左后颞(left posterior temporal)
C_4 右中央(right central)　　　　　　　T_6 右后颞(right posterior temporal)
P_3 左顶(left parietal)　　　　　　　　F_{Pz} 额极中线点
P_4 右顶(right parietal)　　　　　　　　F_z 额中线点
O_1 左枕(left occipital)　　　　　　　　C_z 中央中线点(V＝vertex,颅顶)
O_2 右枕(right occipital)　　　　　　　O_z 顶中线点
A_1 左耳垂　　　　　　　　　　　　　P_z 枕中线点
A_2 右耳垂

图 25 - 1　10～20 系统电极放置法

综合电位差。国际 10～20 系统电极放置法,是以顶点为圆心,分别向颞侧的各等分点(分 10 等份)引直线,然后以矢状线各等分点为半径作同心圆,按相交点确定电极放置位置,参考电极通常置于双耳垂或乳突,共放置 21 个电极,可根据需要增减电极。导联组合可采用单极导联法和双极导联法。该电极放置法的特点是:

(1)电极的排列与头颅大小及形状成比例,电极名称与脑的解剖分区相符。

(2)电极有各自的名称:奇数代表左侧电极,偶数代表右侧电极。

(3)按近中线的用较小的数字,较外侧的用较大的数字。

(4)电极名称包括电极所在头部分区的第 1 个字母。

(5)诸点电极的间隔均以 10% 和 20% 来测量。

2. 特殊电极脑电图电极的安放方法

(1)蝶骨电极:将 5～6 cm 长经严格消毒后的不锈钢针灸针作为电极针,在耳屏切迹前 1.5～3.0 cm,颧弓中点下方 2 cm 垂直刺入 4～5 cm 进行记录。与常规头皮脑电图检查方法比较,可明显提高颞叶癫痫脑电图诊断的阳性率,对颞叶癫痫的诊断具有重要价值。但因该检查法为侵袭性检查,需要较好的配合;且具有局部易感染、出血等风险;加之颞叶癫痫好发于儿童及青少年,配合度较低,故无法广泛地开展。部分医院针对此类不适合或不能耐受蝶骨电极监测的患者通常采用无创性的盘状蝶骨电极来取代有创性的检查。

(2)鼻咽电极:主要用于检测额叶底部和颞叶前内侧的病变,但容易受呼吸和吞咽动作的影响,且因患者会有较明显的不适感而限制了该技术的应用。

(3)深部电极:将电极插入颞叶内侧的海马及杏仁核等较深部位进行记录。主要用于癫痫的术前定位,属非常规的检测方法,其主要并发症为出血和感染,目前主要在功能神经外科应用和开展。

(五)脑电图的描记和诱发试验

脑电图的描记需要在安静、闭目、觉醒或睡眠状态下进行记录,房间的温度要适宜,不宜过高或过低。常采用诱发试验提高脑电图检测的阳性率。

脑电图诱发试验是通过各种生理性或非生理性的方式诱发出异常波,特别是癫痫样波的出现,以提高脑电监测的阳性率。有些患者在安静、闭目、觉醒状态下记录的脑电图无异常或轻度异常时,给予患者某种刺激,改变大脑兴奋水平或改变患者的生理、生化条件,有时可诱发出潜在异常波或使原本已经存在的异常脑电波更加显著。常用的诱发试验有以下几种:睁-闭眼试验、过度换气试验、闪光刺激、睡眠诱发试验等。

对于有些诊断非常困难的癫痫患者,还可采用两种或两种以上诱发方法以提高异常波的检出率,称联合诱发试验。

1. 睁-闭眼试验 正常人在视觉通路完整的情况下,闭眼无视觉刺激传入,枕区视觉皮层表现为 α 节律;睁眼时视觉刺激传入可使枕叶皮层活动增强,α 节律阻滞,出现去同步化的低波幅快波。检查是在清醒状态下,在 α 波出现较好,波幅较高时,嘱受试者睁眼,持续 5～10 s 后嘱受试者闭眼,间隔 5～10 s 后再重复一次,如此反复 2～3 次。正常人在睁眼后出现 α 节律被抑制,在闭目后 α 节律又迅速恢复正常或增强。主要用于观察 α 波对光反应的情况,以了解大脑的功能状态,诱发癫痫样放电,可用来鉴别癔病、诈病等情况。此法方便易行,是常规的诱导方法(图 25 - 2)。

2. 过度换气 正常人在持续过度换气时,肺内二氧化碳排出增多,容易出现呼吸性碱中毒和低碳酸血症,此时神经元的兴奋性增高,惊厥阈值降低,癫痫患者容易诱发出癫痫样放电甚至临床

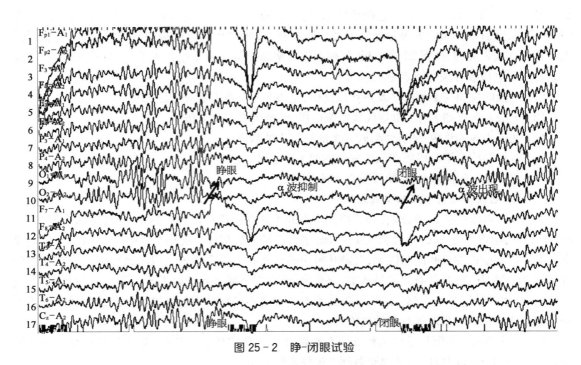

图 25-2 睁-闭眼试验

发作。过度换气诱发试验正是应用此种原理,使常规检测中难以记录到的、不明显的异常变得明显。检查是在清醒闭眼情况下嘱受试者以每分钟 20～25 次的速度作有规则的深呼吸 3 min,或不限时间而只作 100～200 次深呼吸,检查时应密切观察患者有无不适反应,如头痛及面部、肢端麻木等。正常表现:α 波波幅增高,节律性增强;慢波增强,随深呼吸的进行,慢波频率渐慢,波幅渐高。在深呼吸停止后 30 s,慢波完全消失。过度换气能有效诱发 3 Hz 棘慢波节律暴发并伴有失神发作。儿童过度换气时出现对称性慢波可视为正常,成人则应视为异常。过度换气时如诱发出痫样放电、节律异常、不对称性反应均应被视为异常反应(图 25-3)。

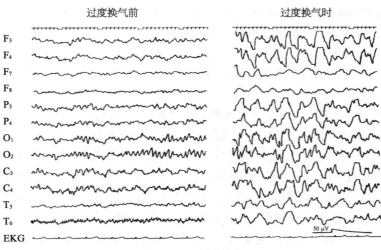

图 25-3 过度换气

3. **闪光刺激** 是直接兴奋枕叶视觉皮层,刺激通过视觉通路传到枕叶皮层,在外侧膝状体水平与丘脑、脑干网状结构形成联系,进而投射到大脑皮层广泛区域,形成异常光敏性反应或光惊厥反应的解剖生理基础。测试时受试者取坐位,将闪光刺激器的闪光灯置于患者眼前 20~30 cm 处,刺激光源给予不同频率的间断闪光刺激(一般从低频率开始逐渐转换至高频率,一般为 10~20 Hz,特别是 15 Hz 最有效),每种频率刺激 10~20 s,间歇 10~15 s 后更换刺激频率,观察脑电波有无变化。闪光刺激是脑电图的常规检查项目之一,尤其对光敏性反应和光敏性癫痫具有重要的诊断价值(图 25-4)。

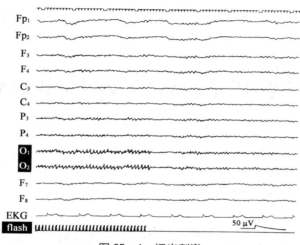

图 25-4 闪光刺激

4. **睡眠诱发试验** 通过自然或药物诱导睡眠继而诱发出脑电图异常。主要用于清醒时脑电图正常的癫痫患者,或者不能配合的儿童以及精神障碍患者。睡眠时脑干网状结构上行激活系统受到抑制,大脑皮层和边缘系统固有的电活动释放,浅睡期纺锤的同步化机制可激活发作间期癫痫样放电。检查应至少包含清醒阶段及一个完整的睡眠周期,分为自然睡眠、药物诱导睡眠、剥夺睡眠。很多癫痫样放电能被睡眠激活,半数以上的癫痫发作与睡眠有关,部分患者仅在睡眠中发作,因此睡眠诱发试验可显著提高癫痫的检出率,尤其对夜发性癫痫和精神运动性发作患者更适用。睡眠脑电图的记录时间一般超过 20 min,且最好为整夜睡眠记录。

5. **其他** 包括药物诱发等,常用的致痫药物有贝美格及戊四氮等静脉注射,但目前临床上已较少应用。

(六)脑电波的式样

1. **频率** 频率(frequency)是指相同周期的脑电波在 1 s 内重复出现的次数。其单位为次/s,即 Hz。临床脑电图分析的脑波频率范围在 0.1~100 Hz,主要在 0.3~70 Hz,将脑波频率分为若干频率组,称为频带,用希腊字母命名为 α 波、β 波、θ 波、δ 波、γ 波。任何一种脑波连续数个发放都可称为活动,频率和波形大致恒定的脑波连续 3 个以上出现称节律。

(1) α波:频率在 8~13 Hz 的脑电波为 α 波(图 25-5),波幅平均 20~100 μV,是构成脑电图的最基本要素。α 波以枕、顶区明显。α 波在清醒、安静、闭目时即出现,波幅先由小逐渐变大,再由大逐渐变小,如此反复而形成梭状。睁开眼睛或接受其他刺激时,α 波立即消失而呈现快波,这一现象称为 α 波阻断。当再次安静闭眼时,则 α 波又重现。左右对称部位的 α 波,波幅在枕部双侧差异一般不超过 50%,其他部位不超过 20%。α 波的调节:同一成人在同一次记录过程中,α 的频率变化在两侧半球对应区域不能超过 1 Hz,全头的频率变化不应超过 2 Hz;α 波的调幅:指脑波基本频率的波幅变化的规律性。正常人呈梭状形态出现。

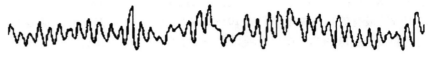

图 25 - 5　脑电图 α 波

(2) β 波:频率 14～30 Hz,波幅在 5～20 μV,分布较广泛,以颞、中央、额区较明显(图 25 - 6)。约有 6% 的正常人脑电图可以 β 波为主。

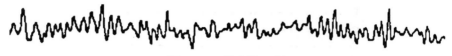

图 25 - 6　脑电图 β 波

(3) γ 波:频率大于 30 Hz,波幅在 25 μV 以下,多见于额、颞区。上述 β 波与 γ 波又称为快波。

(4) θ 波:频率 4～7 Hz,正常清醒状态时仅有少量散在低幅 θ 波,主要分布在额、中央、颞、顶区,青少年及成人常在睡眠状态下出现(图 25 - 7)。

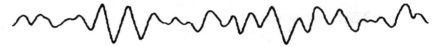

图 25 - 7　脑电图 θ 波

(5) δ 波:频率 0.5～3 Hz,正常可散在出现于额区。成人常在睡眠状态出现(图 25 - 8)。频率小于 8 Hz 的脑电波称为慢波,故上述 θ 波、δ 波又称为慢波。

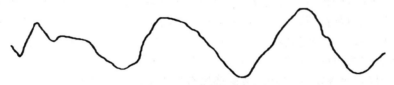

图 25 - 8　脑电图 δ 波

2. **波幅**　波幅(amplitude)是指两个电极之间电位差的大小,也就是电压的高低,即波顶到波底的垂直高度,用微伏(μV)表示。临床上将波幅分为低、中、高、极高 4 个级别。成人低波幅 <25 μV,中波幅 25～75 μV,高波幅 75～150 μV,极高波幅 >150 μV;小儿低波幅 <50 μV,中波幅 50～150 μV,高波幅 150～300 μV,极高波幅 >300 μV。

3. **波形**　波形(wave form)指在一个波的周期内电位差的变动形式,即波的形状。常见的脑波波形包括有:

(1) 正弦样波:波的上升及下降支清楚光滑,波顶和波底较圆钝似正弦曲线,负相与正相成分基本相当。正常 α、θ、δ 波都为正弦样波(图 25 - 9)。

(2) 双相波:脑波沿基线向上向下各偏转 1 次,形成正负或负正双相(图 25 - 10)。

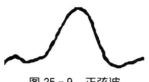

图 25 - 9　正弦波　　　　　　　图 25 - 10　负-正双相波

（3）三相波：脑波沿基线上下偏转 3 次，形成"负—正—负"三相，频率多在 1.5～2.5 Hz，一般为中至高波幅慢波，出现在弥漫性低波幅慢波背景上（图 25 - 11）。典型三相波呈双侧对称同步出现。主要见于克罗伊茨费尔特-雅各布病（creutzfeldt - Jakob disease，CJD）、肝性脑病和其他原因所致的中毒代谢性或缺血缺氧性脑病等。

（4）棘波：波顶尖锐，形似尖钉，典型棘波上升支陡峭，下降支可有坡度，每个波持续时限在 20～70 ms 以下，波幅多大于 100 μV，多以负相为主（图 25 - 12）。棘波是大脑皮层神经元的一过性超同步化放电，为皮层兴奋性异常增高的表现。见于癫痫。

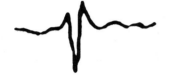 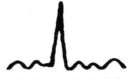 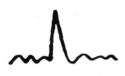

图 25 - 11　负—正—负三相波　　　图 25 - 12　负相棘波　　　　　图 25 - 13　负相尖波

（5）尖波：波形与棘波相似，仅时限宽于棘波，时限在 70～200 ms，常为负相，波幅 100～200 μV。其形成机制与棘波相同，区别在于神经元同步化程度有差异（图 25 - 13）。常见于癫痫。

（6）复合波：由两个或两个以上的波组成的不可分割的整体。其中多见的棘慢、尖慢复合波是由棘波或尖波后紧跟一个慢波组合而成的一种特殊类型的癫痫发作波。多棘慢复合波是指在两个或两个以上的棘波之后，紧跟着慢波的综合波。其中棘波、尖波由兴奋性突触后电位构成，慢波为抑制性突触后电位的总和（图 25 - 14）。

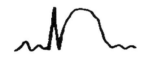 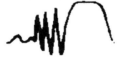 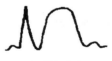

棘-慢复合波　　　　　　多棘-慢复合波　　　　　　尖-慢复合波

图 25 - 14　复合波

（7）重叠波：是在较慢的脑波上重叠以波幅较低、频率较快的波，当重叠波的切迹深度达主峰的 2/3 时应视作两个波。如在 θ 波或 δ 波上重叠 α 波、β 波（图 25 - 15）。

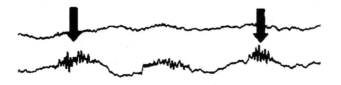

图 25 - 15　重叠波（δ 刷）

4. 位相 位相(phase)亦称时相,指脑电波形与时间的关系。以基线为准某一脑波波顶位于基线以上者称为负相波,位于基线以下者称为正相波。在同一时间点两个不同部位的脑波位相一致,即同位相,另有 90°位相差及 180°位相差。通常两半球对应部位的电活动位相是相同的,同侧前头部和后头部可以有 90°的位相差。在脑局部病变时,异常棘波、尖波或 δ 波的位相倒置可作为定位的参考。

(七) 正常脑电图(图 25-16)

1. **成人正常脑电图** 在清醒、安静和闭目放松的状态下,脑电的基本节律以 8~13 Hz 的 α 节律为主,双侧枕区 α 节律波幅最高,调幅最好,生理反应最明显;β 活动在 20% 以下,主要分布在额叶和颞叶;并可见少量 θ 波,偶见 δ 波;脑波分布有正常的部位差别,左右对称,波幅在正常范围,诱发试验有正常反应;睡眠周期及睡眠波正常出现;且无异常阵发性电活动。

2. **儿童正常脑电图** 在分析儿童 EEG 时应特别注意年龄特点和生理上的变化。严格地说,从早产儿、新生儿至青春期,每一年龄组都有其特点,可概括为:以慢波为主,随年龄增加慢波逐渐减少,而 α 波逐渐增加,至 14~16 岁儿童的脑电图接近成人。

3. **正常成人睡眠脑电图** 睡眠脑电图根据眼球运动的分期及其特征如下。

(1) 非快速眼动睡眠期(non-rapid eye movement,NREM):① 睡眠 Ⅰ 期:由清醒状态向睡眠期过渡阶段,α 节律逐渐消失,被低波幅的慢波所取代,在顶部出现短暂的高波幅双侧对称的负相波称为"V"波(顶尖波)。② 睡眠 Ⅱ 期(浅睡期):在低波幅脑电波的基础上出现睡眠纺锤波(12~14 Hz)、K 综合波,仍有顶尖波。③ 睡眠 Ⅲ、Ⅳ 期(深睡期):第 Ⅲ 期在睡眠纺锤波的基础上出现高波幅慢波(δ 波),但其比例在 50% 以下;第 Ⅳ 期睡眠纺锤波逐渐减少至消失,δ 波的比例达 50% 以上。

(2) 快速眼动睡眠期(rapid eye movement,REM):从 NREM 第 Ⅳ 期的高波幅 δ 波为主的脑电图,变为以低波幅 θ 波和间歇出现的低波幅 α 波为主的混合频率脑电图。其 α 波比清醒时慢 12 Hz,混有少量快波,类似于睡眠 Ⅰ 期图形,去同步化快波,但无顶尖波,眼动图可见快速眼球运动。

正常成人每晚睡眠过程大概有 5 个周期,其中,NREM 睡眠占 80%,REM 睡眠占 20%。

(八) 异常脑电图(图 25-16)

1. **背景活动异常**

(1) 正常节律改变:指正常 α 节律的改变,包括一侧性 α 节律的异常,α 节律的反应性消失,调节异常等。

(2) 慢波性异常:是最常见的异常脑波,但无特异性,常伴调节、调幅的不良。可见于各种原因所致的弥漫性脑病、缺氧性脑病、中枢神经系统变性病等。或由局灶性脑实质功能障碍所致的局灶性慢波,见于脑卒中、脑占位性病变等。

(3) 快波性异常:指广泛性或局部性快波活动增多,药物性快波减少或消失的异常。需要注意少数正常人脑电波的基本背景以低波幅快波活动为主。

(4) 暴发—抑制:是大脑皮层和皮层下广泛损伤或抑制的表现,高波幅暴发性活动与低电压或电抑制交替出现。常见于严重缺氧性脑损伤、麻醉状态等。

(5) 低电压和电静息:是严重异常的脑电现象,提示脑功能严重抑制或已基本丧失。低电压指电压持续低于 5 μV,对外界刺激很少有反应,不受任何状态变化的影响,见于各种病因引起的严重脑功能损伤。电静息是指脑电活动持续低于 2 μV 或呈等电位线,对外界刺激无反应,见于大脑严重损伤、深昏迷及脑死亡。

2. 阵发性异常(癫痫样放电) 脑电图检查对癫痫的诊断具有重要价值,是诊断癫痫最常用的一种辅助检查方法。脑电图阳性率约为 80%,若能重复检查并采用适当的诱发试验,其阳性率可增加到 90%~95%。尤其对非典型癫痫发作、各种异型与隐匿型癫痫,脑电图的重要性更加突出,甚至起着决定性的作用。癫痫样放电包括棘波、尖波、棘慢复合波、尖慢复合波、多棘波、多棘慢复合波等。不同的放电通常提示不同类型的癫痫发作或癫痫综合征,如特征性高度失律图形常提示婴儿痉挛症;背景脑电活动正常,广泛性双侧对称同步 3 Hz 棘慢复合波节律性暴发,常提示典型失神发作,多由过度换气诱发。

3. 其他异常波形

(1)三相波:产生机制可能与体内生化代谢紊乱有关。主要见于 CJD、各种中毒代谢性脑病,如肝昏迷、尿毒症、严重水电解质失衡等。

(2)周期性波:是指某种突出背景的脑波或波群以相似间隔反复出现,波形重复刻板。其持续时间和间隔时间在不同疾病或病程不同阶段具有不同的特征,是脑功能严重受损的表现,见于亚急性硬化性全脑炎、CJD 等。

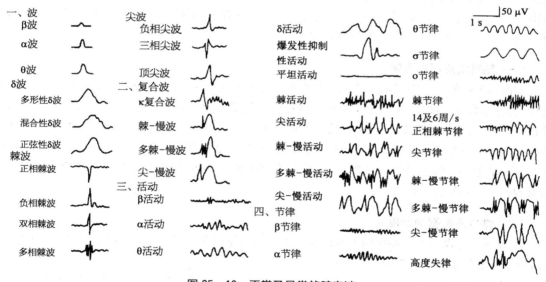

图 25-16 正常及异常的脑电波

(九)脑电图的临床应用及价值

脑电图有着快速、简洁、客观、经济、实用的优点,目前临床应用范围较广,主要用于发作性疾病(特别是癫痫)的诊断和鉴别;各种中枢神经系统疾病,如颅内肿瘤、脑血管疾病、颅脑损伤、中枢神经系统感染、神经遗传代谢病和变性病、代谢紊乱和中毒性脑病、精神行为异常以及认知、意识障碍、脑发育障碍、觉醒与睡眠障碍、头痛、眩晕等疾病的辅助诊断方法;还可用于脑外伤及大脑手术后监测、危重患者监测、脑死亡的判定等,对于评定重症脑部疾病的预后,尤其在癫痫诊断及治疗中具有不可替代的重要价值。

总而言之,脑电图检查可以:① 确定发作性临床事件是否为癫痫发作。② 确定癫痫发作的类型和综合征。③ 明确癫痫发作的责任病灶,对外科手术治疗有重要的指导作用。④ 指导抗癫痫药物的治疗和调整。⑤ 对中枢神经系统疾病的诊断与鉴别、帮助了解脑功能状态,判断疗效及预后,均具有重要的指导意义。

(十) 注意事项

(1) 检查前 2～3 日停用对中枢神经系统有影响的药物。检查前一日应洗头,以减少皮肤电阻。检查前进餐,以防止低血糖影响检查结果。脑电图室应安静、温度适宜,避免患者过热出汗或过冷寒战影响记录效果。

(2) 交代检查中的注意事项:应向患者说明检查目的,解释此项检查无痛苦、无伤害,减少患者紧张、恐惧心理;并嘱其闭眼,头脑要保持清醒,但不能思考问题,全身肌肉放松;还要教会患者如何进行睁闭眼试验、过度换气试验等。

二、脑电地形图检查

脑电地形图(brain electrical activity mapping, BEAM),亦称脑生物电地形图,是将脑电信号通过频谱分析,得出瞬间的平面数据,然后将分析的结果显示在头颅模式图上,是继头颅 CT 和磁共振之后又一新的成像技术。脑电地形图检查安全,无创伤,无痛苦,能客观准确地反映大脑损伤的范围、程度,重复性好,灵敏度高,能够直观地把脑损伤的程度、面积以数字的等级量显示在模式图上,它有助于临床医师识图和了解病情的发展。

(一) 脑电地形图的原理

脑电地形图的基本原理是将通过脑电放大后的脑生物电信号,再次输入到计算机内进行二次处理,通过模数转换和傅立叶转换,将脑电信号转换为数字信号,处理成脑电功率谱,按照不同频带进行分类,依功率的多少分级,最终使脑电信号转换成一种能够定量的二维脑波图像,此种图像能客观地反映各部电位变化的空间分布状态,其定量标志可以用数字或颜色表示。它的优越性在于能发现脑电图中较难判别的细微异常,提高了阳性率,且表现形式直观醒目,定位比较准确,从而客观对大脑功能进行评价。

(二) 脑电地形图的适应证

1. 脑器质性与功能性疾病的鉴别诊断　　可以用来鉴别脑器质性疾病和功能性疾病,如抽搐、精神障碍、聋盲等器质性或功能性疾病。

2. 各种脑部疾病诊断、鉴别诊断及定位　　常用于癫痫、脑肿瘤、脑外伤、颅内血肿、颅内感染、脑寄生虫、脑脓肿、脑血管疾病、各种脑性昏迷原因待查等。

3. 了解全身疾病所致脑部是否受累　　如颅内是否有肿瘤转移、感染、中毒、肝或肾性疾病等是否造成脑功能损害。

4. 随访了解脑部疾病的变化、疗效、脑发育状况　　帮助了解脑衰老及脑死亡。

(三) 脑电地形图的禁忌证

(1) 头皮外伤严重,广泛或开放性颅脑外伤,无法安放电极或可能因检查造成感染者。

(2) 不宜搬动的病情危重的患者,而脑电地形图又不能移至床旁检查者。

(3) 极度躁动不安,当时无法使其镇静而配合检查者。

（四）检查前准备

（1）检查前1日用肥皂水洗头。

（2）检查前应停服镇静剂、安眠剂及抗癫痫药物1～3日。

（3）检查前应进食，不宜空腹，不能进食或呕吐者应予葡萄糖静脉注射。

（古　联，谭庆晶）

第五篇

影像诊断

第二十六章　超声诊断

导学

1. 掌握超声诊断的适用范围。
2. 熟悉超声成像的基本知识。
3. 了解正常及临床常见病的异常声像图特点。

　　超声诊断(ultrasonic diagnosis)是应用超声波的物理特性,用超声诊断仪检查人体,获得人体组织器官的声学信息,以诊断疾病的非创伤性方法。

　　超声诊断的优点是显像清晰、实时动态、分辨率高;诊断疾病的范围广、诊断符合率高。既可非侵入性地获得器官和组织精细的大体断层解剖图像,用于观察组织器官大体病理形态学改变;亦可使用介入性超声或腔内超声探头深入体内获得超声图像,并可无创性地重复检查。

　　随着超声成像技术的不断发展,近年来开展的彩色多普勒能量成像、对比谐波成像、组织谐波成像、三维超声重建成像、新型声学造影技术、弹性成像及超声内镜等检查方法,扩展了超声诊断的临床应用范围,使超声诊断的准确率得到进一步提高。

第一节　超声成像的基本知识

一、超声波的定义及物理特性

(一) 超声波的定义

　　超声波是振动频率超过 20 000 赫兹(Hz)的声波,其频率超过人耳听觉阈值上限,人耳不能听到。临床诊断常用的超声频率为 2~18 兆赫(MHz)。

(二) 与超声成像有关的物理量

　　超声诊断最常用的物理量是波长、频率、声速。声速(c)为声波单位时间内在介质中传播的距离。频率(f)为声波在单位时间内振动的次数,振动频率的倒数称为振动周期。波长(λ)为声振动一个周期传播的距离。三者之间的关系是:$c = f \cdot \lambda$。

　　超声在固体中传播速度最快,例如颅骨中为 3 360 m/s;在软组织和液体(包括体液、血液)中次之,平均为 1 540 m/s;在空气中很慢,为 332 m/s。

　　超声在人体软组织中传播时,在声速不变的情况下,波长和频率成反比。超声波频率越高,则波长越短、分辨率越高、穿透性越差;超声波频率越低,则波长越长、分辨率越低、穿透性越强。故检测浅表器官用高频探头,取其分辨率高的优势;检测内脏用低频探头,取其穿透性强的优势。

(三)超声的物理特性

　　1. **指向性**　超声波在介质中呈直线向前传播,具有良好的指向性,又称束射性。指向性是超声对人体器官定向探查的基础。

　　2. **反射、折射和散射**　超声在介质中传播,遇到界面时,可发生反射、折射和散射。这一特性是显示不同组织界面轮廓及组织脏器内部细微结构的基础。

　　两种声阻抗不同的物体相接触形成一个界面(interface)。界面尺寸大于波长时叫大界面,小于波长时叫小界面。

　　声阻抗(Z)指阻挡声波在介质中传播的力。$Z=c \cdot \rho$(ρ 为介质的密度)。声速越快,介质密度越高,声阻抗就越大。所以超声在固体中传播时声阻抗最大,在软组织和液体中次之,气体中最小。

　　超声遇到大界面时产生反射和折射(图 26-1)。入射声波的能量一部分在这个界面上被反射回去,另一部分被折射或透射到下一层介质中去。声阻抗差越大,反射就越强,折射或透射就越小。反之,声阻抗差越小,折射或透射就越强,反射就越小。这样使探头发射的超声波由浅而深地通过人体各界面,反射带回各层组织的信息,在超声诊断仪上形成图像。

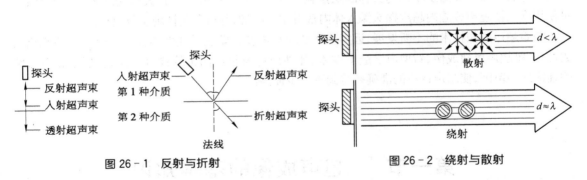

图 26-1　反射与折射　　　　　图 26-2　绕射与散射

　　超声遇到小界面时发生绕射和散射(图 26-2)。界面尺寸略小于波长时发生绕射,界面尺寸远小于波长时发生散射。人体中的散射源是血液中的红细胞和脏器内部的细微结构。红细胞是人体血流多普勒频移信号的基础,脏器内部的细微结构是形成人体脏器细微结构变化的声像图基础。

　　超声波在人体不同组织、脏器及病变组织中传播时,遇到的界面大小、声阻抗差不同,从而发生不同反射、折射和(或)散射,由反射或散射形成的回声,含有传播途径中不同组织的信息,经过超声仪器接收、放大和处理,在显示器屏幕上形成声图像。

　　3. **吸收、衰减**　超声在介质中传播时,由于介质的黏滞性、导热性等因素,一部分声能不可逆地转换成其他形式的能量,使声能损耗,称为吸收。由于界面上的反射、折射、散射、远场声速扩散及吸收,使超声波声能在介质中随传播距离的增加而逐渐减弱,称为衰减。人体深部组织超声探查时,用时间增益补偿(time gain compensation,TGC),使远场增益补偿后方能获得较满意图像。

人体组织中,超声衰减程度依递增顺序为液体、脂肪组织、肝组织、骨质与钙质。超声通过液体几乎无衰减,通过骨质或钙质,衰减明显,其后方减弱,甚至消失。

4. 多普勒效应　声源遇到与其做相对运动的界面时,造成反射频率不同于发射频率的现象称为多普勒效应(Doppler effect)。发射频率与反射频率之差称多普勒频移(Doppler shift)。频移的大小与相对运动的方向及运动的速度有关。利用运动目标所产生的频移,可以计算出运动的速度和方向。因此,运用超声波的多普勒效应可以检测人体中的运动体(如血液、心脏瓣膜、心壁、血管壁等)的运动方向及速度。

二、超声诊断仪分类

(一) A 型

A 型(amplitude mode)为幅度调制型,显示回声形式是波。现已基本被淘汰,仅用于测颅中线和眼轴。

(二) B 型

B 型(brightness mode)为辉度调制型,显示的是人体组织器官的二维解剖断面,又称二维或切面超声。每条扫描线遇不同声阻抗介质的界面产生反射、散射回声,由浅入深的回声,按序显示在显示器上即为二维图像。

B 型回声编码是把白到黑分成若干灰阶(grey scale)级,回声越强则越亮(接近白色),如结石、骨骼等;回声越弱则越暗(接近黑色),如正常胆囊内的胆汁和正常膀胱内的尿液等。当成像速度大于每秒 24 帧时,能显示器官的活动状态,称为实时显像(real time imaging)。二维超声是临床使用最广泛的超声诊断法,也是 M 型、D 型超声诊断法的图像基础。

(三) M 型

M 型(motion mode)为辉度加幅度调制型。M 型超声心动图是心脏相对体表不同距离的各层组织随时间变化而运动形成的曲线。一般与 B 型、彩色多普勒联合使用。在心脏扇扫的 B 型实时图像上选定 M 型取样线,取得相应瓣膜、室壁或血管壁在心动周期各时相上的活动曲线。M 型可进一步丰富、完善组织脏器运动的信息,用于测量腔室内径、瓣膜及室壁血管壁的运动幅度。主要用于心脏、血管检查。

(四) D 型

D 型为超声频移诊断法,是应用多普勒原理的超声诊断。一般与 B 型、M 型联合使用。D 型超声技术常用的有彩色多普勒血流显像(color Doppler flow imaging, CDFI)和频谱多普勒(spectral Doppler echocardiogram)。

1. CDFI　CDFI 是在实时二维图像上叠加彩色编码显示血流,可直观地显示血流方向、速度、范围及有无分流或反流。彩色编码由红、蓝、绿三原色显示血流状态。红色表示迎向探头流动的血流,蓝色表示背向探头流动的血流,绿色代表血流紊乱,多色镶嵌表示血流离散度极大。颜色越鲜亮反映血流速度越快,颜色越暗淡反映血流速度越慢。

2. 频谱多普勒　频谱多普勒显示回声形式是频移形成的示波曲线。频谱多普勒横坐标表示时间,纵坐标表示血流速度。在 CDFI 图像上将取样容积置于所需部位,如某瓣膜口,转换成频谱多普勒,可准确测定该部位有无血流,血流的方向、时相和速度等。正常红细胞以比较一致的方向与速度流动,称为层流(laminar flow),频谱呈窄带中空形。异常血流(反流、分流或瓣口狭窄时产生的湍流)频谱呈宽带充填形。同时记录的可闻声信号,层流为平顺的乐音,湍流为刺耳的噪声。纵坐标可测量峰值血流速度。

频谱多普勒又可分为脉冲波多普勒(pulsed wave Doppler,PW)和连续波多普勒(continual wave Doppler,CW)。PW 定位准确,但可测的最大血流速度受限。CW 可测的最大血流速度不受限,但定位不准确。一般先用 PW 准确定位,再转为用 CW 测高速血流。

三、超声诊断的临床应用

(一) 超声检查的优点

(1) 超声检查属于无创性检查,无放射性损伤,简便易行,可对病灶进行治疗前后的重复检查、动态随访。

(2) 超声检查图像清晰、层次清楚、信息量丰富,接近人体解剖真实结构,能清晰显示脏器大小、边缘形态、毗邻关系和内部结构。

(3) 超声分辨力强,对小病灶有良好的显示能力,1~2 mm 的占位病变能被清晰显示并准确定位和测量大小。

(4) 可清晰显示各种管腔结构,如心脏、大血管及外周血管,探查其内有无占位、赘生物、钙化斑和血栓;胆管有无占位、结石和蛔虫等。

(5) 对活动界面能动态、实时显示,可观察心内各结构的形态和活动,有无先天畸形,心血管的病变部位及程度。

(6) 可检测体腔有无积液。检测胸腔、腹腔、心包腔、宫腔积液敏感性优于其他影像学检查。

(7) 可用于某些脏器的功能检测,如检测心脏收缩和舒张功能、血流速度和血流量、胆囊收缩功能、膀胱排空功能等。

(8) 介入性超声(interventional ultrasound)可在超声引导下穿刺行细胞学或组织学活检,以协助诊断,并能进行引流及药物治疗。

(9) 产科超声可预测孕龄,动态观察胎儿发育,判断有无先天畸形,胎盘位置、羊水量、脐带血流和脐带位置、胎位等,为优生优育的重要监测手段。

(10) 三维超声成像具有可立体显示组织结构、形态及病变空间的特点,较二维超声有一定的优越性,现已在临床取得了良好的诊断效果。

(二) 缺点

1. **穿透性差** 超声对含气器官如肺、肠道,因界面(软组织与气体接触形成)声阻抗差大,反射率几乎达 100%,不能透射进入第 2 种介质。超声遇到骨骼、结石、钙化等介质时,界面声阻抗差值大,且骨骼、结石、钙化对超声波的衰减明显,其深层因无声能而呈无回声平直条状区,出现声影(acoustic shadow)。因此超声探查含气组织脏器及骨骼时深层显示不清,所以超声对这些组织脏器的检查受到一定限制。

2. **伪像普遍存在** 由于成像系统或其他原因造成的图像畸变或相对真实解剖结构的差异,统称为伪像。由于人体界面的复杂性、超声本身的一些复杂物理效应及超声仪器设计的假设等原因,可出现混响效应、旁瓣效应、镜像效应、部分容积效应、声速失真等伪像,应予以识别,以免误诊。

(李 潇)

第二节 超声心动图

超声心动图(ultrasonic cardiography,UCG)是用于检查心脏及与其相连接的大血管的超声技术,包括二维超声心动图、M型超声心动图、多普勒超声心动图。超声心动图能清楚地显示心脏大血管的形态结构、房室壁及心脏瓣膜的运动情况;形象地显示心脏血管内部血流状态;通过测量软件评估心脏功能,是辅助诊断心脏结构及功能异常的首选影像学方法。近些年,经食管超声心动图、三维超声心动图、血管内超声与心脏声学造影等新技术和方法的应用,使超声诊断心脏疾病范围及准确率得到了进一步提高。

一、适用范围

1. **先天性心脏病** 如房室间隔缺损、动脉导管未闭、法洛四联症、右心室双出口等。
2. **占位性病变** 如左心房黏液瘤、间皮瘤、左心房内血栓等。
3. **瓣膜病变** 如风湿性心脏病、退行性瓣膜病、先天性瓣膜畸形等。
4. **心肌病变** 可基本确诊肥厚型、限制型心肌病;通过结合临床确诊扩张型心肌病。
5. **心包疾病** 如心包积液、缩窄性心包炎等。
6. **心力衰竭** 超声心动图可测定腔室大小,评价心脏收缩及舒张功能,结合临床表现可作出心力衰竭诊断。
7. **其他心脏疾病** 超声心动图和临床相结合,对于慢性肺源性心脏病、原发性及继发性肺动脉高压、冠心病等疾病有较大的辅助诊断价值。

二、正常声像图

超声心动图检查时被检查者常取仰卧位或左侧卧位,必要时取右侧卧位。做胸骨上窝探测时可取坐位,或取仰卧位,将肩部垫高。

最常用的探测部位是胸骨左缘和心尖区,其次是剑下区及胸骨上窝。必要时取胸骨右缘或经食管探测,以及在手术中心外膜直接探测等。

(一)二维超声心动图

二维超声心动图能清晰、实时显示心脏各结构的空间位置、连接关系等,是超声心动图的基本检查方法。常用切面有胸骨旁左心室长轴切面、心底短轴切面、左心室短轴切面、心尖四腔切面、心尖二腔切面等。必要时可用剑突下四腔、胸骨上窝主动脉弓长轴与短轴切面、胸骨右缘切面等。

1. **胸骨旁左心室长轴切面**(long axis view of the left heart) 此切面可显示右心室、主动脉、左心房、室间隔、左心室、左心室后壁(照片26-1)。主动脉前壁与室间隔相延续,主动脉后壁与二尖瓣前叶相延续。可见到二尖瓣前、后叶和主动脉瓣右冠瓣、无冠瓣。瓣膜回声清晰、纤细,随心动周期规律性开放、关闭。室壁、房壁和主动脉壁随心动周期规律性地收缩、舒张。

2. **心底短轴切面**(short axis view of the heart base) 位于中央的是主动脉及主动脉瓣瓣叶横

断面,其周围显示结构从后向前顺时针依次为左心房、房间隔、右心房、三尖瓣、右心室、右心室流出道、肺动脉瓣、主肺动脉和左、右肺动脉。主动脉3个瓣膜开放时呈"▽"形,关闭时呈"Y"形(照片26-2)。青少年、儿童可清晰看到左、右冠状动脉开口处。

3. 左心室短轴切面

(1) 二尖瓣水平左心室短轴切面:可显示左心室壁环状横断面,呈向心性规律地收缩、舒张。可见右心室的一部分。二尖瓣口前、后叶舒张期开放时呈鱼口状(照片26-3),关闭时呈"一线"。

(2) 左心室乳头肌水平短轴切面:可显示左心室室壁环状横断面,呈向心性规律地收缩、舒张。可见右心室的一部分。左心室内可见前外侧乳头肌和后内侧乳头肌(照片26-4)。

(3) 心尖短轴切面:可显示心尖部左心室室壁环状横断面,呈向心性规律地收缩、舒张。可见右心室的一部分。

4. 心尖四腔切面(apical fur-chamber view) 此切面可显示左心房、右心房、左心室、右心室、房间隔、室间隔、二尖瓣、三尖瓣。房间隔、室间隔、二尖瓣前叶和三尖瓣隔瓣共同构成十字交叉(照片26-5)。图像条件好的可见与左心房相连的肺静脉。探头稍向上倾斜见到主动脉根部,为心尖五腔切面,是探查左心室流出道及主动脉瓣上血流的切面。

5. 剑突下四腔心切面(subxi four-chamber view) 此切面可见左心房、右心房和左心室、右心室四个腔、房间隔、室间隔、二尖瓣、三尖瓣。由于此切面房间隔与声束方向近于垂直,诊断房间隔缺损的假阳性率最低,是确诊有无房间隔缺损的最佳切面。

6. 胸骨上窝主动脉弓长轴切面(suprasternal long axis view of aortic arch) 此切面可见主动脉弓长轴及其主要分支(无名动脉、左颈总动脉和左锁骨上动脉),弓部之下可见右肺动脉横断面。

(二) M型超声心动图

M型超声心动图显示的是心脏与体表不同距离的各层组织随时间变化而运动形成的曲线,以二维超声心动图为基础,具有较好的时间分辨力。在二维超声心动图胸骨旁左心室长轴切面,由心尖向心底取5条标准曲线,即1区、2a区、2b区、3区、4区(照片26-6,照片26-7),主要看4区和2b区。

1. 心底波群(4区) M型取样线通过主动脉根部和主动脉瓣,从前向后依次显示胸壁、右心室流出道、主动脉根部、主动脉瓣和左心房曲线。可见主动脉前、后壁2条平行曲线,收缩期向前,舒张期向后,舒张中期可见再次向前的重搏波。主动脉内可见主动脉瓣活动曲线,收缩期开放时呈六边长方盒形,舒张期关闭时呈一线。

2. 二尖瓣波群(2b区) M型取样线通过二尖瓣前、后叶,从前向后依次显示胸壁、右心室、室间隔、左心室、二尖瓣前后叶及左心室后壁曲线。二尖瓣前叶曲线依次见A、B、C、D、E、F、G点(照片26-8)。舒张期曲线上升形成E、A两峰,呈"M"形。E峰是快速充盈高峰;A峰是心房收缩形成舒张晚期的缓慢充盈高峰。正常情况下E峰大于A峰。C点位于第1心音处,标志着二尖瓣关闭。D在第2心音之后,标志着二尖瓣开始开放。舒张期二尖瓣后叶与前叶呈逆向运动,曲线呈"W"形,幅度比前叶小。收缩期前、后叶关闭时呈一线,即CD段。

(三) 多普勒超声心动图

1. CDFI 正常情况下心脏各瓣膜口无明显反流信号,心脏内无分流信号。心尖四腔切面二尖瓣口、三尖瓣口可见舒张期红色血流信号自心房进入心室,心尖五腔切面左室流出道、主动脉瓣口见收缩期蓝色血流信号自左心室进入左心室流出道及主动脉。心底短轴切面肺动脉瓣口可见收缩期蓝色血流信号自右心室流出道流入肺动脉。

2. **频谱多普勒** 正常心尖四腔切面二尖瓣舒张期血流频谱为正向双峰中空窄带波形,正常时第1峰(E峰)较高,第2峰(A峰)较低,收缩期无血流;三尖瓣舒张期出现与二尖瓣口相似的多普勒血流频谱,血流峰值流速较二尖瓣口低,收缩期无血流;心尖五腔切面主动脉瓣上收缩期可见向下三角形窄带中空频谱;心底短轴切面肺动脉瓣口出现收缩期向下三角形或抛物线形的窄带中空频谱。

三、异常声像图

(一)心脏瓣膜疾病

心脏瓣膜疾病是由于炎症、黏液样病变,退行性改变,先天性畸形,缺血坏死,创伤等原因引起单个或多个瓣膜(包括瓣叶、瓣环、腱索或乳头肌)的结构异常,导致瓣膜狭窄和(或)关闭不全。可发生于任何瓣膜,二尖瓣损害最常见,其次为主动脉瓣损害,也常见联合瓣膜病变。多见于风湿性心脏病。近年来,风湿性心脏瓣膜病变比例下降,老年性瓣膜退变及变性发病率上升。

1. **二尖瓣狭窄** 二尖瓣狭窄主要见于风湿性心脏病,少数可由先天畸形及老年瓣膜退行性变所致。其主要病理改变为瓣叶纤维化、增厚、僵硬及钙化;瓣叶交界处相互粘连、融合;腱索或乳头肌融合、增厚、缩短。

长期二尖瓣狭窄,左心房压力增高,导致左心房扩大,左心房压力增高后依次引起肺静脉、肺毛细血管和肺动脉压被动性升高,肺动脉压力持续升高,引起肺动脉增宽,右心室扩大。

(1)二维超声心动图:① 二尖瓣瓣叶增厚,边缘不规整,回声增强;腱索增粗、短缩,乳头肌肥大。② 二尖瓣前、后叶开放受限,舒张期失去正常鱼口状。③ 二尖瓣活动僵硬,瓣尖运动消失,瓣体运动幅度减低;前叶舒张期呈圆顶状(气球样)向左心室流出道突出;后叶与前叶同向运动。④ 左心房明显增大,肺动脉高压时肺动脉增宽,右心室增大。⑤ 左心房形成附壁血栓时左心房内可见血栓的异常回声团(照片26-9)。

根据二尖瓣瓣口面积,可判断二尖瓣狭窄的程度。二尖瓣口面积正常为4~6 cm²,舒张期跨二尖瓣口的平均压差为5 mmHg。轻度狭窄时瓣口面积为1.5~2.0 cm²,跨二尖瓣口的平均压差为10 mmHg;中度狭窄时瓣口面积为1.0~1.5 cm²,平均压差为10~20 mmHg;重度狭窄时瓣口面积<1.0 cm²,平均压差>20 mmHg。

(2)M型超声心动图:① 二尖瓣曲线增粗,回声增强。② 二尖瓣前叶EF斜率减低,EF斜率明显减低时,舒张期双峰曲线消失,呈"城墙样"(平台样)(照片26-10)改变。③ 二尖瓣后叶与前叶呈同向运动,后叶曲线套入前叶。④ 左心房增大,肺动脉高压时肺动脉增宽、右心室增大。

(3)多普勒超声心动图:① CDFI检查,舒张期可见二尖瓣口呈五彩镶嵌血流信号。② 频谱多普勒检查可见:舒张期二尖瓣口血流频谱呈流速增快宽带充填频谱,E峰下降速率明显减慢,峰值血流速度>1.5 m/s,可达6~8 m/s。频谱多普勒超声检查示跨二尖瓣口压差增大。

2. **二尖瓣关闭不全** 二尖瓣关闭不全主要见于风湿性心脏病,少数可由先天畸形及老年瓣膜退行性变所致。其主要病理改变为瓣叶纤维化、增厚、僵硬及钙化;腱索或乳头肌纤维化、融合、缩短。

长期二尖瓣关闭不全,收缩期左心室一部分血液经关闭不全的瓣口反流回左心房,使左心房压力增高、容积增大,左心室容量负荷过度,左心室增大。舒张期左心室能顺利充盈,瓣口血流量增加,较晚出现肺动脉高压。

（1）二维超声心动图：① 二尖瓣瓣叶增厚、回声增强，以瓣尖为主。有时可见赘生物强回声。② 二尖瓣活动僵硬，收缩期二尖瓣前、后叶关闭错位或有空隙。③ 左心房扩大、左心室扩大。

（2）M型超声心动图：① 二尖瓣瓣叶曲线增粗、回声增强，后叶运动幅度明显减低。② 收缩期二尖瓣前、后叶关闭呈双线。③ 左心房增大、左心室增大。

（3）多普勒超声心动图：① CDFI检查：可见收缩期自左心室经二尖瓣口流入左心房的以蓝色为主的五彩镶嵌的异常反流束。根据反流束面积和左心房面积比值可半定量评价二尖瓣关闭不全的程度，一般认为，当比值<20％时为轻度反流，20％～40％时为中度反流，>40％时为重度反流。此半定量方法最方便。② 频谱多普勒超声心动图检查：收缩期左心房内可测到负向、高速、宽带、充填的反流频谱，峰值流速一般>4 m/s。检出五彩镶嵌的反流血流信号及反流频谱是定性诊断瓣膜关闭不全的最重要依据。

（二）左心房黏液瘤

黏液瘤是最常见的心脏原发性良性肿瘤。多发于左心房，约占90％，有蒂，瘤体为半透明胶冻状，表面为大小不等的结节，结节与瘤主体连接处变细，是有脱落可能的危险征象。临床表现酷似二尖瓣狭窄，但心脏杂音多变。

左心房无回声区内可见一有蒂的稍高回声团，合并出血时团块内可见散在无回声区，多附着于房间隔或二尖瓣前叶的左心房面。舒张期二尖瓣开放时，黏液瘤可达二尖瓣口，部分甚至全部堵塞二尖瓣口，造成机械性二尖瓣口狭窄，可造成左心房增大；收缩期随二尖瓣关闭，黏液瘤返回左心房。二尖瓣无增厚、粘连等（照片26-11）。

（三）先天性心脏病

1. **房间隔缺损** 二维超声心动图上，剑突下四腔心切面、心尖四腔切面、心底短轴切面等多个切面可显示房间隔局部回声连续性中断，是诊断房间隔缺损的直接征象。三维成像能更直观地显示缺损口的形态大小（照片26-12）。CDFI显示剑突下四腔心切面可见一红色（左向右分流）的分流束穿过房间隔进入右心房并指向三尖瓣，分流束的宽度与缺损的大小成正比（照片26-13）。频谱多普勒检查，取样容积置于房间隔缺损处，可见连续性（左向右分流）湍流频谱。经肘静脉注射右心声学造影剂后，可见右心房、右心室显影，右心房内近缺损处出现负性显影区，若合并肺动脉高压，心房水平由右向左分流，可见造影剂自右心房经缺损口进入左心房。

2. **室间隔缺损** 二维超声心动图上心尖四腔切面、左心室短轴切面等多个切面可显示室间隔局部回声连续性中断，可伴有左心室容量负荷过重及肺动脉高压表现。CDFI显示左向右分流时室间隔缺损处有以红色为主自左心室流向右心室的分流束，右向左分流时室间隔缺损处有以蓝色为主自右心室流向左心室的分流束。频谱多普勒检查，取样容积置于室间隔缺损口处右心室面，局部显示高速分流湍流频谱，于收缩中期最大分流速度可达3～5 m/s。

3. **动脉导管未闭** 二维超声心动图大动脉短轴切面可见左、右肺动脉分叉处或左肺动脉近端与其后方的降主动脉间有一相通的异常管道（即未闭的动脉导管），肺动脉主干及分支扩大。CDFI检查可见以红色为主的花色分流血流束自降主动脉经导管进入主肺动脉（照片26-14）。频谱多普勒检查，动脉导管处可探及持续整个心动周期的连续性湍流频谱，合并重度肺动脉高压时，呈双向分流频谱。

4. **其他先天性心脏病** 法洛四联症、心内膜垫缺损、单心房、单心室、三尖瓣下移畸形等先天性心脏病，用二维超声心动图配合多普勒及彩色多普勒超声心动图均可诊断。复杂先天性心脏病如右心室双出口、大动脉转位等,多切面探查配合经食管超声心动图、三维超声心动图等也可明确诊断。

(四)心肌病

心肌病分为原发性和继发性两种。原发性心肌病指原因不明的心肌病变,包括扩张型、肥厚型、限制型心肌病等。继发性心肌病是原因明确的或全身性疾病的一部分。

1. 扩张型心肌病　扩张型心肌病是以心肌纤维组织增多,心室腔明显扩大,房室瓣环增大,心房扩大,并有慢性进行性心力衰竭为主要表现的特发性心肌病。

(1)二维超声心动图:① 全心扩大,以左心室为主,呈球样改变。② 各瓣膜形态正常,开放幅度变小,二尖瓣口与明显扩张的左心室形成"大心腔小瓣口"的特征性改变。③ 室壁运动弥漫性减低。

(2)M 型超声心动图:二尖瓣曲线呈低矮菱形的"钻石样"改变。E 峰与室间隔的距离(EPSS)增大,>1.5 cm。室间隔和左心室壁活动幅度减低,左心室收缩功能减低。

(3)频谱多普勒超声显示:各瓣口血流速度减慢,收缩期二尖瓣口和三尖瓣口探及反流血流信号。

2. 肥厚型心肌病　肥厚型心肌病是以心肌非对称性肥厚、心室腔变小为特征的心肌疾患。

(1)二维及 M 型超声心动图:心肌不对称性增厚,室间隔明显增厚,厚度≥1.5 cm,室间隔与左心室后壁厚度之比>1.3;左心室缩小、左心房扩大;如为梗阻性肥厚型心脏病,可见左心室流出道变窄,内径<2.0 cm。收缩期二尖瓣前叶前移,并可见主动脉瓣扑动和收缩中期半关闭现象。

(2)多普勒超声心动图:CDFI检查可见左心室流出道出现收缩期彩色射流。频谱多普勒检查:左心室流出道射流频谱呈"匕首状",单峰充填形。

3. 限制型心肌病　限制型心肌病主要病理改变为心内膜、心肌的广泛纤维化,心腔可因纤维化和血栓形成而部分闭塞。

二维超声心动图显示:① 心内膜弥漫性均匀性增厚,回声增强。② 心尖部心腔多闭塞,心腔长轴缩短,左、右心房多增大。③ 室壁运动幅度明显降低,左心室舒张末期内径明显缩小。

(五)其他心脏病

冠心病、高血压心脏病及肺源性心脏病超声心动图检查均有改变,但改变缺乏特异性,诊断要密切结合临床。

(李　潇)

第三节　肝脏、胆道、胰腺超声诊断

超声检查对肝脏、胆道、胰腺疾病的诊断效果佳,是首选的影像学检查。

一、肝脏疾病

【**适用范围**】

1. **占位性病变**　超声检查首选。包括实性、囊性及囊实混合性占位病变:肝癌、肝血管瘤、肝囊肿、肝脓肿、猪囊尾蚴病等。

2. **弥漫性病变**　肝脏的弥漫性病变大多在某一阶段具有类似的超声声像图改变,缺乏特异性,鉴别诊断较为困难,需结合临床诊断。脂肪肝、中晚期肝硬化、晚期血吸虫病肝脏损伤超声检查可作出诊断。

【正常声像图】

1. **正常肝脏外形及轮廓**(照片 26 - 15)　正常肝脏近似楔形,右叶厚而大,左叶薄而小。肝的后缘圆厚,近膈顶端呈半弧形的钝角,近下缘处扁而薄。肝脏的轮廓光滑、整齐,轮廓线回声强而清晰。

2. **肝实质回声**　正常肝实质内回声呈弥漫细小点状中等回声,分布均匀,可见散在的略强点状回声及短小的线状回声。

3. **正常肝内血管**　肝门静脉为管壁回声较强的管状结构,门静脉主干内径为 1.0～1.2 cm。CDFI 显示门静脉主干内入肝血流,流速为 15～25 cm/s。肝静脉管壁较薄,回声较低,肝左静脉内径为 0.5 cm 左右,肝中及肝右静脉内径均为 1 cm 左右,CDFI 显示肝静脉内出肝血流,汇入下腔静脉。肝固有动脉在肝门处可观察到,内径为 0.21～0.45 cm,峰值流速<50 cm/s。

4. **肝脏的正常测值**　肝右叶最大斜径正常值 10～14 cm,肝右叶前后径正常值 8～10 cm,左半肝厚度正常值(包括尾状叶)<6.0 cm,左半肝长度正常值<9.0 cm。

【异常声像图】

1. **原发性肝癌**(照片 26 - 16)　原发性肝癌分为巨块型、结节型、弥漫性和混合性。其声像图特征为:① 肝脏形态及轮廓改变:早期病变较小时无明显变化,病变靠近肝包膜时可见驼峰征(肿瘤向包膜外突起形成)、角征(癌肿使右下缘角或左下缘角变钝),使肝脏形态不规则。② 肝癌结节的声像图表现:肝内可见 1 个或多个圆形、类圆形及分叶状肿块,多数肿块具完整或不完整的包膜,少数可无包膜。多数呈膨胀性生长,少数呈浸润性生长。内部回声可呈低回声、高回声、等回声、弱回声或混合回声,分布均匀或不均匀。边缘形态不规整,周边可见声晕或靶环征(为癌肿推开周围小血管形成的血管围绕征)。随着癌肿的生长,不仅有形态的增大,其内部回声特征也可改变。常具肝硬化基础,肿块之外的肝实质回声增粗增强。③ 压迫征象:门静脉、肝静脉受压变形,压迫胆管造成胆管阻塞,可使受压处以上的肝内胆管扩张。④ 转移征象:门静脉、肝静脉及下腔静脉内可见癌栓。可见第 1 肝门区、腹主动脉旁等腹腔淋巴结肿大。⑤ 多普勒超声:CDFI 检查可见肿块内及周边丰富的动脉血流信号。频谱多普勒检查阻力指数(RI)>0.75 或<0.5。肝动脉血流信号明亮,峰值速度增高,RI>0.75 或<0.5。

2. **肝囊肿、多囊肝**

(1) 肝囊肿:肝实质内 1 个或多个圆形或椭圆形的无回声;囊壁薄而光滑,边界清;囊肿两侧壁可出现"回声失落"现象,其后方可见回声增强效应(照片 26 - 17),CDFI 示其内未见血流信号。

(2) 多囊肝:多囊肝是先天性肝脏多囊性疾病,部分患者合并多脏器多囊改变,如多囊脾、多囊胰、多囊肾。肝脏呈不规则增大,形态失常;肝内布满大小不等的无回声区,正常肝组织被挤压变薄或显示不清。

3. **肝脓肿**　肝脓肿可分为细菌性和阿米巴性两类。阿米巴性肝脓肿声像图特征为:① 病变初期:肝内可见 1 个或多个分布不均的低到中等回声,与肝组织间有一不规则的模糊不清的边界,易与肝癌相混。② 液化坏死期:肝内病变区呈蜂窝状结构,液化处为无回声区,未液化区为实质回声。液化范围广时可探及较大范围无回声区,囊壁回声增强,明显增厚,厚薄不均,外壁光滑,内壁多不平整,如虫蚀样改变。脓肿后方回声增强,侧壁清楚。若脓液黏稠,无回声区内可见细小点状稍强回声,改变体位或探头加压可见其漂浮移动。③ 治疗后脓肿暗区可逐步缩小甚至消失。

4. 肝硬化　肝硬化是各种慢性肝病反复发作引起的肝细胞变性坏死、纤维组织增生、肝细胞结节状再生、假小叶形成等病理改变。肝脏呈结节样变、血管扭曲移位及门静脉高压。声像图特征为(照片 26-18):① 肝脏形态、大小、位置的改变:肝脏失去正常形态,肝脏体积缩小,缩小的肝脏向右季肋部上移。血吸虫或酒精性肝硬化时肝左叶可代偿性增大。② 肝表面及肝实质回声:肝包膜增厚,回声增强,厚薄不均。肝表面凹凸不平,呈锯齿状。肝实质回声增粗、增强,分布不均匀。血吸虫性肝纤维化时由于门静脉小分支被虫卵充填实变,而呈网络样改变。③ 肝内、外血管回声:肝静脉失去正常走行,显示不清;门静脉高压,门静脉主干内径增宽>1.3 cm,门静脉内血流流速减慢,常在 15~25 cm/s 以下,有时门静脉内可形成血栓。脾静脉内径(正常值 4~7 mm)增宽>0.8 cm。肠系膜上静脉增宽(正常值 0.4~0.6 cm),可扩张到 1.5 cm 以上。侧支循环开放时脐静脉开放,胃底静脉、食管静脉及腹壁静脉均扩张。肝动脉扩张(直径达 0.4~1.0 cm),流速增高(峰值流速约 60 cm/s)。④ 脾大:脾实质回声增强、增密,脾增大的程度与肝硬化严重程度一致。⑤ 腹水:大量腹水时腹腔内肠管可在腹水中漂荡。⑥ 胆囊:胆囊壁增厚水肿,可呈双层。

二、胆道疾病

【适用范围】　超声检查是胆道疾病的首选影像学检查方法。可用于胆道系统炎症、结石、肿瘤等病变的诊断。

【正常声像图】

1. 胆囊　纵切多数呈梨形。正常胆囊轮廓清晰;胆囊长为 4~9 cm,前后径为 2~3 cm;胆囊壁为光滑整齐的高回声,体部前壁厚 2~3 mm;胆囊腔内为无回声。

2. 胆管　肝内胆管的左、右肝管可显示,其内径多在 0.2 cm 以内,肝内 2 级以上的胆管一般难以清晰显示。肝外胆管位于门静脉前方。横切面为小圆形无回声,纵切面呈长管状无回声,壁薄而光滑,其直径小于伴行门静脉的 1/3,上段内径为 0.1~0.6 cm;胆总管内径为 0.6~0.8 cm,长 4~8 cm。

【异常声像图】

1. 胆囊炎

(1)急性胆囊炎:单纯性胆囊炎时胆囊稍增大,壁轻度增厚,缺乏特异性诊断性特征。化脓性胆囊炎声像图特征为:① 胆囊增大,纵径×横径>9 cm×3 cm,胆囊壁轮廓线模糊,外壁线不规则。② 胆囊壁弥漫性增厚,>0.3 cm,回声增强,胆囊壁间出现间断或连续的弱回声带,呈“双边征”。③ 胆囊无回声区内出现稀疏或密集的点状回声,分布不均匀,呈云雾状,其后无声影,不形成沉积带(为胆囊积脓的表现)。④ 胆囊收缩功能差。超声墨菲征阳性(将探头加压近胆囊底部,嘱患者深吸气,患者触痛加剧并突然屏气不动)。⑤ 胆囊穿孔后可见囊壁局部缺损,胆囊周围可见局限性积液。急性胆囊炎多伴有急性胆管炎,胆管壁增厚、回声增强,胆管内径可稍宽,胆总管内径为 0.8~1.2 cm,其内可见点状低回声。

(2)慢性胆囊炎:轻型慢性胆囊炎胆囊形态大小无明显的声像图改变,只是胆囊壁稍增厚,回声增强。较重型慢性胆囊炎时胆囊壁增厚,回声增强,厚度>0.3 cm,胆囊大小正常或萎缩。当胆囊与周围粘连时,轮廓及内腔均变得模糊不清且固定。胆囊无回声区内出现中等或较弱的沉积性回声团,其后无声影,随体位流动和变形,反映胆囊功能不全。慢性胆囊炎常伴结石。

2. 胆囊结石

(1) 典型胆囊结石：胆囊无回声区内可见 1 个或数个形态稳定的强回声团,改变体位沿重力方向移动,其后方伴声影(照片 26 - 19)。

(2) 非典型胆囊结石：① 胆囊内充满结石：增厚的胆囊壁的弱回声包绕着结石的强回声,其后方伴有声影,简称为"囊壁结石声影三合征"(WES 征),有较高的诊断价值。② 胆囊壁内结石：胆囊壁内可见单发或多发的数毫米大小的强回声,其后伴"彗星尾征",改变体位不移动。

三、胰腺疾病

【适用范围】 超声检查是胰腺病变的首选或筛选影像学检查方法。

【正常声像图】 正常胰腺呈腊肠形、蝌蚪形及哑铃形,横卧于上腹部,分为头、颈、体、尾四部分。胰头被十二指肠包绕,胰尾达脾门。正常胰腺内部回声呈均匀较细的点状回声,比肝脏回声稍强。其表面无包膜,边界整齐、光滑。主胰管居中,内径<0.2 cm,输送胰液至胆总管参与消化。

胰腺大小正常值：胰头厚度<2.5 cm,胰体、胰尾厚度<2.0 cm。但根据胰腺形态不同,相应大小亦有差异。

【异常声像图】

1. 胰腺炎

(1) 急性胰腺炎：胰腺增大(多为弥漫性增大,也可为局限性增大),轮廓不清;胰腺回声减低,分布欠均。有出血坏死时胰腺内可见局限性低回声或无回声区。胰腺周边可见局限性低回声或无回声区,为胰腺周围渗出和水肿样改变。主胰管可轻度扩张,内径在 0.3 cm 左右。部分患者胰腺区呈气体全反射,胰腺显示不清,恰好是胰腺急性炎症的表现。

(2) 慢性胰腺炎：胰腺轻度或局限性增大或萎缩变小。胰腺形态失常,轮廓不清,边界不规整。胰腺实质回声增强,分布不均匀。主胰管内径可正常或稍宽,管壁增厚,回声增强,较重时可扭曲或呈串珠样改变。伴主胰管结石时,主胰管内可见点状或斑状强回声。合并假性囊肿时胰腺实质内可见圆形或类圆形无回声区,边界光滑、整齐。

2. 胰腺癌 以胰头好发,胰腺多呈局限性肿大,内见异常回声团,边界模糊,轮廓不清晰。团块内部多呈低回声,回声可不均匀,后方回声衰减。团块内出现液化、坏死时,超声可显示不规则的无回声区。CDFI 检查显示团块内部及周边血流信号较丰富。团块压迫周围脏器,可使相邻脏器出现挤压或移位现象。挤压血管、胰管和胆管时可引起梗阻;如压迫胆总管时,可引起肝内、外胆管扩张,胆囊增大,胰管扩张。胰腺癌晚期,常于胰腺周围、腹主动脉、下腔静脉及肠系膜上动脉周围探及圆形或椭圆形低回声肿大淋巴结,系有周围淋巴结转移的征象。

(李　潇)

第四节 | 泌尿系统超声诊断

【适用范围】

1. 占位性病变 包括：① 囊性：如肾囊肿、多囊肾。② 实性：如肾癌、肾错构瘤、膀胱癌等。

2. **泌尿系结石** 超声检查为首选。检出率:膀胱结石>肾结石>输尿管结石。

3. **先天畸形** 如肾缺如、肾发育不全、异位肾、马蹄肾、双肾盂、双输尿管、膀胱憩室等。

4. **肾移植及并发症** 检查移植肾的结构、大小,有无尿路梗阻、肾周围积液、肾血管病变(肾动脉狭窄或阻塞、肾静脉血栓)等。

5. **其他** 如肾功能不全时双肾弥漫性病变,以及肾周脓肿、肾外伤、肾结核、膀胱炎、膀胱异物和血块等。

【正常声像图】

1. **肾脏** 肾脏的纵切面显示呈椭圆形,肾包膜光滑、清晰,肾皮质呈均匀的中、低回声,强度略低于肝脏、脾脏实质回声,肾髓质由10～12个肾椎体构成,肾椎体围绕肾窦呈放射状排列、边缘圆钝的三角形,其回声更低于肾皮质;肾中心部分为肾窦区,包括肾盂、肾盏、血管和脂肪等,呈不规则的高回声区。正常肾盂内可有0.5～0.8 cm的无回声区,膀胱高度充盈时无回声区会增宽,但一般不会超过1.0 cm。彩色多普勒和多普勒能量显像(DPI)能清晰显示肾叶、肾段及弓形小血管的分布。肾的大小与身高、年龄和性别有关,通常成人正常肾长径一般为9～12 cm。成人肾的体积随年龄增长而减小,以肾实质变薄为主。

2. **输尿管** 正常时双侧输尿管不扩张,超声很难清晰显示。

3. **膀胱** 膀胱充盈时膀胱壁光滑、连续,高分辨仪器可显示膀胱各层次结构。膀胱无回声区内无异常回声。

4. **前列腺** 前列腺的大小随年龄和性腺的发育而增长,青春期以后的男性前列腺正常值:横径为4.0～4.5 cm,厚径为2.5～3.0 cm,上下径为3.0～4.0 cm,横切时呈栗形,内部为分布较均匀的低回声。

【异常声像图】

1. **肾积水** 肾积水是尿路梗阻致肾盂和肾盏扩张,伴不同程度肾皮质受压变薄。梗阻部位可在肾盏、肾盂、输尿管、膀胱和尿道的任何部位。

(1) 轻度肾积水:肾窦部出现窄带状或扁圆形无回声区,宽度>1.0 cm,肾盂轮廓较正常更加饱满,肾盏有轻度扩张,肾锥体顶端穹隆变浅。肾实质及肾外形无改变。

(2) 中度肾积水:肾盂肾盏均扩张,肾窦区呈典型的手套状或烟斗状无回声区。肾体积轻度增大,但超声测量变化不够显著(照片26-20)。

(3) 重度肾积水:肾窦区强回声被显著扩张的囊状无回声所代替,肾盏的穹顶消失,肾实质明显受压,不同程度变薄。肾体积明显增大,可伴有肾外形异常。

超声对轻度肾积水的诊断必须慎重,需结合受检者膀胱充盈程度,嘱患者排尿后复查,避免膀胱过度充盈引起的功能性集合系统扩张,并注意与肾外肾盂相鉴别。

2. **泌尿系结石**

(1) 肾结石:肾窦区可见强回声团,其后有声影或彗星尾征。如继发积水时,可见肾盂、肾盏扩张。

(2) 输尿管结石:输尿管内可见强回声团,其后有声影或彗星尾征。结石多位于输尿管狭窄处。结石造成梗阻部位以上的输尿管及肾盂、肾盏积水扩张。

(3) 膀胱结石:膀胱腔无回声区内可见强回声团,其后方伴声影或彗星尾征,强回声团可随体位依重力方向移动。可单发或多发。

3. **肾囊肿** 在肾实质内可见1个或多个无回声区,呈圆形或椭圆形,壁薄而光滑,边界清,囊肿后方回声可增强(照片26-21)。靠近肾皮质边缘或较大的肾囊肿可明显突向肾表面,使肾形态失常;如向内压迫肾窦部,则可使其变形。囊肿多发时,转动探头可见多个暗区互不相通。输尿管一般不扩张。

4. **多囊肾** 多囊肾是先天发育异常性疾病,有遗传倾向,双肾受累者多。肾实质内充满无数潴留性囊肿,输尿管不扩张。声像图特征为:① 肾体积明显增大。② 肾内可见无数个大小不等、相互挤压在一起的囊性无回声结构,互不交通(照片 26-22)。③ CDFI 显示:肾内血流信号减少。

5. **肾肿瘤** 肾实质恶性肿瘤中,成人最常见的为肾细胞癌,儿童为肾母细胞瘤。良性的有肾血管瘤、肾错构瘤等。肾细胞癌声像图特征为:① 肿瘤自肾表面呈圆形或椭圆形局限性向外隆起,形态不规整。② 内部回声不均,呈强回声或低回声,也可呈中等回声,内有坏死、出血时可见不规则无回声。③ 肿瘤周围的肾窦及肾实质被压移位、变形。④ CDFI 显示:肿瘤周边彩色血流丰富,内部可见散在点状或条状的增多血流信号(照片 26-23)。可合并肾静脉、下腔静脉内的癌栓。

6. **膀胱癌**

(1) 早期膀胱癌:膀胱壁局限性增厚或凸起,呈结节状或菜花状向腔内凸出,表面不光滑,形态不规整,内部多为不均匀的强弱不等的稍强回声。如病变基底部狭窄,有蒂与膀胱壁相连,瘤体可随体位变化而呈"漂动感"。

(2) 晚期膀胱癌:病变基底部增宽,膀胱壁被浸润而明显增厚,层次模糊不清,膀胱壁回声的连续性中断,甚至侵犯相邻组织和器官。CDFI 或 DPI 显示瘤体内及被癌肿浸润的部位血流信号丰富。

7. **前列腺疾病**

(1) 前列腺增生:前列腺增大,各径线均大于正常,形态失常,近似球形,向膀胱腔突出以内腺增生为主,内外腺交界处显示细点状或斑片状强回声,串珠样或成堆排列,可伴声影。移行区回声不均,可呈结节样改变,增生结节回声多样,可呈低回声、高回声或等回声,尿道可受压变扭曲。腺体内可见多发小囊肿,系腺体退行性变。

(2) 慢性前列腺炎:前列腺内部回声增强、不均,可见斑片状强回声,其大小和分布不一。前列腺包膜增厚,回声增强。CDFI 显示前列腺内血流信号略多于正常前列腺。

(3) 急性前列腺炎:前列腺轻、中度增大,外形饱满。左、右两侧不对称,包膜完整,内部回声均匀减低,或有不规则的减低区和无回声区。CDFI 显示其内血流信号丰富。

(4) 前列腺癌:① 早期:在外腺区内见边界不清的低回声结节,可向包膜外突起。CDFI 显示结节内血流信号较丰富。② 中期:前列腺不规则增大,两侧不对称,病变区形态不规则,内部回声强弱不一、明显不均,内、外腺边界不清,病变区血流信号丰富。③ 晚期:可浸润相邻的组织和器官,如精囊腺、膀胱、直肠。前列腺结节样增生要与之鉴别。经直肠探头检查可排除肠气干扰,提高对前列腺癌的检出率,并可经直肠超声引导行多点穿刺活检而确诊。

(张 嬿)

第五节 妇产科超声诊断

【适用范围】

1. **先天畸形** 如幼稚子宫和先天性无子宫、双子宫、双角子宫、单角子宫、纵隔子宫、处女膜闭锁等。

2. **盆腔包块** 如:① 子宫肌瘤、子宫内膜癌、宫颈癌、恶性葡萄胎等。② 卵巢浆液性囊腺瘤、黏液性囊腺瘤、皮样囊肿、畸胎瘤、卵巢癌等。

3. **炎性包块**　双侧附件炎性包块及宫腔内积液、积脓、积血等。

4. **产科**　早、中、晚期妊娠的诊断;胎儿的发育情况;是否有先天畸形、胎盘早期剥离、前置胎盘、异位妊娠、过期妊娠、粘连性胎盘等。

【**正常声像图**】　育龄期子宫长 5.5～7.5 cm,左右径为 4.5～6.0 cm,前后径为 3.0～4.5 cm;表面光滑、清晰,内部呈中等回声、分布均匀,内膜线居中;内膜厚度随月经周期而变化,宫颈回声稍强,宫颈管不分离。正常情况下双侧输卵管不显示。卵巢呈类椭圆形,位置不固定,随卵泡发育大小有较大变化,一般情况下卵巢大小测量不作为常规要求。

【**异常声像图**】

1. **子宫肌瘤**　子宫肌瘤是成年女性最常见的良性肿瘤之一。根据肌瘤所在部位分为浆膜下肌瘤、肌壁间肌瘤和黏膜下肌瘤。声像图特征为:① 子宫增大,浆膜下肌瘤可向包膜外隆起,使子宫形态失常。② 子宫内见 1 个或数个圆形、椭圆形实性回声团,边界尚清,内部回声分布均匀(照片 26 - 24),伴出血、坏死时可出现不规则低回声区或无回声暗区;当合并钙化时可见强回声;合并肉瘤样变时可见团块周边模糊,团块内部回声分布不均匀、强弱不一,根据组成成分不同回声不同,纤维组织成分较多的回声增强,平滑肌成分较多的回声减低,纤维组织和平滑肌组织成分相仿的为中等回声。③ 压迫征象:肌壁间肌瘤可压迫子宫内膜,造成内膜线移位及变形。黏膜下肌瘤可使宫腔内膜线消失,代之以回声增强的团块(肌瘤)。④ CDFI 显示肌瘤周边可有丰富的血流信号,内部可见少许血流信号,RI 正常。

2. **卵巢囊腺瘤**　卵巢囊腺瘤属于卵巢上皮性肿瘤,是卵巢最常见的良性肿瘤之一。超声下可见:边界清晰,囊内为无回声,囊壁光滑、不规则,可分为浆液性囊腺瘤和黏液性囊腺瘤。浆液性囊腺瘤以单房、少房居多,黏液性囊腺瘤以多房为主,且瘤体较大。乳头状囊腺瘤在瘤内壁及分隔上可见散在的点状、结节状或乳头状凸起,以浆液性囊腺瘤多见,CDFI 显示囊壁、囊内间隔以及乳头上可见细条状血流,频谱多普勒可记录到低速中等阻力动脉频谱。

3. **子宫发育异常**

(1) 先天性无子宫:膀胱后方、直肠前方未见子宫体及宫颈回声。

(2) 幼稚子宫:膀胱后方仅见较小的子宫结构,宫体与宫颈之比为 2∶3 或 1∶1,可见宫腔线及菲薄内膜,类青春期前子宫声像。

(3) 双子宫:盆腔连续纵切扫查可见两个独立不连续的宫体,横切时可在同一切面显示双宫体的横切面,向下扫查可探及一横径较宽的宫颈及两个宫颈管结构。

(4) 处女膜闭锁:患者在青春期有周期性下腹痛而无月经来潮。声像图见子宫稍大,宫腔内出现液性暗区,阴道囊样扩张,内见无回声暗区,暗区内可见细小弱回声。

4. **正常妊娠**　孕早期超声可见子宫三个径线均增大,子宫体渐呈球形,孕 4～5 周宫内即可见圆形无回声孕囊,孕 6 周末孕囊内出现胎心回声,孕 7～11 周可探及圆形卵黄囊回声,孕 9 周后胎盘呈半月形显示并极为清晰。早孕后期,超声可分辨出胎头、躯干和四肢,并可见胎动情况。孕 13 周后超声可显示完整的胎儿切面图像、胎盘和漂浮在羊水中的脐带回声。

5. **病理产科**

(1) 流产:先兆流产时孕妇出现阴道流血,超声检查见孕囊、胚芽组织和规律性原始心管搏动,声像图无明显异常;难免流产时超声检查发现孕囊位置偏下,原始心管搏动无力、过快或不规律;稽留流产时胚胎停止发育,超声检查见孕囊变形,胚芽组织较小,未见原始心管搏动,甚至只见空囊,无明显胚芽组织(照片 26 - 25)。

(2) 异位妊娠:是妇产科急腹症之一,指孕囊着床在子宫体腔以外的地方。按着床部位可分为输卵管妊娠、宫颈妊娠、宫角妊娠、卵巢妊娠、阔韧带妊娠及腹腔妊娠,95％为输卵管妊娠。声像图特征为:① 异位妊娠未破裂者:子宫无明显增大,子宫内膜增厚,宫腔内无孕囊、胚芽组织和原始心管搏动。在宫腔外探及孕囊、胚芽组织及胎心节律搏动,是诊断异位妊娠的确凿依据。② 异位妊娠已破裂者:宫体某一侧可见分布不均的囊实性包块,形态不规则,边界不清,包块内部回声分布不均匀。CDFI 检查显示其内及周边无血流信号。在直肠子宫陷凹或盆腔内可见大小不一的无回声区。大量出血时腹腔内可探及无回声区。此时必须结合临床停经史,血、尿人绒毛膜促性腺激素(HCG)阳性,即可考虑为异位妊娠已破裂可能。

(3) 葡萄胎:为良性滋养细胞疾病中最常见的一种类型。患者在早或中期妊娠中子宫增长迅速,大于孕期。不规则阴道出血,血、尿 HCG 均为强阳性。声像图特征为:① 子宫明显增大,超过妊娠周数。② 子宫内未见孕囊、胚芽组织和原始心管搏动。③ 子宫内出现许多大小不等的无回声暗区,形似"蜂窝样"改变,或出现许多强回声,形如降雪。④ 合并有出血时"蜂窝样"或"降雪样"回声内可见不规则无回声暗区。⑤ 一侧或双侧附件区可见类圆形无回声暗区,为黄素囊肿,暗区内可见分隔回声带。在葡萄胎被刮除后 2～4 周逐渐消失。

(4) 前置胎盘:胎盘部分或全部覆盖子宫颈内口处称为前置胎盘。胎盘剥离或破裂可造成胎儿宫内窒息死亡或孕妇大出血死亡。在检查前,孕妇需中度充盈膀胱,方可在声像图上见到胎盘下缘与子宫内口的关系。膀胱过度充盈易造成假象。胎盘位置可随孕龄增加而自动上移,故只有在妊娠晚期方可诊断前置胎盘(照片 26 - 26)。声像图特征为:① 完全性前置胎盘:胎盘回声完全覆盖宫颈内口。② 部分性前置胎盘:胎盘下缘覆盖宫颈内口的一部分。由于子宫颈内口通常紧闭,是否部分掩盖宫颈内口不易诊断。当临产,宫口开大在 3.0 cm 以上时可确定诊断。所以,在超声诊断中很少用"部分前置"这一诊断名词。③ 边缘性前置胎盘:胎盘下缘回声达子宫颈内口的边缘。④ 低位胎盘:胎盘下缘与宫颈内口之间的距离＜2.0 cm。

(5) 胎儿先天畸形:如无脑儿、脑膜膨出、脊柱裂、脊膜膨出、脑积水、内脏外翻、单脐动脉、先天性胸腔积液、腹水、阴囊鞘膜积液等先天畸形,均可在中期妊娠时通过超声检查发现特征性声像图表现,故在中期妊娠时常规超声检查有助于优生。脑积水声像图特征为:① 胎头双顶径大于同孕周胎儿。② 胎儿头围大于腹围。③ 侧脑室外侧缘距脑中线的距离大于同侧颅骨外壁到脑中线距离的1/3。④ 较重的脑积水,颅内正常结构消失,代以分隔状的液性暗区。其内脑中线结构变细而弯曲,或移位、漂浮在积水中。

(张　嬿)

第六节 其他部位的超声诊断

一、眼部疾病

二维超声可清晰显示眼内各种结构,不受角膜混浊、白内障、玻璃体混浊等影响。

【**适用范围**】

1. **视网膜疾病**　如视网膜脱离、视网膜母细胞瘤。

2. **色素膜疾病**　如脉络膜脱离、脉络膜黑色素瘤、脉络膜血管瘤。

3. **眼外伤**　如眼内异物、晶状体脱位。

4. **眼眶疾病**　眼眶肿瘤,如横纹肌瘤、泪腺混合瘤、皮样囊肿等;眶血管疾病,如海绵状血管瘤、视神经肿瘤和视乳头炎等。

【**正常声像图**】　由浅层最先见到的是眼睑、角膜和前房,而后依次为虹膜、晶状体、玻璃体、球壁强回声,最后为三角形强回声,位于三角形强回声中部的长条形暗区为视神经。CDFI 可在视神经周围或其前端自后向前分别显示眼动脉、睫状后动脉和视网膜中央动脉,收缩峰值流速分别为 30～40 cm/s、20～30 cm/s、10～20 cm/s。RI 为 0.6～0.7。

正常人眼球的二维超声测值:轴长为 23～24 mm,角膜厚度为 0.5～1.0 mm,前房深度为 2.0～3.0 mm,晶状体厚度为 3.5～5.0 mm,玻璃体长度为 16～17 mm,球壁厚度(包括筋膜)为 2.0～2.2 mm,视神经眶内宽度为 4.02±0.23 mm。

【**异常声像图**】

1. **视网膜脱离**

(1)部分性视网膜脱离:玻璃体暗区内出现异常强弧形回声带,薄而整齐,凹面向前,后端与视乳头相连,前端可达周边部(锯齿缘)。眼球运动时此带轻度震动,运动方向垂直于眼球壁。

(2)全视网膜脱离:玻璃体暗区显示倒"八"字形回声带,宽口向前,窄口向后,与视乳头相连。继发性者回声带与眼球壁之间的暗区内常有异常回声,如继发于炎症,其内有点状强回声。

2. **视网膜母细胞瘤**　眼内实质性肿物自眼球壁突向玻璃体腔内,可呈单发或多发,边界清楚但不规整,边缘不光滑,为球形、半球形或不规则形。内部回声不均匀、强弱不等;出现坏死、液化时,团块内可见不规则无回声暗区。常继发视网膜脱离,病变区内可见片状强回声,其后有声影(钙斑反射),软组织内钙斑是诊断视网膜母细胞瘤的重要标志。CDFI 检查,病变区内可见与视网膜中央动脉相连续的动脉血流频谱信号。

3. **眼内异物**　眼内可见点状或片状强回声,在玻璃体内的点状或片状强回声后方可伴彗星尾征或声影。超声对眼内异物有定位诊断意义,可精确显示异物在球内、球壁或球外。在超声引导下可做磁性试验,如异物搏动,即可确诊。

二、甲状腺疾病

【**适用范围**】

1. **甲状腺弥漫性肿大**　如甲状腺功能亢进症、单纯性甲状腺肿、结节性甲状腺肿等。

2. **甲状腺炎**　如亚急性甲状腺炎、慢性淋巴细胞性甲状腺炎等。

3. **甲状腺肿瘤**　如甲状腺腺瘤、甲状腺癌等。

【**正常声像图**】　颈部横切呈蝶状,边界清楚,边缘完整,左、右各一叶,中央由峡部相连。左右叶的上下径<5 cm,左右径<2 cm,前后径<2 cm,峡部厚度<0.5 cm。甲状腺实质呈中等回声,分布均匀。峡部后方是气管的弧形衰减区,左、右叶外侧分别见左、右颈总动脉和颈内静脉的横断面。

【**异常声像图**】

1. **甲状腺功能亢进症**　甲状腺呈弥漫性、均匀性、对称性肿大,可增大 2～3 倍。早期回声不增强,随病情进展而回声增强,分布欠均,一般无结节。严重者使颈总动脉和颈内静脉被挤压而向外侧移位。CDFI 显示甲状腺实质内血流信号异常丰富,呈"火海征"或"海岛征"(照片 26 - 27),甲状腺上、下动脉增宽,血流似喷火样,峰值流速>70 cm/s,RI 降低。

2. **甲状腺腺瘤**　甲状腺不大或局限性增大,常单发,瘤体呈圆形或椭圆形实质性回声,包膜完整,边界清楚,边缘可见晕环征。内部可呈低回声、中等回声或增强回声,囊性变或出血时其内可见不规则无回声。乳头状囊腺瘤时囊壁可见乳头状实质回声突向无回声腔内,其钙化与癌密切相关。CDFI 检查,腺瘤周边可见丰富的环状动、静脉血流信号,内部可见少许血流信号(照片 26 - 28)。

3. **甲状腺腺癌**　甲状腺一般不大或轻度至中度增大,内可见单个实质性低回声病灶或结节,形态不规则,纵横比常>1,无包膜,边界不清。病灶一般侵犯甲状腺一侧叶,严重者可累及峡部,部分累及双侧叶大部。病灶内可见针尖大小或 1～2 mm 大小强回声点(即沙粒状钙化灶);病灶内血流信号稀疏,杂乱无章,血流参数不具特异性,峰值流速 10～30 cm/s,RI 为 0.5～0.7。

三、乳腺疾病

【**适用范围**】

(1)占位性病变:如纤维腺瘤、乳管内乳头状瘤、脂肪瘤、乳腺癌、乳房肉瘤等。

(2)乳腺组织增生。

(3)急性乳腺炎、化脓性乳腺炎。

【**异常声像图**】

1. **乳腺炎**　多发生在哺乳期。于患乳红肿硬块处,早期见强回声团,边界不清,压痛明显,内部回声分布不均匀;随病程进展团块内回声逐步减低,继之出现不规则无回声暗区,暗区内可见散在点状低回声,提示已化脓。

2. **乳腺纤维腺瘤**　乳腺组织内见形态规整的椭圆形实质性低回声,内部回声均匀。多有完整包膜,边界清晰。病灶内一般无钙化,纵横比<1。CDFI 检查,纤维瘤多无血流信号或仅见少许点状血流信号,RI<0.7。

3. **乳腺癌**　病灶边界不规整,无包膜,呈锯齿状或蟹足状向组织或皮肤浸润,界限往往不清,其纵横比>1,内部多呈分布不均的低回声,伴出血、液化、坏死时可见低回声或无回声,后方多呈衰减暗区。CDFI 检查,病灶内部和周边可见丰富明亮的动脉血流信号,走行迂曲,呈高阻血流,RI>0.7。可伴有腋窝淋巴结或锁骨上淋巴结肿大。

四、阴囊疾病

【**适用范围**】

(1)对精原细胞瘤、畸胎瘤、淋巴瘤、睾丸囊肿、附睾囊肿等睾丸肿瘤,以及鞘膜积液,有确诊价值。精索静脉曲张用彩色超声亦可确诊。

(2)睾丸炎、附睾炎,外伤引起鞘膜内出血、睾丸挫伤破裂,要结合临床诊断。

【**正常声像图**】　在阴囊中隔左、右各见一卵圆形分布均匀的中等回声,为正常睾丸。包膜光滑,边界清晰。睾丸长 3.5～5.0 cm、宽 2.5～3.5 cm、厚 1.5～2.5 cm。睾丸后上方可见与睾丸回声相仿的附睾头,多呈三角形。附睾体、尾位于睾丸背侧和下方,呈中等回声。正常情况下睾丸鞘膜腔内有少量液体。CDFI 检查,睾丸周围及内部可见星点状或条状血流信号,并可显示精索内动、静脉血流信号。

【异常声像图】

1. **鞘膜积液** 以睾丸鞘膜积液最多见。声像图特征为：① 患侧阴囊内见大片状无回声暗区包绕睾丸、附睾，当暗区内有细小点状回声、带状回声或絮状回声时提示有感染、出血或包裹。② 睾丸及附睾的大小、形态、内部回声一般无异常。积液继发于肿瘤时可见原发灶，炎症时积液回声可有轻微改变，如回声增粗、增强、分布欠均匀等。③ 精索鞘膜积液时囊性包块位于睾丸上方。

2. **睾丸肿瘤** 以原发性为多见，多属恶性。声像图特征为：① 患侧睾丸可弥漫性肿大，并伴有局部隆起和形态不规则。② 精原细胞瘤：睾丸内可见低回声团，呈椭圆形。③ 胚胎癌：睾丸明显肿大，实性占位回声团不规则，回声增粗增强、分布紊乱。见回声减低区或无回声区，提示有纤维化、出血、坏死。④ 畸胎瘤：回声团呈囊实性改变，周边和内部可见丰富血流信号，可在腹膜后及主动脉旁、肾门处见肿大的转移淋巴结回声，可引起双侧肾积水。

五、外周血管病变

【适用范围】

1. **动脉疾病** 动脉阻塞性疾病，如动脉硬化闭塞症、多发性大动脉炎、急性动脉栓塞、血栓闭塞性脉管炎等；动脉扩张性疾病：如真假动脉瘤、夹层动脉瘤等；动脉受压性疾病：如胸廓出口综合征、腘动脉压迫综合征等。

2. **静脉疾病** 深静脉血栓形成，血栓性静脉炎，深静脉瓣功能不全，深、浅静脉扩张及深静脉受压综合征等。

3. **动、静脉联合性疾病** 先天性动-静脉瘘、创伤性动-静脉瘘等。

4. **其他疾病** 海绵状血管瘤、蔓状血管瘤、颈动脉体瘤等。

【正常声像图】

1. **二维超声** 正常动脉管壁内膜呈光滑线状的弱回声带，中膜为暗区带，外膜呈明亮的高回声带。动脉管腔内为血液均质的无回声。管壁随心动周期搏动，管腔不能压瘪(照片26-29)。正常静脉管壁薄，管腔内为血液的无回声。内径大于伴行的动脉，管腔能压瘪。在深吸气或做乏氏试验后，内径增宽(下肢静脉明显)，静脉瓣膜纤细，多数呈双瓣型。

2. **多普勒超声** 正常四肢动脉的多普勒频谱为典型的三相波，开始为心脏收缩引起的前向高速血流，接着为舒张早期的反向血流，最后为舒张中、晚期的前向低速血流。正常肢体静脉血流曲线为随呼吸运动变化的单向低速回心血流。挤压小腿放松后或做乏氏试验，大、中静脉内血流频谱信号停止，或出现短暂反流。远端肢体加压或抬高时，近心端血流加速。上肢大、中静脉血流呈双向性。

【异常声像图】

1. **腹主动脉夹层** 二维超声显示腹主动脉管腔被撕裂的内膜分为真腔和假腔两部分，一般假腔内径大于真腔(照片26-30)；彩色多普勒及频谱多普勒显示真腔和假腔内不同类型的血流，真腔内血流快，方向与正常动脉相似，假腔内血流慢而不规则。

2. **颈动脉粥样斑块** 局限性厚度≥1.5 mm界定为斑块，根据斑块声学特征分为：① 均质回声斑：分低回声、等回声及强回声斑块。② 不均质回声斑块：斑块内部包含强、中、低回声。根据斑块形态学特征分为：① 规则型：如扁平斑块，基底较宽，表面纤维帽光滑，形态规则。② 不规则型：如溃疡斑块，表面不光滑，局部组织缺损，形成"火山口"样缺损。粥样斑块可造成局部管腔不同程度狭窄甚至闭塞。彩色多普勒和频谱多普勒检查：狭窄处血流束明显变细，血流速度加快。

四肢动脉粥样硬化严重者频谱三相波中的反相波消失。若为管腔闭塞,则管腔内无血流信号,狭窄或闭塞动脉远端的管腔内可探及低速低阻的血流频谱信号。

六、浆膜腔积液

超声对心包积液、胸腔积液和腹腔积液的诊断是首选,少量积液也能准确查出。

1. 心包积液　正常情况下,心包腔内只有少量的液体,收缩期超声可在后房室沟处发现很小的无回声区。当积液量增加时,心脏的前方、后方均可出现无回声区,虽然常规超声心动图无法准确测定心包积液的量,但是无回声区的宽度与心包积液的量明显相关。心包积液的定量标准虽没有统一,但大致可以分为微量、少量、中等量及大量。

(1)微量:仅在左心室后壁后方出现无回声区,舒张期消失,收缩期出现。

(2)少量:仅在左心室后壁后方出现无回声区,收缩期和舒张期持续存在,舒张期最深处一般<1 cm,积液量<100 ml。

(3)中量:心脏周围环绕无回声区,左心室后壁后方无回声区在 1～2 cm,右心室前壁无回声区<1 cm,积液量在 100～500 ml。

(4)大量(照片 26-31):左心室后壁后方无回声区>2 cm,积液量>500 ml;右心室前壁、室间隔及左心室后壁呈同向运动,并出现由于心脏自由摆动而出现的摇摆运动。

2. 胸腔积液　患者坐位,探头沿背部肋间探查。

(1)少量:一般可见在肺的强回声与膈肌、肝脏之间呈小的长条形或三角形的无回声区。

(2)中量:液性暗区上界不超过第 6 后肋水平。

(3)大量:液性暗区上界超过第 6 后肋水平。肺受压体积变小,膈肌下移。

3. 腹腔积液　超声表现为腹腔间隙出现无回声暗区。

(1)少量:多表现为膈下间隙、肝肾间隙、脾肾间隙、膀胱直肠间隙或子宫直肠间隙等一些腹腔低凹处出现 1～2 处较为局限的无回声暗区,前后径小于 4 cm。

(2)中量:无回声暗区呈弥漫性分布,并随体位改变而改变,无回声暗区前后径 4～8 cm。

(3)大量:全腹均探及无回声暗区,肠管不固定,呈漂浮状,最深处前后径大于 8 cm。

(张　嬿)

第二十七章 放射诊断

导学

1. 掌握普通 X 线检查、CT、MRI 的临床应用；掌握呼吸系统常见病变的基本 X 线表现；掌握心脏增大及形态改变的 X 线表现；掌握胃肠道基本病变的 X 线表现。

2. 熟悉正常胸部 X 线表现，常见呼吸系统疾病的影像诊断；熟悉正常心脏、大血管 X 线表现，常见心脏疾病的影像诊断；熟悉正常消化系统 X 线表现，常见消化系统疾病的影像诊断；熟悉正常泌尿系统 X 线表现，常见泌尿系统疾病的影像诊断；熟悉正常骨关节系统及基本病变的 X 线表现，常见骨关节疾病的影像诊断；熟悉中枢神经系统正常影像学表现，常见中枢神经系统疾病的影像诊断。

3. 了解各种影像检查技术的优缺点；了解眼、耳、鼻正常影像学表现及常见疾病的影像诊断；了解介入放射学的临床应用。

第一节 总 论

1895 年德国物理学家威·康·伦琴(W·C·Roentgen)在做物理实验时发现一种能穿透人体的看不见的射线,称为 X 线。不久就被用于人体疾病诊断,形成了放射诊断学。

20 世纪五六十年代开始应用超声与核素扫描进行人体检查,出现了超声成像(ultrasongraphy, USG)和 γ 闪烁成像(γ scintigraphy)。20 世纪 70 年代和 80 年代又相继出现了 X 线计算机体层成像(X ray computed tomography,CT)、磁共振成像(magnetic resonance imaging,MRI)和发射体层成像(emission computed tomography,ECT)[包括单光子发射体层成像(single photon emission computed tomography,SPECT)与正电子发射体层成像(positron emission tomography,PET)]等新的成像技术。20 世纪 80 年代兴起的介入放射学(interventional radiology),即在影像监视下采集标本或对某些疾病进行治疗,使影像诊断学成为现代医学中非常重要的一门学科。

影像诊断主要是通过对图像的观察、分析、归纳与综合而作出的诊断。因此,需要掌握图像的观察与分析方法,能辨别正常表现与异常表现,了解异常表现的病理基础及其在诊断中的意义;需要了解不同的成像手段在不同疾病诊断中的作用与限度,以便能选择恰当的一种或综合应用几种成像手段和检查方法来进行诊断。

一、普通 X 线成像

(一) X 线的产生及特性

1. **X 线的产生**　X 线是在真空管内高速进行的成束电子流撞击钨(或钼)靶而产生的。X 线发生装置主要包括：① X 线管：为一高真空的二极管,杯状的阴极内装置灯丝,阳极由斜面的钨靶和附属散热装置所组成。② 变压器：为提供 X 线管灯丝电源和高电压而设置。一般灯丝电源仅需 6～12V,为降压变压器;高电压需 40～150 kV,为升压变压器。③ 操作台：主要为调节电压、电流和曝光时间而设,包括电压表、电流表、时计、调节旋钮和开关等。在 X 线管、变压器和控制台之间以电缆相连。X 线机主要部件见图 27-1。

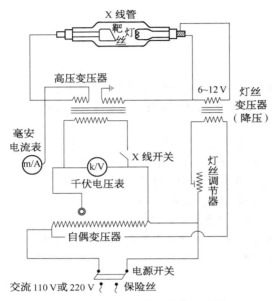

图 27-1　X 线机主要部件示意图

2. **X 线的特性**　X 线是一种波长很短的电磁波。波长范围为 0.006～50 nm。目前,X 线诊断常用的波长范围为 0.08～0.31 nm。

(1) 穿透性(penetrability)：X 线波长很短,具有很强的穿透力,能穿透一般可见光不能穿透的各种不同密度的物质。X 线的穿透力与 X 线管的电压密切相关,电压越高,所产生的 X 线波长越短,穿透力就越强;反之,则穿透力较弱。另一方面,X 线的穿透力还与被照体的密度和厚度相关,密度高、厚度大的物体吸收的 X 线多,通过的 X 线少。X 线穿透性是其成像的基础。

(2) 荧光效应(fluorescence)：X 线能激发荧光物质(如钨酸钙和硫化锌镉),使波长短的 X 线转换成波长较长的荧光,这种转换称为荧光效应。荧光效应是透视检查的基础。

(3) 感光效应(sensitization)：涂有溴化银的胶片经 X 线照射后可以感光,产生潜影,经显影、定影处理,感光的溴化银中的银离子(Ag^+)被还原成金属银(Ag),并沉淀于胶片的胶膜内。金属银的微粒在胶片上呈黑色,而未感光的溴化银在定影及冲洗过程中从 X 线胶片上被洗掉,因而显出胶片片基的透明本色。依金属银沉淀的多少便产生了黑白影像。感光效应是 X 线摄影的基础。

(4) 电离效应(ionization)：X 线通过任何物质都可产生电离效应。X 线进入人体,也产生电离作用,使人体产生生物学方面的改变,即生物效应,是放射防护学和放射治疗学的基础。

(二) X 线成像的基本原理

X 线能使人体组织在荧光屏上或胶片上形成影像：一是基于 X 线的穿透性、荧光和感光效应;二是基于人体组织之间有密度和厚度的差别。当 X 线穿过人体后,由于人体各部分组织的密度和厚度不同,在荧光屏和 X 线片上显出黑白阴影,相互间形成明显的对比,这样才有可能通过 X 线检查来识别各种组织,并根据阴影的形态和黑白变化来分析它们是否正常。由此可见,组织结构和器官密度、厚度的差别是产生影像对比的基础,是 X 线成像的基本条件。人体组织结构和器官形态不同,厚度也不一样。厚的部分吸收 X 线多、透过的 X 线少,薄的部分则相反,因此在 X 线片和荧光屏上显示黑白对比和明暗差别的影像(表27-1)。

表27-1　不同密度组织与X线阴影的关系

人　体	密　度	透　视	摄　片
骨、钙化块	高	黑	白
软组织、体液	中	暗	灰白
脂肪组织	较低	较亮	灰黑
含气组织	低	亮	黑

(三) X线图像特点

　　X线图像是由从黑到白不同灰度的影像所组成。这些不同灰度的影像以密度来反映人体组织结构的解剖及病理状态。在工作中通常用密度的高与低表达影像的白与黑。例如用高密度、中密度和低密度分别表达白影、灰影和黑影，并表示物质密度的高低。人体组织发生改变时，则用密度增高或密度减低来表达影像的白影与黑影。还应指出，X线图像是X线束穿透某一部位的不同密度和厚度组织结构后的投影总和，是该穿透路径上各个结构相互叠加在一起的影像。

(四) X线的检查方法

　　由于人体结构的密度和厚度不同，对X线吸收不同，因此它们的影像密度有差异。这种利用人体组织器官本身密度的差异来形成对比的影像称自然对比(nature contrast)。人体胸部及肢体的各种组织自然对比最为明显。在胸部X线片上肺野含气量多而呈低密度的黑色阴影，肋骨因含钙多而呈高密度的白色阴影，胸廓周围软组织则呈中等密度的灰白色阴影，心脏因中央部分具有肥厚肌肉并含有血液而呈高密度的白色阴影，它们相互间都存在着清楚的对比。在四肢X线片上，白色的高密度骨骼阴影与周围呈灰白色的中等密度的肌肉阴影之间亦存在着清楚的对比。对于人体内缺乏自然对比的组织和器官，人为地引入一定量的、在密度上高于或低于它的物质，使之产生对比，称为人工对比(artificial contrast)，这种方法也称为造影剂检查。

　　1. 普通检查包括透视和摄片

　　(1) 透视(fluoroscopy)：为常用的检查方法。此法除了观察内脏的解剖形态和病理改变外，还可观察人体器官的动态，如膈肌的呼吸运动、心脏和大血管的搏动、胃肠道的蠕动和排空功能等。透视的缺点为不能显示细微病变，不能留下永久记录，不便于复查对比。

　　(2) 摄片(radiography)：又称平片，是X线检查的主要方法。优点是影像清晰，对比度及清晰度均较好，可使密度与厚度较大或密度差异较小的部位的病变显影，并可留作客观记录，便于复查对比。其缺点为不能观察人体器官的动态功能改变。

　　2. 特殊检查　　特殊检查有软线摄影(soft ray radiography)、体层摄影(tomography)、放大摄影(magnification radiography)和荧光摄影(fluorography)等。自应用CT等现代成像技术以来，只有软线摄影还在应用。

　　软X线摄影采用能发射软X线，即长波长(平均波长为0.07 nm)的钼靶X线管球，用于检查软组织，主要是乳腺。为了提高图像的分辨率，以便查出微小癌，软线摄影装备及技术有很多改进，包括乳腺钼靶体层摄影、数字乳腺摄影(digital mammography)、乳腺数字减影血管造影(mammographic digital subtraction angiography)，并开展立体定位(stereotactic localization)和立体定位针刺活检(stereotactic needle biopsy)等技术。

3. **造影检查** 是将密度高于或低于该器官的物质引入需要检查的体内器官,使其产生对比以显示其形态与功能的方法。引入的物质称为对比剂(contrast medium),也称造影剂。

(1) 造影剂: ① 高密度造影剂:常用的为钡剂和碘剂。钡剂为医用硫酸钡混悬液,主要用于食管和胃肠造影。碘剂分为离子型和非离子型。非离子型造影剂性能稳定、毒性低,适用于血管造影、CT增强;离子型如泛影葡胺,用于肾盂及尿路造影。② 低密度造影剂:如空气、氧等,常用于关节囊、腹腔,但临床很少应用。

(2) 造影检查方法: ① 直接引入法:即将造影剂直接引入器官内或器官周围,如胃肠造影、逆行肾盂造影、子宫输卵管造影等。② 间接引入法:造影剂先被引入某一特定组织和器官内,后经吸收并聚集于欲造影的某一器官内,从而使之显影。包括吸收性与排泄性两类。吸收性如淋巴管造影;排泄性如口服胆囊造影、静脉肾盂造影等。

(3) 造影准备及造影反应的处理:各种造影检查前都有相应的准备及注意事项,以保证检查的满意度和患者的安全。在选择碘剂造影剂时要了解患者有无碘过敏史及严重的肾脏疾病。值得指出的是,尽管过敏试验阴性,在造影中仍可发生过敏反应,因此必须有抢救过敏反应的准备。严重反应包括周围循环衰竭和心脏骤停、惊厥、喉水肿、肺水肿及哮喘发作等。遇上述过敏反应时应立即停止造影检查,并积极进行抗休克、抗过敏治疗。

(五) X线诊断原则与步骤

1. **X线诊断原则** 在分析X线所见时,首先要能识别所显示阴影的密度、形态、位置与大小等,在生理和解剖上是正常还是异常。因此,必须熟悉人体的解剖和生理,以及正常的X线表现,更需了解各系统、各种疾病的基本变化和演变过程的X线表现。

2. **X线诊断步骤** X线诊断是重要的临床诊断方法之一。诊断以X线图像为基础。因此,需要对X线影像进行认真、细致的分析,综合X线各种病理表现,结合临床资料及各种检查结果进行分析推理,才可能提出比较正确的X线诊断。为了不致遗漏重要的X线征象,应按一定顺序系统地进行读片分析。同样的X线征象可在不同疾病中出现,即所谓"异病同影";反之,出现所谓"同病异影"。

X线诊断结果基本上有3种情况: ① 肯定性诊断:经过X线检查可以确诊。② 否定性诊断:即X线检查后排除了某些疾病。③ 可能性诊断:即经过X线检查发现某些X线征象,但不能确定病变性质,因而可以考虑数种可能性诊断。

(六) X线检查中的防护

X线对机体具有生物效应,在照射过量时,可导致放射性损伤,其中一部分是累积性的,故应做好防护。首先,要掌握X线检查的适应证,避免不必要的照射,尤其是孕妇和小孩,早孕者当属禁忌。其次,X线检查时应遵循辐射防护的三项基本原则。

1. **屏蔽防护** 用高密度物质,如含铅的防护服、眼罩、颈套和三角裤等,作为屏蔽物,遮挡敏感部位和器官。

2. **距离防护** 利用X线量与距离的平方或反比的原理,适当扩大检查室的空间,减少散射线的辐射。

3. **时间防护** 每次检查的照射次数不宜过多,并尽量避免重复检查。

二、数字 X 线成像

数字 X 线成像是将普通 X 线摄影装置或透视装置同电子计算机相结合,使 X 线信息由模拟信息转换为数字信息,而得到数字图像的成像技术。

(一)计算机 X 线成像

计算机 X 线成像(computed radiography,CR)是以影像板(image plate,IP)代替 X 线胶片作为介质。IP 上的影像信息要经过读取、图像处理和显示等步骤才能显示出数字图像。数字信息经数字/模拟转换器(digital/analog converter)转换,于荧屏上显示出人眼可见的灰阶图像,还可摄照在胶片上或用磁带、磁盘、光盘保存。

CR 的设备,除 X 线机外,主要由 IP、图像读取、图像处理、图像记录、存储和显示装置及控制用的计算机等组成。

CR 与普通 X 线成像比较,重要的改进是实现了数字 X 线成像。但是 CR 成像速度慢,整个过程所需时间以分计;无透视功能;图像质量仍不够满意。其发展前景差,将由平板探测器数字 X 线成像所代替。

(二)平板探测器数字 X 线成像

平板探测器数字 X 线成像(digital radiography,DR)是用平板探测器将 X 线信息转换成电信号,再行数字化,整个转换过程都在平板探测器内完成,所以 X 线信息损失少、噪声小、图像质量好。

三、计算机体层成像

(一)CT 成像的基本原理

CT 是用 X 线束从多个方向对人体检查部位一定厚度的层面进行扫描,在计算机控制下做机架旋转,由探测器采集数据,经模拟/数字转换为数字,输入计算机处理显示数字矩阵(digital matrix)。图像形成的处理有如将选定层面分成若干个小的基本单元,称为体素(voxel)。扫描所得信息再经计算机处理显示数据矩阵,数字矩阵可存储于磁盘或光盘,再经数字/模拟转化为由黑到白的不等灰度的小方块,即像素(pixel),并按照矩阵排列,构成 CT 图像。所以 CT 图像是数字化图像,是重建的断层图像。

(二)CT 设备

1. **普通 CT 或称常规 CT**　主要由三部分构成:① 扫描部分:由 X 线管、探测器和扫描架组成。② 计算机系统:收集信息数据进行存储运算。③ 图像显示和存储系统:经计算机处理重建的图像,用激光照相机将图像摄于胶片上或存储于光盘中。

2. **螺旋 CT(spiral CT,SCT)**　螺旋 CT 是在旋转式扫描基础上通过滑环技术与扫描床连续平直移动而实现的。管球旋转和连续动床同时进行,使 X 线扫描的轨迹呈螺旋状,故得名螺旋 CT。

3. **电子束 CT(electron beam CT,EBCT)**　又称超速 CT(ultrafast CT,UFCT)。结构与普通 CT 或 SCT 不同,不用 X 线管。EBCT 是用电子枪发射电子束轰击 4 个环靶所产生的 X 线进行扫描。轰击一个环靶可得一帧图像,即单层扫描。依次轰击 4 个环靶并由 2 个探测器环接收信号,可得 8 帧图像,即多层扫描。与 SCT 一样进行容积扫描,不间断地采集扫描范围内的数据。

（三）图像特点

CT图像是以数字排列的矩阵,这个数字是相应体素的吸收。经数字/模拟转换灰度成为像素,不同CT装置所得图像的像素大小及数目不同。像素越小、数目越多,构成的图像越细致,即空间分辨率高。CT图像是以不同灰度来显示器官和组织对X线的吸收程度,能更好地显示由软组织构成的器官如脑、脊髓、纵隔、肺、肝、胆、胰及盆部器官等。可用CT值说明密度,CT值单位为Hu(hounsfield unit)。

（四）CT检查技术

1. **普通CT** 分平扫、增强扫描和造影扫描。

(1) 平扫(plain scan):不用增强或造影的扫描。一般先做平扫。

(2) 增强扫描:血管内注入碘剂后,器官与病变内碘的浓度可产生差别,形成密度差。常用团注法(bolus injection),即在二十几秒内将造影剂迅速注入。

(3) 造影扫描:先做人体器官或结构的造影,然后再行扫描。

三种扫描在普通CT、SCT、EBCT上均可进行,尤其前两种是CT检查基本扫描方法。

2. **高分辨率CT(high resolution CT, HRCT)** 为在短时间内取得良好空间分辨率CT图像的扫描技术。用薄层扫描,厚度为1~1.5 mm,矩阵用512×512。HRCT可显示较小的组织结构。

（五）CT分析与诊断

在分析CT图像时应先了解扫描的技术与方法,是平扫还是增强扫描。对每幅图像要进行观察,了解器官大小、形状和器官周围解剖关系;发现病变及分析病变的大小、形状、数目和边缘;还可测定CT值,以了解密度的高低,如增强扫描前看有无钙化等。与普通X线阅片一样,需要与临床资料综合分析,才可作出诊断。

（六）临床应用

CT已广泛应用于临床,在疾病诊断上显示出很大的优越性。特别在中枢神经系统疾病诊断方面应用普遍,对脑出血、脑梗死的定位,颅内肿瘤、椎间盘突出等疾病有诊断价值。对鼻窦癌及鼻咽部肿瘤等耳鼻咽喉科病变亦有价值。对肝、胆、胰、腹腔前后间隙及各种软组织构成的器官,包括泌尿生殖系统疾病及占位等,CT检查较有优势。对于诊断心血管疾病如冠心病、瓣膜钙化,EBCT有独到之处。

四、数字减影血管造影

数字减影血管造影(digital subtraction angiography, DSA)是利用计算机处理数字化的影像信息,以消除骨骼和软组织影的技术,使血管影清晰。

（一）DSA基本原理与设备

DSA基本原理是将受检部位未注入造影剂和注入造影剂后(血管造影)的X线荧光图像分别经影像增强器增益后用高分辨率摄像管做矩阵化扫描,形成由像素组成的视频图像,进而将视频信息经对数增幅和模拟/数字转换为不同值的数字,即通过数字化形成数字图像贮存起来。经计算机在数字化图像之间行减影处理,减影处理后的数字化图像经数字/模拟转换成不同灰阶度的模拟减影图像,显示于荧屏上。

DSA基本设备包括X线发生器、影像增强器、电视透视、高分辨率摄像管、模/数转换器、电子计算机和图像储存器等。

（二）DSA 检查技术

根据将造影剂注入动脉或静脉而分为动脉 DSA（intra arterial DSA，IADSA）和静脉 DSA（intra venous DSA，IVDSA）。由于 IADSA 血管成像清楚,造影剂用量少,所以现在大多采用 IADSA。

IADSA 的操作是将导管插入动脉后经导管注入肝素 3 000～5 000 U,行全身低肝素化,以防止导管凝血;将导管尖插入欲检查动脉的开口,导管尾端接压力注射器,团注造影剂。

（三）DSA 的临床应用

DSA 适用于心脏和大血管的检查。对心内解剖结构异常、主动脉瘤、主动脉缩窄或主动脉发育异常等显示清楚,是显示冠状动脉最好的方法。

IADSA 显示颈段和颅内动脉均清楚,可用于诊断颈段动脉狭窄或闭塞、颅内动脉瘤、血管发育异常和动脉闭塞,以及颅内肿瘤的供血动脉和肿瘤染色等。对腹主动脉及其大分支以及肢体大血管的检查,DSA 也很有帮助。

DSA 设备与技术已相当成熟,三维立体实时成像加上旋转可动态地从不同方位对血管及其病变进行观察,并能观察血流动力学情况。对介入技术,特别是血管内介入技术的开展,DSA 更是不可缺少。

五、磁共振成像

（一）MRI 的成像基本原理与设备

磁共振现象和利用磁共振信号重建 MRI 的理论与技术均比较复杂。为了说明 MRI 的成像基本原理与技术,从 MRI 成像的操作步骤入手,认识在检查过程中所发生的物理现象可能较容易。操作步骤为：将患者放入强的外磁场中;发射无线电波,瞬间即关掉无线电波;接受由患者体内发出的磁共振信号;用磁共振信号重建图像。

1. MRI 基本原理　含有单数质子的原子核(如 ^1H、^{13}C 等)具有自旋及磁矩的物理特性。人体内广泛存在的氢原子核,其质子有自旋运动,带正电荷而产生磁矩,犹如一个小的磁体。这些小磁体在正常情况下自旋轴的排列杂乱无章,但如在一均匀磁场中,这些小磁体的自旋轴将按磁场磁力线方向重新排列,即仅按平行或反平行于外磁场两个方向排列。在这种状态下,用特定频率的射频脉冲进行激发,作为小磁体的氢原子核将吸收一定量的能量而产生共振,即发生磁共振现象。

停止发射射频脉冲后,被激发的氢原子核将把吸收的能量逐步释放出来,恢复到激发前状态,这一恢复过程称为弛豫过程;恢复到原来状态所需的时间称为弛豫时间,分为纵向弛豫时间和横向弛豫时间。纵向弛豫时间(longitudinal relaxation time，T1)为纵向磁化由 0 恢复到原来数值的 63％所需的时间;横向弛豫时间(transverse relaxation time，T2)为横向磁化由最大减小到最大值的 37％所需的时间。

人体不同器官的正常组织与病理组织的 T1 与 T2 是相对固定的,而且它们之间有一定差别,这种组织之间弛豫时间上的差别就是 MRI 成像的基础。把被检查的人体层面分成体素,获得每一体素的 T1 值(或 T2 值)后进行空间编码、数字化后经计算机处理,经转换器将每个 T 值转化为模拟灰度而重建图像。

2. MRI 设备　包括：① 主磁体：直接关系到磁场强度(场强)、均匀度和稳定性,影响 MRI 的图像质量,非常重要。通常用主磁体类型来说明 MRI 设备的类型。主磁体的场强要相当强。场强单位为特斯拉(T)或高斯(G),1 T=1 000 G。主磁体的场强要求均匀。根据磁体的结构可分为永久磁体、阻抗磁体和超导磁体三种。② 梯度线圈:改变主磁体场强,产生梯度场,用作选层和信息的空间定位。因为是三维空间,故需有 3 套相应的梯度线圈。③ 射频发射器及 MR 信号接收器:为射频系统,主要由线圈组成。射频发射器可产生不同的脉冲序列,以激发体内氢原子核,产生 MR 信号。MRI 设备中数据采集、处理和图像显示,除图像重建用 Fourier 变换替代了反投影以外,与 CT 设备相似。以上设备产生 MR 信号、探测信号与编码,而模拟转换器、计算机、磁盘与磁带机等负责数据处理、图像重建、显示与存储等(图 27-2)。

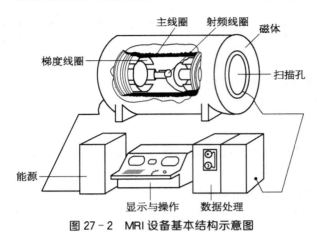

图 27-2　MRI 设备基本结构示意图

(二) MRI 图像特点

由 T1 差别形成的图像为 T1 加权像(T1 weighted image, T1WI);有较长回波时间,组织间的信号强度差别靠 T2,得 T2 加权像(T2 weighted image, T2WI);由质子密度差别形成的图像为质子密度加权像(proton density weighted image, PDWI)(表 27-2)。

表 27-2　各加权像的参数匹配

加权成像	TR(ms)	TE(ms)
T1WI	短(≤500)	短(≤30)
T2WI	长(≥2 000)	长(≥60)
PDWI	长(≥2 000)	短(≤30)

注:TR,重复时间(repetition time);TE,回波时间(echo time)。

MRI 有许多优势,主要有高的软组织对比分辨率,无骨伪影干扰;多参数成像,可获得 T1WI、T2WI 和 PDWI,便于比较对照;多方位成像,可获得冠状面、矢状面和横断面的断层像;流空效应,不用对比剂即可使血管及血管病变如肿瘤及动、静脉发育异常成像,即血流成像;由于质子弛豫增强效应,使一些物质如正铁血红蛋白于 MRI 上被发现。用顺磁性物质钆(Gd)作对比剂可行对比增强检查,效果好,副反应少,在诊断上具有显示病变敏感、确定病变位置与定量诊断准确等优势。

(三) 检查技术

MRI 的检查技术较为复杂。不仅需要横断面图像,而且常需要矢状面或(和)冠状面图像,还需要获得 T1WI、T2WI 和 PDWI 等图像。

1. **自旋回波脉冲**(spin echo pulse sequence, SE)　序列有 2 个扫描参数,即 TR 与 TE,由操作者掌握。2 个激励脉冲间的间隔时间为 TR。改变 TR 与 TE 可以改变组织 T1、T2 或质子密度对影像灰度或影像亮度的影响和组织间的信号对比。

SE 脉冲序列成像时间长,因此对患者的制动非常重要。采用呼吸门控和(或)呼吸补偿、心电门控和周围门控以及预饱和技术等可以减少由于呼吸运动及血液流动所导致的呼吸伪影以及脑脊液波动伪影等干扰,可改善 MRI 的图像质量。

2. **梯度回波脉冲**(gradient echo sequence,GRE)**序列**　GRE 序列成像时间短,但空间分辨率及信噪比均较高。它可获得准 T1WI、准 T2WI 和准 PDWI。主要用于心脏血管成像、与流动液体相关的成像、骨关节成像和脑实质成像等。

3. **回波平面成像**(echo planar imaging,EPI)　EPI 获得一个层面的时间可以短到 20 ms,这样可以不用门控技术,对进行功能性 MRI 是必要的。

4. **其他检查方法**　如脂肪抑制、血管造影、水成像、弥散成像和灌注成像。

(四)分析与诊断

首先要了解 MRI 设备的类型、磁场强度和扫描技术条件,例如使用的脉冲序列,TR 与 TE 的长短,因为它们直接影响图像的对比,并有助于分辨 T1WI、T2WI 和 PDWI。在良好的解剖影像背景上显示病变是 MRI 诊断突出的优点。

观察病变时需注意病变的位置、大小、形状、边缘、轮廓和与相应脏器的关系等,还要观察病变 T1、T2 的长短,或 MRI 信号的强弱与均匀性,因为这有助于病变性质的判断。血管由于流动效应而显影,故可分析病变同血管的关系及观察血管自身的病变。此外,根据疾病和成像技术的不同,也要有针对性和重点地进行观察。

(五)临床应用

MRI 诊断已广泛应用于临床,并显出它的优越性。其在神经系统应用较为成熟,三维成像使病变定位诊断更为准确,血管成像可观察病变与血管的关系,对脑干、幕下区、枕骨大孔区、脊髓与椎间盘的显示明显优于 CT。对头颈部疾病的诊断帮助也很大,如眶内病变,特别是肿瘤的诊断,由于其高的软组织分辨率和三维成像,使之对肿瘤的定位、定量诊断,乃至定性诊断有很大帮助,对鼻窦肿瘤、黏液囊肿的诊断很有价值。水成像技术使膜迷路显示清晰,从而对内耳前庭、耳蜗及半规管显示清晰,有助于先天发育异常的诊断。因 MRI 可显示心脏和大血管内腔,故对其形态学与动力学的研究可在无创检查中完成。

六、不同成像技术的综合应用

影像诊断学中有 X 线、CT、DSA 和 MRI 等多种成像技术,在每种成像技术中还有多种检查方法。各种成像技术和检查方法都有其优势与不足,并非一种成像技术可适用于人体所有器官的检查和疾病诊断,也不是一种成像技术能完全取代另一种成像技术,而是相辅相成、相互补充和印证。因此,在选用时要权衡利弊,综合应用,有时需综合采用几种成像技术或检查方法才能明确诊断。

虽然有了 CT 和 MRI 等先进的成像技术,但在中枢神经系统,对头颅和脊椎疾病,X 线平片多可解决诊断问题;对颅内和椎管内疾病,如肿瘤、脑损伤和脑血管意外等,则以 CT 或 MRI 为好。对肺与纵隔,应先用 X 线检查,然后再用 CT 或 MRI。胃肠道检查,钡剂造影是有效而可靠的诊断方法。骨关节疾病,X 线检查在多数情况下可以解决诊断问题,但 CT 与 MRI 可观察病变的细节。因此,应在充分了解、掌握各种影像检查技术和方法的优势、适用范围、价值与限度的基础上,根据患者的症状、体征及其他临床检查中得出的初步诊断,本着有效、安全、经济、简便的原则,提出影像检查的程序。

七、影像检查的申请和诊断报告

1. 影像检查的申请　申请影像检查是一项重要的工作内容,熟悉并掌握申请影像检查的要点,充分、合理地应用医疗资源,通过影像检查使疾病获得及时、准确诊断,具有非常重要的临床意义。首先,申请影像检查时要有明确影像检查目的,并考虑其是否适宜影像学检查;其次,合理选择成像技术和检查方法,不同疾病,不同成像技术和检查方法的诊断价值和限度各异,应选择价值高、无创或微创、易行、费用低及安全性高的成像技术和检查方法。最后正确填写影像检查申请单,包括患者一般资料、临床表现、临床诊断、检查目的、检查部位、成像技术及检查方法等。

2. 诊断报告的应用　影像诊断报告基本包括:肯定性诊断、符合性诊断、可能性诊断、否定性诊断四种类型,根据诊断报告的不同,区别对待,如有疑问,及时和影像诊断医师沟通、核实。

(宋连英,张立苹)

第二节　肺 与 纵 隔

一、肺与纵隔的影像诊断检查方法

(一) X 线检查

1. 胸部透视　方法简单,可采用多体位方向转动患者以观察病变。缺点是患者所接受的射线剂量大于胸部摄片,不易发现细微病变。目前已经很少应用。

2. 胸部摄片后前位(正位)　为常规摄影体位,前胸壁贴片,X 线自背后射入。侧位:患侧侧胸壁贴片,两手抱头,X 线自侧面射入。用于疾病筛查、定位、治疗后复查,也是临床检查及查体常用的检查方法。但 X 线检查对肺内微细病灶及隐匿性病灶易漏诊,对病变的定位、定性均有一定困难。

(二) CT 检查

CT 检查易于发现胸部病变及病变特征,同时还显示胸片上心影后、后肋膈角、脊柱旁等隐匿性病灶,提高病变的检出率和诊断准确率,目前已成为胸部疾病的主要检查方法。MSCT 的低辐射剂量扫描可用于肺癌普查,效果明显优于 X 线胸片;应用 CT 动态增强扫描还可了解病变的血供情况,为鉴别病变的良恶性提供帮助。

1. 平扫　可定位后直接扫描。对弥漫性肺间质病变等,用 HRCT 做薄层扫描。

2. 增强扫描　对多数肺部病变,平扫已能达到诊断要求。为了解血管病变,区别肺门增大的原因和纵隔、心脏、大血管的关系等,则需增强扫描。

(三) MRI 检查

通常采用 SE 序列,常规做 T1WI 横断面、冠状面成像和 T2WI 横断面成像,必要时可做 T1WI 矢状面成像。MRI 检查有较高的软组织分辨率,又有流空效应,不用造影剂也能显示心脏及大血管,因此对纵隔肿瘤和心脏、大血管病变具有很高的诊断价值。

二、正常肺与纵隔的影像表现

（一）正常胸部 X 线表现

1. **胸廓**　正常为胸腔组织器官及胸壁软组织、骨骼、心、肺、大血管、胸膜、膈肌等相互重叠的综合投影（图 27 - 3）。

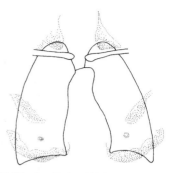

图 27 - 3　胸部后前位软组织阴影

（1）胸壁软组织：① 胸锁乳突肌和锁骨上皮肤皱褶：胸锁乳突肌与颈部软组织在两肺尖内形成外缘锐利、均匀致密的阴影。当颈部偏斜时两侧胸锁乳突肌可不对称或失去锐利的边缘。锁骨上皮皱褶系锁骨上皮肤及皮下组织的投影，形成与锁骨上缘平行的 3～5 mm 宽的薄层软组织影，其内侧与胸锁乳突肌影相连。② 胸大肌：在肌肉发达的男性于两侧肺野中、外带可形成扇形致密影，下缘锐利，呈一斜线，与腋前皮肤皱褶连续。③ 乳房及乳头：女性乳房可重叠于两肺下野形成下缘清楚、上缘不清且密度逐渐变淡的半圆形致密影。

（2）骨骼：① 肋骨：起于胸椎两侧，后段呈水平向外走行，前段自外上向内下斜行形成肋弓。肋骨前、后端不在同一水平，一般第 6 肋骨前端相当于第 10 肋骨后端的高度。第 1～第 10 肋骨前端有肋软骨与胸骨相连，因软骨不显影，故 X 线片上肋骨前端状似游离。② 肩胛骨：内缘在摄片时可与肺野外带重叠。③ 锁骨。④ 胸骨。⑤ 胸椎。

（3）胸膜：位于叶间裂的叶间胸膜常可见到，如斜裂胸膜和水平裂胸膜。

2. **肺**

（1）肺野（lung field）：含空气的肺在胸片上所显示的透明区域。通常将一侧肺野纵行分为三等分，称为内、中、外带；又分别在第 2、第 4 肋骨前端下缘画一水平线，将肺野分为上、中、下三野（图 27 - 4）。

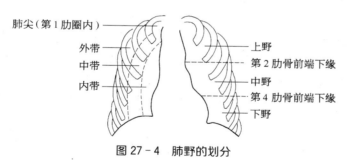

肺尖（第 1 肋圈内）

外带　　　　　　　　　　　　　　　上野
中带　　　　　　　　　　　　　　　第 2 肋骨前端下缘
内带　　　　　　　　　　　　　　　中野
　　　　　　　　　　　　　　　　　第 4 肋骨前端下缘
　　　　　　　　　　　　　　　　　下野

图 27 - 4　肺野的划分

（2）肺门（hilum pulmonis）：正常肺门影主要由肺动脉、肺叶动脉、肺段动脉、伴行支气管以及与肺动脉重叠的肺静脉构成（图 27 - 5）。后前位胸片上，肺门位于两肺中野内带第 2～第 5 前肋间处，左侧比右侧高 1～2 cm。

右肺门可分为上、下两部。上部由上肺静脉及段间静脉近段、上肺动脉及下肺段动脉干后回归支以及上叶支气管及肺段支气管起始部构成。下部由右下肺动脉及肺段动脉起始部构成。正常成人右下肺动脉横径≤15 mm。上、下部相交形成一钝的夹角，称肺门角。

左肺门上部由左肺动脉弓、左上叶支气管及肺段支气管起始部、左上叶肺动脉及肺段动脉起始部以及上肺静脉的分支构成。下部由左下肺动脉及肺段动脉起始部构成。

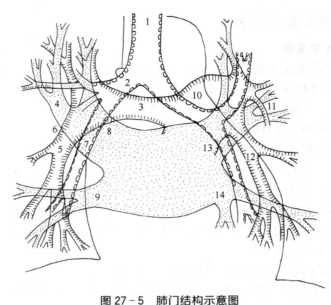

图 27 - 5　肺门结构示意图

1. 气管;2. 右主支气管;3. 右肺动脉;4. 下后肺动
脉;5. 右下肺动脉;6. 肺门角;7. 中间支气管;8. 右上肺静脉;9. 右下肺静脉;10. 左肺动
脉;11. 舌叶动脉;12. 左下肺动脉;13. 左上肺静脉;14. 左下肺静脉

侧位胸片上两侧肺门大部分重叠,右肺门略偏前。肺门表现似一尾巴拖长的"逗号",其前缘为上肺静脉干,后上缘为左肺动脉弓,拖长的"逗号"尾巴由两下肺动脉干构成。

(3) 肺纹理(lung markings):由肺动脉、肺静脉及支气管形成,其主要成分是肺动脉及其分支。肺纹理自肺门向外围延伸,随着血管的逐级分支而逐渐变细。肺纹理的改变受多种因素影响,密切结合临床进行分析对多种心、肺疾病的诊断有重要意义。

(4) 肺叶、肺段和肺小叶:右肺有上、中、下三叶,左肺有上、下两叶。各肺叶由叶间裂分隔。侧位片上右肺斜裂上起第 4 胸椎水平,向前下斜行达膈前部距前肋膈角 2~3 cm 处;水平裂起自斜裂的中部,向前稍向下达前胸壁。水平裂上方为上叶,下方为中叶,斜裂之后下方为下叶。左肺只有斜裂,其前上方为左上叶,后下方为左下叶。左肺上叶相当于右肺的上、中两叶(图 27 - 6)。

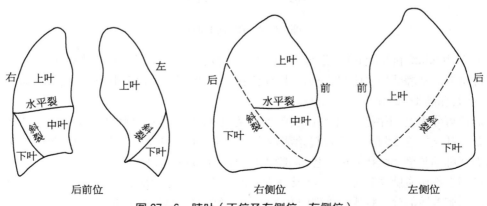

后前位　　　　　　右侧位　　　　　　左侧位

图 27 - 6　肺叶(正位及右侧位、左侧位)

肺叶由 2～5 个肺段组成,肺段之间无胸膜分隔,但各有其单独的支气管和血管供应。

肺小叶是具有纤维间隔的最小肺组织单位,小叶间隔内有静脉和淋巴管穿行。小叶的大小不完全一致,直径为 1～2.5 cm,呈多角形。中心为小叶细支气管及小叶动脉。小叶细支气管分出 3～5 支终末细支气管,每支终末细支气管以远的肺结构称为一个腺泡,因而一个肺小叶包括 3～5 个腺泡,再分为肺泡管、肺泡囊,最后为肺泡。

(5) 气管、支气管:气管起于环状软骨下缘,长 11～13 cm、宽 1.5～2 cm,在第 5～第 6 胸椎平面分为左、右主支气管。两侧主支气管逐渐分出叶、肺段、小支气管,终末细支气管经多次分支,最后与肺泡相连。

在胸部后前位及左、右斜位上各支气管名称及其分支(图 27-7)。

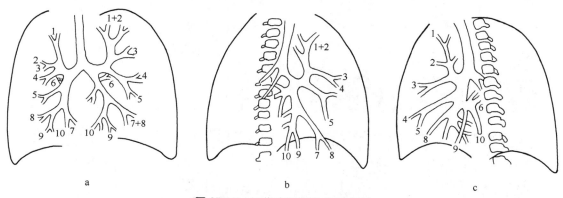

图 27-7　正常支气管分支示意图

a. 支气管分支正位;b. 支气管分支左后斜位;c. 支气管分支右后斜位

1. 尖支;2. 后支;3. 前支;4. 外支或上舌支;5. 内支或下舌支;6. 背支;7. 内基底支;8. 前基底支;9. 外基底支;10. 后基底支

(6) 肺实质和肺间质:肺实质为肺部具有气体交换功能的含气间隙及结构。肺间质是肺的支架组织,分布于支气管、血管周围、肺泡间隔及脏层胸膜下。

3. 纵隔　包含心脏、大血管、气管、食管、主支气管、淋巴组织、胸腺、神经及脂肪等。常用的纵隔分区方法是以胸骨柄下缘到第 4 胸椎下缘的连线为界,将纵隔分为上、下两部分。上纵隔又以气管的后缘为界,分为前、后纵隔。下纵隔以心包为界,划分为前、中、后三区(图 27-8)。

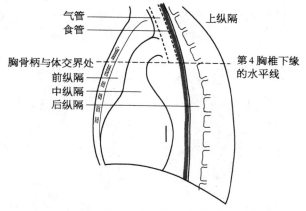

图 27-8　纵隔分区示意图

4. 横膈　为分隔胸腔和腹腔的一块扁肌,两侧呈圆顶状,内侧与心脏形成心膈角。右膈顶较左侧高 1～2 cm,一般位于第 9、第 10 后肋水平,呼吸时两膈上下对称运动,运动范围为 1～3 cm,深呼吸时可达 3～6 cm。膈的局部可发育较薄,向上呈局限性膨隆,多发生于右侧,为正常变异。胸腔压力减低如肺不张、肺纤维化,腹腔压力升高如妊娠、腹水、腹部巨大肿块等,均可使膈升高;反之,胸腔压力升高如肺气肿、气胸、胸腔积液等可使横膈位置降低。膈神经麻痹时膈也升高。

(二) 正常胸部 CT 表现

1. 纵隔　分为：① 胸廓入口(图 27-9a)。② 上纵隔主动脉弓上层面(图 27-9b)。③ 主动脉弓层面(图 27-9c)。④ 主动脉弓下层面(图 27-9d)。⑤ 中纵隔层面(图 27-9e)。⑥ 左心房层面(图 27-9f)。

2. 纵隔淋巴结　纵隔是胸部淋巴循环的集中点，有众多淋巴结分布于纵隔各区。正常 CT 图

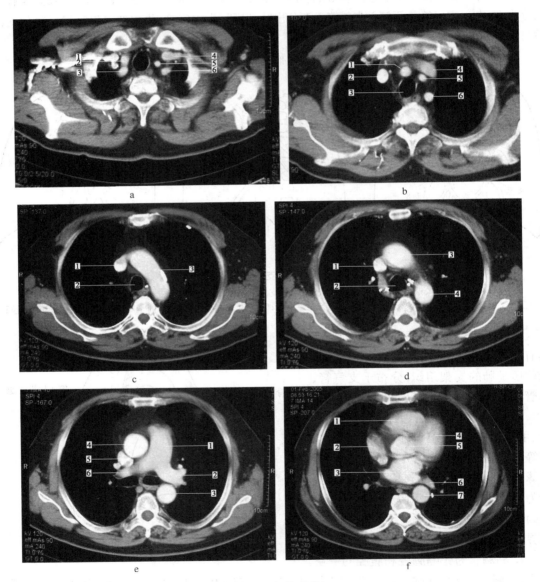

图 27-9　纵隔窗

a. 胸廓入口层面(1. 右颈内静脉；2. 右颈总动脉；3. 右锁骨下动脉；4. 左颈内静脉；5. 左颈总动脉；6. 左锁骨下动脉)。b. 上纵隔主动脉弓上层面(1. 无名动脉；2. 右头臂静脉；3. 气管；4. 左头臂静脉；5. 左颈总动脉；6. 左锁骨下动脉)。c. 主动脉弓层面(1. 上腔静脉；2. 气管；3. 主动脉弓)。d. 主动脉弓下层面(1. 上腔静脉；2. 气管；3. 升主动脉；4. 降主动脉)。e. 中纵隔层面(1. 主肺动脉；2. 左肺动脉；3. 降主动脉；4. 升主动脉；5. 上腔静脉；6. 右肺动脉)。f. 左心房层面(1. 右心室；2. 右心房；3. 左心房；4. 左心室；5. 主动脉；6. 左下肺静脉；7. 胸主动脉)

像上大部分淋巴结不能显示。纵隔淋巴结接受纵隔、双肺、胸壁及膈的淋巴引流,右侧汇入支气管淋巴干,左侧汇入胸导管。前纵隔淋巴结包括前胸壁淋巴结和血管前淋巴结。中纵隔淋巴结由气管旁淋巴结、气管支气管淋巴结、支气管肺淋巴结(肺门淋巴结)和隆突下淋巴结组成。后纵隔淋巴结接受心包、食管及膈后部的淋巴引流。关于胸内淋巴结的分区、分组,目前多采用美国胸科协会(ATS)的分区方法。

3. **肺门**　由于肺动脉、肺静脉与支气管的位置比较恒定,在简单了解肺门解剖之后,根据 CT 图像分为 5 个层面:① 主动脉窗层面(图 27 - 10a)。② 右上叶支气管层面(图 27 - 10b)。③ 中间支气管层面(图 27 - 10c)。④ 中叶支气管口层面(图 27 - 10d)。⑤ 心室层面(图 27 - 10e)。

4. **肺野**

(1) 肺叶和肺段:叶间裂是肺内的重要解剖标志。各肺段之间没有明确边界。肺段与所属支气管同名。它们的大致位置可通过各自支气管的位置和走行方向进行定位。当肺段内发生肺段范围内的病变时,则显示肺段似锥体形态。

(2) 肺小叶:HRCT 能显示部分正常的肺小叶结构。肺小叶呈不规则多边形结构,边长 1～2.5 cm。在肺外围看不到小叶中心细支气管,但伴行的肺动脉表现为位于小叶中心的"逗号"或小"人"字形阴影,而小叶的实质表现为无结构的低密度区。

(三) 正常胸部 MRI 表现

正常胸部横断面 MRI 图像与 CT 图像所能看到的结构基本相同,只是 CT 图像的密度与 MRI 图像上的信号强度有不同表现。纵隔内的大血管由于其中血流的流空效应,均呈低信号。在 T1WI 上脂肪呈高信号、血流呈低信号,形成清晰对比。分为:① 胸锁关节层面(图 27 - 11a)。② 主动脉弓层面(图 27 - 11b)。③ 主动脉窗层面(图 27 - 11c)。④ 左肺动脉层面(图 27 - 11d)。⑤ 主肺动脉与右肺动脉层面(图 27 - 11e)。⑥ 左心房层面(图 27 - 11f)。还可有正常胸部冠状面和矢状面 MRI 图像。

三、呼吸系统病变的基本 X 线表现

(一) 肺部病变

1. **渗出与实变**　渗出是产生实变常见的原因之一,见于肺炎、渗出性肺结核、肺出血及肺水肿等。由于病理性液体可通过肺泡孔向邻近肺泡蔓延,因而病变区与正常肺组织间无截然分界,呈逐渐移行状态。实变可大可小,形成片状阴影,边缘模糊。实变的中心密度较高,边缘区密度较淡。以浆液渗出或水肿为主的实变密度较低;以脓性渗出液为主的实变密度较高;以纤维素渗出为主的实变密度最高。

2. **腺泡结节**　直径在 1 cm 以下(多为 4～7 mm),边缘较清楚,呈梅花瓣状的结节,即相当于腺泡范围的实变。病理基础多为肉芽肿、肿瘤、血管炎及周围炎,也可以是渗出、出血或水肿。发生于上、中肺野的腺泡结节样病变多见于肺结核增殖性病变及各种慢性炎症,也可见于寄生虫病如卫氏并殖吸虫病(又称肺吸虫病),病变一般没有融合的趋向。分布较弥散的腺泡结节影可见于细菌性及真菌性肺炎、肺泡蛋白沉积症、支原体肺炎、肺出血及肺水肿。

3. **纤维化**　可分为局限性和弥漫性。局限性纤维化 X 线表现为索条状影,密度高,僵直,与正常肺纹理不同。弥漫性纤维化常广泛累及肺间质,X 线表现为紊乱的条状、网状或蜂窝状,自肺门向外伸展,直至肺野外带。

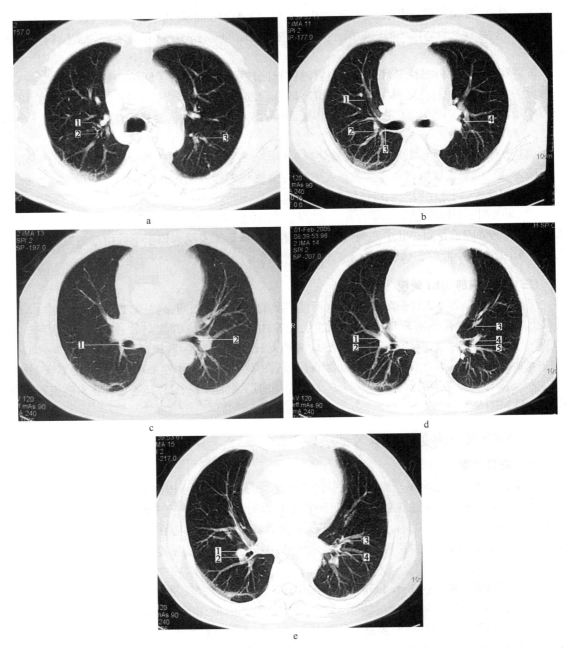

图 27-10　肺门

a. 主动脉窗层面(1. 右肺上叶前段支气管；2. 右肺上叶后段支气管；3. 左叶尖后段支气管)。b. 右上叶支气管层面(1. 右肺前段支气管；2. 右肺后段支气管；3. 右肺上叶支气管；4. 左叶尖后段支气管)。c. 中间支气管层面(1. 右肺主支气管；2. 左肺主支气管)。d. 中叶支气管口层面(1. 右肺中叶支气管；2. 右肺下叶支气管；3. 左肺舌叶下段支气管；4. 左肺下叶上段支气管；5. 左肺前内基底段支气管)。e. 心室层面(1. 右肺下叶前基底段支气管；2. 右肺下叶内基底段支气管；3. 左肺前基底段支气管；4. 左肺后基底段支气管)

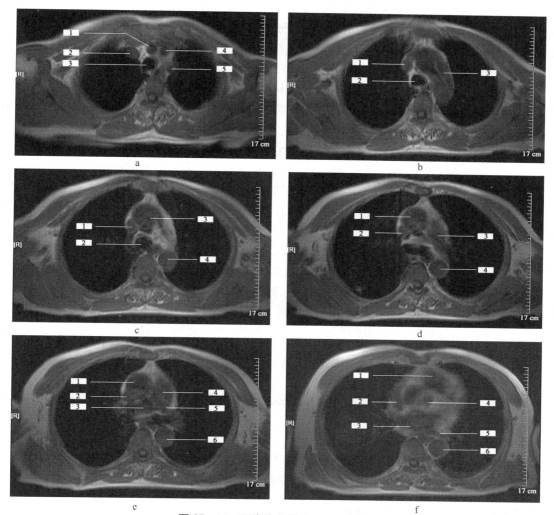

图 27 - 11 正常胸部横断面 MRI 图像

a. 胸锁关节层面(1. 无名动脉;2. 右头臂静脉;3. 气管;4. 左颈总动脉;5. 左锁骨下动脉)。b. 主动脉弓层面(1. 上腔静脉;2. 气管;3. 主动脉弓)。c. 主动脉窗层面(1. 上腔静脉;2. 气管;3. 升主动脉;4. 降主动脉)。d. 左肺动脉层(1. 升主动脉;2. 上腔静脉;3. 左肺动脉;4. 降主动脉)。e. 主肺动脉与右肺动脉层面(1. 升主动脉;2. 上腔静脉;3. 右肺动脉;4. 主肺动脉;5. 左肺动脉;6. 降主动脉)。f. 左心房层面(1. 右心室;2. 右心房;3. 左心房;4. 主动脉;5. 左下肺静脉;6. 降主动脉)

4. **肿块** 为圆形或类圆形及分叶状致密块影,可单发或多发。肿块的数目、边缘、密度、形态、与肺门及胸膜的关系,以及有无空洞及钙化,对确定肿块的性质有重要意义。肺良性肿瘤多有包膜,呈边缘锐利光滑的球形肿块如腺瘤。肺错构瘤中心可有"爆玉米花"样钙化。肺恶性肿瘤多无包膜,呈浸润性生长,靠近胸膜时可有线状或星状阴影与胸膜相连,形成胸膜凹陷。由于生长不均衡,其轮廓呈分叶状或有脐样切迹。较大的恶性肿瘤特别是鳞癌,中心易发生坏死而形成厚壁空洞。肺转移癌常为多发肺部肿块,大小不一,以中、下野较多,密度均匀,边缘整齐,短期复查可有明显增大。

5. **空洞与空腔** 空洞在 X 线片上表现为大小、形态不同,有完整洞壁的透明区。根据洞壁的厚度、形态可分为薄壁空洞和厚壁空洞。薄壁空洞的洞壁<3 mm,由薄层纤维组织及肉芽组织形

成。厚壁空洞的洞壁>3 mm,X线表现为空洞形状不规则的透光影,周围有密度高的实变区。内壁凹凸不平或光滑整齐,多为新形成的空洞,见于肺脓肿、肺结核及肺癌。结核性空洞多无或仅有少量液体,而肺脓肿的空洞则多有明显的液平。癌瘤内形成的空洞,内壁多不规则,呈结节状。空腔是肺内生理腔隙的病理性扩大,如肺大泡、含气的肺囊肿及肺气囊等都属于空腔。

6. **网状、细线状及条索状影** 肺部网状、线状及条索状阴影在病理上是肺间质病变的反应。肺间质内积聚异常的病理组织,可以是渗出液或漏出液。多种疾病可表现为弥漫性网状、线状、条状阴影,常见的有特发性肺纤维化、老年慢性支气管炎、癌性淋巴管炎、组织细胞病X、结节病、结缔组织病、肺尘埃沉着病(又称尘肺)及间质性肺水肿等。小叶间隔内有液体或组织增生,可表现为不同部位的间隔线,多见于肺静脉高压、肺间质水肿。间隔线有3种:① Kerley A 线:位于肺野中带,为指向肺门并与肺纹理相交叉的细线状影,长约4 cm。② Kerley B 线:较多见,位于两肺下野外侧近肋膈角处,呈水平走行,垂直于胸膜,长约2 cm,常为数条平行存在,也可存在于中、上肺野外带,多见于风湿性心脏病等所致的左心衰竭。③ Kerley C 线:多位于两下肺野,呈紊乱的网状。

7. **钙化** 一般发生在退行性变或坏死组织内,多见于肺或淋巴结干酪样结核灶的愈合。钙化的X线表现为高密度影,边缘锐利,形态不一,可为斑点状、块状或球形。

8. **肺门改变** 肺门增大见于肺门血管扩张、肺门淋巴结增大、支气管腔内或腔外肿瘤等。肺门缩小见于肺门血管变细。肺门移位多见于肺叶不张,上叶不张肺门影上移,下叶不张肺门影下移。肺门密度增高与肺门增大同时存在时,如未见肿块,多因支气管周围间质病变、炎症或肺水肿等。

(二)支气管阻塞表现

支气管阻塞可因腔内肿块、异物、先天性狭窄、分泌物淤积、水肿、血块及痉挛收缩等原因引起,也可因外在压迫(如肿瘤、增大的淋巴结等)所致。支气管部分阻塞引起阻塞性肺气肿;支气管完全阻塞引起阻塞性肺不张。

1. **阻塞性肺气肿** X线片上患侧肺体积膨大,透亮度增加,肺纹理较正常稀疏、纤细;胸廓前后径增大,肋间隙增宽;膈穹隆平坦,位置下降,呼吸活动减弱。

2. **阻塞性肺不张** 呈均匀的密度增高的片状或三角形影。患肺体积缩小,常伴有叶间裂、肺门或纵隔移向患区或膈升高。如一侧肺全肺不张时,X线可见患侧普遍密度增高,纵隔移向患侧,同时膈肌升高、肋间隙变窄等。侧位观察更有利于识别各肺叶不张的形态。

(三)胸膜病变

1. **胸腔积液** 多种疾病可累及胸膜产生胸腔积液。病因不同,可以是感染性、肿瘤性、变态反应性,也可以是化学性或物理性。

游离性胸腔积液最先积存在位置最低的后肋膈角,少量积液时于站立后前位检查时肋膈角变钝;中等量胸腔积液X线上呈外高内低的弧形凹面(图27-12),此为胸腔积液的典型X线表现;大量胸腔积液时患侧肺野呈均匀致密阴影,有时仅见肺尖部少量肺组织,可见纵隔向健侧移位,

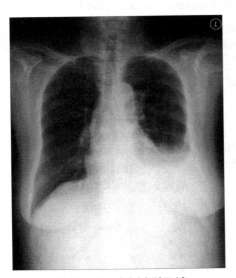

图 27 - 12 左侧胸腔积液

肋间隙增宽,横膈下降。

　　X线检查能明确积液的存在,但难以区别液体的性质。胸腔积液因胸膜粘连而局限在胸腔某一处时称为包裹性积液(encapsulated fluid),多发生在侧胸壁或后胸壁(图 27 - 13)。包裹性积液局限在叶间裂时称为叶间积液(interlobar effusion)(图 27 - 14)。

　　2. 气胸及液气胸　大量气胸可将肺完全压缩在肺门区,呈均匀的软组织影。胸腔积气和积液并存时称为液气胸(hydropnenmothorax)。立位检查时表现为横贯一侧胸腔的气液平,其上方为空气及被压缩的肺。

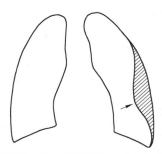

图 27 - 13　包裹性积液（左侧）

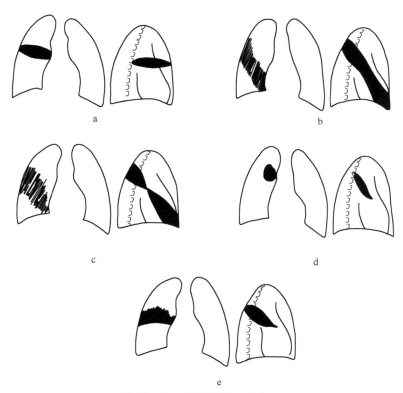

a

b

c

d

e

图 27 - 14　叶间积液 X 线表现

　　3. 胸膜增厚、粘连、钙化　胸膜肥厚、粘连常同时存在。胸膜轻度增厚时 X 线表现为肋膈角变钝或消失。广泛胸膜肥厚则呈大片不均匀性密度增高影,并可使纵隔移向患侧。患侧胸廓塌陷,膈肌升高,胸椎弯曲侧凸。

四、常见呼吸系统疾病的影像诊断

(一) 慢性支气管炎

　　支气管长期慢性炎症,可使管壁增厚、管腔变窄,尤其是细支气管及末梢支气管更为严重,有时还可并发小叶性肺炎。肺间质中也出现纤维组织增生。

　　X线表现:早期病情较轻,可无异常发现。病情较重、病程较长者,可见肺纹理增多、增粗、扭

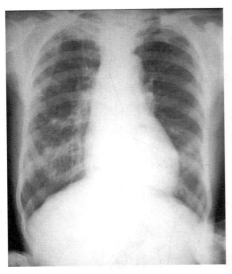

图 27 - 15　慢性支气管炎
两肺纹理增多、增粗、扭曲,延伸至肺野外带

曲,肺纹理伸展至肺野外带,有时尚可见到肺间质纤维化的网状阴影。并发肺内感染时,尚可出现散在的斑片状阴影。病情更重者多并发肺气肿(图 27 - 15)。

(二) 支气管扩张症

支气管扩张症是常见的慢性支气管疾病,常继发于各种肺部疾病,也可为先天性。支气管扩张主要有柱状、囊状和混合型。

1. **X 线表现**　部分轻者平片无阳性表现,少数可见肺纹理增多、增粗、紊乱或网状。扩张而含气的支气管可见管状透明阴影。囊状扩张可表现为多个薄壁空腔。部分空腔内可有液平。

2. **支气管造影**　可确定支气管扩张症的类型和部位,在手术前提供重要诊断依据,现较少应用。

3. **CT 表现**　支气管呈柱状扩张症时呈"双轨"征。囊状支气管扩张时见支气管远端呈囊状膨大。成簇的囊状扩张可形成葡萄串状阴影,合并感染时囊内可出现液平及囊壁增厚。目前 HRCT 可确诊支气管扩张症。

(三) 肺炎

肺炎是肺部常见病,影像学检查对病变的发现、部位、性质及动态变化可提供重要的诊断资料。按病变解剖分布可分为大叶性肺炎、支气管肺炎(小叶性肺炎)及间质性肺炎。

1. **大叶性肺炎**　在细菌性肺炎中最常见,多为肺炎链球菌致病。炎症可累及整个肺叶,也可呈肺段分布。

(1) X 线表现:充血期无明显变化,或仅见局限性肺纹理增粗、增深。实变期时肺野可见均匀性密度增高的片状阴影,病变范围呈肺段性或大叶性分布,在大片密实阴影中常可见到透亮的含气支气管影(air bronchogram)。消散期可见实变阴影逐渐减退,由均匀性变为不均匀性,并出现散在斑片状影,大小不等,继而可见到增粗的肺纹理,最后可完全恢复正常。X 线片上病灶影完全吸收,往往比临床症状消失为晚(图 27 - 16)。

(2) CT 表现:充血期即可发现病变区呈磨玻璃样阴影,边缘模糊。实变时可见呈大叶或肺段分布的致密阴影,在显示空气支气管征方面较普通胸片更清晰。

2. **支气管肺炎**　主要病理改变是肺泡及细支气管中充满炎性渗出物,病变多散在分布于两侧中、下肺野,也有部分融合成大片。

(1) X 线表现:病变常见于两肺下野的中内带,表现为沿增粗的肺纹理有散在的多数密度不均匀、边界模糊的小斑片状致密阴影,亦可融合成片状或云絮状密度增高的阴影,但密度不均匀。

(2) CT 表现:平扫见两肺中、下部支气管血管束增粗,可见大小不同的结节状及片状阴影,大小为 1～2 cm,边缘模糊,多个小片状阴影之间掺杂有含气的肺组织。

3. **间质性肺炎**　系细菌或病毒感染所致。有炎性细胞浸润,侵及小支气管壁及肺间质。

(1) X 线表现:常同时累及两肺,以中、下肺野显著。表现为肺纹理增粗、模糊,可交织成网状,并伴有小点状影。部分使肺门密度增高、模糊、结构不清。

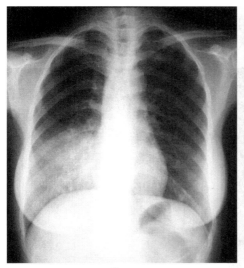
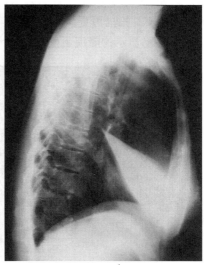

图 27 - 16　大叶性肺炎

a. 正位：可见右下肺野心缘旁实变影；b. 侧位：病变位于右肺中叶

（2）CT 表现：早期可表现为两侧支气管血管束增粗，并伴有磨玻璃样阴影，代表支气管周围间质内炎性浸润。较重者表现为小斑片状阴影。

（四）肺脓肿

肺脓肿系化脓性细菌引起的坏死性炎性病变，分为急性与慢性。感染途径可为吸入性、血行性或附近器官感染直接蔓延。

1. **X 线表现**　早期呈一较大的片状致密影，中心密度较浓，愈向外愈淡，边缘模糊。当病变中心肺组织坏死、液化及部分咳出后，则在致密的实变中出现含液平的空洞。慢性肺脓肿时周围炎性浸润部分吸收，而结缔组织增生，可见空洞影，洞壁较厚，有或无液平。血源性肺脓肿以外围多见，有多个类圆形致密影，可有空洞形成（图 27 - 17）。

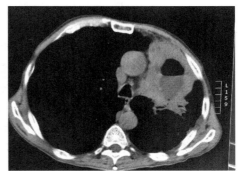

图 27 - 17　肺脓肿

CT 扫描显示左上肺囊状厚壁空洞，其内可见气液平面

2. **CT 表现**　主要用于肺内有较广泛感染或胸腔积液掩盖肺内脓肿而平片不能显示时。

（五）肺结核

1. **原发型肺结核（Ⅰ型）**　多见于儿童和青少年。

（1）X 线表现：原发型肺结核的典型表现有 3 个 X 线征。① 原发浸润：肺近胸膜处原发病灶，多位于中、上肺野。② 淋巴管炎：从原发病灶向肺门走行的条索状阴影，不规则。③ 肺门、纵隔淋巴结肿大：结核杆菌沿淋巴管引流至肺门和纵隔淋巴结，引起肺门和纵隔淋巴结肿大。表现为肺门增大或纵隔边缘肿大淋巴结突向肺野（图 27 - 18）。

原发病灶经治疗后易于吸收，少数原发病灶可以干酪样变，形成空洞。但淋巴结炎常伴不同程度的干酪样坏死,愈合较慢,愈合后可残留钙化。

(2) CT表现:CT扫描可更清晰发现肺门及纵隔淋巴结增大,显示其形态、大小、边缘轮廓和密度等。对X线不易显示的隆突下淋巴结增大,CT可清晰显示。

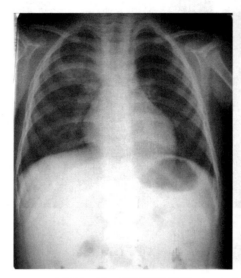

图27-18 原发型肺结核
正位胸片显示右上肺野近肺门处见团片影,伴右肺门影增大

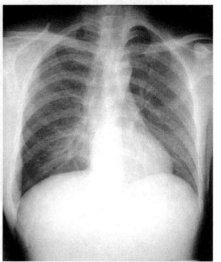

图27-19 急性粟粒性肺结核
正位胸片显示两肺内可见大小一致、密度均匀、分布均匀的粟粒样致密影

2. 血行播散型肺结核(Ⅱ型) 根据结核杆菌进入血循环的途径、数量、次数以及机体的反应,可分为急性粟粒性肺结核及亚急性或慢性血行播散型肺结核。

(1) X线表现:① 急性粟粒性肺结核:表现为两肺弥漫性粟粒状阴影。粟粒大小为1~2mm,边缘清晰。粟粒影像特点主要为三均匀,即分布、大小和密度(图27-19)。② 亚急性或慢性血行播散型肺结核:病灶多见于两肺上、中肺野,粟粒状阴影大小不一、密度及分布不均;病灶可融合,或增殖硬结和钙化,也可纤维化呈索条阴影,甚至部分病灶可形成空洞透亮区。

(2) CT表现:CT扫描,特别是HRCT,因为分辨率高,更易清晰显示粟粒性病灶,尤其对早期急性粟粒性肺结核显示优于胸片。表现为两肺广泛1~2mm大小的点状阴影,密度均匀、边界清楚、分布均匀,与支气管走行无关。亚急性或慢性血行播散型肺结核CT与胸片所见相似,主要表现为多发大小不一的结节影,上肺结节多,且大于下肺结节。

3. 继发性肺结核(Ⅲ型) 为成年结核中最常见的类型。包括浸润、干酪、增殖、空洞、结核球以及纤维、钙化等多种不同性质的病变。

(1) 浸润型肺结核:多在肺上叶尖段、后段及下叶背段。

X线表现多种多样,可以1种为主或多种征象混合并存。增殖性病变呈斑点状阴影。结核球呈圆形、椭圆形阴影,边缘清晰,轮廓光滑,偶有分叶,密度较高,内部常见斑点、层状或环状钙化;结核球周围常见散在的纤维增殖性病灶,称为"卫星灶"(图27-20)。结核性空洞为圆形或椭圆形病灶内见透亮区,空洞壁薄,内壁一般较规则,有时可呈厚壁不规则空洞(图27-21)。

CT表现与X线相似,但显示病变大小、形态、范围、轮廓、密度及其与周围结构间关系更清晰、客观和准确,从而更易确立诊断和了解病变的转归。例如:发现病灶内小空洞和小钙化;准确了解

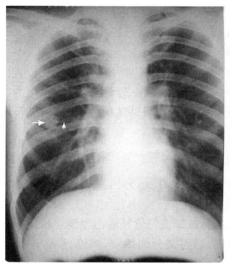

图 27-20　结核球

正位胸片显示右上肺偏内侧球形高密度影
（大箭头），边缘清楚，边缘可见卫星灶（小箭头）

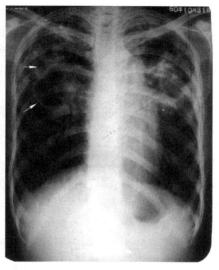

图 27-21　结核性空洞

正位胸片显示两上肺斑片状高密度
影，右上肺见边缘不规则的空洞（箭头）

空洞壁的情况，包括厚壁或薄壁空洞，内壁是否规则等；了解结核球形态、密度和轮廓等，从而与肺内其他肿块进行鉴别。

（2）慢性纤维空洞型肺结核：属于继发性肺结核晚期类型。

X 线表现为单侧或双侧肺上、中部不规则透亮区。空洞壁厚，壁周有大量纤维粘连，使洞壁固定而坚硬。空洞周围有大片渗出和干酪样病变。

CT 表现基本同 X 线表现（图 27-22）。

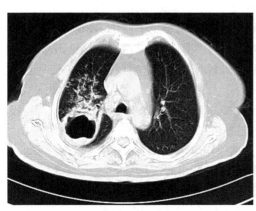

图 27-22　慢性纤维空洞型肺结核

CT 扫描显示右肺尖部内壁不规则空洞影，其边缘可见卫星灶

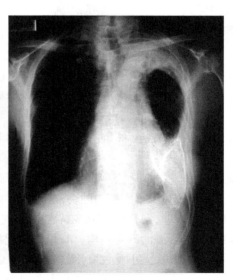

图 27-23　肺结核性胸膜炎

胸片显示左侧胸膜增厚、胸膜钙化

4. 结核性胸膜炎（Ⅳ型）　多见于儿童与青少年。胸膜炎可与肺结核同时出现，也可单独发生。儿童多系邻近胸膜的结核病灶直接蔓延所致；青少年多系淋巴结中结核杆菌经淋巴管逆流至胸膜所致。临床上分为干性及渗出性胸膜炎两种。

X线表现：① 干性结核性胸膜炎：多数可自然愈合或遗留肋膈角粘连。X线检查无异常表现或有膈肌运动受限。② 渗出性结核性胸膜炎：多为一侧，液体一般为浆液性，偶可为血性。病程较长，有大量纤维素沉着，引起胸膜肥厚或粘连钙化等。X线所见随积液量、部位以及胸膜粘连增厚情况而有不同变化（图 27 - 23）。

（六）肺肿瘤

肺肿瘤分为原发性与转移性两类。原发性肿瘤又分良性及恶性，良性肿瘤少见。恶性肺肿瘤中 98% 为原发性支气管肺癌，少数为肺肉瘤。

1. 原发性支气管肺癌　起源于支气管上皮、腺体或细支气管及肺泡上皮。根据 WHO 制定的肺癌组织学分型，主要分为小细胞癌及非小细胞癌，后者又分为鳞癌、腺癌、复合癌及大细胞未分化癌。

按肺癌发生部位可分 3 型：① 中心型：发生于主支气管、肺叶支气管及肺段支气管。② 周围型：发生于肺段以下支气管直达细支气管以上。③ 细支气管肺泡癌：发生于细支气管或肺泡上皮。

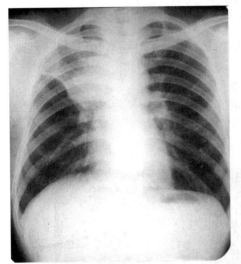

图 27 - 24　中央型肺癌
胸片所示右上肺门肿块影，伴阻塞性肺炎及肺不张，呈横"S"征

（1）X线表现：① 中心型肺癌早期局限于黏膜内，可无异常改变。病变发展，使管腔狭窄，引起肺叶或一侧肺阻塞性肺气肿，但很难发现。多数病例由于支气管狭窄、引流不畅而发生阻塞性肺炎，表现为在相应部位反复发作、吸收缓慢的炎性实变。继而癌瘤可将支气管完全阻塞而引起肺不张。

如肿瘤同时向腔外生长或（和）伴肺门淋巴结转移，则可在肺门形成肿块。发生于右上叶的支气管肺癌，肺门部肿块和右肺上叶不张连在一起可形成横行"S"状的下缘（图 27 - 24）。有时肺癌发展迅速、较大，其中心可发生坏死而形成空洞，多见于鳞癌，表现为内壁不规则的偏心性空洞。② 周围型肺癌：肿块常见不规则的分叶、短细的毛刺和不规则的厚壁空洞等，肿块内钙化很少见（图 27 - 25）。

（2）CT表现：① 中心型肺癌：a. 支气管腔狭窄。CT 图像上能更清晰地显示。b. 肺门肿块。表现为分叶状或边缘不规则的肿块，常同时伴有阻塞性肺炎或肺不张。c. 侵犯纵隔结构。中心型肺癌穿破支气管壁，常直接侵犯纵隔结构，表现为瘤体与纵隔结构之间的脂肪界面消失，瘤体直接与纵隔结构相连，浸润纵隔结构。d. 纵隔淋巴结转移。采用薄层增强扫描可明确显示肺门、纵隔淋巴结增大的部位、大小及数量（图 27 - 26）。② 周围型肺癌：CT 扫描特别是 HRCT 能提供更清晰的图像，有利于分析结节或肿块的边缘、形态、瘤周表现、内部结构特点及密度变化。肿块边缘可有分叶，伴或不伴毛刺，密度均匀，增强扫描时可呈密度均匀的中等增强，CT 值可增加 20 Hu 以上（图 27 - 27）。

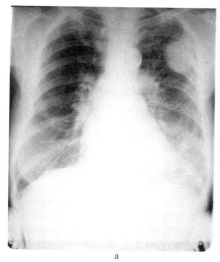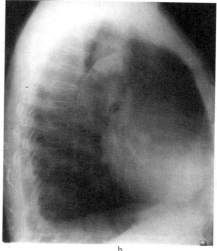

a b

图 27－25　外围型肺癌

a. 正位；b. 侧位

正、侧位胸片显示左上肺肿块影,肿块呈不规则分叶状改变,边缘有毛刺

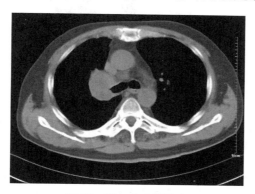

图 27－26　中心型肺癌

CT 纵隔窗显示右肺门肿块影伴右肺支气管中断,同时气管前见肿大的淋巴结

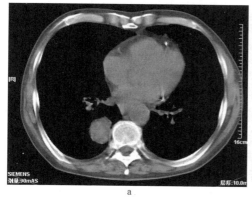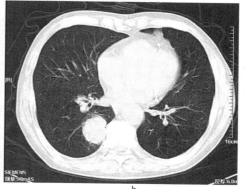

a b

图 27－27　外围型肺癌

a. 纵隔窗；b. 肺窗

CT 纵隔窗显示右下肺脊柱旁肿块影,边缘有毛刺及分叶

（3）MRI 表现：MRI 检查在显示支气管壁增厚、破坏、管腔狭窄、阻塞等方面不及 CT。但 MRI 可做冠状面、矢状面及横断面扫描，对确定肺门部肿块与支气管的关系较 CT 更为清楚。

2. **转移性肺肿瘤** 人体许多部位的恶性肿瘤可以经血行、淋巴或邻近器官直接蔓延等途径转移至肺部。在恶性肿瘤的诊断与治疗中，肺部被列为常规影像学检查。

（1）X 线表现：① 血行转移：表现为单个或多个棉球状阴影或广泛粟粒状阴影，轮廓光滑，密度均匀，大小不一，多出现在中、下肺野。连续观察，转移性肿瘤可在短期内增大、增多。此为与其他肺部病变鉴别的重要依据。② 淋巴转移：表现为肺门淋巴结肿大，肺纹理增粗、增深，肿大的淋巴结常是多个，故外形呈分叶状结节影（图 27 - 28）。

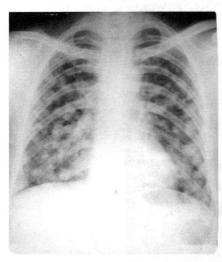

图 27 - 28　肝癌肺转移
正位胸片显示两肺多发棉球样结节病灶

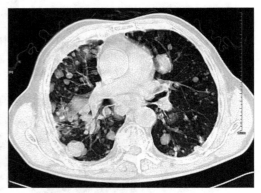

图 27 - 29　肺转移癌
CT 肺窗显示两肺多发大小不一的结节状、圆形病灶

（2）CT 表现：CT 扫描对发现肺部转移灶较胸片敏感。血行转移可表现为两肺弥漫性小结节，2 mm 的结节即可被发现，中、下肺野及胸膜下区较多。也可表现为多发球形灶，直径为 1 至数厘米，边缘光滑，密度均匀。少数可为单发球形灶，与原发瘤不易区分。HRCT 对淋巴转移的诊断有其独特的效果，可表现为肺门及纵隔淋巴结增大，支气管血管束增粗，小叶间隔增厚，沿支气管血管束、小叶间隔可见多数小结节影（图 27 - 29）。

（七）纵隔肿瘤

纵隔肿瘤可来源于纵隔内各种组织与器官。它们的共同表现是纵隔凸出的肿块影。不同性质的纵隔肿瘤在纵隔内部各有其好发部位，现将前、中、后纵隔常见肿瘤简述如下。

1. **X 线表现** 有：① 前纵隔肿瘤：常为胸腺瘤及畸胎瘤。表现为自前纵隔向一侧或两侧凸出的椭圆形或梭形块影。胸内甲状腺多在上部，轮廓清楚，块影的边缘向上可伸入颈部。胸腺瘤位置低，恶性者常呈分叶状。畸胎瘤位置更低，囊性者又称皮样囊肿。② 中纵隔肿瘤：主要为淋巴瘤，多见于中纵隔上部的气管两旁、气管隆凸附近和肺门区。X 线表现为上纵隔和肺门区有向两侧凸出的分叶状肿块影，边界一般较清楚。③ 后纵隔肿瘤：常见者为神经源性肿瘤，多发生在脊柱旁沟神经组织的神经纤维瘤、神经节瘤和神经鞘瘤等。肿瘤可压迫邻近椎体或肋骨，引起骨质压迹缺损，有的可使椎间孔受压变大（图 27 - 30）。

2. CT 表现　皮样囊肿和畸胎瘤的 CT 表现相似,囊状和含脂肪成分是本病的 CT 特征。恶性者边缘常不清楚,并可压迫或侵犯周围组织。典型的畸胎瘤是含有各种组织的混合物。皮样囊肿在增强时出现边缘强化。淋巴瘤多同时侵及纵隔内多个淋巴结,肿块呈分叶状。神经源性肿瘤恶性者边缘不清,发生在椎间孔处的肿瘤呈哑铃状,且椎间孔扩大,并可见椎管内外软组织肿块及脊髓受压情况。

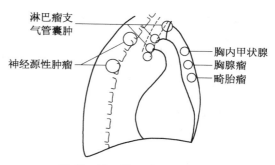

图 27-30　纵隔肿瘤发生部位

3. MRI 表现　囊性畸胎瘤的 MRI 表现与 CT 类似。但囊内液体信号变化较大,T1WI 上多呈低信号,T2WI 上呈高信号。但当脂质含量较高时,T1WI 上即呈高信号。淋巴瘤、神经源性肿瘤在 T1WI 上为中等偏低信号,T2WI 上为中等偏高信号。纵隔肿瘤一般凭借所在部位和某些特征,再结合病史,不难作出诊断。

（宋连英,张立苹）

第三节　心脏与大血管

一、检查方法

影像学检查对心脏和大血管病变的诊断有一定意义,它不仅能显示心脏及大血管的外部轮廓,而且能显示心脏、大血管壁及腔内结构的解剖结构和运动。

（一）X 线检查

1. 胸部透视　方法简便,可以多体位、动态观察心脏、大血管及搏动情况,但影像清晰度差、无永久记录、接受 X 线剂量大等为缺点,可不作为常规应用,只在特殊需要时作为补充手段。

2. 常规心脏摄片　投照要求在立位下进行,采取半卧或卧位时应考虑体位对影像表现的影响。靶片距要求 2 m。常规体位为后前位、左前斜位、右前斜位和(或)左侧位(服钡),简称心脏三位相。

（二）心血管造影检查

心血管造影是将对比剂经导管快速注入心脏和大血管,观察其内部解剖结构、运动及血流状态。分为常规造影和选择性造影。常规造影检查包括心腔、主动脉和主肺动脉造影。选择性造影指冠状动脉、外周动脉造影等。心血管造影由于其创伤性,应用较少。

（三）CT 检查

1. 普通 CT　采用层厚为 10 mm 无间隔的连续扫描,主要用于检查心包病变、心脏及大血管腔内血栓、心脏肿瘤、主动脉瘤、主动脉夹层、某些先天性心血管畸形的形态学改变。

2. EBCT　观察心脏和大血管壁、房室间隔及心瓣膜。在心肌病、心瓣膜病、冠心病及各种先天性心脏病的诊断中有一定作用。

3. MSCT(多层螺旋CT)　MSCT图像质量高,检查时间短,诊断效果较好。对冠状动脉检查包括支架和搭桥术后随访尤为有诊断价值。

(四) MRI 检查

目前心血管 MR 扫描速度可达到20 ms 一帧图像,可用于心脏和大血管的实时动态成像。时间分辨率提高,图像质量更好。

1. 心血管 MRI　主要优点为:① 具有良好的组织对比,能够清楚显示心脏解剖形态,检查心脏肿瘤、脂肪浸润、组织变性、囊肿和积液。② 可迅速获得三维图像,实现心脏和大血管的实时动态成像。③ 无射线损伤,无须含碘对比剂。④ 对血流具有特殊敏感性,能够评价流量、流速,甚至血流方向。⑤ 能够准确显示心脏功能、血流灌注及心肌活性。因此,一次心脏 MRI 检查可得到心脏全部信息。对冠状动脉的成像目前仍在开发中。

2. MRI 检查技术

(1) 心电门控技术:将 MRI 扫描固定在每个心动周期的某一时相,获取心脏该时相的信息,避免心脏搏动干扰,称为心电门控。一般以心电图 R 波作为 MRI 测量的触发点。

(2) 成像方位:依体轴定位,有横断面及冠状面;依心轴定位,有短轴位、长轴位、二腔心和四腔心。

(3) 脉冲序列:① SE 序列:是心脏 MRI 检查常规序列。采用心电门控技术,T1WI 或 T2WI。常用于显示心脏解剖形态、心肌、心包病变、心脏肿瘤及血栓检查等。② 快速自旋回波序列:成像速度加快。③ GRE 序列:成像速度最快。常用于心脏功能评价、对比增强 MRA、血流测量、心脏瓣膜病与心内分流疾病的电影动态观察。

(4) 心肌灌注成像:经静脉注射对比剂,分析对比剂通过心肌不同时期的信号强度改变,判断心肌血流灌注及心肌活性异常。

二、正常心脏与大血管的 X 线表现

(一) 心脏和大血管的正常投影

心脏和大血管在透视或平片上的投影相互重叠,因此必须用不同位置的投照才能使各房室和大血管的边缘显示出来。心脏三位像现在已应用较少。

1. 后前位(postero anterior position,PA)　正常心影一般2/3位于胸骨中线左侧,1/3位于右侧,心尖指向左下,心底部朝向右后上方,形成斜的纵轴。

心右缘分为2段,中间有一切迹。上段为升主动脉与上腔静脉,在幼年和青年为上腔静脉,其边缘平直,向上伸至锁骨平面,升主动脉被上腔静脉遮盖;在老年,由于主动脉延长迂曲,升主动脉突出于上腔静脉边缘外,边缘呈弧形。右心缘下段为右心房,弧度较大,密度较高。心缘与膈顶相交处呈一锐角,为心膈角(图27-31)。

心左缘分3段。上段为主动脉球,呈弧形突出,老年人更明显。中段为肺动脉干,偶可为左肺动脉构成,称为心腰,又称肺动脉段,此段平直或稍突出。下段由左心室构成。左心室与肺动脉之间有长约1 cm的一小段,由左心耳构成,正常时不能与左心室段区分。左心室与心腰段搏动方向相反,两者交点为相反搏动点,是衡量左、右心室增大的标志。

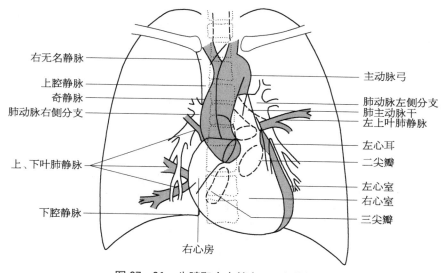

图 27 - 31　心脏和大血管在 PA 上的投影

2. **右前斜位**（right anterior oblique position，RAO，又称第 1 斜位）　心脏位于胸骨与脊椎之间。心前缘自上而下由主动脉弓及升主动脉、肺动脉、右心室漏斗部、右心室前壁和左心室下端构成。两心室组成心前缘下部的比例因人体旋转角度而不同。旋转角度大时主要为右心室，角度小时则左心室成分增加。心后缘与脊柱之间较透明，称为心后间隙或心后区（图 27 - 32）。

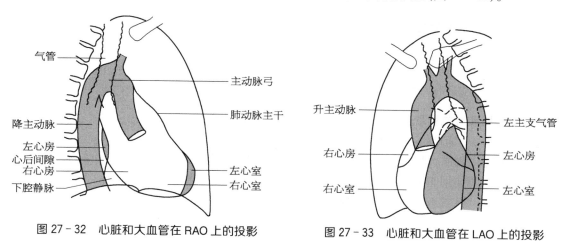

图 27 - 32　心脏和大血管在 RAO 上的投影　　　　图 27 - 33　心脏和大血管在 LAO 上的投影

3. **左前斜位**（left anterior oblique position，LAO，又称第 2 斜位）　心脏和大血管影位于脊柱的右侧。人体旋转约 60°角投照时，室间隔与中心 X 线接近平行。因此，2 个心室大致是对称性地分为左、右两半，右前方一半为右心室，左后方一半为左心室。心前缘上段为右心房，下段为右心室。右心房段主要为右心耳构成，房、室分界不清。心后缘可分为上、下两段，上段由左心房构成，下段为左心室构成。在左心室段的下端可见一浅切迹，为室间沟。还可显示胸主动脉和主动脉球，在主动脉窗内可见气管分叉、主支气管和肺动脉（图 27 - 33）。

4. **左侧位**（left lateral position）　左侧位片上可见心影从后上向前下倾斜，心前缘下部为右心室前壁,上部由右心室漏斗部与肺动脉主干构成。下部与前胸壁紧密相邻,上部心缘逐渐离开胸壁呈一浅弧,向上、向后倾斜。心后缘上、中段由左心房构成,下部由左心室构成,并转向前与膈成锐角相交,下腔静脉常在此角内显影。心后下缘食管与膈之间有三角形间隙,为心后食管前间隙(图27-34)。

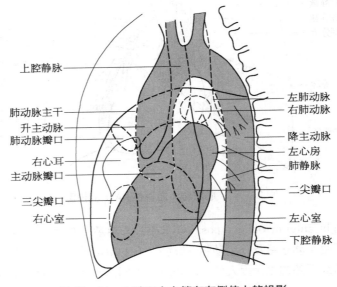

图27-34　心脏和大血管在左侧位上的投影

图中标注:上腔静脉、肺动脉主干、升主动脉、肺动脉瓣口、右心耳、主动脉瓣口、三尖瓣口、右心室、左肺动脉、右肺动脉、降主动脉、左心房、肺静脉、二尖瓣口、左心室、下腔静脉

(二) 心脏和大血管的搏动

心左缘的搏动主要代表左心室的搏动。收缩期急剧内收,舒张期逐渐向外扩张。搏动幅度的大小与左心室每次搏动的排血量有关,排血量小则幅度小,排血量大则幅度也大。心右缘的搏动代表右心房的搏动。右心室增大时,强而有力的心室搏动可传导至右心缘。

(三) 心脏和大血管形态

正常心脏可分为横位心、斜位心和垂位心三种类型。

1. **横位心**　矮胖体型,胸廓宽而短,膈位置高,心脏呈横位,心脏纵轴与水平面的夹角小(<45°),心脏与膈的接触面大,心胸比值>0.5。主动脉球明显,心腰凹陷。

2. **斜位心**　体型适中(健壮型),胸廓形态介于其他两型之间,心脏呈斜位,心脏纵轴与水平面夹角约45°,心脏与膈接触面适中,心胸比值约为0.5,心腰平直。

3. **垂位心**　体型瘦长(无力型),胸廓狭长,膈位置低,心影较小、狭长,呈垂位,心脏纵轴与水平面的夹角>45°,心脏与膈接触面小,心胸比值<0.5,肺动脉较长,稍突出。

三、基本病变的 X 线表现

(一) 心脏增大

心脏增大包括心壁肥厚和心腔扩张,两者常并存。在 X 线下很难区分肥大和扩张,因此统称为增大。确定心脏增大最简单的方法为心胸比值法。正常成人心影横径一般不超过胸廓横径的一半,即心胸比值为 0.5(图27-35)。

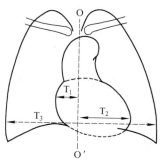

图 27-35 心胸比值测量图

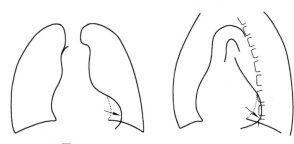

图 27-36 左心室增大的 X 线表现

1. **左心室增大** 可见：① 心尖向下、向左延伸。② 相反搏动点上移。③ 左心室段延长、圆隆并向左扩展。④ LAO 示左心室仍与脊柱重叠,室间沟向前下移位。⑤ 左侧位示心后间隙变窄甚至消失,心后食管前间隙消失。左心室增大常见的原因为高血压、主动脉瓣关闭不全或狭窄、二尖瓣关闭不全及部分先天性心脏病(如动脉导管未闭)等(图 27-36)。心脏内部结构检查最常用的方法是超声,MSCT 和 MRI 次之。

2. **右心室增大** 可见：① 右心室主要向前、向左、向后增大,心脏呈二尖瓣型。② 心腰变为平直或膨起。③ 相反搏动点下移。④ RAO 示右心室段前缘呈弧形前突,心前间隙变窄。⑤ LAO 示心脏膈面延长,心前下缘向前膨隆,室间沟向后上移位。右心室增大的常见原因为二尖瓣狭窄、慢性肺源性心脏病、肺动脉瓣狭窄、肺动脉高压、心内间隔缺损和法洛四联症等(图 27-37)。

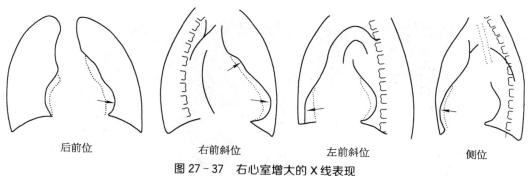

|后前位|右前斜位|左前斜位|侧位|

图 27-37 右心室增大的 X 线表现

3. **左心房增大** 左心房增大可向后、右、左及上方增大。可见：① 食管受压向后移位。② 心右缘双弧影,心底部双心房影。③ 心左缘可见左心耳突出(第三弓)。④ 左主支气管受压抬高。左心房增大常见于二尖瓣病变、左心衰竭和一些先天性心脏病(如动脉导管未闭)等(图 27-38)。

4. **右心房增大** 可见：① LAO 示右心房段延长超过心前缘长度一半以上,膨隆,并与心室段成角。② PA 示心右缘向右扩展、膨隆,显著增大时弧度加长,最突出点位置较高,常有上腔静脉扩张。右心房增大见于右心衰竭、房间隔缺损、三尖瓣病变(图 27-39)。

(二) 形态改变

心脏和大血管疾病时,心脏可失去正常形态,在诊断上分为 3 型。

1. **二尖瓣型** 右或(和)左心缘不同程度向外膨突,心尖上翘,肺动脉凸出,主动脉球较小。常见于二尖瓣狭窄、房间隔缺损、肺动脉瓣狭窄、慢性肺源性心脏病(图 27-40)。

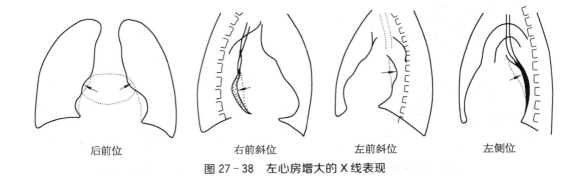

后前位　　　　　右前斜位　　　　　左前斜位　　　　　左侧位

图 27 - 38　左心房增大的 X 线表现

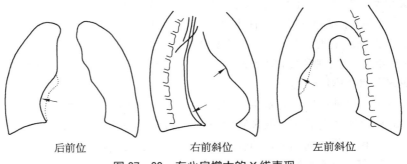

后前位　　　　　右前斜位　　　　　左前斜位

图 27 - 39　右心房增大的 X 线表现

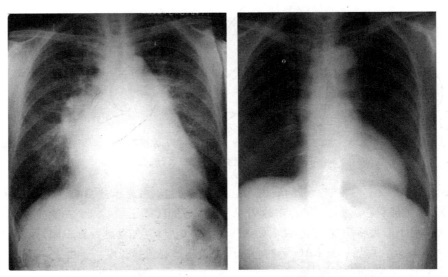

图 27 - 40　二尖瓣型　　　　　图 27 - 41　主动脉型

2. 主动脉型　心脏呈靴形,心腰凹陷,左下缘向左扩张,主动脉球突出。常见于高血压和主动脉瓣病变等以左心室增大为主的心脏病(图 27 - 41)。

3. 普遍增大型　心脏两侧均匀性增大,以心肌炎和全心衰竭最多见。心包积液时心影可普遍增大,但非心脏本身的增大(图 27 - 42)。

（三）搏动异常

当心脏和（或）大血管为克服阻力和负担过重而仍有代偿功能时，则心脏搏动增强，幅度增大，频率不变。心力衰竭则搏动减弱，幅度减小，频率加快。心脏搏动完全消失主要见于心包积液。某些高动力性循环的疾病如甲亢和贫血，则心脏和主动脉搏动均增强。

（四）肺血管改变

1. **肺充血** 指肺动脉内血流量过多。X线表现为肺动脉段膨隆，两肺门影增大，透视下可见肺动脉段和两肺门血管搏动增强，即肺门"舞蹈"（hilus dance）。常见于左向右分流的先天性心脏病，如房室间隔缺损、动脉导管未闭，亦可见于循环血容量增加，如甲亢和贫血等。

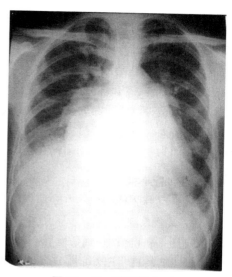

图 27 - 42　普遍增大型

2. **肺血减少** 指肺动脉血流量减少。X线表现为肺门血管变细，肺纹理稀疏。主要见于肺动脉瓣狭窄、三尖瓣狭窄和其他右心排血受阻的先天性心脏病。

3. **肺静脉高压** 肺毛细血管肺静脉压>10 mmHg即为肺静脉高压。X线表现随压力升高程度而异。开始是肺淤血，表现为肺野透明度降低，肺门血管纹理模糊，上肺野血管增多，上肺静脉增粗且管径大于下肺静脉。压力>25 mmHg时有间质性肺水肿出现，表现为各种间隔线即 Kerley A、B、C线，以 B线最多见，为长 2~3 cm、宽 1~3 mm 的水平线，位于肋膈角区，并可伴胸膜增厚和胸腔积液。当压力进一步升高，则出现泡性肺水肿，表现为肺内边缘模糊的斑片状阴影，严重者可见聚集在肺门区周围的"蝶翼状"阴影。常见于二尖瓣、主动脉瓣损害及各种疾病引起的左心衰竭。

4. **肺动脉高压** 肺动脉主干收缩压>30 mmHg，平均压>20 mmHg，即为肺动脉高压。X线表现为：① 肺动脉段突出。② 肺门动脉及其大分支扩张，而中、小动脉外带分支变细，出现肺门截断现象。③ 中心肺动脉搏动增强。④ 右心室大。常见于肺源性心脏病、先天性心脏病肺血流量增多及肺动脉血栓栓塞等。

四、常见疾病的诊断

（一）风湿性心脏病

1. **单纯二尖瓣狭窄** 主要病理改变为瓣环瘢痕收缩、瓣叶增厚融合、有小赘生物以及腱索缩短和粘连，致使二尖瓣开放受限，造成瓣口狭窄。X线表现为心影增大呈二尖瓣型，左心房及右心室增大，左心耳部凸出，肺动脉段突出，主动脉结及左心室变小，二尖瓣瓣膜偶见钙化。肺内为肺静脉高压或伴肺动脉高压表现。X线检出率较高。

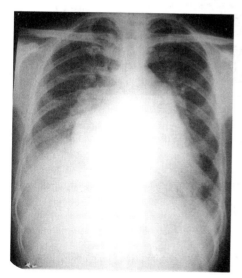

图 27 - 43　风湿性心脏病

正位胸片显示心脏呈二尖瓣型，左心房、右心室增大，肺动脉段、左心耳突出，肺淤血

2. **二尖瓣关闭不全** 单纯二尖瓣关闭不全少见，常合并二尖瓣狭窄。X线表现与左心室血液的反流程度有关。如反流较少，心影位置、形态、大小可无明显改变，仅

见左心房和左心室轻度增大。如反流在中度以上,则左心房和左心室明显增大,多数患者到晚期才出现明显肺循环高压,右心室亦可增大(图27-43)。

(二)高血压心脏病

高血压心脏病继发于长期高血压引起的心脏改变。X线表现的心脏改变以左心室肥厚增大及主动脉增宽、延长、迂曲为主。早期高血压不引起心脏增大,长期血压持续升高才使左心室肥厚、左心室段增大。左心衰竭时左心房增大,并有肺淤血和肺水肿征象。严重者则心脏普遍增大,但以左心室增大为主。

(三)冠心病

冠状动脉粥样硬化的主要病理改变是冠状动脉壁脂质沉积,纤维组织增生和粥样斑块形成。

1. **X线表现** 一般无心、肺异常改变。并发高血压时出现心脏(左心室)增大及不同程度的肺静脉高压——肺淤血、间质性肺水肿和(或)肺泡性肺水肿征象。

2. **CT表现** EBCT或SCT多表现为沿冠状动脉走行的斑点状、条索状影,亦可呈不规则轨道形式或整条冠状动脉钙化,以前两者为常见(图27-44)。

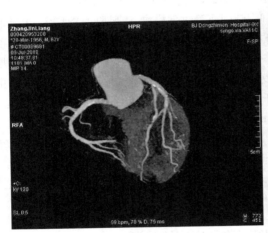
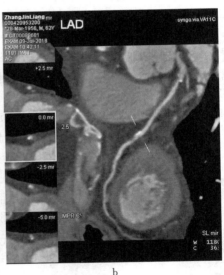

图27-44 冠状动脉钙化斑块

a. HPR冠状动脉可见多发钙化斑块及软斑块;b. MPR左冠状动脉钙化斑块及软斑块

3. **MRI表现** 心肌梗死患者常采用SE序列横断面和短轴位像,可全面显示病理改变。MRI电影可用于评价心功能、室壁运动状态,显示室壁瘤或室间隔破裂等并发症。心绞痛患者可以应用造影增强结合快速扫描技术评价心肌血流灌注和鉴别心肌活力。

(四)慢性肺源性心脏病

慢性肺源性心脏病常因慢性支气管炎及其他肺实质病变、胸廓畸形等,引起肺循环阻力增加,致使肺动脉压升高,导致右心增大,伴或不伴充血性右心衰竭。

1. **X线表现** 主要为慢性肺胸部改变、肺气肿、肺动脉高压和右心室增大。肺胸部改变为慢性支气管炎、广泛肺纤维化与胸膜增厚。肺气肿表现为胸廓横径增大、肋骨走行变平、肋间隙变宽、肺野透亮度增加,80%为中度以上肺气肿。肺动脉高压表现为肺动脉段突出,肺动脉主干、分支明显增大,周围肺野动脉骤然变细,形成残根状(图27-45)。右心室增大以肥厚为主,心影增大不明显,因同时有肺气肿,故心胸比值不大。

2. CT表现 普通CT可显示肺气肿及肺部病变,而HRCT有助于肺间质病变的诊断,对比增强能显示主动脉、肺动脉及左、右肺动脉扩张,右心室、室间隔肥厚,以及肺动脉管腔内充盈缺损、狭窄或阻塞性病变。

3. MRI表现 肺动脉干和左、右肺动脉主干增粗,管腔扩大(肺动脉干内径>30 mm)。SE序列T1WI上肺动脉干内出现血流高信号,提示有肺动脉高压。右心室壁增厚(厚度>5 mm),可等于或超过左心室壁厚度,右心房亦可扩大,腔静脉扩张,晚期左心房、室亦可扩大。

（五）心包炎

心包炎可分为干性和湿性。干性心包炎是心包脏层、壁层出现以纤维蛋白为主的渗出物,使心脏表面粗糙而呈绒毛状,但X线无异常改变。湿性心包炎则伴有积液。

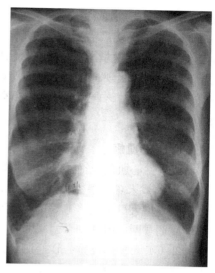

图27-45 慢性肺源性心脏病
正位胸片显示右心室增大,肺动脉段突出,肺动脉高压,两肺纹理增多、增粗、扭曲

1. 心包积液

(1) X线表现:积液在300 ml以下者,X线可无异常发现。大量积液的X线征象为心影向两侧扩张,呈普遍增大型或球形,心腰及心缘各弓的正常分界消失,心膈角变钝;心缘搏动普遍减弱甚至消失,主动脉搏动可正常;短期内心影大小可有明显的变化(图27-46)。

(2) CT表现:平扫可显示积液为沿心脏轮廓分布、近邻脏层心包脂肪层的环形低密度带。依部位不同,此低密度带的宽度有所变化。对比增强可清楚显示积液。

(3) MRI表现:显示积液的主要征象为心包脏层、壁层间距增宽。根据间距的宽度对积液能行半定量评价,且有利于显示局限性积液;同时MRI具有一定的组织特定功能,可根据积液的信号强度推测积液的成分。

2. 缩窄性心包炎 缩窄性心包炎为心包脏层、壁层之间发生粘连并形成坚实的纤维组织,明显限制心脏的收缩和舒张活动。增厚的心包如同盔甲,包裹在心脏上,厚度可达1 cm以上,一般以心室面(包括膈面)增厚、粘连为著,而心房和大血管根部较轻。

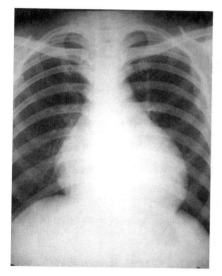

图27-46 心包积液
正位胸片显示心影普遍增大,呈烧杯状;正常心缘弧度消失

(1) X线表现:半数心影大小正常,半数轻至中度增大。由于心包增厚、粘连,心影边缘不规则、变直,各心弓分界不清,心底部横径增宽,心影可呈三角形,心脏、大血管搏动与心包增厚的程度有关,增厚部位搏动减弱。心包钙化可呈蛋壳状,常在房室沟、右心房及右心室表面。肺血改变视

舒张充盈受限部位而定。

（2）CT 表现：最主要的征象是心包增厚(5～20 mm)，呈弥漫性，但各部位增厚的程度可不均匀，亦可为局限性增厚。心包内可出现钙化。可见上、下腔静脉扩张，肝肿大及胸腔积液、腹水。

（3）MRI 表现：心包不规则增厚。SE 序列 T1WI 上多数呈中等信号，可见斑块状极低信号（心包钙化）。左、右心室腔缩小，心室缘及室间隔僵直并有轻度变形。此外，还可见下腔静脉和肝静脉扩张。

（六）心肌病

原发性心肌病包括扩张型心肌病、肥厚型心肌病、限制型心肌病，以扩张型心肌病常见。

1. X 线表现　多数有异常表现：① 心影多呈普遍增大型或主动脉型。② 各房室均有增大，以左心室增大最为显著。③ 半数有肺淤血、间质性肺水肿，提示左心功能不全。④ 透视提示心脏搏动减弱或两心缘搏动普遍减弱。

2. CT 表现　可见：① 心脏舒张末期左、右心室腔扩大，以左心室增大为主，伴有左、右房扩大。② 心室壁厚度多正常或偏厚，部分可变薄。③ 心肌收缩功能普遍减弱，心肌增厚率降低，射血分数降低。

3. MRI 表现　采用心电门控 SE 序列，扩张型心肌病时心肌信号为中等度、均匀一致，无特征性改变。其形态、功能异常同 CT 所见。

（宋连英，张立苹）

第四节　消化系统

一、检查方法

（一）胃肠道检查方法

1. 普通检查

（1）腹部平片：通常拍摄仰卧前后位片和立位片。仰卧前后位片易于显示膨胀、扩张的胃肠管腔和区分大、小肠，也易于观察腹腔内有无积液。立位片则有利于观察膈下游离气体和肠腔内有无异常液气平面形成。对于危重患者则可采用侧卧位水平投照。

（2）透视：一般采用胸腹联合透视。其意义在于：① 了解急腹症症状是否由胸部病变所引起。② 了解膈肌运动情况及有无脏器穿孔致膈下游离气体，可粗略了解胃肠胀气及异常液平面形成的程度。

2. 造影检查　根据检查部位和检查方法可分为：① 食管吞钡检查：在患者服钡时观察食管黏膜、轮廓、蠕动，以及食管扩张度及通畅性。在疑有密度低、X 线可直接穿透异物停留时，可令患者口服浸以钡剂的棉花球，注意有否勾挂现象。双重对比检查有利于显示食管早期病变。② 上胃肠道钡剂检查：检查范围应包括食管、胃、十二指肠和上段空肠。③ 小肠钡剂造影：可在钡餐检查后每隔 1～2 h 检查 1 次，主要了解小肠排空情况、黏膜病变和占位病变。有时为避免重叠和更清楚地显示病变,可将导管从口插入小肠,分段注入气钡行小肠双重对比检查。④ 结肠造影:常以钡剂灌肠方式造影,应用气钡双重对比检查后可发现结肠黏膜溃疡、息肉和恶性占位性病变。钡剂检查注意要点为:一是造影前患者均应禁食 6 h 以上,造影前 3 日不服用含重金属元素的药物。做钡剂灌肠者检查前 1 日晚需服轻泻剂清洁肠道,或于检查前 2 h 行清洁灌肠。二是钡剂造影检查时要多方位、多角度观察和摄片,将透视时见到的功能改变和照片上形态学改变相结合,并参考触压时所了解的胃肠壁柔软度、移动性、压痛或有无肿块等一并考虑,才能作出正确诊断。

(二)肝、胆、胰的影像检查方法

1. **肝脏影像检查方法**　肝脏影像学检查的目的主要在于:① 确定肝内占位性病变并提出定性、定位诊断。② 鉴别右上腹肿块的来源,以及与周围邻近组织器官的关系。③ 了解肝的结构和其他病变,如门静脉高压的原因及程度。

(1) X 线检查:透视和平片只能大致了解肝的轮廓、大小、钙化和积气,诊断价值有限。选择性腹腔动脉造影,除肝脏外,还可同时显示胰、脾和部分胃、十二指肠的血管。

(2) CT 检查:① 平扫:于扫描前 30 min 口服 1‰~2‰泛影葡胺 500~800 ml 以充盈胃和小肠。患者取仰卧位,扫描层厚和间距通常为 10 mm,扫描范围从肝脏膈顶至肝下段。对小病灶可用 2~5 mm 薄层扫描。② 增强扫描:通常使用非离子型对比剂 100 ml。增强扫描的目的为增加正常肝组织与病灶之间的密度差,显示平扫不能发现的或可疑的病灶,帮助鉴别病灶的性质。

(3) MRI 检查:T1WI 主要用于显示器官解剖结构。T2WI 主要用于观察病理变化。MRI 增强扫描目的基本上与 CT 相同。动态增强 MRI 可获得清晰的肝动脉、肝静脉和门静脉全貌,主要用于判断肝癌对血管的侵犯情况,如肝动脉门静脉瘘、门静脉癌栓形成等。

2. **胆道系统**

(1) X 线片:目前常用的有经皮经肝胆管造影(PTC)和内镜逆行胰胆管造影(ERCP)。PTC 为直接穿刺胆管,并注入对比剂造影显示胆管病变。ERCP 是在透视下首先插入内镜到达十二指肠降部,再通过内镜把导管插入十二指肠乳头,注入对比剂造影显示胆管、胰管。胆管术后常放置 T 形引流管,经 T 形引流管注入对比剂也可显示胆管。

(2) CT 检查:① 平扫:患者空腹,检查前准备同肝脏扫描。若怀疑胆系结石,则不必口服碘造影剂。胆系扫描范围从膈顶至胰钩突区。层厚和间距通常为 10 mm,胆囊区和其他重点层面用 3~5 mm 薄层扫描。② 增强扫描:静脉注射 60％胆影葡胺 80~100 ml 后扫描,肝脏及其动脉、静脉及胰腺强化,能更清楚地衬托出胆道影像。静脉注射 60％胆影葡胺 20~30 ml 后扫描,胆道和胆囊充盈造影剂,显示清楚。口服胆囊造影剂后扫描,可特异性地显示胆囊。

(3) MRI 检查:检查时应空腹。薄层扫描有助于胆囊内细微结构的观察。

3. **胰腺检查**　CT 和 MRI 的出现以及成像技术的不断改进,使胰腺疾病正确的定性、定位诊断成为可能。

(1) X 线检查:由于 B 超、CT、MRI 的应用,X 线平片和胃肠钡餐造影已少用。ERCP 对诊断慢性胰腺炎、胰头癌和壶腹部癌有一定帮助。

(2) CT 检查:CT 可显示胰腺的大小、形态、密度和结构,区分病变属囊性或实性,是胰腺疾病最重要的影像学检查方法之一。检查前口服 1.5％~3.0％泛影葡胺 500 ml,于检查前 30 min 和临检查前 2 次服完,可显示十二指肠环及空肠上段,以了解胰腺病变对邻近肠曲的影响。通常先做平扫,然后再做增强扫描。由于胰腺较小,一般采用 4~6 mm 层厚。采用 SCT 扫描可以做薄层重建。增强扫描可更好地显示病变及其与血管的关系。

二、正常消化系统的影像学表现

(一) 正常 X 线表现

1. **胃道疾病的检查** 应用钡剂造影可显示消化道的位置、轮廓、腔的大小、内腔及黏膜皱襞的情况,是目前胃肠道疾病首选的检查方法。

(1) 咽部:吞钡正位观察,上方正中为会厌,下方为梨状隐窝。该区也称为下咽部。

(2) 食管:食管起始于第 6 颈椎水平,与下咽部相连,其下端相当于第 10~第 11 胸椎水平,与贲门相接。分颈、胸、腹三段。从食管过渡到胃的区域称为食管前庭段。位于气管后的食管入口与咽部连接处以及膈的食管裂孔处各有一生理狭窄区,为上、下食管括约肌。右前斜位是观察食管的常规位置,在其前缘可见 3 个压迹,从上至下为主动脉弓压迹、左主支气管压迹、左心房压迹。食管少量充钡,黏膜皱襞表现为数条纵行、相互平行的纤细条状阴影。

(3) 胃:一般分为胃底、胃体、胃窦三部分及胃小弯、胃大弯(图 27 - 47)。

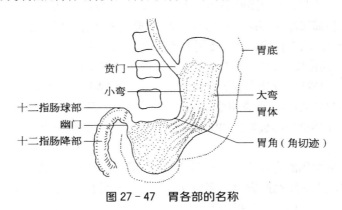

图 27 - 47　胃各部的名称

胃的形状与体型、张力及神经系统的功能状态有关。一般分为 4 型:① 牛角型:位置和张力高,呈横位,上宽下窄,胃角不明显,形如牛角。② 钩型:位置、张力中等,胃角明显,胃的下极大致位于髂嵴水平,形如鱼钩。③ 瀑布型:胃底大而呈囊袋状向后倾,胃泡大,胃体小,张力高。充钡时钡剂先进入后倾的胃底,充满后再溢入胃体,犹如瀑布。④ 长钩型:又称为无力型胃,位置、张力低,胃腔上窄下宽如水袋状,胃下极位于髂嵴水平以下。

胃的轮廓在胃小弯侧及胃窦大弯侧光滑整齐,胃体大弯侧则呈锯齿状,系横、斜走行的黏膜皱襞所致。胃的黏膜皱襞像可见皱襞间的沟内充以钡剂,呈致密的条纹状影,皱襞则显示为条状透亮影。胃小弯侧的皱襞平行整齐,一般可见 3~5 条。角切迹以后,一部分沿胃小弯走向胃窦,一部分呈扇形分布斜向大弯。胃体大弯侧的黏膜皱襞为斜行、横行而呈现不规则的锯齿状。双重对比造影能显示黏膜皱襞的微细结构,即胃小区、胃小沟。正常胃小区为 1~3 mm 大小,呈圆形、椭圆形或多角形大小相似的小隆起,因钡剂残留在周围浅细的胃小沟而显示出来,呈细网眼状。胃的蠕动来源于肌层的波浪状收缩,由胃体上部开始,有节律地向幽门方向推进,波形逐渐加深,一般同时可见 2~3 个蠕动波。胃的排空受胃的张力、蠕动、幽门功能和精神状态等影响,常规服钡后2~4 h 排空。

(4) 十二指肠:十二指肠全程呈“C”字形,将胰头包绕其中。在描述时可将十二指肠全程称为十二指肠曲。分为球部、降部、水平部(横部)和升部。

(5) 空肠与回肠:空肠与回肠之间没有明确分界,但上段空肠与下段回肠的表现大不相同。空肠大部分位于左中上腹,多见环状皱襞,蠕动活跃,显示为羽毛状影像,如肠内钡剂少,则表现为雪花状影像。回肠肠腔略小,皱襞少而浅。小肠的蠕动是推进性运动,空肠蠕动迅速有力,回肠慢而弱,有时可见小肠的分节运动。服钡后 2~6 h,钡的先端可达盲肠,7~9 h 后小肠排空(图 27 - 48)。

(6) 大肠:大肠绕行于腹腔四周。横结肠和乙状结肠的位置及长度变化较大,其余各段较固定。大肠充钡后,X 线主要特征为结肠袋,表现为多数结肠袋呈对称的袋状突出。大肠黏膜皱襞为纵、横、斜三种方向交错结合的纹理。

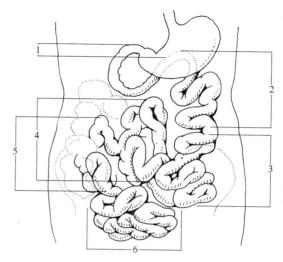

图 27 - 48 小肠的分组

1. 十二指肠;2. 上部空肠;3. 下部空肠;4. 上部回肠;5. 中部回肠;6. 下部回肠

盲肠与升结肠、横结肠皱襞密集,以斜行和横行为主,降结肠以下皱襞渐稀且以纵行为主。大肠的蠕动主要是总体蠕动,右半结肠出现强烈收缩,呈细条状,将钡剂迅速推向远侧。结肠的充盈和排空时间差异较大,一般服钡后 6 h 可达肝曲,12 h 可达脾曲,24~48 h 排空。阑尾在服钡或钡灌肠时都可能显影,呈长条状影,位于盲肠内下方;可见粗细均匀,边缘光滑,易推动。阑尾不显影、充盈不均匀或其中有粪石造成的充盈缺损,不一定是病理性改变。阑尾排空时间与盲肠相同,但有时可延迟达 72 h。

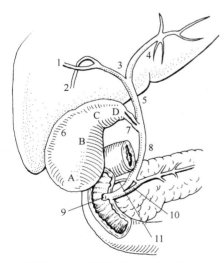

图 27 - 49 正常胆囊、胆管解剖图

1. 右肝管前支;2. 右肝管后支;3. 右肝管;4. 左肝管;5. 肝总管;6. 胆囊(A. 底部;B. 体部;C. 漏斗部;D. 颈部);7. 胆囊管;8. 胆总管;9. 奥迪括约肌和瓦氏壶腹;10. 主胰管;11. 副胰管

2. 肝、胆、胰、脾 X 线片检查的价值有限,除非脏器内有钙化、胆囊内有不透 X 线的结石可直接显示出高密度影,脏器内有气体可见低密度影,而有可能提示诊断。

(1) 肝脏 X 线表现:取仰卧前后位或立位前后位摄影。肝脏呈软组织密度,上缘紧贴膈肌,而胃肠道气体可衬托出肝脏下缘,借此了解肝的形状和大小。平片可对某些疾病引起的肝内钙化、积气及脓腔定位有所帮助。

(2) 胆道 X 线表现:胆囊及胆管呈软组织密度,与周围脏器常不易分辨。胆囊形状一般为卵圆形或梨形,正常胆囊大小为长 7~10 cm、宽 3~5 cm。胆囊管长 3~4 cm、宽 2.5~3.5 mm(图 27 - 49)。

(二) 正常 CT 表现

1. 胃肠道 CT 并非首选检查方法。但对某些消化道疾病,如了解恶性肿瘤向腔外有无侵犯及程度,同周围脏器及组织间的关系,有无淋巴结转移和远离脏器的转移等,CT 检查有较高价值。此外,CT 检查还用于恶性肿瘤手术后、放射治疗和化学药物治疗的随诊观察。CT检查多在胃肠道造影发现病变后进行。

2. 肝、胆、胰、脾　CT有很高的密度分辨率,可以清楚地观察肝、胆、胰、脾,并能将因病变而造成的密度改变明显地反映出来。通过注射对比剂后增强CT扫描,还能准确了解病变部位的血供情况。CT的安全性和可靠性已使它成为腹部实质性脏器病变检查的首选方法之一。

(1)肝:正常肝实质密度均匀,CT值为40～60 Hu,高于脾、胰,更高于肾。静脉注射对比剂增强CT扫描,肝实质密度均匀增高。平扫时正常肝内的管道系统(胆管、肝动脉、肝静脉和门静脉)CT值均低于肝实质。但受部分容积效应的限制,位于周边的正常管道小分支不显示;而位于肝门附近的门静脉、胆管和肝动脉的主干较粗大,则可明显显示为低密度树枝状影。增强CT可使这些血管与胆管清楚地区分开,血管呈高密度而胆管呈低密度。SCT双期扫描时,动脉期可见肝动脉有对比剂而呈高密度,门静脉期见门静脉为高密度影。肝门和肝韧带裂因有较多纤维和脂肪组织,故均为低密度。正常肝的轮廓光滑整齐,其形状和显示的结构依据层面而异,要了解肝的全貌,需依次阅读各层面图像。

(2)胆道:① 胆囊:位置、大小和外形变异很大。正常时位于肝左内侧段(方叶)的下外侧胆囊窝内。② 肝总管与胆总管:左、右肝管汇合而成的肝总管在肝门部横断面可见呈一圆形低密度影,直径为3～5 mm,位于门静脉主干前外侧。往下各层面中肝总管逐渐向内,并与胆囊管汇合形成胆总管。

(3)胰腺:正常胰腺位于脾动脉下方、脾静脉前方。胰头部前方为胃窦,外侧为十二指肠降部,后方有左肾静脉汇入下腔静脉,胰头部向下延伸的部分是胰腺钩突,呈钩形返折向肠系膜上静脉的后方。胰体呈向前突出的弓形,位于肠系膜上动脉起始部的前方。胰尾在胃体、胃底的后方,伸至脾门区,近脾门部时可稍屈曲、膨隆。胰体、尾交界部的后方是左肾上腺。正常最大垂直径分别为:胰头部3.0 cm,体部2.5 cm,尾部2.0 cm。超过正常值则考虑为异常。

(4)脾脏:正常脾脏位于左上腹,胰腺与肾脏之间。CT见脾脏近似于新月形或内缘凹陷的半圆形,密度均匀,略低于肝。

三、消化系统基本病变的影像学表现

(一)胃肠道基本病变

X线钡剂造影显示的是胃肠道内腔或内壁。当胃肠道病变引起黏膜和管腔改变时可由胃肠造影检查显示。胃肠炎症、溃疡、肿瘤可引起形态和功能等多方面的改变。

1. 胃肠道轮廓改变　① 龛影:由于胃肠道壁溃烂,达到一定深度,造影时被钡剂填充,当X线从病变区呈切线位投影时形成钡斑影像。② 憩室:由于胃肠道管壁的薄弱区向外膨出,或由于管腔外邻近组织病变的粘连、牵拉造成管壁全层向外突出,致使钡剂充填形成囊袋状影像。③ 充盈缺损:指消化管腔内因隆起性病变而致钡剂不能在该处充盈,多见于恶性肿瘤和肉芽肿。

2. 黏膜皱襞的改变　① 黏膜皱襞破坏:表现为黏膜皱襞影像消失,代之以杂乱而不规则的钡影,从而造成黏膜皱襞中断现象。② 黏膜皱襞平坦:表现为皱襞的条纹状影变得平坦而不明显,此因黏膜和黏膜下层被恶性肿瘤浸润或炎性水肿所致。③ 黏膜皱襞纠集:表现为黏膜皱襞从四周向病变区集中。常因为慢性溃疡性病变产生的纤维组织增生,瘢痕收缩所致。

3. 管腔大小的改变　为功能性和器质性、腔内和腔外病变、炎性和肿瘤等所致。① 管腔狭窄:为超过正常限度的管腔持久性缩小。② 管腔扩张:超过正常限度的管腔持续性增大。可见积气和积液征象,肠管蠕动增强。

4. 位置及移动度改变　腹部肿块可造成胃肠道的压迫移位、局部胃肠道空虚,并可见弧形压迹;被推移部分的肠管相互聚集;肠管粘连、牵拉造成位置改变,移动性受限。

5. 功能性改变　胃肠道器质性病变常伴有功能性改变,但功能性改变可单独存在:① 张力改变:张力增高造成管腔缩窄、变小,而张力减低则使管腔扩大。痉挛是局部张力增高,多为暂时性。② 蠕动改变:表现蠕动波多少、深浅、运动速度及运动方向的改变。蠕动增强表现为蠕动波增多、加深,运行加快;蠕动减弱表现为蠕动波减少、变浅,运行减慢。③ 运动力改变:运动力即胃肠道运送食物的能力。服钡造影时表现为各部分的排空时间。它与胃肠道张力及蠕动等有密切关系。④ 分泌功能改变:某些疾病可引起分泌功能改变。胃分泌增加造成空腹状态下胃液增多,在站立位可见胃内液面,为空腹潴留。

(二) 肝、胆、胰、脾病变的影像表现

腹部实质性脏器及后腹膜病变的检查,CT 是首选的检查方法。

1. 肝脏病变

(1) CT:① 病变密度:相对于正常肝组织密度而言,肝脏病变可表现为低密度、等密度、高密度及混杂密度影。一个病灶内兼有 2 种或 2 种以上密度者则为混杂密度病变。多数良、恶性肿瘤及肝脓肿为低密度灶,其 CT 值在水与正常肝之间。肝内高密度灶可见于血肿与钙化。② 病变形态:肝内病变多呈圆形或类圆形。恶性肿瘤边缘不清。良性肿瘤、肝脓肿等边界光滑。③ 病灶大小:CT 可发现直径 0.5 cm 以上的病灶。④ 病灶数目:肝转移癌常为多发病灶。原发于肝的良、恶性肿瘤及肝脓肿,既可单发,也可多发。增强扫描,病灶可表现为不强化、环状强化及不同程度的病灶实质强化。囊性病变不强化。脓肿壁呈环状强化,脓腔不强化。肝肿瘤呈不同程度的强化,且肿瘤性质不同,其强化的高峰时期也不同。

(2) MRI:① 病变形态:肝内良性肿瘤多呈圆形或椭圆形,边界光滑;恶性肿瘤形态多不规则,边界不清。② 病灶信号强度:肝内病变信号强度高于、等于或低于正常肝实质信号分别称为高信号、等信号或低信号病变。如果信号不均,则称为混杂信号病变。大多数肝内病变在 T1WI 上呈低信号,T2WI 上为高信号,但不同性质的病变,信号强度存在差异。③ 病灶大小及数目:MRI 可发现肝内直径为 0.5 cm 以上的病灶。

2. 胆囊病变

(1) CT:① 形态及大小异常:胆管结石或肿瘤可致梗阻近端的胆管扩张。肝内胆管扩张表现为肝内增宽、迂曲的条状或树枝状低密度影,从肝门向肝的外周延伸。胆总管直径>1 cm 为胆总管扩张。胆囊增大可为胆总管下端梗阻,如结石或肿瘤等原因,使胆囊扩张所致。② 密度异常:胆囊或胆管内结石表现为相应部位的高密度影,呈类圆形,边界清楚。软组织密度影可见于胆囊息肉、胆囊癌、胆道癌及泥沙状结石。

(2) MRI:胆道异常表现主要包括大小、形态、数目异常和信号强度异常。胆系梗阻性病变可使胆囊体积明显增大,以及肝内、外胆管扩张。

3. 胰腺病变

(1) CT:① 形态轮廓异常:急性水肿性胰腺炎,胰腺弥漫性肿大,边缘模糊;慢性胰腺炎,由于纤维增生,胰腺萎缩变细;胰腺肿瘤表现为胰腺局部隆起,肿瘤较小者胰腺形态可正常。② 密度异常:胰腺内低密度灶可见于局部水肿、坏死性胰腺炎、胰腺囊肿、胰腺肿瘤;高密度灶可见于慢性胰腺炎钙化灶、胰内出血灶;胰岛细胞瘤、部分胰腺癌平扫时可表现为等密度病变。

(2) MRI：诊断原则与 CT 相仿。

四、常见消化系统疾病的影像诊断

对胃肠道疾病的诊断，X 线检查仍是首选方法，具有成像清晰的特点，并可灵活利用多体位、多轴位和动态等观察方法，显示脏器的局部和全貌，并以此观察胃肠道疾病的形态与功能性改变。在目前的胃肠道影像学诊断中，X 线检查是应用最广泛和最基本的方法。

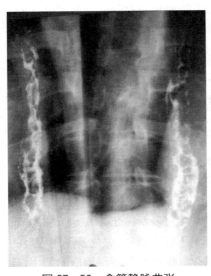

图 27 - 50　食管静脉曲张
钡餐造影显示食管中、下段黏膜皱襞明显增宽、迂曲，呈蚯蚓状或串珠状充盈缺损

（一）食管静脉曲张

X 线表现：早期食管静脉曲张发生于食管下段，表现为黏膜皱襞稍增粗、增宽或略有迂曲，有时因皱襞显示不连续而如虚线状。晚期病情发展到典型阶段，表现为食管中、下段黏膜皱襞明显增宽、迂曲，呈蚯蚓状或串珠状充盈缺损，管壁边缘呈锯齿状(图 27 - 50)。

（二）食管癌

食管癌好发于 40～70 岁男性，主要症状为进行性吞咽困难。病理形态可分为 3 型：① 浸润型：管壁呈环状增厚，管腔狭窄。② 增生型：肿瘤向腔内生长，形成肿块。③ 溃疡型：肿块形成一个局限性大溃疡，深达肌层。以上各型可混合出现。

X 线表现：① 黏膜皱襞改变：由于肿瘤破坏黏膜层，使正常皱襞消失、中断、破坏，形成表面杂乱的不规则影像。② 管腔狭窄：在浸润型癌，肿瘤表现为环状狭窄，狭窄范围较局限。管腔狭窄也见于各型食管癌进展期，范围较大，轮廓不清楚，不对称，管壁僵硬。③ 腔内充盈缺损：肿瘤向腔内突出，形成不规则、大小不等的充盈缺损，此为增生型癌的主要表现，也常造成管腔狭窄。在溃疡型癌，可见轮廓不规则的长形龛影，其长径与食管的纵轴一致，周围有不规则的充盈缺损区(图 27 - 51、图 27 - 52)。

（三）消化性溃疡

胃与十二指肠溃疡是常见疾病。胃溃疡从黏膜开始并侵及黏膜下层，常深达肌层。溃疡口部周围呈炎性水肿。慢性溃疡如深达浆膜层时，称为穿透性溃疡。如浆膜层被穿破且穿入腹腔为急性穿孔。后壁溃疡易致慢性穿孔，与网膜、胰等粘连甚至穿入其中。溃疡周围具有坚实的纤维结缔组织增生者，称为胼胝性溃疡。

1. **胃溃疡**　直接征象是龛影，多见于胃小弯，其切线位呈乳头状，边缘光滑、整齐，密度均匀。龛影口部常有一圈黏膜水肿所造成的透明带。

胃溃疡引起的功能性改变包括：① 痉挛性改变，表现为胃壁上的凹陷(又称切迹)，胃小弯龛影在胃大弯相对处出现深的痉挛切迹。胃窦痉挛和幽门痉挛也很常见。② 分泌增加，使钡剂不易附着于胃壁，液体多时在胃内形成液面。③ 胃蠕动增强或减弱，表现为张力增高或减低，排空加速或减慢。溃疡好转和愈合时，功能性改变也常随之减轻或消失。胃溃疡引起的瘢痕性改变可造成胃的变形和狭窄(图 27 - 53)。

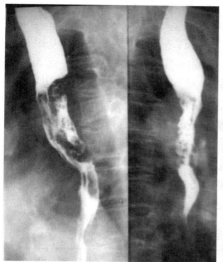

图 27 - 51 食管癌（增生型）
钡餐造影显示食管中段充盈缺损及偏心性狭窄,与正常食管分界清晰

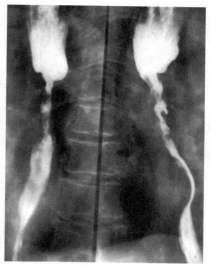

图 27 - 52 食管癌（混合型）
钡餐造影显示食管中段管腔不规则狭窄及小充盈缺损,黏膜中断、破坏,狭窄上方管腔扩张

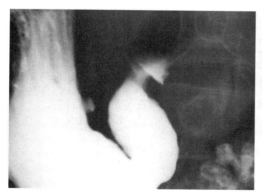

图 27 - 53 胃溃疡
钡餐造影显示胃小弯龛影,突出胃壁外,基底宽,似有水肿带

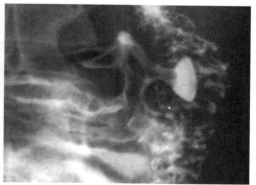

图 27 - 54 十二指肠球部溃疡
钡餐造影显示十二指肠球部可见龛影,突出胃壁外,基底宽,似有水肿带

2. **十二指肠溃疡** 绝大部分发生在球部,占 90％ 以上。球部腔小、壁薄,溃疡易造成球部变形,X 线检查易于发现。球部溃疡常较胃溃疡小,直径多在 4～12 mm,大多在后壁和前壁。球部变形主要是由于瘢痕收缩、黏膜水肿和痉挛所致(图 27 - 54)。

球部溃疡还可出现一些间接征象:① 激惹征:表现为钡剂到达球部后不易停留,迅速排出。② 幽门痉挛,开放延迟。③ 胃分泌增多和胃张力、蠕动方面的改变,也常伴胃炎的一些表现如胃黏膜皱襞粗乱、迂曲等。④ 球部有固定压痛。

（四）胃癌

胃癌是胃肠道最常见的肿瘤,可发生在胃的任何部位,但以胃窦、胃小弯和贲门区常见(图

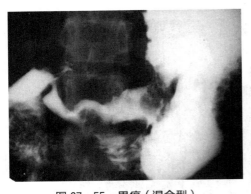

图 27 - 55　胃癌（混合型）

钡餐造影显示胃窦部不规则狭窄,内见龛影,边缘呈多角征,周围有环堤,黏膜中断、破坏

27 - 55）。按大体病理形态可将胃癌分为 3 型：① 蕈伞型(息肉型、肿块型、增生型)：肿瘤可向胃腔内生长,表面大多高低不平,如菜花状,常有糜烂,与周围有明确的分界。② 浸润型(硬癌)：肿瘤沿胃壁浸润生长,常侵犯胃壁各层,使胃壁增厚、僵硬,弹性消失,黏膜表面平坦而粗糙,与正常区分界不清,病变可只侵犯胃的一部分,但也可侵及胃的全部。③ 溃疡型：肿瘤常深达肌层,形成大而浅的盘状溃疡,其边缘有一圈堤状隆起,称环堤。溃疡型癌(又称恶性溃疡)与良性胃溃疡鉴别见表 27 - 3、表 27 - 4。

表 27 - 3　胃良性溃疡与恶性溃疡 X 线鉴别诊断

项　目	良 性 溃 疡	恶 性 溃 疡
龛影形状	圆形或椭圆形,边缘光滑、整齐	不规则,扁平,有多个尖角
龛影位置	突出于胃轮廓外	位于胃轮廓之内
龛影周围和口部	黏膜水肿的表现如黏膜线、项圈征、狭颈征等,黏膜皱襞向龛影集中,直达龛口	压迹样充盈缺损,有不规则环堤,皱襞中断、破坏
附近胃壁	柔软,有蠕动波	僵硬,峭直,蠕动消失

表 27 - 4　胃窦癌与胃窦炎的 X 线鉴别诊断

项　目	胃 窦 癌	胃 窦 炎
黏膜皱襞	破坏消失	存在,常肥大、迂曲、粗乱
轮廓	不齐、陡峭	比较整齐或如波浪形
胃壁柔韧度	僵硬不变	柔软可变化
蠕动	消失	存在
病变区与正常区的分界	截然、清楚	无明确分界
肿块	大多有	没有

1. **X 线表现**　可见：① 充盈缺损：形状不规则,多见于蕈伞型癌。② 胃腔狭窄、胃壁僵硬：主要由浸润型癌引起,全胃受累时形成"革袋状胃"。也可见于蕈伞型癌。③ 龛影：多见于溃疡型癌,龛影形状不规则,位于胃轮廓之内;龛影周围绕以宽窄不等的透明带,即环堤。④ 黏膜皱襞破坏、消失或中断：黏膜下肿瘤浸润常使皱襞异常粗大、僵直。⑤ 癌瘤区蠕动消失。

2. **CT 或 MRI 检查**　重要价值在于直接观察肿瘤侵犯胃壁、周围浸润及远处转移的情况。如果胃周围脂肪线消失,提示肿瘤已突破胃壁。

(五) 溃疡性结肠炎

溃疡性结肠炎是一种原因不明的结肠慢性炎症,好发于青壮年。病变早期黏膜充血、水肿,而后形成多发小脓肿,溃破后形成小溃疡,可融合成较大溃疡。

病变后期出现肠壁纤维化,管腔狭窄、缩短,管壁增厚、变硬,黏膜上形成多数假息肉,为肉芽组织。病变好发于远侧结肠,90%侵及直肠,逐步侵犯全部结肠,甚至侵犯末端回肠。主要症状为发作与缓解交替出现的腹泻,排脓血便伴腹痛。

气钡灌肠检查在充盈像上见病变肠管痉挛,结肠袋变浅、消失,或见多数毛刺状突出的小龛影。黏膜皱襞多紊乱,粗细不一,其中可见溃疡龛影。慢性晚期患者X线表现为肠管从下向上呈连续性的向心性狭窄,边缘僵直,同时肠管明显缩短,形如硬管状(图27-56)。

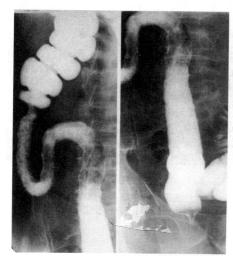

图27-56　溃疡性结肠炎
钡剂灌肠造影显示肠管从下向上呈向心性狭窄,边缘僵硬

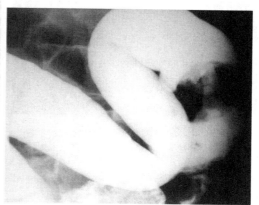

图27-57　结肠癌
钡灌肠造影显示结肠向心性狭窄,黏膜皱襞破坏、消失

(六) 结肠癌

结肠癌好发生在直肠和乙状结肠,大体病理可分3型:① 增生型:肿瘤向腔内生长,呈菜花状,表面可有浅溃疡。肿瘤基底部宽,肠壁增厚。② 浸润型:癌瘤主要沿肠壁浸润,使肠壁增厚,病变常绕肠壁环形生长,使肠腔呈环形狭窄。③ 溃疡型:肿瘤主要表现为深而不规则的溃疡。临床表现为腹部肿块、便血和腹泻。直肠癌主要表现为便血、粪便变细。

结肠气钡双重对比造影表现为:① 肠腔内可见肿块:轮廓不规则,黏膜皱襞消失。病变多发生在肠壁一侧,该处肠壁僵硬平直,结肠袋消失。② 肠管狭窄:可偏于一侧或形成环状狭窄,轮廓可光滑整齐或不规则。肠壁僵直,黏膜破坏、消失,病变界限清楚。此型肿瘤易造成梗阻。③ 溃疡型有较大的龛影:形状多不规则,边缘多不整齐,具有一些尖角,龛影周围常有不同程度的充盈缺损和狭窄,肠壁僵硬,结肠袋消失,黏膜皱襞破坏(图27-57)。

(七) 胃肠道穿孔

胃肠道穿孔是胃肠道溃疡、癌肿、炎症等疾病的严重并发症,尤以胃及十二指肠溃疡穿孔最为常见。突发性剧烈腹痛为临床典型症状。

X线表现:腹部透视及腹部平片是诊断胃肠道穿孔最简单、最有效的方法。主要X线征象为膈下游离气体,表现为双侧膈下线条状或新月状透光影,边界清楚,上缘为光滑整齐的膈肌,下缘分别为肝、脾上缘。大量气腹时可见双膈位置升高、内脏下移,有时衬托出肝、脾、胃等脏器的外形轮廓。有时十二指肠后壁穿孔,气体可进入小网膜囊内及右侧肝下间隙内。在仰卧位平片上表现为右上腹肝、胃之间或右肾上方可见椭圆形或三角形透亮影,位置比较固定(图27-58)。故 X 线检查未见气腹也不能完全排除胃肠道穿孔。

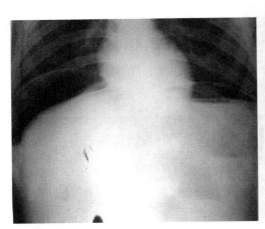

图 27 - 58 胃肠道穿孔
立位腹部平片显示双侧膈下有弧形透亮气体影

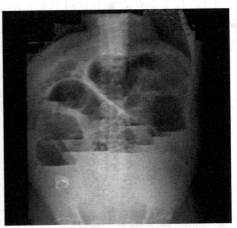

图 27 - 59 肠梗阻
立位腹部平片显示上腹部有多个大小不等的气液平面,肠管明显充气扩张

(八) 肠梗阻

肠腔部分或完全性闭塞,或因整个胃肠道动力丧失,而造成肠内容物通过障碍,称为肠梗阻。前者称机械性肠梗阻,后者称麻痹性肠梗阻。机械性肠梗阻根据部位又可分为小肠梗阻和结肠梗阻。X 线检查可确定有无肠梗阻存在,并进一步推测梗阻的程度和部位。X 线检查方法有透视、摄片,有时可做钡剂灌肠检查。引起机械性肠梗阻的主要原因有肠道肿瘤、肠壁纤维组织增生和瘢痕性收缩所致的肠腔狭窄、肠扭转、肠套叠、肠外肿块压迫等。麻痹性肠梗阻则多见于急性腹膜炎和手术后肠麻痹。

典型 X 线表现为梗阻上段肠管扩张、积气、积液。立位或侧卧位水平位摄片可见肠管扩张,肠内有多数含气液平面,长短不一,高低不等,如阶梯状;仰卧位可见膨胀充气、盘曲排列的肠管。阻塞以下的肠管闭合,无气或仅有少量气体。如梗阻不完全称为不完全性梗阻(图27-59),阻塞上段肠管扩张较轻,阻塞下段肠管可有少量积气和积液。

1. 机械性肠梗阻 从发病3~4 h开始梗阻上段的肠管内出现积气和积液,肠腔随即扩张,根据含有气体和液体的扩张肠曲的形态及分布位置可估计肠梗阻的部位。如胀气肠曲排列呈弹簧状或鱼肋骨样皱襞影者为空肠段;如胀气肠曲呈平滑而无皱襞纹为回肠段;结肠充气扩张时肠襞边缘有间隔较宽呈袋形的半环形切迹,以及不贯穿肠腔的短条状皱纹。

2. 麻痹性肠梗阻 由于整个胃肠道动力丧失,在卧位腹部平片上可见大肠和小肠呈普遍性轻度至中度扩张,胃也常有充气扩张,在立位平片上也可见多数含气液面,但较机械性肠梗阻液面短而少。通常以全结肠扩张为诊断本病的重要依据。

(九) 原发性肝癌

病理学上分 3 型:① 巨块型:肿块直径≥5 cm。② 结节型:每个癌结节<5 cm。③ 弥散

型：<1 cm 的小结节弥散分布全肝。

肝细胞癌容易侵犯门静脉和肝静脉，引起血管内癌栓或肝内外血行转移；侵犯胆道引起阻塞性黄疸；淋巴转移可引起肝门及腹主动脉或腔静脉旁等处腹腔淋巴结增大；晚期可发生肺、骨骼、肾上腺和肾等远处转移。

1. X 线检查　肝癌的肝动脉造影可出现的异常改变为：肿瘤供血的肝动脉扩张；肿瘤内显示病理血管；肿瘤染色，勾画出肿瘤的大小；肝血管受压拉直、移位，或被肿瘤包绕；动静脉瘘；肿瘤湖征。

2. CT 检查　平扫常见肝硬化，边缘轮廓局限性突起，肝实质内出现单发或多发、圆形或类圆形边界清楚或模糊的肿块，肿块多数为低密度，周围可见低密度的透亮带为肿瘤假包膜。巨块型肝癌的中央可发生坏死而出现更低密度区。对比增强 SCT 多期扫描：动脉期，主要为门静脉供血的正常肝实质还未出现对比增强，而以肝动脉供血的肿瘤很快出现明显的斑片状、结节状强化，CT 值迅速达到峰值；门静脉期，正常肝实质对比增强密度开始升高，肿瘤对比增强密度迅速下降；平衡期，肿块对比增强密度继续下降，在明显强化的肝实质内又表现为低密度状态。全部对比增强过程呈"快显快出"现象（图 27 - 60）。

3. MRI 检查　在 T1WI 上肿瘤表现为稍低或等信号，肿瘤出血或脂肪变性表现为高信号，坏死囊变则出现低信号。T2WI 上肿瘤表现为稍高信号，巨大肿块时 T2WI 信号多不均匀。假包膜在 T1WI 上表现为环绕肿瘤周围的低信号环。对比增强多期扫描，肿块增强表现与 CT 相同。

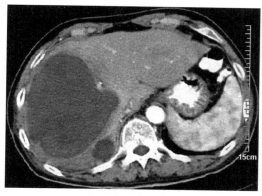

图 27 - 60　肝癌

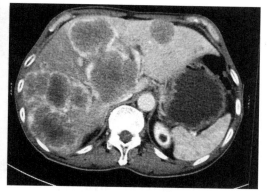

图 27 - 61　肝多发转移瘤

CT 增强门静脉期肝内可见多发大小不一环状强化灶，呈"牛眼征"

（十）转移性肝癌

1. X 线检查　血管造影可见血供丰富的多发结节灶，瘤灶内有病理血管，肿瘤染色，动静脉瘘等。周围血管受压弯曲。

2. CT 检查　平扫可见肝实质内多发小圆形或类圆形的低密度肿块，少数也可单发。肿块密度均匀，发生钙化或出血，肿瘤内有高密度灶；液化、坏死、囊变则在肿瘤中呈水样密度。对比增强扫描，动脉期呈不规则边缘强化，门静脉期可出现整个瘤灶均匀或不均匀强化，平衡期对比增强消退。少数肿瘤中央见无增强的低密度，边缘强化呈高密度，外周有一稍低于肝密度的水肿带，构成所谓"牛眼征"（图 27 - 61）。

3. MRI 检查　显示肝内多发或单发、边缘清楚的瘤灶。T1WI 上常表现均匀的稍低信号，

T2WI 上则呈稍高信号。少数肿瘤在 T2WI 上中心呈高信号,在 T1WI 上呈低信号。

(十一) 胆囊炎、胆石症

1. X 线表现

(1) 急性胆囊炎:急性胆囊炎的诊断多根据病史、临床症状、体征和实验室检查即可作出。X 线检查对诊断急性胆囊炎帮助不大,但不透 X 线的结石可被发现。

(2) 慢性胆囊炎:是临床上常见的胆囊疾病,常与胆结石同时存在。慢性胆囊炎的主要病理表现为胆囊增厚和瘢痕收缩,胆囊功能发生障碍。胆囊造影检查时见胆囊显影淡或不显影。服脂肪餐后复查,胆囊收缩不明显,排空时间缓慢。

(3) 胆石症:胆石可位于胆囊或胆管内。胆石是由胆固醇、胆色素和钙盐等不同的组合和比例构成。含钙盐的结石可在腹部平片上显示出来,称为阳性结石。结石大小不一,可自砂粒样至鸡蛋大小,可单发或多发。阴性结石可在造影检查时于胆囊或胆管显影情况下显示出来,呈透亮的阴影。

2. CT 表现

(1) 胆囊炎:表现为胆囊增大、胆囊壁增厚。胆囊萎缩则胆囊变小、胆囊壁增厚。如胆囊壁钙化,更有助于诊断。

(2) 胆石症:胆囊阳性结石即使含钙量较少,也可为 CT 所显示,表现为高密度影(图 27-62)。胆固醇结石,CT 不能显示。

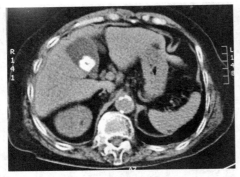 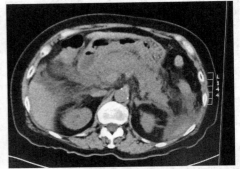

图 27-62　胆囊结石
CT 平扫胆囊内可见结节状高密度影

图 27-63　急性胰腺炎
CT 平扫胰腺弥漫性肿大,密度稍减低,胰腺周围有炎性渗出

(十二) 急性胰腺炎

急性胰腺炎是胰蛋白酶原溢出被激活成胰蛋白酶,引发胰腺及其周围组织自身消化的一种急性炎症。急性胰腺炎分急性水肿型及出血坏死型。

1. X 线检查　平片可显示上腹部肠曲扩张,以及由于肠系膜水肿所致的胃与横结肠间距增大,并可见肺底炎性浸润和胸腔积液等改变。

2. CT 检查　对急性胰腺炎的诊断有重要作用,对了解病变的范围和程度很有帮助,在提供腹部和后腹膜的综合信息方面也颇具优势。急性胰腺炎典型表现是胰腺局部或弥漫性肿大,密度稍减低,胰腺周围常有炎性渗出,导致胰腺边缘不清,邻近肾前筋膜增厚,此征象尽管非胰腺炎所特有,但却是胰腺炎的重要标志(图 27-63)。水肿性胰腺炎病变程度较轻,而出血坏死性胰腺炎患者胰腺明显肿大,上述改变更显著,胰腺密度不均,坏死呈低密度而出血呈高密度,增强扫描可见坏死区不增强,据此可帮助了解胰腺的坏死范围。

3. MRI 检查　胰腺增大,于 T1WI 上表现为胰腺信号减低,在 T2WI 上则增高,T1WI 脂肪抑制像上信号不均匀,增强扫描为不均匀强化。由于胰腺周围脂肪组织水肿,胰腺边缘多模糊不清。胰周积液时在 T1WI 上呈低信号,在 T2WI 上呈高信号。

(十三) 慢性胰腺炎

慢性胰腺炎是由各种因素造成胰腺局部节段性或弥漫性的慢性进展性炎症,导致胰腺实质和胰管组织的不可逆性损害。

1. X 线检查　平片可于胰腺走行区发现致密的多发性小结石和钙化。

2. CT 检查　对胰腺实质的显示更加准确。可表现为胰腺弥漫性或局部增大或萎缩,胰管不同程度扩张,胰腺钙化形成,沿胰管分布。

3. MRI 检查　可显示胰腺大小和形态改变,胰管串珠状扩张等及胰腺周围筋膜增厚。由于慢性胰腺炎时胰腺纤维化,在 T1WI 脂肪抑制像和 T2WI 上均可表现为低信号。慢性胰腺炎合并假性囊肿时,在 T1WI 上表现为局限性囊状低信号区,在 T2WI 上为囊状高信号区。

(十四) 胰腺癌

胰腺癌是胰腺最常见的恶性肿瘤,占全部胰腺恶性肿瘤的 95%。

1. X 线检查　低张十二指肠造影可见十二指肠肠曲扩大,其内侧缘出现压迹、双边征或反"3"字征。

2. CT 检查　肿瘤密度常与胰腺密度相等或略低,故平扫可能漏诊。较大的肿块可引起胰腺局部增大。如病灶内出现坏死、液化,则形成低密度区。增强扫描时肿块强化不明显,呈相对低密度。CT 对胰腺癌能作出较为准确的术前分期,对判断手术切除的可能性和准确性较高。

3. MRI 检查　可见胰腺形态、轮廓发生改变,局部肿大,轮廓不规则。T1WI 上肿瘤信号一般稍低或等于正常胰腺和肝,坏死区信号更低;T2WI 上信号则稍高且不均匀,坏死区显示为更高信号。使用 T1WI 加脂肪抑制和动态增强 GRE 序列观察胰腺肿块可获得更好的检查效果(图 27-64)。

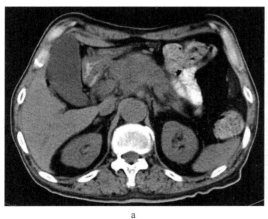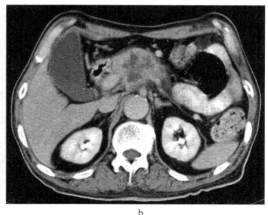

| a | b |

图 27-64　胰腺癌

a. 平扫显示胰头团块状影,边界清晰,密度欠均;b. 增强扫描显示团块状影不均匀强化,中心无明显强化

（宋连英,张立苹）

第五节 | 泌 尿 系 统

一、泌尿系统的影像检查方法

(一) X线检查方法

1. **普通检查** 腹部平片是泌尿系统常用的检查方法。常规摄仰卧位、前后位片。

2. **造影检查** 可分为排泄性尿路造影和逆行性尿路造影。

(1) 排泄性尿路造影：又称静脉肾盂造影(intravenous pyelography,IVP)。应用依据是有机碘化物的水溶液如泛影葡胺由肾小球滤出而排入肾盏和肾盂内,由此不但能显示肾盏、肾盂、输尿管及膀胱的内腔,且可大致了解双肾的排泄功能。具体检查方法是：① 检查前准备：患者无对比剂应用禁忌证,碘过敏试验无不良反应,清洁肠道并限制饮水。② 取仰卧位检查,先摄取腹部平片。③ 下腹部应用压迫带,暂时阻断输尿管后,于静脉内注入对比剂 60%泛影葡胺等,成人剂量为20 ml。④ 注药后 1～2 min、15 min 和 30 min 分别摄取双侧肾区片。如肾盏、肾盂显影良好,则除去压迫带并稍后摄取全腹片,此时输尿管和膀胱亦显影。若其后行排尿动作并摄片,则尿道也显影。

(2) 逆行性尿路造影：包括逆行性肾盂造影、逆行性膀胱造影和逆行性尿道造影。逆行性尿路造影是在行膀胱镜检查时将导管插入输尿管内,于透视下缓慢注入对比剂,以使肾盂、肾盏显影,此法常用于 IVP 显影不佳者。逆行性膀胱和尿道造影则是分别将导管插入膀胱内或将注射器抵住尿道口并注入对比剂,使膀胱或尿道显影,其清晰度优于 IVP。

(二) CT检查

1. **平扫检查** 肾与输尿管 CT 检查无须特殊准备;膀胱检查需在检查前 1～2 h 分次口服1%～2%泛影葡胺 800 ml,以利识别盆腔内肠管,检查还需在膀胱充盈状态下进行。层厚通常为10 mm,用于显示小病灶。

2. **增强扫描** 肾与输尿管应常规行增强检查。方法是于静脉内快速团注非离子型对比剂60～100 ml。注毕后行双肾区扫描,可显示肾实质强化;5～10 min 后再次行双肾区及输尿管区扫描,以观察肾盂和输尿管充盈情况。如用 SCT,还可行肾实质增强双期扫描,即注入对比剂后 1 min内和 2 min 时分别扫描双肾区,可观察肾皮质、髓质强化程度随时间所发生的变化。膀胱增强检查的方法是静脉注入对比剂后即行扫描,并于注药后 30～60 min 再次扫描。

二、正常泌尿系统的影像学表现

(一) X线表现

1. **腹部平片** 于脊柱两侧常可观察到双肾轮廓,正常肾影边缘光滑,密度均匀;其内缘中部略凹,为肾门所在。肾影长 12～13 cm、宽 5～6 cm,位于第 12 胸椎至第 3 腰椎,一般右肾略低于左肾。侧位片上肾影与腰椎重叠,肾上极较下极略偏后。正常输尿管不能显示,膀胱一般也不易显影。

2. 造影检查

(1) IVP:注入对比剂后 1~2 min 肾实质显影;2~3 min 后肾盏和肾盂开始显影;15~30 min 显影最浓;解除腹部压迫带后,输尿管和膀胱显影;行排尿动作,尿道显影。可见:

1) 肾脏:肾实质显影密度均匀,两侧肾显影一致。

2) 肾盏和肾盂:肾盏包括小盏和大盏。

肾小盏分为:① 体部(又称漏斗部),是与肾大盏相连的短管。② 穹隆部,为管的远端,其顶端由于肾乳头突入而形成杯口状凹陷,杯口两侧缘的尖锐部分是肾小盏穹隆。

肾大盏边缘光整,呈长管状,可分为三部分:① 顶端或尖部,与数个肾小盏相连。② 峡部或颈部,为长管状部分。③ 基底部,为与肾盂相连处。

3) 输尿管:输尿管管腔充盈对比剂后显影,全长 25~30 cm,可分为三段,即腹段、盆段和壁内段。输尿管有 3 个生理性狭窄区,即与肾盂连接处、越过骨盆缘(即与髂血管相交处)和进入膀胱处。正常输尿管边缘光整,具有柔和感,可有折曲,宽度为 3~7 mm。

4) 膀胱:造影所显示的是膀胱腔,其大小、形态取决于充盈程度及相邻结构对膀胱的推压。膀胱正常容量为 350~500 ml。前后位观察,充盈较满的膀胱呈类圆或横置的椭圆形,位于耻骨联合上方。边缘光滑整齐,其顶部可略凹,系子宫或乙状结肠压迫所致。

5) 尿道:男性尿道分前、后两部。前尿道较宽,长 13~17 cm。后尿道较窄,自外而内分为膜部和前列腺部,长 3~4 cm。膜部有外括约肌围绕,为后尿道最窄处。逆行法造影时,因括约肌收缩,后尿道常充盈不良,表现为细线影,勿误诊为狭窄。女性尿道短而直,长 3~5 cm。

(2) 逆行性尿路造影:与 IVP 不同,逆行性尿路造影不能显示肾实质,而肾盏、肾盂、输尿管、膀胱及尿道的显示情况基本与 IVP 相同,但仍有差异,分析时需注意。

(二) CT 表现

1. 平扫检查　在肾周低密度脂肪组织的对比下,肾表现为圆形或椭圆形软组织密度影,边缘光滑、锐利。肾实质密度是均一的,不能分辨皮质、髓质。自肾盂向下连续层面追踪,多可确定位于腰大肌前缘处的腹段输尿管,呈点状软组织影,而盆段输尿管难以识别。

2. 增强扫描　肾的强化表现取决于对比剂用量、注射速度及扫描时间。常规剂量团注法增强检查早期(相当于注药后 1 min 内)肾血管和肾皮质明显强化,而髓质仍维持较低密度;注药后约 2 min 进行扫描,髓质强化程度类似或略高于皮质,肾盂、肾盏开始强化;5~10 min 检查,肾实质强化程度减低,肾盏、肾盂和输尿管发生明显变化。

(三) MRI 表现

SE 序列检查,在 T1WI 像上,由于皮质、髓质含水量不同,致皮质信号高于髓质;T1WI 脂肪抑制像上,这种差异更为显著;T2WI 像上,皮质、髓质难以分辨,均呈较高信号。肾窦脂肪组织在 T1WI 和 T2WI 上分别呈高信号或等信号。肾动脉和静脉由于流空效应,表现为低信号影。GdDTPA 增强检查,肾实质强化形式取决于检查时间和成像速度,类似 CT 增强检查。

三、常见泌尿系统疾病的影像诊断

(一) 泌尿系结石

临床表现为向下腹部和会阴部的牵涉性疼痛及血尿。结石梗阻还可造成肾盏、肾盂、输尿管

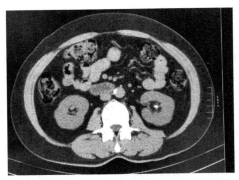

图 27 - 65　左肾结石
CT 扫描左肾盂可见结节状高密度影

扩张、积水。由于结石成分不同,致其密度及含钙量也不同,约 90% 结石可由 X 线平片显示,称为阳性结石;少数结石如尿酸盐结石难以在平片上显影,称为阴性结石。

1. **肾结石**　平片检查,肾结石可为单侧或双侧性,位于肾窦部位,表现为圆形、卵圆形、桑椹状或鹿角状高密度影,可均匀一致,也可浓淡不均或分层。CT 观察更直观(图 27 - 65)。

2. **输尿管结石**　多为肾结石脱入所致,易停留在生理性狭窄处。X 线平片和 CT 平均均表现为输尿管走行区内约米粒大小致密影,CT 还可发现结石上方的输尿管和肾盂常有不同程度的扩张积水。

3. **膀胱结石**　X 线检查发现的膀胱结石多为阳性结石,表现为耻骨联合上方圆形或椭圆形致密影,大小自数毫米至 10 cm 以上,边缘光滑或毛糙,密度均匀、不均或分层,可随体位改变位置。CT 检查,结石为膀胱腔内致密影,即使阴性结石,密度也显著高于其他病变。MRI 检查,结石在 T1WI 和 T2WI 上呈很低的信号。

(二) 泌尿系统结核

1. **肾结核**　多为继发性。肾结核初期为皮质感染,其后蔓延至髓质,形成干酪样坏死灶。肾乳头受累发生溃疡,继而造成肾盏和肾盂破坏。病变向下蔓延则引起输尿管结核,致管壁增厚、僵直和管腔狭窄、闭塞。肾结核干酪样病灶可发生钙化,甚至全肾钙化,称为肾自截。

(1) X 线表现:平片可无异常发现,有时显示肾区内云絮状钙化,甚至全肾钙化。尿路造影检查,早期病变局限在肾实质内,可表现正常;当肾实质空洞与肾小盏相通时,显示肾小盏外侧有一团对比剂与之相连,肾盏、肾盂受侵而边缘不整,呈虫蚀状改变。病变进展,造成肾盏、肾盂广泛破坏或形成肾盂积脓时,IVP 常不显影,逆行性尿路造影显示肾盂、肾盏共同形成一扩大而不规则的空腔。

(2) CT 表现:早期显示肾实质内低密度影,边缘不整,增强检查可有对比剂进入,代表肾实质内结核性空洞,但肾盂、肾盏的早期破坏难以显示。病变进展,可见部分肾盏甚至全部肾盏、肾盂扩张,呈多个囊状低密度灶,CT 值略高于水。肾结核钙化时呈点状或不规则高密度影,甚至肾大部分钙化。

(3) MRI 表现:肾实质的脓肿或空洞及扩张的肾盏、肾盂均呈低信号,MRI 尿路造影也可清楚显示这些改变。

2. **输尿管结核**

(1) X 线表现:平片检查多无价值,偶可发现输尿管钙化。尿路造影检查,早期输尿管全程扩张和管壁轻微不整;病变进展,管壁蠕动消失,出现多发狭窄与扩张相间,呈串珠状。

(2) CT 表现:早期仅显示输尿管轻度扩张;后期则显示输尿管管壁增厚合并管腔多发狭窄与扩张。

(3) MRI 表现:输尿管僵硬、不规则,呈多发相间的狭窄与扩张,如尿路造影所见。

3. **膀胱结核**　通常由肾、输尿管结核蔓延所致。初期膀胱黏膜充血、水肿,进而形成溃疡和(或)肉芽肿,开始位于输尿管口处,其后延伸至三角区甚至全部膀胱。晚期膀胱肌层广泛受累,壁增厚,并发生膀胱挛缩。

(1) X 线表现:尿路造影早期可显示输尿管口部膀胱壁不规则及变形,若病变累及全部黏膜时则整个膀胱内缘不规整,晚期发生膀胱挛缩,体积变小,边缘呈锯齿状改变。

（2）CT、MRI 表现：均可发现膀胱壁内缘不规则,水肿或肉芽组织造成的膀胱壁增厚和膀胱腔缩小。

（三）慢性肾盂肾炎

1. X 线表现　平片示肾影变小,表面呈波浪状,多累及双肾,但程度可不同。尿路造影可如平片所见,且由于实质内瘢痕形成,致肾小盏变形而成为杵状。严重者肾盂、肾盏广泛变形并扩张。

2. CT、MRI 表现　可见肾体积变小,肾实质变薄,肾表面有多发深浅不等的切迹。若行增强检查,强化的肾盏外缘可达肾边缘处。

（四）肾癌

1. X 线表现　平片上较大肾癌可致肾轮廓局限性外突,偶可发现肿瘤钙化,呈细点状或弧线状致密影。尿路造影检查,由于肿瘤的压迫、包绕,可使肾盏伸长、狭窄和受压变形,也可使肾盏封闭或扩张;若肿瘤较大而影响多个肾盏,可使各肾盏聚集或分离;肿瘤侵蚀可使肾边缘不整或出现充盈缺损;肿瘤邻近肾盂时可造成肾盂受压、变形、破坏及充盈缺损。

2. CT 表现　平扫时肾癌表现为肾实质肿块,呈类圆形或分叶状,大的肿瘤明显突向肾外,肿块密度不均。增强检查,早期肿瘤多有明显不均一强化,其后由于周围肾实质强化而呈相对低密度的不均一肿块。肿瘤向外侵犯致肾周脂肪密度增高、消失和肾筋膜增厚,肾静脉和下腔静脉发生瘤栓时管径增粗,内有充盈缺损或不再发生强化(图 27 - 66)。

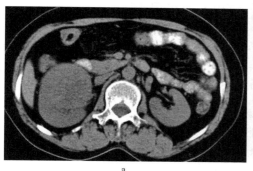 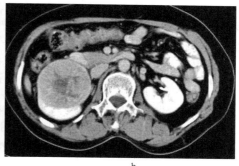

a　　　　　　　　　　　　　　　　　b

图 27 - 66　肾癌

a. 平扫显示右肾团块状影,边界清晰,密度欠均;b. 增强扫描显示团块状影不均匀强化,中心无明显强化

3. MRI 表现　类似 CT 所见。MRI 检查的重要价值在于确定肾静脉和下腔静脉内有无瘤栓及其范围,发生瘤栓时血管内流空信号消失。

（五）多囊肾

多囊肾即肾的多囊性病变,系遗传性病变。成人型多囊肾表现为双肾有多发大小不等的囊肿,早期囊肿间仍有正常肾实质,晚期全部肾实质几乎完全为大小不等的囊肿所替代,囊内容为尿及浆液,可有出血。约 1/2 患者合并多囊肝。

1. X 线表现　平片可显示双肾影呈分叶状增大。尿路造影可见双侧肾盏、肾盂移位、拉长、变形和分离,呈"蜘蛛足"样改变。

2. CT 表现　双肾布满多发的大小不等的圆形或卵圆形水样低密度病变。增强检查时病变无强化。肾形态早期正常,随病变进展,囊肿增大且数目增多,肾体积增大,边缘呈分叶状。部分囊肿内可有急性出血而呈高密度(图 27 - 67)。

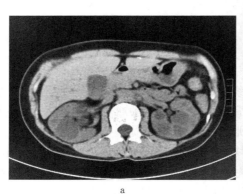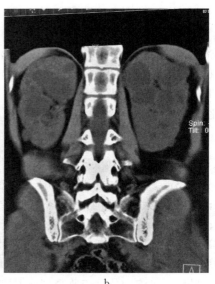

图 27 - 67　多囊肾

a. CT 平扫双肾可见多发囊状低密度影,边缘清晰;b. CT 冠状三维重建双肾多发低密度影

(六) 膀胱癌

多为移行细胞癌,少数为鳞癌和腺癌。好发于 40 岁以上男性。病理上,移行细胞癌常呈乳头状生长,故又称乳头状癌,起自膀胱黏膜,突向腔内,并常侵犯肌层;鳞癌、腺癌及部分移行细胞癌呈浸润性生长,造成局部膀胱壁增厚。

1. **X 线表现**　平片诊断价值不大。膀胱造影检查表现为自膀胱壁突向腔内的结节状或菜花状充盈缺损,表面凹凸不平;浸润生长则显示局部膀胱壁僵硬。

2. **CT 表现**　平扫可见由膀胱壁突向腔内的结节、分叶或菜花状软组织密度肿块,大小不等,表面可有点状钙化,常位于膀胱侧壁和三角区。部分肿瘤仅见局部膀胱壁不规则增厚。增强检查,早期肿块有强化,延迟扫描呈腔内低密度充盈缺损。

3. **MRI 表现**　膀胱癌的形态学表现与 CT 检查相仿,即自膀胱壁突向腔内的肿块和(或)膀胱壁的不规则增厚。在 T1WI 上肿瘤与膀胱壁呈等信号,而在 T2WI 上则呈高信号。

(七) 尿路梗阻与肾盂积水

1. **X 线表现**　尿路造影,轻度肾盂积水时见肾小盏杯口变平、穿隆部变为圆钝,肾盏逐渐变短、粗而成杵状,肾盂略扩大、排空能力减弱;肾盂积水逐渐发展时,上述改变更为明显,肾小盏顶端变为圆形、形状更为粗短,肾盂下缘由凹面变为隆凸。肾功能低下者,显影延迟,密度减低。严重肾盂积水时肾盂成一大囊,密度极低甚至完全不显影。

2. **CT、MRI 表现**　可显示梗阻造成的上方尿路扩张、积水,结石 MRI 可表现为梗阻处极低信号影,CT 可表现为高密度灶。

(宋连英,张立苹)

第六节　骨关节系统

　　骨、关节和软组织的疾病多而复杂,除创伤、炎症、肿瘤外,营养代谢和内分泌疾病、某些先天性及遗传性疾病、地方病和职业病等都可有相应的骨、关节或软组织改变。影像诊断的各种成像手段都可在不同程度上反映上述疾病的病理变化。由于方法简便、费用较低,故目前 X 线片仍是骨、关节和软组织疾病的首选检查方法。

一、骨、关节的影像检查方法

(一) X 线检查

　　X 线检查不仅能显示病变的范围和程度,而且还有可能作出定性诊断。但不少骨、关节疾病 X 线表现比病理改变、临床表现出现晚,因此初次检查结果阴性不能排除早期病变的存在。例如炎症早期和肿瘤仅在骨髓内浸润就可能无重要发现,应根据临床拟诊,依不同疾病的发展规律,定期复查或进一步做 CT、MRI 检查。有时初次 X 线检查能发现病变而不能确诊,经过复查后才能作出定性诊断。还须指出,不少骨、关节疾病缺乏典型或特殊的 X 线表现,需结合临床资料,如发病缓急、症状轻重和体征特点等,才能明确诊断。

　　1. X 线片摄影　要注意:① 任何部位,包括四肢长骨、关节和脊柱都要用正位、侧位。某些部位还要用斜位、切线位和轴位等。② 应当包括周围软组织。四肢长骨摄片都要包括邻近的一个关节。在行脊柱摄片时,如摄腰椎片,应包括下部胸椎,以便计数。③ 两侧对称的骨关节,病变在一侧而症状与体征较轻,或 X 线片上一侧有改变,但不够明显,应在同一技术条件下摄照对侧,以便对照。

　　2. 血管造影　用于肢体动脉。主要用于血管疾病的诊断和良、恶性肿瘤的鉴别。

(二) CT 检查

　　当临床和 X 线诊断有疑难时可选用 CT 做进一步检查。对软组织病变和骨骼解剖较复杂的部位(如骨盆和脊柱),也可首选 CT。

　　1. 平扫检查　尽量将病变部位及其对侧部位同时扫描,以便作两侧对照观察。行横断面扫描,根据病变性质和范围决定层厚,一般为 2 mm 或 5 mm。由于骨和软组织的 CT 值相差很大,对同一层图像需用较低的窗位和较窄的窗宽来观察软组织,用较高的窗位和较宽的窗宽来观察骨组织。

　　2. 增强扫描　对于软组织病变和骨病变的软组织肿块,常须进行增强扫描以进一步了解病变是否强化、强化的程度和有无坏死等。增强扫描常对确定病变的范围和性质有较大的帮助。脊柱 CT 检查一般先在定位像上标定扫描层面和层面方向。椎间盘病变扫描,层厚多用 2～5 mm;脊柱病变则多用 5～10 mm。疑有椎管受累时可向硬膜囊内注射非离子型有机碘对比剂,再行 CT 扫描,即脊髓造影 CT 扫描(CTM)。

(三) MRI 检查

　　MRI 也是检查骨和软组织疾病的重要手段,对各种正常软组织如脂肪、肌肉、韧带、肌腱、软骨、骨髓等,病变如肿块、坏死、出血、水肿等都能很好显示。但是 MRI 对钙化和细小骨化的显示不如X线和CT。因此对多数骨和软组织病变,MRI诊断应在平片基础上进行。正确评价和合理应用X线片、CT和MRI,对诊断骨、关节疾病十分重要。

二、正常骨关节系统影像学表现

(一) 正常X线表现

1. **骨的结构与发育**　骨质按其结构分为骨密质和骨松质。长骨的骨皮质和扁骨的内、外板为骨密质。骨密质结构密实,X线片显影密度高而均匀。骨松质X线显影密度低于骨密质,且可见多数骨小梁交叉排列。

骨的发育包括骨化与生长。骨化有2种形式:① 膜化骨:包括颅盖诸骨和面骨。膜化骨是间充质细胞演变为成纤维细胞,形成结缔组织膜,在膜的一定部位开始骨化,成为骨化中心,再逐步扩大,完成骨的发育。② 软骨内化骨:躯干骨、四肢骨、颅底骨与筛骨均属软骨内化骨。软骨内化骨是由间充质细胞演变为软骨原基,并由其中的成骨细胞的成骨活动而成骨,形成原始骨化中心,以后还出现继发骨化中心。骨化中心不断扩大,最后全部骨化,而完成骨骼的发育(图27-68)。锁骨及下颌骨则兼有2种形式的骨化。骨骼的发育、发展主要是以成骨和破骨的形式进行的。

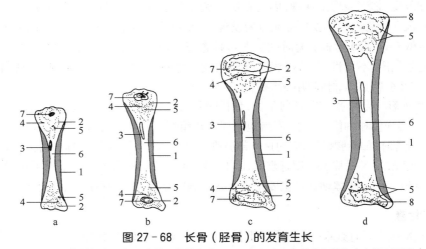

图27-68　长骨(胫骨)的发育生长

a. 出生时继发骨化中心在近端骨骺软骨内出现;b. 出生后4个月继发骨化中心见于两端;
c. 幼年期各组成部分都见生长,继发骨化中心增大;d. 成年期两端骨骺已同骨干完全结合
1. 骨皮质;2. 骨骺软骨;3. 营养管;4. 先期钙化带;5. 骨松质;6. 骨髓腔;7. 继发骨化中心;8. 关节软盘骨

2. 长骨的X线表现

(1) 小儿骨骼:长骨是软骨雏形经骨化形成的,一般有3个以上骨化中心,一个在骨干,另外的在两端。骨干者为原始或一次骨化中心,两端者为继发或二次骨化中心。出生时长骨骨干已大部骨化,两端仍为软骨,即骺软骨。小儿长骨可分为骨干、干骺端、骺和骺板等部分。

1) 骨干:管状骨周围由骨密质构成,为骨皮质,含钙多,X线表现为密度均匀的致密影。骨干中央为骨髓腔,X线表现为由骨干皮质包绕的无结构的半透明区。骨皮质外面和里面(除关节囊部分外)均覆有骨膜,前者为骨外膜,后者为骨内膜。骨膜为软组织,X线片上不能显影。

2) 干骺端:为骨干两端较粗大部分,周边为薄的骨皮质,顶端为一横行薄层致密影,为干骺端的临时钙化带,此临时钙化带随着软骨内成骨而不断向骨骺侧移动,骨即不断增长。骨干与干骺端之间无清楚分界线。

3）骺：为长骨未完成发育的一端。在胎儿及儿童时期多为软骨,即骺软骨。X线片上不显影。骺软骨有化骨功能。

4）骺板(骺盘):当骺与干骺端不断骨化,两者之间的软骨逐渐变薄而呈板状时则称为骺板。因为骺板是软骨,X线片上呈横行半透明线,称为骺线。骺板不断变薄,最后消失,即骺与骨干结合,完成骨的发育,X线表现为骺线消失。

(2)成人骨骼:成人骨骼的外形与小儿相似,但骨发育完全。骺与干骺端结合,骺线消失,只有骨干和由骨松质构成的骨端。骨端有一薄层壳状骨板,为骨性关节面,表层光滑。其外方覆盖一层软骨,即关节软骨,X线片上不能显示。成人长骨骨皮质较厚,密度高。骨端各部位所承受重力、肌肉张力及功能活动不同,其骨小梁分布的比例和排列方向也不同。此外,靠近关节附近还常有光滑的籽骨附于骨骼附近的肌腱中,位置与数目有所差异,以手及足部为多见。

3. **脊柱正常X线表现**　脊柱包括颈椎7个、胸椎12个、腰椎5个、骶椎5个和尾椎4个。颈、胸、腰椎各脊椎间均可活动,而骶椎与尾椎则分别连成骶骨和尾骨。除第1颈椎外,每个脊椎分椎体及椎弓两部分。椎弓由椎弓根、椎弓板、棘突、横突和关节突组成。同侧上、下两个关节突组成脊椎小关节,有关节软骨和关节囊。椎弓由2个椎弓根和两侧椎弓板构成,椎弓板后方联合成棘突。在每侧椎弓都附有一个横突及上、下关节突。各个椎体与椎弓围成椎管,容纳脊髓。椎间盘居椎体之间,在椎体上、下面附有一层纤维软骨板,椎间盘中心为髓核,周围为纤维环。颈椎、胸椎小关节侧位显示清楚,腰椎正位显示清楚。椎间盘的纤维软骨板、髓核及纤维环系软组织密度,称为椎间隙。椎间孔居相邻椎弓、椎体、关节突及椎间盘之间,呈半透明影,颈椎斜位显示清楚,胸、腰椎侧位显示清楚(图27-69)。

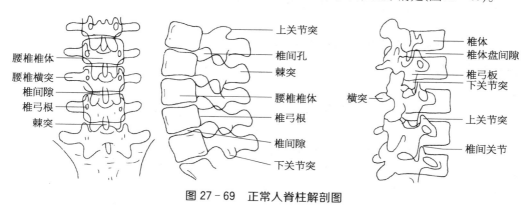

图 27-69　正常人脊柱解剖图

4. **关节的X线表现**　四肢关节由2个或2个以上骨端组成。在每个骨端的关节面上覆盖一层软骨,称为关节软骨。X线不显影的两端关节软骨及介于其间真正微小的空隙形成X线所见的关节间隙,因而关节间隙的宽度即可大致代表两端关节软骨的厚度。关节软骨的厚度在小关节一般为0.2～0.5 mm,在大关节为2～4 mm,关节周围为X线不能显示的关节囊所包围(图27-70)。

(二) 正常CT表现

1. **躯干、四肢骨骼**　躯干、四肢的CT检查一般

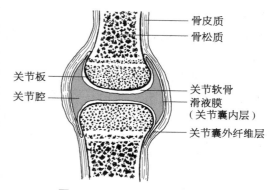

图 27-70　四肢关节结构图解

做横断面扫描。在以骨窗显示的 CT 图像上可以很好地观察骨皮质和骨小梁。骨皮质表现为致密的线状或带状影,骨小梁表现为细密的网状影。骨干的骨髓腔因骨髓内的脂肪成分而表现为低密度。在软组织窗上,等密度的肌肉、肌腱和骺软骨在低密度脂肪组织衬托下也能清楚显示。脊椎 CT 横断面像,在经过椎体中部的层面上可见由椎体、椎弓根和椎弓板构成的椎管骨环,环的两侧有横突,后方可见棘突,外侧方可见椎间孔和上、下关节突。黄韧带为软组织密度,附着在椎弓板和关节突的内侧,厚 2~4 mm。硬膜囊居椎管中央,呈软组织密度,其与椎管壁间有数量不等的脂肪组织。在椎间盘层面上可见椎间盘影,其密度低于椎体,CT 值为 50~100 Hu。

2. 关节 CT　能很好地显示关节骨端和骨性关节面,后者表现为线样高密度影。关节软骨常不能显示。在适当的窗宽和窗位时可见关节囊、周围肌肉和囊内、外韧带的断面,这些结构均呈中等密度影。正常关节腔内的少量液体在 CT 上难以辨认。关节间隙为关节骨端间的低密度影。

3. 软组织 CT　不仅能显示软组织结构横断面解剖,而且可分辨密度差别较小的脂肪、肌肉和血管等组织和器官。

(三) 正常 MRI 表现

骨骼肌肉系统的各种组织有不同弛豫参数和质子密度。MRI 图像具有良好的天然对比,能很好地显示骨、关节和软组织的解剖形态,加之其各种方向的切面图像,能显示 X 线片甚至 CT 不能显示或显示不佳的一些组织和结构,如关节软骨、关节囊内外韧带、椎间盘和骨髓。MRI 能很好地分辨各种不同的软组织,对软组织病变较 CT 敏感,能显示 X 线片和 CT 不能显示或显示不佳的一些病理变化,如软组织水肿、骨髓病变、肌腱和韧带变性。

三、骨、关节基本病变的影像学表现

(一) X 线表现

1. 骨骼病变

(1) 骨质疏松:指单位体积内正常钙化的骨组织减少,常为有机质和无机质(盐类)同时减少。X 线表现为骨密度减低,骨小梁稀疏、粗糙,网状结构空隙增大,骨皮质变薄。

(2) 骨质软化:指单位体积内骨组织有机成分正常,而矿物质含量减少,未钙化的骨样组织则相对增多,使骨骼硬度减小而发生软化。主要见于佝偻病、骨软化症等。X 线表现为骨密度减低,骨小梁稀疏、粗糙,长骨往往弯曲变形,脊柱椎体可呈双凹变形。

(3) 骨质破坏:局部骨质为病理组织所代替而造成骨组织消失。见于炎症、结核或肿瘤等。X 线表现为局部骨密度减低,骨质破坏发生在骨松质时则可见骨小梁模糊和消失,发生在骨皮质时则表现为骨皮质缺损或完全消失,病变区境界清晰或模糊不清。病变区域的大小、形态及范围因病而异。

(4) 骨质增生、硬化:指单位体积内骨量增多。组织学上可见骨皮质增厚,骨小梁增粗、增多,为成骨增多或破骨减少,或两者同时存在所致。X 线表现为骨密度增高,伴或不伴骨骼增大。

(5) 骨膜增生:又称骨膜反应。骨膜可因炎症、肿瘤、创伤等出现增生性反应,造成骨化,以致本来不显影的骨膜可在 X 线下显影。X 线表现为骨骼增粗或不规则隆起。骨膜改变可呈多种形态(图 27-71):① 线型(平行型):表现为与骨皮质表面平行的线样阴影。多见于急性炎症开始时。② 成层型(葱皮型):表现为多层的线状阴影,似葱皮样。可见于炎症或恶性肿瘤。③ 垂直型:与骨皮质成垂直的针刺形。常见于恶性肿瘤。④ 散射型(日光型):自皮质呈放射状伸入附近软组织内,是骨肉瘤较为特殊的表现之一。⑤ 花边型:骨膜新骨呈花边状的外缘,隆起在骨干上。多见于慢性骨髓炎。

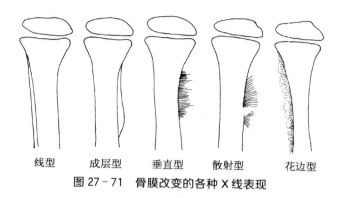

| 线型 | 成层型 | 垂直型 | 散射型 | 花边型 |

图 27－71　骨膜改变的各种 X 线表现

(6) 骨内或软骨钙化:原发于骨的软骨类肿瘤可出现肿瘤软骨内钙化;骨栓塞所致骨质坏死可出现骨髓内钙化;少数关节软骨或椎间盘纤维软骨退行性变也可出现软骨钙化。X 线表现为颗粒状或小环状无结构致密影,分布较局限。

(7) 骨质坏死:指骨组织局部代谢停止。坏死的骨质称为死骨。形成死骨的原因主要是血液供应中断。组织学上是骨细胞死亡、消失和骨髓液化、萎缩。死骨的 X 线表现是骨质局限性密度增高,呈游离的条状或颗粒样致密阴影。骨质坏死多见于慢性化脓性骨髓炎,也可见于骨缺血性坏死和外伤骨折后。

(8) 矿物质沉积:铅、磷、铋等进入体内,大量沉积于骨内,在生长期主要沉积于生长较快的干骺部。X 线表现为多条横行、相互平行的致密影,厚薄不一。于成年则不易显示。氟进入人体内过多可激起成骨活跃,亦可引起破骨活动增加,其骨质变化以躯干骨为明显,有的 X 线表现为骨小梁粗糙、紊乱,而骨密度增高。

(9) 骨骼变形:骨骼变形多与骨骼大小改变并存,可累及一骨、多骨或全身骨骼。局部病变或全身病变均可引起。如骨肿瘤可使骨局部膨大变形;发育畸形使一侧骨骼增大;垂体功能亢进使全身骨骼增大;骨软化症和成骨不全使全身骨骼变形。

(10) 周围软组织病变:X 线表现为软组织肿胀、密度增高。软组织肿瘤或恶性肿瘤可见软组织块影。

2. 关节病变

(1) 关节肿胀:常由于关节腔积液或关节囊及其周围软组织充血、水肿、出血和炎症所致。X 线表现为关节周围软组织肿胀、密度增高,各软组织层次变模糊。大量关节积液时可见关节间隙增宽。

(2) 关节破坏:关节软骨及其下方的骨性关节面骨质为病理组织所侵犯、代替所致。X 线表现:当破坏只累及关节软骨时仅见关节间隙变窄;累及关节面骨质时则出现相应区域的骨质破坏和缺损,严重时可引起关节半脱位和变形。关节破坏是诊断关节疾病的重要依据。破坏部位与进程因疾病而异。急性化脓性关节炎,软骨破坏始于关节持重面或关节边缘及软骨下骨质,软骨与骨破坏范围有时很广泛。关节滑膜结核,软骨破坏常始于边缘,逐渐累及骨质,表现为边缘部虫蚀状破坏。类风湿关节炎到晚期才引起关节破坏,也从边缘开始,多呈小囊状。

(3) 关节退行性变:早期改变始于软骨,为缓慢发生的软骨变性、坏死和溶解,骨板被吸收并逐渐为纤维组织或纤维软骨所代替。广泛软骨坏死可引起关节间隙狭窄,继而造成骨性关节面骨质增生硬化,并于骨边缘形成骨赘。关节囊肥厚,韧带骨化。关节退行性变的早期 X 线表现主要是骨性关节面模糊、中断、消失;中期表现为关节间隙狭窄、软骨下骨质囊变和骨性关节面边缘骨赘形成,不发生明显骨质破坏,一般无骨质疏松。这种变化多见于老年人,以承受体重的脊柱和髋关节、膝关节为明显,是组织衰退的表现。此外,也常见于从事体力劳动的人,与慢性创伤和长期承重有关。另外,有些职业病和地方病可引起继发性关节退行性变。

(4) 关节强直:可分为① 骨性强直:是关节明显破坏后关节骨端由骨组织所连接。X 线表现为关节间隙明显变窄或消失,并有骨小梁通过关节而连接两侧骨端。多见于急性化脓性关节炎愈合后。② 纤维性强直:也是关节破坏的后果。虽关节活动消失,但 X 线片上仍可见狭窄的关节间隙,且无骨小梁贯穿。常见于关节结核。

(5) 关节脱位:是组成关节骨骼的脱离、错位。有完全脱位和半脱位两种。关节脱位多为外伤性,也有先天性或病理性。任何关节疾病造成关节破坏后都能发生关节脱位。

(二) CT 表现

1. **骨骼病变** 由于 CT 是人体断面图像及具明显优于 X 线的密度分辨率,X 线平片上所能观察到的病变在 CT 上均能观察到,而且反映更为敏感和细致。CT 还易于区分骨松质和骨皮质的破坏。骨松质的破坏表现为斑片状骨松质缺损区;骨皮质破坏表现为其内外表面的不规则虫蚀样改变、骨皮质变薄或斑片状的骨皮质缺损。CT 显示骨内与软骨内钙化和肿瘤内的骨化较 X 线片敏感。对软组织病变的观察,CT 明显优于 X 线,X 线所不能显示或显示不清的一些病变在 CT 片上可得以清晰显示。水肿表现为局部肌肉肿胀、肌间隙模糊,密度正常或略低,邻近的皮下脂肪层密度增高并可出现网状影。血肿表现为边界清楚或不清楚的高密度区。软组织肿块在 CT 片上易于观察,肿块的密度可均匀或不均匀,边缘可光整或不规则,肿块的边界常能清楚显示。

2. **关节基本病变** 关节病变的基本 CT 表现形式、内容与 X 线表现有所不同。

(1) 关节肿胀:在 CT 片上可见软组织密度的关节囊肿胀、增厚。关节腔内积液在 X 线片上一般不能显示,在 CT 上可见关节腔内水样密度影,如合并出血或积脓,其密度较高。关节附近的滑液囊积液在 CT 也可见到,表现为邻近关节的含液囊状影。

(2) 关节破坏:包括关节软骨破坏和骨质破坏。虽然目前 CT 尚不能显示软骨,但软骨破坏导致的关节间隙狭窄却易于发现,尤其是与健侧对比时。CT 可清晰显示关节软骨下的骨质破坏,即使是细微的改变,也能发现。

(3) 关节退行性变:各种 X 线征象如骨性关节面中断、消失,关节间隙变窄,软骨下骨质囊变和关节面边缘骨赘形成等,在 CT 均可发现。

(4) 关节骨性强直:亦可表现为关节间隙消失并有骨小梁连接两侧骨端,应对各个层面作仔细观察,才能对关节强直情况作出全面评价。

(5) 关节脱位:CT 图像避免了组织重叠,易于显示一些难以发现的关节脱位,如胸锁关节前、后脱位和骶髂关节脱位。

(三) MRI 表现

1. **骨基本病变** 骨病变的 MRI 表现与 CT 相似。软组织病变的基本 MRI 表现较 CT 丰富而明显。大多数肿瘤在 T1WI 上表现为低信号,而在 T2WI 上多表现为程度不同的高信号。在长骨的纵切面和脊椎的矢状面图像上,较易发现恶性骨肿瘤的跳跃病灶和骨转移瘤。骨骼病变影像学的各种基本表现对定性诊断多无特征意义。

2. **关节基本病变** MRI 能较 CT 更好地显示关节的各种基本病变。

(1) 关节肿胀：除见关节囊增厚外，在 T2WI 上可见关节囊，尤其是滑膜层的高信号。另外，关节周围软组织肿胀也可呈 T1WI 低信号、T2WI 高信号。MRI 对关节积液很敏感，一般积液可呈 T1WI 低信号、T2WI 高信号，合并出血时 T1WI 和 T2WI 均为高信号。关节周围的软组织肿胀也多呈 T1WI 低信号、T2WI 高信号。

(2) 关节软骨破坏：早期可见关节软骨表面毛糙、凹凸不平，表面缺损致局部软骨变薄；严重时可见关节软骨不连续，呈碎片状，或者大部分破坏、消失。关节软骨破坏时低信号的骨性关节面中断、不连续。

(3) 关节退行性变：除关节软骨改变和关节间隙变窄外，还可见骨性关节面中断或局部增厚，关节面下骨质增生在 T1WI 和 T2WI 上均为低信号。骨赘表面为低信号的骨质，其内可见高信号的骨髓。关节面下囊变区呈 T1WI 低信号、T2WI 高信号，大小不等，边缘清晰。

(4) 关节强直：骨性强直时关节软骨完全破坏，关节间隙消失，骨髓贯穿于关节骨端之间。纤维性强直时关节间隙仍可存在，关节骨端有破坏，骨端间可有高低混杂的异常信号。

(5) 关节脱位：MRI 不但可显示关节脱位，还可直观地显示关节脱位合并的损伤，如关节内积血、关节囊内外韧带和肌腱断裂，以及关节周围软组织损伤。对解剖结构复杂部位的关节脱位，MRI 有独到之处，如矢状面成像可清楚显示寰枢关节脱位和对颈髓的压迫。

MRI 对软组织具有很高的分辨率，能直接观察关节囊、滑膜、关节软骨等结构，可准确地对病变的定位、定量作出判断，但对定性诊断仍有一定的局限性，必须结合临床表现、实验室检查结果和 X 线片所见，综合作出诊断。

四、常见骨、关节疾病的影像诊断

(一) 骨折

由于暴力冲击使骨骼结构中断，称为外伤性骨折；如由于骨骼本身的疾病而引起，称为病理性骨折。以长骨骨折和脊柱骨折较为常见。

1. **长骨骨折**

(1) X 线片：基本 X 线表现是骨骼发生断裂，骨的连续性中断。骨骺分离也属于骨折。骨皮质的连续性中断，骨小梁断裂和歪曲，在骨断裂处可见边缘光滑、锐利的线状透亮阴影，称为骨折线。X 线通过骨折断面时，骨折线显示清楚；否则显示不清，甚至不易发现。严重骨折骨骼常弯曲、变形。嵌入性或压缩性骨折时骨小梁紊乱，甚至密度增高，而看不到骨折线。

根据骨折程度可分为完全性骨折和不完全性骨折。完全性骨折时骨折线贯穿骨骼全径。不完全性骨折时骨折线不贯穿全径。根据骨折线的形状和走行可将骨折线分为线形、星形、横行、斜行和螺旋形骨折。复杂的骨折又可按骨折线形状分为 T 形、Y 形骨折等。按骨片情况可分为撕脱性、嵌入性、压缩性和粉碎性骨折等。

1) 骨折的对位与对线关系：完全性骨折要注意骨折断端的移位。确定移位，在长骨以骨折近端为准，借以判断骨折远端的移位方向和程度。骨折端可发生向内、向外、向前、向后移位，上、下断端亦可相错、重叠或分离。重叠时必然有向内、向外或向前、向后移位。骨折端还可有成角，即两端纵轴形成大小不等的交角。此外，骨折还可发生旋转移位，断端围绕该骨纵轴向内或向外回旋。上述骨折断端的内外、前后和上下移位称为对位不良；而成角移位称为对线不良（图 27-72，图 27-73）。

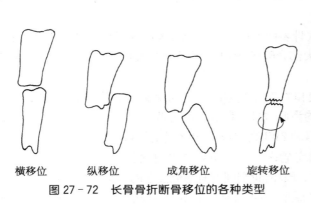

横移位　　　纵移位　　　成角移位　　　旋转移位

图 27 - 72　长骨骨折断骨移位的各种类型

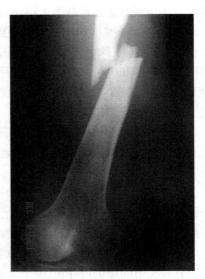

图 27 - 73　长骨骨折

2）骨折的愈合：骨折的愈合是一个连续的过程。基本过程是：先形成肉芽组织，再由成骨细胞在肉芽组织上产生新骨，依靠骨痂使骨折断端连接并固定。骨折后在断端之间、骨髓腔内和骨膜下形成血肿，约 1 周后开始经过机化、纤维性骨痂、软骨性骨痂形成及钙化而形成硬骨痂，最后骨折部的骨结构可以恢复正常形态。儿童长骨的骨骺和骨干尚未愈合，所以暴力可引起骨骺分离，如不矫正，可影响骨的纵向生长，使肢体形成畸形缩短。

3）骨折的并发症：① 骨折延迟愈合或不愈合：复位不良、固定不佳、局部供血不足、全身营养代谢障碍、肌肉嵌入断端间和并发感染等都可引起延迟愈合或不愈合。不愈合的表现是断端为骨密质封闭，断端间有明显裂隙。有时可形成假关节。② 骨折畸形愈合：可有成角、旋转、缩短和延长改变。轻者不影响外观与功能。③ 外伤后骨质疏松：骨折经固定后引起失用性骨质疏松。轻者恢复。重者则持续较久，且影响功能。④ 骨关节感染：见于开放性骨折或闭合性骨折手术复位后。⑤ 骨缺血性坏死：动脉供血中断或因反复手术复位所致，例如股骨颈骨折后股骨头坏死。⑥ 关节强直：多因关节周围及关节内粘连所致。X 线片上关节间隙依然存在，但可见骨质疏松和软组织萎缩。⑦ 关节退行性变：关节内骨折或骨折畸形愈合，可引起这种改变。⑧ 骨化性肌炎：骨折后于软组织中形成广泛性骨化，可引起局部疼痛和关节活动受限。

（2）CT：CT 是 X 线片的重要补充，对骨盆、髋关节、肩关节、膝关节、脊柱和面骨外伤的检查非常重要，可以了解这些解剖比较复杂的部位有无骨折和骨折碎片的数目、位置。三维重建可以全面、直观地了解骨折情况。

（3）MRI：在显示骨折线方面不及 CT，但可清晰显示骨折断端及周围出血、水肿、软组织损伤情况，以及邻近组织的脏器损伤情况。

2. 脊柱骨折　由于暴力突然使脊柱过度弯曲，或由于外力与支重的关系而导致椎体压缩性骨折。易发生于脊柱活动较大的胸椎下段和腰椎上段，以单个椎体多见（图 27 - 74）。

（1）X 线表现：椎体压缩呈楔形，前缘骨皮质嵌压。因断端嵌入，故见不到骨折线，反而可见横行不锐利、不规则的线状致密影。有时椎体前上方可见分离的骨碎片，上、下椎间隙保持正常。严

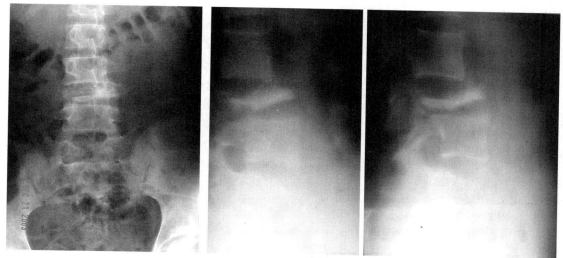

图 27-74　脊柱骨折椎体压缩变扁

重时常并发脊椎后突成角、侧移,甚至发生椎体错位,压迫脊髓引起截瘫。常并发棘突间韧带撕裂,使棘突间隙增宽,甚至并发棘突撕脱骨折,也可发生横突骨折。

(2) CT 表现:X 线检查不能完全显示脊柱外伤的范围和严重程度,而 CT 可以充分显示脊柱骨折、骨折类型、骨折片移位程度、椎管变形和狭窄,以及椎管内骨碎片或椎管内血肿等。CT 还可对脊髓外伤情况作出判断。CT 检查的重点是观察骨折对脊髓和神经根的影响,了解有无骨折片突入椎管及骨折移位对脊髓的压迫情况。

(3) MRI 表现:MRI 除能显示 CT 所见的骨折情况外,在矢状面和冠状面上可见椎体上、下骨板骨皮质低信号带失去完整性,凹凸不平或部分嵌入椎体。受伤椎体内的渗出和水肿,在 T1WI 上呈低信号,T2WI 上呈高信号。根据骨折部位、类型、程度可呈多种信号。

3. **关节脱位**　易发生于活动范围大、关节囊和周围韧带不坚强、结构不稳固的关节。在四肢多见于肩关节、肘关节或髋关节。关节脱位的 X 线表现是组成关节的 2 个骨端失去正常的相对位置。最常见的是先天性髋关节脱位。

(1) X 线表现:股骨头位于髋臼之外,并向外上、向后移位,髋臼变浅。病程长者则于髂骨外方形成假关节,股骨头变扁平,股骨颈缩短,股骨干细小。病理性脱位常见于股骨头缺血性坏死的髋关节脱位。

(2) CT 及 MRI 检查:常有助于对这类脱位的确诊。

4. **椎间盘突出**　为髓核通过破裂的纤维环向外突出。可发生于脊柱的任何部位,多见于活动度较大的部位,其中腰椎间盘突出最多见(约占 90%),其次为颈椎间盘,胸椎间盘突出少见。椎间盘突出的内因为随年龄增长而出现的髓核脱水、变性、弹性减低,纤维环出现裂隙,周围韧带松弛等退行性变;外因为急性或慢性损伤造成椎间盘内压增加。

(1) X 线表现:多无特异性,有些征象可提示诊断:① 椎间隙变窄或前窄后宽。② 椎体后缘唇样肥大增生、骨桥形成或游离骨块。③ 脊柱生理曲度异常或侧弯。Schmorl 结节表现为椎体上或下面的圆形或半圆形凹陷,其边缘有硬化线,常对称见于相邻椎体的上、下面,且多累及数个椎体,据此可作出诊断。

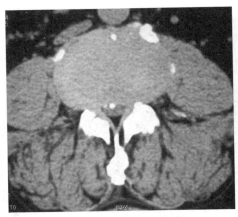

图 27－75　椎间盘突出
CT 椎间盘膨出、突出，硬膜囊受压

（2）CT 和 MRI 表现：椎间盘疝可分为 3 型，纤维环型膨出、髓核突出和髓核膨出。未穿破后纵韧带而进入硬膜囊外间隙者称为突出，反之为脱出。表现为：① 椎间盘后缘变形，有局限性突出。② 硬膜外脂肪移位和消失，两侧硬膜外间隙不对称。③ 硬膜外间隙中有软组织密度的块影，CT 值通常高于硬膜囊，为 50～105 Hu，偶尔为等密度。测 CT 值时需选好感兴趣区（ROI）并测内部值对照，即测硬膜囊的 CT 值作为对比。④ 硬膜囊受压变形和移位。⑤ 神经根鞘移位或消失。⑥ 约 4％椎间盘疝的盘物质有钙化。⑦ 椎管内有"含气现象"，即气体出现于硬膜外间隙中（图 27－75，图 27－76）。

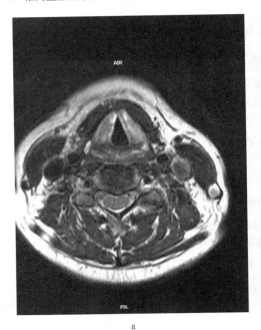

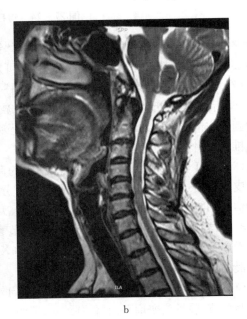

a　　　　　　　　　　　　　b

图 27－76　颈椎病
a. MRI T2 横轴位所示椎间盘突出；b. MRI T2 矢状位所示椎间盘突出，硬膜囊受压

（二）骨关节化脓性感染

1. **化脓性骨髓炎**　为骨髓、骨和骨膜的化脓性炎症。常由金黄色葡萄球菌侵入所致，可同时累及骨松质，尤好发于胫骨和股骨。根据病情发展和病理改变可分为急性骨髓炎和慢性骨髓炎。

（1）急性骨髓炎：炎症先在骨髓腔内蔓延，并可穿过骨皮质，形成骨膜下脓肿使骨外膜与骨皮质分离。骨膜下脓肿可进入骨髓腔，因而造成病骨的广泛受累；亦可穿过骨膜扩延至软组织内，形成软组织脓肿。由于骨膜掀起和血栓性动脉炎，使骨质血供发生障碍而出现骨质坏死，与相邻活骨分离，形成死骨。

骨髓炎发病 10 日后开始出现修复改变，坏死骨吸收和新生骨形成发生于骨坏死的周围。骺板软骨对化脓性感染有一定阻碍,故在儿童,除少数病例外,感染一般不穿过骺板而侵入骺及关节。但在成人,由于已无骺软骨,所以感染可侵入关节而引起化脓性关节炎。若干骺端位于关节囊内,则感染可以侵入关节。例如股骨上端骨髓炎就常累及髋关节,有时骨膜下脓肿也可延伸入关节。

1) X线表现:① 软组织肿胀:骨髓炎发病7~10日内骨质改变常不明显,主要为软组织充血、水肿,表现为肌肉间隙模糊或消失,皮下组织与肌肉间的分界不清。② 骨骼改变:在干骺端骨松质内可出现局限性骨质疏松。继而骨小梁模糊或消失,形成多数分散不规则斑点状骨质破坏区,破坏区边缘模糊。以后骨质破坏向骨干发展,范围扩大,可达骨干大部或全部。骨破坏的同时开始出现骨质增生,表现为骨破坏周围密度增高。③ 骨膜增生:由于骨膜下脓肿的刺激,骨皮质周围出现骨膜增生。表现为一层密度不变的新生骨与骨干平行,骨膜新生骨围绕骨干的全部或大部形成包壳。由于炎症病灶中的骨营养动脉血栓形成和骨膜被脓肿掀起而切断血供,局部骨皮质因失去营养而形成死骨。

2) CT表现:CT能很好显示急性化脓性骨髓炎的软组织感染、骨膜下脓肿、骨髓内的炎症、骨质破坏。X线平片难以显示的小骨破坏区、小死骨及软组织改变,CT均能清晰显示。

3) MRI表现:在确定急性化脓性骨髓炎的骨髓腔侵犯和软组织感染的范围方面,MRI明显优于X线和CT。骨髓充血、水肿、渗出和坏死在T1WI上均呈低信号,与正常骨髓信号形成明显对比,在与骨干长轴平行的矢状面和冠状面上骨髓腔受累的范围显示良好。在病变早期T1WI上,病变区与正常骨髓分界模糊,出现骨质破坏后分界趋向清楚。受累骨周围软组织肿胀,肌间隙和皮下脂肪模糊不清,在T2WI上充血、水肿的肌肉和脓肿呈高信号,增强后脓肿壁可出现明显强化(图27-77)。

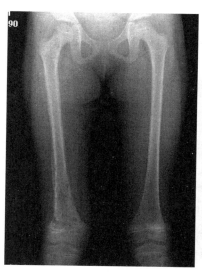 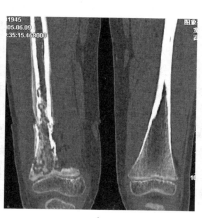 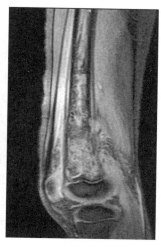

a   b   c

图27-77 急性化脓性骨髓炎（同一患者）

a. X线所示右股骨远端局限性骨质疏松,骨小梁模糊,可见散在不规则斑点状骨质破坏区,边缘模糊;b. CT所示右股骨远端散在不规则斑点状骨质破坏区,边缘模糊,可见骨膜反应;c. MRI所示右股骨骨质破坏,呈长T2信号,周围软组织肿

(2) 慢性化脓性骨髓炎:临床仍可见排脓瘘管经久不愈或时愈时发,主要是因为脓腔或死骨的存在。

X线表现:可见到明显的修复。患骨虽有骨质修复、增生,但如未痊愈,则仍可见骨质破坏和

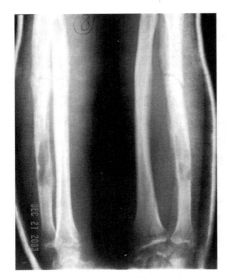

图 27 - 78 慢性化脓性骨髓炎

尺骨骨折后尺骨干增粗,骨髓腔闭塞,有脓腔

死骨(图 27 - 78)。

2. **化脓性关节炎** 为细菌血行感染滑膜或因骨髓炎继发侵犯关节所致。可见关节滑膜充血、水肿,多量渗出液,滑膜坏死,软骨和软骨下骨质破坏。

(1) X 线表现:关节软组织水肿,关节囊肿胀和关节间隙增宽,此时极易破坏关节囊,易造成关节半脱位或脱位,以婴儿和儿童髋关节最常见。关节骨骼明显疏松,关节软骨破坏后引起关节间隙变窄。病变侵犯骨端,骨质发生破坏,严重时可形成骨性强直。

(2) CT 表现:可显示化脓性关节的关节肿胀、积液及骨质破坏,明确病变的范围。

(3) MRI 表现:显示化脓性关节炎的滑膜炎症和关节渗出都比 X 线片和 CT 敏感,能明确炎症侵犯周围软组织的范围,显示关节囊、韧带、肌腱、软骨等的破坏情况。MRI 还可显示骨髓的炎症反应,表现为长 T1、长 T2 信号。

(三) 骨、关节结核

骨、关节结核是以骨质破坏和骨质疏松为主的常见慢性病。多发于儿童和青年。原发病灶主要在肺部。结核杆菌经血循环到骨或关节,停留在血管丰富的骨松质内,如椎体、骨骺和干骺部或关节滑膜。脊椎是好发部位,其次是髋关节和膝关节。多为单发。

1. **骨结核**

(1) X 线表现:① 长骨结核:多见于干骺端及骨骺,常破坏软骨、侵及关节,局限性骨干病灶较少见。病灶常为偏心性的、无明显硬化边缘的囊状骨质破坏。X 线片显示为局限性的、边缘尚清楚的类圆形骨质密度减低的破坏区,其周围无骨质硬化现象,偶在其中可见死骨碎屑影。附近无骨膜反应,患骨骨质疏松,病变部位软组织肿胀。② 短骨结核:多见于 5 岁以下儿童,好发部位为手或足的短骨。因儿童再生能力强,故除骨质破坏外,尚有较显著的骨膜反应现象。可表现为:a. 骨松质的骨小梁疏松,继之骨质吸收呈囊状密度减低区,内中可有数条残留的骨小梁影。b. 骨皮质变薄。c. 骨干膨胀性扩大,似梭形。d. 骨膜增生,骨外形粗大。

(2) CT 表现:可显示低密度的骨质破坏区,其内常见多数小斑片状高密度影,为死骨。病骨周围软组织肿胀,结核性脓肿密度低于肌肉,注射对比剂后边缘可有强化。

(3) MRI 表现:结核性脓肿在 T1WI 上呈低信号,在 T2WI 上呈高信号,其内可见斑点状或索条状低信号影,代表脓肿内纤维化或钙化,增强后脓肿壁可强化。

2. **关节结核**

(1) X 线表现:① 滑膜型关节结核在病变初期因关节滑膜呈炎性肿胀,故关节囊肿大、密度增加,关节间隙可稍增宽,关节附近骨骼呈普遍性骨质疏松。病变进展侵及关节软骨下骨时,关节面及邻近骨质模糊和有虫蚀状不规则破坏,这种破坏多在关节边缘,且常为上、下两端相对应存在。再继续发展,则关节软骨进一步破坏致关节间隙变窄,甚至关节间隙消失,骨端可相互融合,关节畸形。因长期废用,患肢骨质疏松与萎缩。② 骨型关节结核是骨结核发展成的关节结核,故骨质破坏较明显。表现为关节一侧骨骺或干骺端骨质出现圆形或不规则破坏区。软骨破坏后关节间隙变窄。由于关节面和软骨的破坏程度不一致,所以关节间隙显示不对称狭窄,久之关节面可强直变形。

(2) CT 表现:可见肿胀增厚的关节囊、关节周围软组织以及关节囊内积液,骨性关节面毛糙、呈虫蚀样骨质缺损。关节周围冷脓肿表现为略低密度影,注射对比剂后其边缘可出现强化。

3. **脊椎结核**　是骨结核中最常见的,以腰椎最多。主要 X 线特点是椎体骨质破坏、变形,椎间隙变窄或消失,冷脓肿出现。同椎体压缩性骨折的楔形变不难鉴别。临床上常有脊柱活动受限、局部疼痛、冷脓肿和窦道形成,还可发生脊柱变形和脊髓受压症状。CT 显示椎体及附件骨质破坏、死骨和椎旁脓肿优于平片。椎体骨质破坏可引起椎体塌陷、后突以致椎管狭窄,CT 可显示这一改变。脊椎结核的骨质破坏区在 MRI 表现为 T1WI 低信号、T2WI 高信号,并混有少许低信号影。骨质破坏区周围骨髓因反应性水肿,在 T1WI 上也呈低信号,而在 T2WI 上呈高信号。

(四)骨肿瘤

X 线检查对骨肿瘤的诊断有重要意义,不仅可早期发现骨肿瘤的存在,并多数能识别为良性或恶性,还往往能指出其为原发或转移。但有时对良性或恶性鉴别却相当困难,需综合临床资料及病理组织检查来确定。良性骨肿瘤生长缓慢,形成一种局限性、扩张性或压迫性病变,与正常骨组织分界清楚,不发生转移,不伴有骨膜反应。恶性骨肿瘤生长迅速,是一种进行性破坏性病变,与正常骨组织分界不清,常有骨膜反应,多发生转移。原发骨肿瘤好发于长骨,转移瘤好发于躯干骨及四肢近侧骨的近端。骨巨细胞瘤好发于长骨骺部;骨肉瘤好发于长骨干骺部。

1. **良性骨肿瘤**　以骨软骨瘤和骨巨细胞瘤为例。

(1)骨软骨瘤:为常见的良性骨肿瘤之一。多见于青年人。好发于胫骨、腓骨、肱骨的近端及股骨远端的干骺端。可单发,也可多发。

1) X 线表现:为长骨干骺端向外突出的类圆形或圆形骨质阴影,有一细长蒂或宽阔基底与骨体相连,又称外生骨疣。瘤体内含有骨松质及骨密质,也可混合存在;外缘为一层薄的骨皮质;顶部有一层软骨覆盖,如不钙化,则不显影。软骨钙化呈不规则斑片状影。

2) CT 表现:与 X 线所见相同,但在 X 线平片显示不清的情况下,CT 可显示骨皮质、骨松质与载瘤骨相延续的肿瘤基底,从而明确诊断。增强扫描无明显强化。

(2)骨巨细胞瘤:为起源于骨骼结缔组织的间充质肿瘤,又称破骨细胞瘤。多见于 20～30 岁青年。好发于长骨骨端,如股骨远端、胫骨近端及桡骨远端。部分肿瘤可为恶性。

1) X 线表现:在长骨干骺端可见到偏侧性、膨胀性骨质破坏透亮区,呈圆形、分叶状或椭圆形,骨皮质变薄并向外膨出。良性者,皮质多无破坏和中断现象,肿瘤与正常分界清晰,透亮区内可见由不规则骨性间隔分隔成的肥皂泡样多房影。如肿瘤呈弥漫浸润性破坏,骨膨胀不明显,环绕骨干出现软组织肿块影时,可为恶性骨巨细胞瘤。骨质破坏明显迅速,亦可为恶性(图 27 - 79)。

2) CT 表现:与 X 线所见相同,还可更清晰显示骨性包壳。肿瘤内密度不均,可见低密度坏死区,有时可见液平面。此外,CT 对解剖结构较

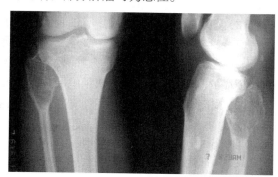

图 27 - 79　骨巨细胞瘤
腓骨头囊性膨胀性骨质破坏,骨壳菲薄,破坏区直达骨性关节面

复杂的部位和侵袭性较强的肿瘤,也能很好地显示肿瘤的相应特征,对诊断很有帮助。

2. **原发性恶性骨肿瘤** 骨肉瘤是起源于间叶组织最常见的恶性肿瘤。多见于青年,男性较多。好发于长骨干骺端,以股骨下端、胫骨上端及肱骨上端多见。主要临床症状为局部进行性疼痛、肿胀和功能障碍,局部皮肤较热并有浅静脉怒张。病变进展迅速。

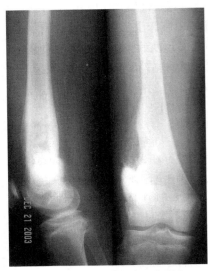

图 27-80 骨肉瘤(混合型)
股骨下端混杂密度影,可见骨膜反应

(1) X线表现:有 3 种表现类型。① 溶骨型:自骨髓腔和骨松质发展的溶骨性破坏,形成边缘模糊的密度减低区,其中不见骨组织或少见斑片状包壳骨影,骨皮质逐渐破坏。② 成骨型(硬化型):病灶区呈无结构的磨玻璃样斑片状或大片状致密的骨质硬化改变,如象牙质变。早期骨皮质完整,以后则破坏。③ 混合型:多数病变兼有溶骨型和成骨型的骨质改变。可以成骨为主,或以溶骨为主。病变区骨膜可呈成层型或放射型,在肿瘤突破骨膜处可见袖口征样改变,即形成骨膜三角影。肿瘤迅速侵犯软组织,形成软组织肿块,在软组织肿块中可见少量斑片状硬化骨影(图 27-80)。

(2) CT 表现:与 X 线所见相同,但 CT 发现肿瘤骨较 X线片敏感。瘤骨分布在骨破坏区和软组织肿块内,形成与 X线片所见相似,但密度差别较大,CT 值(Hu)从几十至数百或更高。CT 能很好地显示肿瘤与邻近结构的关系。血管、神经等结构受侵表现为肿瘤组织直接与这些结构相贴或包绕它们,两者之间无脂肪层相隔。CT 能较好地显示肿瘤在骨髓腔的蔓延范围,表现为低密度含脂肪的骨髓为软组织密度的肿瘤所取代。增强扫描的肿瘤实质部分(非骨化部分)可有较明显的强化,使肿瘤与周围组织的区分变得较为清楚。

3. **转移性骨肿瘤** 一般以血行转移为主,癌或肉瘤均可转移至骨。常在中年以后发病。原发肿瘤多为乳腺癌、甲状腺癌、前列腺癌、肾癌、肺癌及鼻咽癌等,消化道癌少见。常发生于胸椎、腰椎、肋骨和股骨上段,其次为髂骨、颅骨和肱骨,膝关节和肘关节以下的骨骼很少累及。主要临床表现为进行性疼痛、病理性骨折和截瘫。

(1) X线表现:可分为溶骨型、成骨型及混合型三种表现,以溶骨型占大多数。病变多发生自骨髓腔,易发生病理性骨折。

(2) CT 表现:显示骨转移瘤远较 X 线平片敏感,还能清楚地显示骨外局部软组织肿块的范围、大小及与邻近脏器的关系。溶骨型转移表现为骨松质和(或)骨皮质的低密度缺损区,边缘较清楚,无硬化,常伴不太大的软组织肿块。成骨型转移表现为骨松质内斑点状、片状、棉团状或结节状边缘模糊的高密度灶,一般无软组织肿块,少有骨膜反应。混合型则兼有上述两型的表现。

(3) MRI 表现:MRI 对含脂肪的骨髓组织中的肿瘤组织及周围水肿非常敏感,因此能检出 X线平片、CT 甚至核素骨显像不易发现的转移灶,能发现尚未引起明显骨质破坏的骨转移瘤,明确转移瘤的数目、大小、分布和邻近组织是否受累。大多数骨转移瘤在 T1WI 上呈低信号,在高信号的骨髓组织衬托下显示非常清楚;在 T2WI 上呈程度不同的高信号;脂肪抑制序列可以清楚显示。

(五)慢性关节病

慢性关节病是指发病缓慢、逐渐发展、病程长、涉及全身关节的疾病。不易治愈,病因多不明。

1. **退行性骨关节病** 又称骨性关节炎、增生性或肥大性关节炎,是一种由于关节软骨退行性变所引起的慢性骨关节病,而不是真正的炎性病变。

(1) X线表现:由于关节软骨破坏而使关节间隙变窄,关节面变平,边缘锐利或有骨赘突出,软骨下骨质致密,关节面下方骨内出现圆形或不规整形透明区,为退行性假囊形成、骨内纤维组织增生所致。晚期除上述表现加重外,还可见关节半脱位和关节内游离骨体,但多不造成关节强直(图27-81)。

(2) CT和MRI表现:脊椎退行性骨关节病时,除可显示X线平片所示的各种影像改变以外,还可以发现椎体后缘骨赘突入椎间孔或椎管内,压迫神经、脊髓,以及椎管内后纵韧带钙化和两侧黄韧带的肥厚、钙化。四肢关节退行性骨关节病时,MRI在观察周围软组织、肌腱、韧带、半月板等结构方面明显有优势(图27-82)。

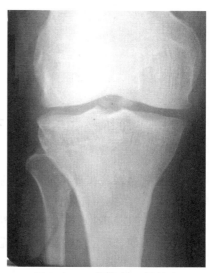

图27-81 退行性骨关节病
骨质增生,关节间隙内见游离体

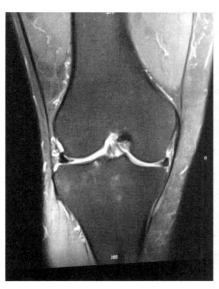

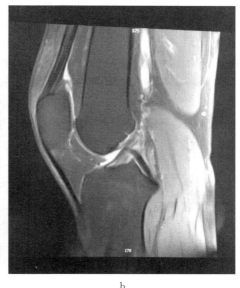

a b

图27-82 膝关节MRI矢状位
a. T2压脂像冠状位;b. T2压脂像矢状位

2. **类风湿关节炎(RA)** 是以多发性、非特异性慢性关节炎症为主要表现的全身性疾病,以对称性侵犯手、足小关节为特征。主要病理变化为关节滑膜非特异性慢性炎症。多见于中年女性。

X线表现:早期手、足小关节多发对称性梭形软组织肿胀,关节间隙可因积液而增宽,进而关节间隙变窄。骨侵蚀始于关节边缘,即边缘性侵蚀(marginal erosions),为RA重要的早期征象。骨性关节面模糊、中断,常有软骨下囊性病灶,呈多发、边缘不清楚的小透亮区,为血管翳侵入所致。骨质疏松为RA重要表现,早期多位于受累关节周围,以后可累及全身骨骼。晚期可见四肢肌肉萎缩,关节半脱位或脱位。RA 还可引起关节纤维性强直,骨性强直少见。

(宋连英,张立苹)

第七节 | 中枢神经系统

　　脑和脊髓深藏在骨骼包围的颅腔和椎管内,一般物理学方法不易诊断。包括脑瘤、脑外伤、脑血管病、颅内感染和脊髓疾病等,传统 X 线检查如平片、造影检查等有一定的局限性。现代影像技术如 DSA、CT、MRI 等提供了高分辨率和高对比度的直观图像,可明确病变的有无及其位置、大小、数目、性质,提高了中枢神经系统疾病的诊断水平。

一、中枢神经系统的影像检查方法

　　1. 头颅平片　　方法简单、经济、无痛苦,是基本检查方法。常用后前位及侧位。

　　2. 脊柱平片　　脊柱正、侧位摄片可能发现椎管内病变,如椎管肿瘤。

　　3. 脑血管造影　　是将有机碘造影剂注入颈内动脉或椎动脉使脑血管显影。DSA 技术更加安全可靠。

　　4. 脊髓造影　　在透视下观察造影剂在椎管内的流动情况和形态,以诊断椎管内病变。

　　5. 脑 CT 平扫　　一般以横断面扫描为主,以眦耳线(眼外眦与外耳孔中心连线)为基线,依次向上扫描 8～10 层,层厚 8 mm 或 10 mm。有时加扫冠状面。

　　6. 脑 MRI 平扫　　常规采用横断面,需要时再选择冠状面或(和)矢状面扫描。观察颅后窝和脊髓病变,首选矢状面扫描。MRI 是诊断脊髓疾病的主要方法。

二、中枢神经系统的正常影像学表现

(一)正常 X 线表现

　　1. 头颅平片　　正常头颅因个体、年龄和性别而有明显差别。侧位及后前位所见(图 27 - 83)。

　　(1) 颅壁:儿童较薄,成人较厚。因部位不同而有差异。成人颅壁分内板、外板、板障三层。

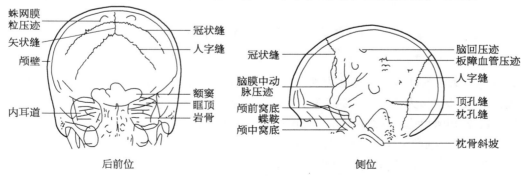

图 27 - 83　正常颅骨平片表现

（2）颅缝：冠状缝、矢状缝及人字缝之间有时可见多余的骨块，为缝间骨，数目不定。缝间骨多无病理意义，但不要误认为骨折。

（3）颅壁压迹：① 脑回压迹：是大脑回压迫内板而形成的局限性变薄区。X 线表现为圆形或卵圆形较透明影。② 脑膜中动脉压迹：为脑膜中动脉对内板压迫所致。③ 板障静脉压迹：粗细不均，呈网状或树枝状排列，多见于顶骨。④ 蛛网膜粒压迹：表现为边缘清楚而不规则的低密度区，位于额、顶骨中线两旁。

（4）蝶鞍：侧位可观察蝶鞍大小、形状及结构。前后径平均为 11.5 mm，深径为 9.5 mm。

（5）岩骨与内耳道：内耳道两侧基本对称，大小相差一般≤0.5 mm。

（6）颅内非病理性钙化：① 松果体钙化。② 大脑镰钙化。③ 床突间韧带钙化。④ 侧脑室脉络丛球钙化。以松果体钙化常见。

2. **颈动脉造影**　动脉期正常脑血管表现为颈内动脉进颅后先分出眼动脉，前行入眶，再分出脉络膜前动脉及后动脉交通支向后走行，然后分为大脑前、中动脉。大脑前动脉分为胼周动脉及胼缘动脉。大脑中动脉分出额顶升支、后支、角支和颞后支，于侧位易于分辨。前后位片上大脑前动脉居中线，而大脑中动脉则居外方，其分支重叠（图 27-84）。

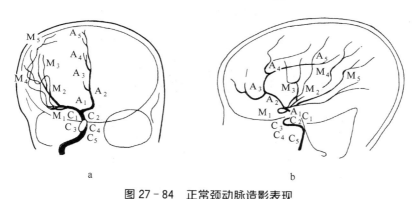

图 27-84　正常颈动脉造影表现
a. 正位；b. 侧位
A. 大脑前动脉；M. 大脑中动脉；C. 颈内动脉

（二）正常 CT 表现

1. **颅骨**　为高密度，颅底层面可见低密度的颈静脉孔、卵圆孔、破裂孔等。鼻窦及乳突气房内气体呈低密度。

2. **含脑脊液腔**　脑室、脑池、脑沟、脑裂等腔内含脑脊液，为低密度。脑室系统包括双侧脑室、第 3 脑室、第 4 脑室。侧脑室左右各一，可分为体部、前角（额角）、下角（颞角）、后角（枕角）及三角部。脑池主要有鞍上池、桥池及桥小脑脚池、枕大池、脚间池与环池、四叠体池、外侧裂池和大脑纵裂池等，其中鞍上池为蝶鞍上方的星状低密度区，多呈六角形或五角形。

3. **脑实质 CT**　可区分皮质及髓质。皮质密度略高于髓质。基底核是大脑半球白质内的中央灰质核团，包括尾状核、苍白球、壳。豆状核（壳和苍白球）外侧为外囊，内侧与尾状核头及丘脑间分别隔以内囊前、后肢。

颅脑断层解剖见图 27-85～图 27-89。

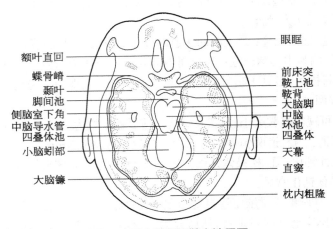

图 27 - 85　横断面鞍上池层面

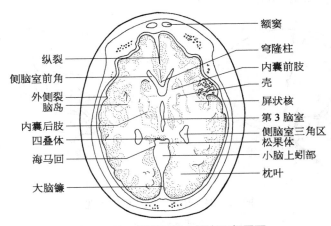

图 27 - 86　横断面第 3 脑室下部层面

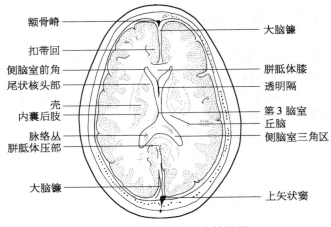

图 27 - 87　横断面基底核层面

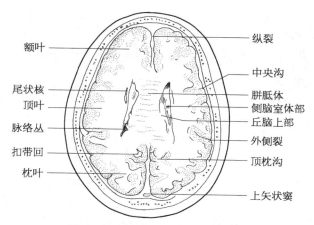

图 27-88 横断面侧脑室体部层面

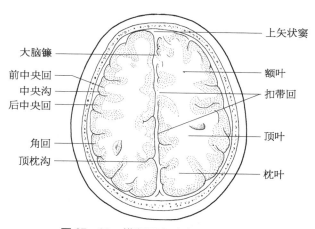

图 27-89 横断面大脑皮质下部层面

（三）正常 MRI 表现

正常脑髓质 T1WI 信号稍高于脑皮质,T2WI 稍低于脑皮质。脑脊液 T1WI 为低信号,T2WI 为高信号。脂肪组织 T1WI 和 T2WI 均为高信号。

三、常见中枢神经系统疾病的影像诊断

（一）脑瘤

以胶质瘤、脑膜瘤、垂体瘤、听神经瘤和转移瘤等较常见。影像检查的目的在于确定肿瘤有无,并对其作出定位、定量甚至定性诊断。CT、MRI 在诊断上具有极其重要的价值(图 27-90)。

（二）颅脑外伤

1. 脑挫裂伤 病理表现为脑内散在出血灶、静脉淤血、脑水肿和脑肿胀;如伴有脑膜、脑膜血管撕裂,则为脑裂伤。两者常合并存在,故统称为脑挫裂伤。

（1）CT 表现:为低密度脑水肿区内散在斑点状高密度出血灶,伴有占位效应。有的表现为广泛性脑水肿或脑内血肿。

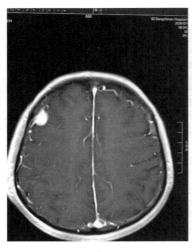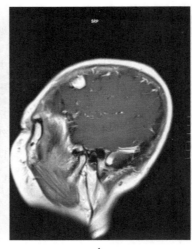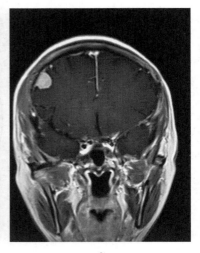

a　　　　　　　　　b　　　　　　　　　c

图 27‐90　脑膜瘤 MRI

a. T1 增强横轴位；b. T1 增强矢状位；c. T1 增强冠状位
右侧额部类圆形信号，增强后明显强化，可见脑膜尾征

（2）MRI 表现　脑水肿在 T1WI 上呈等或稍低信号，T2WI 上呈高信号；脑血肿在 T1WI 和 T2WI 上均呈高信号。

2. **颅内出血**　包括硬膜外、硬膜下、脑内、脑室和蛛网膜下腔出血等。

（1）硬膜外血肿：多由脑膜血管损伤所致，脑膜中动脉常见，血液聚集于硬膜外间隙。CT 片上颅板下见梭形或半圆形高密度灶，多位于骨折附近。

（2）硬膜下血肿：多由桥静脉或静脉窦损伤出血所致，血液聚集于硬膜下腔，沿脑表面广泛分布。CT 片上，急性期可见颅板下新月形或半月形高密度影，常伴有脑挫裂伤或脑内出血，脑水肿和占位效应明显；亚急性或慢性血肿呈稍高、等、低或混杂密度灶。CT 片上的等密度血肿，在 MRI 片上常呈高信号，显示清楚。

（3）脑内血肿：多发生于额、颞叶，位于受力点或对冲部位脑表面区，与高血压性脑出血好发于基底核和丘脑区不同。CT 片上呈边界清楚的类圆形高密度灶。

（4）蛛网膜下腔出血：于儿童脑外伤时常见，出血多位于大脑纵裂和脑底池。CT 片上大脑纵裂出血于中线区常见纵行窄带形高密度影。出血亦见于外侧裂、鞍上池、环池、小脑上池或脑室内。

（三）脑血管疾病

脑血管疾病又称脑卒中，包括脑出血和脑梗死，CT 和 MRI 诊断价值大，动脉瘤和血管畸形则需配合 DSA、CT 或 MRI 诊断。

1. **脑出血**　自发性脑内出血多继发于高血压、动脉瘤、血管畸形、血液病和脑肿瘤等，以高血压性脑出血常见。多发生于中老年高血压和动脉硬化患者。出血好发于基底核、丘脑、脑桥和小脑，且易破入脑室。

（1）CT 表现：急性期血肿呈边界清楚、密度均匀增高的肾形、类圆形或不规则形团块影，周围水肿带宽窄不一，局部脑室受压移位（图 27‐91）。破入脑室时可见脑室内积血（图 27‐92）。

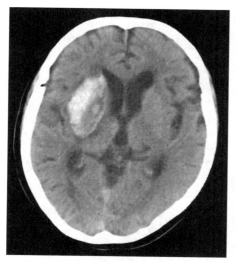 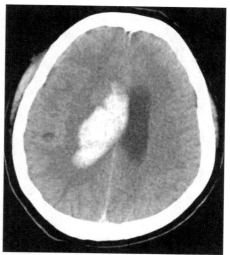

图 27-91 脑出血右侧基底核区出血灶，
周围轻度水肿

图 27-92 脑出血破入脑室

（2）MRI 表现：急性期血肿在 T1WI 上呈等信号，在 T2WI 上呈稍低信号，显示不如 CT 清楚；亚急性和慢性期血肿在 T1WI 和 T2WI 上均表现为高信号，周边可见含铁血黄素沉积所致的低信号，此期 MRI 探测比 CT 敏感。

2. **脑梗死** 脑血管闭塞所致脑组织缺血性坏死。分为缺血性、出血性、腔隙性脑梗死。

（1）缺血性脑梗死：CT 片上见低密度灶，其部位、范围与闭塞血管供血区一致，呈扇形（图 27-93）。2～3 周时可出现"模糊效应"，病灶变为等密度而消失。

（2）出血性脑梗死：CT 片上在低密度脑梗死灶内出现不规则斑点、片状高密度出血灶，占位效应较明显。

（3）腔隙性脑梗死：系深部髓质小血管闭塞所致。低密度缺血灶的大小为 10～15 mm，好发于基底核、丘脑、小脑和脑干，中老年人常见。

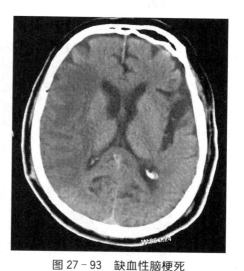

图 27-93 缺血性脑梗死
右侧额、颞、顶叶大片状低密度影，边缘欠清，相应脑沟消失

MRI 对脑梗死灶发现早、敏感性高。发病后 1 h 可见局部脑回肿胀、脑沟变窄；随后出现长 T1 和长 T2 信号异常。MRI 对基底节、丘脑、小脑、脑干的腔隙性梗死灶十分敏感（图 27-94）。

（四）脊髓疾病

1. **椎管内肿瘤** 髓内肿瘤以室管膜瘤和星形胶质细胞瘤常见；髓外硬膜内肿瘤多为神经源性肿瘤和脊髓膜瘤；硬膜外肿瘤常见为转移瘤。

2. **脊髓损伤** 分为出血性和非出血性损伤。后者表现为脊髓水肿和肿胀，预后较好。脊髓横断损伤可为部分性或完全性，伴有出血。损伤后期并发症包括脊髓软化、囊性变、蛛网膜粘连和脊髓萎缩等。

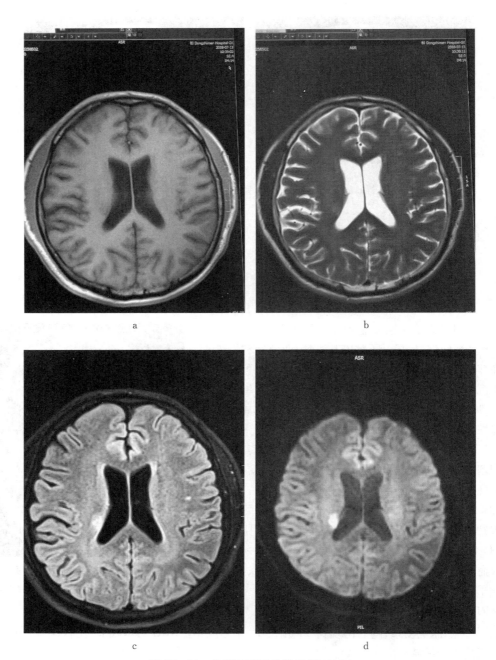

a
b
c
d

图 27-94　右侧脑室旁急性脑梗死 MRI

a. T1 右侧脑室旁稍低信号；b. T2 右侧脑室旁稍高信号；c. 压水像右侧脑室旁高信号，左侧额叶点状高信号；d. DWI 右侧脑室旁高信号

　　CT 平扫可见脊髓内出血或硬膜外血肿。MRI 片上可直观显示脊髓的损伤类型、部位、范围和程度。脊髓损伤出血在 T1WI 和 T2WI 上呈高信号灶；脊髓水肿在 T1WI 上呈低或等信号，在 T2WI 上呈高信号。

（宋连英，张立苹）

第八节 │ 眼、耳、鼻、喉

一、眼

（一）影像诊断检查方法与正常表现

1. X线检查方法和正常表现

（1）X线片常用20°后前位（观察眶骨）和53°后前斜位（检查视神经孔）。

（2）正常表现：① 20°后前位上眼眶呈类方形，四角圆钝；两侧眶窝大小、形状和密度基本相同。眼眶结构包括眶顶、蝶骨大翼、蝶骨小翼、眶上裂、筛板及眶底等，两侧对称（图27－95）。② 53°后前斜位上视神经孔呈类圆形或三角形，直径约为5 mm。

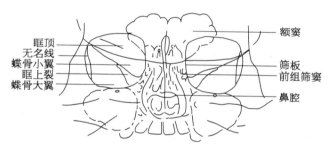

图27－95　正常眼眶（20°后前位）

2. CT检查方法和正常表现

（1）常规横断面和冠状面扫描，层厚5 mm。平扫发现病变后，应行增强扫描。

（2）正常表现：眼球周边是由巩膜、脉络膜和视网膜组成的致密环形影，称眼环。球内为低密度的玻璃体。前方可见高密度的晶状体，呈梭形或类圆形。球后脂肪呈负CT值低密度影。视神经和眼外肌在横断面上呈带状软组织影。

（二）眶内常见疾病的影像学表现

1. 眶内肿瘤　良性肿瘤有血管瘤、神经鞘瘤、脑膜瘤、泪腺混合瘤、皮样囊肿等；恶性肿瘤有脑膜肉瘤、恶性混合瘤、转移瘤等。X线片为筛选方法，CT和MRI可确定眶内肿瘤及其部位、大小、范围和性质。

2. 眼眶外伤及眶内异物　眼眶外伤包括眶骨骨折、眶内损伤和异物。眶内异物分为高密度（如金属）、等密度（如砂石和玻璃）、低密度（如竹和木片），位于眼球内或外。X线片可观察眶骨骨折和高密度异物，对于等密度、低密度异物的观察和定位困难。CT易于在冠状面上观察眶壁骨折及骨折片移位，确定异物有无及其在眼球内外的位置。MRI适于观察CT片上等密度的异物。眶内气肿，CT和MRI表现为低密度／低信号区。眶内血肿，急性期CT显示为高密度灶，随着时间推移，血肿范围缩小，密度逐渐减低；MRI上血肿信号依血肿期龄而异。视神经损伤显示视神经不规则增粗或中断。MRI 易于确定眼眶内容物向鼻窦内疝出。

二、中耳及乳突

（一）影像学检查方法和正常表现

1. X 线检查方法和正常表现　乳突 X 线片常用 25°侧斜位（即 Schüller 位），是常规检查和筛选方法。按乳突小房发育程度分为气化型、板障型、混合型和硬化型。气化型小房发育良好、清晰透明。板障型、混合型和硬化型的小房数目、大小逐渐减少甚至消失（图 27 - 96）。

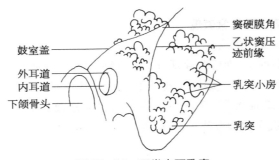

图 27 - 96　正常中耳乳突

2. CT 检查方法和正常表现　通常用 HRCT 行横断面和冠状面扫描，可显示耳部各种细微结构。外耳道呈管状低密度影，边缘光滑。鼓室位于外耳道内侧，鼓室后方较窄的气道为乳突窦入口，与乳突窦相连。迷路居于鼓室内侧，自前向后依次为耳蜗、前庭和 3 个半规管。内耳道位于耳蜗内侧，呈管状低密度影。乳突小房表现为大小不等的气腔，可延伸至颞骨鳞部和岩部。

3. MRI 检查方法和正常表现　常规行横断面和冠状面扫描。外耳道、中耳、听小骨和乳突小房在 T1WI 和 T2WI 上均呈低信号。乳突和岩部的骨髓在 T1WI 和 T2WI 上分别为高信号和等信号。

（二）中耳乳突炎的影像学表现

中耳乳突炎有急性、慢性之分，多为化脓性感染。慢性者多为急性中耳乳突炎治疗不彻底迁延所致，常合并胆脂瘤。X 线片，急性中耳乳突炎显示乳突小房密度增高，间隔模糊；乳突积脓合并骨质破坏时则出现大小不等的透亮区。慢性中耳乳突炎的小房发育不良、密度增高和黏膜增厚，呈板障型或硬化型；合并胆脂瘤时可见边缘硬化的骨质缺损。CT 显示病变更清楚，并可直观胆脂瘤的部位、大小和范围，以及听小骨和半规管破坏情形。

三、鼻窦

（一）影像学检查方法和正常表现

1. X 线检查方法和正常表现

（1）常用枕颏位（即 Waters 位）：坐位水平投照可显示鼻窦内积液。辅助位置包括鼻颏位、侧位和颏顶位，必要时可行体层检查。

（2）正常表现：鼻腔呈梨形气腔，鼻中隔为纵行致密影，顶、底和外侧骨壁易于显示。中、下鼻甲呈卷曲状，附于外侧壁上；上鼻甲短小，难以显示。鼻窦为含气空腔。额窦呈扇形，位于眼眶内上方，可有骨性间隔；筛窦呈蜂房状，居鼻中隔上方两侧和眼眶之间；上颌窦位于眼眶下方、鼻腔外侧，呈尖端向下的三角形;蝶窦呈类圆形,两侧常不对称,颏顶位显示较佳。

2. **CT 检查方法和正常表现**　行横断和冠状面扫描。含气的鼻腔和鼻窦呈低密度区;鼻甲、鼻中隔、窦壁为高密度区。正常窦壁黏膜很薄,不能显示。

3. **MRI 检查方法和正常表现**　常规行横断和冠状面 T1WI、T2WI 检查。窦腔内气体和骨皮质呈低信号;骨髓呈高或等信号。窦壁黏膜呈线形影,在 T1WI 上呈低或等信号,在 T2WI 上呈高信号。窦周脂肪在 T1WI、T2WI 上分别呈高信号和等信号。

(二)鼻窦常见疾病的影像学表现

1. **鼻窦炎**　按病因分为化脓性和变态反应。常有多个鼻窦受累。急性鼻窦炎以黏膜水肿、渗出为主要病理变化;慢性鼻窦炎以窦腔黏膜增厚、息肉样变或伴窦壁骨质增生、硬化为主要病理变化。急性鼻窦炎时 X 线片和 CT 片上显示窦腔密度增高、混浊,腔内可见气液面;CT 还能发现骨髓炎、眶内和颅内的并发症;MRI 较少应用。慢性鼻窦炎时 X 线和 CT 片上可见黏膜环形增厚,窦壁骨质增生、硬化。息肉在 CT 片上呈软组织结节;若充满整个窦腔,则呈均匀性密度增高。

2. **鼻窦囊肿**　多继发于慢性鼻窦炎。窦口阻塞可发生黏液囊肿,常见于额窦和筛窦;黏液腺口阻塞,则形成潴留囊肿,多见于上颌窦;黏膜下液体聚集则形成黏膜下囊肿,只发生于上颌窦。X线片上黏液囊肿早期表现类似鼻窦炎;当囊肿增大时压迫窦腔,呈圆形膨大。CT 和 MRI 呈含液囊肿表现,潴留囊肿和黏膜囊肿表现为上颌窦内半圆形肿块,类似上颌窦息肉,但无黏膜增厚。

3. **鼻窦肿瘤**　良性肿瘤常见为骨瘤,好发于额窦、筛窦;恶性肿瘤以鳞癌多见,好发于上颌窦。X 线片和 CT 片上,骨瘤呈突向窦腔内的骨性肿块,边缘光滑,大者可充满整个窦腔,诊断不难。上颌窦癌早期表现为窦腔内软组织肿块,缺少特征性;肿瘤进展破坏窦壁,并向窦外侵犯时,X 线片和 CT 片上可见窦壁破坏,窦腔内、外软组织肿块。MRI 检查,肿块在 T1WI 和 T2WI 上呈低或等密度不均匀信号;瘤内出血时呈高信号。

(宋连英,张立苹)

第九节　介入放射学

介入放射学(interventional radiology)又称介入治疗学,是近年迅速发展起来的一门融合了影像诊断和临床治疗于一体的新兴学科。它是在 DSA、CT、超声和磁共振等影像设备的引导和监视下,利用穿刺针、导管及其他介入器材,通过人体自然孔道或微小的创口将特定的器械导入人体病变所在部位,进行微创治疗的一系列技术的总称。目前已经成为与传统的内科、外科并列的临床三大支柱性学科。

介入放射学按其目的可分为介入诊断学和介入治疗学,按其临床应用技术和解剖部位可分为血管介入技术及非血管介入技术。

一、血管介入技术

血管介入技术是应用选择性和超选择性血管造影技术,首先明确病变的部位、性质、范围等病理形态学和血流动力学变化,然后利用插入的导管进行经导管栓塞、经皮血管腔内血管成形、药物灌注治疗、经导管取出血栓等治疗措施。主要包括:血管造影术,血管成形术,血管内支架置入术,血管栓塞剂封堵术,药物灌注术等。

二、非血管介入技术

非血管介入技术主要包括:经皮穿刺引流术,非血管管腔内支架置入术,经皮消融术,经皮椎体成形术,经皮穿刺活检术等。

(宋连英,张立苹)

第二十八章 放射性核素诊断

导学

1. 掌握甲状腺吸^{131}I试验肾图检查的临床意义。
2. 熟悉脏器显像的临床应用。
3. 了解上述检查的原理及方法。

临床核医学(clinical nuclear medicine)是一门利用开放型放射性核素诊断和治疗疾病的学科。其诊断方法分为体内检查法和体外检查法两类。体内检查法是将放射性核素引入体内,根据最后是否成像又分为显像和非显像两种。利用放射性核素实现脏器和病变部位显像的方法称为放射性核素显像(radionuclide imaging)。这种显像有别于单纯形态、结构的显像,为独特的功能显像,是核医学的重要特征之一。非显像检查法是利用较为简便的放射性探测器在体表探测和记录放射性核素或其标记物在脏器和组织中被摄取、聚集和排出的情况,以时间放射性曲线等形式显示,主要用来对某些脏器的功能状态作出判断。体外检查法最有代表性的是放射免疫分析法,这是一种超微量生物分析技术,对现代医学的发展有重大影响。

第一节 脏器功能检查

一、甲状腺吸^{131}I功能检查

【原理】 碘(I)是甲状腺合成甲状腺素的主要原料,甲状腺有摄取和浓聚碘离子的能力,其摄取碘离子的数量、速度与甲状腺功能状态密切相关。放射性^{131}碘化钠具有与普通碘化钠相同的生物化学性质,进入人体后同样能被甲状腺摄取,利用放射性^{131}I能发出γ射线的特性,可使用甲状腺功能仪测定甲状腺部位不同时间的放射性,从而反映甲状腺的功能状态。

【方法】 受检者必须在检查前停止服用含碘的食物和药物2～4周以上才可进行甲状腺吸^{131}I功能检查。空腹口服^{131}碘化钠74kBq后3 h、6 h、24 h用甲状腺功能仪分别测定本底(background)、甲状腺部位及标准源的放射性计数,按下述公式算出甲状腺吸^{131}I率。

$$甲状腺吸碘率(\%)=\frac{甲状腺部位计数-本底计数}{标准源计数-本底计数}$$

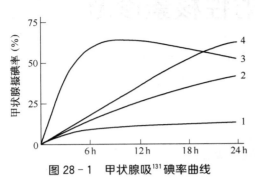

图 28-1　甲状腺吸^{131}碘率曲线

1. 甲状腺功能减退症；2. 正常；3. 甲状腺功能亢进症；4. 地方性甲状腺肿

以时间为横坐标，吸碘率为纵坐标，将 3 个时段的吸碘率绘制在坐标纸上，可得到甲状腺吸^{131}I 率曲线，以正常人群所得结果作为正常范围来评价受检者结果(图 28-1)。

【结果分析】

1. **参考值**　甲状腺吸碘率 3 h 为 5.7% ～24.5%，6 h 为 15.1% ～47.1%，24 h 为 17.9% ～51%。正常高峰出现在 24 h。

2. **临床意义**

(1) 甲状腺功能亢进症(以下简称"甲亢")：各时相吸碘率均明显增高，吸碘高峰前移，对未经治疗的甲亢初发患者，诊断符合率可达 90% 以上。

(2) 甲状腺功能减退症(以下简称"甲减")：各时相吸碘率均低于参考值下限，高峰可延迟至 48 h 出现，诊断符合率可达 80% 左右。

(3) 地方性甲状腺肿：各时相吸碘率均高于参考值，但高峰不提前。慢性淋巴细胞性甲状腺炎(又称桥本病)早期吸碘率正常或偏高，晚期则明显低于正常。甲状腺良、恶性肿瘤和囊肿，吸碘率一般在正常范围，当病变严重时吸碘率可降低。

二、邻碘马尿酸肾图

【原理与方法】　用放射性邻^{131}I 马尿酸做示踪剂，使用量为 185～370 kBq，将其以"弹丸"方式注入静脉。用肾图(renogram)仪在肾区体表连续测量随时间变化的放射性强度，并绘制出曲线。根据曲线形态和有关参数可判断肾脏功能及尿路通畅情况，并可进行左、右肾功能的对照。

【结果分析】

1. **正常肾图及观察指标**(图 28-2)

(1) 示踪剂出现段(a 段)：在静脉注射邻^{131}I 马尿酸后 10 s 左右即出现，主要代表肾外血管床的放射性(60%)，30% 来自肾小管上皮细胞的摄取，10% 来自肾血管床的放射性。

(2) 聚集段：又称分泌段(b 段)。a 段之后曲线呈持续缓慢斜行上升，在 2～4 min 内到达高峰(P)。其上升高度与肾血流量、肾小管上皮细胞分泌功能有关，反映肾小管上皮细胞从血液中摄取示踪剂的速度和数量，即邻^{131}I 马尿酸在肾内浓聚的过程，可作为肾有效血容量的判断指标。

(3) 排出段(c 段)：曲线的下降部分，为 b 段达到高峰后出现的下降曲线，其斜率反映示踪剂随尿液离肾下行的速率及尿路的通畅情况。

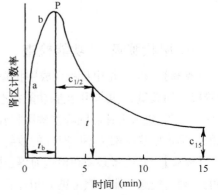

图 28-2　肾图分析

tb：峰时；$c_{1/2}$：半排时间；c15：15 min 的计数率。

（4）正常肾图观察指标：① 高峰时间（峰时）：指示踪剂进入肾内放射性达到高峰，即肾图曲线中 b 段所经历的时间，正常范围<5 min，是反映肾脏有效血流量的一个灵敏指标。② 半排泄时间（$c_{1/2}$）：指峰值下降一半所需的时间，正常<8 min，反映肾盂中放射性尿液被排出的效率。

2. 异常肾图（图 28 - 3）

（1）功能受损型：a 段不同程度降低，b 段不同程度上升缓慢，峰时一般>5 min，c 段下降缓慢，$c_{1/2}$>8 min。受损严重时看不到明显的 b 段和 c 段，而呈低水平线。多提示肾功能受损，但尿路轻度不畅也可呈现此类图形。

（2）无功能型：a 段明显低下，看不到上升的 b 段，a 段之后曲线缓缓下降。多见于肾缺如、肾萎缩。

（3）排出不良型：整个图形呈不对称的抛物线状，b 段上升正常或缓慢，c 段下降明显延缓，$c_{1/2}$>8 min，甚至 15 min 或更长时间不见下降，峰时多后延。多见于肾结石、输尿管结石、肾盂狭小、前列腺肥大、多囊肾引起的尿路梗阻。

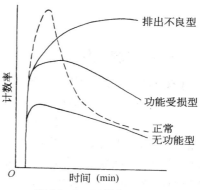

图 28 - 3　异常肾图类型

需要特别指出的是，各类异常肾图的临床意义有一定的交叉，必须结合临床症状和体征进行分析，必要时应做进一步的鉴别诊断。

三、心脏功能检查

【原理与方法】　以"弹丸"式将放射性示踪剂静脉注射后通过心脏，随心脏的舒张和收缩变化，从体外测得心室放射性计数，随之出现升高和下降的变化。把几个心动周期的放射性变化描成曲线，曲线高峰代表舒张期的放射性，低谷代表收缩末期的放射性，放射性高低变化即反映了心室容量的改变，据此可计算出心室射血分数（VEF），并估价出室壁运动情况。VEF 为最常用的心室收缩功能指标，即心室每搏搏出量占心室舒张末容量的百分数。静脉"弹丸"形式注射[99m]Tc 红细胞后，患者取仰卧位，探头从 45°右前斜位（RAO）到 45°左后斜位（LPO）旋转 180°每 6°采集一帧图像，共 30 帧，以心电图 R 波作为触发讯号，进行门电路照相，并将所得信息储存，进行计算处理。

【结果分析】

1. 左室射血分数

（1）正常值：休息时左室射血分数值>50%，运动后左室射血分数增高 5% 以上。

（2）异常表现：冠心病时，由于冠状动脉狭窄，储备能力受损，左室射血分数低于正常，最低值仅 26% 左右；运动时非但不升高反而降低。

2. 左室室壁运动分析

（1）正常表现：心室舒张末期与收缩末期之间每一半轴缩短应在 20% 以上，长轴至少要缩短 20%。

（2）异常表现：心室舒张末期影像与收缩末期影像大小无变化，病变部位的收缩末期影像反较舒张末期的影像大（轴变长），提示室壁瘤。

（宋连英，张立苹）

第二节 脏器显像

一、甲状腺显像

【原理与方法】 利用甲状腺能特异地摄取^{131}I和吸附^{99m}Tc的特性,给受检者口服^{131}I 1.85～3.7 MBq或静脉注射^{99m}TcO$_2$ 74～185 MBq,用γ照相机或单光子发射计算机断层仪(SPECT)显示甲状腺的位置、形态、大小及放射性分布。当甲状腺发生病变时,病变部位对^{131}I和^{99m}Tc的代谢功能发生变化,表现为对核素摄取功能的增强或降低,在显像图的相应部位可出现放射性浓聚或稀疏区,从而对甲状腺疾病的类型及病变部位的功能状态作出正确的判断。由于^{99m}Tc的物理性能远优于^{131}I,甲状腺显像一般用^{99m}Tc,但诊断异位甲状腺和寻找甲状腺癌转移灶时需用^{131}I。

【结果分析】

1. **正常图像** 正常甲状腺位于颈前正中下部、胸骨柄切迹上方、气管两侧,形态呈蝶形,分左、右两叶,两叶的放射性分布均匀,右叶常略大于左叶,两叶的下1/3部由峡部相连,峡部放射性分布略稀疏,有时于峡部上方可见锥形叶(照片28-1)。

2. **异常图像**

(1) 异位甲状腺:异位甲状腺多位于舌根部、胸骨后、卵巢内。怀疑异位甲状腺者,需在排除甲状腺癌转移灶的前提下,当上述部位出现异常放射性浓聚区,则可作出相应诊断。

(2) 甲状腺癌转移灶的定位:分化较好的甲状腺癌具有一定程度摄取^{131}I的能力,对于确诊为甲状腺癌的患者,在用^{131}I进行显像时,若甲状腺外出现异常的放射性浓聚区,应高度怀疑为甲状腺癌转移灶。

(3) 甲状腺结节的功能状态判断:甲状腺结节根据其在显像图上的表现可分为:

1) 热结节(hot nodule):结节部位的放射性高于正常甲状腺组织,或仅结节部位显影,正常甲状腺组织不显影(照片28-2)。热结节几乎无恶性,多见于功能自主性甲状腺腺瘤,也见于甲状腺局部组织增生等。

2) 温结节(warm nodule):结节部位的放射性等于或接近正常甲状腺组织,说明该结节仍具有甲状腺功能。温结节多见于甲状腺腺瘤,少数为甲状腺癌,占2.3%～12.8%。

3) 冷(凉)结节(cold nodule):结节部位呈放射性缺损或其放射性明显低于邻近正常甲状腺组织。冷(凉)结节中甲状腺癌占12%～23%,也见于甲状腺囊肿、腺瘤、结节性甲状腺肿等(照片28-3)。

(4) 甲状腺内、外肿块的鉴别诊断:在甲状腺显像图上,如果甲状腺形态完整,触诊的颈部肿块位于甲状腺轮廓之外且无放射性分布,可排除其在甲状腺内的可能。若触诊的颈部肿块位于甲状腺轮廓内,显像图显示甲状腺形态不完整,则无论该肿块有无摄碘功能,都应诊断为甲状腺内肿块。

二、心肌灌注显像

【原理与方法】 静脉注射心肌显像剂后能够被有功能的心肌细胞选择性地摄取。摄取量主要取决于心肌血流量,且与心肌细胞活性有关。因此,可利用 γ 照相机或 SPECT 在体外进行心肌灌注显像(myocardial perfusion imaging)。可用^{201} 铊(Tl)、^{99m}Tc 甲氧基异丁基异腈(^{99m}TcMiBi)使正常心肌显像而缺血或坏死心肌不显影的"冷区"显像法,也可用^{99m}TcPYP 或^{111}铟(In)抗肌凝蛋白抗体使新鲜坏死心肌显影而正常心肌不显影的"热区"显像法。下面介绍"冷区"显像法。

正常心肌在静息状态或运动试验后心肌显像均无异常变化。心肌缺血时,虽然冠状动脉管腔已有狭窄,但由于冠状动脉贮备能力和侧支循环的建立,在静息状态下心肌缺血往往被掩盖,显像图可无异常表现。当患者进行运动试验时,心肌增加做功,此时正常冠状动脉能自行扩张,血流量增加 3～5 倍,然而病变部位狭窄的冠状动脉不能增加其血流量,心肌显像时该区域出现局限性放射性稀疏或缺损区。

^{201}Tl 注射后 5 min,心肌摄取量即达高峰,显像剂在最初时间的分布取决于器官血流量,以后放射性重新分布。^{201}Tl 从心肌清除,放射性逐渐减少,3～4 h 后达到新的平衡。正常心肌对显像剂的摄取和清除都较快。而缺血心肌由于局部血流减少,运动高峰时^{201}Tl 的摄取降低,消除也明显延缓,当 3～4 h 后再显像时局部的放射性稀疏或缺损可以消失并与正常心肌接近,表现为放射性再"充填",这是心肌缺血的特征。而梗死心肌对^{201}Tl 无摄取功能,运动中与运动后都表现为放射性缺损区。

^{99m}TcMiBi 心肌灌注显像无明显再分布,需分别做运动及静息两次检查。

1. **静息显像**　静脉注射^{99m}TcMiBi 555～1 110 MBq,60～240 min 后显像,常规取前后位(ANT)、左前斜位(LAO)30°～45°、左前斜位(LAO)70°。

2. **运动试验**　为检查心肌缺血的主要方法。于运动高峰时注入^{201}Tl 60～74 MBq 并继续运动 30～60 s,运动结束后 5 min 即可进行显像,体位同静息显像;3～4 h 后做"再分布"显像,体位同静息显像。

3. **双嘧达莫试验**　用于某些不适宜进行运动试验,如支气管哮喘、慢性肺部疾患以及跛足等患者。按 0.568 mg/kg 的剂量给患者静脉注射双嘧达莫,于 4 min 内注射完毕,然后注入^{201}Tl 74 MBq,即刻行心肌显像,3～4 h 后行心肌再分布显像。

【临床应用】

(1)冠心病的诊断:心肌灌注显像可以提供心肌局部血流灌注的情况,是诊断冠心病、鉴别心肌缺血与梗死非常有价值的方法。

(2)左心室室壁瘤的应用,病变处放射性分布呈缺损,故可判断瘤体部位心肌组织梗死的程度与范围。

(3)冠状动脉搭桥术前、术后的应用:术前对心肌缺血与梗死进行鉴别。术后可判断缺血区的恢复状况,评估手术疗效。

(4)急性心肌梗死预后判断,由于心肌梗死患者的预后与梗死部位、范围密切相关,故心肌显像可协助判断其预后。

(5)溶栓疗法的监测,通过比较治疗前后病灶的范围,可对治疗效果作出评估。

三、肺灌注显像

【原理与方法】　肺毛细血管的内径平均为 8 μm,静脉注射直径为 10～60 μm 的放射性核标记的微粒,例如^{99m}Tc 标记的 MAA(macroaggregated albumin,大颗粒聚合人血清白蛋白),他们随血流到达肺血管床,一过性嵌顿在肺毛细血管或肺小动脉内,其分布与局部肺血流量成正比(r=0.97)。用核医学显影仪器在体外照相,即可得到反映局部肺血流灌注的影像。

患者取仰卧位,静脉注射显影剂,注射时尽可能减少回血,注射完毕即可显影。取前位(ANT)、后位(POST)、右侧位(RL)、左侧位(LL)、左前斜位(LAO)、右前斜位(RAO)、左后斜位(LPO)和右后斜位(RPO)进行显影。

【临床应用】 肺灌注显像对肺栓塞的早期诊断有重要价值,由于肺栓塞的临床症状不典型,故其误诊、漏诊率高达 80% 左右,如果及时诊断,死亡率可降到 8%。由于肺灌注显像是无创的检查方法,可直观地观察肺血流的灌注情况,故可方便地用来进行肺栓塞的疗效观察。对肺动脉高压等呼吸道疾病有一定的诊断价值。对肺部肿瘤术前判断及术后残留肺功能预测有临床指导意义,肺灌注安全、快捷、无创,有助于对手术的安全性作出可靠的估计,使一些肺功能较差的肺癌患者获得手术治疗的机会。肺灌注显像还可用于观察肺癌患者放疗的疗效。

四、骨显像

【原理与方法】 骨组织由无机盐和有机物组成,无机盐主要是羟基磷灰石结晶,晶体表面可对磷酸盐和磷酸化合物进行化学吸附,后两者还能与骨组织中的有机成分骨胶原,特别是未成熟骨母质相结合。将 ^{99m}Tc 亚甲基二磷酸盐(^{99m}TcMDP)注入静脉,通过上述机制沉积于骨组织中,在体外利用 γ 照相机或 SPECT 可获得全身或局部骨的放射性影像,称为全身或局部骨显像(bone imaging)。

骨组织聚集显像剂的量与其局部血流量、代谢活性有关。当局部血流量增加,成骨细胞活跃和新骨形成时,骨组织无机盐代谢趋于活跃,能比正常骨组织浓聚更多的放射性,在显像图上表现为局部放射性浓聚区;反之,当局部血供减少,病变区呈溶骨性改变,显像剂聚集亦随之减少,显像图上则出现放射性稀疏或缺损。因此,可根据显像图上的变化判断骨骼局部因血供、代谢活性改变而发生的疾病,并为临床提供有效的定位依据。

静脉注射 ^{99m}TcMDP 370~740 MBq 后嘱患者多饮水,以利于血中及组织中未被骨组织摄取的放射性物质尽快排出体外,2 h 后嘱患者排尿,仰卧于检查床,根据临床要求进行局部平面显像或全身骨显像。

【临床应用】

1. 恶性肿瘤骨转移的判断 恶性肿瘤有无骨转移对疾病分期、治疗方案选择及预后判断均有重要价值。骨显像是目前早期诊断骨转移癌最有价值的方法,且明显优于 X 线检查,其典型表现为多发性异常放射性浓聚区。同时,骨显像常用于恶性肿瘤患者术前筛选、转移性定位、治疗过程监测和复发预报等。

2. 原发性骨肿瘤的应用 多表现为局部放射性浓聚,其中成骨肉瘤、网状细胞瘤阳性率较高,而多发性骨髓瘤因瘤细胞可分泌作用于破骨细胞的多肽而产生溶骨,新生骨形成少,阳性率较低。对骨肿瘤进行骨显像时早期阳性率高,而晚期病灶出现骨硬化时显像可为阴性。

3. 骨折 某些细小的骨折常发生于颅骨、肋骨、指骨、掌骨及趾骨处,X 线平片常为阴性,而骨显像可在发病后数小时内即发现局部异常放射性浓聚区。

4. 股骨头缺血性坏死的诊断 早期病变部位骨显像呈局部放射性减低;当病情进展伴滑膜炎时,髋臼部位放射性可呈明显浓聚;当病变出现血管再生时,股骨头及其相邻部位放射性明显浓聚。

5. 移植骨术后监测 可判断手术疗效,如移植骨血运通畅,存活良好,其放射性浓聚程度应不低于周围正常骨组织及对侧相应部分,骨床连接处放射性增浓。如移植骨本身放射性减低,提示血运不良。

五、肝血池显像

【原理与方法】 肝脏有两套血供系统,约75%来自门静脉,25%来自肝动脉。当静脉"弹丸"式注入^{99m}TC标记的红细胞(^{99m}TC-RBC)后,正常情况下肝脏在动脉期不显影,到静脉期才显影。而肝肿瘤,尤其是恶性肿瘤的生长迅速,血供丰富,由动脉供血,动脉期病灶立即充填显影。

静脉"弹丸"式注射^{99m}TC-RBC 30 min后进行多体位静态显像,包括前位、后位、右侧位、每个体位采集750~1000 k。必要时进行1~5 h延迟显像。

【临床应用】 肝血池显像前应常规进行肝显像,如发现肝内占位性病变,再进一步做血池显像,肝血池显像对肝内占位性病变的性质可进行诊断和鉴别诊断,尤其是对肝血管瘤的诊断意义重大。由于肝癌病灶的供血来自肝动脉,血供丰富,因此在动脉期即可见到病灶区提前灌注。肝转移瘤大多数表现为多发占位性病变,也可以单发,其血供来自肝动脉,动脉期肝病灶区放射性仅稍增加,静脉期变淡,而血池相病变区放射性分布低于周围正常肝组织。

(宋连英,张立苹)

第三节 体外竞争性放射分析

体外竞争性放射分析法包括放射免疫分析法(radioimmunoassay, RIA)、免疫放射分析法(immunoradiometric assay, IRMA)、放射受体分析法及竞争性酶结合分析法,均为超微量分析方法。其中最经典的是放射免疫分析法,它是放射性核素示踪技术的高灵敏度和免疫学抗原抗体结合的高特异性相结合的产物。这种分析方法不仅灵敏度高,特异性强,并且还具有操作简便、重复性好和准确性高等优点。临床主要用于激素与肿瘤标志物等检测,如糖类抗原CA19-9、人绒毛膜促性腺激素(β-HCG)、TT_3、TT_4、fT_3、fT_4、反T_3(rT_3)、TSH、胰岛素(insulin)、C-肽、肾素、血管紧张素(ATⅡ)等,参见本书第十八章、第十九章和第二十章。

放射免疫分析法的基本原理为竞争性结合或竞争性抑制。标记抗原和未标记抗原对抗体有着相同的结合能力。因各地区人群、饮食、实验室技术以及选择参考组的不同,所以各实验项目的参考值都会有差异,因而每个实验室都应该建立自己的参考值。

(宋连英,张立苹)

第六篇

病历与诊断方法

第二十九章 病 历

导学

1. 掌握病历的格式和内容。
2. 熟悉病历书写的基本要求。

病历(clinical record, medical record)是指医务人员在疾病诊疗过程中形成的文字、符号、图表、影像、切片等资料的总和;由医务人员将问诊、体格检查、辅助检查、实验室检查、诊断、治疗、护理等过程中获得的资料,进行归纳、整理、分析后撰写完成。病历包括门(急)诊病历和住院病历。

一、病历书写的重要性

完整病历是临床医师在诊疗工作中的全面记录和总结,它记载了患者疾病发生、发展、诊疗经过及其转归的全部过程。完整病历不仅是临床医生确定诊治、预防措施的依据,同时还是临床、教学和科学研究的基础资料,更重要的是一份具有法律效力的医疗档案。书写系统而真实、完整的病历是医师必须掌握的一项基本技能,临床医师必须努力学习,以极其负责的精神和实事求是的科学态度进行病历的采集和书写。

二、病历书写基本要求

1. **书写认真,客观真实** 病历书写必须以严谨负责、实事求是的态度规范完成,内容要求客观真实,能准确反映患者的疾病过程和诊疗经过,不能有丝毫的臆断和虚构,坚决杜绝伪造病历、随意涂改病历的恶性行为。

2. **内容全面,系统完整** 病历内容要全面系统,但避免记流水账,应将搜集到的各种临床资料进行综合分析后有证有据、条理清楚、全面系统地记录下来。各项记录应注明年、月、日,危重抢救患者的记录除日期外,应记录到具体时间(时、分)。

3. **格式规范,表述准确** 病历书写格式应遵照卫健委最新版《病历书写基本规范》要求认真完成。语言表述力求精练、准确,语句通顺,标点正确。病历记录中要使用通用的医学词汇和术语,避免用俗语或俚语,要运用规范的汉语和汉字书写完成。

4. **字迹清晰,切忌涂改** 手写病历应使用蓝黑墨水笔或碳素墨水笔,字迹清晰、字体工整,不可潦草或涂改,记录结束时须签全名并易于辨认。电子病历严禁拷贝、粘贴,应根据本次住院所采集资料归纳、整理成文。

5. **严格审阅,规范修改** 实习医生书写的完整病历,应由上级医生审阅、修改后签名;进修医生由医疗机构根据其胜任本专业工作实际情况认定后书写病历。审阅中,对错字应当用双线划在错字上,保留原记录清楚、可辨,注明修改时间,并修改人签名,不得采用刮、粘、涂等方法掩盖原来的字迹。上级医师审阅后应用斜线相隔,在其左侧签署全名。

6. **尊重权利,和谐关系** 在病历书写中应注意体现患者的知情权和选择权,这也是和谐医患关系的重要环节。医务人员应当将治疗方案、治疗目的、检查和治疗中可能发生的不良后果以及对可能出现的风险和预处理方案如实告知患者或家属,待取得患者或家属同意后,由其签字确认,某些医疗活动需要的知情同意书应由患者或法定代理人签名。

三、病历的格式和内容

(一) 门(急)诊病历

门(急)诊病历,是患者在门(急)诊就诊时,由接诊医师即时书写完成的病历记录。

1. **门诊首诊病历**

(1) 病历首页(门诊手册封面):内容包括患者姓名、性别、年龄、单位、住址、门诊公(自)费,由挂号室或患者填写。X线号、心电图及其他特殊检查号、药物过敏情况等项目由接诊医师填写。

(2) 病历内容:简明扼要,重点突出。主要包括:① 一般项目:就诊日期(对危、急、重患者应记录具体时间)、科别。② 主诉:患者就诊的主要症状及持续时间。③ 现病史:患者本次就诊的主要病史。④ 既往史:记录与本病有关的各系统的疾患。⑤ 体格检查:主要是与主诉相关的常规查体项目。⑥ 诊断:已明确诊断的要写出中文诊断全称,不能明确诊断的,可在病名后加用"?"或写"某某原因待查"。⑦ 处理意见:包括各种检查项目、治疗措施,处方要有药物名称、总剂量及用法,最后医师签署全名。

(3) 各种检查:申请单、化验单应认真填写,并将检查项目及结果记录于病历中。

(4) 其他:对需要进行有创性检查或手术治疗的患者,应嘱其在知情同意书上签名,向患者或家属交代过的病情相关事项均须记录在案。

2. **门诊复诊病历** 重点记录首次就诊后的病情变化、治疗效果以及下一步处理方案,如需补充的实验室及其他检查项目等,其余内容同首诊病历。

3. **急诊留观病历** 是急诊患者因病情需要留院观察期间的记录。内容包括:就诊日期和时间、留观期间病情变化和诊疗措施。抢救危重患者时应记录救治的过程、措施及药物等,时间记录必须精确到分钟;对抢救无效死亡的患者,要记录死亡时间和最可能的死亡原因。

(二) 住院病历

住院病历是指患者入院后,由病房医师以及其他相关医务人员书写的各种医疗记录,是最完整的病历档案。内容包括住院病案首页、完整住院病历、入院记录、病程记录、手术同意书、麻醉同意书、输血治疗知情同意书、特殊检查(特殊治疗)同意书、病危(重)通知书、医嘱单、辅助检查报告单、体温单、医学影像检查资料、病理资料等相关资料。住院病历记录应尽可能完整,在实际工作中,可根据具体情况作适当增减。完整住院病历、入院记录要求在患者入院后 24 h 内完成;首次病程应当在患者入院 8 h 内完成;危、急、重症患者病历应在接诊后及时完成。临床各级医师必须熟练掌握住院病历书写的格式、基本要求及内容。

1. 完整住院病历的格式和内容

(1) 一般项目：姓名、性别、年龄、民族、婚姻状况、出生地、职业、入院时间、记录时间、病史陈述者以及可靠程度。

(2) 病史

1) 主诉：促使患者来医院就诊的最主要的症状(或体征)及其性质和持续时间。要求能正确反映患者的主要病情，文字要简明精练，一般不超过 20 个字。尽量避免用诊断术语进行表述。

2) 现病史：围绕主诉详细记录本次疾病发生、发展、演变和诊治经过的文字记录。通常包括发病时间、起病时情况、病情进展情况、伴随症状、诊治经过及结果等。与目前疾病有重要关系的伴发疾病也应记录在现病史中。

3) 既往史：描述患者过去的健康状况、疾病史、传染病史、预防接种史、手术外伤史、输血史、食物或药物过敏史以及系统回顾等。

4) 个人史：简要记录患者的出生地及长期居留地、生活习惯、饮食嗜好以及有无血吸虫疫水及其他传染病的接触史、职业与工作条件(有无工业毒物、放射性物质等接触史)以及冶游史等。

5) 婚姻史：记录患者婚姻状况、结婚年龄、配偶健康状况、有无子女及子女健康情况等。

6) 月经及生育史：记录月经初潮年龄、月经周期和经期日数、经血的量和色、经期症状、末次月经时间及闭经年龄、妊娠与生育胎次、人工或自然流产史等。

7) 家族史：直系亲属(父母、兄弟、姐妹)健康状况，有无与患者类似疾病，有无家族性遗传性疾病等。

(3) 体格检查

1) 生命体征：体温、脉搏、呼吸、血压。

2) 一般情况：发育、营养、体型、体位、步态、面容与表情、神志意识、语言情况、检查时是否与医生合作等。

3) 皮肤、黏膜：颜色、湿度、弹性，是否有水肿、皮下出血、皮疹、皮下结节或肿块、蜘蛛痣、肝掌、溃疡及瘢痕、毛发等，并明确记录其部位、大小及形态。

4) 淋巴结：全身或局部浅表淋巴结(耳前、耳后、乳突区、颏下、颌下、颈前、颈后、锁骨上窝、腋窝、滑车上、腹股沟及腘窝部等)有无肿大及肿大的数目、大小、压痛、硬度、移动性，局部皮肤有无红、肿、热、痛，瘘管或瘢痕等。

5) 头部及其器官

头颅：大小、形状、压痛、肿块、瘢痕、头发(量、色泽、分布)。

眼：眉毛(有无脱落、稀疏)，睫毛(是否倒睫)，眼睑(有无水肿、下垂、运动状况)、眼球(是否凸出、凹陷、运动状况，有无震颤、斜视)，结膜(是否充血、水肿、苍白，有无出血、滤泡)，巩膜(有无黄染)，角膜(有无混浊、瘢痕、云翳、白斑、溃疡等)，瞳孔(大小、形态、对称性、对光反射、调节和聚合反射)。

耳：耳郭形状、有无瘘管、结节、局部发热疼痛、牵拉痛，外耳道是否通畅，有无分泌物、血液或异物堵塞等，乳突有无红肿或压痛，听力情况等。

鼻：有无鼻外形异常、鼻翼扇动、鼻中隔偏曲或穿孔，有无鼻甲肥大阻塞、分泌物、出血，鼻窦有无压痛等。

口腔：气味，唇(畸形、颜色，有无疱疹、皲裂、溃疡、色素沉着)，牙(有无龋齿、缺牙、义齿、残根，并注明其位置)，牙龈(色泽，有无肿胀、溢脓、出血、铅线)，舌(形态、舌质、舌苔、运动，有无溃疡、震颤、偏斜），扁桃体（大小，有无充血、分泌物、假膜），咽（色泽、反射、有无分泌物），喉（发音是否清晰，有无嘶哑、喘鸣、失音等）。

6）颈部：是否对称，有无强直、活动受限，有无颈静脉怒张、肝颈静脉回流征、颈动脉或颈静脉异常搏动，气管位置是否居中，甲状腺（大小、硬度，有无结节、压痛、震颤、血管杂音）。

7）胸部

胸廓：是否对称，有无畸形、局部隆起或凹陷、压痛，呼吸（频率、节律、深度）；乳房（大小，有无红肿、橘皮样外观、压痛、肿块，乳头有无凹陷、红肿、压痛肿块及分泌物等）；胸壁有无水肿、皮下气肿、静脉曲张等。

肺脏：① 视诊：呼吸运动两侧是否对称、呼吸深度和节律变化、肋间隙（增宽、变窄）。② 触诊：语颤强弱，胸膜摩擦感、皮下捻发感，呼吸时胸廓活动度。③ 叩诊：叩诊音（清音、过清音、鼓音、浊音、实音，并描述部位），肺上界、肺下界及肺下界移动度。④ 听诊：呼吸音（性质、强弱、有无异常呼吸音），有无干、湿性啰音和胸膜摩擦音，语音传导情况。

心脏：① 视诊：心前区是否隆起，心尖搏动或心脏搏动的位置、范围及强度。② 触诊：心尖搏动的位置、强度，有无震颤（部位、期间），心包摩擦感。③ 叩诊：心脏左、右浊音界，可用左第2、第3、第4、第5肋间以及右第2、第3、第4距前正中线的距离（cm）表示，并注明左锁骨中线至前正中线的距离。④ 听诊：心率、心律、心音、心音变化（强度、性质、心音分裂以及额外心音）、杂音（部位、性质、时间、强度、传导方向）、心包摩擦音等。

血管：桡动脉，脉率，节律（规则、不规则、脉搏短绌），有无奇脉或交替脉，左、右桡动脉搏动强度。动脉壁的弹性和紧张度。周围血管征：有无毛细血管搏动征、枪击音、水冲脉、动脉异常搏动等。

腹部：① 视诊：腹部形状（是否对称、平坦，有无膨隆、凹陷），呼吸运动状况，有无皮疹、色素沉着、条纹、瘢痕、脐，有无疝、静脉曲张（及其血流方向）、胃肠蠕动波、上腹部搏动。② 触诊：腹壁紧张度，有无压痛、反跳痛、液波震颤、包块（部位、大小、形态、硬度、压痛、搏动、移动度）。a. 肝脏：大小，质地，表面及边缘情况，有无压痛、结节、搏动。b. 胆囊：大小，形态，有无压痛、墨菲征。c. 脾脏：大小，质地，表面及边缘情况，移动度、有无压痛、摩擦感。d. 肾脏：大小、形状、质地、压痛、移动度，有无肾及各输尿管点压痛。e. 膀胱：有无膨胀、压痛等情况。③ 叩诊：肝浊音界，有无肝区叩击痛、移动性浊音、高度鼓音、肾区叩击痛。④ 听诊：肠鸣音（正常、增强、减弱或消失），有无振水音、血管杂音。

8）肛门、直肠：有无痔疮、肛裂、脱肛、肛瘘。直肠指诊有无狭窄、包块、出血、压痛以及括约肌紧张度，前列腺大小、硬度，有无结节及压痛。

9）外生殖器：根据病情需要作相应的检查。男性：有无发育畸形、包茎、鞘膜积液，睾丸、附睾、精索状况。女性：检查时必须有女医护人员在场，必要时请妇产科医师检查。

10）脊柱：有无畸形，如侧凸、前凸、后凸，有无强直、压痛和叩击痛，活动度是否受限。

11）四肢：有无畸形、杵状指（趾）、静脉曲张、骨折，关节有无红肿、疼痛、压痛、积液、脱臼、活动度受限、畸形、强直，有无水肿、肌肉萎缩、肢体瘫痪或肌张力变化。

12）神经系统

生理反射：浅反射（角膜反射、腹壁反射、提睾反射等），深反射（肱二头肌反射、肱三头肌反射、桡骨骨膜反射、膝反射、踝反射等）。

病理反射：巴宾斯基征、奥本海姆征、戈登征、查多克征、霍夫曼征。

脑膜刺激征：颈项强直、凯尔尼格征、布鲁津斯征。必要时可行神经系统其他检查。

13）专科情况：外科、妇科、眼科、神经精神科等专科特殊情况由专科医师记录书写。

（4）实验室及辅助检查：要求在患者入院后 24 h 内完成血、尿、粪三大常规检查。患者住院期间根据病情需要，进行与本疾病有关的主要实验室检查及辅助检查。

（5）摘要：将病史、体格检查、实验室检查及其他辅助检查结果等资料进行摘要综合、整理、概述，揭示诊断的依据，使其他医生或会诊医生通过摘要内容能了解基本病情。

（6）初步诊断：列出已确定的诊断或可能诊断的病名，应尽可能包括病因诊断、病理解剖诊断、功能诊断。第一诊断必须与主诉和现病史吻合或一致，诊断名称应确切，主次分明，按顺序排列。

（7）签名：病历书写者签署全名。

2. 入院记录　内容同住院病历，但不再逐项列标题描述，而是按主诉、现病史、既往史等内容顺序分段书写，要求重点突出、简要扼要，最后写初步诊断，病名按主次顺序排列（格式、内容见病历举例）。

3. 病程记录　是经治医师对患者住院期间病情和诊疗过程的连续性记录，要求客观如实。完整详实的病程记录是医疗质量核心的重点，每一位医师必须掌握。主要种类如下。

（1）首次病程记录：指患者入院后由经治医师或值班医师书写的第 1 次病程记录，应当在患者入院后 8 h 内完成。内容包括：病史、体格检查、重要的实验室及其他检查，初步诊断、诊断依据以及鉴别诊断和诊疗计划等。

（2）日常病程记录：指患者住院期间诊疗过程的经常性、连续性记录。由经治医生书写并签名，也可由实习医生书写，经治医师审阅修改后签名。对病情稳定患者至少 3 日记录 1 次；对病重患者至少 2 日记录 1 次；对危重患者应根据病情变化随时记录，并注明具体时间，每日至少记录 1 次。

（3）上级医师查房记录：主要是上级医师查房时对患者的病史补充、病情分析、诊断、鉴别诊断意见、当前诊疗的意见和下一步诊治方案等的记录。书写上级医师查房时应记录日期、上级医师的姓名、专业技术职务。主治医师首次查房记录，应于患者入院 48 h 内完成。对危急重疑难病例应及时记录主任或副主任医师查房记录。

（4）会诊记录（含会诊意见）：指患者在住院期间需要其他科室或其他医疗机构医师会诊时的记录，分别由申请医师和会诊医师书写，内容包括申请会诊的理由和会诊意见。申请会诊医师应在随后的病程记录中记录会诊意见及其执行情况。常规会诊在会诊申请发出后 48 h 内完成，而急会诊在 10 min 内完成。

（5）疑难病例讨论记录：由科主任或副主任医师以上医师召集有关医务人员对诊断困难或疗效不确切的病例进行讨论时的记录。内容包括日期、主持人、参加人员的姓名、专业技术职务，讨论的具体意见及结论等。

（6）交接班记录：是指因工作需要，患者经治医师调换，由交班和接班医师分别对患者的病情和诊疗情况进行的简要总结。内容包括入院日期，交、接班日期，患者姓名、年龄等一般情况，入院情况、入院诊断、诊疗过程、目前情况、交班注意事项和接班下一步诊疗计划，交班和接班医师分别签名。

（7）阶段小结：对长期住院患者，由经治医师每月作一阶段小结。主要记录患者入院情况和入院诊断、诊疗经过、目前状况、目前诊断及下一步诊疗措施等。

(8) 有创诊疗操作记录：根据病情医师对患者进行的诊断、治疗性操作(如胸腔穿刺、腹腔穿刺等)的记录,操作完成后应即刻书写完成,内容主要是诊疗操作经过,以及术后注意事项等。

(9) 转科记录：患者在住院期间出现其他科室情况需要转科时,经本科室医生申请有关科室医师会诊后同意转科,应由转出科室的医生书写转出记录,主要是病历摘要、诊疗经过、患者现状和转科理由。同时,转入科室医师于患者转入后 24 h 内应完成转入记录,内容主要是患者转入原因、转入前病情、转入后的症状及体格检查、重要的实验室及其他检查结果、转入后的诊疗计划等。

(10) 术前小结：由经治医师在手术前书写完成的小节。内容主要是病史摘要、术前诊断、手术指征、拟施手术名称、术式、日期,拟施麻醉方式以及术前准备情况等。

(11) 术前讨论记录：针对病情较重或手术难度较大的患者,手术前对其拟实施手术方式和术中可能出现的问题及应对措施所作的讨论。内容主要是术前准备情况、手术指征、手术方案、可能出现的意外及防范措施等。

(12) 麻醉术前访视记录：是麻醉医师在麻醉实施前对患者拟施麻醉进行风险评估的记录。内容主要是简要病史、与麻醉相关的辅助检查结果、拟行手术方式、拟行麻醉方式、麻醉适应证、麻醉中需注意的问题、术前麻醉医嘱等。

(13) 麻醉记录：是指麻醉医师在麻醉实施过程中书写的麻醉经过及处理措施的记录。

(14) 手术记录：是指手术者书写的手术经过的记录,应在手术后 24 h 内完成。其内容主要包括：手术日期、时间、术前诊断、术中诊断、手术名称、手术医师、麻醉医师等。手术过程应具体详细记录。

(15) 术后首次病程记录：由手术者或第 1 助手及时书写,内容包括手术时间、术中诊断、麻醉方式、手术方式、手术简要经过、术后处理措施、术后需严密观察和注意的事项。

(16) 麻醉术后访视记录：由麻醉医师对术后患者麻醉恢复情况进行访视的记录。主要是患者一般情况、麻醉恢复情况、清醒时间、术后医嘱、是否拔除气管插管等。

(17) 抢救记录：对病情危重患者实施抢救时作的记录。内容包括：病情变化、抢救时间(应当具体到分钟)、抢救措施等。

(18) 死亡记录：指经治医师对死亡患者住院期间诊疗和抢救经过的记录,应在死亡后 24 h 内完成。内容包括：患者入院日期、一般项目、病史摘要、住院诊治情况,重点是病情变化及抢救经过、死亡的日期及时间(具体到分钟)、死亡原因和最后的诊断。

(19) 出院记录：由经治医师对患者住院期间诊疗情况的总结,应在患者出院后 24 h 内完成。内容包括患者一般项目、出院日期、入院日期,重点是入院时情况、入院诊断、住院期间诊治效果、出院时情况(包括症状和体征、重要的实验室及其他检查结果)、出院诊断和出院医嘱。

(20) 病重(病危)患者护理记录：由护士根据医嘱和病情观察对病重患者住院期间护理过程所作的记录。

4. 知情同意书的种类和书写内容

(1) 手术同意书：是经治医师在手术前,向患者及家属告知拟施手术的相关情况,并由患者、家属签署是否同意手术的意见和签名的医疗文书。

(2) 麻醉同意书：是麻醉医师在麻醉前,向患者告知拟施麻醉的相关情况,并由患者、家属签署是否同意麻醉的意见和签名的医疗文书。

(3) 输血治疗知情同意书：指输血前,经治医师向患者告知输血的相关情况,并由患者、家属签署是否同意输血的意见和签名的医疗文书。

(4) 特殊检查(治疗)知情同意书：指在进行特殊检查、特殊治疗前,经治医师向患者及家属告之这些检查(治疗)的相关情况,并由患者、家属签署是否同意检查、治疗的意见和签名的医疗文书。

(5) 病危(重)通知书：当患者病情危、重时,由经治医师或值班医师向患者家属告知病情,并由患方签名的医疗文书,重点是患者目前的诊断及病情危重情况。

5. **住院病历的其他内容** 包括医嘱、体温单、辅助检查报告、医学影像检查资料、病理资料等。

目前,有些医院在用打印病历(如 Word 文档、WPS 文档等)。内容、格式同手写病历,但要求统一纸张、字体、字号、排版格式。病历完成后及时打印,由相应医务人员手写签名。已打印并签名的病历不得修改。

(三)再次住院病历

患者因同一种疾病再次或多次住入同一医疗机构时书写的记录。要求基本同入院记录。

四、病历书写举例

(一)完整住院病历

住 院 病 历

姓名：刘某　　　　　　　　　性别：男
年龄：56 岁　　　　　　　　 婚姻：已婚
民族：汉　　　　　　　　　　职业：干部
出生地：××省××市　　　　 现住址：××省××市××路××号
入院日期：2012 年 1 月 26 日 4pm　　病史陈述者：患者本人
记录日期：2012 年 1 月 26 日 5pm　　可靠程度：可靠

主诉：发作性心前区疼痛 1 年余,加重 1 日。

现病史：1 年多前,患者于旅游中出现了胸闷、心前区疼痛,历时短暂,约 1 min,经休息心前区疼痛很快消失,未引起重视。随后,每于劳累时便出现上述症状,每次持续 1～2 min。为此患者曾就诊市人民医院,心电图提示心肌供血不足,给予扩冠治疗(具体不详),症状改善。3 个月前在一次晨练中再次出现心前区疼痛,剧烈、呈压榨样,并牵涉至左颈、左肩及左上肢,伴有明显的窒息感,历时约 2 min,即刻含服硝酸甘油 1 片,症状改善,由于较前严重,患者随即住入省医院内科,于胸闷发作时进行心电图检查,显示 V_1～V_3 导联 ST 段水平型降低,T 波低平,诊断为"冠心病,劳累型心绞痛"。予硝酸甘油、酒石酸美托洛尔、阿司匹林、维生素 E 等药物治疗,症状改善后出院。1 日前在办公室打扫卫生过程中突感心前区剧烈压榨样疼痛,且再次牵涉至左颈、左肩及左上肢,有窒息感、濒死感,伴大汗、头晕、全身无力,含服硝酸甘油后近 20 min 症状无改善。由同事急送医院,急查心电图显示：V_1～V_3 导联 ST 段抬高,呈弓背向上单向曲线。门诊以"冠心病,急性心肌梗死"收住入院。患者自发病以来,无意识丧失、抽搐,无咳嗽、咯痰、咯血,无恶心、呕吐等。

既往史：患者既往有十二指肠溃疡病史 2 年,曾予西咪替丁、铋剂、阿莫西林、甲硝唑以及中草药治疗,病情改善。但目前,上腹部于空腹时仍有发作性疼痛,少量进食后可缓解。否认高血压病、糖尿病病史,否认肝炎、结核病史。预防接种史不详,无手术外伤史、输血史、食物或药物过敏史。

系统回顾：

呼吸系统：无呼吸困难、咳嗽、咯痰、咯血史,无哮喘史。

循环系统：胸闷、心前区压榨性疼痛,否认高血压、肺源性心脏病病史。

消化系统：间断性上腹部不适2年,空腹时出现,少量进食后可缓解。否认恶心、呕吐、腹泻及黑便史。

泌尿生殖系统：无尿频、尿急、尿痛,无水肿、血尿、蛋白尿,无寒战、发热伴腰痛史,无外生殖器溃疡史等。

造血系统：无皮肤紫癜或皮下出血史,无鼻出血史,无贫血史。

神经系统：紧张劳累时偶尔出现头痛、头晕。无晕厥、意识障碍、语言障碍、抽搐、癫痫发作史。

内分泌系统：无口渴多饮、多尿、消瘦史,无怕热、多汗、失眠史,无毛发分布异常史。

运动系统：无关节红肿、疼痛及运动障碍史。

个人史：出生于当地,无长期外出居住史,否认血吸虫病流行区疫水接触史。吸烟史30年,平均10支/日,近3年已戒烟。不嗜酒。否认冶游史。

婚育史：结婚30年,爱人体健,有一儿一女,健康。

家族史：父亲因高血压脑出血于5年前去世,母亲患有"胃炎"。有兄妹各一人,身体均健康。家族中无相关类似疾病史,无遗传病、先天性疾病及其他传染病史。

体 格 检 查

T：37.5℃   P：86次/min   R：24次/min   Bp：110/75 mmHg

一般情况：发育正常,营养中等,自动体位,精神欠佳,神志清晰,言语流利,对答切题,查体合作。

皮肤黏膜：皮肤无黄染,未见出血点、皮疹、肝掌及蜘蛛痣。

淋巴结：全身浅表淋巴结未触及肿大。

头部：无畸形,头发略花白,分布均匀。

眼：无眉毛脱落、倒睫,眼睑无水肿,睑结膜无充血,未见出血点,巩膜无黄染,角膜透明,眼球运动自如,瞳孔等大等圆,对光反射灵敏。

耳：听力正常,外耳道无流脓,耳郭、乳突无压痛。

鼻：鼻翼无扇动,鼻窦区无压痛,无流涕、出血。

口腔：口唇无发绀,牙齿排列整齐,无龋齿、缺齿,牙龈无红肿、溢脓。咽无充血,双侧扁桃体无肿大。

颈部：无颈项强直,颈动脉无异常搏动,颈静脉无怒张。气管居中,甲状腺无肿大。

胸部：胸廓两侧对称,无畸形,呼吸运动规律。

肺脏：视诊,双侧呼吸运动对称。

触诊,双侧呼吸运动一致,语颤无增强或减弱,未触及胸膜摩擦感。

叩诊,双侧清音,肺下界在右锁骨中线第6肋、腋中线第8肋、肩胛下角线第10肋。肺下界移动度6 cm。

听诊,双侧肺呼吸音清晰,未闻及干、湿性啰音及胸膜摩擦音。

心脏：视诊,心前区无隆起、凹陷、异常搏动,心尖搏动在左侧第5肋间锁骨中线内1 cm处,搏动范围直径约1.5 cm左右。

触诊,心尖搏动在左侧第5肋间锁骨中线内1 cm处,较弱,无震颤及摩擦感。

叩诊,心界不大,心浊音界如下所示。左锁骨中线距前正中线的距离约9.0 cm。

右（cm）	肋 间	左（cm）
2.5	II	2.5
2.5	III	4.0
3.5	IV	5.5
	V	8.0

听诊，心率 86 次／min，心律整齐，第 1 心音稍减弱，$A_2 > P_2$。心尖区可闻及 2/6 级收缩期吹风样杂音，柔和，不传导，未闻及心包摩擦音。

周围血管征：无毛细血管搏动征、枪击音及水冲脉，未闻及杜氏双重杂音。

腹部：视诊，平坦，无腹壁静脉曲张，未见胃肠型及蠕动波。

触诊，腹软，剑突下偏右轻压痛，无反跳痛及肌紧张，未触及包块，肝、脾肋下未触及。墨菲征（一）、麦氏点（一）；双肾未触及，未触及液波震颤。

叩诊，肝上界在右锁骨中线第 6 肋间。腹部呈鼓音，移动性浊音（一），肝区及双肾区无叩击痛。

听诊，肠鸣音 4 次／min，无震水音，无血管杂音。

外生殖器及肛门：无肛裂、痔疮，未发现肿块，外生殖器发育正常。

脊柱与四肢：无畸形，活动自如，关节无红肿，四肢欠温，下肢无水肿。

神经系统：生理反射存在，未引出病理反射。

实验室及其他检查

心电图：窦性心律，心率 86 次／min，$V_1 \sim V_3$ 导联 ST 段抬高，呈弓背向上单向曲线。

血清心肌坏死标记物：血清肌酸激酶 196 U／L，血清肌酸激酶同功酶 20%，乳酸脱氢酶同工酶 36.5%，心肌肌钙蛋白 I 3.6 μg／L。

血脂检查：血清总胆固醇 6.87 mmol／L，低密度脂蛋白胆固醇 4.53 mmol／L，高密度脂蛋白胆固醇 1.02 mmol／L，血清三酰甘油 2.46 mmol／L。

血糖检查：空腹血糖 5.1 mmol／L。

血常规：白细胞计数 15.1×10^9／L，中性分叶核粒细胞 0.79，淋巴细胞 0.21；红细胞计数 4.86×10^{12}／L，血红蛋白 152 g／L。

摘 要

患者刘某，男性，56 岁。主因发作性心前区疼痛 1 年余，加重 1 日入院。1 年多前，患者于旅游中出现了胸闷、心前区疼痛，历时短暂，约 1 min，经休息心前区疼痛很快消失，未引起重视。随后，每于劳累时便出现上述症状，每次持续 1～2 min。为此患者曾就诊市人民医院，心电图提示心肌供血不足，给予扩冠治疗（具体不详），症状改善。3 个月前在一次晨练中再次出现心前区疼痛，剧烈、呈压榨样，并牵涉至左颈、左肩及左上肢，伴有明显的窒息感，历时约 2 min，即刻含服硝酸甘油 1 片，症状改善。由于较前严重，患者随即住入省医院内科，于胸闷发作时进行心电图检查，显示 $V_1 \sim V_3$ 导联 ST 段水平型降低，T 波低平，诊断为"冠心病，劳累型心绞痛"。予硝酸甘油、酒石酸美托洛尔、阿司匹林、维生素 E 等药物治疗，症状改善后出院。1 日前在办公室打扫卫生过程中突感心前区剧烈压榨样疼痛，且再次牵涉至左颈、左肩及左上肢，有窒息感、濒死感，伴大汗、头晕、全身无力，含服硝酸甘油后近 20 min 症状无改善。由同事急送医院，急查心电图显示：$V_1 \sim V_3$ 导联 ST 段抬高，呈弓背向上单向曲线。门诊以"冠心病，急性心肌梗死"收住入院。患者自发病以来，无意识丧失、抽搐,无咳嗽、咯痰、咯血,无恶心、呕吐等。

患者既往有十二指肠球部溃疡病史 2 年。否认高血压、糖尿病病史。

入院体格检查:T 37.5℃,P 86 次/min,R 24 次/min,BP 110/75 mmHg。神志清晰,查体合作。双侧肺呼吸音清晰,无干湿啰音,心界无扩大,未触及震颤,心率 86 次/min,律齐,第 1 心音稍减弱,$A_2 > P_2$,心尖区可闻及 2/6 级收缩期吹风样杂音,不传导。腹平软,剑突下偏右轻压痛、无包块,肝、脾肋下未触及,麦氏点(-)。双肾未触及,无液波震颤。四肢欠温,下肢无水肿。

心电图:提示 $V_1 \sim V_3$ 导联 ST 段抬高,呈弓背向上单向曲线。

实验室及其他检查:血清肌酸激酶 196 U/L,血清肌酸激酶同功酶 20%,乳酸脱氢酶同工酶 36.5%,心肌肌钙蛋白 I 3.6 μg/L。血清总胆固醇 6.87 mmol/L,低密度脂蛋白胆固醇 4.53 mmol/L,高密度脂蛋白胆固醇 1.02 mmol/L,三酰甘油 2.46 mmol/L。空腹血糖 5.1 mmol/L。外周血象:白细胞计数 15.1×10⁹/L,中性分叶核粒细胞 0.79,淋巴细胞 0.21。

入院诊断:
　1. 冠状动脉粥样硬化性心脏病
　　急性前间壁心肌梗死
　2. 十二指肠溃疡
　3. 血脂异常

　　　　　　　　　　　　　　　　　　　　　　　　　　　医生签名:

(二) 入院记录

入 院 记 录

胡某,32 岁,男性,已婚,律师。因反复上腹部疼痛,伴反酸 1 个月,黑便 1 日,于 2012 年 3 月 7 日入院。

患者于 1 个月前因连续工作 24 h 后出现反复中上腹偏右处疼痛不适,多于餐前发生,伴反酸,进食后可缓解,有时下半夜亦有发作。因工作忙,未予重视。2 日前午餐进食竹笋后又出现上腹疼痛,自服阿托品后好转。今晨起解柏油样大便,不成形,约 500 ml。下午又先后解黑便 2 次。病程中无呕血、昏厥。由急诊收治入院。

近 2 年有血压偏高史(具体不详),未用药物治疗。无烟酒嗜好。其母亲有十二指肠球部溃疡史。

体格检查:T 37.8℃,P 102 次/min,R 24 次/min,BP 85/50 mmHg。患者呈贫血貌,神志清楚,查体合作。发育正常,营养中等。全身皮肤无黄染,无出血点。全身浅表淋巴结未触及。结膜苍白,巩膜无黄染。甲状腺无肿大。胸廓对称,胸骨无压痛。两肺叩诊呈清音,呼吸音清晰。心浊音界不大,心率 102 次/min,律齐,心尖区可闻及 2/6 级柔和的收缩期吹风样杂音。腹部平软,中上腹偏右轻压痛,无肌卫,无反跳痛,墨菲征(-)。肝上界在右锁骨中线第 5 肋间,肋缘下未及,肝区叩痛(-)。脾左肋缘下未扪及。移动性浊音(-),肠鸣音活跃。四肢欠温,双下肢无凹陷性水肿。膝反射正常,未引出病理反射。

实验室检查:血常规:白细胞计数 5.5×10⁹/L,中性分叶核粒细胞 0.68,淋巴细胞 0.32;红细胞 1.98×10¹²/L,血红蛋白 49 g/L;血小板计数 190×10⁹/L。粪便隐血:(++++)。

初步诊断:
　1. 十二指肠球部溃疡并发上消化道出血

2. 继发性贫血
3. 失血性休克

医师签名：

（三）病程记录

首次病程记录

2012－2－16　10:50

　　李某,女性,65 岁,汉族,已婚,工人。慢性咳嗽、咯痰近 20 年,活动气急 10 余年,加重伴发热 1 周。于 2012 年 2 月 16 日 10:50 入院。

　　患者于 20 年前受寒后出现咳嗽、咳痰,且反复发作,每于入冬后症状加重。常自服"消炎药、止咳药"缓解症状,未进行正规治疗。10 年前开始于活动时出现喘息、气急,曾就诊市人民医院,经 X 线等检查,诊断为"慢性支气管炎、慢性阻塞性肺气肿",给予"左氧氟沙星、氨茶碱、川贝枇杷膏"等药物治疗,症状改善。但病情时好时坏,以冬季为重,每次均需抗感染、对症治疗。1 周前,受寒后病情再次加重,气急、发绀、咳嗽、咳黄痰,晨起痰多,并出现发热、下肢水肿,自服药物无效,于今晨来院就诊。胸片检查:双肺野透亮度增加,肺纹理紊乱,肺动脉段突出。心电图提示房颤、低电压、肺型 P 波、电轴右偏。外周血象:白细胞计数 11.8×10^9/L,中性分叶核粒细胞 0.81,淋巴细胞 0.17,嗜酸性粒细胞 0.02;红细胞计数 5.26×10^{12}/L,血红蛋白 158 g/L。为进一步诊治,门诊以"慢性阻塞性肺疾病急性加重期、慢性肺源性心脏病心力衰竭"收住院。患者自发病以来精神差,食欲不好,无畏寒、胸痛、咯血,无头痛、头晕,夜间高枕卧位,睡眠尚可。否认有糖尿病、肝炎、风湿性心脏病、支气管哮喘、支气管扩张症、肺结核等病史,无外伤、手术、输血史。吸烟 30 多年。

　　体格检查:T 38.6℃,P 92 次/min,R 28 次/min,BP 130/85 mmHg。神志清,半卧位。口唇轻度发绀,咽轻度充血,扁桃体无肿大。颈静脉怒张。桶状胸,双肺叩诊过清音,触觉语颤减弱,双肺呼吸音粗,可闻及干、湿性啰音,无胸膜摩擦音。剑突下可见心脏搏动,心界向左略大,心率 125 次/min,心音强弱不等,剑突下可闻及 2/6 级收缩期吹风样杂音,吸气时明显。腹平软,肝肋下 2 cm、剑突下 3 cm 可触及,表面光滑,边缘厚钝,有触痛,肝颈静脉反流征(＋)。杵状指(＋),双下肢凹陷性水肿。生理反射存在,病理反射未引出。

　　病例特点:

　　(1) 患者,老年,女性。有吸烟嗜好,吸烟 30 多年,10 多支/日。

　　(2) 慢性起病,咳嗽、咳痰史 20 年,喘息 10 余年,病情反复发作,且以冬季为重。

　　(3) 1 周前,受寒后病情再次加重,气急、发绀、咳嗽、咳黄痰,晨起痰多,并出现发热、下肢水肿。无畏寒、胸痛、咯血、无头痛、头晕等。

　　(4) 体格检查:患者 T 38.6℃,P 92 次/min,R 28 次/min,BP 130/85 mmHg。咽轻度充血,扁桃体无肿大。颈静脉怒张。桶状胸,双肺叩诊过清音,触觉语颤均等减弱,双肺呼吸音粗,可闻及干、湿性啰音。剑突下可见心脏搏动,心界向左略大,心率 125 次/min,心音强弱不等,剑突下闻及吹风样 2/6 级收缩期杂音,吸气时明显。腹平软,肝肋下 2 cm、剑突下 3 cm 可触及,表面光滑,边缘厚钝,有触痛,肝颈静脉反流征(＋)。杵状指(＋),双下肢凹陷性水肿。

　　(5) 实验室及辅助检查:患者血常规,白细胞计数 11.8×10^9/L,中性分叶核粒细胞 0.81,淋巴细胞 0.17,嗜酸性粒细胞 0.02;红细胞计数 5.26×10^{12}/L,血红蛋白 158 g/L。胸片提示双肺野透亮度增加,肺纹理紊乱,肺动脉段突出,心影向左略大;心电图提示房颤、低电压、肺型 P 波、电轴右偏。

初步诊断：① 慢性阻塞性肺疾病急性加重期。② 慢性肺源性心脏病。③ 慢性心力衰竭、心律失常（房颤）。

诊断依据：① 患者，老年，女性，有吸烟史 30 多年。② 慢性咳嗽、咳痰病史 30 余年，喘息 10 余年，病情反复，冬季为重。③ 1 周前，受寒后病情再次加重，气急、发绀、咳嗽、咳黄痰，晨起痰多，并出现发热、下肢水肿。④ 查体发现患者体温高，呼吸快，有慢性支气管炎、慢性阻塞性肺气肿体征；心脏检查有房颤，剑突下可见心尖搏动；腹部检查发现肝脏肿大，有触痛，肝颈静脉反流征（＋）。杵状指（＋），双下肢凹陷性水肿。⑤ 实验室及其他检查，患者有感染血象，红细胞、血红蛋白增多；胸片提示双肺野透亮度增加，肺纹理紊乱，肺动脉段突出，心影向左略大；心电图提示房颤、低电压、肺型 P 波、电轴右偏。

鉴别诊断：主要与支气管哮喘、心源性哮喘、肺炎链球菌肺炎以及支气管扩张症等疾病鉴别。① 支气管哮喘：常幼年发病，多有家族遗传性过敏史。接触过敏原后发病，发作时双肺满布哮鸣音，发作过后体征消失。支气管舒张试验阳性。该患者从年龄、病史、发病的临床特点均不符合。可进行肺功能检查明确诊断。② 肺炎链球菌肺炎：青壮年多见，急性发病，寒战、高热、胸痛、咳嗽、咯铁锈色样痰，X 线片状致密阴影，痰菌培养可发现肺炎链球菌。③ 支气管扩张症：有反复发热、咳嗽、咳痰、咯血特点，该患者临床表现不符，可做 CT 排除诊断。④ 心源性哮喘：见于左心衰竭，患者多有高血压、冠心病、风湿性心脏病病史，端坐呼吸，阵发性咳嗽，咳粉红色泡沫痰，有大心脏、奔马律、肺部广泛湿啰音和哮鸣音。胸片示心脏增大。该患者从病史、症状、体征及影像学检查结果均不符合。可进行心脏彩超进一步明确诊断。

诊疗计划：① 一级护理，吸氧（1.5 L／min），低盐饮食。② 入院后完善各项辅助检查，查尿、便常规，电解质，血气分析，肝肾功能检查，肺功能检查，痰菌培养加药敏试验，必要时做心脏彩超检查等。③ 治疗选用哌拉西林舒巴坦钠、左氧氟沙星控制感染，多索茶碱、氨溴索祛痰平喘，氢氯噻嗪、氨苯蝶啶间断应用利尿消肿，小剂量毒毛花苷 K 改善心功能，肝素抗凝治疗。④ 病情稳定后指导患者呼吸功能锻炼。

医师签名：

日常病程记录

2012－2－17　9：00

患者入院第 2 日，经吸氧、控制感染、祛痰平喘等治疗症状有所改善，饮食睡眠尚好。体格检查：神志清楚，情绪稳定，生命体征平稳。口唇发绀减轻，心率 116 次／min。双肺仍可闻及干、湿性啰音。血气报告：pH7.32，二氧化碳分压 56 mmHg，氧分压 69 mmHg。二氧化碳分压高于 50 mmHg，氧分压虽然没有低于 60 mmHg（与患者目前正在低流量、低浓度吸氧有关），但还是考虑 Ⅱ 型呼吸衰竭可能存在。肺功能检查结果：$FEV_1／FVC$ 60％，FEV_1 76％预计值，支持慢性阻塞性肺疾病的诊断。其他检查报告未到。请示科主任、主任医师刘某给予查房指导。

医师签名：

上级医师查房记录

2012－2－18　9：30

上午 8 点 30 分，科主任、主任医师刘某查房。看了患者及病历资料，同意慢性阻塞性肺疾病急性加重期、Ⅱ 型呼吸衰竭、慢性肺源性心脏病、慢性心力衰竭、心律失常（房颤）的诊断。指示：观察患者有无头痛、烦躁不安、神志变化，有无球结膜水肿，注意发生肺性脑病。要及时和家属沟通、交待病情。继续低流量、低浓度持续给氧,重点控制感染,做痰培养加药敏试验,选择敏感抗生素,平喘药可雾化吸入。嘱患者戒烟,随时监测血气变化,关注肝肾功能检查以及其他辅助检查的报告结果,注意水电解质酸碱平衡紊乱。

医师签名:

(四) 死亡记录

死 亡 记 录

张某,女,39 岁。因发热 2 个月,面部水肿 1 个月,于 2001 年 12 月 20 日入院。入院后因病情恶化,抢救无效,于 2002 年 1 月 8 日 16 点 20 分死亡。

患者入院前 2 个月,反复发热,继之出现面部水肿,进行性贫血,肾功能进行性恶化,心脏进行性增大及肝脏增大,红细胞沉降率增快。入院后,经检查发现血狼疮细胞阳性,抗核抗体 1∶5 240 阳性,临床诊断为系统性红斑狼疮。给予泼尼松 50 mg,每日 1 次口服,环磷酰胺 600 mg/24 h(连续静脉滴注 2 日,每 2 周 1 次)治疗,患者症状有所缓解。但 4 日前,尿量逐渐减少,并出现痰中带血,时有夜间阵发性呼吸困难,给予利尿、止血,加强抗感染及支持疗法等处理,病情仍有恶化趋势。患者于 1 月 8 日 16 点,突然咯出大量鲜血,呼吸骤停,心电监护示室性逸搏节律,即予吸痰,使用呼吸兴奋剂等心肺复苏抢救,呼吸未恢复,16 点 20 分心跳停止,心电图显示等电位线,抢救无效死亡。

死亡原因:肺出血,窒息。

死亡诊断:系统性红斑狼疮

　　　　　狼疮性肾炎(急进型)

　　　　　狼疮性心肌损害,急性左心衰竭

　　　　　狼疮性肺损害,肺出血

主治医师(签名)/住院医师(签名):

(五) 出院记录

出 院 记 录

范某,女,28 岁,工人,2000 年 6 月 12 日出院,共住院 22 日。

患者因寒战、发热伴腰痛、尿频、尿急 3 日入院。入院时体温 38.8℃,双侧上输尿管点有压痛,双肾区叩击痛。尿常规:尿蛋白微量,白细胞(++),红细胞 4~8 个/高倍镜视野,脓细胞(++)。入院后做中段尿培养,结果为大肠埃希菌生长,菌落数大于 10^5/ml,临床诊断为急性肾盂肾炎。入院后给予抗感染治疗及中药辅助治疗,症状消失,尿常规正常,尿培养阴性,故予出院,门诊继续治疗。

出院诊断:急性肾盂肾炎。

出院后注意事项:

(1) 注意预防感冒和避免过度疲劳。

(2) 门诊随访,继续维持中药治疗,继续服用抗生素,总疗程为 1 个月。

(3) 复查小便,停药后连续 3 次尿培养。

主治医师(签名)/住院医师(签名):

(六) 门诊病历

门 诊 病 历

内科:孙某,男性,20 岁,学生。

2012 - 3 - 16　9am

主诉：寒战、发热伴咽喉疼痛 1 日。

现病史：患者 1 日前受寒后出现寒战、发热、咽喉疼痛，次日出现咳嗽，咳少量白痰，自服"感冒冲剂"无效来院就诊。患者既往健康，无任何病史，无食物、药物过敏史。

查体：T 39.1℃，BP 110/70 mmHg。急性病容，咽部充血，双侧扁桃体Ⅱ度肿大，表面可见少量黄色分泌物。心率 92 次/min，规则，心音强，各瓣膜听诊区未闻及病理性杂音。双肺呼吸音增强，未闻及干、湿性啰音。腹平软，全腹无压痛，肝脾未触及。

处理：① 血常规：白细胞计数 11×10^9/L，中性分叶核粒细胞 0.83，淋巴细胞 0.17。② 胸部 X 线：双肺纹理清晰，心肺未见异常。

初步诊断：急性化脓性扁桃体炎。

治疗：青霉素 G 针剂 80 万 U，肌内注射，每日 2 次（皮试）。金银花颗粒 10 g，开水冲服，每日 3 次。

建议：休息、多喝水、清淡饮食。

医师签名：

（杨　娟）

第三十章 诊断步骤和临床思维

导学

掌握诊断的内容。熟悉诊断疾病的步骤和思维过程。

诊断是将问诊采集到的临床资料,结合体格检查、实验室及其他检查的结果进行归纳整理、综合分析、推理判断,作出合乎患者客观实际结论的过程。完成这个过程,不仅需要正确的诊断步骤和科学的思维方法,还需要有系统渊博的医学知识和娴熟的诊疗技术,正确的诊断是临床医生防病治病、实施预防措施的重要依据。因此临床医生应为之不断努力,提高临床诊疗水平。

一、诊断步骤

确定诊断的过程实质上是通过疾病的临床表现去探求疾病的本质,从感性认识上升到理性认识,再由理性认识回到医疗实践中去反复验证的过程。一般需要四个重要步骤,即"调查研究、搜集资料,归纳整理、综合分析,明确依据、提出诊断,反复验证、确定诊断"。这四个步骤环环相扣,步步相连,相辅相成,缺一不可。

(一)调查研究、搜集资料

全面而周密的调查研究、搜集资料是实施临床诊断的初始环节。询问病史、体格检查、实验室及辅助检查,均是搜集资料(date collection)的重要手段。

1. 搜集资料的原则

(1)真实性:临床上采集病史和进行体格检查时,一定本着实事求是、认真负责的态度去完成,尊重采集到的原始信息,切忌先入为主、主观臆断的做法。否则,搜集到的临床资料无疑失去了诊断的真实价值,带来的结果必然是误诊、漏诊,延误病情。例如:患者的体温、脉搏、呼吸、血压不是当时的测定结果,而是来自患者自己的叙述;其他医疗单位的病情介绍,不加验证地完全照搬等。

(2)全面性:临床资料不仅要客观真实,而且要保证其全面性、完整性。病史应能反映疾病发生和发展的全过程,体格检查也要全面细致地查清整个身体的健康情况。然后根据病史、体检结果所提示的线索,进行必要的实验室检查及辅助检查,借以了解患者的整体情况。对病史和各种客观检查不能有所偏废和忽视。例如,一位甲状腺功能亢进症患者,甲状腺肿大不明显,但食欲亢进、消瘦、血糖增高,因忽视了甲状腺功能亢进的有关检查,而误诊为糖尿病,会导致疾病的诊治延误,并可能导致危象的发生。患者的某些症状、体征或检查结果,都只是疾病的个别或部分表现,不能只根据个别或部分表现轻易作出判断。

(3)系统性:患者在叙述病史时,往往杂乱无章,缺乏条理。因而,医生在问诊时应根据患者叙述的内容按顺序逐一询问,做到边问、边想、边思考,仔细分析患者所述症状之间的内在联系;体格检查时也需按顺序进行,规范、系统、逐项完成。体格检查过程中要注意分析各种体征产生的病理基础,而后有目的地、有重点地选择相关的辅助检查,使诊断资料系统化。例如:一位老年女性,突发牙齿剧痛,因既往健康,医生只关注患者的牙齿,而未及时给予系统体检和辅助检查,由于临床资料缺乏系统性、完整性,患者未得到正确诊断和及时救治,最终死于急性心肌梗死。

2. 搜集资料的内容

(1)病史(history):获取病史需通过问诊完成,这是诊断疾病的第1步。借助问诊能够了解疾病的原因、主要症状的特点、病情发展演变、诊治经过等。完整而翔实的病史资料能为诊断提供重要的线索,有些疾病单依靠问诊就可形成比较符合病情的初步印象(primary impression),如消化性溃疡、癫痫、支气管哮喘、心绞痛等。采集病史并非单纯的询问,要学会灵活运用症状诊断学的知识,根据患者的病情特点,边问、边想、边思考,综合进行判断。学会透过现象看本质,在复杂的临床表现中找出疾病的特征,逐渐掌握询问病史的要点和精髓。

(2)体格检查(physical examination):全面系统又重点深入的体格检查不仅可进一步验证在询问病史中已形成的初步印象正确与否,还能补充问诊的不足,搜集到只能通过体格检查才能获得的重要资料,从而为确立正确诊断或鉴别诊断提供客观依据。体格检查时不仅要留意那些支持诊断的阳性体征,还要重视对诊断或鉴别诊断有重要意义的阴性体征。要求医师熟悉各系统常见疾病的特殊体征,应做到边查边想,反复加以验证核实。

(3)实验室及辅助检查(examination of laboratory and other auxiliary examination):根据问诊和检体结果所提供的线索选择必要的实验室检查和辅助检查,可进一步获取疾病的诊断依据以确定、补充、修正或排除诊断。各种检查的选择要切合病情和诊断需要,切忌撒网式的检查。避免单凭实验室检查结果来诊断疾病,而忽视了病史采集和体征的获取。识别疾病和临床决策的基本顺序应该是:根据问诊和检体的初步印象安排必要的检查。

(二)归纳整理、综合分析

患者所提供的资料往往比较凌乱,缺乏系统性,有些与现在所患疾病无关。要完全反映疾病的本质就必须将调查所得资料进行归纳整理,这个过程可把握以下原则:用全面整体的观念分析病情;用动态发展的眼光观察病情;用科学严谨的思维识别病情;用循证医学的理念判断病情。学会去粗取精、去伪存真、由表及里,抓住主要矛盾,加以分析、综合和推理。理顺诊断疾病的关键线索,进而辨清疾病的本质,为正确诊断奠定基础。为此,特别要注意以下几个问题。

1. 现象与本质 患者的症状、体征及各项检查结果都是疾病的临床表现,一定的临床表现具有一定的临床意义,这就是现象与本质的关系。如何透过临床表现去认识疾病的本质,这要求我们必须掌握各种症状、体征及各项检查结果与疾病本质的联系,这是认识疾病的基础。一个患者表现为突然寒战、高热,以后呈稽留热型,咯铁锈色痰,胸痛部位有语颤增强,叩诊呈浊音,听诊有支气管呼吸音、湿啰音或支气管语音等表现,即可初步得出肺炎链球菌肺炎的诊断。肺炎链球菌肺炎即是上述诸多临床表现的本质。

但当现象和本质不符合时,或者临床表现不能用已知疾病所解释时,则往往提示尚存在着另一种未知的情况或疾病。如一位甲亢的患者,心率仅 50 次/min,与甲亢的临床表现不符合,通过进一步检查,发现该患者有病态窦房结综合征。

2. **主要表现与次要表现** 疾病的临床表现和过程往往比较复杂,常包括许多症状、体征和各种异常检查结果,必须在复杂的表现中分清主次,找出主要表现,进而抓住疾病的本质,作出正确的诊断。这要求医师十分熟悉各种疾病的特征性表现,例如右心功能不全的肝颈静脉反流征、风湿性二尖瓣狭窄的心尖区舒张期隆隆样杂音、弥漫性腹膜炎的板状腹、消化性溃疡的节律性上腹痛等。在一组复杂的临床表现中找出某种疾病的特征性表现,探求该组临床表现的内在联系,才能作出正确诊断。

3. **共性与个性** 不同疾病可出现相同表现,即这些疾病的共性;而同一表现在不同的疾病中又各有其临床特点,即该病的个性。例如,水肿可见于心脏病、肾脏病、肝脏病及营养不良,水肿为这些疾病的共同表现。但心脏病性水肿常始于身体的低垂部位,称为下垂性水肿;肾病性水肿则首先出现于皮下疏松组织如眼睑等处;肝病性水肿突出地表现为腹水;营养不良性水肿则常伴有低白蛋白血症,这些即为上述各种疾病中水肿表现的特点。在分析临床资料时,考虑一项临床表现可能为哪几种疾病的共性,有助于全面分析产生该项临床表现的各种可能原因,而抓住其个性则有利于鉴别诊断,减少误诊。

4. **典型与不典型** 临床上所谓"典型"病例只占少数,大多数患者的临床表现并不典型。疾病的典型临床表现为人们所熟知,故对于具有典型临床表现的病例不难作出正确诊断。不典型病例给人以许多模糊的假象,如早期应用抗生素已使典型的大叶性肺炎、风湿热及伤寒十分少见,而代之以不典型或轻型表现;急性心肌梗死时没有胸痛,而表现为莫名其妙的牙痛;右下肺炎表现为右上腹疼痛;慢性病可以急性起病,急性病可以暴发;一些少见症状在个别患者却成为突出的临床表现;有时疾病已进入晚期才以早期表现作为初发症状而就诊。临床症状如此多变,体征和实验室检查结果也可因病情不同而异乎寻常,如果考虑不周全,很可能造成误诊或漏诊。因而医师除要掌握疾病的典型表现外,也要熟悉它们的不典型表现。

(三)明确依据、提出诊断

通过对临床资料的归纳整理、综合分析,医师对疾病的认识会上升到一个新的高度,从而明确依据、提出诊断。在这个过程中可考虑以下诊断思路:对新接诊的病例,首先要与以往很熟悉的一些常见病、多发病临床特点进行对比,找出它们之间的相似之处,明确诊断依据,进而对新病例做出诊断。这种诊断思路尤其适合于一些典型的急危重症病例的诊断。其次,当遇到一些临床表现不典型、诊断困难的病例时,医生可结合已有的医学理论,不妨先提出假设诊断,而后有目的地观察患者,有针对性地搜集支持假设诊断的各种证据,用证据证明诊断是成立的。或者在现有的资料中尽量寻找相对特征的表现,考虑临床有哪些疾病具有这些表现?应将其列出,依次分析比较,然后逐一给予肯定或否定,最终逐渐接近最可能的诊断。另外,诊断疾病时,医生还可依据某种疾病的"诊断标准"来衡量新病例的临床征象,看看是否符合这一疾病的诊断标准,有几条符合?假如患者临床表现基本符合这一疾病的诊断标准,即可初步考虑该疾病。

(四)反复验证、确定诊断

初步诊断仅仅是认识疾病的开始,由于疾病的复杂性,使初步诊断未必都正确,这就需在临床实践中反复验证,即需要经过"实践认识再实践再认识"的过程,才能最后确定诊断,这是修正、完善、确定最后诊断的过程。

初步诊断是否正确,还需在临床实践中反复验证,初步诊断可能不够完善,甚至是错误的。这是因为搜集的资料并不一定完整无缺,或初诊时疾病本身的特点还没有充分表现出来等。疾病过程常处于不断变化之中,一些重要的表现在就诊时可能尚未出现或已经消失;或者疾病本身的主要表现与次要表现已相互转化;也可能一种疾病痊愈了,另一种疾病却发生了。例如,伤寒在发病第 2 周后,血清凝集试验的阳性率才显著升高,第 4 周可达到 90%;"麻疹黏膜斑"在麻疹发病后 2～3 日出现,经过 2～3 日后,斑点溃烂融合而不明显,继之消失;急性胰腺炎时,血淀粉酶在发病后 6～12 h 才开始升高,持续 3～5 日后恢复正常等。因此,我们既要尽可能全面了解就诊前的情况,又要详细观察初诊后的变化,对于新的发现、新的检查结果,需要医师不断反思,予以解释,以免遗漏具有重要诊断意义的资料。有些疾病经过询问病史、体格检查和必要的辅助检查后,仍无法肯定诊断,进行诊断性治疗也是一公认可行的准则,但所使用的必须是针对性强、疗效可靠、观察评价指标明确的疗法。经过验证,初步诊断符合患者的实际病情,证明诊断是正确的。此时,应明确诊断依据后即可确诊。经过验证,初步诊断与患者的实际病情不符合,则需要医生应重新审视前一阶段的诊断思路、诊治过程以及诊疗方案等。仔细查找原因,发现问题、提出问题,及时查阅文献资料、展开病例讨论,寻找新的证据来补充、修正对疾病的认识,使新的诊断思路更符合患者的客观实际,直至确立最后诊断。

总之,及时、准确掌握病情是正确诊断的前提;尊重事实,尊重证据,缜密思考、全面分析是正确诊断的关键;而诊断性治疗和动态仔细观察病情则是验证诊断、修正诊断、确定诊断的保证。

二、临床思维

临床思维是医生对疾病现象进行调查研究、分析综合、推理判断等过程中的一系列思维活动,正确的临床思维是医生正确诊断疾病的重要保证。

(一) 临床思维要素

临床实践与科学思维构成临床思维的两大要素。临床医生在诊断疾病的过程中,应将临床实践与科学思维贯穿始终。对疾病的认识要以全面调查研究所得的翔实资料为依据,要床旁接触患者,亲自问诊采集病史,亲手进行体格检查和诊疗操作,以获取第一手资料。同时要考虑以下问题:患者是否有病? 是器质性疾病还是功能性疾病? 若是器质性疾病,是何系统疾病? 何器官疾病? 病变器官的组织结构病理变化以及功能代谢发生了怎样的变化? 等等。通过对上述问题的分析,将会对患者的病情有一个比较全面的了解。在此基础上,考虑几个可能的致病原因,提出几个可能的疾病,而后选择有诊断价值且可信度高的辅助检查,以进一步获取最佳证据。同时,寻找特殊的症状体征组合,进行鉴别诊断,逐步缩小诊断范围,在最小的范围内确立最有可能的疾病。

正确的科学思维能够体现一名医生的诊疗水平和整体素质。每一位临床医生均应加强科学思维方法的基本训练,对今后的诊疗工作无疑将事半功倍,受益终生。

(二) 诊断思维的基本原则

科学的临床思维方法是一把开启诊断和治疗大门的钥匙。在疾病诊断过程中,以下几项基本原则是应该遵循的。

1. **实事求是的原则** 在搜集到的临床资料中常会遇到偏离一般规律的个体化表现,医师不能因其不符合疾病的一般规律就随意舍弃,或认为是患者的神经症,或牵强附会地将其纳入自己理解的框架中。而应该尊重事实,认真观察,深入分析,全面综合,实事求是地对待客观临床资料。

2. **一元论原则**　即单一病理学原则。最好能用一个主要疾病来解释患者的多种临床现象。当然,如遇到不能解释的现象,则应重新全面考虑,不要勉强用一个疾病来加以解释。如经证实确有 2 种或几种疾病同时存在,则不应受此原则限制,但在作诊断时应将疾病分清主次、先后排列。

3. **优先考虑常见病、多发病的原则**　疾病的发病率可受多种因素的影响,疾病谱随不同年代、不同地区而变化。当几种疾病都可能存在时,要首先考虑常见病、多发病,再考虑罕见病的诊断。这种选择原则符合概率分布的基本原则,可以减少误诊的机会。

4. **优先考虑器质性疾病的诊断**　当鉴别器质性疾病与神经症有困难时应多考虑器质性疾病。在没有充分根据可以排除器质性疾病前,不要轻易作神经症的诊断。过早地不适当地诊断为神经症,可导致延诊、漏诊或误诊,以致失去及时治疗器质性疾病的机会,给患者带来不可弥补的损失。当器质性疾病和功能性疾病可能并存时,应重点考虑器质性疾病的诊断。

5. **优先考虑可治愈性疾病的原则**　当患者病情不典型,疑不可治愈性疾病和可治愈性疾病的诊断均可能存在时,应首先考虑可治愈性疾病,以便早期、及时地给予恰当处理,这样常可事半功倍,最大限度地减少诊断过程的周折,减轻患者的负担和痛苦。但这并不意味可以忽略不可治或预后不良的疾病。

6. **简化思维程序的原则**　医师在感知疾病现象后,应首先参照疾病的多种表现逐一对照、逐一排除,抓住关键和特征,把多种诊断倾向归纳到一个最小范围中去,以选择最大可能的诊断。尤其在急危重症病例,按此原则有利于迅速建立诊断的假设,以便及时决定进一步诊疗的方向。

7. **以患者为整体原则**　人与社会、自然是一个整体。因此要求医师考虑疾病的影响因素除病因、病理生理等生物学因素外,还应考虑年龄、性别、家庭、文化程度、生活环境、工作情况、宗教信仰、心理状态等因素。

8. **循证医学原则**　循证医学是有意识地、明确地、审慎地利用现有最好的证据制定关于个体患者的诊治方案。在临床疾病诊断中临床医生应遵循循证医学理念,根据证据对患者作出准确的诊断,根据证据决策具体患者的医疗处理,以最佳的诊治方法,争取最好的诊疗效果和预后。

三、诊断思维方法

临床诊断常用的思维方法有以下几种。

1. **演绎推理**　运用共性或普遍的原理,根据患者的病史特点,进行推论并得出患者的疾病诊断。

2. **归纳推理**　从个别或特殊的事物推导出一般性或普遍性结论的推理方法。

3. **类比推理**　根据两个或两个以上疾病在临床上相同或不同之处进行比较、鉴别,推论而确定诊断。

4. **拟诊推理**　根据收集的诊断线索和信息提出初步诊断,然后按照拟诊的疾病进一步寻找诊断依据,来肯定或否定初步拟诊的疾病。

5. **经验再现**　临床医师在工作中不断积累丰富的临床经验,这些临床经验在医师诊疗活动中起着重要作用,但也存在局限性和片面性。

四、临床常见漏诊、误诊原因分析

疾病的复杂性、多样性和医师实践与认识的局限性,使医务人员在临床工作中的误诊并不少见,误诊的常见原因有以下四种:① 医学经验不足。② 医师问诊及体格检查不细致。③ 未选择特异性检查。④ 医师过分依赖或迷信辅助检查结果。此外,先入为主,主观臆断,妨碍了客观而全面地搜集和分析资料,致使判断偏离了疾病的本质。

但事实上有许多误诊是可以避免的。为避免和减少漏诊、误诊,医护工作者要不断提高职业道德修养,以严谨的工作作风、严肃的工作态度对待本职工作;对患者要有强烈的责任心;加强理论学习,刻苦钻研业务,强化基本功训练,不断提高诊治水平;平时临床工作中养成良好的思维习惯,多分析各种病例,积累临床经验。只有这样,临床不管遇到什么样的病例都能做到举一反三,思路开阔,心中有数,经验丰富,使误诊、漏诊率降低到最低限度。

五、诊断内容

完整诊断应能反映患者所患的全部疾病,其内容包括病因诊断、病理形态诊断、病理生理诊断、并发症诊断和伴发疾病诊断。如同时患多种疾病,则应分清主次、顺序排列,主要疾病在前面,次要疾病则根据其重要性依序后排。影响患者健康最大或威胁患者生命的疾病是主要疾病,应排在最前。在发病机制上与主要疾病有密切关系的疾病称为并发症,列于主要疾病之后。与主要疾病无关而同时存在的疾病称为伴发病,应依序后排。此外,本科疾病在前,他科疾病在后。但如为一组有直接因果关系的疾病,则按其发展顺序来写。例如由慢性支气管炎发展为肺源性心脏病,诊断时应先写慢性支气管炎,再写慢性阻塞性肺气肿,最后写慢性肺源性心脏病。

(一)病因诊断

病因诊断指明确致病原因,体现疾病的性质,反映疾病的发展、转归和预后,对疾病的治疗和预防起决定性的作用。如:风湿性心脏病、结核性胸膜炎、先天性心脏病、病毒性肝炎等,风湿性、结核性、先天性、病毒性均为病因诊断,列在最前面。有些疾病的病因目前还不十分明确,临床诊断时只能用"原发"来表示,如:原发性高血压、原发性血小板减少性紫癜。

(二)病理形态诊断

病理形态诊断指对疾病的病变部位、范围、性质以及组织结构的改变作出的诊断。如:二尖瓣狭窄、肝硬化、胸膜炎、慢性肾小球肾炎等。

(三)病理生理诊断

病理生理诊断反映疾病引起的机体功能或生理改变。循环系统疾病的病理生理诊断最为复杂,其内容包括心力衰竭及心功能分级、休克、心绞痛、高动力循环状态、心脏神经症、心律失常等。病理生理的变化反映病变脏器的功能,它不仅是机体和脏器功能判断所必需的,而且也可由此作出预后判断和劳动力鉴定。

(四)疾病的分型与分期

不少疾病有不同的分型和病期,如:冠心病分为心绞痛、心肌梗死、猝死等五种不同类型,糖尿病有1型、2型、妊娠糖尿病、其他类型糖尿病之分,传染性肝炎有甲、乙、丙等不同类型,慢性肾炎有氮质血症期和尿毒症期之分,故病因诊断中尚需包括疾病的分型和分期。对疾病进行分型和分期可充分发挥其对治疗抉择和预后判断的指导作用。

(五)并发症诊断

并发症诊断指原发疾病的发展导致机体、脏器进一步损害,虽然与主要疾病性质不同,但在发病机制上密切相关,有因果关系。如:胃溃疡并发上消化道出血、急性心肌梗死并发心室壁破裂、风湿性心瓣膜病并发感染性心内膜炎等。

(六)伴发疾病诊断

伴发疾病诊断指与主要诊断的疾病同时存在的,但在发病机制上又不相关的疾病,伴发病对机体和主要疾病可能发生影响。

按以上要求,基本能对临床疾病做出比较完整的诊断。但也有些疾病的诊断内容不符合上述要求。此时,可依据疾病的病变特点做出一项、两项或三项、四项的诊断。对于病因不明,一时不能对其病理解剖、病理生理做出诊断时,应依其突出的症状或体征为诊断名称提出"××原因待查",如"头晕原因待查""发热待查""血尿待查"等。也可在其下进一步注明初步考虑可能性较大的病名或待排除的疾病,如"血尿待查,肾结石? 肾肿瘤待排除"。同时,尽量根据所收集的资料、证据进一步分析、判断,提出最有可能的诊断,按可能性的大小顺序排列,体现诊断的倾向性。

临床诊断举例:

例一:诊断 1. 风湿性心瓣膜病(病因诊断)

二尖瓣狭窄伴关闭不全(病理解剖诊断)

全心扩大

慢性心力衰竭(心功能Ⅲ级)(病理生理诊断)

持续性心房颤动

2. 胆囊结石

慢性胆囊炎(伴发疾病诊断)

例二:诊断 1. 慢性支气管炎急性发作期

2. 慢性阻塞性肺气肿

3. 慢性肺源性心脏病

慢性呼吸功能衰竭(Ⅱ型呼吸衰竭)

慢性心力衰竭(心功能Ⅱ级)

频发房性期前收缩

肺性脑病

例三:诊断 1. 慢性肾小球肾炎

慢性肾衰竭(氮质血症期)

2. 急性上呼吸道感染

(杨　娟)

附录一 临床常用诊断技术

一、胸腔穿刺术

【**适应证**】 诊断性穿刺,用于检查胸腔积液的性质;穿刺抽液(气)以减轻压迫症状;胸腔内穿刺给药。

【**禁忌证**】 穿刺局部皮肤有感染;出血性疾病;体质衰弱或心肺功能衰竭不能耐受操作者慎用。

【**方法**】

(1) 患者坐位面向椅背,两前臂置于椅背上,头部伏于前臂上。不能起床者可取半坐卧位,患侧前臂上举置于枕部。

(2) 胸腔积液患者,穿刺部位选在胸部叩诊实音最明显的部位进行。一般常选用肩胛下角线第7～第9肋、腋中线第6～第7肋或腋前线第5肋间作为穿刺点。也可结合超声波或X线检查确定包裹性积液穿刺点。气胸者则选择患侧锁骨中线第2肋间隙为穿刺点。

(3) 常规消毒穿刺部位皮肤,戴无菌手套,覆盖消毒洞巾。用2%利多卡因在肋骨上缘的穿刺点自皮肤至胸膜壁层进行局部麻醉。

(4) 术者用左手示指与中指固定穿刺点皮肤,右手将穿刺针的三通活栓与胸腔相通处关闭(或套有橡皮管的穿刺针将管口用血管钳夹闭),将穿刺针在肋骨上缘麻醉点缓缓刺入,待针锋抵抗感突然消失时,表示已穿入胸腔。接上注射器,转动三通活栓与胸腔相通(或取下橡皮管处血管钳),然后进行抽液。注射器抽满后,转动三通活栓使其与外界相通(或夹闭橡皮管,取下注射器),排出液体,把液体注入消毒容器,以便记量或送检。在抽液过程中,助手用止血钳固定穿刺针,防止穿刺针刺如过深损伤肺组织。

(5) 气胸患者穿刺成功后接上人工抽气箱连续抽气,如无人工抽气箱可按上述方法进行抽气。

(6) 胸穿完毕拔出穿刺针,盖上无菌纱布,压迫穿刺部位片刻后用胶布固定,并嘱患者卧床休息。

【**注意事项**】

(1) 术前向患者说明穿刺目的,消除患者顾虑。对于精神过度紧张患者可在术前0.5 h予地西泮10 mg或可待因30 mg镇静止痛。

(2) 操作中应密切观察患者的反应,一旦出现头晕、汗出、面色苍白、心悸、胸部压迫感、连续性咳嗽或剧痛、昏厥等反应时,应立即停止抽液,皮下注射0.1%肾上腺素0.3～0.5 ml,并进行其他对症处理。

(3) 一次放液不可过多、过快。首次抽液量不超过600 ml,以后每次不可超过1 000 ml;诊断性抽液50～100 ml即可;如为脓胸,应每次尽量抽净。

（4）穿刺或抽液时,应严格无菌操作,操作中要防止空气进入胸腔。

（5）应避免在第9肋间以下穿刺,以防损伤腹腔脏器。

二、心包穿刺术

【**适应证**】　抽液检查,以确定心包积液的性质及病原;心包填塞时可穿刺放液以缓解症状;化脓性心包炎穿刺排脓并注药。

【**禁忌证**】　出血性疾病,慢性缩窄性心包炎。

【**方法**】

（1）嘱患者取坐位或半卧位,用手术巾盖住面部,仔细叩出心脏浊音界,选择穿刺点(目前多采用超声定位)。常用心尖部穿刺点,根据膈肌位置高低确定进针部位,一般在左侧第5肋间或第6肋间的心脏浊音界内侧2cm处;也可以在剑突与左肋弓缘所形成的夹角内进针(附录图1-1)。

（2）消毒局部皮肤,戴无菌手套并铺消毒洞巾。用2%利多卡因自皮肤至心包壁层做局部麻醉。

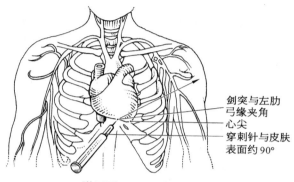

剑突与左肋
弓缘夹角
心尖
穿刺针与皮肤
表面约90°

附录图 1-1　心包穿刺点

（3）进针前应用血管钳夹闭与穿刺针相连的橡皮管。在心尖部进针时,应使针自下而上向脊柱方向缓慢刺入心包。在剑突下进针时,应使针头与腹壁保持30°～40°角,向上、向后并稍向左进入心包腔后下部。待针锋阻力感突然消失时,则表示穿刺针已穿过心包壁层,此时可感到心脏搏动,应稍退针,避免划伤心脏。助手用血管钳夹住针头以固定深度,术者将注射器套于针座的橡皮管上,然后松开橡皮管上止血钳,缓缓抽吸液体。将液体置于消毒容器中以便送检及记量。

（4）抽液完毕,拔出针头,盖消毒纱布压迫数分钟后用胶布固定。

【**注意事项**】

（1）严格掌握适应证。因心包穿刺术有一定危险性,应在心电图监护下由有经验的医师操作或指导。

（2）术前须进行心脏超声波检查,确定液平段的大小与穿刺部位,液量少者不应穿刺,或在超声影像指导下进行穿刺抽液更准确、安全。

（3）术前应向患者作好解释以消除顾虑,并嘱患者在穿刺时切勿咳嗽或深呼吸。术前0.5h可服地西泮0.1g及可待因0.03g。

（4）麻醉要完善,以免因疼痛引起神经源性休克。

（5）抽液速度要慢,不可过多、过快,以免大量血液回心而致肺水肿。第1次抽液不宜超过100时,以后逐渐增至300～500ml。

（6）如抽出液为鲜血,立即停止抽取,严密观察有无心包填塞表现。

（7）取下空针前应夹闭橡皮管,以免空气进入。

（8）术中及术后均需严密观察呼吸、血压、脉搏等变化。

三、腹腔穿刺术

【适应证】 诊断性穿刺,用于检查积液的性质,协助明确病因;大量腹水时,穿刺放液以减轻压迫症状;腹腔内给药。

【禁忌证】 严重肠胀气、腹腔内广泛粘连、妊娠、有肝性脑病先兆或躁动不能配合者。

【方法】

(1) 术前嘱患者排尿以防穿刺时损伤膀胱。

(2) 嘱患者坐在靠背椅上,衰弱者可取半坐卧位或平卧位或侧卧位。

(3) 穿刺点的选择:① 左下腹部脐与髂前上棘连线的中、外1/3的相交点。② 侧卧位穿刺点在脐水平线与腋前线或腋中线相交处。③ 坐位穿刺点可取脐与耻骨联合连线的中点上方1 cm、偏左或偏右1.5 cm处。

(4) 常规消毒穿刺部位皮肤,戴无菌手套、铺消毒洞巾,然后用2%利多卡因自皮肤至腹膜壁层做局部麻醉。

(5) 术者用左手固定穿刺部位皮肤,右手持针从麻醉处垂直进针刺入腹壁,当感到针锋阻力突然消失时,表示针尖已进入腹腔,即可抽取腹水,留取标本送检。如需大量放液时,用专用腹腔穿刺套管针,针尾接橡皮管,用输液夹调整放液速度,将腹水流至容器内记量。

(6) 放液后拔出穿刺针,盖上消毒纱布,压迫数分钟后用胶布固定。大量放液后则需用多头腹带包扎,以防腹压骤降,内脏血管扩张而引起低血压或休克。

【注意事项】

(1) 术中应密切观察患者的反应,如有头晕、心悸、气短、恶心、脉搏加快或面色苍白等现象时,立即停止操作,并作对症治疗。

(2) 放液不可过快、过多,肝硬化患者一般一次放液不超过3 000 ml,一次放液过多可导致水盐代谢紊乱及诱发肝性脑病。

(3) 术后嘱患者平卧,使穿刺孔位于上方以防腹水继续漏出。如有漏出,可用蝶形胶布或火棉胶粘贴。

(4) 放液前、后均应测量腹围、脉搏、血压,复查腹部体征,以便观察病情变化。

四、膝关节腔穿刺术

【适应证】 诊断性穿刺,常用于检查关节腔内积液的性质;治疗性穿刺,抽出积液以减压或向关节腔内注射药物治疗。

【禁忌证】 穿刺部位局部皮肤破溃、严重皮疹或感染者;血友病性关节炎患者。

【方法】

(1) 患者仰卧于手术台上,两下肢伸直。

(2) 穿刺部位按常规进行皮肤消毒,医师戴无菌手套,铺消毒洞巾,用2%利多卡因做局部麻醉。

(3) 选取穿刺部位:髌骨外上缘和髌骨外下缘。

髌骨外上缘穿刺法:髌骨外上缘处与股外侧肌交界处。按压股外侧肌下凹陷处,贴指甲刺入0.5~1 cm,有落空感即可。穿刺部位组织少,神经分布少,感觉不敏感,且靠近髌上囊,利于将髌上囊的液体往下挤,抽液比较彻底。

　　髌骨外下缘穿刺法：屈膝 90°位,髌骨下缘、髌韧带外侧 1 cm 处(外侧膝眼)。用指甲定位后,针头与胫骨平台平行,向内呈 45°,穿刺进针,针头完全刺入即可。此处易于定位,关节注射后患者无疼痛。患者容易配合。

　　(4) 抽液完毕后,如需注入药物,则应另换无菌注射器。

　　(5) 术后用消毒纱布覆盖穿刺部位,再用胶布固定。

【注意事项】

　　(1) 穿刺器械需严格消毒,手术应严格无菌操作,以防无菌的关节腔渗液发生继发感染。

　　(2) 动作轻柔,避免损伤关节软骨。

　　(3) 如关节腔积液过多,采用髌骨外上缘穿刺法,抽液后可注射玻璃酸钠。因为关节内有大量积液的时候,积液大多在髌上囊,髌骨关节间隙也比较大,髌骨外上缘进针容易操作。而对于没有关节积液的患者,髌骨外上缘进针不容易操作。

　　(4) 关节腔积液过多时,于抽吸后应适当加压固定。

　　(5) 对于没有关节积液的患者,采用髌骨外下缘(外侧膝眼)穿刺法,针头完全刺入有落空感,回抽会抽出关节液,此时可放心注射;如回抽没抽出关节液,可以轻松注射玻璃酸钠。如果注射时比较费力,患者感觉痛、胀,可稍调整进针深度及方向,即可继续注射。

五、腰椎穿刺术

　　【适应证】　中枢神经系统感染性疾病、脑血管疾病、脑瘤等的诊断及鉴别诊断;气脑造影或脊髓腔碘油造影;鞘内注射药物;治疗性放脑脊液。

　　【禁忌证】　颅内压明显增高,脑疝或疑有脑疝者;颅内占位性病变尤其颅后窝有占位性病变;腰椎穿刺处局部皮肤感染或脊柱病变;出血倾向、休克、衰竭或垂危患者。

　　【方法】

　　(1) 患者取侧卧位,背与床板垂直,头颈向前胸屈曲,屈髋抱膝使脊柱尽量后凸,增宽脊椎间隙,便于进针。

　　(2) 穿刺点通常选择髂后上棘的连线与后正中线的交点(为第 3～第 4 腰椎棘突间隙),也可在上一或下一腰椎棘突间隙进行。

　　(3) 常规消毒皮肤,戴无菌手套,铺消毒洞巾,用 2% 利多卡因自皮下至椎间韧带做局部麻醉。

　　(4) 医师用左手固定穿刺点皮肤,右手持穿刺针垂直、缓慢刺入,当感到阻力突然消失时,针已穿过硬脑膜。缓慢将针芯抽出,即可见脑脊液滴出。进针深度成人为 4～6 cm,儿童为 2～4 cm。

　　(5) 穿刺成功后接上测压管,正常侧卧位脑脊液的压力为 0.69～1.76 kPa(70～180 mmH$_2$O)或 40～50 滴/min。如病情需要,继续做压颈试验(Queckenstedt 试验),了解蛛网膜下腔有无阻塞。可令助手压迫一侧颈静脉约 10 s,然后再压另一侧,最后同时按压双侧颈静脉,若脑脊液压力迅速升高 1 倍左右,解除压迫后 10～20 s,又迅速降至原来水平,表示蛛网膜下腔通畅,称为动力试验阳性;若压迫静脉后压力不升高,表示蛛网膜下腔完全阻塞,则为动力试验阴性;若压迫后压力缓慢上升,放松后又缓慢下降,表示该侧有不完全性阻塞,该侧动力试验为阴性。

　　(6) 去除测压器,收集脑脊液 2～5 ml 送检。需作培养时,应用无菌操作法留标本。

　　(7) 术毕,将针芯插入,并一起拔出穿刺针,覆盖消毒纱布,用胶布固定。

　　(8) 术后患者去枕平卧 4～6 h,以免引起术后低颅压性头痛。

【注意事项】

(1) 严格掌握适应证,颅内出血或颅内压增高时禁做压颈试验。

(2) 针头刺入皮下组织后进针要缓慢,以免用力过猛时刺伤马尾神经或血管,导致下肢疼痛或使脑脊液混入血液影响结果的判断。

(3) 穿刺时患者如出现呼吸、脉搏、面色异常等表现时,应立即停止穿刺,并作相应治疗。

(4) 在鞘内给药时,应先放出等量脑脊液,然后再给予等量容积的药物注入。

六、骨髓穿刺术

【适应证】 各类血液病及骨髓肿瘤的诊断及治疗观察;某些寄生虫病及细菌感染疾病的病原学检查如疟疾、黑热病、败血病等;骨髓干细胞培养或骨髓移植。

【禁忌证】 血友病患者禁做骨髓穿刺;有出血倾向者操作时应特别注意。

【方法】

(1) 根据不同穿刺部位选择不同体位:① 髂前上棘穿刺点,位于髂前上棘后 1～2 cm 处,该处骨面向对较平,易于固定。患者取仰卧位。② 髂后上棘穿刺点,位于骶椎两侧臀部上方突出部位。患者取侧卧位或俯卧位。③ 胸骨穿刺点,位于第 1、第 2 肋间隙所对应的胸骨柄或胸骨体部位。由于胸骨较薄(约 1 cm 左右),胸骨后为心脏和大血管,应防止穿通胸骨发生意外。胸骨骨髓液含量丰富,当其他部位穿刺失败时,仍需做胸骨穿刺。患者取仰卧位。

(2) 消毒穿刺区皮肤,戴无菌手套,铺无菌洞巾,用 2% 利多卡因自皮肤至骨膜进行麻醉。

(3) 医生调节骨髓穿刺针的固定器,固定在适当的长度上(胸骨穿刺约 1 cm,髂骨穿刺约 1.5 cm),用左手的拇指和示指固定穿刺部位的皮肤,右手持针与骨面垂直,以旋转方式用力向前缓慢钻入(如为胸骨穿刺,穿刺针则应与骨面成 30°～40°角),当感觉阻力消失,穿刺针已能固定在骨内时,表明已进入骨髓腔。

(4) 拔出针芯,接上干燥注射器吸取骨髓液 0.1～0.2 ml,取下注射器,将取得的骨髓液滴于载玻片上,均匀涂片做细胞学检查,如需做细菌培养,可再取骨髓液 1～2 ml 送检。

(5) 如吸不出骨髓液时,则可能是针腔被皮肤或皮下组织块堵塞或干抽,此时应重新插上针芯,深钻少许或退出少许,再拔出针芯,如见到针芯上有血迹时,再接注射器抽取。

(6) 抽吸完毕,插入针芯,拔出穿刺针,覆盖无菌纱布,局部按压 1～2 min 后,如无出血现象再用胶布加压固定。

【注意事项】

(1) 术前应做出、凝血时间检查,有出血倾向患者操作时宜特别注意,血友病患者禁忌穿刺。

(2) 穿刺前检查注射器与穿刺针必须干燥,以免溶血。

(3) 穿刺针头进入骨质后旋转钻入,防止摆动过大使针头折断;胸骨穿刺不可用力过猛,以免穿通胸骨。

(4) 抽取骨髓液时,应缓慢增加负压,当注射器内见血后应立即停止抽吸,以免骨髓稀释。

(5) 吸出骨髓液应立即涂片,以免发生凝固。

七、肝穿刺活组织检查术

【适应证】 原因不明的肝脏肿大或黄疸;肝脏肿瘤;全身性疾病疑有肝脏病变者如肝结核、某些血液系统疾病;判断肝病演变过程或观察肝病治疗效果。

【禁忌证】　有出血倾向、重度阻塞性黄疸、肝瘀血、肝棘球蚴病、肝血管瘤、肝囊肿或其他液性囊肿、高度腹水、不能合作的患者。

【方法】

(1) 体位：患者取仰卧位，身体右侧靠近床缘，背部右侧肋下垫一枕头，右臂置于头后。

(2) 选择穿刺点：一般取右侧腋中线第8、第9肋间肝实音处穿刺。疑为肝癌者，最好在超声下选择较突出的结节处穿刺。

(3) 常规消毒局部皮肤，戴无菌手套，铺无菌洞巾，用2%利多卡因由皮肤至肝被膜局部麻醉。

(4) 准备好快速穿刺套针(针长7.0 cm，针径1.2 mm或1.6 mm)，套针内装有2～3 cm长的钢针芯活塞，可阻止吸进针内的肝组织进入注射器，但空气和水可以通过。将10 ml注射器连接于穿刺针末端之橡皮管，并吸入3～5 ml无菌生理盐水。

(5) 先用穿刺锥在穿刺点皮肤上刺孔，穿刺针经该孔沿肋骨上缘与胸壁垂直方向进针0.5～1.0 cm。为防止针头堵塞，此时推出注射器内生理盐水0.5～1.0 ml，冲出针内可能存留的皮肤与皮下组织。

(6) 将注射器保持负压，同时嘱患者先吸气后再深呼气并屏息(术前应让患者练习)，术者将穿刺针迅速刺入肝内并立即抽出，深度不超过6.0 cm。拔针后患者才可呼吸。

(7) 拔针后立即用无菌纱布按压穿刺部位5～10 min，然后用胶布固定，扎紧腹带。

(8) 将肝组织条用生理盐水从针内冲到弯盘中并挑出，以95%乙醇或10%甲醛固定送检。

【注意事项】

(1) 术前检查血小板计数、出凝血时间、凝血酶原时间，如有出血倾向，应肌内注射维生素K_1 10 mg，每日1次，3日后复查，如仍不正常，不应强行穿刺。

(2) 穿刺前应测血压、脉搏，胸部透视，观察有无肺气肿、胸膜肥厚。验血型，以备必要时输血。术前1 h服地西泮10 mg。

(3) 术后应卧床24 h，在4 h内每隔15～30 min测脉搏、血压1次，严密观察患者一般情况及腹部情况。

(4) 穿刺后如局部疼痛，应仔细查找原因，鉴别一般组织创伤性疼痛及气胸、胸膜性休克或胆汁性腹膜炎等并发症，并及时处理。

八、肾穿刺活体组织检查术

【适应证】　用于肾脏疾病尤其是肾小球疾病的确定诊断，指导治疗及评估预后。如肾病综合征、病因不明的肾炎综合征(尤其是急进性肾炎或全身性疾病引起者)、原因不明的急性肾功能衰竭、原因不明的蛋白尿或(及)血尿、全身性疾病肾损害等。

【禁忌证】　明显出血倾向；精神异常或极度衰竭者；重度高血压尚未控制者；肾功能衰竭终末期肾体积已明显缩小者；独肾或一侧肾已丧失功能者；感染性急性肾小管间质疾病；多囊肾；高度腹水、晚期妊娠或过度肥胖者。

【方法】

(1) 选择穿刺针：多选用负压吸引穿刺针(Menghini型)和Tru-cut型穿刺针。

(2) 经皮肾穿刺定位：多选择右肾下极的外侧缘。定位的方法有：① 体表解剖定位，约相当于第1腰椎水平，第12肋缘下0.5～2.0 cm，脊柱中线旁开6～8 cm。② 静脉肾盂造影定位。③ B超定位，测量右肾下极至皮肤的距离及肾厚度，是目前最常采用和比较安全的方法。

(3) 体位：俯卧于穿刺床上,腹部肾区相应部位垫 10～16 cm 硬枕,以固定肾脏。

(4) B 超定位后常规消毒,戴无菌手套,铺无菌孔巾。用 2% 利多卡因局部麻醉,然后穿刺。

(5) 根据 B 超测量的皮肤到右肾下极的距离,用腰穿针经皮肤逐层刺入,并在吸气屏气后刺入肾周脂肪囊直达肾被膜(经过脂肪囊壁有穿透感,达肾被膜时有顶触感,此时针应随呼吸摆动)。记下针刺深度,再注射少量 2% 利多卡因,拔针。

(6) 将穿刺针刺入,并参考腰穿针所测深度,屏气后刺入脂肪囊达肾被膜,穿刺针确随呼吸同步运动后,再令患者屏气(用负压吸引穿刺针时由助手抽吸造成负压),将针刺入肾脏约 3 cm 取材,并迅速拔出穿刺针,嘱患者正常呼吸。助手加压压迫穿刺点 5 min 以上。也可用 B 超穿刺探头导针直视穿刺。

(7) 检查是否取到肾组织,在显微镜下观察有无肾小球,如无肾小球应重复取材。肾组织应分别送光镜、电镜及免疫病理检查。

【注意事项】

(1) 术前准备：解除患者的恐惧心理,取得患者的配合。让患者练习屏气及卧床排尿(肾穿后需卧床 24 h)。检查血小板计数,出、凝血时间及凝血酶原时间,以了解有无出血倾向。查血型、备血,术前 2～3 日口服或肌内注射维生素 K。检查肾功能、核素肾图、B 超了解肾脏大小、位置及功能。

(2) 术后观察与处理：肾穿刺后,捆绑腹带平卧 24 h,密切观察脉搏、血压及尿液改变。有肉眼血尿者应延长卧床时间。鼓励患者多饮水,避免肾出血后形成血块梗阻尿路。于术后 2～3 日给予抗生素及止血药预防感染及出血。几乎所有患者均发生镜下血尿,常于术后 1～3 日消失,个别患者出血严重时,应输血或输液,监测血压和血红蛋白。

(3) 并发症：血尿、肾周血肿、腰痛、动静脉瘘、感染、损伤其他脏器、肾撕裂伤等。

九、淋巴结穿刺术

【适应证】 用于浅表淋巴结肿大的病因诊断与鉴别诊断。

【禁忌证】 靠近大动脉或神经的相对较小的淋巴结;严重出血倾向者。

【方法】

(1) 选择适于穿刺的部位,一般取肿大较明显的淋巴结。

(2) 常规消毒局部皮肤和术者手指。

(3) 术者以左手示指和拇指固定淋巴结,右手持 10 ml 干燥注射器将针头直接刺入淋巴结内,深度依淋巴结大小而定,然后边拔针边用力抽吸,利用负压将淋巴结内的液体和细胞成分吸出。

(4) 固定注射器内栓拔出针头后将注射器取下,充气后再将针头内的抽出液喷射到载玻片上均匀涂片。

(5) 术后穿刺部位用无菌纱布覆盖,并以胶布固定。

【注意事项】

(1) 选择可疑性较大的淋巴结进行穿刺。

(2) 穿刺针不可刺入太深,以免伤及深部组织,锁骨上淋巴结穿刺时,注意勿伤及肺尖。

(3) 注意选择易于固定的部位,淋巴结不宜过小,且应远离大血管。

(4) 抽吸若无抽出物,可将针头再由原穿刺点变换不同方向重复穿刺,抽吸数次。

十、胃液采集术

【适应证】　胃分泌与排空异常;胃灌洗;胃肠减压。

【禁忌证】　鼻咽部有癌肿或急性炎症的患者;食管狭窄、贲门畸形者。吞食腐蚀性药物的患者。

【方法】

(1)取平卧位、半卧位或坐位。

(2)先测量由鼻尖至耳垂再到胸骨剑突的距离,胃管涂以石蜡油,将胃管经鼻孔插入,先向上而后平行再向后下,缓慢轻轻地插入到咽喉部(14～16 cm),嘱患者做吞咽动作,当患者吞咽时顺势将胃管向前推进,直至深度 50～55 cm。以空注射器抽吸,如抽液顺畅,说明胃管已在胃腔,固定导管,抽取胃液送检。

(3)基础胃液留取,嘱被检者变换体位,连续抽取 1 h 胃液总量送检。

(4)如做五肽胃泌素,需于注药后继续收集 1 h 胃液,每 15 min 收集胃液一瓶,将上述 5 瓶胃液记量送检。

(5)需持续胃肠减压者,胃管外端连接负压引流瓶。自胃管内注药治疗者,可先抽吸胃液再注入药物。

【注意事项】

(1)插管动作要轻稳,特别是在通过咽喉食管的三个狭窄处时,避免损伤食管黏膜。操作时强调是“咽”而不是“插”。

(2)在插管过程中患者出现恶心时,应暂停片刻,嘱患者做深呼吸,以分散患者的注意力,缓解紧张,减轻胃肌收缩;如出现呛咳、呼吸困难提示导管误入喉内,应立即拔管重插;如果插入不畅时,切忌硬性插入,应检查胃管是否盘在口咽部,可将胃管拔出少许后再插入。

(3)昏迷患者插管时,应将患者头向后仰,当胃管插入会厌部时约 15 cm,左手托起头部,使下颌靠近胸骨柄,加大咽部通道的弧度,使胃管前端沿后壁滑行,插至所需长度。

十一、导尿术

导尿术是用无菌导尿管自尿道插入膀胱引出尿液的方法。导尿可引起医源性感染,因此,在操作中应严格掌握无菌技术,熟悉男、女性尿道解剖特点。避免增加患者的痛苦。

【适应证】　解除尿潴留;收集无菌尿标本,做细菌培养;盆腔手术前准备,避免盆腔手术时误伤膀胱;检查膀胱功能,测膀胱容量、压力及残余尿量;危重、休克患者观察尿量变化;鉴别尿闭和尿潴留,以明确肾功能不全或排尿功能障碍;诊断及治疗膀胱和尿道的疾病,如进行膀胱造影或对膀胱肿瘤患者进行化疗等。

【禁忌证】　月经期妇女、急性尿道炎、急性前列腺炎、急性附睾炎患者。

【方法】

(1)遮挡患者,向患者说明目的,取得合作。能自理者,嘱其自己清洗外阴,不能起床者,协助其清洗外阴。患者仰卧,两腿屈曲外展,臀下垫以油布及中单,先用肥皂水清洗外阴及尿道口,男患者则需翻开包皮冲洗,再用干棉球擦干。

(2)用 0.1% 新洁尔灭由内向外环形消毒阴道口与外阴部,也可用 0.1% 洗必泰溶液局部消毒。术者戴无菌手套,用无菌洞巾铺于消毒后的外阴部,男患者则用消毒巾裹住阴茎,露出尿道口。

(3) 术者站于患者右侧,润滑导尿管前端。女性患者导尿时,以左手拇、示指分开小阴唇露出尿道口,右手持导尿管(末端用血管钳夹闭)慢慢插入尿道,其末端置于消毒弯盘中,插入 6～8 cm。男性患者导尿时,左手拇、示二指挟持阴茎,提起阴茎使之与腹壁成 60°,右手持涂有石蜡油的导尿管缓慢插入尿道,进入 15～20 cm。松开止血钳,尿液即可流出。

(4) 如需做尿液细菌培养,应留取中段尿于无菌试管中。

(5) 术后将导尿管夹住后再慢慢拔出,以免管内尿液流在检查床或衣服上。如需留置导尿时,应用胶布妥善固定导尿管,以免脱出。

【注意事项】

(1) 应严格无菌操作,预防尿路感染。

(2) 插入导尿管时动作要轻柔,以免损伤尿道黏膜,如插管时有阻力可更换方向再插,见有尿液流出后可再插入 1～2 cm,不可过浅或过深,切勿反复抽动导尿管。

(3) 导尿管的粗细要适宜,对小儿或疑有尿道狭窄者应选用较细导尿管。

(4) 膀胱过度充盈时,尿液放出速度不能过快,以免膀胱骤然减压引起出血或晕厥。

(5) 测定残余尿时,嘱患者先自行排尿,然后导尿。剩余尿量一般为 5～10 ml,如超过 100 ml 则应留置导尿管。

(6) 留置导尿管时妥善固定导尿管,应 5～7 日更换 1 次,再次插入前应让尿道松弛数小时,再重新插入。应接封闭式无菌引流袋,以防尿路逆行感染,必要时应接上膀胱冲洗装置,预防尿路感染。

十二、前列腺指检及按摩术

【适应证】 前列腺指检主要用于前列腺病变,如急性前列腺炎、慢性前列腺炎、前列腺增生、前列腺癌等。前列腺按摩指征应明确,一般用于慢性前列腺炎症,以取得前列腺液做细菌培养和实验室检查。

【禁忌证】 肛门有损伤的患者;急性细菌性前列腺炎、前列腺结核、脓肿、肿瘤患者禁用前列腺按摩。

【方法】

(1) 多取膝胸位或截石位,若患者病情严重或衰弱,也可取侧卧位。

(2) 医师戴手套或指套,指端涂凡士林或液体石蜡。

(3) 在取膝胸位时,左手扶持患者左肩或臀部,以右手示指先在肛门口按摩,使患者适应,以免肛门括约肌骤然紧张。然后将手指徐徐插入肛门,当指端进入距肛门口约 5 cm 直肠前壁处即可触及前列腺,注意前列腺的形状及改变。

(4) 按摩前列腺时,以手指末节做向内、向前徐徐按摩,每侧 4～5 次,然后再将手移至腺体的上部顺正中沟向下挤压,这样前列腺液即可由尿道排出,留取标本送检。

【注意事项】

(1) 应于排空膀胱后进行。

(2) 按摩时用力要均匀适当,太轻时不能使前列腺液驱出,太重则会引起疼痛。

(3) 按摩时要按一定方向进行,不应往返按摩。不合理的手法往往会使检查失败。

(4) 一次按摩失败或检查阴性,如有临床指征,需隔 3～5 日再重复进行。

十三、中心静脉压测定

中心静脉压(central venous pressure,CVP)是指右心房及上、下腔静脉胸腔段的压力。它可反映患者当时的血容量、心功能与血管张力等综合情况。中心静脉压的正常值为 0.49～1.18 kPa (5～12 cmH$_2$O)。中心静脉压低,表示血容量不足,应补充血容量;中心静脉压高,提示血容量过多,或肺循环阻力增加、心收缩力降低,应控制输液速度,并给予强心药、利尿药或血管扩张剂。

【适应证】　常用于对不明原因的急性循环衰竭进行鉴别;大量补液时观察血容量的动态变化,以避免发生肺水肿;鉴别少尿或无尿为肾前性还是肾后性;在紧急状态下可作为静脉通道进行输液。

【禁忌证】　穿刺或切开部位感染,出血性疾病。

【方法】

(1)嘱患者仰卧,选好插管部位。

(2)消毒穿刺部位皮肤,戴无菌手套,铺无菌洞巾,用2%利多卡因进行局部麻醉。

(3)静脉插管方法有两种:① 经皮穿刺法,目前较常采用,经锁骨下静脉或头静脉插管至上腔静脉;或经股静脉插管至下腔静脉。② 静脉切开法,现仅用于经大隐静脉插管至下腔静脉。插入深度35～45 cm(经锁骨下静脉者12～15 cm)。一般认为上腔静脉压较下腔静脉压更精确,因腹内压增高时下腔静脉压亦增高,因此不够可靠。

(4)将导管末端与“Y”形管相接,测压计的0点调到右心房的水平,如有体位变动则随时调整。操作时先把1处夹子扭紧,将2、3处夹子放松,使输液瓶内的液体充满测压管,到高于预计的静脉压之上。再把2处夹子扭紧,放松1处夹子,使测压管与静脉导管相通,则测压管内的液体迅速下降,至液面稳定时,所指刻度数即为中心静脉压。测压完毕夹紧3处,放松1、2处,使输液管与静脉导管相通,继续补液(附录图1-2)。

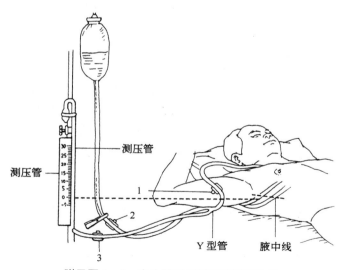

附录图1-2　中心静脉压测定装置示意图

【注意事项】

(1)如测压时出现静脉压力突然显著波动性升高,提示导管尖端可能进入右心室,应抽出一小段导管后再测压。

(2) 保持静脉导管通畅,每次测压所流入导管的血液应冲洗干净。如导管不通畅,可以变动导管的位置或用肝素、3.8%枸橼酸钠冲洗。

(3) 留置导管一般不超过 5 日,以免引起静脉炎或血栓。导管留置 3 日以上时,需用抗凝剂冲洗,防止血栓形成。

十四、眼底检查法

【适应证】 检查玻璃体、视网膜、脉络膜和视神经疾病;全身性疾病(如高血压病、肾病、糖尿病、结节病、某些血液病、中枢神经系统疾病等)眼底病变。

【方法】

(1) 检查宜在暗室中进行,被检者多取坐位,检查者坐位或立位均可。检查右眼时检查者位于被检者的右侧,用右手持镜,右眼观察;检查左眼时,则位于被检者左侧,左手持镜,用左眼观察。

(2) 正式检查眼底前,先用透照法检查眼的屈光间质是否混浊。用手指将检眼镜盘拨到+8～+10(黑色)屈光度处,距受检眼 10～20 cm,将检眼镜光线射入受检眼的瞳孔。正常时呈橘红色反光。如角膜、房水、晶体或玻璃体混浊,则在橘红反光中有黑影。此时令被检者转动眼球,如黑影与眼球的转动方向一致,则混浊位于晶体前方;如方向相反,则位于玻璃体;如位置不动,则混浊在晶体。

(3) 检查眼底时嘱被检者向正前方直视,将镜盘拨回到"0",同时将检眼镜移近到受检眼前约 2 cm 处观察眼底。如检查者与被检者都是正视眼,便可看到眼底的征象,看不清时,可拨动镜盘至看清为止。检查时先查视神经乳头,再按视网膜动静脉分支,分别检查各象限,最后检查黄斑部。检查视神经乳头时,光线自颞侧约 15°处射入;检查黄斑时,嘱被检者注视检眼镜光源;检查眼底周边部时,嘱被检者向上、下、左、右各方向注视、转动眼球,或变动检眼镜角度。

观察视神经乳头的形状、大小、色泽,边缘是否清晰。观察视网膜动、静脉,注意血管的行径、粗细、管壁反光、分支角度及动、静脉交叉处有无压迫或拱桥现象,正常动脉与静脉管径之比为 2∶3。观察黄斑部,注意其大小、中心凹反射是否存在,有无水肿、出血、渗出及色素紊乱等。观察视网膜,注意有无水肿、渗出、出血、新生血管及剥离等。

(4) 眼底检查记录:为说明和记录眼底病变的部位及其大小范围,通常以视神经乳头、视网膜中央动静脉行径及黄斑部为标志,提示病变部与这些标志的位置距离和方向关系。距离和范围大小一般以视神经乳头直径 PD(1 PD=1.5 mm)为标准计算。记录病变隆起或凹陷程度,以看清病变区周围视网膜面与看清病变隆起最高处或凹陷最低处的屈光度(D)差来计算,每差 3 个屈光度(3D)等于 1 mm。

【注意事项】

(1) 检查眼底时如经拨动任何一个镜盘,仍不能看清眼底,说明眼的屈光间质有混浊,需进一步作裂隙灯检查。

(2) 对小儿或瞳孔过小不易窥入时,常须散瞳观察,散瞳前必须排除青光眼。

(王　玫)

附录二 临床心电图常用表

附表 2-1 自导联 I、III QRS 波测定心电轴表

心电轴 I \ III	−10	−9	−8	−7	−6	−5	−4	−3	−2	−1	0	+1	+2	+3	+4	+5	+6	+7	+8	+9	+10
−10	+240°	+238°	+236°	+234°	+232°	+229°	+226°	+223°	+220°	+215°	+210°	+206°	+199°	+192°	+186°	+180°	+173°	+167°	+161°	+155°	+150°
−9	+242°	+240°	+238°	+236°	+234°	+231°	+228°	+225°	+221°	+216°	+210°	+204°	+197°	+190°	+184°	+176°	+169°	+162°	+156°	+150°	+145°
−8	+244°	+242°	+240°	+238°	+236°	+233°	+230°	+226°	+222°	+217°	+210°	+203°	+195°	+188°	+179°	+172°	+164°	+157°	+150°	+145°	+140°
−7	+246°	+244°	+242°	+240°	+237°	+235°	+231°	+228°	+223°	+216°	+210°	+202°	+193°	+184°	+175°	+166°	+158°	+150°	+144°	+138°	+135°
−6	+248°	+247°	+245°	+243°	+240°	+237°	+234°	+230°	+224°	+219°	+210°	+200°	+190°	+180°	+169°	+159°	+150°	+143°	+136°	+131°	+127°
−5	+251°	+249°	+247°	+245°	+243°	+240°	+236°	+232°	+227°	+220°	+210°	+198°	+185°	+173°	+161°	+150°	+141°	+134°	+129°	+125°	+120°
−4	+254°	+252°	+251°	+249°	+246°	+244°	+240°	+235°	+230°	+222°	+210°	+194°	+179°	+163°	+150°	+139°	+130°	+125°	+120°	+116°	+114°
−3	+257°	+256°	+255°	+253°	+251°	+248°	+244°	+240°	+234°	+225°	+210°	+187°	+168°	+150°	+137°	+127°	+120°	+116°	+112°	+110°	+108°
−2	+261°	+260°	+259°	+257°	+256°	+254°	+251°	+246°	+240°	+230°	+210°	+178°	+150°	+132°	+120°	+114°	+110°	+107°	+105°	+103°	+101°
−1	+265°	+264°	+263°	+262°	+261°	+260°	+258°	+255°	+250°	+240°	+210°	+150°	+124°	+112°	+106°	+103°	+100°	+99°	+98°	+97°	+96°
0	−90°	−90°	−90°	−90°	−90°	−90°	−90°	−90°	−90°	−90°	+90°	+90°	+90°	+90°	+90°	+90°	+90°	+90°	+90°	+90°	+90°
+1	−84°	−83°	−82°	−81°	−80°	−77°	−74°	−68°	−54°	−30°	+30°	+60°	+70°	+75°	+78°	+80°	+82°	+83°	+83°	+84°	+85°
+2	−78°	−77°	−75°	−73°	−70°	−65°	−58°	−50°	−30°	−2°	+30°	+50°	+60°	+66°	+70°	+74°	+76°	+77°	+79°	+80°	+81°
+3	−72°	−70°	−68°	−64°	−60°	−53°	−43°	−30°	−10°	+8°	+30°	+44°	+52°	+60°	+65°	+68°	+71°	+73°	+75°	+76°	+77°
+4	−66°	−63°	−59°	−55°	−49°	−41°	−30°	−15°	−1°	+14°	+30°	+42°	+50°	+56°	+60°	+64°	+67°	+69°	+71°	+73°	+74°
+5	−60°	−56°	−51°	−45°	−39°	−30°	−19°	−7°	+6°	+18°	+30°	+40°	+47°	+52°	+56°	+60°	+63°	+66°	+68°	+70°	+71°
+6	−53°	−49°	−43°	−37°	−30°	−19°	−11°	−1°	+11°	+20°	+30°	+39°	+45°	+50°	+54°	+57°	+60°	+63°	+65°	+67°	+68°
+7	−47°	−42°	−37°	−30°	−22°	−14°	−5°	+4°	+13°	+21°	+30°	+38°	+43°	+48°	+52°	+55°	+58°	+60°	+62°	+64°	+66°
+8	−41°	−36°	−30°	−23°	−16°	−9°	−1°	+8°	+16°	+22°	+30°	+37°	+42°	+46°	+50°	+53°	+56°	+58°	+60°	+62°	+64°
+9	−35°	−30°	−24°	−17°	−11°	−4°	+3°	+11°	+18°	+23°	+30°	+36°	+41°	+44°	+48°	+51°	+54°	+56°	+58°	+60°	+62°
+10	−30°	−25°	−19°	−13°	−7°	0°	+6°	+13°	+19°	+24°	+30°	+35°	+40°	+43°	+47°	+49°	+52°	+54°	+56°	+58°	+60°

附表 2-2 心电图心率推算及 QT 间期正常最高值表

R-R (s)	每分钟心率	QT 间期最高值(s) 男	QT 间期最高值(s) 女	R-R (s)	每分钟心率	QT 间期最高值(s) 男	QT 间期最高值(s) 女	R-R (s)	每分钟心率	QT 间期最高值(s) 男	QT 间期最高值(s) 女
0.30	200	0.24	0.25	0.86	70	0.40	0.42	1.42	42	0.52	0.54
0.32	187	0.25	0.26	0.88	68	0.41	0.43	1.44	41	0.52	0.55
0.34	176	0.26	0.27	0.90	67	0.41	0.43	1.46	41	0.52	0.55
0.36	167	0.26	0.27	0.92	65	0.42	0.44	1.48	40	0.53	0.56
0.38	158	0.27	0.28	0.94	64	0.42	0.44	1.50	40	0.53	0.56
0.40	150	0.27	0.29	0.96	68	0.42	0.45	1.52	39	0.53	0.56
0.42	143	0.28	0.30	0.98	61	0.43	0.45	1.54	39	0.54	0.57
0.44	136	0.29	0.30	1.00	60	0.43	0.46	1.56	38	0.54	0.57
0.46	130	0.29	0.31	1.02	59	0.44	0.46	1.58	38	0.55	0.57
0.48	125	0.30	0.32	1.04	58	0.44	0.46	1.60	37	0.55	0.58
0.50	120	0.31	0.32	1.06	57	0.45	0.47	1.62	37	0.55	0.58
0.52	115	0.31	0.33	1.08	56	0.45	0.47	1.64	37	0.55	0.58
0.54	111	0.32	0.34	1.10	55	0.45	0.48	1.66	36	0.56	0.59
0.56	107	0.32	0.34	1.12	54	0.46	0.48	1.68	36	0.56	0.59
0.58	103	0.33	0.35	1.14	53	0.46	0.49	1.70	35	0.56	0.59
0.60	100	0.34	0.35	1.16	52	0.47	0.49	1.72	35	0.57	0.60
0.62	97	0.34	0.36	1.18	51	0.47	0.50	1.74	34	0.57	0.60
0.64	94	0.35	0.36	1.20	50	0.48	0.50	1.76	34	0.58	0.61
0.66	91	0.35	0.37	1.22	49	0.48	0.51	1.78	34	0.58	0.61
0.68	88	0.36	0.38	1.24	48	0.48	0.51	1.80	33	0.58	0.61
0.70	86	0.36	0.38	1.26	48	0.49	0.51	1.82	33	0.58	0.62
0.72	83	0.37	0.39	1.28	47	0.49	0.51	1.84	33	0.58	0.62
0.74	81	0.37	0.39	1.30	46	0.49	0.52	1.86	32	0.59	0.62
0.76	79	0.38	0.40	1.32	45	0.50	0.52	1.88	32	0.59	0.62
0.78	77	0.38	0.40	1.34	45	0.50	0.53	1.90	32	0.60	0.63
0.80	75	0.39	0.41	1.36	44	0.51	0.53	1.92	31	0.61	0.63
0.82	73	0.39	0.41	1.38	43	0.51	0.54	1.94	31	0.61	0.63
0.84	71	0.40	0.42	1.40	43	0.51	0.54	1.96	31	0.61	0.64

附表 2 - 3　双倍二级梯运动测验（3 min）登梯次数表〔男性（女性）〕

体重(kg) ＼ 年龄(岁)	15～	20～	25～	30～	35～	40～	45～	50～	55～	60～	65～	70～	75～79
23～	64(64)												
27～	62(60)												
32～	60(58)												
36～	58(56)	58(56)	58(56)	56(54)	54(52)	54(48)	52(46)	50(44)	50(42)	48(42)	46(40)	46(38)	44(36)
41～	56(52)	56(54)	56(52)	54(50)	54(48)	52(46)	50(44)	50(44)	48(42)	46(40)	44(38)	44(38)	42(36)
45～	54(50)	56(52)	56(52)	54(50)	52(48)	50(46)	50(44)	48(42)	46(40)	44(38)	44(36)	44(36)	40(34)
50～	52(46)	54(50)	54(50)	52(48)	50(46)	50(44)	48(42)	46(40)	46(38)	44(36)	42(36)	42(34)	40(32)
54～	50(44)	52(48)	54(48)	52(46)	50(44)	48(42)	46(40)	46(38)	44(38)	42(36)	40(34)	40(32)	38(30)
59～	48(40)	50(46)	52(46)	50(44)	48(42)	46(40)	46(38)	44(38)	42(36)	40(34)	40(32)	38(30)	36(30)
64～	46(38)	48(44)	50(44)	48(42)	48(40)	46(38)	44(38)	42(36)	40(34)	40(32)	38(32)	36(30)	36(28)
68～	44(34)	48(42)	50(40)	48(40)	46(38)	44(38)	42(34)	40(34)	40(32)	38(32)	36(30)	36(28)	34(26)
73～	42(32)	46(40)	48(38)	46(38)	44(38)	44(36)	42(34)	40(32)	38(32)	36(30)	36(28)	34(26)	34(24)
77～	40(28)	44(36)	46(36)	46(36)	44(34)	42(34)	40(32)	38(32)	36(30)	36(28)	34(26)	34(26)	32(24)
82～	38(26)	42(36)	46(34)	44(34)	42(34)	40(32)	38(32)	38(30)	36(28)	34(28)	32(26)	32(24)	30(22)
86～	36(24)	40(34)	44(32)	42(32)	42(32)	40(30)	38(30)	36(28)	34(26)	32(26)	30(24)	30(24)	28(22)
91～		38(32)	42(30)	42(30)	40(30)	38(28)	36(28)	34(26)	32(26)	32(24)	30(22)	28(22)	28(20)
95～		36(30)	42(28)	42(28)	38(28)	36(26)	34(26)	34(26)	36(24)	30(22)	28(22)	28(22)	26(20)
100～104		34(28)	40(26)	40(26)	38(26)	36(26)	34(24)	32(24)	30(22)	28(22)	26(20)	26(20)	24(18)

注：单倍二级梯运动测验(1.5 min)登梯次数为上列数值的一半。

（金　涛）

主要参考文献

[1] 孙颖立,詹华奎.诊断学基础[M].2 版.上海：上海科学技术出版社,2014.

[2] 詹华奎.诊断学(中西医临床专业)[M].北京：中国中医药出版社,2016.

[3] 詹华奎.诊断学(中医专业)[M].北京：中国中医药出版社,2016.

[4] 戴万亨,张永涛.诊断学[M].3 版.北京：中国中医药出版社,2012.

[5] 万学红,卢学峰.诊断学[M].8 版.北京：人民卫生出版社,2017.

[6] 林果为,王吉耀,葛均波.实用内科学[M].15 版.北京：人民卫生出版社,2017.

[7] 高凤敏,曹颖平.诊断学(临床医学专业)[M].北京：中国医药科技出版社,2016.

[8] 王荣福,安锐.核医学[M].9 版.北京：人民卫生出版社,2018.

[9] 林果为,王吉耀,葛均波.实用内科学[M].15 版.北京：人民卫生出版社,2017.

[10] 葛均波,徐永健.内科学[M].8 版.北京：人民卫生出版社,2013.

[11] 陈灏珠,林果为.实用内科学[M].13 版.北京：人民卫生出版社,2010.

[12] 胡品津,谢灿茂.内科疾病鉴别诊断学[M].6 版.北京：人民卫生出版社,2014.

[13] 刘凤奎.呕吐的临床诊断思路[J].中国临床医生杂志,2016,44(7)：17 - 19.

[14] 万学红,陈红.临床诊断学[M].3 版.北京：人民卫生出版社,2015.

[15] 成战鹰.诊断学基础[M].2 版.北京：人民卫生出版社,2016.

[16] 中华医学会呼吸病学分会哮喘学组.咳嗽的诊断与治疗指南(2015)[J].中华结核和呼吸杂志,2016,39(5)：323 - 354.

[17] 邝贺龄,胡品津.内科疾病鉴别诊断学[M].6 版.北京：人民卫生出版社,2014.

[18] 王鸿利.实验诊断学[M].2 版.北京：人民卫生出版社,2012.

[19] 黄宛.临床心电图学[M].5 版.北京：人民卫生出版社,2001.

[20] 侯健.医学影像学[M].北京：中国中医药出版社,2016.

[21] 白人驹,徐克.医学影像学[M].7 版.北京：人民卫生出版社,2013.

[22] 李少林,王荣福.核医学[M].8 版.北京：人民卫生出版社,2013.

[23] LONGO DL, KASPER DL, JAMESON JL. Harrison's principles of internal medicine [M]. 18th edition. New York：McGraw-Hill Company, 2011.

[24] A. JOHN CAMM, THOMAS F, LUSCHUR, et al. The ESC textbook of cardiovascular medicine[M]. 2nd edition. Serruys Oxford University Press, 2011.

[25] GOLDMAN L, AUSIELLO D. Cecil textbook of medicine[M]. 24th edition. Philadelphia：W. B. Saunders Company, 2012.

[26] DANL L, LONGO, DENNIS L, et al. Harrison's principles of internal medicine[M]. 18th

edition. New York: McGraw-Hill Company, 2012.

[27] SWARTZ MH. Textbook of physical diagnosis: history and examination [M]. 6th edition. Philadelphia: W. B. Saunders Company, 2010.

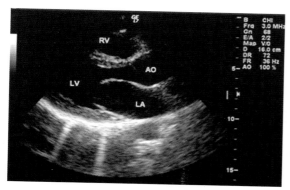

照片 26-1　左心室长轴切面

RV：右心室；LV：左心室；LA：左心房；AO：主动脉根部

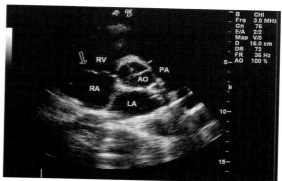

照片 26-2　心底短轴切面

LA：左心房；RA：右心房；RV：右心室；PA：主肺动脉；
AO：主动脉根部；箭头所示为三尖瓣

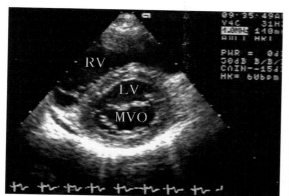

照片 26-3　二尖瓣水平左心室短轴切面

LV：左心室；RV：右心室；MVO：二尖瓣

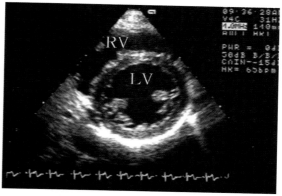

照片 26-4　左心室乳头肌水平短轴切面

RV：右心室；LV：左心室；左室壁的两组肌性突起为前外侧
乳头肌和后内侧乳头肌

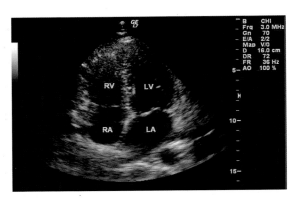

照片 26-5　心尖四腔切面

RA：右心房；RV：右心室；LA：左心房；LV：左心室

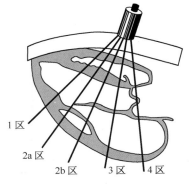

照片 26-6　胸骨旁左心室长轴切面 5 组波群 M 型取样线位置

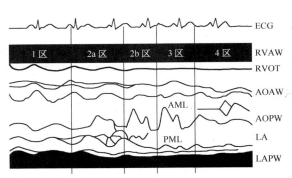

照片 26-7　左心室长轴切面 5 组波群 M 型活动曲线

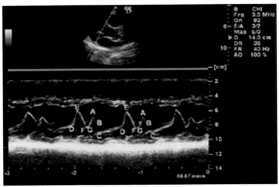

照片 26-8　左心室二尖瓣前、后叶波群（2b 区）M 型超声心动图

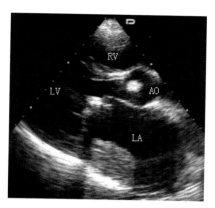

照片 26-9　风湿性心脏病二尖瓣狭窄

二尖瓣瓣叶增厚、回声增强，开放受限，左心房明显增大，左心房内可见附壁血栓

LA：左心房；LV：左心室；RV：右心室；AO：主动脉

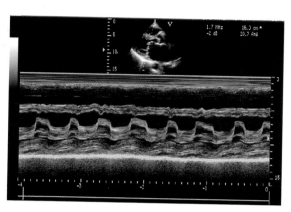

照片 26-10　二尖瓣狭窄

M超声心动图，可见二尖瓣曲线增粗，回声增强；二尖瓣前叶曲线双峰消失，呈"城墙样"（平台样）改变，后叶曲线套入前叶曲线

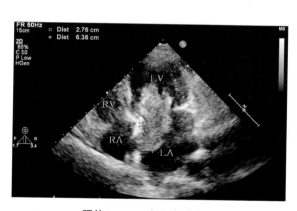

照片 26-11　左心房黏液瘤

舒张期二尖瓣开放，黏液瘤达二尖瓣口，造成机械性二尖瓣口狭窄

RA：右心房；RV：右心室；LA：左心房；LV：左心室

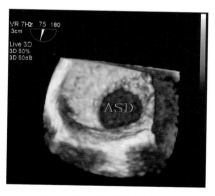

照片 26-12　房间隔缺损（三维）

ASD：房间隔缺损，缺损口呈圆形，边界较规整

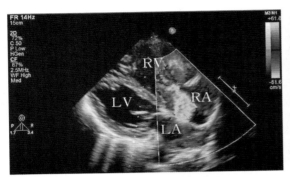

照片 26-13　房间隔缺损

剑突下四腔切面,缺损处见红色明亮的分流血流信号

RA：右心房；RV：右心室；LA：左心房；LV：左心室

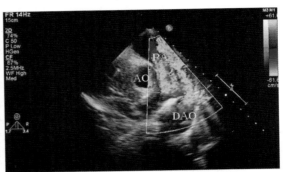

照片 26-14　动脉导管未闭

CDFI显示由降主动脉经导管进入主肺动脉的以红色为主的分流束

AO：主动脉；PA：主肺动脉；DAO：降主动脉

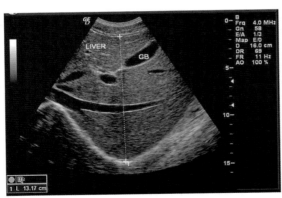

照片 26-15　肝脏右肋缘下斜切面

LIVER：肝脏；GB：胆囊

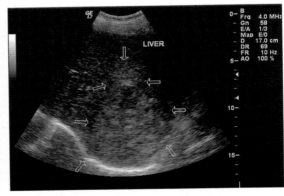

照片 26-16　原发性肝癌

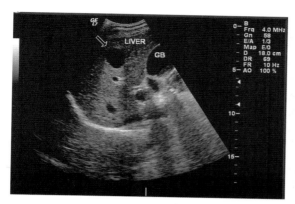

照片 26-17　肝囊肿

GB：胆囊；LIVER：肝脏；箭头所示为囊肿

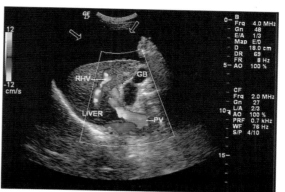

照片 26-18　肝硬化

GB：胆囊；LIVER：肝脏；RHV：肝静脉；PV：门静脉；箭头所示为肝前间隙液性无回声暗区

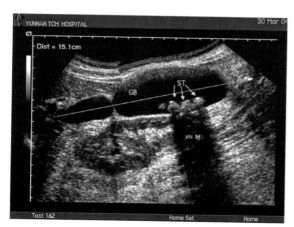

照片 26-19　胆囊结石,胆囊体积增大(宽景成像)

GB：胆囊；ST：结石

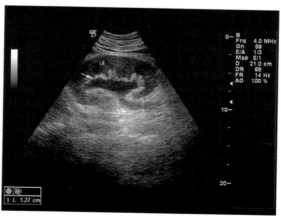

照片 26-20　左肾积水

LK：左肾,箭头所示为积水

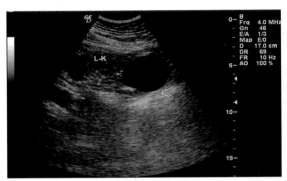

照片 26-21 左肾囊肿

L-K：左肾，箭头所示为囊肿

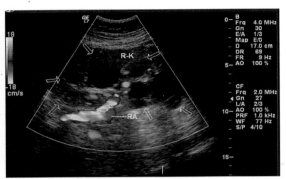

照片 26-22 多囊肾

R-K：右肾；RA：肾动脉；箭头所示肾内无数大小不等的囊性无回声结构，相互挤压，互不交通。

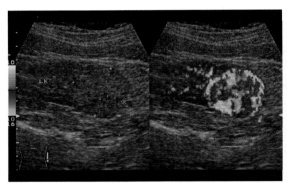

照片 26-23 左肾肿瘤

LK：左肾；测量处为肿瘤团块，CDFI 见团块周边及内部血流信号丰富

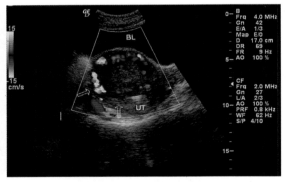

照片 26-24 子宫肌瘤

BL：膀胱；UT：子宫；箭头所示为子宫肌瘤

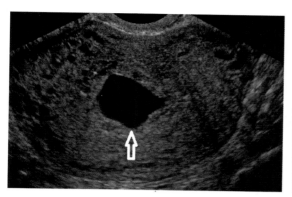

照片 26-25　稽留流产

箭头所示子宫内只见变形的空孕囊,无明显胚芽组织

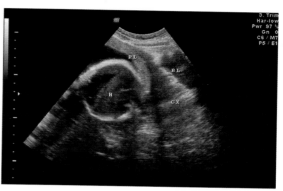

照片 26-26　前置胎盘

BL:膀胱;CX:宫颈;PL:胎盘;H:胎头

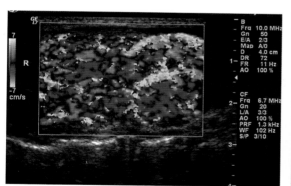

照片 26-27　甲状腺功能亢进症

CDFI显示"火海"样改变

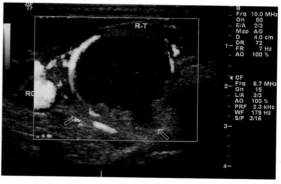

照片 26-28　甲状腺腺瘤

R-T:甲状腺右侧叶;箭头所示为甲状腺腺瘤;能量多普勒
显示囊腺瘤周围血流丰富,呈"彩环征"

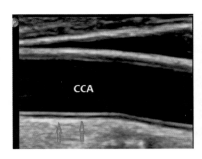

照片 26-29　正常颈总动脉

CCA：颈总动脉，箭头所示管壁内-中-外膜依次呈弱-暗-高回声带

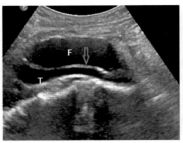

照片 26-30　腹主动脉夹层

F：假腔；T：真腔；红色箭头所指的带状稍强回声为撕裂的内膜

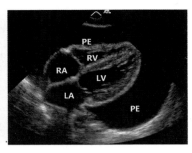

照片 26-31　大量心包积液

PE：心包积液；LA：左心房；LV：左心室；RA：右心房；RV：右心室

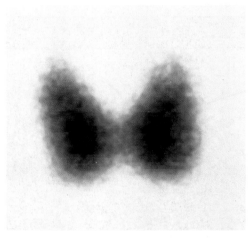

照片 28-1　正常甲状腺图像

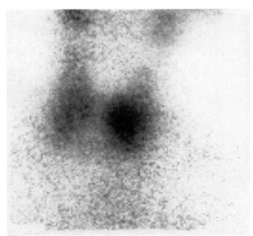

照片 28-2　甲状腺热结节

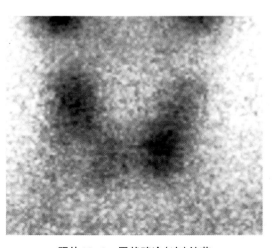

照片 28-3　甲状腺冷（凉）结节